Wagner · Vollmar · Bechthold
Pharmazeutische Biologie 2

Pharmazeutische Biologie 2

Biogene Arzneistoffe und Grundlagen von Gentechnik und Immunologie

Hildebert Wagner, München
Angelika Vollmar, München
Andreas Bechthold, Freiburg

Unter Mitarbeit von
Dirk Hoffmeister, Freiburg

7., völlig neu bearbeitete Auflage
51 Tabellen, 270 Abbildungen
mit 656 Formelzeichnungen

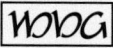 Wissenschaftliche Verlagsgesellschaft mbH Stuttgart

Anschriften der Autoren

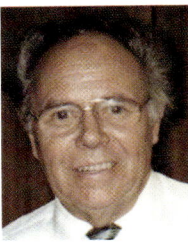

Prof. Dr. Dr. h. c. Hildebert Wagner
Department für Pharmazie
Pharmazeutische Biologie
Butenandtstraße 5
81377 München

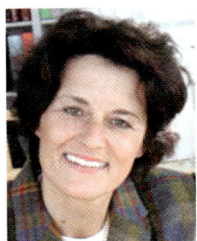

Prof. Dr. Angelika Vollmar
Department für Pharmazie
Pharmazeutische Biologie
Butenandtstraße 5
81377 München

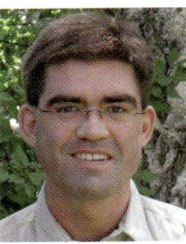

Dr. Dirk Hoffmeister
Institut für pharmazeutische
Wissenschaften
Pharmazeutische Biologie und
Biotechnologie
Stefan-Meier-Straße 19
79104 Freiburg

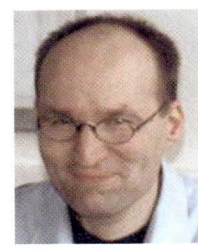

Prof. Dr. Andreas Bechthold
Institut für pharmazeutische
Wissenschaften
Pharmazeutische Biologie und
Biotechnologie
Stefan-Meier-Straße 19
79104 Freiburg

Bibliographische Information der Deutschen Nationalbibliothek

Die Deutsche Nationalbibliothek verzeichnet diese Publikation in der Deutschen Nationalbibliografie;
detaillierte bibliografische Daten sind im Internet über http://dnb.d-nb.de abrufbar.

ISBN: 978-3-8047-1997-2

7., völlig neu bearbeitete Auflage 2007
6., neu bearbeitete und erweiterte Auflage 1999
1.–5. Auflage 1980 bis 1993, erschienen im G. Fischer Verlag, Stuttgart

© 2007 Wissenschaftliche Verlagsgesellschaft mbH Stuttgart,
Birkenwaldstraße 44, 70191 Stuttgart
Printed in Germany
Satz: Dörr + Schiller GmbH, Stuttgart
Druck und Bindung: Stürtz GmbH, Würzburg
Umschlaggestaltung: Atelier Schäfer, Esslingen

Vorwort

Seit der im Jahre 1999 erschienenen 6. Auflage des Lehrbuchs „Arzneidrogen und ihre Inhaltsstoffe" von Hildebert Wagner hat es in den Pharmazeutischen Wissenschaften und hier vor allem bei den zu den Lehrinhalten der Pharmazeutischen Biologie gehörenden nicht pflanzlichen Arzneistoffen (Biotechnologika, Immunologika) so viele grundlegende Neuentwicklungen gegeben, dass für die nun anstehende Neuauflage des Lehrbuchs eine völlige Neuorientierung notwendig war. Sollen und können alle neuen Lehrinhalte in ein einziges Lehrbuch integriert werden oder wäre es nicht sinnvoller die gesamten bisherigen und neuen Lerhstoffe in mehrere Lehrbücher aufzuteilen?

Obwohl die zweite Alternative seit kurzem zumindest teilweise bereits existiert -- es gibt mehrere gute Bücher über Biotechnologika und ein erst kürzlich erschienenes Buch über Immunologika --, haben wir uns doch für die Ein-Lehrbuch-Version entschieden und dies aus zwei Gründen. Als erstes waren wir übereinstimmend der Meinung, dass für die Studierenden der Pharmazie und den Apotheker die gesamte Bandbreite der heute auf dem Arzneimittelmarkt verfügbaren nicht synthetischen Arzneimittel zusammen mit ihrer Herstellung, ihren Eigenschaften, Wirkweisen und Anwendungsmöglichkeiten, orientiert an den Stoffthemen der neuen Approbationsordnung für Apotheker, in einem Gesamtwerk zusammengefasst zur Verfügung stehen sollte. Zum zweiten, der entscheidende Grund, konnten mit Angelika Vollmar (München) und Andreas Bechthold (Freiburg) zwei namhafte Fachvertreter der Pharmazeutischen Biologie mit hoher Kompetenz für die neuen Textkapitel gewonnen werden.

Selbstverständlich war es bei der Realisierung dieser Einbuchversion notwendig, sich auf die wichtigen Arzneistoffgruppen zu konzentrieren, um den Buchumfang in überschaubaren Grenzen zu halten. Hier haben wir zur notwendigen Vertiefung des Lernstoffes in den einzelnen Kapiteln zum Nachschlagen auf geeignete Bücher und Übersichtsreferate verwiesen.

Das somit völlig neu konzipierte Lehrbuch ist in drei Hauptteile mit neun Kapiteln gegliedert. Teil I beschreibt die pflanzlichen und tierischen Drogen, Teil II die nicht pflanzlichen niedermolekularen und hochmolekularen Arzneistoffe und im Teil III werden die Grundlagen der Gentechnologie und der Immunologie sowie der immunologischen Methoden in ihrer Bedeutung für Diagnostik und Forschung behandelt.

Teil I beginnt mit einem allgemeinen Kapitel über die Gewinnung, Qualität und Anwendung pflanzlicher Arzneistoffe. Es folgt ein zweites Kapitel, in dem die Arzneidrogen im Gegensatz zur letzten Auflage, mit Ausnahme eines Sonderkapitels (Kap. 3), ganz nach Zugehörigkeit der einzelnen Drogen und ihrer Hauptinhaltsstoffe in die großen chemischen Stoffklassen Lipide, Kohlenhydrate, Terpenoide, Phenole, Chinoide, Alkaloide und andere niedermolekulare stickstoffhaltige Verbindungen zusammengestellt wurden.

In Kapitel 3 sind Drogengruppen zusammengefasst, deren therapierelevante Wirkstoffe nur ungenügend oder noch nicht bekannt sind. Hierzu zählen wir die pflanzlichen Urologika, die Gynäkologika, die Immunstimulanzien und zum Teil die so genannten Chemopräventiva. Der Teil I endet mit einer nach Indikationen gegliederten Übersicht in der die therapeutisch wichtigsten in Kapitel 2 behandelten Drogen und ihre Hauptinhaltsstoffe aufgelistet sind.

Der Studierende wird bemerken, dass bei den in Teil I aufgeführten Drogen und ihren Hauptwirkstoffen neben der Chemie die pharmakologischen Wirkungen und medizinischen Anwendungen besonders in den Vordergrund gerückt wurden. Dies war uns wichtig, weil auf beiden Gebieten in den letzten fünf bis zehn Jahren aufgrund von molekularbiologischen Arbeiten und placebokontrollierten Studien große Fortschritte erzielt werden. Zahlreiche Phytopräparate, die lange als reine Placebos bewertet wurden, konnten so in ihrer Wirksamkeit bestätigt werden und wurden rehabilitiert.

Alle Kapitel wurden mit einem Literaturverzeichnis, mit weitgehend leicht zugänglichen Übersichtsreferaten aus deutschen Journalen oder Büchern versehen.

Der Teil II beschäftigt sich mit den nicht pflanzlichen Arzneistoffen. Das Kapitel 4 thematisiert die Gewinnung von Arzneistoffen aus Bakterien, Pilzen und tierischen Systemen sowie die gentechnologische Herstellung von Proteinen und Antikörpern.

Es folgen im Kapitel 5 im Rahmen der nicht pflanzlichen niedermolekularen Arzneistoffe die Antibiotika, die Antimykotika, Zytostatika, Hormone, Vitamine und Immunsuppressiva.

Kapitel 6 schließlich behandelt die nicht pflanzlichen hochmolekularen Arzneistoffe, wie die Impfstoffe und – nach Anwendungsgebieten geordnet – die Peptide, Proteine und Antikörper. Hier findet man die klassischen, schon in früheren Lehrbüchern behandelten Arzneistoffgruppen wie Antibiotika, Antikoagulanzien, Hypophysenhormone oder Zytostatika, aber auch die erst seit kurzem im Arzneischatz neu etablierten Arzneistoffe wie Antianämika, Fibrinolytika, Osteoporosemittel, Immunmodulatoren oder Wundbehandlungsmittel.

Teil III behandelt in den Kapiteln 7 bis 9 erstmals in einem Gesamtwerk der Pharmazeutischen Biologie in ausführlicher Form die Gentechnologie und Immunologie. Da die Herstellung von Arzneipräparaten durch gen- und andere biotechnologische Verfahren Kenntnisse der molekularbiologischen Grundlagen voraussetzt, haben sich die Autoren große Mühe gegeben, diese Kapitel besonders anschaulich und didaktisch ansprechend darzustellen.

Die Autoren hoffen durch die Verknüpfung von Bewährtem aus der klassischen Phytopharmazie mit Neuem aus der modernen biotechnologisch orientierten Pharmazie ein aktuelles und praxisorientiertes Lehrbuch der Pharmazeutischen Biologie geschrieben zu haben.

Die Autoren danken Frau Magdalena Heimhilger für die EDV-Arbeiten zu Kapitel 1 bis 3, Frau Veronika Rickl und Frau Silvia Bächer für Grafikarbeiten und Formelzeichnungen und Herrn Dr. Eberhard Scholz und Mitarbeitern vom Verlag für die konstruktive Zusammenarbeit und die sachkundige Lektorierung.

München/Freiburg, Herbst 2006   Hildebert Wagner
Angelika Vollmar
Andreas Bechthold

Inhaltsverzeichnis

I Pflanzliche Arzneistoffe

1 Einteilung, Gewinnung, Qualität und Anwendung — 3

2 Arzneidrogen, Inhaltsstoffe und Anwendung — 17

3   Arzneidrogen für spezielle Anwendungsgebiete _____ 173

II   Nicht pflanzliche Arzneistoffe

4   Gewinnung nicht pflanzlicher Arzneistoffe _____ 189

5   Nicht pflanzliche, niedermolekulare Arzneistoffe _____ 197

6 Nicht pflanzliche hochmolekulare Arzneistoffe _____ 249

Pflanzliche Arzneistoffe

I

1

Einteilung, Gewinnung, Qualität und Anwendung

1.1 Präparateformen, Definitionen

Drei Präparateformen aus Pflanzen stehen heute für die Therapie und Prävention zur Verfügung:

- **Rohdrogen**,
- aus den Rohdrogen hergestellte **Drogenauszüge** (Drogenextrakte) und
- aus Pflanzenteilen isolierte **Reinstoffe**.

Die ersten beiden Präparateformen fasst man unter dem Begriff **Phytopharmaka** zusammen. In der Europäischen Union heißen sie „Herbal Medicinal Products". Laut Arzneimittelgesetz ist demnach ein Phytopharmakon ein *„Fertigarzneimittel, bestehend aus Pflanzen, Pflanzenteilen in bearbeitetem oder unbearbeitetem Zustand und dazu bestimmt Krankheiten, Leiden, Körperschäden oder krankhafte Beschwerden zu heilen, zu lindern, zu verhüten oder zu erkennen."*

Isolierte Reinstoffe (Reinsubstanzen) wie z. B. Morphin, Atropin oder Digitoxin zählen nicht zu dieser Präparategruppe. Alle Phytopharmaka, ob Monoextrakte oder Multiextraktgemische, stellen Vielstoffgemische dar, die sowohl Wirk- als auch Begleitstoffe sein können.

Für die pharmakologische Bewertung und die wissenschaftliche Überprüfung der Wirksamkeit ist wichtig, dass der konkrete Extrakt als **Wirkstoff** gilt und entsprechend dem Stand des Wissens genauso untersucht werden kann wie ein synthetisch hergestellter oder aus Pflanzen isolierter Reinstoff.

Seit dem Jahre 2000 unterscheidet man bei Phytopharmaka in Bezug auf die Zulassung und Marktfähigkeit zwischen **traditionellen** und **rationalen Phytopharmaka.**

Die traditionellen Phytopharmaka sind nicht monographiekonform und meist wesentlich niedriger dosiert, sie sind nicht apothekenpflichtig und ihre Wirksamkeit muss nicht unbedingt durch klini-

sche Studien nachgewiesen sein. Sie gelten aber aufgrund langjähriger therapeutischer Erfahrungen als anwendungssicher.

Rationale Phytopharmaka müssen dagegen für die Zulassung den gleichen strengen Anforderungen an Qualität, Wirksamkeit und Unbedenklichkeit genügen, wie die chemisch synthetischen oder pflanzlichen Reinstoff-Präparate, d. h. ihre Wirksamkeit muss durch präparatespezifische klinische Studien nachgewiesen werden.

Ausnahmeregelung: Einer Ausnahmeregelung unterliegen 91 bewährte Phytopräparate (Monopräparate und Teemischungen), die seit langem apothekenüblich sind, wie z. B. Teepräparate, Tinkturen oder Präparate, die diesen **Standardzulassungen** genau entsprechen.

Als nicht registrierte Arzneimittel, die von Therapeuten verschrieben bzw. von Patienten über Apotheken zur Selbstmedikation bezogen werden können, gelten die so genannten alternativen Phytopharmaka, wozu die Ayurveda-Arzneimittel, die traditionelle chinesische Medizin, die orthomolekulare Medizin und Präparate zur Aromatherapie zählen.

Aus Pflanzen, Mineralien oder tierischen Produkten hergestellte Homöopathika werden vom Gesetzgeber wie die Phytopräparate als Arzneimittel einer besonderen Therapierichtung behandelt, doch unterliegen sie anderen Zulassungsbedingungen als die Phytopräparate.

1.2 Gewinnung von Arzneidrogen

Die Gewinnung von Arzneidrogen beginnt mit dem kontrollierten Arzneipflanzenanbau. Dieser verlangt umfassende Grundkenntnisse und Erfahrungen in der Aussaat, Vermehrung und Auspflanzung, in der Anlage, Bodenbearbeitung sowie Düngung der Kulturen. Daneben spielen die richtige Wahl der für den Anbau optimalen Bedingungen wie Klima, Bodenbeschaffenheit, Licht oder Feuchtigkeit, alles zusammengefasst unter dem Begriff der **G**ood **A**gricultural **P**ractice (GAP), eine wichtige Rolle.

Andere Empfehlungen, Richtlinien bzw. Guidelines wurden von der WHO (World Health Organization), von der FDA (Federal Drug Association) und der EMEA (European Agency for the Evaluation of Medicinal Products) ausgearbeitet.

Angebaut werden Arzneipflanzen in Form von Monokulturen in gemäßigten, subtropischen und tropischen Zonen. Ein geringerer Teil an Drogen stammt aus Wildsammlungen.

Über den Einsatz von Pestiziden bzw. die Prüfung auf Rückstände in Pflanzen s. Kapitel 1.3.1.

Um Pflanzensorten mit hohen Drogenausbeuten und gleichzeitig hohen Wirkstoffgehalten zu erhalten, wird heute versucht, die allgemeine Variabilität der Pflanzen durch züchterische Maßnahmen, z. B. durch **Selektions-, Kreuzungs-, Mutations-Züchtung** oder über **Gewebekulturen** als dazwischen geschaltetes Stadium künstlich zu erweitern. Aufgrund der Totipotenz der Zellen einer Pflanze lässt sich auch aus einer Gewebekultur unter bestimmten Bedingungen wieder eine intakte Pflanze regenerieren. Durch Einsatz von pflanzlichen Zellkulturen zur vegetativen Pflanzenvermehrung (Mikropropagation) kann man eine praktisch unbegrenzte Anzahl genetisch identischer Individuen (Klone) erzeugen, was besonders dann von Vorteil ist, wenn die Weiterverwendung von Hybriden und Zuchtformen wegen Sterilität polyploider Pflanzen über Samen nicht mehr möglich ist.

Abgesehen von der Vermehrung entweder durch direkte Regeneration der Gewebeteile zu einer neuen Pflanze oder über eine dazwischen geschaltete Kalluskultur bzw. Zellsuspension hat schon seit langem die somatische Art-Hybridisierung durch Protoplastenfusionierung eine neue züchterische Erweiterung erfahren. Der Vorteil dieses neuen Verfahrens besteht darin, dass damit die Kreuzung von Pflanzen unterschiedlicher Arten und Gattungen gelingt, die auf sexuellem Wege nicht möglich ist. Ein Beispiel für eine gelungene Protoplastenfusionierung ist die „Tomoffel", eine Hybride aus einer Kartoffel- und Tomatenpflanze.

Ebenso wie für den Arzneipflanzenanbau gelten auch für die Ernte von ganzen Pflanzen oder Teilen

davon die vorgegebenen Bedingungen (**G**ood **A**gricultural and **C**ollection **P**ractice), die eingehalten werden müssen, um Drogen hoher Qualität d. h. mit hohen Wirkstoffgehalten zu erzeugen. An die Ernte schließen sich die Prozesse der Weiterverarbeitung, Reinigung, Trocknung, Zerkleinerung, Lagerung und Stabilisierung der Droge an. Auch hierfür gibt es vorgeschriebene Methoden, die in speziellen Monographien der Arzneibücher beschrieben sind.

1.3   Drogenqualität

Für Rohdrogen und Extraktpräparate sind wie für synthetische Arzneimittel und pflanzliche Reinstoffpräparate **Identitäts-** und **Reinheitsprüfungen** nach den Monographieangaben der gültigen Arzneibücher oder anderer amtlicher Vorschriftensammlungen vorgeschrieben. Diese gelten in gleichem Maße für die Extraktpräparate der rationalen und traditionellen Therapierichtungen.

Die festgeschriebenen Qualitätskriterien hängen in erster Linie ab von den für die Arzneipräparate festgelegten Indikationen, also z. B. ob bestimmt für die Behandlung von schweren und schwersten oder leichten Erkrankungen, zur Therapie oder Prävention, von der zu erwartenden Wirkstärke und von dem vorhandenen oder fehlenden Nebenwirkungspotenzial.

Nach dem AMG wird der Begriff **Qualität** im § 4 Abs. 15 definiert als *„Beschaffenheit eines Arzneimittels, die nach Identität, Reinheit, Gehalt und anderen chemischen, physikalischen Eigenschaften oder durch das Herstellungsverfahren bestimmt wird".*

Die Prüfung beginnt mit der richtigen Auswahl der taxonomisch definierten, möglichst aus kontrolliertem Anbau stammenden Pflanzenart und der Pflanzenteile, gefolgt von einer makroskopischen, organoleptischen Prüfung und Identitätprüfung mit Hilfe chemischer Farbreaktionen sowie Dünnschicht- und HPLC-Fingerprint-Vergleiche mit Standarddrogen bzw. Testsubstanzen. Es schließen sich Gehaltsbestimmungen der wertbestimmenden Inhaltsstoffe einer Droge bzw. entsprechender Standardisierungs- und/oder Normierungsverfahren an.

Die Reinheitsprüfung beinhaltet die Prüfung auf unzulässige Beimengungen (Verfälschungen), Zusätze nicht pflanzlicher Natur, ungewöhnliche Verunreinigungen sowie Schwermetalle, Pflanzenschutzmittelrückstände, Ethylenoxid, Aflatoxine und Radioaktivität.

Für Schwermetalle gelten die Empfehlungen des BMG aus dem Jahr 1991. Dort werden als Grenzwerte für Blei 0,5 mg/kg, für Cadmium 0,2 mg/kg und für Quecksilber 0,1 mg/kg genannt. In der Ph.Eur. ist die Vorgehensweise für die Prüfung auf Rückstände in der atomabsorptionsmetrischen Schwermetallbestimmung festgelegt.

1.3.1 Pflanzenschutz, Entwesung, Verunreinigungen

DAB und Ph.Eur. geben für 34 Pestizide Grenzwerte an, zusätzlich ist eine Methode zur Bestimmung der Organochlor- und Organophosphorverbindungen sowie von Pyrethroiden angegeben. Im Übrigen gelten EG-Richtlinien, die in der für Lebensmittel gültigen Rückstands-Höchstmengen-Verordnung (RHmV) vom 1.9.1994 in der Fassung der dritten Verordnung zur Änderung der RHmV vom 26.9.1997 Eingang gefunden haben. In ihr sind Grenzwerte für über 400 Pestizidrückstände festgelegt. Da die mengenmäßige Relation zwischen Pestizidrückstand und Probenmaterial in der Größenordnung von $1 : 10^6$ bis 10^9 liegt, handelt es sich um eine Spurenanalytik. Die Grenzwerte liegen zwischen 0,02 mg/kg (Alachlor) und 3,0 mg/kg (Pyrethrine). Für den Nachweis der Pestizide verwendet man nach entsprechender Anreicherung die Gaschromatographie, die Hochdruckflüssigchromatographie in Verbindung mit selektiven Detektoren, z.B. Electron Capture Detector (ECD), flammenphotometrische Detektoren (FPD) oder die Massenspektroskopie.

Ethylenoxid

Ethylenoxid darf nach einer EU-Regelung seit dem 11.8.1988 bei der Darstellung von Arzneimitteln aus Pflanzen nicht mehr angewendet werden.

Aflatoxine

Für die Höchstmenge an Aflatoxinen gilt eine Empfehlung des Bundesministeriums für Gesundheit (BMG) von 1991 bzw. ein Verordnungsentwurf von 1995. Die zulässigen Höchstmengen für Aflatoxin B und andere Aflatoxine liegen bei 2 µg/kg bzw. 4 µg/kg. Für Aflatoxin M wurde ein Grenzwert von 0,05 µg/kg vorgeschlagen.

Radioaktivität

Hier gelten die gleichen, bereits für Lebensmittel festgelegten Grenzwerte. Diese liegen für Cs-134 und Cs-137 bei 370 Bq/kg und bei 600 Bq/kg für alle anderen Produkte.

1.3.2 Mikrobiologische Reinheit

Zur Prüfung der mikrobiologischen Reinheit gelten die Vorschriften der Ph.Eur. „Mikrobielle Qualität pharmazeutischer Arzneimittel". Für pflanzliche Arzneimittel sind hauptsächlich die Kategorien 3 und 4 relevant. Kategorie 3A gilt für Zubereitungen zur oralen und rektalen Anwendung: es dürfen höchstens 10^4 aerobe Bakterien und höchstens 10^2 Pilze je g oder ml enthalten und E. coli nicht vorhanden sein. Für Rohmaterialien und Teeaufgüsse gelten die Bestimmungen nach Kategorie 3B, 4A und 4B, d.h. dass hier höchstens 10^7 aerobe Bakterien und höchstens 10^5 Pilze je g oder ml enthalten sein dürfen. Für E. coli gilt ein spezifischer Grenzwert von 10^2 pro g bzw. ml.

1.3.3 Gehalts- und Wertbestimmung von Drogen

Unter Gehaltsbestimmung versteht man die Ermittlung der Gehalte der als wertbestimmend angesehenen Hauptinhaltsstoffe einer getrockneten Droge nach den Vorschriften der Arzneibücher. Sie ist meistens auf die Bestimmung von Inhaltsstoffgruppen mit Bezug auf einen Hauptinhaltsstoff abgestellt (berechnet), wobei die chemischen, chemisch-physikalischen bzw. spektroskopischen Methoden und seit kurzem Gaschromatographie und die Hochdruckflüssigchromatographie vorgeschrieben sind. Die ermittelten Gehalte lassen nur dann eine Aussage über den therapeutischen Wert einer Droge zu, wenn die wertbestimmenden Substanzen zugleich die therapierelevanten Wirkstoffe sind und die einzelnen Komponenten eines Gemisches keine größeren Wirkunterschiede aufweisen. Vorgeschrieben wird für die einzelnen Drogen das Erreichen eines Mindestgehaltes, der nicht unterschritten werden darf. Bei Drogen, deren bioaktive therapierelevanten Inhaltsstoffe unbekannt sind, können auch so genannte „Marker- oder Leitsubstanzen" für die Normierung herangezogen werden. Diese Verbindungen, zumeist strukturell bekannt, erscheinen im HPLC als gut detektierbar und mengenmäßig auffallend. Sie dienen für Inprozesskontrollen und zur Gewährleistung eines validierten Herstellungsverfahrens.

Wirkwertbestimmung

Unter Wirkwertbestimmung versteht man die biologische bzw. pharmakologische Bestimmung von charakteristischen, therapierelevanten Wirkungen, wie

- die **sensorische Analyse** (z. B. bei Drogen, die Bitterstoffe oder Süßmittel enthalten),
- **physiologische Methoden** (z. B. bei Gerbstoff-, Saponin- oder Schleim-Drogen) oder
- **pharmakologische Bestimmungen** (z. B. bei Herzglykosiden oder einigen Alkaloid-Drogen).

Die Angaben der Wirkstärke erfolgen in Form besonderer Wertzahlen wie z. B. Bitterwert, Süßwert, Hämolytischer Index, Viskositäts-Quellungszahl oder in Einheiten z. B. ED_{50} (Effektdosis) oder LD_{50} (Letale Dosis).

1.3.4 *Standardisierung und Normierung von Drogen und Drogenzubereitungen*

Unter **Standardisierung** versteht man die reproduzierbare Herstellung einer Droge oder Drogenzubereitung unter Bezug auf ein Standardpräparat. Von diesem Qualitätsstandard wird erwartet, dass man sich auf diesen bei der Wiederholung einer pharmakologischen Prüfung oder einer klinischen Studie beziehen kann und der auch eine reproduzierbare therapeutische Wirksamkeit gewährleistet. Im internationalen Sprachgebrauch werden Standardisierung und Normierung oft synonym gebraucht.

Unter **Normierung** versteht man die Einstellung einer Droge oder Drogenzubereitung auf einen Normwert an wirksamkeitsbestimmender Substanz (Mindest- oder Höchstgehalt) oder biologischer Wirkung.

Die Einstellung erfolgt durch Zumischen wirkstoffreicherer Drogen (z. B. Opiumpulver normatus, Digitalis plv. titratus, DAB, Ph.Eur.) oder durch biologisch inerte Zusätze. Sind die wirksamkeitsbestimmenden Inhaltsstoffe nicht bekannt, wird der gesamte native Extrakt bzw. die gesamte Droge als „Wirkstoff" betrachtet und auf nicht notwendigerweise pharmakologisch wirksame Leitsubstanzen hin standardisiert.

Eine andere Alternative ist die HPLC-Fingerprintanalyse. Sie liefert den Fingerabdruck des niedermolekularen Inhaltsstoffmusters eines Pflanzenextraktes. Damit kann die Identität geprüft, die Inhaltsstoffzusammensetzung eines Pflanzenextraktes durch Vergleich mit einem Standardmuster verglichen und/oder die Konstanz des jeweiligen Inhaltsstoffmusters sichergestellt werden. Zusätzlich

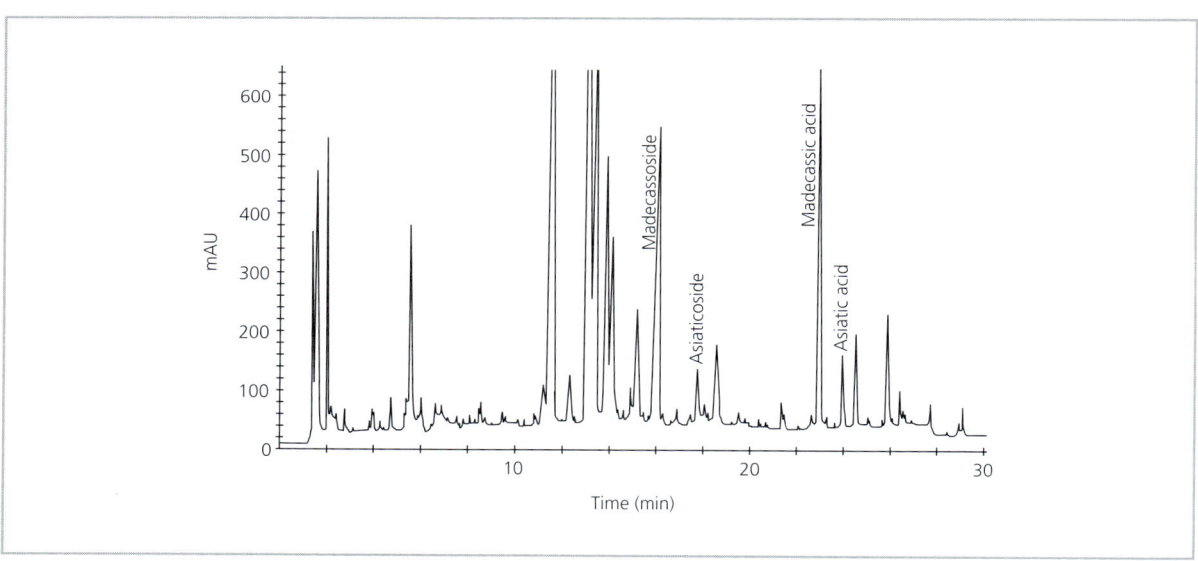

Abb. 1.1 HPLC-Fingerprintanalyse eines methanolischen Extraktes von *Centella asiatica*. Günther, Wagner 1996

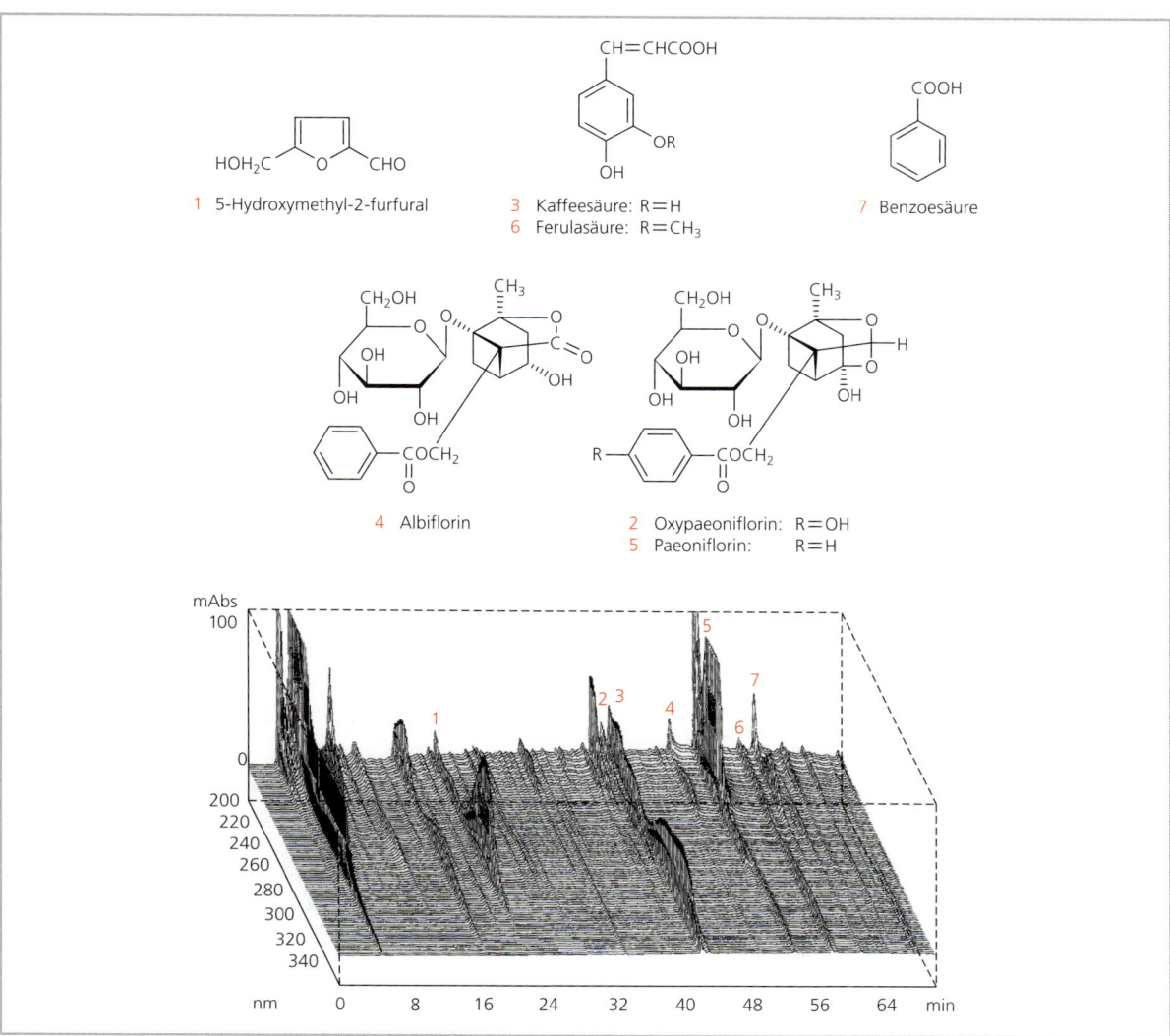

Abb. 1.2 Dreidimensionale HPLC-Fingerprintanalyse eines Phyto-Kombinationspräparates (Shimotsu) bestehend aus Extrakten von *Gnidium officinale, Paeonia lactiflora, Rehmannia glutinosa* und *Angelica acutiloba* mit den nachgewiesenen sieben Hauptwirkstoffen. Kojima et al. 1998

können prominente und strukturell bekannte Hauptverbindungen als so genannte Marker-Substanzen quantitativ bestimmt werden.

Bei Monodrogenextrakten kann die Identität und Konstanz des jeweiligen Inhaltsstoffmusters nach den Vorschriften der Arzneibücher oder durch Fingerprintanalyse sichergestellt werden (s. Abb. 1.1).

Bei Vorliegen eines aus zwei oder mehr Einzeldrogen bzw. Extrakten bestehenden **Kombinationspräparates** kann man ebenfalls versuchen über eine Fingerprintanalyse die gleich bleibende Wirkstoffzusammensetzung zu garantieren. Voraussetzung ist allerdings, dass die Hauptwirkstoffe der Einzeldrogen strukturell bekannt und verfügbar sein müssen, sodass ihre quantitative Bestimmung über die Peakflächenbestimmung mit vorangegangener Kalibrierung möglich ist (s. Abb. 1.2). In allen anderen Fällen kann eine gewisse Konstanz der Drogen- bzw. Extrakt-Kombination nur über die Standardisierung der Einzeldrogen bzw. Extrakte vor ihrem Zusammenmischen zum Kombinationspräparat erreicht werden.

Eine andere Alternative wäre eine pharmakologische Wirkwertbestimmung mit Hilfe einer gut reproduzierbaren und therapierelevanten Methode.

1.4 Phytoäquivalenz und therapeutische Äquivalenz

Im Zusammenhang mit der Qualitätsprüfung und Standardisierung von Drogen und Drogenzubereitungen erhebt sich die Frage nach der gleichwertigen oder vergleichbaren (äquivalenten) Qualität von Drogen-Charge zu Drogen-Charge (sog. Chargenkonformität) und Vergleichspräparat zu Standardpräparat.

Man spricht von **Phytoäquivalenz**, wenn zwei Präparate nach den im Arzneibuch oder der Drogen-Monographie vorgeschriebenen Verfahren hergestellt wurden und die resultierenden Qualitäten den Vorgaben der Extraktmonographie entsprechen. Außerdem müssen beide Extrakte gleiche oder nahezu gleiche (sehr ähnliche) Zusammensetzungen besitzen bzw. nach der gleichen Methode standardisiert sein.

Inwieweit und ob dieses Äquivalenzkriterium für jedes auf dem Markt befindliche Phytopräparat aus einer bestimmten Droge erfüllbar ist, hängt letztlich von dem Stand der analytischen Technik und dem Aufwand/Nutzen-Verhältnis ab. Davon sollte der Gesetzgeber ausgehen.

Das zweite erstrebenswerte Äquivalenzkriterium für zwei Phytopräparate, hergestellt aus der gleichen Droge, ist die **therapeutische Äquivalenz** (s. Kap. 1.8.2).

1.5 Präparateformen und ihre Herstellungsweise

In Tab. 1.1 sind die wichtigsten, heute noch im Gebrauch befindlichen Drogenzubereitungen aufgelistet.

Extrakte: Die häufigste verschriebene Arzneiform für die Phytotherapie ist der standardisierte Fluid- und Trockenextrakt. In ihm sind die Wirkstoffe angereichert, gleichzeitig sind ca. ¾ des Trockengewichtes der Ausgangsdroge an pharmakologisch nicht oder nur zu einem geringen Teil wirksamen polymeren unlöslichen Gerüstsubstanzen (z. B. Cellulose) entfernt.

Man erhält Extrakte mit Drogen-Extrakt-Verhältnissen (DEV), die im Durchschnitt zwischen 1:2 und 1:10 liegen, d. h. aus 10 Teilen Droge wird z. B. 1 Teil Extrakt gewonnen.

Die Extraktion erfolgt mit Ethanol, Wasser oder Ethanol-Wasser-Gemischen, seltener mit Aceton.

Ätherische Öle: Bei der Herstellung von Ätherischölkonzentraten durch Destillation oder lipophile Lösungsmittelextraktion erhält man Konzentrate im Verhältnis 50:1 bis 100:1 entsprechend Gehalten von etwa 1–2% Ätherischöl in der Droge.

Tab. 1.1 Die wichtigsten heute im Gebrauch befindlichen Drogenzubereitungen

Typ	Definition
1. Infus	Heißer Aufguss von Blatt-, Kraut- und Blütendrogen, von Früchten und Samen
2. Dekokt	Abkochung (ca. 30 min) von Holz-, Rinden-, Wurzel- und Früchtedrogen
3. Mazerat	Kaltwasserauszug von Drogen aus primär galenischen Gründen (z. B. Eibischwurzeln)
4. Tinkturen	Drogenauszüge mit reinem Alkohol (Spiritus) oder Alkohol-Wassergemischen in unterschiedlichen Mengenverhältnissen (meist 1:5 bis 1:10)
5. Fluid-Extrakte	Alkoholische Auszüge im Mengenverhältnis 1:2
6. Spissum- und Siccum-Extrakte	Zähflüssige bzw. zum Trocknen eingeengte wässrige oder alkoholische Auszüge
7. Salben	Spissum-Extrakte oder Tinkturen in Emulsionssalbengrundlagen.
8. Olea	Ölige Drogenauszüge, hergestellt von zahlreichen Drogen durch Mazeration oder Digestion mit trocknenden Ölen, z. B. Mandelöl, Erdnussöl oder Olivenöl
9. Aetherolea	Durch Wasserdampfdestillation, Trockendestillation oder Lösungsmittelextraktion gewonnene Ätherischöle
10. Suppositorien	Spissum-Extrakte in leicht schmelzbaren Zäpfchengrundlagen (z.B Cacao oleum)
11. Press-Säfte	Durch Auspressen frischen Pflanzenmaterials gewonnene wässrige Auszüge
12. Sirupe	Unter Zusatz von Zucker hergestellte zähflüssige Drogenzubereitungen

Tinkturen: Tinkturen stellen Drogenauszüge mit reinem Alkohol oder Alkohol-Wassergemischen im DEV-Verhältnis zumeist von 1 : 5 bis 1 : 10 dar.

Tees: Bei der Teezubereitung unterscheidet man:

- den Aufguss (1–1,5 g Droge/Tasse mit 150–200 ml heißem Wassers übergießen und 5–10 min ziehen lassen),
- die Abkochung (mit kaltem Wasser ansetzen, 5–10 min zum Sieden bringen),
- und den Kaltauszug (Mazerat) bei schleimhaltigen Drogen (6–8 Stunden stehen lassen bei Raumtemperatur).

Eine besondere Form sind industriell hergestellte „tassenfertige Instant-Tees" und „Granulat-Tees".

1.6 Extraktpräparate oder Reinstoffpräparate

Die in Kapitel 1.7 beschriebene Gewinnung von Reinstoffen aus Drogen für die Therapie verlangt eine Erklärung, weshalb neben den Reinstoffpräparaten immer noch die aus Rohdrogen hergestellten Flüssigextraktpräparate zur Therapie eingesetzt werden und in letzter Zeit wieder, allerdings in standardisierter Form, eine Renaissance erleben.

Gründe für Extraktpräparate

Hauptgrund sind die jahrhundertelangen Therapieerfahrungen mit diesen Präparateformen. Die langjährige Anwendungspraxis hat nämlich gezeigt, dass sehr häufig Drogenextraktpräparate aufgrund von **Synergiewirkungen** der Wirkstoffgemische eines Extraktes eine bessere Wirksamkeit entfalten als einzelne aus den Drogen isolierte Reinstoffe. Als Erklärung hat man angenommen, dass das Zusammenwirken mehrerer Inhaltsstoffe (Synergiewirkung) eines Gesamtextraktes für diese therapeutische Überlegenheit verantwortlich sein könnte. Diese Vorstellung hat sich nach den neuesten pharmakologischen Untersuchungen und klinischen Studien mit verschiedenen Extraktpräparaten, Extrakt-Fraktionen und isolierten „Hauptwirkstoffen" als richtig erwiesen. Besonders beweiskräftig sind in diesem Zusammenhang vergleichende Studien, die mit diesen standardisierten Extraktpräparaten und entsprechenden Synthetika bei gleicher Indikation durchgeführt wurden. Dabei zeigten diese Extraktpräparate völlige Therapieäquivalenz mit den synthetischen Arzneipräparaten und den Vorteil der geringeren oder fehlenden Nebenwirkungen. Ein besonders überzeugendes Beispiel liefert der Johanniskraut-Extrakt.

Ob diese Synergiewirkung durch Begleitstoffe der Extrakte als Löslichkeits- und/oder Resorptionsvermittler oder durch Wirkstoffinteraktionen auf molekularer Ebene zustande kommt ist noch ungeklärt.

Für eine Beibehaltung der Extrakttherapie neben jener mit Reinstoffpräparaten spricht auch, dass offensichtlich aus ähnlichen Erfahrungen die Chemotherapie immer mehr die **„Multidrug-** und **Multitargettherapie"** anwendet und die Monosubstanz-Therapie verlässt.

Die Extraktform wird oft auch dann gewählt, wenn die wirksamkeitsbestimmenden Inhaltsstoffe nicht oder nur teilweise bekannt sind.

Ein Grund für das Festhalten an der Extraktform kann ferner sein, dass die Wirkstoffe in einer Droge in so geringer Konzentration enthalten sind, dass ihre Reindarstellung nicht möglich oder rationell ist.

1.7 Gewinnung von Reinstoffen aus Drogen

Trotz der in Kapitel 1.6 gegebenen Erklärung, weshalb Drogengesamtextrakte sehr häufig Vorteile gegenüber Reinstoffpräparaten besitzen, hat die Therapie mit Reinstoffpräparaten nach wie vor ein breites Anwendungsgebiet. Dies trifft vor allem auf die stark wirkenden Pflanzenstoffe z.B. Alkaloide oder Herzglykoside zu und dann, wenn es um die Behandlung schwerer und schwerster Erkrankungen geht. Solche Reinsubstanzen besitzen zumeist eine hohe Wirksamkeit und müssen daher aus Gründen der Arzneimittelsicherheit in einer optimalen Dosierungsgenauigkeit angewendet werden. Ihre Wirkungen werden nicht durch Begleitstoffe mit nicht vorhersehbaren oder unerwünschten Nebenwirkungen beeinflusst, sie lassen sich exakt dosieren und können leicht chemisch oder biologisch analysiert und quantifiziert werden.

Die **Reindarstellung** im großtechnischen Maßstab kann erfolgen durch:

- Isolierungsverfahren aus der Droge,
- chemische Voll- oder Partial-Synthese,
- biotechnologische Verfahren z.B. mit Hilfe von Mikroorganismen,

▨ Kombination von biotechnologischen und chemischen Verfahren.

1.7.1 Isolierung aus der Droge

Zu den Verbindungen, die allein durch **Isolierung** gewonnen werden, gehören die meisten Alkaloide, Herzglykoside, Flavonoide und andere niedermolekulare phenolische Verbindungen, z. B. Anthrachinone, Cumarine, Terpene, ferner die meisten Polysaccharide und Lipide. Die Herstellungsverfahren bedienen sich **spezieller Extraktions- und Fraktionierungsmethoden** unter Verwendung von bestimmten Lösungsmitteln oder Lösungsmittel-Gemischen, durch Ausfällung der Hauptverbindungen als unlösliche Salze, durch Säulenchromatographie an verschiedenen Adsorbenzien, Molekularsiebmaterialien und Ionenaustauschern, oder durch Gegenstrom- und Destillationsverfahren. Zu den modernen Verfahren gehören besonders die präparative Hochdruckflüssigchromatographie (HPLC), elektrophoretische Trennmethoden, z. B. die Capillary Electro-Chromatography (CEC) oder die Polyacrylamid- und Polyamid-Chromatographie. Letztere können sowohl präparativ als auch analytisch genutzt werden. Die reinen Verbindungen werden in Form eines amorphen Pulvers oder kristallin erhalten und können in dieser Form direkt zur Präparateherstellung verwendet werden.

1.7.2 Chemische Synthesen

Rationelle **Vollsynthesen** im technischen Maßstab existieren für viele niedermolekulare Verbindungen (z. B. Adrenalin, Emetin, Theophyllin, Papaverin, Coniin, Salicylsäure, Vasopressin, Riboflavin oder das Antibiotikum Chloramphenicol).

Partialsynthesen gehen meistens von isolierten Naturstoffen aus und wandeln diese chemisch, enzymatisch oder photochemisch in die gewünschten Endprodukte um (s. Tab. 1.2).

Die synthetisch hergestellten Verbindungen sind mit den Naturstoffen völlig identisch, sofern die Letzteren nicht in optisch aktiver Form vorgelegen haben (z. B. D(–)-Menthol oder D (+)-Campher). Da bei den normalen Syntheseverfahren Razemate anfallen, muss in diesen Fällen eine Razemattrennung durchgeführt werden, was heute im technischen Maßstab möglich ist.

Tab. 1.2 Partialsynthesen aus isolierten Naturstoffen

Isolierter Naturstoff		Endprodukt
Xanthine	→	Coffein
Vanillin	→	Methyl-Dopa
Vinblastin	→	Vincristin
Lysergsäure	→	Ergometrin
Morphin	→	Codein
Ergosterin	→	Vitamin D_1
Citronellal	→	Menthol
Piperiton	→	Thymol
α, β-Pinen	→	Campher
Glucose	→	Ascorbinsäure
Camptothecin	→	Topotecan

1.7.3 Biotechnologische Verfahren

Die biotechnologischen Verfahren verwenden **Mikroorganismen, Enzyme** oder **pflanzliche** und **tierische Gewebekulturen** (s. Kap. 4).

Die Vorteile dieser Verfahren:

▨ Nutzung nachwachsender Rohstoffe statt fossiler Ausgangsstoffe,
▨ verminderter Energiebedarf durch eine Prozessführung bei Raumtemperatur und Normaldruck,
▨ Abkürzung von teilweise mehrstufigen, klassischen Verfahren der Chemie durch eine Fermentationsstufe mit geringen Nebenproduktbildungen,
▨ verringerte Umweltbelastung durch Ausschluss aggressiver Agenzien und verminderter Einsatz von organischen Lösungsmitteln.

Enzymatische Verfahren

Verglichen mit chemischen Reaktionen imponieren bei den enzymatisch katalysierten Reaktionen die hohe Reaktions-, Regio- und Stereo-Spezifität und die Möglichkeit der einfachen Herstellung chiraler Verbindungen sowie die ökonomische Trennung von Razematen.

Einen großen Fortschritt bedeutete in diesem Zusammenhang der Einsatz von immobilisierten d. h. trägergebundenen Enzymen und Zellen.

Nachteilig ist, dass die Entwicklung biotechnologischer Verfahren einen hohen Aufwand erfordert, z. B. müssen in langwierigen Versuchen die für eine Massenproduktion geeigneten Stämme selektioniert oder hinsichtlich der Stoffproduktion optimiert werden.

Mikrobiologische Verfahren
In Tab. 1.3 sind die pharmazeutisch wichtigsten Stoffklassen aufgelistet, die heute großtechnisch mit mikrobiologischen Verfahren hergestellt werden können.

Biotransformationen
Eine Variante dieser Arzneistoffproduktion sind die so genannten Biotransformationen.

Hierunter versteht man selektive biotechnologische Reaktionen oder Reaktionssequenzen, die von einer chemisch definierten Verbindung ausgehen und zu einer oder mehreren, ebenfalls definierten chemischen Struktur führen. Die bekanntesten, von Mikroorganismen katalysierten Reaktionen sind:

- Hydroxylierungen und andere Oxidationsreaktionen,
- Dehydrierungen,
- Reduktionen,
- Dehydratisierungen,
- Decarboxylierungen,
- Kondensationsreaktionen,
- Aminierungen und Desaminierungen,
- Hydrierungen,
- Methylierungen,
- Isomerisierungen,
- Acylierungen.

- Glykosidierungen,
- Ester-, C-C- und Säureamid-Spaltungen,
- Seitenkettenverlängerungen,
- Dimerisierungen,
- Cyclisierungen.

Die besten Beispiele sind Umwandlungen auf dem Steroidgebiet, die heute industriell vor allem bei der Herstellung von Corticoiden und Sexualhormonen angewendet werden. (s. Kap. 2.3.5, Kap. 5.4 und Abb. 2.52). Vorrangig sind hier kombinierte chemische und mikrobielle Verfahren.

Pflanzliche Zellkulturen
Die Zahl der heute biotechnologisch durch pflanzliche Zellkulturen herstellbaren Arzneistoffe ist noch gering, da die Übertragbarkeit von Laboratoriumsverfahren in den großtechnischen Maßstab noch große Schwierigkeiten bereitet. Ursache sind die relativ langen Zellwachstumsraten im Vergleich zu den Mikroorganismen, die häufig auftretende Genrepression und dadurch verhinderte Sekundärstoffbildung, die oft sehr geringen Arzneistoffausbeuten und die Notwendigkeit die gebildeten Verbindungen aus dem Zellmaterial abzutrennen, da die gebildeten Stoffe nur selten an das Nährmedium abgegeben werden. In Tab. 1.4 sind die Sekundärmetaboliten aufgelistet, die heute von pflanzlichen Zellkulturen in hohen Ausbeuten produziert werden können.

Gen-Rekombination: Über die Arzneistoffproduktion durch Gen-Rekombination manipulierter Mikroorganismen und die Produktion von therapierelevanten Proteinen durch transgene Tiere und Pflanzen s. Kapitel 4 und 7.

Tab. 1.3 Stoffklassen und Beispiele für Wirkstoffe, die mikrobiologisch hergestellt werden können

Stoffklasse	Wirkstoffe
Impfstoffe	Purine
Antibiotika	Orotsäure
Immunsuppressiva	Organische Säuren (z. B. Essig-, Zitronen- oder Glutaminsäure)
Vitamine (Provitamine)	Alkohole (z. B. Ethanol), Lysergsäurederivate
Nucleinsäuren	Enzyme, Coenzyme
Nucleotide	Enzyminhibitoren

1.8 Pflanzliche Arzneipräparate und Bewertung ihrer Wirksamkeit

Die große Vielfalt von pflanzlichen Arzneipräparaten umfasst nicht nur die bereits erwähnten traditionell angewendeten Phytopräparate und die rationalen Phytopharmaka sondern auch Präparate spezieller Therapierichtungen, wie z. B. die Präparate der **traditionellen chinesischen** und **ayurvedischen Medizin** sowie die **homöopathischen und die anthroposophischen Präparate.** Für diese Arzneimittelvielfalt und die Notwendigkeit sie beizubehalten, gibt es eine Reihe von Gründen.

Tab. 1.4 Von pflanzlichen Zellkulturen in hohen Ausbeuten produzierte Sekundärmetaboliten

Arzneistoff	Pflanze
Shikonin	*Lithospermum erythrorrhizon*
Ginsenoside	*Panax ginseng* (Kalluskulturen)
Berberin	*Coptis japonica, Thalictrum minor*
Ajmalicin	*Catharanthus roseus*
Nicotin	*Nicotiana tabacum* (Kalluskulturen)
Biscoclaurin	*Stephania cepharantha*
Rosmarinsäure	*Coleus blumei*
Anthrachinone	*Morinda citrifolia, Galium verum, G. aparine*
Ubiquinon-10	*Nicotiana tabacum*
Tripdiolid	*Tripterygium wilfordii*
Diosgenin	*Dioscorea deltoides*

Viele leichte und mittelschwere Erkrankungen müssen nicht unbedingt mit hochwirksamen aber gleichzeitig mit Nebenwirkungen behafteten Reinstoffpräparaten der Chemotherapie behandelt werden. Sehr häufig genügen schwächer wirksame Extraktpräparate der traditionellen Phytotherapie, die den Vorteil besitzen, dass sie in der Regel im Vergleich zu den Synthetika keine oder nur sehr geringe Nebenwirkungen besitzen. Außerdem können diese auch für die präventive Behandlung eingesetzt werden.

Ein wichtiger Grund für die Beibehaltung von Extraktpräparaten ist die bereits angesprochene Tatsache, dass die meisten Extraktpräparate auf ihre Hauptwirkstoffe hin standardisiert werden können. Das bedeutet, dass man somit von standardisierten Extraktpräparaten ebenfalls reproduzierbare pharmakologische Wirkungen erwarten kann und dass klinische Doppelblindstudien, die den heutigen GCP-Richtlinien entsprechen, durchgeführt werden können.

Entscheidend aber ist, dass sich bei klinischen Studien, durchgeführt mit einer Reihe von Phytopräparaten im Vergleich zu Chemotherapeutika bei gleicher Indikation (leichte bis mittelschwere Krankheiten) therapeutisch äquivalente Wirksamkeiten ergeben haben.

1.8.1 *Wirksamkeit pflanzlicher Arzneipräparate*

Abgesehen von den Präparaten der Homöopathie, Anthroposophie und der chinesischen sowie ayurvedischen Medizin, die in diesem Buch nicht Gegenstand der Beschreibung sind, sind für das Inverkehrbringen eines pflanzlichen Arzneimittels Nachweise der Wirksamkeit vorgeschrieben. Diese Nachweise müssen einen hohen Wahrscheinlichkeitswert besitzen und durch konkret messbare Parameter bzw. Krankheitssymptome oder durch wissenschaftlich aufgearbeitetes Erfahrungsmaterial belegt sein.

Drogenpräparate

Bei traditionell angewendeten Drogenpräparaten (z. B. Teedrogen), die eine milde Wirkung und eine große therapeutische Breite besitzen, keine akute Toxizität aufweisen, relativ niedrig dosiert werden und therapeutisch schon über längeren Zeitraum angewendet werden, genügt der Nachweis einer jahrhundertelangen Anwendungspraxis. Allerdings muss auch dieses Material dokumentierbar, wiederholbar, beschreibbar und überprüfbar bzw. komunizierbar sein. Außerdem ist vorgeschrieben, dass diese Präparate auf der Packung oder in der Packungsbeilage den Vermerk „traditionell" angewendet tragen, z. B. zur „Stärkung oder Kräftigung, zur Besserung des Befindens, zur Unterstützung der Organfunktion, zur Vorbeugung oder als mild wirkendes Arzneimittel".

Rational anwendbare Phytopräparate: Bei allen anderen, den so genannten rational angewendeten Arzneipräparaten müssen klinische Wirksamkeitsnachweise vorgelegt werden, d. h. dass für Phytopharmaka dieser Präparategruppe die gleichen **G**ood **C**linical **P**ractice-(GCP)-Richtlinien gelten wie für die Synthetika.

Bei der Entwicklung eines rational anwendbaren Phytopräparates kann zwar auf Aufbereitungsmonographien der Kommission E des früheren Bundesgesundheitsamtes (BGA) oder auf Monographien der European Scientific Cooperation in Phytotherapy (ESCOP) Bezug genommen werden, doch müssen diese dem wissenschaftlichen Erkenntnisstand zum Zeitpunkt der Zulassungsbeantragung entsprechen. Das heißt, dass klinische Arzneimittelprüfungen mit dem zur Zulassung vorgesehenen Präparat durchgeführt worden sein müssen.

Vorausgegangen sind vorklinische In-vitro- und In-vivo- sowie pharmakokinetische Untersuchungen.

Klinische Wirksamkeitsstudien

Klinische Wirksamkeitsstudien müssen entsprechend der internationalen GCP-Regel drei Prüfphasen durchlaufen:

Phase I: Diese wird an 10–25 oder mehr gesunden Probanden durchgeführt.

Ziel ist es, die Wirkung eines Präparates am Menschen kennen zu lernen. Dazu gehören auch die Verträglichkeit des Arzneimittels am Menschen und sein Metabolismus, d.h. die Bioverfügbarkeit und Pharmakokinetik.

Phase II: Diese Studie wird am kranken Menschen (weitgehend homogenes Patientenklientel) durchgeführt. Die Zahl des Patientenklientels sollte in der Verum-Gruppe nicht weniger als 20 betragen. Mit dieser Studie wird die tatsächliche therapeutische Wirksamkeit ermittelt. Dabei können zusätzliche Hinweise auf mögliche Risiken und zusätzliche pharmakokinetische Parameter erhalten werden.

Phase III: Aus statistischen Gründen muss für diese Prüfphase ein größeres Patientenklientel (100–300 und mehr) erfasst werden. Dies kann in einer mono- oder multizentrischen Studie geschehen. Registriert wird die therapeutische Wirksamkeit an Hand von klinisch relevanten objektiven Maßparametern, (z.B. Blutdruck, Urinausscheidung, Röntgenbefund, Biopsien) und einer zusätzlichen Beurteilung durch den Prüfarzt und den Patienten. Eine besonders große Aussagekraft haben jene Studien, die gegen **Standardtherapien** geführt werden, um die Überlegenheit der neuen Therapie zu demonstrieren.

Im Gegensatz zu den bloßen Beobachtungsstudien und den so genannten (Einzel-) Fallstudien, die nur einen subjektiven Eindruck des Arztes oder Patienten über ein Therapieresultat vermitteln, bedürfen klinische Studien für die Zulassung eines Arzneimittels einer vergleichenden Bewertung mit einer unbehandelten Patientengruppe, der so genannten Placebogruppe, die ein „Scheinarzneimittel" erhält. Solche Studien nennt man **placebokontrollierte, randomisierte Studien**. In diesen Studien werden die Patienten nach dem Zufallsprinzip in eine Verum- und eine Placebogruppe unterteilt, d.h. der Patient weiß nicht, ob er das Arzneipräparat oder

das Scheinarzneimittel erhalten hat. Um eine psychische Beeinflussung möglichst auszuschalten müssen die Studien **doppelblind** durchgeführt werden, d.h. dass weder der Arzt noch der Patient Kenntnis hat, welches Präparat welchem Patienten zugeteilt wurde. Voraussetzung ist allerdings, dass das Placebopräparat nach Aussehen und Geschmack dem Verumpräparat gleicht, was bei Arzneipräparaten mit Eigengeschmack oft nur schwer zu überdecken ist. Nicht auszuschalten ist bei der Bewertung des Therapieerfolges die Selbstheilungskomponente die sich bei den Patienten je nach Konstitution, Erkrankungsgrad, seelischer Disposition und Einstellung der Patienten zu seiner Krankheit und zum Behandler mehr oder minder stark zur pharmakodynamischen Wirkung hinzuaddieren kann. Aus diesem Grund muss der Umfang des Patientenklientels so groß wie möglich sein, um eine statistisch gut abgezeichnete Bewertung zu ermöglichen.

Berücksichtigung finden müssen bei der Bewertung eines Therapieerfolges die unterschiedlichen Placeboraten bei der Arzneimitteltherapie in bestimmten Indikationsgruppen. Der Placeboanteil z.B. ist sehr hoch bei den Analgetika (30–70%) und Psychopharmaka (20–50%), sehr gering z.B. bei Antibiotika und Antidiabetika, d.h. dass die **psychodynamischen Effekte** bei allen Studien nicht völlig außer Acht gelassen werden können. Gewisse Hinweise auf eine derartige Beeinflussung ergeben sich z.T. aus so genannten **Metaanalysen,** die eine kritische Beurteilung aller bisher in einer Indikationsgruppe mit einem Präparat durchgeführten Studien darstellt.

1.8.2 Kontrollierte klinische Studien mit Phytopräparaten

Bis zum Jahr 2005 sind mit Phytopräparaten mehr als 500 klinische Studien, davon etwa 70% placebokontrolliert und doppelblind mit standardisierten Präparaten durchgeführt worden. Bei den eingesetzten Präparaten handelt es sich zu 90% um Monoextrakt-Präparate.

Dass placebokontrollierte Doppelblindstudien auch mit Kombinationspräparaten mit positivem Ergebnis durchführbar sind, zeigen einige Studien mit Präparaten zur Behandlung der Sinusitis oder von funktionellen dyspeptischen Beschwerden. Wie bereits erwähnt, handelt es sich bei den Krankheitszuständen, die in den kontrollierten Studien behandelt wurden um solche leichter bis mittelschwerer Art entsprechend Schweregrad I und II auf einer 4- oder 5-Grad-Skala.

Evidence Based Medicine

Besonders bemerkenswert ist, dass in den letzten Jahren zunehmend standardisierte Phytopräparate gegen bekannte synthetische Standard-Präparate bei gleicher Indikation geprüft wurden. Bei gleicher Wirksamkeit (therapeutische Äquivalenz) imponieren hier besonders die fehlenden oder sehr geringen Nebenwirkungen der Phytopräparate. Das beste Beispiel sind die **Hypericum-Präparate**, die bei der Indikation leichte bis mittelschwere Depressionen gegen bekannte synthetische Psychopharmaka geprüft wurden. Nach einer Behandlung von sechs Wochen hatten die gemessenen Score-Werte (Depression, Angst, Konzentrations- und Antriebsschwäche etc.) in beiden Behandlungsgruppen gleich stark abgenommen. Während für die Synthetika Nebenwirkungsraten von 20–50 % registriert wurden, lagen diese bei den Hypericum-Extraktpräparaten bei nur 2–5 % (s. Kap. 2, Johanniskraut).

Diese neuen mit standardisierten Extraktpräparaten durchgeführten klinischen Studien beinhalten eine Therapie, die heute unter dem Gütesiegel **Evidence Based Medicine** in Verbindung mit den rational angewendeten Phytopharmaka in das Schrifttum eingegangen ist.

Man versteht hierunter die *„gewissenhafte, vernünftige und bestmögliche Nutzung der gegenwärtig besten externen wissenschaftlichen Erkenntnisse zur medizinischen Versorgung von Patienten"*.

1.8.3   Nutzen-Risiko-Bewertung pflanzlicher Arzneimittel

Wie sicher sind unsere pflanzlichen und nicht pflanzlichen, biogenen Arzneimittel?

Gemeint ist nicht die sichere Arzneimittelwirkung sondern der Grad der möglichen Nebenwirkungen. Diese Fragestellung erscheint für ein Arzneimittel paradox, da man von einem Arzneimittel eine Verbesserung aber keine Verschlechterung eines Krankheitsprozesses erwartet. Bereits Paracelsus hat aber erkannt, dass sich manche Arzneimittel bei zu hoher Dosierung in das Gegenteil, ein Gift, verwandeln können. Mittlerweile wissen wir, dass die Dosierung nur ein Parameter ist, der das Resultat einer Arzneibehandlung beeinflusst. Wichtig ist auch, was mit einer Arznei im Einzelnen bezweckt werden soll und welcher Art die Wechselwirkung eines Arzneistoffes mit bestimmten Strukturen des Organismus ist.

Beeinflussung der Arzneitherapie allgemein

Therapeutische Maßnahmen benötigen eine andere Behandlungsart und damit andere Arzneimittel als eine präventive Vorgehensweise.

Eine **Substitutionstherapie** z. B. versucht, nur das im Organismus zu ersetzen, was fehlt (z. B. Hormone), sodass bei richtiger Dosierung mit keinen Nebenwirkungen zu rechnen ist.

Eine **Antibiotikatherapie** zielt darauf, pathogene Mikroorganismen in ihrer Lebensfähigkeit zu schwächen oder abzutöten. Antibiotika werden, da sie eine hohe Selektivität gegenüber Mikroorganismen besitzen, relativ hoch dosiert. Die normalen Körperzellen werden dabei nicht oder nur wenig in ihrer Lebensfähigkeit beeinflusst.

Im Gegensatz dazu besitzen z. B. die meisten **Zytostatika** ein erhebliches Nebenwirkungs-Potenzial, da sie keine Selektivität gegenüber Tumorzellen besitzen und auch normale Zellen schädigen.

Wechselwirkung von Arzneistoffen mit Strukturen im Organismus

Es gibt Arzneistoffe mit hoher Spezifität und Affinität gegenüber bestimmten Mediatoren und Zellstrukturen (z. B. Rezeptoren, Enzyme, Gene, Ionenkanäle) und solche mit einer großen Multivalenz gegenüber vielen Zellstrukturen, die sich in einer großen therapeutischen Breite ausdrückt.

Diese große Vielfalt von möglichen Wechselwirkungen mit Zellstrukturen und Mediatoren macht deutlich, dass der Nutzen bzw. der Grad der Nebenwirkungen nicht nur von der Dosierung sondern von der Molekülstruktur des Arzneimittels und den spezifischen oder unspezifischen Wechselwirkungen und Bindungsaffinitäten mit der Zelle und Mediatoren abhängt. Dieses Nutzen-Risiko-Potenzial lässt sich daher nur z. T. aus In-vitro-Versuchen ableiten.

Aus diesem Grund sind Toxizitätsprüfungen am Tier für alle rational geltenden Arzneimittel vorgeschrieben. Man unterscheidet akute, subchronische und chronische Toxizitätsprüfungen, die an Tieren (z. B. Kaninchen, Meerschweinchen, Hund oder Affe) durchgeführt werden. Hierzu gehört auch die

Prüfung auf mögliche Kanzerogenität, Embryotoxizität, Gentoxizität, Mutagenität und Allergie.

Im Gegensatz zu den Monosubstanzpräparaten besitzen Extraktpräparate, wenn sie nicht stark wirkende Alkaloide, Herzglykoside oder andere hochtoxische Stoffe enthalten, ein relativ geringes oder fehlendes Nebenwirkungs-Potenzial. Die Gründe sind leicht erklärbar. Sie sind einmal zurückzuführen auf das Vorliegen von allgemein schwächer wirksamen Inhaltsstoffen, ferner auf eine andere Dosis-Wirkungsrelation bei den Reinstoffen bzw. Präparaten und auf die relativ niedrigen Konzentrationen, in denen die einzelnen Wirkstoffe eines Wirkstoffgemisches in einem Extrakt vorliegen. Dieser Vorteil, der oft in beeindruckenden Synergieeffekten zum Ausdruck kommt, wird heute auch bei der Therapie mit Gemischen von synthetischen Arzneistoffen ausgenutzt. Besonders eindrucksvoll fällt der Vergleich der Nebenwirkungs-Potenziale von Phytopräparaten mit denen von synthetischen Referenzpräparaten aus. Studien mit 10 815 Altersdemenz-Patienten z. B. ergaben für die Behandlungsgruppe mit einem standardisierten Ginkgo-Extraktpräparat eine Rate aus 1,69 % an spontanen Nebenwirkungen, während bei einem Vergleichskollektiv von 2141 Patienten, behandelt mit einem synthetischen Nootropikum, die Nebenwirkungsrate bei 5,42 % lag. Noch günstiger fielen Vergleichsstudien mit einem Hypericum-Präparat gegen ein synthetisches Psychopharmakon aus. Für das synthetische Präparat wurde eine Nebenwirkungsrate von 20–50 % registriert, während diese bei den Hypericum-Präparaten bei nur 2–5 % lagen.

Die gesetzliche Regelung, dass ein Präparat vor dem Inverkehrbringen ein strenges Sicherheitsprüfprogramm durchlaufen muss, hat zu einer Reihe von Konsequenzen geführt.

1.8.4 Gesetzliche Regelungen

Was rationale Phytopharmaka betrifft, wurden schon lange alle Drogen oder Drogenzubereitungen, die aufgrund von durchgeführten chronischen Toxizitätsprüfungen ein gentoxisches, embryotoxisches, nephrotoxisches, hepatotoxisches, mutagenes, kanzerogenes oder stark allergisierendes Potenzial besitzen, per Verordnung vom Arzneimittelmarkt ausgeschlossen. Als Beispiele gelten die als Kanzerogene erkannten Aristolochia- und Huflattich-Präparate oder Kamillensorten, die das allergisierende

Anthecotulid enthalten. Kava-Kava-Präparate mussten, da der begründete Verdacht einer hepatotoxischen Wirkung nicht ausgeräumt werden konnte, vom Markt genommen werden. Bei den traditionell angewendeten Arzneimitteln, die nicht bei „harten Indikationen" angewendet werden, wird davon ausgegangen, dass die Unbedenklichkeit der Präparate durch die jahrzehntelange unbeanstandete Anwendungspraxis gesichert ist.

In den Fällen, in denen ein mögliches Risiko für den Menschen nicht völlig ausgeschlossen werden konnte, gibt es in den Monographien und Richtlinien zur Anwendung Warnhinweise bzw. Einschränkungen in Bezug auf die Zeitdauer der Anwendung oder Dosierung. Beispielsweise sollte bei der Anwendung der Lakritze (Liquiritiae radix) eine tägliche Menge von 50 g Starklakritze/Tag entsprechend 200 mg Glycyrrhizin/100 g nicht überschritten werden. In den letzten Jahren wurde beobachtet, dass es bei gleichzeitiger Medikation von Phytopräparaten und einigen synthetischen Präparaten zu einer Verstärkung, Potenzierung oder Reduktion von Wirkungen des synthetischen Arzneimittels gekommen war, was sich bei genauerer Prüfung als eine Interaktion der Wirkstoffe des Phytopräparates mit Leberenzymen, z. B. mit Cytochrom-Oxidasen herausstellte. Bekannte Beispiele aus letzter Zeit sind beobachtete Wirkreduktionen von hormonellen Kontrazeptiva oder Ciclosporin durch die gleichzeitige Gabe von Hypericum-Präparaten oder die Verstärkung von Parkinsonsymptomen bei gleichzeitiger Applikation von Kava-Kava-Präparaten mit Levodopa.

Diesen Interaktionen mit ihren negativen Folgen wird man in Zukunft mehr Aufmerksamkeit schenken müssen. Die Konsequenz kann nur sein, dass man Phytopräparate in Zukunft verstärkt auf ihr Induktions-Potenzial von Leber- bzw. Metabolisierungs-Enzymen des menschlichen Körpers untersucht.

Literatur

BAUER, R., CZYGAN, F.-C., FRANZ, G. et al. (1994): Pharmazeutische Qualität, Standardisierung und Normierung von Phytopharmaka. Z. Phytotherapie 15(2): 82–91

DE SMET PAGM, KELLER, K., HÄNSEL, R. CHANDLER R.F. (eds) (1992): Adverse effects of herbal drugs Vol. 1 Springer, Berlin Heidelberg New York, Tokyo, S. 1–72, 261–264

EBERWEIN, B., SCHULZ, R. (2002): Phytopharmaka 2000. Z. Phytotherapie 23(3): 120–128

ERNST, E. (2000): Possible interactions between synthetica and herbal medicinal products. Part I: a systematik review of the indirect evidence, perfusion, 13: 4–15

ESCOP Monographs (2004): The Scientific Foundation for Herbal and Medicinal products, 2nd ed. Thieme Verlag, Stuttgart

FRANZ, G. (2001): Pflanzliche Drogen in den aktuellen Arzneibüchern. Dtsch. Apoth. Ztg. 141 (7): 794–802

FRANZ, G., KOEHLER, H. (1992): Drogen und Naturstoffe, Grundlagen und Praxis der chemischen Analyse. Springer Verlag, Berlin, Heidelberg

GAEDCKE, F. (1996): Pharmazeutische Äquivalenz. Z. Phytotherapie 12: 221–234

GAEDCKE, F., STEINHOFF, B. (2000): Phytopharmaka. Wissenschaftliche und rechtliche Grundlagen für die Entwicklung, Standardisierung und Zulassung in Deutschland und Europa. Wissenschaftliche Verlagsgesellschaft, Stuttgart

GRÄFE, E. K., VEIT, M. (1999): Untersuchungen zur systemischen Verfügbarkeit von pflanzlichen Wirkstoffen – unter welchen Voraussetzungen sind sie sinnvoll und wünschenswert. In Phytopharmaka V, Forschung und klinische Anwendung, Hrsg. Loew, D., Blume, H., Dingermann. Th., Steinkopff-Verlag, Darmstadt, S. 63

GÜNTHER, B., WAGNER, H. (1996): Phytomedicine 3: 59–65

HARNISCHFEGER, G. (Hrsg.) (1985): Qualitätskontrolle von Phytopharmaka. Thieme-Verlag, Stuttgart, New York

KELLER, R. (2001): Arzneimittel zulassen. Rechtlicher Status. Dtsch. Apoth. Ztg. 141 (22): 2607–2609

KOJIMA, S. et al. (1998): Phytomedicine 5: 19–24

LOEW, D. (1998): Mono- und Kombinationspräparate aus pflanzlichen Arzneimitteln. In Loew, D. Rietbrock N., (Hrsg.): Phytopharmaka V, Forschung und klinische Anwendung. Steinkopff-Verlag, Darmstadt, S. 121–128

LOEW, D., KASZKIN M. (2002): Äquivalenz von Extrakten: Möglichkeiten und Forschungsbedarf. In: Schulz V., Rietbrock N., Roots, I., Loew D. (Hrsg.): Phytopharmaka VII, Forschung und klinische Anwendung. Steinkopff, Darmstadt, S. 195–201

SCHILCHER, H., PETERS, H., WANK, H. (1982): Pestizide und Schwermetalle in Arzneipflanzen-Zubereitungen. Pharm. Industrie XX: 203–211

SCHLENGER, R. (2002): Nach welchen Kriterien beurteilt man klinische Studien? Dtsch. Apoth. Ztg. 142 (36): 4324–4328

SCHULZ, K. (2000): The Psychodynamic and Pharmakodynamic effects of Drugs: A Differentiated Evaluation of the Efficacy of Phytotherapy. Phytomedicine 7: 73–81

SCHULZ V. (2002): Die Zukunft der Phytopharmaka in Europa. Dtsch. Apoth. Ztg. 142(43): 5283–5286

WAGNER, H. (2002): Neue Entwicklungen und Ergebnisse der phytomedizinischen Forschung. Z. Phytotherapie 23(4), 164–168

WAGNER, H., BLADT, S. (1996): Plant drug analysis. A thin layer chromatography atlas, 2. Ed. Springer-Verlag, Brocklyn, New York

WILLIAMSON, E. M. (2001): Synergy and other interactions in Phytomedicine. Phytomedicine 8: 401–409

WINTERHOFF, H. (2002): Pharmakologische Untersuchungen von Phytopharmaka. Z. Phytotherapie 23 (3): 116–119

ZÜNDORF, I., DINGERMANN, TH. (1997): Qualitätsbewertung – Bewertung der Qualität von Drogen. Dtsch. Apoth. Ztg. 137 (36): 3107–3118

2

Arzneidrogen, Inhaltsstoffe und Anwendung

2.1 Lipid-Drogen

Neben den wasserlöslichen polaren Pflanzenstoffen bilden die Lipide im Pflanzenreich die mengenmäßig zweitumfangreichste Stoffklasse. Zu ihr rechnen wir die

▪ freien Fettsäuren, Fettalkohole und Polyine,
▪ Triacylglycerole (Fette und Öle),
▪ Wachse und
▪ Glycerophospholipide.

Alle anderen lipidlöslichen Verbindungen wie z. B. Kohlenwasserstoffe, Terpene von ätherischen Ölen, Steroide, Sterole oder Carotinoide zählen nicht zu den Lipiden im engeren Sinne. Sie werden in anderen Kapiteln abgehandelt. Besprochen werden in diesem Kapitel in erster Linie Lipide, die als Arzneistoffe oder für die Industrie große Bedeutung besitzen. Besondere Aufmerksamkeit beansprucht vor allem eine Reihe ungesättigter Fettsäuren aus Pflanzen und tierischen Organismen.

2.1.1 Biosynthese

Zu unterscheiden sind die Biosynthesewege von gesättigten und ungesättigten Fettsäuren (FS) in grünen Pflanzen und im Säugetierorganismus. In grünen Pflanzen werden FS in den Chloroplasten synthetisiert und dann für den Aufbau der Membranlipide verwendet. Die in Samen und Früchten gespeicherten Fette und Öle bzw. ihre Fettsäuren werden in besonderen Organellen aus aktivierter Essigsäure (Acetyl~SCoA) gebildet. Diese stammt aus dem Abbau von Saccharose. Bei Wirbeltieren und Mensch erfolgt die Biosynthese im Cytosol direkt aus aktivierter Essigsäure.

Gesättigte Fettsäuren

Die Biosynthese von gesättigten Fettsäuren (FS) erfolgt im Pflanzen- und Tierreich unter Katalyse einer FS-Synthase in einem gleichartigen Syntheseprozess. Die FS-Synthase besteht aus einem Multienzymkomplex, der sieben Katalysezentren enthält. Der Aufbau dieser Fettsäuresynthase ist bei Pflanzen und Tieren etwas verschieden, doch ist die Reaktionsfolge gleich.

Fettsäure-Synthase

Kernstück der FS-Synthase sind zwei um ein Acyl-Carrier-Protein (ACP) gruppierte Sulfhydryl-(SH)-Gruppen, eine zentrale und eine periphere SH-Gruppe. Der Syntheseprozess wird mit der Übertragung der Acetylgruppe vom Acetyl-S-CoA auf die periphere SH-Gruppe gestartet. Durch Übertragung eines Malonylrestes auf die zentrale SH-Gruppe des ACP wird die Verlängerung der Acetylgruppe und anschließend jede weitere Elongation um eine C_2-Einheit eingeleitet. Insgesamt werden bis zur Freisetzung der gesättigten Palmitin- und Stearinsäure bei Pflanzen und der Palmitinsäure bei Säugetier und Mensch sieben bzw. acht Reaktionszyklen durchlaufen (s. Abb. 2.1). Die gebildeten Coenzym-A-Säuren können anschließend verlängert bzw. dehydriert oder direkt in Triacyl-Glycerole eingebaut werden.

Ungesättigte Fettsäuren

Bei höheren Pflanzen verläuft die Bildung von mehrfach ungesättigten Fettsäuren durch schrittweise Einführung von Doppelbindungen in Gegenwart von NADPH oder NADH, molekularem Sauerstoff und Cytochrom b_5 im Divinylmethan-Rhythmus in Richtung zum Methylende hin. Auf diese Weise entstehen z. B. aus Stearinsäure die Ölsäure, die Palmitoleinsäure und Linolsäure. Die α-Linolensäure entsteht dagegen durch Kettenverlänge-

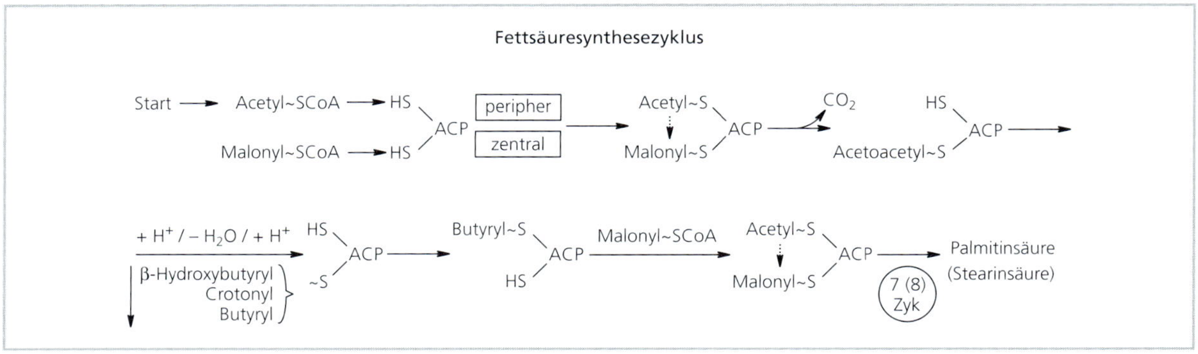

Abb. 2.1 Biosynthese von gesättigten Fettsäuren

rung aus einer Laurintriensäure (12 : 3 (Δ 3, 6, 9)) (s. Abb. 2.2). Die Linolsäure ist eine ω-6-FS mit der ersten Doppelbindung am C-Atom 6 von der CH₃-Gruppe aus gerechnet, während die α-Linolensäure der ω-3-FS-Reihe angehört. Die γ-Linolensäure (Gammolensäure) als fünfte wichtige ungesättigte Fettsäure, die in Pflanzen in Form der Triacylglycerole vorkommt, ist wieder eine ω-6-FS. Sie entsteht durch eine Δ^5–Desaturase katalysiert aus Linolsäure (Abb. 2.3).

Essenzielle Fettsäuren

Algen, Moose, Farne und Tiere sind nur befähigt Ölsäure und Palmitoleinsäure zu synthetisieren. Für die Bildung höher ungesättigter Fettsäuren sind sie auf die Anwesenheit bzw. Zufuhr von Linolsäure

aus der „Nahrung" angewiesen. Für den Menschen ist diese Fettsäure ebenfalls essenziell. Außer γ-Linolensäure werden ausgehend von Linolsäure die nachfolgenden ungesättigten Fettsäuren synthetisiert: (Δ8,11,14)-Eicosatriensäure, (Δ5,8,11,14)-Eicosatetraensäure (Arachidonsäure), (Δ5,8,11,14, 17)-Eicosapentaensäure und (Δ4,7,10,13,16,19)-Docosahexaensäure. Die letzte Säure kann im Körper auch wieder in Eicosapentaensäuren zurück verwandelt werden (Retrokonversion, s. Abb. 2.3).

Prostaglandine, Thromboxane und Leukotriene

Die Arachidonsäure ist im tierischen Organismus eine der wichtigsten Vorstufen der Prostaglandine,

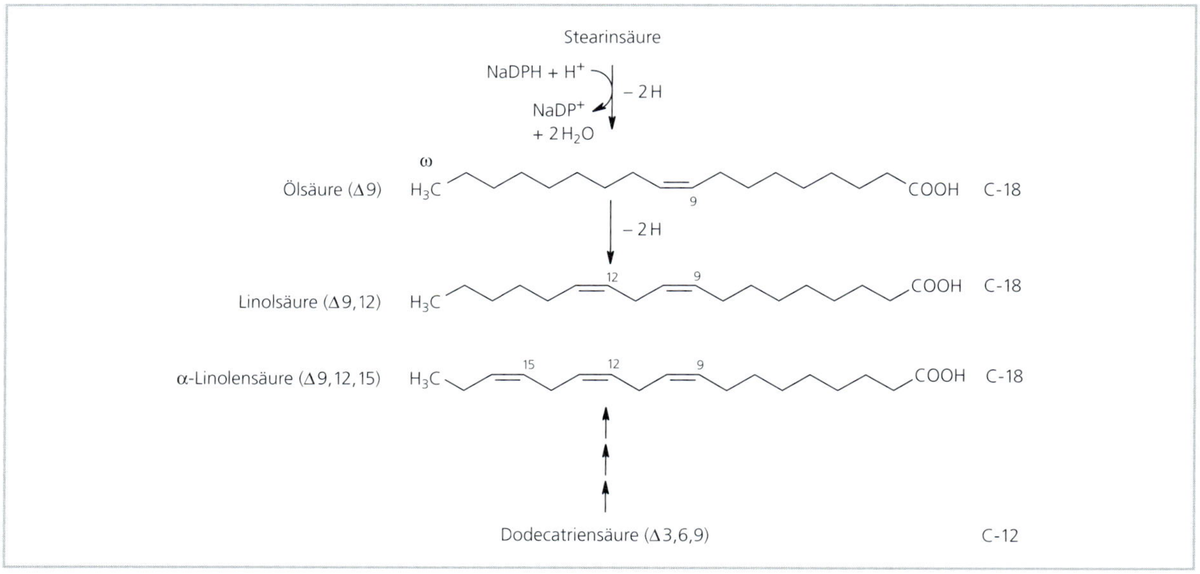

Abb. 2.2 Biosynthese von ungesättigten Fettsäuren bei höheren Pflanzen und Pilzen (anerob)

Thromboxane und Leukotriene. Die Arachidonsäure wird durch eine Phospholipase A$_2$ aus Phospholipiden der Zellwandmembran abgespalten und dann durch Einwirkung von Lipoxygenase zu dem zyklischen Hydroxy- oder Hydroperoxy-Eicosatetraenoat und durch Anknüpfung von Glutathion zu **Leukotrienen** oxidiert. Durch eine zweite Oxidase, die Cyclooxygenase, entstehen Prostaglandin-Endoperoxide die dann weiter in **Prostacycline** und **Thromboxane** umgewandelt werden (s. Abb. 2.4).

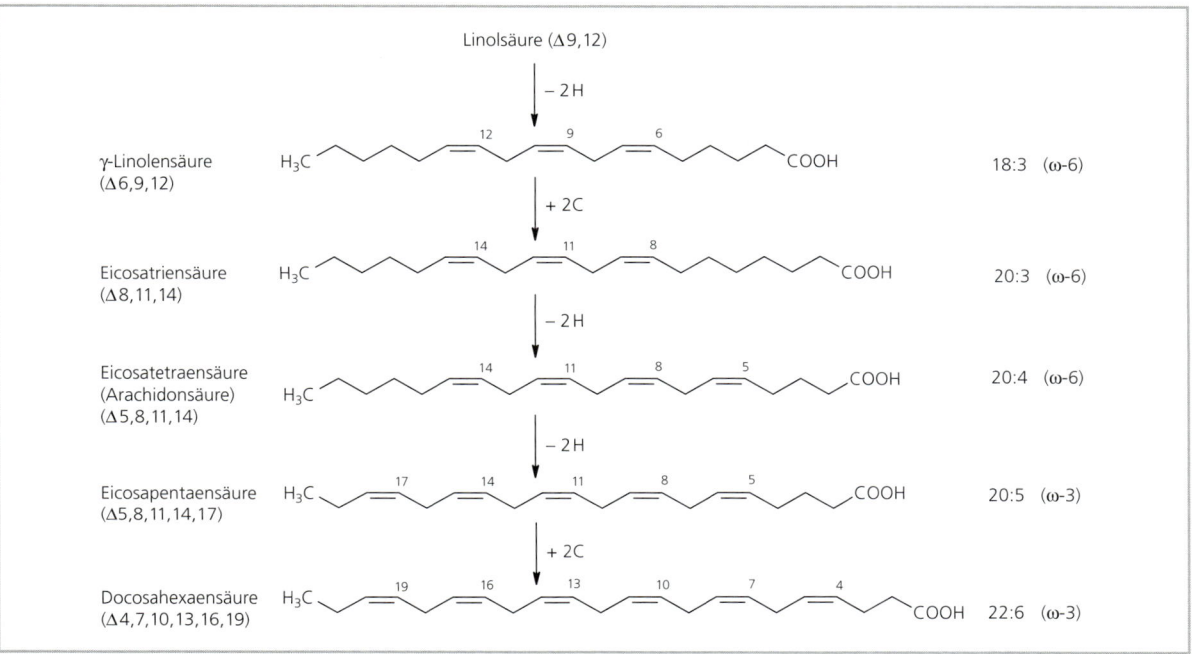

Abb. 2.3 Biosynthese von ungesättigten Fettsäuren in Algen, Moosen, Farnen und Tieren (anerob)

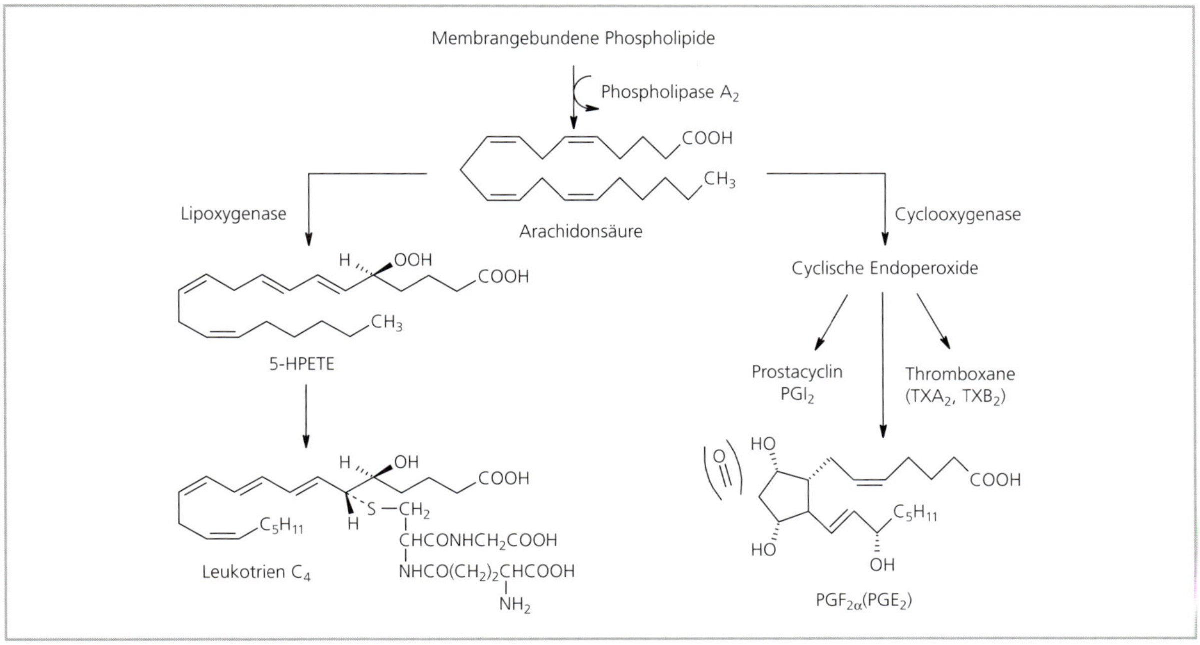

Abb. 2.4 Biosynthese von Leukotrienen, Prostacyclinen und Thromboxanen

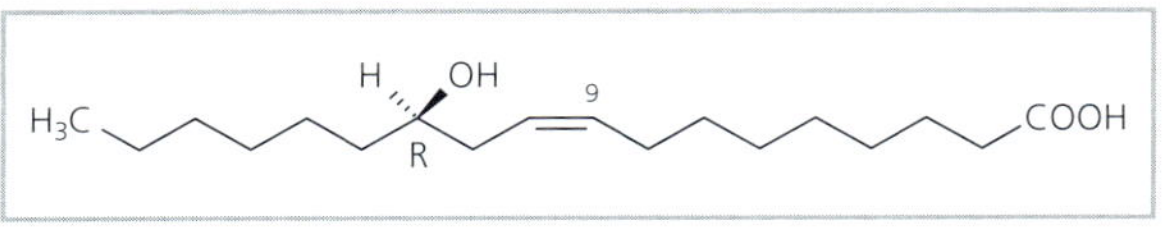

Abb. 2.5 Rizinolsäure

Polyacetylene und Hydroxyfettsäuren

Polyacetylene (Polyine) entstehen aus Ölsäure und anderen ungesättigten Verbindungen durch stufenweise Dehydrierung von Linolsäure, Crepissäure und Enin-Verbindungen. Die Dehydrierungsfolge ist: en → dien → enin → dienin → endiin usw. Als Prototyp dieser Polyinverbindungen ist die Dehydromatricariasäure der Kamille zu nennen.

Hydroxyfettsäuren vom Typ der Rizinolsäure (s. Abb. 2.5) werden durch Hydroxylierung von gesättigten oder ungesättigten Fettsäuren unter Beteiligung von Wasserstoffperoxid oder molekularem Sauerstoff gebildet.

Triacylglycerole und Glycerophospholipide

Triacylglycerole (Fette, Öle) werden aus Glycerol-3-phosphat durch zweimalige Umesterung von zwei FS-CoA-Verbindungen unter Katalyse einer Glycerolphosphatacyl-Transferase gebildet. Aus der so entstandenen Phosphatidsäure (Diacylglycerolphosphat) wird Phosphat abgespalten und eine dritte Fettsäure auf die noch freie OH-Gruppe des Diacylglycerols übertragen.

Glycerophospholipide vom Typ des Phosphatidylcholins Lecithin entstehen durch Übertragung von Cytidindiphosphatcholin bzw. -ethanolaminserin oder -inositol auf 1,2-Diacylglycerol (s. Abb. 2.6.)

2.1.2 Verbreitung der Fettsäuren und anderer Lipide

Von den gesättigten Fettsäuren überwiegen in Pflanzen frei und in Triacylglyceriden gebunden die C-16- und C-18-Fettsäuren (Palmitin- und Stearinsäure), während die Fettsäuren mit 8–14 C-Atomen und die C-20–C-26 Fettsäuren vorwiegend in Wachsen anzutreffen sind.

Die am häufigsten in höheren Pflanzen vorkommenden ungesättigten Fettsäuren sind die Ölsäure, die Palmitoleinsäure, die Linol- und die α-Linolensäure. Weniger häufig kommt die γ-Linolensäure

vor, die als ω-6-FS angereichert in den Samenölen des Boretsch (*Borago officinalis*), der Nachtkerze (*Oenothera biennis*) und in der roten und schwarzen Johannisbeere (*Ribes rubrum/nigrum*) enthalten ist.

Die 5,8,11,14-Eicosatetraensäure (Arachidonsäure) ist bisher nicht in höheren Pflanzen gefunden worden, kommt aber in Algenfetten, in tierischen Depotfetten und in Fischölen vor. Zu den hoch ungesättigten FS zählen auch die ω-3-C-20-Eicosapentaensäure und C-22-Docosahexaensäure, die nur in den Ölen von Hochseefischen, hauptsächlich in Makrele, Sprotte, Sardine, Meeresforelle, Hering und Lachs, sowie in den „Lebertran" liefernden Fischen vom Kabeljau und Dorsch-Typ vorkommen.

Fettsäuren mit ungewöhnlicher Struktur wie z. B. die C-24- und C-26-Fettsäuren, die Hydroxy-, Cyclopropen- oder Epoxy-Fettsäuren kommen nur in wenigen Pflanzen vor.

Triacylglycerole spielen für den Energie- und Baustoffwechsel von Pflanze und Tier eine lebenswichtige Rolle. Sie werden in Pflanzen oft in großen Mengen (bis zu 50 % des Gewichtes) besonders in Früchten und Samen als Hauptreservestoffe gespeichert. Alle nicht gereinigten Fette und Öle enthalten noch 0,2–1,5 % unverseifbare Verbindungen, wozu Kohlenwasserstoffe, Sterine und Carotinoide gehören. Pflanzen mit besonders ölreichen Samen findet man in der Ordnung der Fagales und Urticales. Pharmazeutisch wichtige tierische Fette stammen von Land- und Seetieren. Es handelt sich durchweg um Depotfette.

Glycerophospholipide, Bestandteile jeder pflanzlichen und tierischen Zelle, sind besonders am Aufbau von Membranstrukturen beteiligt und kommen vor allem ebenfalls in Samen und Früchten angereichert vor. Die tierischen Phosphatide sind besonders in der Leber, im Herzmuskel und Gehirn in Mengen von 5–30 % der Trockensubstanz vorhanden. Wichtigste Quellen für das Phosphatidylcholin (Lecithin) sind Sojabohne und Eigelb (s. Abb. 2.6).

2.1.3 Gewinnung, Kennzahlen

Die Gewinnung erfolgt bei pflanzlichen Fetten entweder durch Kalt-, Warm- oder Heiß-Pressung oder Extraktion, wozu aliphatische Kohlenwasserstoffe (z. B. n-Hexan, Leichtbenzin, Trichlorethylen oder Tetrachlor-Kohlenstoff) zur Anwendung kommen. Die tierischen Fette und Öle erhält man durch Ausschmelzen, Ausfrieren, Kochen und Auspressverfahren.

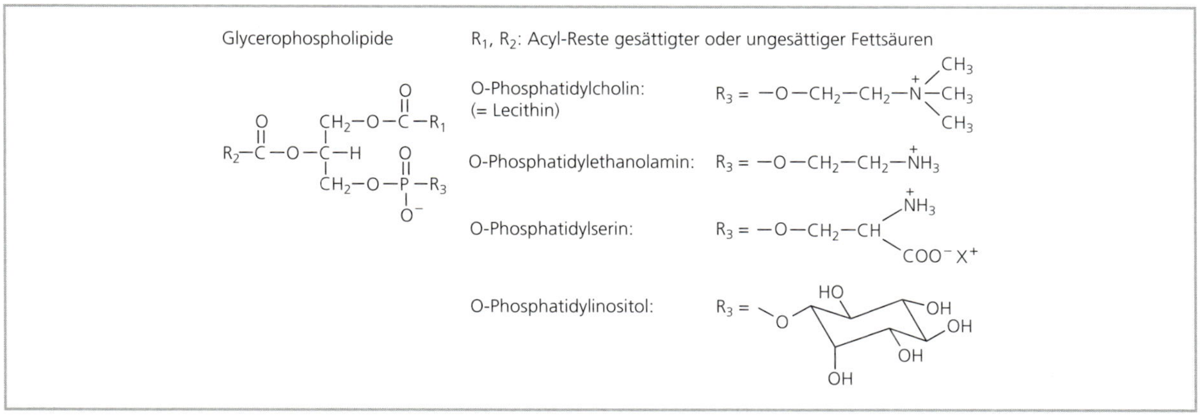

Abb. 2.6 Sojalecithin

Zur **Reinigung** der Öle von unerwünschten Begleitstoffen (Schleim- und Eiweißstoffe, Gummen, Glycerophospholipide, Wachse u. a.) müssen die Öle und Fette verschiedenen Raffinierungsverfahren unterworfen werden, wozu z. B. Zentrifugieren, Zugabe von Elektrolyten, Entfärbe- oder Desodorierungsmethoden, fraktionierte Destillation etc. gehören (zu Einzelheiten s. Bücher der Pharmazeutischen Technologie und Lebensmittelchemie).

Zur **Identitäts-** und **Reinheitsprüfung** bzw. **Qualitätsbeurteilung** von Fetten und Ölen lassen die Arzneibücher **Kennzahlen** bestimmen wie z. B. Verseifungszahl (VZ), Säurezahl (SZ), Hydroxylzahl (OHZ), Esterzahl (EZ), unverseifbarer Anteil (UVA), Jodzahl (JZ) oder Peroxidzahl (POZ).

2.1.4 Lipid-Drogen

Während die freien Fettsäuren und ihre Salze sowie die Fettalkohole und ihre Ester in der pharmazeutischen Technologie als Seifen, Detergenzien, zur Herstellung von Emulsionen etc. noch eine große Rolle spielen, haben sie als eigentliche Arzneistoffe nur noch wenig Bedeutung. Dasselbe gilt auch für einen Großteil der Triacylglyceride (Fette, Öle) und Glycerophospholipide. Im Folgenden sind daher nur die wichtigsten in den Europäischen Arzneibüchern enthaltenen Produkte aufgelistet und kurz beschrieben.

Flüssige Öle

Erdnussöl, Ph.Eur.

Arachidis oleum wird aus den Samen von *Arachis hypogaea* (Fabaceae) gewonnen. Es gehört zu den nicht trocknenden Ölen mit hohen Anteilen an Ölsäure (42–62 %) und längerkettigen Fettsäuren wie

Arachinsäure (20 : 0), Gadoleinsäure (Eicosensäure) (20 : 1), Behensäure (22 : 0) und Lignocerinsäure (24 : 0). Verwendung fast nur als Speiseöl.

Baumwollsamenöl, Ph.Eur.

Gossypii oleum wird aus den Samen der Baumwolle verschiedener *Gossypium*-Arten (Malvaceae) gewonnen. Fettsäure-Zusammensetzung: Linolsäure (45–58 %), Ölsäure (14–21 %) und Palmitinsäure (21–27 %).

Durch Raffinieren muss das toxische Gossypol, enthalten im unverseifbaren Anteil, abgetrennt werden. Verwendung findet gehärtetes Öl in der pharmazeutischen Technologie zur Herstellung von Retard-Arzneiformen als Retardisierungsmittel oder bei der Direkttablettierung als Schmier- und Formentrennmittel.

Leinöl, Ph.Eur

Lini oleum ist das dunkelgoldgelb gefärbte, aus den Samen von *Linum usitatissimum* (Linaceae) durch Pressung erhaltene Öl (Ausbeute 38–44 %). Es enthält ein Glyceridgemisch mit einem Anteil von ca. 40–62 % α-Linolensäure, 16–25 % Linolsäure, 14–16 % Ölsäure und 10–15 % Palmitin- und Stearinsäure.

Wegen seines hohen α-Linolensäuregehaltes gehört das Leinöl zu den Diätölen. Außerdem dient es zur Förderung der Epithelisierung in der Wundbehandlung.

Maisöl, Ph.Eur.

Nach Abtrennung der Stärke wird aus den Embryonen von *Zea mays* (Poaceae) durch Pressung und Extraktion und anschließende Raffination das Öl gewonnen (Maydis oleum raffinatum). Es enthält

40–60 % Linolsäure, 25–35 % Ölsäure und 9–12 % Palmitinsäure. Maisöl besitzt einen hohen Vitamin-E-Gehalt (γ-Tocopherol) und zusätzlich Sitosterol und Stigmasterol. Es gilt als gegen Autoxidation relativ stabiles Diätöl mit einem lipidsenkenden Effekt, den man auf den Sterolgehalt zurückführt.

Weizenkeimöl, Ph.Eur.

Das durch Kaltpressung oder Raffinination aus dem Kern von *Triticum aestivum* (Poaceae) gewonnene Öl (Tritici aestivi oleum) zeichnet sich durch einen hohen Anteil an Linolsäure (58–61 %), Ölsäure (19–22 %), Vitamin E (1300–2500 mg/kg) und Sitosterin aus. Es wird hauptsächlich als Diätöl verwendet.

Sojaöl, Ph.Eur.

Sojae oleum raffinatum wird aus den Samen von *Glycine max.* (syn. *G. soja*, Fabaceae) gewonnen. Neben 40 % Eiweiß enthalten die Samen 13–20 % Öl, das hauptsächlich Ölsäure (ca. 20 %), Linolsäure (> 50 %) und ca. 8 % α-Linolensäure enthält. Als Nebenprodukt der technischen Ölgewinnung kann eine hohe Menge an Sojabohnenlecithin gewonnen werden. Nicht raffiniertes Sojaöl dient außerdem zur Gewinnung von Sitosterol, als Ausgangsprodukt für die Herstellung von Estrogenen, Testosteron und Gestagenen (s. auch Kap. 2.3.5).

Rüböl, Ph.Eur.

Das aus den reifen Samen von *Brassica napus* und *B. campestris* (Brassicaceae) gewonnene Rübsaat-Öl (Rapae oleum raffinatum, Rapsöl) enthält 45–65 % Ölsäure und 18–22 % Linolsäure. Der Gehalt an Erucasäure, eine 22 : 1 ω-9-Säure, soll 2 % nicht übersteigen, da Erucasäure schlecht verdaut wird, einen unangenehmen Geschmack aufweist und gesundheitsschädlich sein soll. Rapsöl ist außerdem eine Quelle für die Gewinnung von Phytosterolen, für die industrielle Umwandlung in Estrogene, Testosteron und Gestagene (s. Kap. 2, Phytosterole).

Fette und Wachse

Kakaobutter, DAB

Cacao oleum ist das durch Abpressen gewonnene Fett aus Kakaokernen oder Kakaomasse der Samen von *Theobroma cacao* (Sterculiaceae). Das Fett setzt sich aus ca. 25 % Palmitinsäure, ca. 37 % Stearinsäure und etwa 43 % Ölsäure zusammen. Kakao-

butter war früher Suppositoriengrundlage für Arzneistäbchen und Vaginalkugeln, heute aber weitgehend ersetzt durch Hartfette und nur noch verwendet zur Herstellung von Schokoladenerzeugnissen, Süß- und Konditorwaren.

Kokosfett, Ph.Eur.

Cocois oleum raffinatum wird aus der Kopra, dem Kokusnuss-Nährgewebe der Kokospalme *Cocos nucifera* (Arecaceae) gewonnen. Kokosfett besteht aus relativ hohen Anteilen von Laurinsäure (12 : 0) (ca. 50 %) Myristinsäure (ca. 17 %) (14 : 0) sowie der kürzerkettigen Capryl- (8 : 0) und Caprinsäure (10 : 0). Kokosfett ist ein wichtiger Bestandteil von Pflanzenmargarine.

Schweineschmalz, DAB, ÖAB

Adeps suillus wird gewonnen durch Ausschmelzen fettreicher Gewebe des Netzes und der Nierenumhüllung des Hausschweins *(Sus scrofa* var. *domestica)*. Fettsäurezusammensetzung: Palmitinsäure (20–33 %), Stearinsäure (5–24 %), Ölsäure (35–62 %) und Linolsäure (3–16 %), Verwendung als hautfreundliche Salbengrundlage.

Hartfett, Ph.Eur.

Das halbsynthetische Fett (Adeps solidus) besteht aus Mono-, Di-, und Triglyceriden der gesättigten C-10- bis C-18-FS. Das Hartfett wird heute wegen seiner besseren Eigenschaften anstelle von Kakaobutter als Zäpfchengrundmasse verwendet.

Wollwachs, Ph.Eur.

Adeps lanae stammt aus den wachsartigen Ausscheidungen der Haut des Schafes *(Ovis aries)*. Es ist ein komplexes Estergemisch einwertiger (C_{18}–C_{30}) und zweiwertiger (C_{16}–C_{24})-Alkohole sowie von Cholesterol und Lanesterol mit C_{10}-C_{20}-n-Fettsäuren und weiteren Fettsäuren. Verwendung als hautfreundliche Salbengrundlage mit hohem Wasseraufnahmevermögen.

Gelbes und weißes Wachs, Ph.Eur.

Cera flava und Cera alba werden unter anderem gewonnen durch Ausschmelzen der vom Honiganteil entleerten Waben der Honigbiene *(Apis mellifera)*. Bienenwachs enthält hauptsächlich Ester aus (Hydroxy-)Palmitinsäure und C-24–C-34-Fettalkoholen (ca. 35 %), besonders Myricylpalmitat (C_{30}–C_{16}), ca. 10 % freie Fettsäuren und 15–20 % Paraffinkohlenwasserstoffe. Verwendung im pharmazeutischen und kosmetischen Bereich als konsistenzerhöhender Zusatz zu Salben und Cremes.

Carnaubawachs, Ph.Eur.

Cera carnauba wird von den Fächerblättern (Wachsüberzug) der Carnaubapalme (*Copernicia prunifera,* Arecaceae) gewonnen. Verwendung in der pharmazeutischen Technologie als Poliermittel für Dragees.

γ-Linolensäure-haltige Öle

γ-Linolensäure, eine ω-6-Säure, kann mit Hilfe einer im Menschen vorhandenen 6-Desaturase aus mit der Nahrung zugeführter Linolsäure ($18:2$ ω-6-Säure) gebildet, anschließend weiter zur $20:3$ ω-6-Dihomo-γ-Linolensäure elongiert und dann weiter in gleicher Weise in die $20:4$ ω-6–Arachidonsäure, $22:4$ ω-6-Docosatetraensäure und $22:5$ ω-6-Docosapentaensäure umgewandelt werden, doch scheint diese Umwandlung nicht immer automatisch abzulaufen. Die Desaturaseaktivität kann z.B. durch Glucagon, Glucocorticoide, Thyroxin, bei Diabetes und Ekzemerkrankung, bei großer Zufuhr von Kohlenhydraten sowie im Alter gehemmt sein. Deshalb wird angenommen, dass einer direkten Zufuhr von Ölen mit hohen Gehalten an ungesättigten ω-6-Fettsäuren, wie sie im Nachtkerzensamenöl, dem Boretschsamenöl, im Schwarzkümmelöl (*Nigella sativa,* Ranunculaceae) sowie in den Fischölen vorliegen, arzneiliche Bedeutung zukommt.

Borretschsamenöl, DAC

Die Triglyceride von Boraginis oleum enthalten ca. 22,8 % γ-Linolensäure neben ca. 38 % Linolsäure und ca. 16 % Ölsäure. Damit liegt der γ-Linolensäuregehalt doppelt so hoch wie im Nachtkerzenöl. Borretschöl aus *Borago officinalis,* Boraginaceae). wird als diätisches Lebensmittel bzw. als Nahrungsergänzungsmittel eingestuft. In zwei multizentrischen Anwendungsstudien und zwei randomisierten, placebokontrollierten Doppelblindstudien mit 4 × tägl. 0,5 g bzw. 6 × tägl. 0,5 g Borretschsamenöl (Glandol®-Kaps) wurde bei 70 % der Patienten eine signifikante Besserung des Ekzems und Reduzierung des Juckreizes erzielt.

Nachtkerzenöl, DAC

Oenotherae oleum (Evening primerose oil) wird aus den reifen Samen von Nachtkerzenarten, besonders der gemeinen Nachtkerze *Oenothera biennis* (Onagraceae) und der rotkelchigen Nachtkerze *(O. erythrosepala),* durch Extraktion gewonnen. Beide Arten werden heute angebaut. Die Öle enthalten neben 65–80 % Linolsäure 8–14 % γ-Linolensäure. Nachtkerzenöl wird innerlich zur Behandlung des atopischen Ekzems (Neurodermitis) verwendet.

Diese Anwendung beruht auf der Hypothese, dass durch einen bestehenden Δ6-Desaturase-Defekt nicht genügend Prostaglandine E_1 und E_2 gebildet werden, von denen bekannt ist, dass sie die Bildung des Entzündungen auslösenden IgE und Leukotrien B hemmen. Nachtkerzenöl soll den Δ6-Desaturase-Defekt kompensieren.

Es gibt mehr als zehn placebokontrollierte z.T. doppelblind durchgeführte klinische Studien mit Nachtkerzenöl bei insgesamt etwa 400 Erwachsenen und Kindern mit atopischem Ekzem. Die Dosierungen betrugen bei Erwachsenen 4, 8 oder 12 Kapseln Öl (1 Kapsel = 360 mg Linolsäure und 45 mg γ-Linolensäure), bei Kindern 2 oder 4 Kapseln/Tag.

Es wird durchweg eine Verbesserung der klinischen Symptome registriert, wobei interessant ist, dass eine positive Korrelation zwischen klinischer Besserung und Änderung der Plasmakonzentrationen von Dihomo-γ-Linolensäure und Arachidonsäure gefunden wurde.

Dieses positive Ergebnis konnte allerdings mit einer anderen ebenfalls doppelblind geführten Studie nicht bestätigt werden.

Fischöle, ω-3-Fettsäuren

Sie werden hier mit aufgenommen, obwohl sie zur Gruppe der tierischen Arzneistoffe gehören. Die auf dem Markt befindlichen Fischölpräparate stammen entweder von Kaltwasser-Meeresfischen vom Typ der Makrele, Sprotte, Thunfisch, Sardine, Hering und Lachs (Öltyp 1) oder vom Kabeljau bzw. Dorsch und Scholle (Öltyp 2), Letztere gewonnen aus den Lebern dieser Fische.

Die Öle des ersten Typs sind charakterisiert durch hohe Gehalte an ω-3-Fettsäuren (ca. 25 %), vor allem $20:5$ ω-3Eicosapentaensäure (EPA) und $22:6$ ω-3-Docosahexaensäure (DHA) sowie relativ geringe Mengen an Vitamin A und D. (1 I. E. Vitamin A = 0,300 μg Vitamin A, 1 I. E. Vitamin D = 0,025μg Vitamin D). Der zweite Typ, die Fischleberöle, enthalten wesentlich geringere Mengen an EPA und DHA (7–12 %), dafür aber hohe Mengen an Vitamin A und D.

Fischöl Typ 1

Diese Öle, z. B. von Hering (*Clupea harengus*) oder Lachs *(Salmo salar),* werden durch Kochen, anschließendes Auspressen und Zentrifugieren vom „Fischmehl" abgetrennt. Durch Abkühlen auf 0 °C und Filtration wird die hauptsächlich EPA und DHA enthaltende Fraktion (30–40%) von gesättigten und einfach ungesättigten Triacylglycerolen befreit. Das so erhaltene Öl wird für die Herstellung entsprechender Präparate (Nahrungsergänzungsmittel) auf EPA- und DHA-Gehalte standardisiert. Die Fettsäuren der ω-Reihe, EPA und DHA sowie die Archidonsäure, werden im Prostaglandinstoffwechsel in spezielle Prostaglandine und Thromboxane umgewandelt. Vor allem die Prostaglandine der I-Reihe ($CPGI_2 + PGI_3$) wirken bevorzugt antiaggregatorisch (gerinnungshemmend) auf Thrombozyten und vasodilatatorisch und damit allgemein hemmend auf die Atherombildung.

Bei regelmäßig erhöhter Zufuhr von ω-3-Fettsäuren (1 g ω-Fettsäure/Tag) kommt es zu einer Senkung der Plasmatriglyceride (bis zu 35%) und einer Blutdrucksenkung mit einem zusätzlichen antiphlogistischen Effekt. Diabetiker scheinen davon in besonderem Maße zu profitieren. Wichtig ist allerdings das richtige Verhältnis von ω-6- zu ω-3-FS. Als optimal gilt ein Verhältnis der ω-6- zu ω-3-FS von 5 : 1. Heute überwiegt allerdings in der Nahrung der meisten Menschen die Menge an ω-6-FS in so hohem Maße, dass das Verhältnis bereits 10 bis 20 : 1 beträgt.

Aus den bei über > 100 Personen mit Hyperglyceridämie durchgeführten Studien (1 g ω-3-Fettsäuren/Tag mit oder ohne Vitamin-E-Zusatz) kann man ableiten, dass ω-3-Fettsäuren geeignet sind, die durch Hyperglyceridämie bedingten kardiovaskulären Risikofaktoren (z. B. nach Herzinfarkt) zu reduzieren und kardioprotektive Wirkungen zu entfalten. Die Todesrate war nach einer Beobachtungszeit von 35 Jahren bei der Patientengruppe, die nur ω-3-Fettsäuren erhalten hatten, gegenüber der Kontrollgruppe, um 20% reduziert. Bei Patienten, die nur Vitamin E bekommen hatten, betrug das Sterberisiko 13%.

Fischöl Typ 2

Diese Fischleberöle stammen von Kaltwasserfischen vom Typ des Kabeljaus, Dorsch bzw. der Scholle. Sie werden durch Wärmebehandlung oder Zentrifugieren frischer Leber gewonnen. Der Dorschlebertran (Morrhuae oleum) von *Gadus*

morrhua und anderen *Gadus*-Arten und das Heilbuttleberöl (Jecoris aselli oleum) von *Hippoglossus hippoglossus* besitzen geringere Mengen an ω-3-Fettsäuren (7–12%), aber relativ hohe Vitamin-A- und Vitamin-D_3-Gehalte. Während der Dorschlebertran 850–4000 I. E./g Vitamin A und 85–250 I. E./g Vitamin D enthält, liegen diese beim Heilbuttleberöl bei mind. 3000 I. E./g Vitamin A und 600 I. E./g Vitamin D.

Fischleberöle (Trane) werden zur Herstellung von Lebertranemulsion und äußerlich in Form von 10–50%igen Salben zur Behandlung schlecht heilender Wunden und Ekzeme eingesetzt.

Rizinusöl, Ph.Eur.

Ricini oleum gewinnt man aus den Samen von *Ricinus communis* (Euphorbiaceae) durch Kaltpressung, um zu verhindern, dass toxisches Lektin (Ricin), das im Presskuchen zurückbleibt, mit in das Öl gelangt.

Rizinusöl enthält in den Triacylglycerolen zu ca. 77% das Triricinolein mit der ($12R$)-Hydroxy-octadec-9Z-ensäure und zusätzlich Glyceride, die neben Rizinolsäure Linol-, Stearin- und Dihydroxystearinsäure enthalten.

Die Rizinolsäure (s. Abb. 2.5), die durch Pankreaslipasen freigesetzt wird, ist für die eigentliche **laxierende Wirkung** des Rizinusöls verantwortlich.

Rizinolsäure wirkt antiabsorptiv und hydragog. Die Wirkung kommt wahrscheinlich durch eine Hemmung der Adeninnukleotid-Transferase und über eine Stimulierung der Prostaglandinbiosynthese der E-Reihe zustande.

Glycerophospholipide, Lecithin

Sojalecithin, DAB

Sojae lecithinum desoleatum wird gewonnen aus den Samen der Sojabohne (*Glycine max,* Fabaceae) und fällt als Nebenprodukt bei der Extraktion des Sojaöles an. Nach Entfernen des Fettlösungsmittels wird der Rückstand mit Wasser vermischt und auf 50–70 °C erwärmt. Dabei bildet sich Lecithinhydrat, das sich mit der Wasserphase von der Hauptmenge des fetten Öls abtrennen lässt. Das Rohlecithin wird mit kaltem Aceton vom Rest des Öles befreit.

Das gereinigte Sojalecithin besteht aus ca. 40–50% Phosphatidylcholin, Phosphatidylethanolamin, Phosphatidylserin und Phosphatidylinositol

(s. Abb. 2.6), neben Sterinen und Fetten. Von den im Gemisch gebunden Fettsäuren entfallen 55–70 % auf die Linolsäure, ca. 12 % auf die Palmitinsäure und 10 % auf die Ölsäure.

Im Handel gibt es außerdem noch Pflanzenlecithin aus Erdnüssen und Weizenkeimen und als tierisches Lecithin das Eilecithin (ex ov).

Phosphatidylcholin: Reines Lecithin, hergestellt aus Soja-Rohlecithin durch Lösungsmittelfraktionierung und Säulenchromatographie, besteht zu 90–95 % aus reinem Phosphatidylcholin mit einem Linolsäuregehalt von ca. 70 %. Es ist als Essentiale® 300 (EPL, **E**ssenzielle **P**hospho**l**ipide) im Handel.

Lecithin wird im Darm teilweise zu Lysolecithin hydrolysiert und offenbar in der Darmmukosa wieder zu Phosphatidylcholin reacyliert.

Lecithin führt bei Verabreichung von 6–8 Kapseln Essentiale® 300 oder Lipostabil® 300, entsprechend 1,2–1,6 g Reinlecithin) täglich über mehrere Monate zur Senkung des Cholesterin- und Fettspiegels in der Leber und bei pathologisch verändertem α/β-Lipoproteinmuster zu dessen Normalisierung. Es besitzt außerdem Leberschutzwirkung. Zahlreiche mit Essentiale forte® durchgeführte Therapiestudien bei Patienten mit chronischer Lebererkrankung, auch bei kompensierter Leberzirrhose, lieferten ähnliche Ergebnisse. Bei Patienten mit aktiven Tuberkuloseformen, die unter kombinierter Therapie mit Rifampicin, Isoniacid und Ethambutol standen und zusätzlich parenteral EPL-Substanz erhielten, besserten sich signifikant die erhöhten Transaminase-, SGPT- und SGOT-Werte.

Indikation: Lt. Arzneimittel-Kommission E zur Verbesserung des subjektiven Beschwerdebildes bei Appetitlosigkeit, Druckgefühl im rechten Oberbauch aufgrund einer Nahrungsmittelvergiftung oder chronischer Hepatitis.

Literatur

ASSMANN, C. (1995): Ernährung: Pharmakologische Wirkungen von Omega-3-Fettsäuren. Dtsch. Apoth. Ztg. 135 (27): 2530–2532

CRONE S. VON DER (2002): Koronare Herzkrankheit: Fischkonsum schützt auch Frauen. Dtsch. Apoth. Ztg. 142 (45): 5500–5502

DEUVER, A. et al. (2002) : Der Einfluss von Schwarzkümmelöl (*Nigella sativa*) auf den Immunstatus von Patienten mit Inhalationsallergie. Biol. Med. 31 (1): 75–78

DIN, J. N. et al. (2004): Omega-3-fatty acids and cardiovascular disease – fishing for a natural Treatment. Br. Med. J. 328, 30–35

ENGLER, M.B. (1994) Vascular effects of omega-3-fatty acids: possible therapeutic mechanisms in cardio vascular disease. J. Cardiova. Nurs. 8: 53–67

IHRIG, M. BLUME, H. (1994): Nachtkerzenöl-Präparate: Ein Qualitätsvergleich. Pharm. Ztg. 139 (4): 668–674

KLEIJNEN, J. GERBEN TER RIET, KNIPSCHILD, P. (1989): Evening primrose oil. Weckbl. 124: 418–423

KLEIN, J. (1999): Cholin und Lecithin. Dtsch. Apoth. Ztg. 139 (10): 1041–1050

MARCHIOLI, R. (1999): Dietary supplementation with n-3 polyunsaturated fatty acids and Vitamin E after myocardial infarction: results of the GISSI-Prevenzione trial. The Lancet 354, August 7

MORRIS, M.C., SACKS, F., ROSNER, B. (1993): Does fishoil lower blood pressure? A metaanalysis of controlled trials. Circulation 88: 523–533

PETERS, H., PROKOP, V. (1986): Die kompensierte Leberzirrhose. Therapieerfahrung mit Essentiale forte. Therapiewoche 36: 530

RICHTER-WINDACH, W.O., BERTSCH, S., MÜLLER S. D. (2001): Omega-3-Fettsäuren bei Hypertriglyceridämie von Diabetikern. Dtsch. Apoth. Ztg. 141 (15): 1801–1814

ROTH, L., HÖRMANN, K. (2000): Ölpflanzen, Pflanzenöle. Ecomed-Verlagsges. Landsberg

SAYNOR, R., GILLOT, T. (1997): Changes in blood lipids and fibrinogen with a note on safety in a long term study on the effects of *n*-3-fatty acids in subjects receiving fish oil supplements and followed for seven years. Lipids 27 (7): 533–538

SINGER, P. (2000): Omega-3-Fettsäuren? 3. Aufl. Umschau Zeitschriftenverlag, Breidenstein, Frankfurt am Main

2.2 Kohlenhydrat-Drogen

Die „reinen" Kohlenhydrate (KH) besitzen die Summenformel $C_n(H_2O)_n$ und somit von einigen Ausnahmen abgesehen neben Kohlenstoff die Elemente Wasserstoff und Sauerstoff im Verhältnis des Wassers 2 : 1. Zu den Kohlenhydraten im weiteren Sinne zählt man auch Verbindungen, die zusätzlich noch Stickstoff (z. B. Aminozucker oder Glykosamine) oder Schwefel (z. B. Glucosulfate) als Bausteine enthalten. Die Bezeichnung „Zucker", zumeist süß im Geschmack, ist nur noch auf die niedermolekularen Monosaccharide und einige Disaccharide anwendbar.

2.2.1 Einteilung der Kohlenhydrate

Man unterteilt in:

- **Monosaccharide oder einfache Zucker**, die durch Hydrolyse nicht mehr in kleinere Bausteine gespalten werden können,

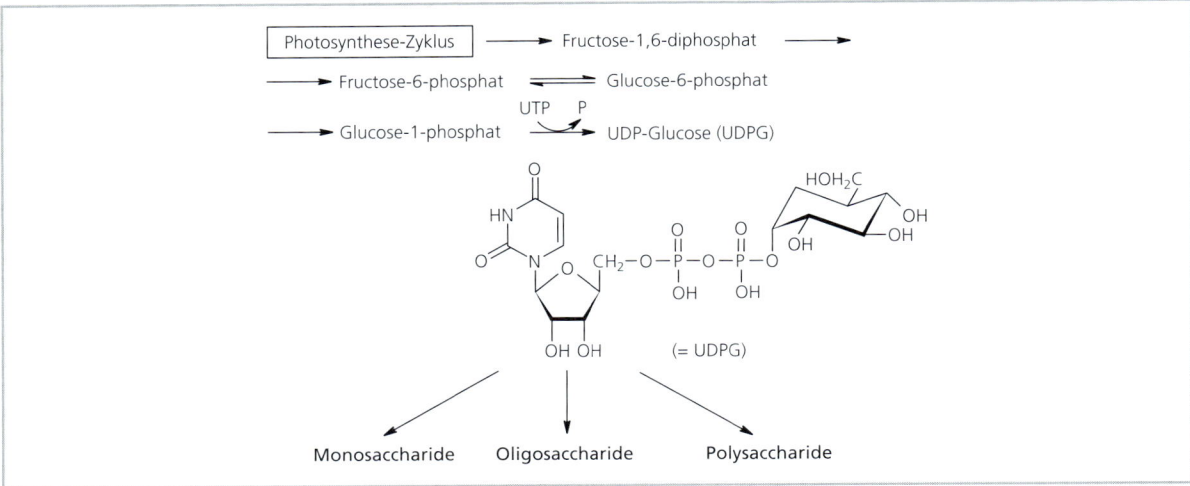

Abb. 2.7 Biosynthese von Monosacchariden

- **Oligosaccharide,** in denen zwei bis neun Monosaccharideinheiten acetalartig miteinander verknüpft sind und hydrolytisch aufgespalten werden können und
- **Polysaccharide,** oder Zuckerpolymerverbindungen mit Molmassen zwischen 2000 Da (Dalton) bis mehrere Millionen Da. Die Polymerisationsgrade (DP, Degree of Polymerisation) liegen in der Regel zwischen 200 und 3000 mit Ausnahmen von 7000–15 000 DP bei der Cellulose. Polysaccharide sind ebenfalls hydrolysierbar.

2.2.2 Monosaccharide

Chemie

Monosaccharide, die als mehrwertige Alkohole kristallin in der Aldehyd- oder Ketoform und in Lösung als Halbacetale vorwiegend in der Cycloform vorliegen, werden nach Anzahl der C-Atome in der Kette in Triosen (C_3), Tetrosen (C_4), Pentosen (C_5), Hexosen (C_6) und Heptosen (C_7) eingeteilt. Von Bedeutung für ihre Reaktionsweise in Lösungen ist, ob sie als Halbacetale in der zyklischen Pyranose-(p)- oder Furanose-(f)-Form vorliegen und ob sie entsprechend ihrer Chiralität der anomeren α- oder β-Form und D- oder L-Reihe zugehören. Entsprechend unterscheidet man rechts- (+) und links drehende (−) Zucker (s. Bücher der organischen Chemie).

Biosynthese

In der Pflanze entstammen die Monosaccharide dem Photosynthesezyklus (s. Abb. 2.7). Ausgehend von Fructose-1,6-diphosphat entsteht unter Abspaltung der Phosphatgruppe am C-1 Fructose-6-phosphat, dann das mit diesem im Gleichgewicht stehende Glucose-6-phosphat und schließlich das Glucose-1-phosphat bzw. die freie Glucose. Glucosephosphat reagiert mit Uridintriphosphat (UTP) unter Verlust einer Phosphatgruppe zu Uridindiphosphatglucose (UDP), das man als die „aktivierte Glucose" bezeichnet. In dieser aktivierten Form kann die Glucose auf verschiedene Akzeptoren übertragen oder in andere Hexosen, Pentosen, Uronsäuren, Desoxyzucker, Cyclitole oder verzweigte Zucker umgewandelt werden. Gleichzeitig ist UDPG auch die Ausgangsverbindung für die Biosynthese der Oligosaccharide und Polysaccharide. Da auf der Stufe von Glucose-6-phosphat über den Embden-Meyerhoff-Parnass-Weg auch Abbaureaktionen stattfinden können, werden so Abbauprodukte von Monosacchariden wie z. B. die Brenztraubensäure und sein Decarboxylierungsprodukt, das Acetyl, zur Biosynthese anderer Verbindungen genutzt. Über das Acetyl-Coenzym A als Produkt aus dem Kohlenhydratstoffwechsels werden Fettsäuren, Terpenoide, Polyketide und Phenylpropanverbindungen aufgebaut.

Arzneilich verwendete Monosaccharide

Glucose, Ph.Eur.

Natürliche Glucose (Glucosum anhydricum/monhydricum, Traubenzucker, Dextrose) liegt kristallin als α-D(+)-Glucopyranose vor. In wässriger Lösung stellt sich ein Gleichgewicht zwischen α- und β-D-Glucopyranose ein. Sie wird durch Säure- oder Enzym-Hydrolyse aus Kartoffel-, Weizen- oder Mais-stärke sowie aus Cellulose (Holzverzuckerung) gewonnen. Glucose kommt in freier Form in Früchten (z. B. Weintrauben, Rosinen, Feigen) und als Hauptbestandteil mit Fructose im Honig vor.

Beim Menschen beträgt der normale Blutzuckerspiegel 0,6–1,2 g/l. Hypoglykämische Zustände haben Glucosekonzentrationen von < 0,5 g/l.

Anwendung:
- zur Behandlung von hypoglykämischen Zuständen,
- zur parenteralen und rektalen Ernährung bei reduziertem Allgemeinzustand und nach Operationen; p. o. als Diätetikum,
- als Zusatz zu Elektrolyten bei sekretorischen Diarrhöen, da nur in Anwesenheit von Glucose die Resorption von Elektrolyten über den Na^+/H^+-Antiporter der Enterozyten gewährleistet ist,
- als Süßungsmittel und pharmazeutischer Hilfsstoff besitzt Glucose bezogen auf den mit 100 festgelegten Süßwert von Saccharose (10 %ige Lösung) einen Süßwert von 70.

Fructose, Ph.Eur.

In Lösung liegt α-D-Fructopyranose im Gleichgewicht mit β-D-Fructofuranose vor. Fructose (Fructosum, β-D-Fructopyranose, Lävulose) kann durch Säurehydrolyse aus Saccharose oder Fructanen sowie durch Isomerisierung von Glucose mit Glucoseisomerase (z. B. aus *Streptomyces albus*) gewonnen werden. Sie ist in Früchten und im Honig als äquimolares Gemisch von Fructose und Glucose (Invertzucker) enthalten.

Anwendung: Da Fructose süßer als Rohrzucker ist (Süßwert 114 bezogen auf Glucose), wird es als Zuckeraustauschstoff zum Süßen von Speisen und Getränken und als Diätetikum für Diabetiker verwendet. Fructose wird unabhängig von Insulin in die Leberzelle aufgenommen und dort in erster Linie zum Aufbau von Glykogen verwendet. Die normal tolerierbare Tagesdosis freier Fructose für den Erwachsenen beträgt ca. 50 g. Eine bestehende (seltene) Fructoseintoleranz ist eine absolute Gegenanzeige. Wegen möglicher bestehender Fructoseverwertungsstörungen ist eine parenterale Anwendung nicht vertretbar.

Weitere Monosaccharide

Zu den Hexosen, die zumeist in Glykosiden und Zuckerpolymeren vorkommen, gehören **D-Galactose** und **D-Mannose.** Wichtige Pentosen sind **D-Xylose, D-Arabinose** und **L-Rhamnose.** Sie sind enthalten

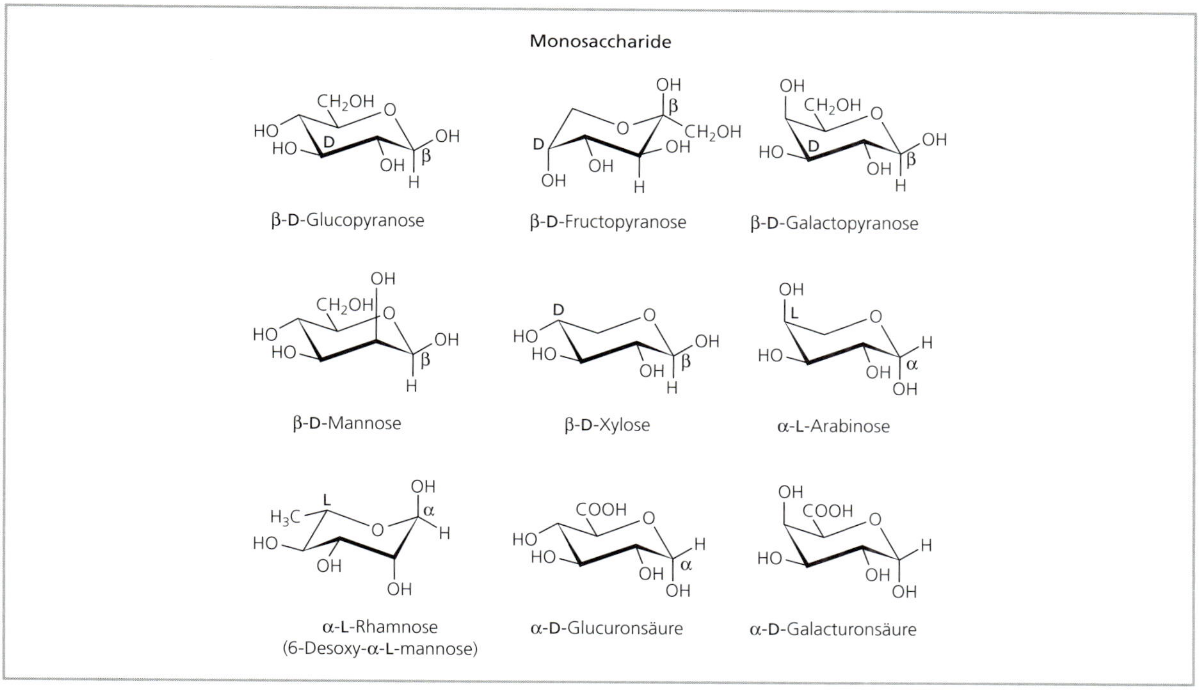

Abb. 2.8 Arzneilich verwendete Monosaccharide

in den Schleimpolysacchariden, Gummen, Hemicellulosen und Alginaten. Das gleiche gilt für die **Uronsäuren**, die vor allem in den sauren Pektinen, Protopektinen, Schleimpolysacchariden und Heparin enthalten sind. Zu den Monosacchariden s. Abb. 2.8.

Alditole und Cyclitole

Alditole sind aliphatische, die Cyclitole azyklische mehrwertige Zuckeralkohole (Polyole) s. Abb. 2.9. Die Alditole leiten sich biosynthetisch von den Monosacchariden durch Reduktion der Carbonylgruppe ab, die Cyclitole werden direkt aus Glucose-6-phosphat aufgebaut, wobei als erste Verbindung *myo*-Inositol entsteht. Pharmazeutische Bedeutung haben nur Mannitol, Sorbitol, Xylitol und Inositol.

Mannitol, Ph.Eur.

D-Mannitol kommt zu 70–90 % im Produkt Manna vor, einem Assimilatsaft, der durch Einschnitte in die Rinde der Mannaesche (*Fraxinus ornus*) gewonnen wird. Biotechnologisch wird es durch enzymatische Umwandlung (*Aspergillus candidus)* von Glucose erhalten.

Mannitol (Manitolum) ist ein wichtiger Hilfsstoff zur Herstellung von Tabletten, Kapseln und Lutschtabletten und dient als Süßungsmittel. Es wird glomerulär mit einer geringen tubulären Rückresorption filtriert, sodass es als i. v. appliziertes Osmodiuretikum zur Prophylaxe eines drohenden Nierenversagens, bei kardiovaskulären Operationen, schweren Traumen, Hirnödem und Ikterus eingesetzt werden kann (Gefahr der Lactazidose!). Oral wird Mannitol auch als osmotisch wirksames Abführmittel genutzt.

Sorbitol und Xylitol, Ph.Eur.

Die anderen Polyalkohole, **Sorbitol** und **Xylitol**, dienen beide als Zuckeraustauschstoffe mit Süßwerten von 51 bzw. 100 zum Süßen von Nahrungsmitteln für Diabetiker. Beide wirken ähnlich wie Mannitol als osmotische Diuretika und Laxanzien. Bei Menschen mit Glucoseverwertungsstörungen werden sie zur parenteralen Ernährung eingesetzt. Xylitol wird außerdem zum Süßen zuckerfreier Kaugummis, Bonbons und Lutschtabletten verwendet, um das Kariesrisiko zu verringern, da es nicht durch Bakterien der Mundhöhle zu kariesinduzierenden Säuren abgebaut wird.

Myo-Inositol, DAC

Das noch leicht süß schmeckende Inositol (*myo*-Inositolum, syn. *meso*-Inosit) findet sich in Pflanzen, Tieren und im menschlichen Körper, in Pflanzen meistens gebunden als Hexaphosphorsäureester (Phytinsäure). Die Bezeichnung *myo*-Inositol deutet daraufhin, dass es im Muskelgewebe von Tieren vorkommt. In der Leber und Niere liegt es als Phosphatidylinositol vor. Es wird noch gelegentlich zur Leberschutztherapie, bei Lipämie und Hypercholesterolämie eingesetzt.

Seltenere Monosaccharide

Verzweigtkettige Zucker wie z. B. Apiose, Streptose, Cladinose oder Mycarose kommen selten in Zellwandpolymeren, Glykosiden oder als Bestandteile von Antibiotika vor.

Desoxyzucker sind Monosaccharide, bei denen unterschiedliche Kohlenstoffatome frei von Hydroxylgruppen sind. Sie kommen nur glykosidisch gebunden, wie z. B. die Digitoxose in Herzglykosiden, vor. Eine der wichtigsten Desoxyzucker mit einer

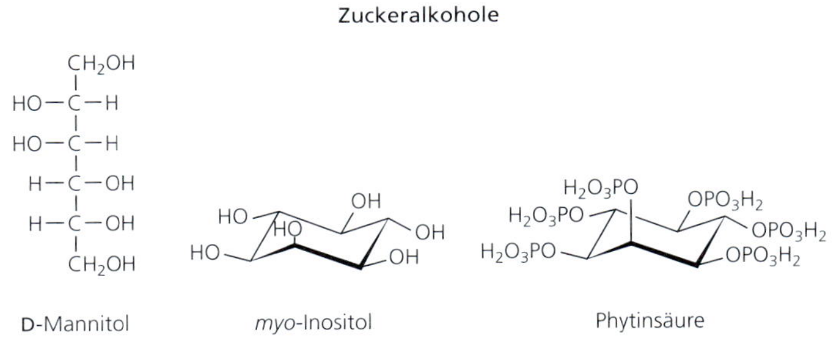

Abb. 2.9 Häufig vorkommende pflanzliche Zuckeralkohole und Derivate

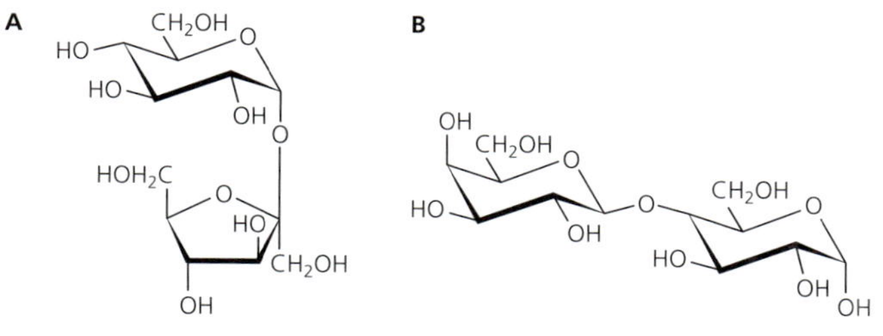

Abb. 2.10 Strukturformeln von Saccharose **(A)** und α-Lactose **(B)**

fehlenden sekundären Hydroxylgruppe ist die 2-Desoxy-D-ribose als Bestandteil der DNA.

Aminozucker findet man glykosidisch gebunden als Bestandteil zahlreicher Antibiotika oder als *N*-Acetylderivate in Polysacchariden und Glykoproteinen (z. B. bei Lektinen).

2.2.3 Oligosaccharide

Das bekannteste Disaccharid, die Saccharose, wird in Pflanzen durch Übertragung eines Glykosylrestes aus einem Nukleosiddiphosphat-gebundenen Zucker (UDP-Glucopyranose) auf ein Monosaccharid mit Hilfe der Saccharosephosphat-Synthase gebildet.

Parmazeutisch wichtige Oligosaccharide

Die pharmazeutisch wichtigsten sind **Saccharose**, (Rohrzucker), **Lactose** (Milchzucker), **Lactulose** und **Maltose** (Malzzucker). Bekannte Disaccharide, die selten frei, meistens aber an Nichtzucker in Form von Heterosiden (*O*- oder *C*-Glykoside) gebunden vorliegen, sind z. B. **Sophorose** (Glucosyl-1→2-glucose), **Primverose** (Xylosyl-1→6-glucose), **Rutinose** (Rhamnosyl-1→6-glucose) oder **Neohesperidose** (Rhamnosyl-1→2-glucose).

Von den Trisacchariden sind die Gentianose (Gentianaceae) und die Raffinose (Blütenpflanzen), von den Tetrasacchariden die **Acarbose** zu erwähnen. Nur die Letztere hat besonderes pharmazeutisches Interesse.

Saccharose, Ph.Eur.

Saccharose (Saccharum, Rohrzucker), eine β-D-Fructofuranosyl-α-D-glucopyranose, (s. Abb. 2.10) wird hauptsächlich aus Zuckerrüben (*Beta vulgaris* var. *altissima*), oder Zuckerrohr (*Saccha-*

rum officinarum) gewonnen, wo es in Konzentrationen von 8–20 % enthalten ist. Die großtechnische Gewinnung erfolgt durch Zugabe von Kalkmilch zu dem Presssaft, Ausfällung als Calciumsaccharat und dessen Zersetzung durch Einleiten von CO_2.

Außer als hochkalorisches Süßungs- und Nahrungsmittel wird Saccharose in der pharmazeutischen Technologie zur Sirupherstellung und als Bindemittel zur Feuchtgranulierung verwendet. Es ist Ausgangsprodukt für die Gewinnung von Fructose und Dextran.

Lactose, Ph.Eur.

Lactose (Lactosum anhydricum, Milchzucker), eine 4-β-D-Galactopyranosyl-D-α-glucopyranose (s. Abb. 2.10), ist der spezifische Zucker der Milch von Säugern, in der Frauenmilch zu etwa 6 %, in der Kuhmilch zu etwa 4,5 % enthalten. Die Gewinnung erfolgt aus der Molke von Kuhmilch. Milchzucker wird im Darm durch Lactase gespalten und von Darmbakterien zu osmotisch wirksamer Milch- und Essigsäure abgebaut, die eine milde Abführwirkung entfalten. Bei Lactoseintoleranz infolge Lactasemangel kommt es zu wässrigen Durchfällen und Darmkrämpfen. Milchzucker dient zur Herstellung von Säuglingsnahrungsmitteln, ferner als Füllstoff für feste Arzneiformen und als Trockenbindemittel zur Direkttablettierung.

Acarbose

Das Oligosaccharid Acarbose (z. B. in Glucobay®), ein N-haltiges Pseudotetrasaccharid, isoliert aus einer *Streptomyces*-Art (*Streptomyces diastaticus* ssp. *amylostaticus*), besteht aus einer Maltotriose, dessen endständige Glucose in C-5-Position anstelle einer Hydroxymethyl- eine Methylgruppe trägt und am C-4 mit einem Acarviosinrest verknüpft ist. Acarviosin hat die Struktur eines

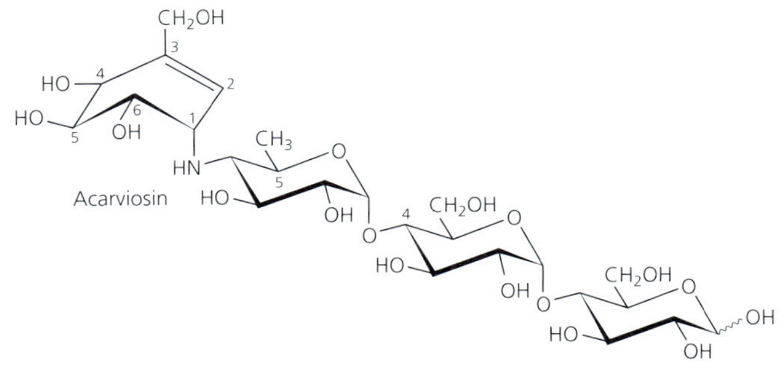

Abb. 2.11 Acarbose

1-Amino-3-hydroxymethyl-4,5,6-trihydroxy-cyclo-hex-2-ens (s. Abb. 2.11).

Acarbose gehört zur Klasse der α-Glykosidase-inhibitoren, die die enzymatische Aufspaltung von Oligo- und Polysacchariden im Dünndarm verzögern und bei Diabetikern nach der Nahrungsaufnahme die schädlichen Blutzuckerspitzen verhindern. In ähnlicher Weise wirken Glykosidaseinhibitoren, die aus Actinomyceten gewonnen wurden. Acarbose wird kombiniert mit Antidiabetika zur Therapie besonders des Typ-II-Diabetes, nicht insulinabhängiger Diabetes, eingesetzt. Patienten mit gestörter Glucosetoleranz profitierten am meisten von der Acarbose-Behandlung. Nach einer randomisierten Doppelblindstudie war das Risiko für kardiovaskuläre Erkrankungen und Bluthochdruck verringert. Herzinfarkte waren mit einem Fall in der Acarbose-Gruppe gegenüber 12 Fällen in der Placebo-Gruppe signifikant seltener. Ein Nachteil der Acarbose-Behandlung sind die durch die bakterielle Vergärung der Kohlenhydrate im Dickdarm ausgelösten Blähungen und Durchfälle.

2.2.4 Polysaccharide

Biosynthese

Polysaccharide werden mit Hilfe von Glykosyl-Transferasen mit an Nucleotiddiphosphat gebundenen Zuckern als Glykosyl-Donatoren aufgebaut. In der Regel ist deren Biosynthese kein kontinuierlicher Kettenverlängerungsprozess, der mit Glucose beginnt, sondern ein Stufenprozess, bei dem ein Oligosid als Startermolekül für die Polymerisationsreaktion dient. Dabei kann die Verlängerung einer Kette sowohl am reduzierenden als auch am nicht reduzierenden Ende stattfinden. Verzweigt-

tige Polysaccharide wie z. B. viele Hydrokolloide oder das Amylopektin werden gebildet, indem z. B. aus der Hauptkette mit 1 → 4-Verknüpfung mit Transglykosidasen abgelöste Oligosidfragmente an einer anderen Stelle der Kette intramolekular 1 → 6 wieder verknüpft werden.

Chemie

In den Polysacchariden können 70–10 000 Monosaccharideinheiten zu Molekülen mit Molmassen zwischen 10 000 – 1 Million Dalton glykosidisch verknüpft sein.

Man kann sie unterteilen in **Homo-Polysaccharide,** die bei der Hydrolyse nur eine Monosaccharidart liefern (je nach Zuckerart als Glucane, Mannane, Galactane oder Galacturane usw. bezeichnet) und in neutrale oder saure **Hetero-Polysaccharide**, die Zuckerbausteine verschiedener Art enthalten (z. B. Mannogalactane, Xyloglucane usw.).

Die einzelnen Monosaccharidreste im Polysaccharidmolekül sind glykosidisch zu Ketten unterschiedlicher Länge verknüpft. Die Verknüpfungsweise kann α- oder β-glykosidisch und im 1 → 4-, 1 → 6- und/oder 1 → 3-Rhythmus bzw. alternierend, der Aufbau selbst linearkettig (z. B. Cellulose) oder verzweigtkettig (z. B. Amylopektin oder Glykogen) erfolgt sein.

Neben den in den Heterosiden von Pflanzen häufig vorkommenden Hexosen, Pentosen und Uronsäuren gibt es Polysaccharide, die Aminozucker wie Heparin und Chitin oder Sulfosäure-Gruppen wie Carrageenane enthalten.

Zuckersäuren können als Ca-, Mg-Salze oder als Methylester vorliegen.

Zu unterscheiden sind bei Polysacchariden auch **Primärstrukturen** (Konstitution und Konformation der monomeren Einheiten), **Sekundärstrukturen** (Raumstrukturen) und **Tertiärstrukturen** (Strukturen höherer Ordnung z.B. als Doppel- oder Trippelhelices, Faltblatt- oder Knäuelform bzw. in baumartiger oder kammartiger Verzweigung).

Physikalisch-chemische Eigenschaften: Molmasse, Art der Zuckerzusammensetzung und die jeweils vorliegende Konformation bestimmen zu einem großen Teil die physikalisch-chemischen Eigenschaften der Polysaccharide und damit auch ihre Verwendung in Technik und Pharmazie.

Eigenschaften

Polysaccharide besitzen keinen süßen Geschmack mehr. Charakteristisch für viele Polysaccharide ist die Eigenschaft, in Gegenwart von Wasser Gele mit netzähnlicher viskoser Struktur zu bilden. Bestimmte Polysaccharide wie z.B. Cellulose sind wasserunlöslich.

Viele Polysaccharide zeigen eine starke Quellwirkung. Soweit sie sich in Wasser kolloidal lösen, bilden sie in Abhängigkeit von der Konzentration und dem Vernetzungsgrad mehr oder minder starke viskose Lösungen. Die Solvationshülle entscheidet darüber, ob ein Polysaccharid in Lösung ein Sol oder Gel bildet. Polysaccharide zeigen starke optische Drehung und sind mit Ausnahme der Cellulose durch Säuren oder spezifische Enzyme abbaubar.

Die Arzneibücher lassen von typischen Polysacchariddrogen die Quellungszahl und von wässrigen Drogenauszügen die Viskosität bestimmen.

Quellungszahl: Unter der Quellungszahl versteht man das Volumen in Milliliter, das 1 g Droge nach 4-stündigem Quellen in Wasser oder einer anderen besonders vorgeschriebenen Flüssigkeit einnimmt. Die Bestimmung wird in einem graduierten Messzylinder durchgeführt. Die Quellungszahlen liegen zwischen 32 (Tiliae flos) und 4,0–4,5 (Lini semen).

Viskositätsbestimmung: Die Viskositätsbestimmung wird in erster Linie zur Untersuchung von Hilfsstoffen für die Arzneiform durchgeführt. Sie erfolgt mit einem Kapillar- oder Kugelfall-Viskosimeter. Als Maß für die Viskosität dient die Centistokes-Skala. Die Werte von verschiedenen Drogen sind vergleichbar, wenn auf gleiche Einwaage umgerechnet wurde.

Die Viskositätswerte liegen in Centistokes berechnet auf 10%ige Auszüge zwischen 350–430 (Carrageen) und 4–5 (Psyllii semen).

Einteilung der Polysaccharide

Polysaccharide kann man einteilen in:
- Hydrokolloid-Drogen (Schleim-Drogen),
- Pflanzengummen,
- Stärkearten, Cyclodextrine,
- Cellulose und cellulosehaltige Produkte,
- Pilz- und Bakterien-Polysaccharide,
- Polysaccharide aus Algen (Carrageenane, Fucoidane),
- Glykosaminoglykane, auch Proteoglykane genannt (Hyaluronsäure, Chondroitinsulfate, Heparinoide).

Hydrokolloid-, Schleim-Drogen

Den Namen haben diese Drogen erhalten, da die meisten nach Kalt- oder Warmwasserextraktion hochviskose, nicht klebende Lösungen bilden. Chemisch lassen sich deren Polysaccharide je nach ihrer Zuckerzusammensetzung in **Glucomannane** oder **Mannane**, in **Galactomannane**, **Xylane** oder **Rhamnogalacturonane** und **Glucuronane** (Abb. 2.12 A-E) unterteilen. Je nach Lokalisierung in der Pflanze unterscheidet man Vakuolenschleime und Membranschleime. Als Prototyp für einen sauren Pflanzenschleim kann der Schleim der Eibischwurzel gelten. Er enthält L-Rhamnose, D-Galactose, D-Galacturonsäure und Glucuronsäure im molaren Verhältnis von ca. 3 : 2 : 3 : 3. Der am einfachsten gebaute Teil des Polysaccharides besteht aus sich wiederholenden Undecasaccharid-Untereinheiten.

Hydrokolloid-Drogen werden teils innerlich, teils äußerlich in Form von Dekokten (Tees) und Kaltmazeraten bzw. als Umschläge, Salben oder Bäder angewendet (s. Tab. 2.1).

Luftwege

Aufgrund der antiphlogistischen und broncholytischen bzw. expektorierenden Wirkung ihrer Polysaccharide werden Auszüge bei Bronchitis, Husten und allgemein bei Reizzuständen im Rachenraum angewendet. Die Schleime begünstigen in wässriger Lösung als Sole die Verflüssigung von zähem Bronchialsekret. Zu den hierzu angewendeten Drogen gehören **Eibischwurzel** und **-blätter**, **Malvenblüten** und **-blätter**, **Bockshornkleesamen** und vor allem **Isländischmoos**. Beim Isländischmoos sind neben den Lichenanen auch die Flechtensäuren (Protocetrarsäure, Cetrarsäure und die Fumarprotocetrarsäure) mit ihren antibiotischen und antiphlogistischen Wirkungen an der Gesamtwirksamkeit

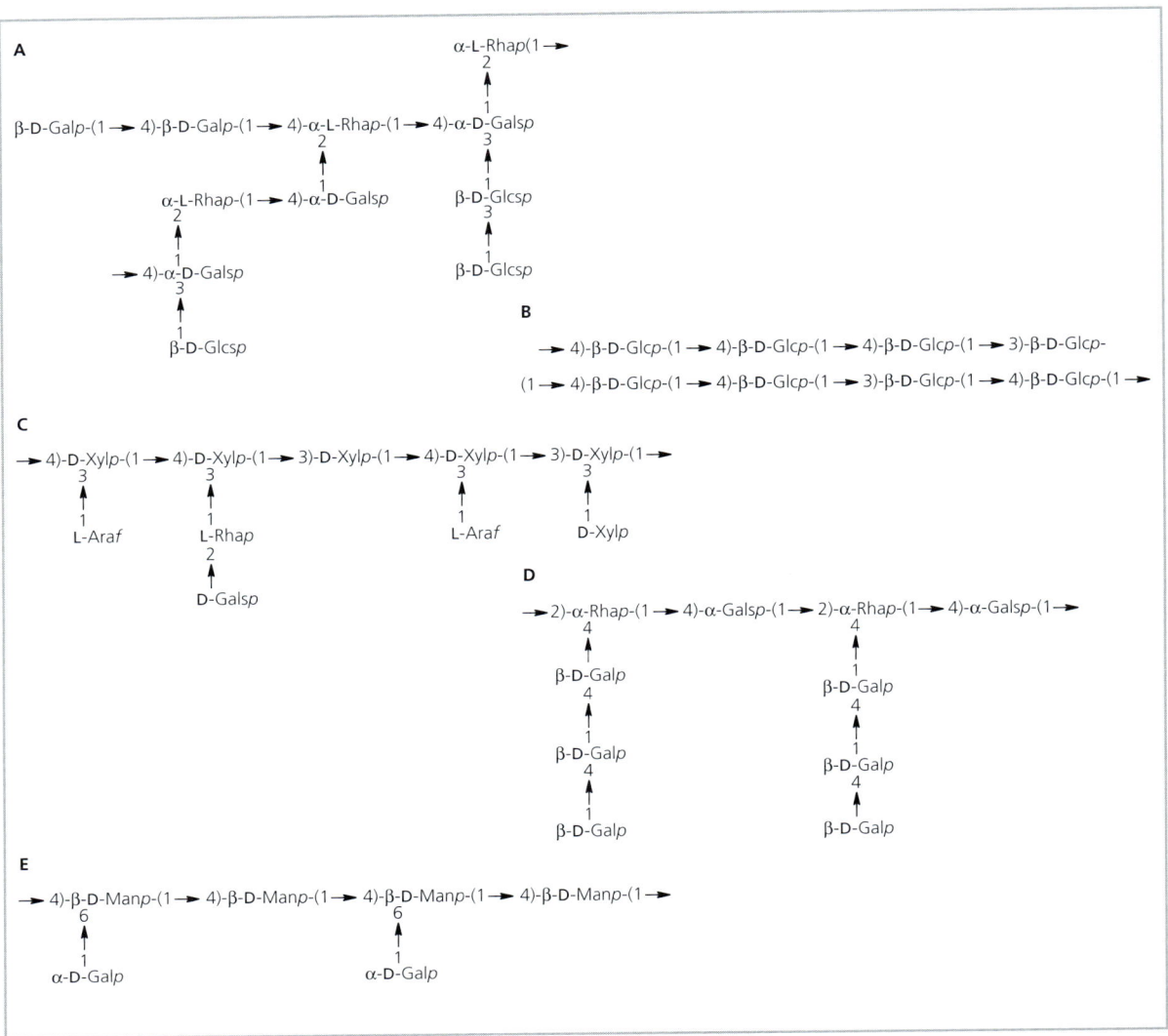

Abb. 2.12 Strukturuntereinheiten der Hauptpolysaccharide verschiedener Schleimdrogen, **A** Undecasaccharid-Untereinheit des Eibisch-Polysaccharids, **B** Lichenan, Untereinheit des Haupt-Polysaccharids von Isländisch Moos, **C** Arabinoxylan-Untereinheit des Flohsamen-Polysaccharids, **D** Struktureinheit des Leinsamen-Polysaccharids, **E** Struktureinheit des Guargalactomannans

wesentlich beteiligt. Die Flechten-Polysaccharide wirken zusätzlich noch immunstimulierend.

Magen-Darm-Trakt

Ein zweites, bevorzugtes Anwendungsgebiet betrifft Dyspepsien, Gastroenteritiden, Diarrhöen, Colon irritabile, Obstipationen und die adjuvante Behandlung des Morbus Crohn. Hier kommen verschiedene Wirkeigenschaften der Polysaccharide zum Tragen. Im Vordergrund stehen die hohen Adsorptionseigenschaften der oft verzweigtkettigen und hochmolekularen Polysaccharide, ihre geringe Abbaubarkeit sowie Nichtresorbierbarkeit im Darm

und die Fähigkeit, Gärungsprodukte zu binden und die Stuhleindickung zu fördern. Schließlich wirken diese Polysaccharide antiphlogistisch und damit reizmildernd. Bewährt haben sich hier vor allem **Flohsamen, Leinsamen, Johannisbrotkernmehl** und **Guar**. Es existieren kontrollierte Doppelblindstudien mit Flohsamen/Flohsamenschalen-Granulat bei Patienten mit irritablem Kolon, symptomatischer Divertikulose, Anus praeter und Morbus Crohn. Im Vergleich zu dem synthetischen Sulfasalazin waren die Stuhlfrequenz und die Entzündungsschübe in gleichem Maße reduziert und bei Anus praeter imponierte eine signifikante Stuhlver-

festigung. In der Kinderheilpraxis dient Johannisbrotkernmehl bei Pylorusspasmus zur Verdickung
der Nahrung. Guar zeigt auch Wirkung bei Diabetes
Typ I + II und Hypertriglyceridämie.

Haut

Zur äußeren Anwendung vor allem von Furunkeln,
Drüsenschwellungen, Entzündungen und Wunden
dienen **Bockshornkleesamen, Quittensamen** und
Isländischmoos in Form von Umschlägen. Der
Schleim der Quittensamen zeichnet sich durch eine
stark antientzündliche Wirkung bei Brustwarzen-
und Lippenrhagaden, bei Verbrennungen und Deku-
bitus aus.

Pektine

Pektine finden sich in fast allen wachstumsfähigen
pflanzlichen Geweben:

- als Bestandteile der Primärwand der Zellen in
  Form wasserunlöslicher Protopektine,
- als Baumaterial der Mittellamelle in Form der
  ebenfalls wasserunlöslichen Calciumpektinate
  (Salze des Pektins),
- im Zellsaft in Form wasserlöslicher Pektine.

Besonders reich an Pektinen sind z. B. Äpfel
(0,5–1 %), Zitrusfrüchte (2–5 %), Erdbeeren, Johan-

Tab. 2.1 Polysaccharidhaltige Drogen und ihre Anwendung

Droge	Stammpflanze	Polysaccharide	Anwendung
Althaeae radix, folium, Eibischwurzel, -blätter Ph.Eur.	*Althaea officinalis*	Galacturonorhamnane, Glucane und Arabinogalactane, Gehalt:~ 15 % in Wurzel, ~ 5–6 % in Blättern u. Blüten (Abb. 2.12 A)	Expektorans, zu Umschlägen und Bädern
Malvae flos, folium, Malvenblüten, -blätter Ph.Eur, DAC	*Malva sylvestris* und *M. neglecta*	Glucose, Galactose, Rhamnose, Arabinose und Glucuronsäure enthaltender Schleim, Gehalt: 6–8 %	Expektorans, als Gurgelwasser und zu Bädern
Lichen islandicus, Isländischmoos, Ph.Eur.	*Cetraria islandica*	1→3 und 1→4 verknüpfte Glucane, Glucoglucuronane und Galaktomannane (Lichenane), Gehalt: ~ 50 % (Abb. 2.12 B)	Expektorans als Tee oder in Form von Hustentabletten und Pastillen, auch äußerlich bei Wunden
Psyllii semen Flohsamen, Ph.Eur.	*Plantago psyllium,* *P. afra,* *P. indica*	Glycuronane, (Xylose, Arabinose Rhamnose, Galactose u. Galactu-ronsäure), Gehalt: 10–30 % (Abb. 2.12 C)	Diarrhö, Colon irritabile, Dickdarmdivertikulose, Morbus Crohn
Lini semen, Leinsamen, Ph.Eur.	*Linum usitatissimum*	Neutrale und saure Schleime (Galactose, Arabinose, Rhamnose, Xylose, Galacturonsäure, Manu-ronsäure), Gehalt: 3–6 % (Abb. 2.12 D)	Enteritis, Gastritis, Colon irritabile, habituelle Obstipation
Ceratoniae semen, Johannisbrotsamen	*Ceratonia siliqua*	Galactomannane (Carubin), Gehalt: 2–3 %	Zum Verdicken der Nahrung bei Pylorusspasmen, Dyspepsien, Gastroenteritiden
Guar, Ph.Eur.	*Cyamopsis tetragonolobus*	Guargalactomannan (Abb. 2.12 E)	Adjuvans-Therapie bei Diabetes Typ I und II, Hypertriglyceridämie, in Formuladiäten zur Gewichts-abnahme
Foenugraeci semen, Bockshornkleesamen, Ph.Eur.	*Trigonella foenum graecum*	Galactomannane, Gehalt: 20–45 %	Furunkel, Geschwüre, Drüsen-schwellungen, Wunden
Cydoniae semen, Quittensamen	*Cydonia oblonga*	Arabinose, Xylose und Uronsäure enthält Polysaccharide, Gehalt: in Epidermis ca. 22 %	Lippen- und Brustwarzen-rhagaden, Verbrennungen und Dekubitus

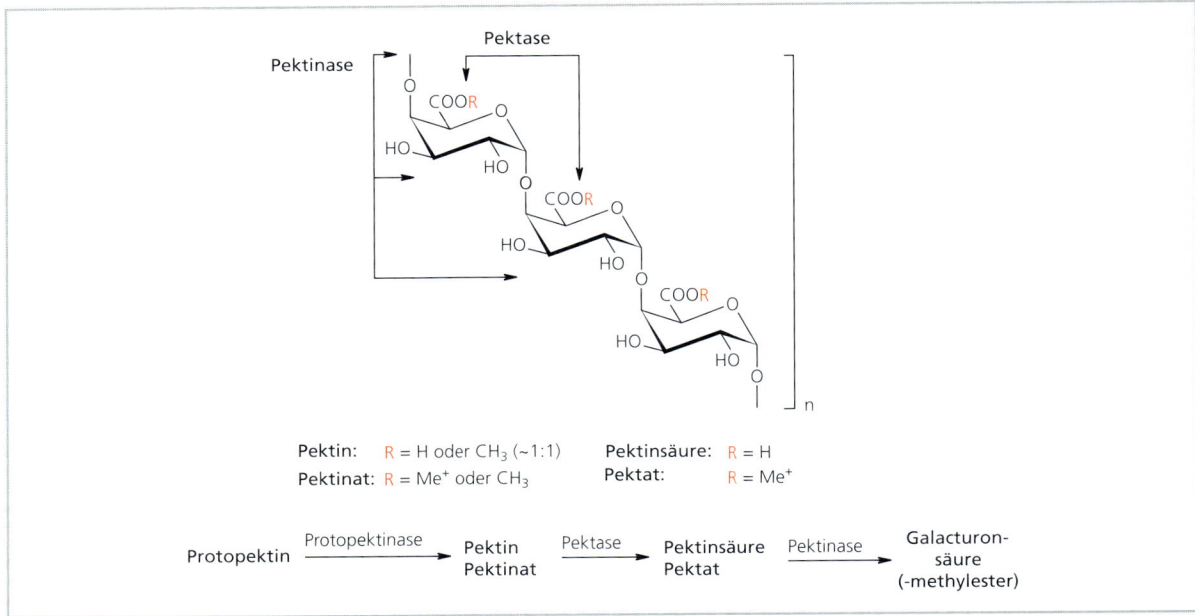

Abb. 2.13 Chemische Struktur von Pektin und Derivaten mit Angriffstellen der abbauenden Enzyme Pektase und Pektinase

nisbeeren, Rüben und Feigen. Das ÖAB hat ein Pektinpräparat aus Zitrusfrüchten und Apfelschalen aufgenommen.

Chemie und Eigenschaften

Pektine (Molmasse 10–500 kDa) sind fadenförmig aufgebaute Polyuronide, in denen die D-Galakturonsäure 1,4-α-glykosidisch verknüpft ist. Etwa die Hälfte der Carboxylgruppen ist mit Methylalkohol verestert. Der Veresterungsgrad wechselt nach Sorte und Reifegrad der Früchte.

In den Protopektinen sind die Polygalacturonsäureketten miteinander oder mit Cellulose über Calcium oder Phosphorsäure als Brückenglieder vernetzt. Durch Protopektinasen oder durch Kochen unter Druck im schwach sauren Milieu werden sie in die wasserlöslichen Pektine bzw. Pektinate umgewandelt. Diese können durch die Pektase (Pektinmethylesterase) unter Abspaltung der Estergruppen weiter zu den freien Pektinsäuren bzw. deren Salzen (Pektate) abgebaut werden. Durch die Pektinase (Pektinglykosidasen) schließlich werden die Glykosidbindungen unter Kettenverkürzung gespalten (s. Abb. 2.13). Im ÖAB findet sich ein Pektinasepräparat (Pectinasum) aus *Aspergillus oryzae*.

Die eigentlichen Pektine besitzen die Fähigkeit, in wässriger Lösung aus dem Solzustand in den Gelzustand überzugehen, d.h. zu gelieren. Diese Fähigkeit beruht auf der Ausbildung einer dreidimensionalen übermolekularen Netzstruktur. Niederverestertes Pektin hat die größte Gelierfähigkeit. Häufig findet die Gelierung erst in Gegenwart von Zuckern, Säuren oder Salzen statt (Fruchtgelees). Die durch Pektin verursachte Trübung von Fruchtsäften kann durch Zusatz von Pektinasepräparaten beseitigt werden.

Anwendungsmöglichkeiten:

- Pektinhaltige Präparate (geriebene Äpfel oder Bananenbrei) dienen vor allem in der Kinderheilkunde zur Behandlung von unspezifischen Diarrhöen, Gastroenteritis und Ulkuserkrankungen.
- Wegen ihrer hämostyptischen Wirkung sind 3%ige Pektinlösungen in der Wundbehandlung einsetzbar.
- Infolge verzögerter Resorption von Nahrungsstoffen und Erhöhung der Gallenausscheidung kann durch tägliche Gaben von ca. 30 g Pektin z.B. in Form von Haferkleie die Serumcholesterin-Konzentration gesenkt werden.
- In der pharmazeutischen Technologie finden Pektine als Tablettensprengmittel und zur Verzögerung der Arzneistoff-Freisetzung Verwendung.

■ Sie werden zur Partialsynthese von Heparinoiden verwendet.

Pflanzengummen

Pflanzengummen sind Heteropolysaccharide, die bei mechanischer Verletzung aus Pflanzen ausfließen, an der Luft zu festen Massen erstarren, in Wasser viskose Lösungen ergeben und häufig klebrige Eigenschaften besitzen.

Arabisches Gummi, Ph.Eur.

Acaciae gummi, das der Pharmakopoe entspricht, wird aus *Acacia senegal*-Sträuchern (Sudan und im Einzugsgebiet des Oberen Nil) gewonnen. Andere Sammelgebiete sind Äthiopien, Somalia, Senegal, Gambia, die Elfenbeinküste und Nordnigeria. Chemisch besteht das Gummi aus einem hochverzweigten glucuronsäurehaltigen Arabinorhamnogalactan, das als Ca-, Mg- oder K-Salz vorliegt. Etwa 10 % des Gummis bestehen aus einem Glykoproteinanteil. Gummi arabicum wird als Dickungsmittel, Emulgator, Stabilisator und zur Mikroverkapselung in pharmazeutischen und kosmetischen Präparaten eingesetzt. In der Lebensmittelindustrie wird es noch häufiger verwendet.

Tragant, Ph.Eur.

Tragacantha tritt bei Verletzung aus den Stamm- und Astteilen verschiedener *Astragalus*-Arten (z. B. *Astragalus gummifer*) aus und bildet nach dem Erhärten den sog. Bändertragant. Heimisch ist der Tragantstrauch in Anatolien, Kurdistan und Armenien. Tragant besteht zu 80–90 % aus einem Gemisch verschiedener Proteoglykane und Polysaccharide, von denen der wasserlösliche Anteil (15–40 %) als **Tragacanthin**, eine Polygalacturonsäure (Molmasse ca. 850 000), bezeichnet wird. Der wasserunlösliche Teil, das Bassorin, besteht aus einem Arabinogalactorhamnogalacturonan.

Tragant ist im Vergleich zu arabischem Gummi weniger in Wasser löslich. Er wird pharmazeutisch als Laxans und in der Kosmetik- und Lebensmittelindustrie als Binde- und Verdickungsmittel angewendet.

Stärkearten, Cyclodextrine

Von pharmazeutischem Interesse sind nur die auch im Ph.Eur. enthaltenen Stärken (Amyla) des **Maises** (Maydis amylum), des **Weizens** (Tritici amylum), des **Reises** (Oryzae amylum) und der **Kartoffel** (Solani amylum) und deren Abwandlungsprodukte.

Strukturell handelt es sich um Homoglykane bestehend aus einem Amylose- und Amylopektin-Teil. Die Amylose (10^6 Da) macht etwa 20–30 % eines Stärkekorns aus, sie besteht aus einer 1,4-α-glykosidisch verknüpften Glucopyranose-Hauptkette mit 1,6-α-verknüpften Seitenketten. Die Amylose gibt mit Jod blau gefärbte Helix-Einschlussverbindungen. Der Amylopektinteil (10^7–5×10^8 Da) hat eine ähnliche Zusammensetzung, ist aber stärker verzweigt und färbt sich mit Jod braunviolett an.

Pharmazeutische Verwendung findet Stärke als Füllmittel für Puder und Streupulver, ferner als Füll- und Bindemittel für Tabletten, zur Herstellung von Glucose, Fructose, Dextrin oder Cyclodextrin.

Dextrin

Dextrin wird durch enzymatischen, thermischen oder säurekatalysierten Abbau von Stärke gewonnen. Verwendet wird es in der pharmazeutischen Technologie hauptsächlich als Hilfsmittel bei der Trockenextraktherstellung.

Hydroxyethylstärke

Bedeutung als kolloidales Plasmaersatzmittel hat die Hydroxyethylstärke (HAES) erlangt. Sie wird hergestellt aus Amylopektin, das partiell hydrolysiert und dann mit Ethylenoxid umgesetzt wird. Die Herstellung kann so gelenkt werden, dass Produkte mit Molmassen von 40 000, 200 000 und 450 000 Dalton und Substitutionsgraden zwischen 0,4 und 0,7 gewonnen werden können.

Cyclodextrin

Cyclodextrine erhält man beim enzymatischen Abbau von Stärke durch Bacillusarten, die spezifische Cyclodextringlykosyl-Transferasen produzieren (z. B. *Bacillus macerans*). Je nach Ringgröße (6, 7 oder 8 Glucoseeinheiten) unterscheidet man α-, β- oder γ-Cyclodextrine mit α-1,4-verknüpften Glucoseeinheiten (s. Abb. 2.14).

Die wasserlöslichen Cyclodextrine haben große Bedeutung erlangt, da sie in der Lage sind schwer wasserlösliche Arzneistoffe in Lösung zu bringen. In den „Hohlraum" der Cyclodextrine können lipophile Stoffe von monozyklischer bis trizyklischer Struktur nach Art einer Molekülverkapselung aufgenommen werden. Die Lösungsvermittlung beruht auf komplexbildenden Eigenschaften, die vermutlich durch van-der-Waals'sche Kräfte zustande

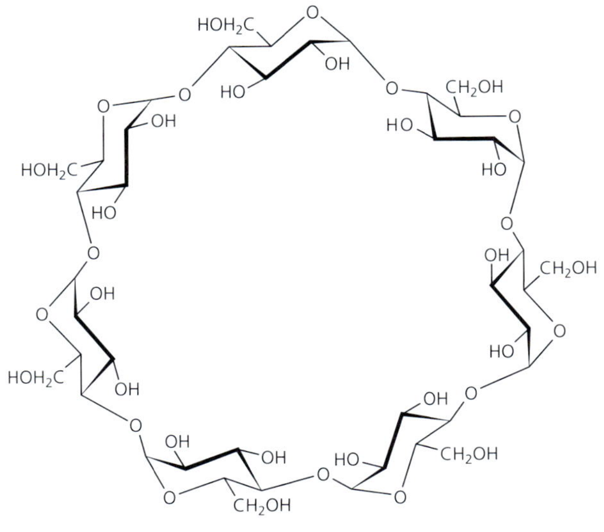

β-Cyclodextrin

Abb.2.14 β-Cyclodextrin

kommt. Da Cyclodextrine auch die Herstellung übersättigter Arzneistofflösungen erlauben, kann man sie auch einsetzen, um die gastrointestinale Resorption zu beschleunigen und eine Erhöhung der Bioverfügbarkeit eines Arzneistoffes zu erreichen. Sie sind auch für die Herstellung von Öl/Wasser-Salben geeignet.

Cellulose und cellulosehaltige Produkte

Cellulose ist das in der Natur am weitesten verbreitete bandförmige Biopolymer, das aus wiederholenden Einheiten von Cellobiose 1,4-β-glykosidisch aufgebaut ist und deren einzelne Ketten durch intra- und intermolekulare Wasserstoffbrücken zusammengehalten werden und Elementarfibrillen aus 30 Celluloseketten und 3,5 nm Durchmesser bilden. Die physikalischen Eigenschaften der verschiedenen Cellulosetypen (z.B. Baumwoll- oder Holzcellulose) hängen von dem jeweiligen Prozentgehalt an kristallinen und amorphen Bereichen ab. Cellulose besitzt keine definierte Molmasse. Es wird nach dem Polymerisationsgrad gemessen. So besitzt Baumwollcellulose einen DP (durchschnittlicher Polymerisationsgrad) von 15 000, Holzcellulose DP-Werte zwischen 5000 und 9000.

Cellulose ist in Wasser und in den üblichen Lösungsmitteln unlöslich. Sie löst sich in ammoniakalischer Kupfersulfatlösung (Schweizer-Reagenz).

Mikrokristalline Cellulose, Ph.Eur.

Mikrokristalline Cellulose wird aus α-Cellulose durch Zerkleinerung und partielle Kurzhydrolyse mit 2,5 %iger NaOH bei 105 °C hergestellt, dient als Bindemittel für Tablettierung als zerfallsfördernder Hilfsstoff und bei der Hart- und Weichkapselherstellung als Füllstoff. Wegen ihrer hohen Wasserbindungs- und Quellkapazität kann sie auch als Laxans verwendet werden.

Acetobactercellulose wird biotechnologisch durch *Acetobacter xylinum* und *A. acetii* gewonnen, dient z.B. zur Fertigung von Hämodialysemembranen.

Celluloseether (z.B. Ethylcellulose, Methylcellulose, Carboxymethylcellulose-Na oder Methylhydroxypropylcellulose) finden Anwendung bei der Herstellung von Filmen mit begrenzter Wasserlöslichkeit.

Celluloseester, z.B. Celluloseacetatphtalat und Methylhydroxypropyl-Cellulosephtalat, sind anionische Polymere zur Herstellung magensaftresistenter und dünndarmlöslicher Zubereitungen.

Zu den wichtigsten pharmazeutisch verwendeten Celluloseprodukten gehören die verschiedenen Verbandwatten aus Baumwolle, Zellstoff und Viskose. Letztere werden gewonnen aus Zellwolle nach dem Viskoseverfahren. Die Verbandwatte aus Baumwolle wird aus verschiedenen *Gossypium*-Arten durch Entfetten und Bleiche mit Peroxiden oder Hypochlorid hergestellt.

Pilz-Polysaccharide

Da bestimmte Pilze extrazellulär therapeutisch interessante Polysaccharide bilden, hat man Verfahren entwickelt, um diese in größeren Mengen biotechnologisch zu gewinnen.

Die bekanntesten Pilz-Polysaccharide sind Schizophyllan von *Schizophyllum commune* und Lentinan von *Lentinus edodes* (Shiitake-Pilz).

Schizophyllan ist ein $1 \rightarrow 3$-β-D-Glucan mit einer Molmasse von ca. 450 000 Da mit einer $1 \rightarrow 6$ verknüpften Glucose-Seitenkette an jedem dritten Glucosemolekül der Hauptkette. **Lentinan** ist ebenfalls ein $1-3$-β-D-Glucan mit der Molmasse 950 000 Da, das Verzweigungsstellen (C6) an jedem 5. Glucosemolekül der Hauptkette besitzt. Die Seitenketten enthalten $1 \rightarrow 6$ und $1 \rightarrow 3$ verknüpfte Glucosereste. Die Glucane der Hefe *Saccharomyces cerevisiae* sind ähnlich strukturiert. Die Verbindung enthält ca. 85 % eines $1 \rightarrow 4$-Glucans und einen kovalent gebundenen Proteinanteil. Ein weiteres Glucosepolymer (Krestin) wird von dem Kulturmyzel des Basidiomyceten-Pilzes *Coriolus versicolor* gewonnen (s. Abb. 2.15).

Anwendung: Schizophyllan und Lentinan werden in Japan als sog. antitumorale Pilz-Polysaccharide zur adjuvanten Tumortherapie verwendet. Sie entfalten parenteral appliziert eine immuninduzierte antitumorale Wirkung. Als Voraussetzung für eine Bindung dieser Polysaccharide an Immunzellen wird die Ausbildung einer Tertiärstruktur mit einer rechtswindenden Helix (in Lösung als Tripelhelix) angenommen.

An der immuninduzierten Wirkung sind Makrophagen, T-Lymphozyten, Komplement, die Natural-Killer-Zellen bzw. Interleukine beteiligt.

Über eine Verlängerung der Lebenszeit und eine bis zu 50 %ige Regression des Tumors wird bei der adjuvanten Therapie von Lungen-, Zervix- und Magenkarzinom sowie Darmkrebs berichtet, wenn zugleich die Chemotherapeutika Tegafur, Mitomycin und/oder 5-Fluoruracil verabreicht werden (s. Maeda und Chihara 1999). Die Dosierungen von Lentinan betrugen bei i. v.-Applikation 0,5 bzw. 1 mg pro Tag, 2-mal pro Woche oder 2 mg pro Tag, 1-mal pro Woche. Die Injektionslösung enthält neben 1 mg Lentinan 100 mg Mannitol und 2 mg Dextran-40.

Bakterien-Polysaccharide

Von den Bakterien-Polysacchariden haben die **Dextrane,** gebildet von verschiedenen Milchsäurebakterien, den *Leuconostoc*-Arten *L. mesenteroides* und *L. dextranicum*, große pharmazeutische und technologische Bedeutung.

Dextrane
Es handelt sich um α-1,6-Glucane, deren kurze Seitenketten über 1,3-, 1,4- und 1,2-Bindungen mit der Hauptkette glykosidisch verknüpft sind.

Für die Biosynthese der Dextrane ist die Glucose das Startermolekül. Das Substrat für die Verlängerung einer 1,6-α-Dextrankette bilden Saccharose-Moleküle, aus denen unter Katalyse einer Dextransaccharose (Transglucosidase) Glucose abgespalten und an das Enzym gebunden wird, während Fructose gleichzeitig freigesetzt wird. Die Verlängerung findet am reduzierenden Ende statt.

Da für die spätere therapeutische Anwendung der Dextrane auf bestimmte Molekülgrößen maßgeschneiderte Glucane zur Verfügung stehen müssen, kann entweder die Biosynthese durch Variation der Saccharosekonzentration oder Zugabe niedermolekularer Starterdextrane entsprechend gesteuert wer-

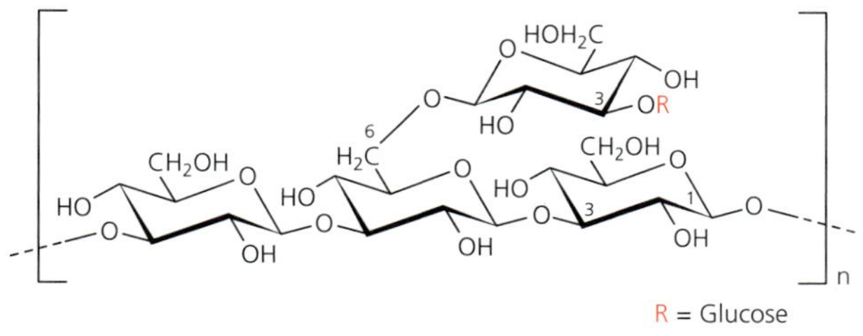

Abb. 2.15 Glucanuntereinheit von Lentinan (*Lentinus edodes*), Schizophyllan (*Schizophyllum commune*), Hefeglucan (*Saccharomyces cerevisiae*)

den oder es werden Dextrane mit höherer Molmasse säurehydrolytisch auf eine bestimmte Molekülgröße abgebaut. In der Ph.Eur. sind zur Herstellung von Parenteralia die offizinellen Monographien der Dextrane 1, 40, 60 und 70 aufgeführt.

Anwendung: Lösungen von Dextranmolekülen mit der Molmasse 40 kDa werden zur Hämodilution bei Mikrozirkulationsstörungen in der Initialphase des Schocksyndroms, bei Hirnödem und zur Thromboseprophylaxe verwendet.

Dextranlösungen mit der Molmasse von 60–70 kDa dienen primär als Plasmaexpander zur Volumensubstitution nach Traumen, Operationen und bei Schockzuständen.

Dextranlösungen mit der Molmasse 1 kDa dienen zur Prophylaxe anaphylaktischer Unverträglichkeitsreaktionen von Dextraninfusionen.

Dextrane werden bis zur Molmasse von 50 kDa renal ausgeschieden. Dextrane mit höherer Molmasse werden vor der Elimination enzymatisch abgebaut. Die Halbwertzeit im Blut beträgt in der Regel mehr als 24 Stunden.

Weitere Anwendungsmöglichkeiten: Dextrane, die mit Epichlorhydrin vernetzt wurden (Sephadex®), werden heute zur Molekularsieb-Chromatographie eingesetzt, wobei die Trennung von Verbindungen nach der Größe des Molekulargewichtes erfolgt. In der Lebensmittelindustrie werden native Dextrane als Verdickungsmittel und Stabilisatoren eingesetzt.

Polysaccharide aus Algen

Als Hauptlieferanten kommen die Braun- und Rotalgen aus der Familie der Phaeophyceae und Rhodophyceae in Frage.

Aus der Braunalgenfamilie sind es die verschiedenen *Laminaria-, Ascophyllum-, Fucus-* und *Macrocystis*-Arten, aus der Rotalgenfamilie die *Gelidium-, Chondrus-, Gigartina-* und *Furcellaria*-Arten.

Chemisch handelt es sich um β-1,4-Mannuronane bzw. α-1,4-Guluronane (z.B. Alginsäuren) oder um sulfatierte 1,3-α-L- und 1,4-β-D-verknüpfte Galactane (z.B. Agaroide, Carrageenane).

Alginsäure, Natriumalginat, Ph.Eur.

Die Hauptmenge an Alginsäuren (Acidum alginicum und Natrii alginas) gewinnt man aus Braunalgen der Ordnungen Laminariales und Fucales. Che-

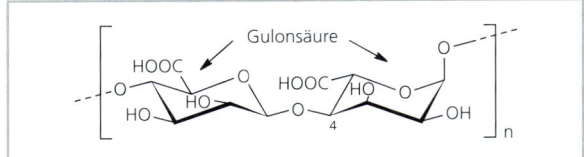

Abb. 2.16 Alginsäureteilstruktur

misch handelt es sich um Gemische linearer Polyuronide aus wechselnden Anteilen von β-(1, 4)-D-Mannuronsäure und α-(1,4)-L-Guluronsäure mit Molmassen von 5000–30 000 Da. Die Carboxylgruppe kann neutralisiert sein (Na- oder Ca-Salze) (s. Abb. 2.16). Die Alginsäure bildet je nach zugesetzten Metallionen Gele oder hochvisköse Lösungen.

Anwendung: Alginsäuren werden in der Pharmazie, Lebensmitteltechnologie, Kosmetik und Technik als Quellmittel, Dickungsmittel, Gelbildner, Suspensionsstabilisatoren und Schutzkolloide eingesetzt. Wegen ihres Quellvermögens wirken Alginate auch laxierend.

Agar, Ph.Eur.

Hauptlieferant ist die Rotalge *Gelidium amansii*. Die Kohlenhydratfraktion des Agar besteht aus einem komplexen Gemisch von sauer reagierenden Galactanen, den so genannten Agaroiden. Das Grundgerüst besteht aus 1,3 verknüpften β-D-Galactose- und 1,4-verknüpften α-L-Galactoseeinheiten, die alternierend miteinander verbunden sind z.T. am C-6 sulfatiert sind. Veränderungen im Laufe der Biosynthese ergeben Strukturen, die z.T. anstelle von Galactose 3,6-Anhydrogalactose, sowie zusätzlich Galacturonsäure, Brenztraubensäure und Methylgruppen enthalten. Agarobiose, ein Disaccharid aus D-Galactose und L-3,6-Anhydrogalactose, ist das vorherrschende Bauelement der 70% ausmachenden Hauptkomponente Agarose (s. Abb. 2.17). Zusätzlich ist in dem Polysaccharidgemisch auch noch ein saures Agaropektin enthalten.

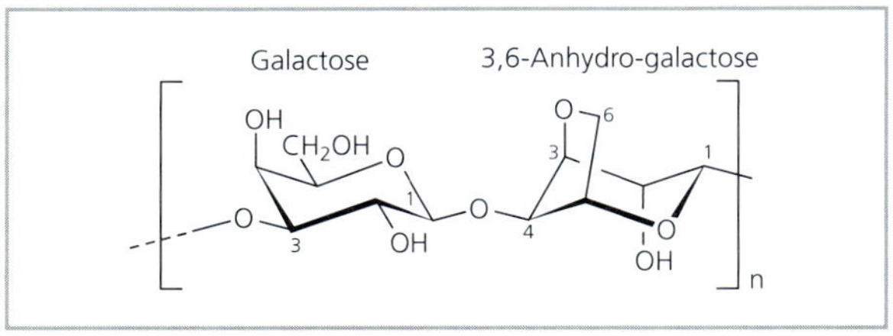

Abb. 2.17 Agarobiose (Agaroseteilstruktur)

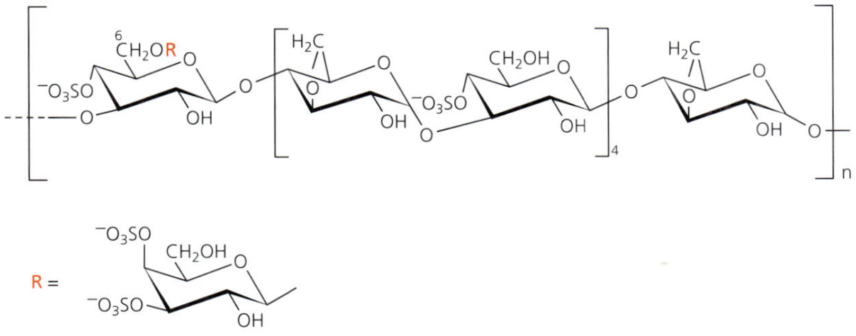

Abb. 2.18 κ-Carrageenanteilstruktur

Anwendung: Agar wird wegen seiner hohen Quellfähigkeit und Unverdaulichkeit als mildes Laxans (Füllungsperistaltikum) eingesetzt. In der Galenik dient es ähnlich der Alginsäure als Tablettensprengmittel, Dickungsmittel, Emulgator, Stabilisator und Gelbildner.

Die Hauptanwendung hat Agar als Nährmedium für das Anlegen von Mikroorganismen-Kulturen gefunden, da die meisten Bakterien und Pilze Agar enzymatisch nicht angreifen.

Agarose findet Verwendung für die Gelelektrophorese und Gelchromatographie (Sepharose®/Sagarose®).

Carrageen und Carrageenane

Die hauptsächlich von der Rotalge *(Chondrus crispus* und *Gigartina stellata)* stammenden Thalli (Carrageen = irländisches Moos) liefern durch Heißwasserextraktion unter alkalischen Bedingungen die Carrageenane. Die Hauptfamilien werden je nach Sulfatierungsmuster in λ– und κ-Carrageenane unterteilt. Im Gegensatz zu den Agaroiden besteht die Wiederholungseinheit der Polysaccharide in der Kette aus 1,4-α-D-Galactose und 1,3-β-D-Galactose, teilweise auch aus 3,6-Anhydrogalactose. Die Galactosereste sind an den Hydroxylgruppen in Position 2 oder 4 bzw. 2 oder/und 6 mit Schwefelsäure verestert. Der Sulfatgehalt liegt bei den zwei Carrageenan-Typen zwischen 15 und 40 % und damit höher als bei den Agaroiden (s. Abb. 2.18). Die Fähigkeit zur Gelbildung und die Wasserlöslichkeit hängen bei den Carageenanen vom Gehalt an 3,6-Anhydrogalactose, vom Sulfatierungsgrad und der Konzentration der Gegenionen der Sulfatreste ab. Die Viskosität und Wasserlöslichkeit erhöhen sich mit steigendem Sulfatie-

rungsgrad. Bei erhöhtem 3,6-Anhydrogalactosenanteil dagegen sinkt die Wasserlöslichkeit während die Viskosität zunimmt.

Anwendung: In der pharmazeutischen Technologie und Lebensmittelindustrie werden Carrageenane wie Agar als Gelbildner, Dickungsmittel, Stabilisatoren und Emulgatoren eingesetzt. Die medizinische Bedeutung als Mucilaginosum bei Reizhusten und Diarrhöen sowie als mildes Laxans ist gering. In der pharmakologischen Forschung wird das Carrageenan wegen seiner entzündungserregenden Wirkung im so genannten Rattenpfotenödem-Modell zur Provokation eines Ödems beim Testen von Verbindungen auf ihre antientzündliche Wirkung verwendet.

Fucoidane

Hauptquellen für die Fucoidane sind die Braunalgen *(Fucus vesiculosus* und *Ascophyllum nodosum)*. Sie bestehen aus α-(1 → 2)-gebundenen L-Fucose-4-sulfat-Molekülen, die in Position 3 verzweigt sind oder eine zweite Sulfatgruppe enthalten.

Wegen ihres hohen Sulfatgehaltes besitzen sie blutgerinnungshemmende Eigenschaften. Sie greifen an mehreren Stellen in die Gerinnungskaskade ein, besitzen aber einen von Heparin abweichenden Wirkungsmechanismus, weshalb man die Fucoidane auch als Heparinoide bezeichnet.

Zusätzlich besitzen sie eine fibrinolytische und antivirale Eigenschaft, die aber bisher medizinisch noch keine direkte Anwendung gefunden hat. Möglicherweise können sie in Zukunft Ausgangsverbindungen für die Entwicklung von Antikoagulanzien mit verbesserten Eigenschaften werden.

Aminoglykane

Hauptvertreter der Aminoglykane ist das **Chitin,** ein Polysaccharid, in dem der Aminozucker 2-Acetamido-2-deoxy-glucose in β-1→4-Verknüpfung ein Polymer mit der Molmasse 2×10^6–3×10^6 bildet. Durch Salzsäurehydrolyse wird aus Chitin ein Gemisch von Glucosamin und Essigsäure, durch Laugebehandlung das Deacetyl-Chitin, das **Chitosan** und durch den enzymatischen Abbau mit Chitinase oder Chitobiase das *N*-Acetyl-D-glucosamin erhalten (s. Abb. 2.19).

Chitin ist anstelle von Cellulose die Gerüstsubstanz in der Zellwand der meisten höheren Pilze. Im Tierreich bildet es das Exoskelett von Krebstieren, Insekten und Mollusken. Gewonnen wird das Chitin in großer Menge aus den Crustaceenschalen von Hummern und anderen Krebsen.

Anwendung: Neben einer zunehmenden Verwendung von Chitinderivaten in der Flüssigchromatographie, als Trennmembranen und in Bioreaktoren nimmt auch die medizinische Anwendung zu:

- Wegen ihrer Fähigkeit die Wundheilung zu fördern und die Fibroplasie zu hemmen, setzt man Chitosanderivate (z. B. Chitosanascorbat, *N*-Carboxymethyl- und *N*-Carboxybutylchitosan) als Verbandmaterial ein.
- Partiell deacyliertes oder sulfatiertes Chitin könnte wegen immunstimulierender Potenz in Zukunft zur adjuvanten Therapie von Tumorerkrankungen und Virus-Infektionen an Bedeutung gewinnen.
- Durch Einführung von Sulfatgruppen werden antikoagulatorisch wirksame Chitinderivate erhalten, die wie die Fucoidane Heparinoid-Eigenschaften besitzen.

Glykosaminoglykane

Medizinische Bedeutung haben nur die nachstehend in der Tab. 2.2 aufgeführten und nur in Tieren (Vertebraten) vorkommenden Verbindungen.

Tab. 2.2 Medizinisch wichtige Glykosaminoglykane

Glykosaminoglykane	Struktur
Hyaluronsäure	[4]-β-D-GlcpA-(1→3)-β-D-GlcpNAc(1→]
Chondroitinsulfat A/C	[4]-β-D-GlcpA-(1→3)-β-D-GalpNAc4S/6S-(1→]
Chondroitinsulfat B (Dermatansulfat)	[4]-α-L-IdopA-(1→3)-β-D-GalpNAc4S-(1→]
Heparansulfat	[4]-β-D-GlcpA-(1→4)-α-D-GlcpNAc/N2S-(1→]
Heparin	[4]-α-L-IdopA2S-(1→4)-α-D-GlcpN2S, 6S-(1→]

Bei den Glykosaminoglykanen (GAG), auch Proteoglykane genannt, handelt es sich um saure Heteroglykane mit alternierenden Disaccharideinheiten. Im Gegensatz zu den Glykoproteinen mit nur geringem Kohlenhydratanteil bestehen die GAG zu 85–95 % aus Kohlenhydraten. Eines der Disaccharide ist der Aminozucker **Glucosamin** oder **Galactosamin** und davon wieder eines entweder mit einer Sulfat- oder einer Carboxylgruppe negativ geladen.

Hyaluronsäure besitzt als einzige Substanz in der Tabelle keine Sulfatgruppe, während Heparin den höchsten Sulfatierungsgrad besitzt. Heparin enthält im Gegensatz zu der üblichen Glucuronsäure deren C-5-Epimer, die Iduronsäure. Die einzelnen Verbindungstypen unterscheiden sich zusätzlich in der Art der Zuckerverknüpfung, der Zahl und Position der Sulfatgruppen, dem Acetylierungsgrad des Aminozuckers und dem Uronsäuregehalt.

Hyaluronsäure

Hyaluronsäure ist ein Polysaccharid von sehr hoher Molmasse ($\geq 10^6$ Da) und ohne Peptidanteil. Die Disacchariduntereinheit der Hyaluronsäure besteht aus

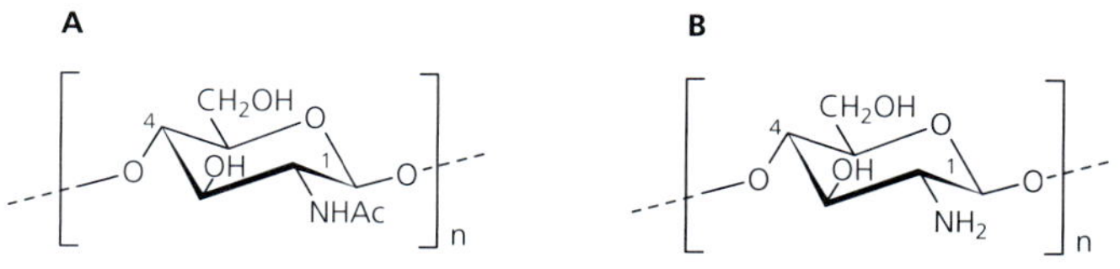

Abb. 2.19 Primärstruktur von Chitin **(A)** und Chitosan **(B)**

Glucuronsäure 1 → 3 verknüpft mit Glucosaminace-
tat (s. Abb. 2.20). Als Hauptbestandteil der extrazellulären Matrix von Vertebraten kommt es in dem so
genannten weichen Bindegewebe vor wie z. B. in der
Unterhaut, im Knorpel, der Synovialflüssigkeit der
Gelenke (Gelenkschmiere), im Knochen, in den Ka-
pillarwänden und im Glaskörper des Auges.

Hyaluronsäure ist in wasserreichen Geweben an
der Wasserbindung in Gewebszwischenräumen beteiligt und fungiert als Interzellular- oder so genannte „Kittsubstanz". Sie bietet in Bindung an
Proteine mechanischen Schutz gegen das Eindringen von Bakterien und Toxinen.

Hyaluronsäure wird heute aus Fischknorpel,
Augen-Glaskörper von Tieren oder Hahnenkäm-
men gewonnen. Neuerdings steht auch biotechnologisch aus Bakterien gewonnene Hyaluronsäure zur
Verfügung. Dadurch dass es möglich geworden ist,
ein Produkt frei von „Fremdeiweiß" zu erzeugen, ist
die Gefahr allergischer Reaktionen nach einer in-
traartikulären Injektion reduziert.

Die Hyaluronidase ist ein aus drei Enzymen be-
stehender Enzymkomplex, der die hydrolytische
Depolymerisation von Hyaluronsäure katalysiert.
Hyaluronidase ist enthalten im Bienen- und Schlan-
gengift, in Blutegeln, im Hoden und Sperma von
Säugetier und Mensch und in Bakterien.

Mit Hilfe dieses Enzyms können Bakterien
leichter in das Gewebe und Spermazellen in die Eizelle eindringen. Als „spreading Faktor" wird sie
heute zum Einbringen von Arzneistoffen in das Gewebe benutzt.

Anwendung: Hyaluronsäure steht heute als Ferti-
gampulle zur Injektion in das Knie- und Hüftgelenk
bei Gelenkarthrose zur Verfügung. Es soll als Gelenkschmiere die Beweglichkeit des Gelenkes verbessern und gleichzeitig eine Neubildung der Kno-
chenmatrix anregen. Letzteres wird zwar nach einer
Metaanalyse der bisher durchgeführten kontrollierten klinischen Studien bestritten, doch wird eine
Reduzierung des Schmerzindex als erwiesen angesehen.

In der Augenchirurgie dienen hochreine und
hochmolekulare Fraktionen des Na-Salzes als mechanischer Puffer, um das Verkleben von Gewebe-
schichten zu verhindern.

Chondroitinsulfat A, B und C

Die verschiedenen natürlich vorkommenden Chondroitinsulfate, ebenfalls aus Knorpel oder Knochen
gewonnen, unterscheiden sich in den Zuckerstruk-

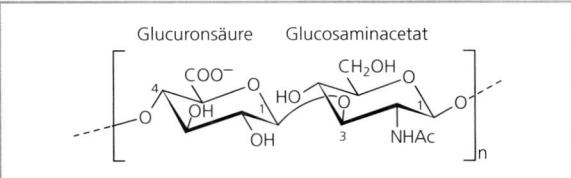

Abb. 2.20 Disaccharideinheit von Hyaluronsäure

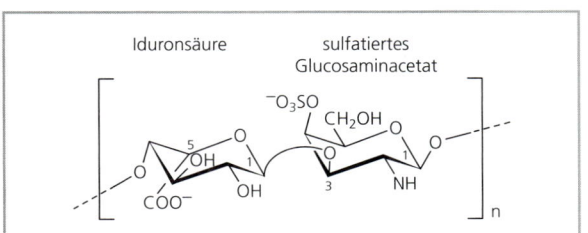

Abb. 2.21 Disaccharideinheit von
Chondroitinsulfat B

turen, im Sulfatierungsgrad und in den Molmassen.
Während Chrondroitinsulfat A und C aus alternierenden Glucuronsäure- und Galactosamin-Einhei-
ten besteht, ist im Chondroitinsulfat B die Glucuronsäure durch die C-5-epimere Iduronsäure ersetzt
(s. Abb. 2.21).

Chondroitinsulfat wird zusammen mit Glucosa-
minsulfat ebenfalls zur Arthrosebehandlung, zumeist in oraler Form eingesetzt.

Da die genuinen Chondroitinsulfate nur eine geringe antithrombotische Aktivität besitzen, hat man
zusätzliche Sulfatgruppen eingeführt und dadurch
die antithrombotische Wirksamkeit verbessert.
Gleichzeitig sind diese Derivate in der Lage, die
Freisetzung von Lipoproteinlipase und hepatischer
Lipase zu induzieren und dadurch den Atheroskle-
roseprozess zu hemmen.

Heparin-Calcium und Heparin-Natrium, Ph.Eur.

Beide Polymere (Heparinum calcium und Heparinum natricum), Ca- bzw. Na-Salze eines sulfatier-
ten polydispersen Glykosaminoglykangemisches,
besitzen eine mittlere Molmasse von etwa 13 000
Da.

Die mit 75–90 % wichtigste α-(1→4)–verknüpfte Disaccharideinheit des Heparins besteht
aus Iduronsäure und einer disulfatierten Glucos-
amineinheit (s. Abb. 2.22). Bestimmte Oligosaccha-
ridsequenzen fungieren als Proteinbindungsregio-
nen, von denen das nachstehend angegebene Pentasaccharid der Heparinkette (Abb. 2.23) mit einer

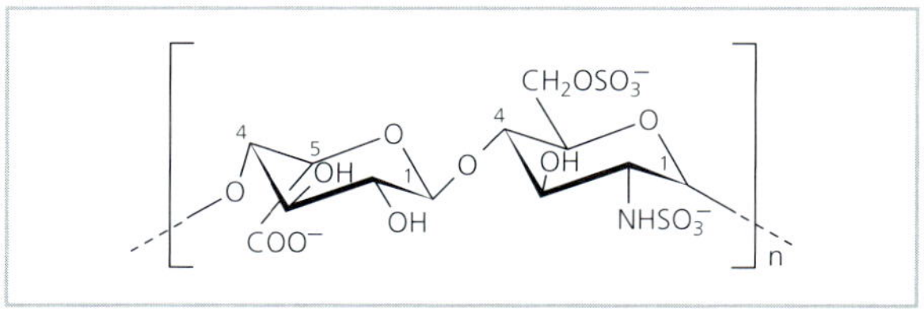

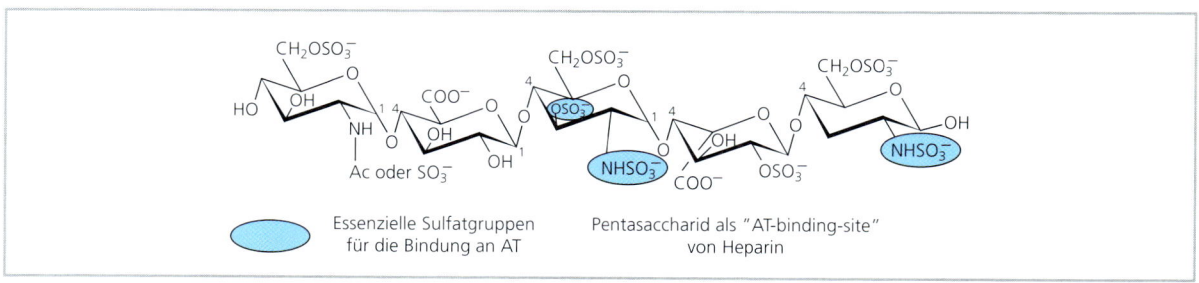

Abb. 2.22 Disaccharideinheit von Heparin

zentralen GlcN2S, 3S, 6S-Einheit als sog. High-af-finity-Heparin mit einer hohen Bindungs-Affinität ausgestattet ist. Dieses Pentasaccharid ist für die Bindung des Heparins an den Serinproteaseinhibi-tor (Anti-Thrombin) verantwortlich.

Heparine kommen in vielen Säugetierorganen vor, in bedeutender Konzentration z. B. in Lunge, Leber, Thymus, Milz und Herz, wo sie vor allem in den Mastzellen, bzw. basophilen Granulozyten und analogen Blutzellen lokalisiert sind. Heute wird die Hauptmenge an Heparin aus Rinderlunge und Schweinedarmmucosa gewonnen. Die blutgerin-nungshemmende Aktivität wird in vitro mit rekalzi-fiertem Citratblut des Schafes bestimmt und mit einer in internationalen Einheiten angegebenen He-parinreferenzsubstanz (150 I. E. pro mg zur parente-ralen Anwendung und 120 I. E. pro mg zur nicht parenteralen Anwendung) verglichen.

Antithrombotischer Wirkmechanismus von Heparin
Zum genauen Wirkmechanismus s. Lehrbücher der Pharmakologie und Biochemie.

Die Blutgerinnung ist ein komplexer Vorgang, an dem die Thrombozyten und Endothelzellen der Gefäßwand beteiligt sind. Durch verschiedene im Plasma ablaufende proteolytische Reaktionen wird am Ende der Reaktionskette unter Mitwirkung von Faktor Xa (FXa) und Prothrombin bzw. Thrombin lösliches Fibrinogen in unlösliches Fibrin umge-wandelt. Durch Bindung von Heparin mittels der

„AT-binding site" erfährt AT (Antithrombin) eine Konformationsänderung und wird zum Sofortinhi-bitor. Das Gerinnungsgeschehen steht unter der Kontrolle so genannter Serpine, die als Inhibitoren der Serinproteasen des Gerinnungssystems wie z. B. das AT als so genannter Progressivinhibitor mit einer bis zu 10 000-fach höheren Reaktionsge-schwindigkeit fungieren. Heparin wirkt somit als „Bremskraftverstärker" der natürlichen „Gerin-nungsbremse".

Für die Inaktivierung von FXa genügt die „AT-binding-site", d. h. das Pentasaccharid. Für die Inak-tivierung von Thrombin dagegen ist eine Ketten-länge von mindestens 18 Monosacchariden notwen-dig (s. Abb. 2.23).

Für die **antikoagulatorische Aktivität** von He-parin ist nach der heutigen Erkenntnis in erster Li-nie die beschleunigte Hemmung von FXa und Thrombin mittels AT verantwortlich. Gleichzeitig wird dadurch auch die Thrombinentstehung, d. h. die Thrombogenese gehemmt. Zusätzlich wirkt He-parin über das Gefäßendothel antiatherosklerotisch und profibrinolytisch. Weitere biologische Aktivitä-ten wie z. B. eine Hemmung der Komplementakti-vierung und der Leukozytenelastase sowie eine Mo-dulation der Angiogenese durch Interaktion mit Wachstumsfaktoren oder eine antivirale Wirkung sind erst in den letzten Jahren entdeckt worden.

Anwendung: Mit einer jährlich ca. 40 t produzier-ten Heparinmenge ist Heparin das am häufigsten therapeutisch und prophylaktisch eingesetzte Anti-koagulans. Es wird intravenös und subkutan in ers-ter Linie zur peri- und postoperativen Thrombose-prophylaxe eingesetzt, weiterhin in der Therapie von DVT (**D**eep **V**ein **T**hrombosis) und Lungenem-bolie, bei thrombotischen und embolischen Arte-rienverschlüssen, bei akutem Myokardinfarkt, in der Hämo- und Peritonealdialyse und bei Einsatz der Herz-Lungen-Maschine.

Abb. 2.23 Strukur der „AT-binding site" des Heparins

Lokal wird Heparin in Form von Salben bei oberflächlichen Thrombosen und Thrombophlebitiden und zur Behandlung des variкösen Symptomenkomplexes eingesetzt.

Niedermolekulare Heparine

Bestimmte Nachteile der genuinen Heparine wie z. B. ihre kurze Halbwertszeit, ein gewisses Blutungsrisiko und die Notwendigkeit Heparin 2-bis 3-mal täglich bzw. als Dauerinfusion zu applizieren, haben zur Herstellung niedermolekularer Heparine (NMH) geführt. Ihre Herstellung erfolgt entweder durch Fraktionierung oder durch Säure-, oxidativen oder enzymatischen Abbau von genuinem Heparin. Ihre Molmassen liegen zwischen 2000 und 8000 Dalton.

Anwendung: Die verschiedenen auf dem Markt befindlichen NMH besitzen gegenüber unfraktioniertem Heparin bei deutlich geringerer antikoagulatorischer Aktivität (in vitro und ex vivo) eine gute antithrombotische Wirksamkeit. Sie zeigen schwächer ausgeprägte Interaktionen mit Thrombozyten. Ihre Halbwertszeit ist mit zwei Stunden verdoppelt und die Bioverfügbarkeit nach subkutaner Injektion auf 90 % erhöht. Dies bedeutet, dass die NMH nur einmal täglich subkutan appliziert werden müssen. Wegen der geringeren inter- und intraindividuellen Schwankungen des Plasmaspiegels sind Laborkontrollen nicht mehr erforderlich.

Die NMH haben sich als besonders wirkungsvoll zur Prophylaxe im „Hochrisikobereich" (der orthopädischen Chirurgie z. B. für Hüftgelenkoperationen), ferner in der Prophylaxe wiederkehrender venöser Thrombosen und bei instabiler Angina pectoris erwiesen. 1997 erhielt das NMH Nadroparin (Fraxiparin®) die Zulassung zur Therapie der tiefen Beinvenenthrombose. Zurzeit stehen hierfür außerdem noch Enoxaparin (Clexane®) und Tinzaparin (Innohep®) zur Verfügung. Dalteparin (Fragmin®), Enoxaparin, Nadroparin und Tinzaparin werden für die Hämodialyse und Hämofiltration eingesetzt. Im Jahre 2000 hat Clexane® die Zulassung erhalten.

Totalsynthetisches Heparimid

Seit 2003 steht mit Fondaparinux (Arixtra®), einem Pentasaccharid (Molmasse 1728 Da), ein vollsynthetisches Heparinoid zur Verfügung, das selektiv FXa hemmt und den Vorteil einer fehlenden Kontaminationsgefahr besitzt. Bereits nach 25 Minuten wird der halbmaximale Plasmaspiegel erreicht, während diesen NMH erst nach 60 Minuten erreichen. Die Eliminationshalbwertszeit ist mit 17 Stunden 4–5-mal länger als die der NMH. Bei allen Indikationen genügt für die Prophylaxe die s.c.-Einmalgabe von 2,5 mg pro Tag.

Literatur

Alban, S. (2004): Vom Naturstoff zum selektiven Faktor-Xa-Inhibitor (Paradigmawechsel in der Antikoagulation). In: Pharmazie in unserer Zeit (Hrsg. Th. Dingermann) 33(3): 190–194

Bauersachs, R. M. (2004): Neue Daten aus klinischen Studien (Niedermolekulare Heparine, Fondaparinux und Melagatran). In: Pharmazie in unserer Zeit (Hrsg. Th. Dingermann) 33(3): 206–218

Chiasson, J.-L. et al. (2003): Acarbose treatment and the risk of cardiovascular disease and hypertension in patient with impaired glucose tolerance. The STOP-NIDDM trial, J. Am.med. Ass. 290, 486–494

Ebert, G. (1993): Biopolymere. Teubner, Stuttgart

Franz, G. (1989): Polysaccharides in pharmacy: Current application and future aspects. Planta Med. 55: 493–505

Franz, G. (1991): Polysaccharides. Springer, Berlin

Franz, G., Alban, S. (2004): Kohlenhydrate. In: Pharmakognosie-Phytopharmazie (Hrsg. Hänsel R., Sticher O.), 7. Aufl. Springer-Verlag Berlin, S. 287–381

Franz, G., Kraus, J. (1988): Polysaccharide als Immunstimulatoren. Therapeutikon 1: 291–305

Huth, K., Burkhard M. (2004) : Ballaststoffe. Wissenschaftliche Verlagsgesellschaft, Stuttgart

Ingolfsdottir, K., Jurcic, K., Wagner, H. (1998) : Immunmodulating polysaccharides from aqueous-extracts of *Cetraria islandica* (Iceland moss). Phytomedicine 5, 333–339

Koch, H. (1984): Adjuvante Therapie bei Morbus Crohn mit Agiocur. Therapiewoche 34: 4545–4548

Ligny, G. (1990): Therapie der Divertikulose. Schweiz, Z. Ganzheitsmedizin 5: 215–218

Maeda, Y. Y., Chihara, G. (1999): Lentinan and other antitumoral polysaccharides. In: Immunomodulatory Agents from Plants (Hrsg. H. Wagner), Birkhäuser, Basel, Boston, Berlin, 203–221

Mc Allindon, T. E., La Valley, M. M., Gulin, W. P., Felson, D. T. (2000): Glucosamine und Chondroitin for Treatment of Osteoarthritis. JAMA 238: 1469–1475

Scherz, H., Bonn, G. (1998): The analytical chemistry of carbohydrates. Thieme, Stuttgart, New York

Wagner, H. (1991): Pflanzliche Immunstimulantien. Dtsch. Apoth. Ztg. 115: 117–126

Volk, R. B. (2004): Tang (Fucus). Z. Phytotherapie 25: 46–54

I

Pflanzliche Arzneistoffe

2.3 Terpenoid-Drogen

2.3.1 Einteilung der Terpenverbindungen

Terpene werden biosynthetisch aus C-5-Isopreneinheiten (Isopren, 2-Methylbutadien) aufgebaut (s. Abb. 2.24).

Je nach Anzahl der am Aufbau beteiligten Isopreneinheiten teilt man ein in:

- Monoterpene, Iridoide (zwei Isopren-Einheiten mit einem C_{10}- bzw. C_9-Grundkörper),
- Sesquiterpene (drei Isopren-Einheiten mit einem C_{15}-Grundkörper),
- Diterpene (vier Isopren-Einheiten mit einem C_{20}-Grundkörper),
- Triterpene (sechs Isopren-Einheiten mit einem C_{30}-Grundkörper).

Als von den Triterpenen abgeleitet anzusehen sind die **Sterole** und **Steroide** mit Kohlenstoffskeletten, die sehr häufig weniger als 30 Kohlenstoff-Atome, z. B. nur 21, 26, oder 29 C-Atome, enthalten. Terpene mit höheren Kohlenstoffzahlen als C-30, wie sie in den Carotinoiden oder im Kautschuk vorkommen, werden als **Tetraterpene** (acht Isopren-Einheiten mit 40 C-Atomen) und **Polyterpene** (100 bis 10 000 Isopren-Einheiten) bezeichnet. Innerhalb einiger Terpengruppen kann man weiter in azyklische und zyklische, bi-, tri- tetra- oder pentazyklische Terpene unterteilen.

Da die meisten Terpenoid-Drogen Gemische strukturell verschiedener Terpene enthalten, ist eine Gliederung nach den chemischen Grundstrukturen nicht sinnvoll.

Es wird daher in diesem Buch eine mehr an Haupteigenschaften und/oder Wirkungen orientierte Einteilung bevorzugt.

Damit ergibt sich nachstehende Einteilung:
- Ätherischöl-Drogen, Öle,
- Drogen mit terpenoiden Bitterstoffen,

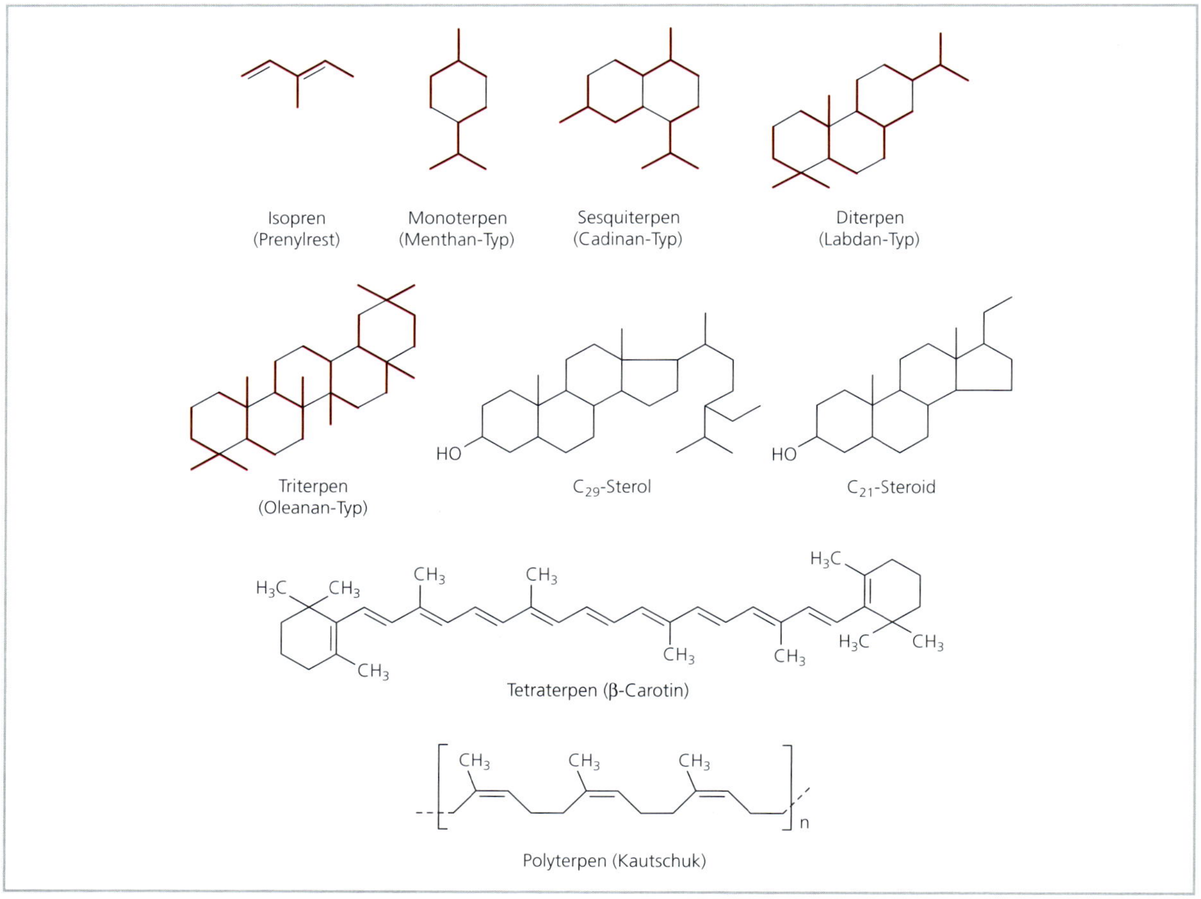

Abb. 2.24 Pflanzliche Terpengrundstrukturen

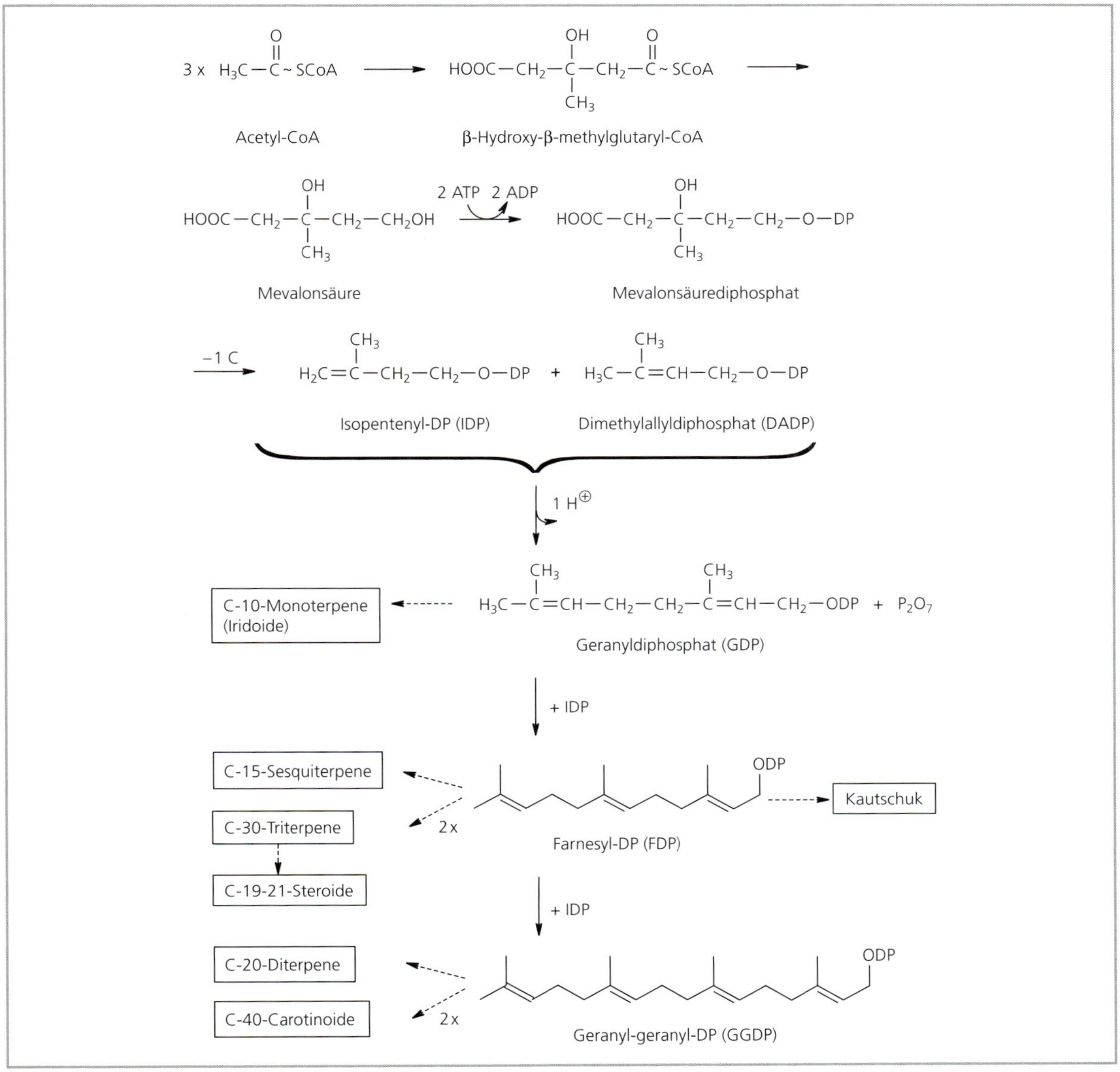

Abb. 2.25 Biosynthese von Terpengrundstrukturen

■ Terpenoid-Drogen mit besonderen Arzneiwirkungen,

■ Triterpen- und Steroid-Drogen (Saponin-Drogen),

■ Phytosterole,

■ Drogen mit herzwirksamen Steroiden.

Biosynthese der Terpen-Grundstrukturen
Zum Ablauf der Biosynthese s. Abb. 2.25.

Startermolekül der Terpenbiosynthese ist das Isopren in Form des Isopentenyldiphosphats (IDP), das selbst aus 3 Molekülen Acetyl-CoA über β-Hydroxy-β-methylglutaryl-CoA und Mevalonsäurediphosphat unter Verlust eines Kohlenstoffatoms gebildet wird. Seit zehn Jahren ist bekannt, dass es in Bakterien und auch in Pflanzen einen zweiten, in der Zwischenzeit genau aufgeklärten, von Mevalonsäure unabhängigen Biosyntheseweg gibt. Gebildet wird hier die C-5-Isopren-Einheit aus Acetaldehyd(C-2) und Triosephosphat (z. B. Glyceraldehyd-3-phosphat, C-3). Man bezeichnet diesen Weg als den Methylerythritol-Aufbauweg. Dieser wird u. a. bei der Biosynthese von Bakterientriterpenen und bei Pflanzen von Ubichinonen (Isoprenseitenkette) und Carotinoiden beschritten. Der weitere Aufbau der Terpene beginnt mit einer Isomerisierung von

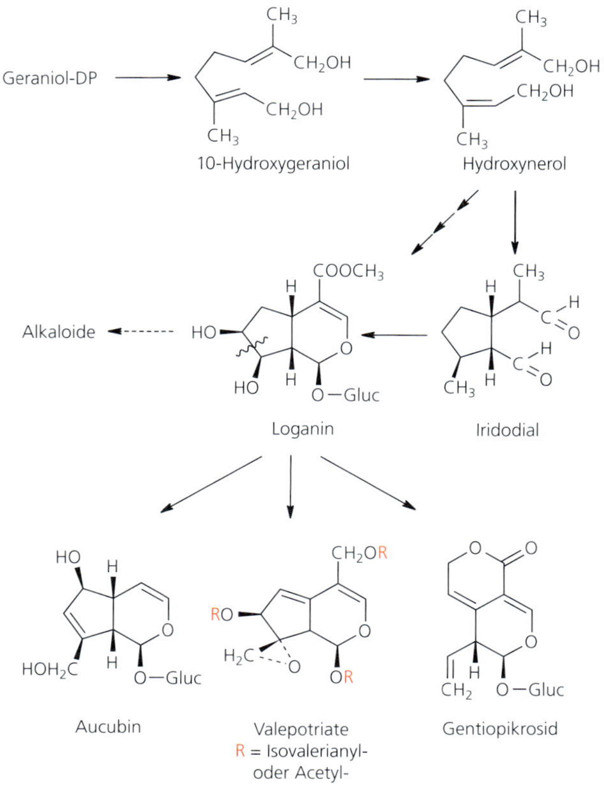

Abb. 2.26 Biosynthese von (Seco-)Iridoiden

IDP zu Dimethylallyldiphospat (DADP), das als Starter für die Kettenverlängerung dient. DADP reagiert mit IDP unter Wasserstoff- und Diphosphat-Eliminierung zu Geranyldiphosphat (GDP), das zu den **Monoterpen** und **Iridoiden** führt. Kondensation von Geranyl-DP mit einem weiteren Molekül IDP liefert Farnesyl-DP, aus dem die Verbindungen der **Sesquiterpen**-Reihe sowie Kautschuk und durch Verdoppelung der C-15-Kette die **Triterpene** und anschließend durch Kettenabbau die **Steroide** entstehen.

Farnesyl-DP kann weiter mit IDP zu Geranyl-Geranyl-DP verlängert werden, wodurch **Diterpene** und durch Verdoppelung der C-20-Kette die **Carotinoide** gebildet werden.

Die Verknüpfung der Isopren-Einheiten zu größeren Einheiten im Verlauf der Biosynthese kann nach dem Kopf-Schwanz-Prinzip (1→4) oder dem Schwanz-Schwanz-Schema (4→4) erfolgen. Beim Aufbau der Grundskelette in einer Gruppe oder anschließend können durch Ringöffnung, Oxidation, Ringerweiterung, Eliminierung und Wanderung von Methylgruppen sowie Kettenabbruch eine Reihe von Strukturumwandlungen stattfinden.

Strukturumwandlungen: Eine solche Strukturumwandlung ist beim Aufbau der Iridoide und Secoiridoide zu beobachten, die formal zu den Monoterpen gerechnet werden (s. Abb. 2.26).

Der Weg verläuft vom Geranyl-DP zum 10-Hydroxygeraniol (*trans*) und 10-Hydroxynerol (*cis*). Anschließend entsteht durch eine intramolekulare Michael-Cyclisierung und Oxidation einer Methylgruppe das **Iridodial.** Diese Verbindung ist erstmals im Abwehrsekret von Ameisen (Iridomyrmex-Arten) aufgefunden worden. Aus Iridodial oder direkt aus 10-Hydroxynerol gelangt man zum bitter schmeckenden Loganin und von dort zu drei verschiedenen Strukturvarianten:

- zu Bitterstoffen vom Aucubin-Typ, einem C-9 Iridoid,
- durch Aufspaltung des fünfgliedrigen Ringes („seco") und Cyclisierung unter Bildung eines Lactonringes zu den Enzianbitterstoffen vom

Typ des Gentiopikrosids (C-10 Seco-Iridoide) und

- zur Cyclopentan(en)-Pyran-Struktur der Valepotriate.

2.3.2 Ätherischöl-Drogen und Ätherischöle

Bei den Ätherischölen (Aetherolea, Essential oils), handelt es sich um flüssige, leicht flüchtige, charakteristisch riechende und aromatisch, scharf oder bitter schmeckende Öle, die in Drüsenhaaren, Drüsenschuppen der Epidermis oder in innerzellulären, schizogenen oder lysigenen Extraktbehältern gespeichert sind. Die lateinische Bezeichnung Aetherolea in Ph.Eur. und DAB dient zur Unterscheidung von fetten Ölen (Olea). In den europäischen Arzneibücher einschließlich der Ph.Eur. sind insgesamt 25 Ätherischöle aufgeführt. Nur drei einzelne Hauptinhaltsstoffe von Ätherischölen, Anethol, Campher (D(+), DL = Razemat) und Menthol (L(−), DL) sind zusätzlich enthalten. Nicht von allen Ölen sind auch die dazugehörigen Drogen in die Arzneibücher aufgenommen worden. Umgekehrt sind auch Ätherischöl-Drogen enthalten, von denen keine Ätherischöl-Monographien existieren. Die Zahl der Ätherischöl-Drogen in den europäischen Arzneibüchern liegt derzeit bei 27, sodass man auf insgesamt 52 Ätherischöl-Drogen- und Ätherischöl-Monographien kommt.

Vorkommen

Die wichtigsten Ätherischöle liefernden Pflanzenfamilien sind: Apiaceae, Asteraceae, Brassicaceae, Cupressaceae, Lauraceae, Lamiaceae, Myrtaceae, Magnoliaceae, Pinaceae, Piperaceae und Zingiberaceae.

Sie werden von der Pflanze in Blättern, Blüten, Früchten, Wurzeln, Rhizomen und Hölzern, weniger häufig in Stängeln und Rinden gebildet. Die typischen Ätherischöl-Drogen enthalten mindestens 0,1 %, in der Regel etwa 1–2 %, in einigen Fällen bis zu 20 % und mehr ätherisches Öl. Mehr als 30 % Vertreter von etwa 300 bisher untersuchten Pflanzenfamilien enthalten ätherisches Öl.

Gewinnung

Es gibt verschiedene Verfahren.
Das **Auspressverfahren** wird z. B. zur Gewinnung von Agrumen-Ölen (z. B. Citrus- und Bergamotte

Öl) verwendet. Hierzu werden die Ölzellen der Fruchtschalen durch leichtes Pressen oder durch Metallnadeln maschinell aufgebrochen und das austretende Öl nach Filtration oder Zentrifugieren einer Destillation unterworfen (Spunga- oder Ecuelle-Verfahren).

Besonders empfindliche Öle werden nach der **Fett-Mazerations-Methode** (Enfleurage-Verfahren) gewonnen, z. B. bei Rosenblüten, Hyazinthen oder Nelken.

Das ebenfalls sehr schonende **Lösungsmittelextraktionsverfahren** wird mit Petrolether oder Benzol bei ca. 50 °C nach dem Soxhlet-Prinzip durchgeführt.

Die industrielle Gewinnung von Ätherischölen erfolgt heute in der Regel durch **Wasserdestillation, Wasserdampfdestillation** oder reine **Dampfdestillation**. Diese Verfahren werden z. B. zur Gewinnung der Öle von Eukalyptus, Pfefferminze, Kümmel, Anis, Fenchel, Nelken und Zimt eingesetzt. Die Wasserdampfdestillation, die auch von vielen Arzneibüchern zur quantitativen volumetrischen Ätherischölbestimmung mit der Neoclevenger-Apparatur verwendet wird, hat den Vorteil, dass Ätherischöle, die bei der Direktdestillation erst zwischen 150–300 °C überdestillieren, bereits bei 96 °C und 1 bar destillierbar sind (Gesetz von Avogadro!).

Senföl- und Mandelöl können erst nach enzymatischer Freisetzung aus ihren Glykosiden durch Destillation gewonnen werden.

Zur Reinigung eines Ätherischöls dient die wiederholte Destillation (Rektifikation). Um einzelne Terpene des Gemisches rein darzustellen, wird dieses entweder einer Fraktionierung aufgrund ihrer unterschiedlichen Siedepunkte unterworfen oder durch Säulenchromatographie aufgetrennt.

Chemie

Der größte Teil der Ätherischöle (ca. 90 %) besteht aus aliphatischen, mono- und bizyklischen Monoterpenen oder/und bi- und trizyklischen Sesquiterpenen. Bisher sind mehr als 150 verschiedene Monoterpe und etwa 100 Sesquiterpene in Ätherischölen gefunden worden. Monoterpene [C-10] besitzen Molmassen um ca. 140 und Siedepunkte zwischen 140 und 180 °C, Sesquiterpene [C-15] Molmassen um 200 und Siedepunkte über 200 °C. Diese erscheinen als ungesättigte Terpenkohlenwasserstoffe (TKW), in Form von Terpenalkoholen,

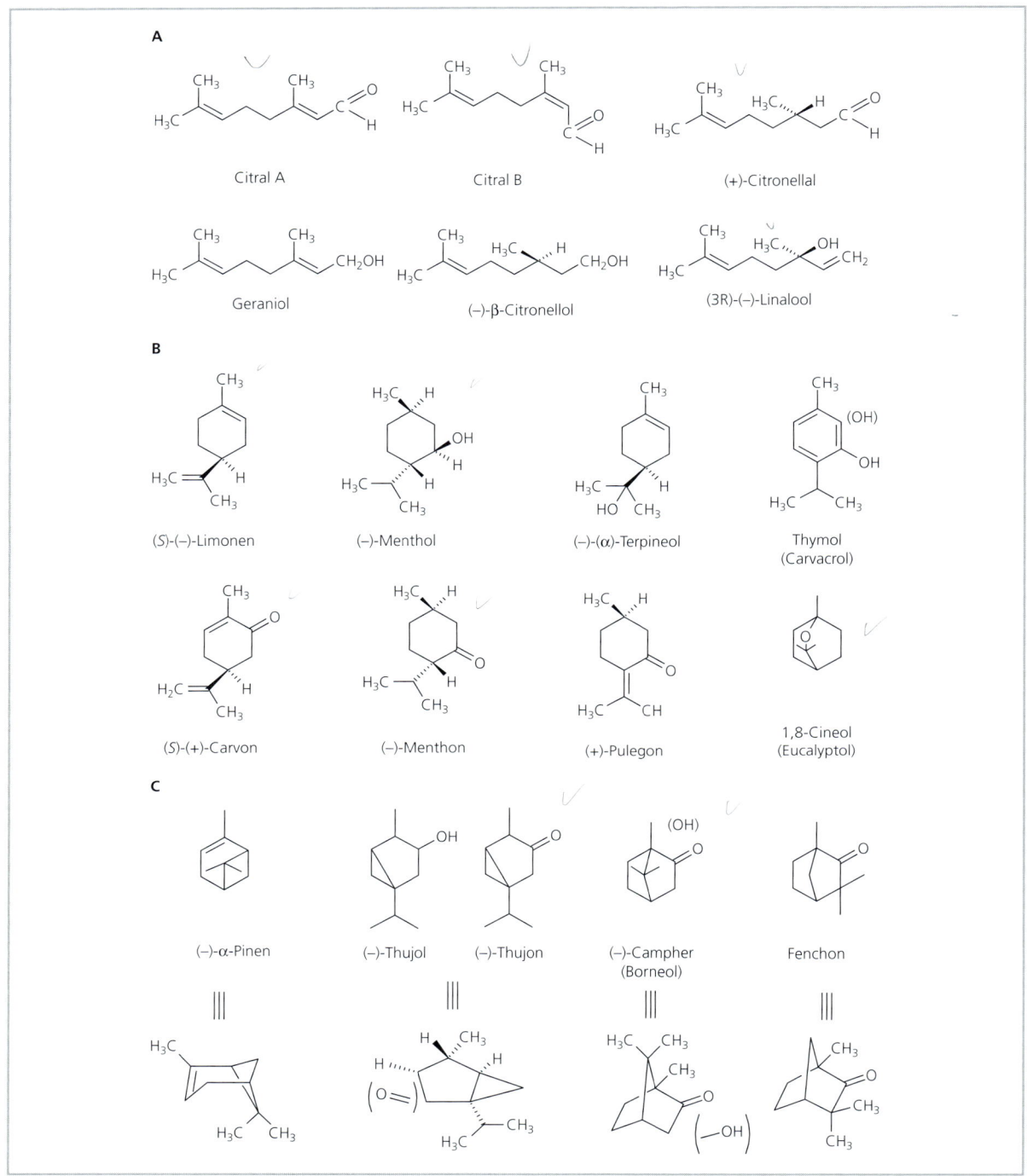

Abb. 2.27 Wichtige Monoterpene

-aldehyden, -ketonen, -säuren, -estern, -epoxiden oder -ether. Die pharmakologisch wichtigsten Mono- und Sesquiterpen-Verbindungen sind in Abb. 2.27 und Abb. 2.28 zusammengestellt.

Ein geringer Teil der Öle enthält zusätzlich aromatische Phenylpropanverbindungen, die dem Koh-

lenhydrat- bzw. Shikimisäurestoffwechsel entstammen (s. Abb. 2.29). Phenylpropanverbindungen [C-6–C-3] besitzen Molmassen zwischen 130 und 200 mit Siedepunkten von ~150 °C.

Schwefel- und stickstoffhaltige von Aminosäuren abgeleitete Verbindungen (z. B. Anthranilsäuremethylester, Indol, Dimethylsulfid, Vinylsulfid oder Isothiocyansäureester) kommen nur in einigen wenigen Pflanzenarten vor.

Diterpene und Triterpene findet man gelegentlich nur in solchen Ätherischölen, die durch Extraktion mit organischen Lösungsmitteln gewonnen wurden, da ihre Siedepunkte wegen ihrer hohen Molmasse über 300 °C liegen.

Eigenschaften

Ätherischöle haben folgende Eigenschaften:

▪ Bei Zimmertemperatur sind sie flüssig (Ausnahme: Rosenöl und Anisöl, die teilweise erstarren) und vollständig flüchtig ohne Hinterlassen eines Rückstandes, ausgenommen nicht gereinigte Öle, die durch Lösungsmittelextraktion gewonnen wurden.

▪ Sie haben ein geringeres spezifisches Gewicht als Wasser, ausgenommen Öle mit hohen Gehalten an aromatischen bzw. S-haltigen Verbindungen wie z. B. Zimt-, Nelken- und Senföle.

▪ Sie zeigen hohes Lichtbrechungsvermögen und optische Aktivität.

▪ Sie besitzen eine gute Löslichkeit in allen lipophilen Lösungsmitteln wie z. B. Petrolether, Chloroform, Benzol, Ether oder absolutes Ethanol.

▪ Sie sind farblos bis hellgelb. Ausnahme: Nelkenöl: gelbbraun; Kamillenöle: grün bis blau.

▪ Intensiver, charakteristischer Geruch und Geschmack, Geruchs- und Geschmacksintensität und Nuancen sind u. a. von der Molekülfeinstruktur (Stereochemie, Dipolmomente, Raumstruktur u. a.) abhängig.

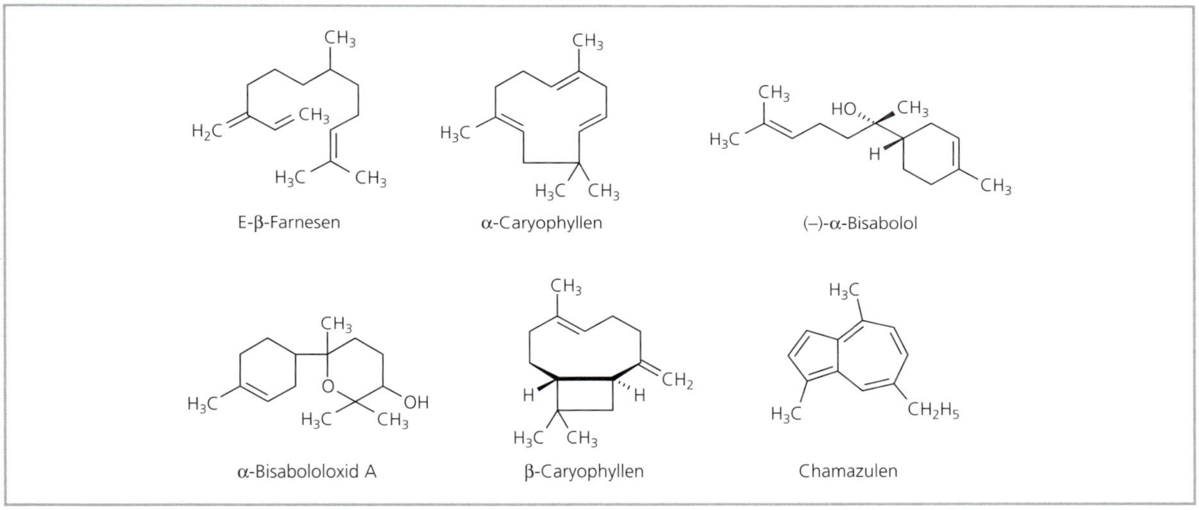

Abb. 2.28 Sesquiterpenverbindungen

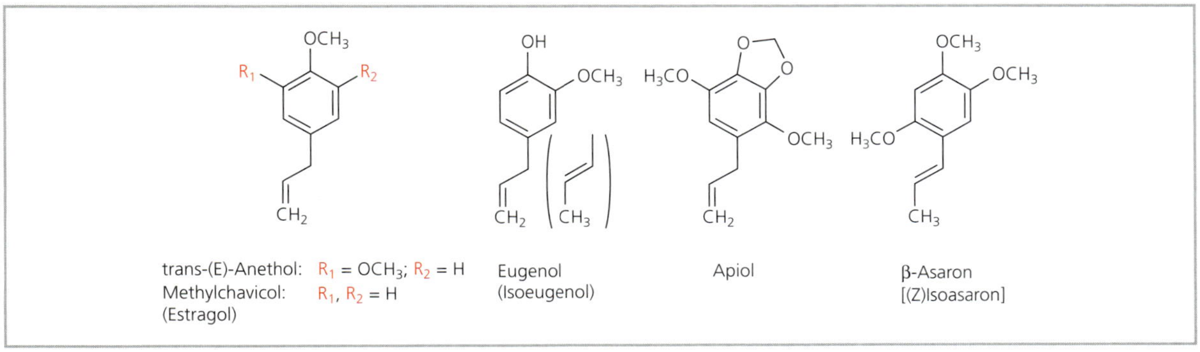

Abb. 2.29 Aromatische Phenylpropanverbindungen

Analytik

Zur Identitäts- und Reinheitsprüfung der ätherischen Öle lassen die Arzneibücher folgende Kennzahlen bestimmen und charakteristische Eigenschaften prüfen:

- Optische Drehung: $[\alpha]_D^{20}$ –30° (Terpentinöl) bis + 70° (Zitronenöl),
- Brechungsindex (Refraktionszahl): $n_D^{20} = 1,450$ bis 1,590,
- Dichte: $\rho_1 = 0,690–1,118$,
- Erstarrungstemperatur oder -punkt: +5 bis –5 °C,
- Löslichkeit in organischen Lösungsmitteln, Geruch, Geschmack, Farbe, Verunreinigungen,
- qualitative Fingerprintanalyse mit Hilfe der Dünnschicht- oder Gaschromatographie.

Zur quantitativen Bestimmung „wertbestimmender Verbindungen" werden von den Arzneibüchern folgende Verfahren vorgeschrieben:

- alkalimetrische Bestimmung von Terpenalkoholen nach Acetylierung (z. B. Menthol),
- acidimetrische Bestimmung von Terpenestern (z. B. Linalylacetat),
- oximtitrimetrische Bestimmung von Ketonen und Aldehyden (z. B. Carvon, Thujon oder Citral),
- volumetrische Bestimmung von phenolischen Verbindungen (z. B. Thymol, Eugenol),
- spektrophotometrische Bestimmung (z. B. Azulen, Thymol),
- gaschromatographische Bestimmung zur allgemeinen Reinheits-, Identitäts- und Gehaltsbestimmung eines ätherischen Öls in einem Arbeitsgang.

Pharmakologie

Wirkungen: Bei der Beschreibung der pharmakologischen Wirkung von ätherischen Ölen ist zu bedenken, dass es sich bei den ätherischen Ölen um Gemische handelt, d. h. dass die hiermit erzielten pharmakologischen Wirkungen nur dann mit denen einzelner Terpene oder Phenylpropanderivate gleichzusetzen sind, wenn diese die Hauptverbindungen (ca. 70–90 %) der Gemische darstellen. In allen anderen Fällen ist mit schwächeren oder Mehrfachwirkungen zu rechnen. Dasselbe gilt für Extraktpräparate von Ätherischöl-Drogen, die wegen geringer Ölgehalte verständlicherweise auch

eine geringere Wirkung besitzen. Zusätzlich können auch nichtterpenoide Begleitstoffe an der Wirkung beteiligt sein, sodass eine synergistisch additive Gesamtwirksamkeit resultiert.

Aufgrund ihrer ausgesprochenen Lipidlöslichkeit und Flüchtigkeit besitzen die ätherischen Öle eine hohe Penetrationsfähigkeit durch Zellmembranen, eine rasche und prozentual hohe Resorption aus Magen, über Nase, Mund, Bronchien und Haut mit anschließender Direktwirkung auf Membranfunktionen, auf Enzyme, Chemorezeptoren, Ionenkanäle und andere Zellkompartimente.

Durch Erregung von Geschmacks- und Geruchsrezeptoren oder durch Hautreizung können auf reflektorischem Wege Sekundäreffekte in Form definierter pharmakologischer Wirkungen ausgelöst werden.

Die **multivalenten pharmakologischen Wirkungen** umfassen folgende Haupteigenschaften:

- antibakteriell, antiviral, antimykotisch,
- antientzündlich,
- spasmolytisch,
- sekretionsfördernd,
- choleretisch, cholekinetisch,
- expektorierend,
- sedativ,
- kreislaufanregend, durchblutungsfördernd,
- diuretisch.

Nebenwirkungen: Als Nebenwirkungen sind bei einigen Ölen wegen ihres Potenzials als Irritanzien allergene, nephrotoxische, hepatotoxische, photosensibilisierende, abortive oder kanzerogene Wirkungen bekannt geworden. Aus diesem Grund sind diese Öle von einer Anwendung und Verordnung ausgeschlossen worden.

Anwendung: Ätherischöl-Drogen und daraus gewonnene Öle besitzen wegen ihrer großen Wirkungsvielfalt eine große Anwendungsbreite, sodass es schwierig ist, klar abgegrenzte Indikationsbereiche anzugeben.

Nachstehend der Versuch einer Gliederung in drei Hauptanwendungsbereiche.

Gastroenterologische Erkrankungen

Diese Drogen wurden früher als **Stomachika** oder **Karminativa** bezeichnet. Wegen ihrer auf Magen, Darm und Galle bezogenen pharmakologischen Wirkungen wurden und werden viele von ihnen auch heute noch als **Gewürze** verwendet.

Tab. 2.3 Übersicht über Ätherischöl-Drogen bei Magen-Darm-Erkrankungen

Droge	Stammpflanze	Hauptterpenverbindungen	Pharmakologische Hauptwirkungen
Pfefferminzblätter, Öl	*Mentha piperita*	(–)-Menthol, Menthon, Menthylester	Spasmolytisch, choleretisch
Kümmelfrüchte, Öl	*Carum carvi*	(+)-Carvon	Sekretionsfördernd, cholagog, antibakteriell
Korianderfrüchte, Öl	*Coriandrum sativum*	(+)-Linalool, und verschiedene TKW	Spasmolytisch
Anisfrüchte, Öl	*Pimpinella anisum*	*trans*-Anethol, Estragol, Anisaldehyd	Spasmolytisch
Fenchelfrüchte, Öl	*Foeniculum vulgare*	Fenchon, *trans*-Anethol	Spasmolytisch, sekretionsfördernd
Kardamomfrüchte, Öl	*Elettaria cardamomum*	1,8-Cineol, α-Terpineol	Cholagog, sekretionsfördernd
Kamillenblüten, Öl	*Chamomilla recutita*	Chamazulen, Bisabolole (Oxide), En-in-bicycloether	Spasmolytisch, antiphlogistisch, sedierend
Angelikawurzel	*Angelica archangelica*	Pentadecanolid, TKW (Cymen, Limonen, β-Phellandren, α-Pinen), Phenole	Spasmolytisch, cholagog
Schwarzer und weißer Senfsamen	*Brassica nigra, Sinapis alba*	Allylsenföl	Bakteriostatisch

Sie wirken auf direktem oder reflektorischem Weg sekretionsfördernd. Es kommt zur Freisetzung von Salzsäure, Pepsin, Gastrin, Histamin und Prostaglandinen und dadurch zur Stimulierung der Magen- und Darmmotorik. Die spasmolytische Wirkung einiger Öle wie z.B. das Pfefferminz- und Kamillenöl ist vermutlich über einen Ca^{2+}-Antagonismus zu erklären. Einige Öle wirken zusätzlich choleretisch bzw. cholagog, andere stark antibakteriell und dadurch fördernd auf die Darmflora.

Die meisten der in der Gastroenterologie eingesetzten Ätherischölpräparate sind Kombinationspräparate, die oft noch zusätzlich Zubereitungen von Bitterstoffen oder Scharfstoff-Drogen enthalten.

Die Hauptindikationsgebiete sind (s. auch Tab. 2.3):

- funktionelle Oberbauchbeschwerden,
- nichtulzeröse Dyspepsien,
- Meteorismus,
- Roemheld-Syndrom,
- Reizmagen- und Reizdarmsyndrom.

Pfefferminzblätter, Pfefferminzöl, Ph.Eur.

Die Pfefferminze ist ein Tripelbastard, entstanden durch Kreuzung von *Mentha aquatica* und *M. spicata*, Letztere eine Hybride aus *M. longifolia* und *M. rotundifolia* (Lamiaceae).

Als Hauptverbindungen des Öls gelten die Monoterpene **Menthol** (30–55%), **Menthon** (14–32%), **Cineol** (3,5–14%) und **Limonen** (1–5%) und zusätzlich Menthylacetat (2,8–10%) (s. Abb. 2.27B).

Das Verhältnis von freiem und verestertem Menthol (5–6 : 1) und die Anwesenheit bestimmter Begleitstoffe bestimmen die Qualität des Öles.

Das Pfefferminzöl (Menthae piperitae aetheroleum) wirkt spasmolytisch, choleretisch, sekretolytisch, antimikrobiell und hyperämisierend. Die spasmolytische Wirkung, die mit der des *N*-Butylscopolamins (Buscopan®) vergleichbar ist, ist auf einen calciumantagonistischen Effekt zurückzuführen. Die choleretische Wirkung wurde im Tierversuch durch die erhöhte Gallesekretion bewiesen. An dieser Wirkung scheinen auch polare Inhaltsstoffe der Pfefferminze beteiligt zu sein. Die expektorierende Wirkung kommt durch eine direkte Stimulierung der Bronchialsekretion zustande. Der durch Menthol ausgelöste Kältereiz- und Kühleffekt durch Bindung an einen „Kälte-Rezeptor" wirkt schmerzlindernd und gleichzeitig hyperämisierend. Die Hauptindikationen Reizdarmsyndrom (Irritables Reizdarm-Syndrom, IBS), Ösophagusspasmen und allgemeine funktionelle dyspeptische Beschwerden sind für Pfefferminzöl, Pfefferminztee (Menthae piperitae folium) und Pfefferminzextrakt durch kontrollierte klinische Studien belegt. Der

Tab. 2.4 Übersicht von Ätherischöl-Drogen bei Erkrankungen der Atemwege

Droge	Stammpflanze	Hauptwirkstoffe	Pharmakologische Hauptwirkungen
Eukalyptusblätter, -Öl	*Eucalyptus globulus*	1,8-Cineol, Limonen	Antitussiv, expektorierend, spasmolytisch, antimikrobiell
Fichtennadelöl	*Piceae aetheroleum*	Bornylacetat, Borneol, Campher, α-, β-Pinen	Antimikrobiell, expektorierend, bronchospasmolytisch
Kiefernadelöl, Latschenkieferöl	*Pinus sylvestris, P. mugo*	α-, β-Pinen, Terpinolen, β-Phellandren	Siehe Fichtennadelöl
Melissenkraut	*Melissa officinalis*	Citral a, b, Citronellal, β-Caryophyllen	Antiviral, spasmolytisch, sedativ
Salbeiblätter	*Salvia officinalis, S. triloba*	α-, β-Thujon, 1,8-Cineol, Campher, Borneol, Limonen	Sekretolytisch, expektorierend, antiphlogistisch
Thymiankraut, -Öl	*Thymus vulgaris*	Thymol, Carvacrol	Expektorierend, spasmolytisch, antimikrobiell
Zusätzlich Fenchel und Anis (s. Tab. 2.3)			

Pfefferminzextrakt oder das Öl werden bei diesen Indikationen zumeist mit Zubereitungen der Kümmeldroge und Bitterstoffdrogen kombiniert.

Beim Einsatz von Menthol oder Pfefferminzöl zur Behandlung der akuten und chronischen Bronchitis zeigt laut einer Doppelblindstudie die Kombination mit Eukalyptus-, Pinus- und Terpentinöl Vorteile. Kürzlich durchgeführte klinische Studien bei Patienten mit Spannungskopfschmerzen mit extern angewendetem Pfefferminzöl allein und kombiniert mit Eukalyptusöl ergaben therapeutische Äquivalenz mit Paracetamol und Aspirin bei fehlenden Nebenwirkungen.

Kamillenblüten, Kamillenöl, Ph.Eur.

Die echte Kamille (Matricariae flos, M. aetheroleum, *Matricaria recutita*, Asteraceae) enthält mehrere Wirkstoffprinzipien, so dass je nach Anwendung der jeweiligen Zubereitung mehr die lipophilen oder die hydrophilen Wirkstoffe zum Tragen kommen. Im Öl (0,3–1,5 %) und alkoholischen Extrakt sind die zyklischen Sesquiterpene **Chamazulen**, **Bisabolole** und die **Bisabololoxide A** und **B** so-

wie die **Polyine** (En-In-Dicycloether) vorherrschend (s. Abb. 2.28 und 2.30). Diese wirken antiphlogistisch, antiulzerogen und wie der En-In-Dicycloether spasmolytisch. Bei Anwendung des Alkohol-Extraktes sind an der antiphlogistischen und spasmolytischen Wirkung auch die in hoher Konzentration vorliegenden Flavonoide (Apigeninglykoside) beteiligt. Antiphlogistisch wirkt in einem Wasserextrakt der Kamille auch der Kamillenschleim. Die Hauptanwendungsgebiete der oral verwendeten alkoholischen und wässrigen Kamillenpräparate sind Spasmen, Koliken und Entzündungen des Magen-Darm-Traktes. Bei topischer Anwendung kommt die wundheilende Wirkung zum Tragen. Deshalb werden die Kamillenfertigpräparate bei allen entzündlichen Haut- und Schleimhautentzündungen sowie Reizzuständen im Mund, Rachen-, Anal- und Genital-Bereich in Form von Salben, Cremes, Inhalationen, Umschlägen und Bädern eingesetzt.

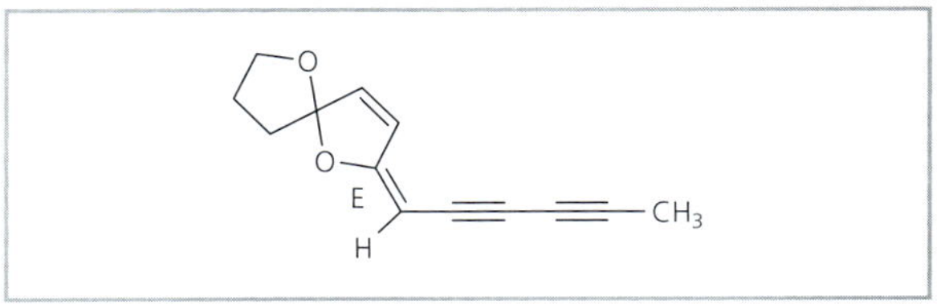

Hals-, Rachen- und Atemwegserkrankungen

Die durch Destillation gewonnenen Öle enthalten als Hauptverbindungen Monoterpene (z. B. Pinen), Phenole (z. B. Thymol) oder Phenylpropanverbindungen (z. B. Eugenol). Ihre pharmakologischen Wirkungen sind als expektorierend, sekretolytisch und sekretomotorisch, antiphlogistisch, spasmolytisch und antiseptisch bzw. antibakteriell bekannt (s. Tab. 2.4).

Abb. 2.30 (*E*)-En-In-Dicycloether (C_{13}-(*trans*)-Spiroketalenolether)

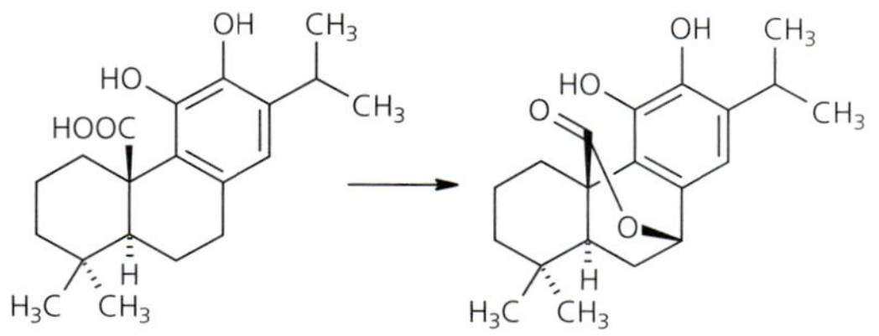

Abb. 2.31 Carnosolsäure und Carnosol (rechts)

Als Hauptindikationen gelten:

- akute und chronische Bronchitiden,
- entzündliche Erkrankungen von Mund und Rachen,
- Oto- und Rhinopathien.

Die Anwendung erfolgt durch Inhalation, Einreiben in die Haut (perkutan), als Badekur oder durch orale Applikation. Da ätherische Öle oft (Schleim-)hautreizend wirken, ist vor allem bei Kindern und Allergikern Vorsicht geboten.

Salbeiblätter, dreilappiger S., Ph.Eur., Salbeiöl, spanisches, -dalmatinisches, DAC

Die offizinellen Salbeiblätter (Salviae folium, *Salvia officinalis*), die dreilappigen Salbeiblätter (Salviae trilobae folium, *S. triloba*) und die Blätter der Unterarten *S. officinalis* ssp. *minor*, *S. officinalis* spp. *major* und *S. officinalis* spp. *lavandulifolia* (Lamiaceae) enthalten in ihren Ölen wechselnde Mengen an **β-Thujon**, **1,8-Cineol**, (+)-Campher, Borneol, α-, β-Pinen und zahlreichen andere Mono- und Sesquiterpenen (s. Abb. 2.27C). Während das offizinelle Salbeiöl einen sehr hohen Thujongehalt (40–60%) besitzt, enthält das Öl des dreilappigen Salbeis nur etwa 5% Thujon. An nicht flüchtigen Inhaltsstoffen dominieren das Diterpenphenol **Carnosol** (Pikrosalvin) (s. Abb. 2.31), Triterpensäuren und Flavonoide.

Obwohl für die meisten Terpene des Salbeiöles und das Öl selbst pharmakologische Einzeluntersuchungen existieren, werden zur Therapie primär Extraktzubereitungen eingesetzt, die sich in den pharmakologischen Ergebnissen mit denen des Öles nicht völlig decken. Alkoholische Salbeiextrakte wirken spasmolytisch, antimikrobiell und antioxidativ. Innerlich werden die Extrakte und der Teeaufguss bei dyspeptischen Beschwerden (Blähungen, Magen-Darm-Krämpfe) und Hyperhydrosis, äußer-

lich bei Entzündungen der Mund- und Rachenschleimhaut zum Gurgeln, Spülen und zur Pinselung eingesetzt. An dieser Wirksamkeit sind die Flavonoide und die Rosmarinsäure der Droge in erheblichem Umfang beteiligt. Da das Thujon auch toxische Eigenschaften besitzt, dürfen Salbeipräparate nicht in zu hohen Dosen und über längeren Zeitraum verabreicht werden.

Thymian, Thymianöl, Ph.Eur.

Hauptbestandteile des Thymianöls (Thymi aetheroleum, *Thymus vulgaris, Th. zygis,* Lamiaceae) sind mit 40–60% **Thymol** (2-Isopropyl-5-methyl-1-phenol) und das isomere **Carvacrol** (s. Abb. 2.27B). Das Mengenverhältnis beider Phenole hängt von der jeweiligen Thymusart, von Provenienz und den Wachstumsbedingungen ab. Kristallines Thymol wird heute aus thymolreichen Thymusölen, durch Dehydrierung des Monoterpens Piperiton oder durch Hydrierung von razemischem Menthol gewonnen. Der Phenolgehalt des Öls wird photometrisch nach der Emerson-Methode mit Aminopyrazolon bestimmt.

Thymol und Carvacrol wirken noch in einer Konzentration von 1:3000 auf Wundbakterien. Sie besitzen außerdem eine bronchospasmolytische, expektorierende und eine antioxidative Wirkung, was sie zur innerlichen Anwendung bei Bronchitis, Reizhusten und Keuchhusten prädestiniert. Thymian wird am häufigsten zur industriellen Herstellung von Hustenmitteln verwendet.

Entzündlich-rheumatische Erkrankungen, Hauterkrankungen

Hier werden vor allem die antientzündlichen, antioxidativen, durchblutungsfördernden, die Zellproliferation stimulierenden und antimikrobiellen **Wir-**

Tab. 2.5 Übersicht von Ätherischöl-Drogen bei rheumatischen Erkrankungen, bei Hauterkrankungen und Wunden

Droge	Stammpflanze	Hauptwirkstoffe	Pharmakologische Hauptwirkungen
Rosmarinblätter, -Öl	*Rosmarinus officinalis*	Borneol, 1,8-Cineol, Campher	Antiphlogistisch, antioxidativ
Campher	*Cinnamomum camphora*	(+)-Campher, (+)-Borneol	Durchblutungsfördernd, antirheumatisch
Fichtennadelöl, Kiefernadelöl	*Pinus abies, P. sylvestris*	α, β-Pinen, Bornylacetat	Durchblutungsfördernd

kungen von ätherischen Ölen genutzt. Eine Übersicht bietet Tab. 2.5.

Rosmarinblätter, Rosmarinöl, Ph.Eur.

Rosmarinöl (Rosmarini aetheroleum, *Rosmarinus officinalis,* Lamiaceae) enthält als Hauptterpene 1,8-Cineol (15–30 %), Campher, (–)-Camphen (5–10 %), (+)-, (–)-Borneol (10–20 %) und Bornylacetat (s. Abb. 2.27C). Im nicht flüchtigen Teil der Blätter sind Carnosolsäure, Carnosol (s. Abb. 2.31), **Rosmarinsäure** (s. Abb. 2.64), die Lamiaceengerbstoffe und Triterpenverbindungen (Oleanolsäure und Ursolsäure) die dominierenden Verbindungen. Das Öl ist vor allem durch eine hyperämisierende, die Durchblutung der Haut fördernde Wirkung bekannt, weshalb es vor allem äußerlich in Form von Bädern, Einreibungen unterstützend zur Behandlung von rheumatischen Erkrankungen, Kreislaufbeschwerden und bei Verstauchungen und anderen Sportverletzungen eingesetzt wird. Zur innerlichen Anwendung bei dyspeptischen und krampfartigen Beschwerden im gastrointestinalen Bereich haben der Gesamtextrakt und der Rosmarin-Tee (Rosmarini folium) den Vorzug.

Aromatherapie

Die heute viel propagierte Aromatherapie mit bestimmten Ätherischölen sollte definitionsgemäß ihre Wirksamkeit nach Inhalation allein über den **Riechvorgang** entfalten d. h. durch die Wechselwirkung von Duftmolekülen mit olfaktorischen Chemorezeptoren im Riechepithel und anschließende Informationsverarbeitung in bestimmten Hirnregionen (Thalamus, limbisches System, Formatio reticularis). Von dort sollen dann durch Mediatoren (z. B. Hormonausschüttung) auch Direktwirkungen auf Körperorgane ausgelöst werden. Neben diesem olfaktorischen Weg gibt es aber, wie Blutspiegelmessungen gezeigt haben, nach Inhalation auch die Möglichkeit

einer direkten nasalen/pulmonalen Resorption. Eine strenge Unterscheidung zwischen beiden Wegen ist nicht möglich. Der zweite Weg durch Inhalation bestimmter Öle (z. B. Kamillen-, Eucalyptus- oder Pfefferminzöle) oder durch dermale Applikation von Ätherischölen aus entsprechend präpariertem Badewasser hat schon früher Eingang in die Inhalations- oder Balneotherapie gefunden.

Ob man auch diese als Aromatherapie bezeichnet ist eine Standpunktfrage. Über die molekularbiologischen Vorgänge bei dem ersten Aufnahmeweg ist schon vieles bekannt, doch wie genau die Umsetzung von Geruchssuszeptionen in pharmakologische Wirkungen erfolgt (z. B. Beschleunigung der Herzfrequenz oder eine Muskelrelaxation), ist noch wenig erforscht.

Bei Überwiegen des olfaktorischen Weges ist verständlich, weshalb die „Aromawirkung" in erster Linie das neurovegetative System des Gehirns und damit Gefühle, Stimmungen, Triebe beeinflusst. Durch Kenntnis der jeweiligen Wirkqualität eines Ätherischöls und der erforderlichen Dosis ist es somit möglich, den Menschen zu beruhigen, ihm die Angst zu nehmen oder umgekehrt eine Depression zu bekämpfen oder thymoleptische Wirkungen zu erzielen. So gelten beispielsweise Melissen-, Lavendel-, Majoran-Geruch als stimmungsaufhellend, die Düfte von Kamille, Rose, Orangenblüten und Sandelholz als beruhigend und spannungslösend.

Molekularpharmakologische Untersuchungen haben z. B. gezeigt, dass

- Salbei, Patchouli oder Ylang-Ylang die Hypophyse zur Bildung von Endorphinen anregt,
- Kamille und Lavendel die Serotoninproduktion anregt,
- Lemongras und Rosmarin Nordadrenalin in bestimmten Gehirnregionen freisetzt,
- Muskat, Salbei, Grapefruit, Rose und Jasmin aus dem Hypothalamus Enkephaline freisetzt.

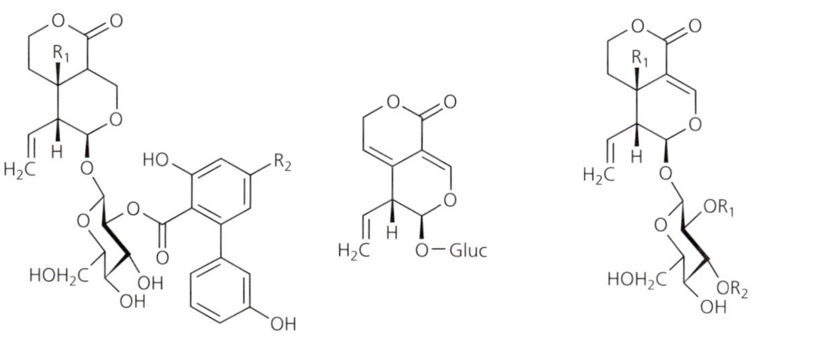

Amarogentin: R_1 = H; R_2 = OH
Amaroswerin: R_1, R_2 = OH
Amaropanin: R_1, R_2 = H

Gentiopikrin
(Gentiopikrosid)

Swerosid: R_1, R_2 = H
Centapikrin: R_1 = Hydroxybenzoyl
R_2 = Acetyl

Abb. 2.32 Terpenoidstrukturen von wichtigen Bitterstoffen aus Enzianwurzel, Bitterklee und Tausendgüldenkraut

Literatur

BINDER, G. et al. (2001): Ätherische Öle (Pfefferminze, Bergamotte, Zitrone). Dtsch. Apoth. Ztg. 141 (37): 4263–4270

BINDER, G., KÖNIG, WA. (2000): Ätherische Öle (Lavendel-, Fenchel-, Melissenöl). Dtsch. Apoth. Ztg. 140 (37): 4205–4210

BUCHBAUER G. (1998): Aromatherapie naturwissenschaftlich betrachtet. Zeitschr. f. Phytotherapie 19, 209–212

BUCHBAUER, G., HAFNER, M. (1985): Aromatherapie. Pharmazie in unserer Zeit 14 (1): 8–18

BUCHBAUER G., HAFNER, M. (1985): Aromatherapie. Pharmazie in unserer Zeit, 14: 8–18 Hatt H. (1996): Molecularmechanisms of olfactory processing in the mammalian olfactory epithelium. ORL 58: 183–194

CARLE, R. (1996): Kamillenöl-Gewinnung und Qualitätssicherung. Dtsch. Apoth. Ztg. 136 (26): 2165–2176

DORN, M. (2000): Wirksamkeit und Verträglichkeit von Baldrian versus Oxazepam bei nichtorganischen und nichtpsychiatrischen Insomnien: Eine randomisierte doppelblinde klinische Vergleichsstudie. Forsch. Komplementärmed. Klass. Naturheilkunde 1: 79–84

PITTLER, M. H., ERNST, E. (1998): Peppermint oil for irritable bowel syndrome: a critical review and metaanalysis. Am. J. Gastroenterol. 93: 1131–1135

RENSEN VAN I. et al. (1994) : Ätherischölhaltige Zubereitungen. Bioverfügbarkeit und Pharmakokinetik. Z. Phytotherapie 20 (2): 72–74

SCHILCHER, H. (1987): Die Kamille, Handbuch für Ärzte, Apotheker und andere Naturwissenschaftler. Wissenschaftliche Verlagsgesellschaft, Stuttgart

2.3.3 Drogen mit terpenoiden Bitterstoffen

Diese Bitterstoffdrogen (Amara) werden ausschließlich wegen ihres intensiv bitteren Geschmacks zur Stimulierung der Speichel-, Magen- und Gallensekretion und zur Tonussteigerung der glatten gastrointestinalen Muskulatur bei allen Formen der funktionellen Dyspepsie verwendet. Sie müssen toxikologisch unbedenklich sein. Bitterstoff-Drogen mit terpenoiden oder nicht terpenoiden Inhaltsstoffen, bei denen andere pharmakologische Wirkungen und arzneiliche Anwendungen im Vordergrund stehen wie z.B. die Chinarinde, Strychnos-Samen, Aloe, Herzglykosid-Drogen oder die Harpagophytum-Droge werden in anderen Kapiteln abgehandelt.

Die Bitterstoffe aller nach der obigen Definition verwendeten Drogen besitzen eine terpenoide Grundstruktur. Sie leiten sich von Monoterpenen (Secoiridoide), Sesquiterpenen, Diterpen-, einige auch von Triterpen- bzw. Secotriterpen- oder Steroid-Strukturen ab (s. Abb. 2.32 und 2.33). Viele von ihnen liegen als Glykoside vor und/oder enthalten eine Lactongruppierung.

Physiologie der Bitterwirkung

Der bittere Geschmack

Die Wirkung der Bitterstoffe auf Magen, Galle und Darm wird durch Erregung von Bitter-Rezeptoren in den Geschmacksknospen des Zungengrundes ausgelöst, d.h. dass nur die perorale Anwendung in einer nicht verkapselten Zubereitungsform (Tinktur, Extrakt, Tee) die volle Wirksamkeit gewährleistet. Die Geschmacksknospen befinden sich auf den 10–12 gut sichtbaren Wallpapillen (Villae circumvallatae) verteilt, die in Form eines offenen V am

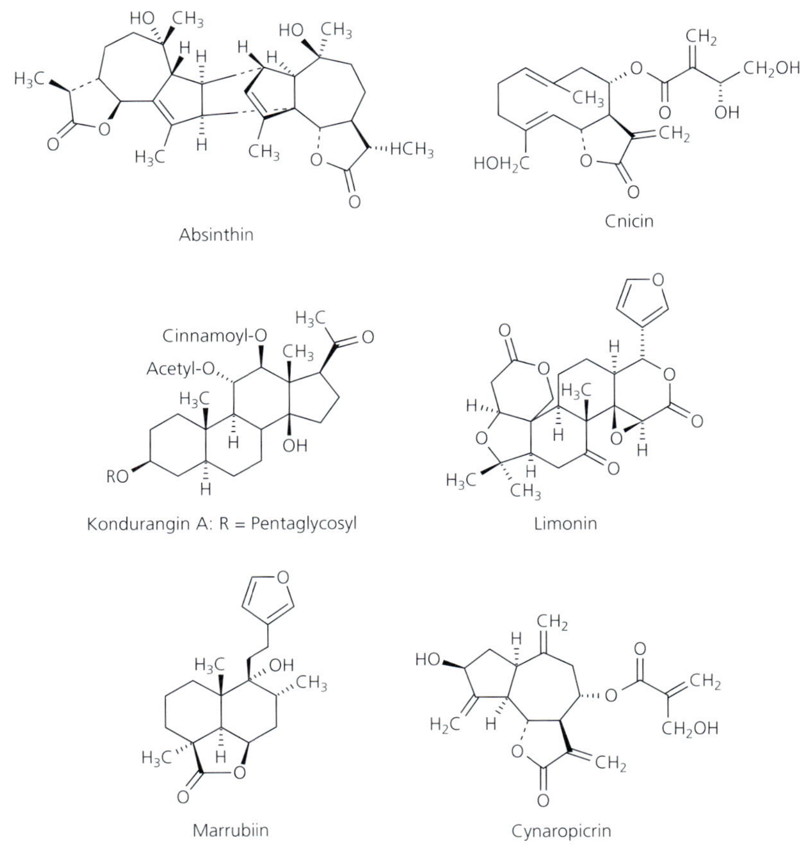

Abb. 2.33 Terpenoidstrukturen von wichtigen Bitterstoffen aus Wermutkraut, Benediktenkraut, Kondurangorinde, Bitterorangenschale, Andornkraut und Artischockenblättern

hinteren Rand des Zungenrückens angeordnet sind. In den Wallgräben befinden sich pro Wallpapille bis zu 150 Geschmacksknospen. Voraussetzung für die Geschmackserregung ist die intermolekulare Bindung des Bitterstoffes an die Rezeptoren. Diese befinden sich in den zottenartigen Plasmafortsätzen (Mikrovilli), die aus den 20–30 Sinneszellen in den Porus der Geschmacksknospe hineinragen. Nach Interaktion des Bitterstoffes mit dem Rezeptor wird die Geschmacksempfindung „bitter" über den *Nervus glosso-pharyngeus* und *Nervus vagus* in das Wahrnehmungszentrum des Gehirns *(Gyrus postcentralis)* weitergeleitet und dort als „bitter" registriert. Damit ein Bitterstoffmolekül an den Bitterstoffrezeptor binden kann, muss er eine geeignete Protonendonator- bzw. Akzeptor-Bindungstelle im Abstand von ca. 1–5 Å besitzen, um Wasserstoffbrückenbindungen mit den entsprechenden Zentren des Rezeptors auszubilden. Die richtige Raumstruktur und stereochemische Anordnung der funk-

tionellen Gruppen im Molekül sind dabei maßgebend. Die Mindestkonzentration (Schwellenkonzentration) für eine Erregung der Rezeptoren liegt für die Geschmacksempfindung „bitter" bei 10^{-3} bis 10^{-6} Mol/l.

Anregung von Speichel und Magensaft
Die eigentliche Anregung der Speichel- und Magensaftreaktion erfolgt auf reflektorischem Wege. Diese so genannte **enzephalische Phase** ist mit der Ausschüttung von Salzsäure, Pepsin und Gastrin I + II (Tetra- und Heptadecapeptid) im Magen verbunden. Es folgt die **gastrische Phase**, in der diese Verbindungen auf humoralem Wege die Motorik von Magen und Dünndarm sowie die Galle- und Pankreas-Sekretion anregen. Bitterstoffe setzen damit einen Mechanismus in Gang, der letztlich zu einer verbesserten Nahrungsausnutzung und Resorptionssteigerung führt.

Anwendung

Indikationsgebiete für die Anwendung von Bitterstoffdrogen in Form ihrer Tinkturen, Extrakte oder Tees sind:

- dyspeptische Beschwerden (Völlegefühl, Flatulenz, Oberbauchbeschwerden, Roemheldsymptomenkomplex),
- vegetative Dystonie und eingeschränkte Tätigkeit der Verdauungsenzyme bei älteren Menschen,
- Appetitlosigkeit als Folge und Begleiterscheinung von schweren Krankheiten in der Rekonvaleszenz,

- alle Formen von Tonusschwäche.

Die rein isolierten Bitterstoffe kommen arzneilich nicht zur Anwendung.

Wertbestimmung

Da die Bitterstoffe der in Tab. 2.6 aufgelisteten Drogen verschiedenen Terpenstrukturen angehören, erfolgt der qualitative Nachweis und ihre quantitative Bestimmung nach Ph.Eur. auf physiologischem Wege mit Hilfe des menschlichen Geschmackssinnes (sensorische Analyse). Diese ist sinnvoll und gerechtfertigt, weil der Mensch den Geschmack bit-

Tab. 2.6 Übersicht der wichtigsten Bitterstoffdrogen

Droge	Stammpflanze	Haupt-Bitterstoffe	Mindest-Bitterwert (BW)
Enzianwurzel, Gentianae radix, Ph.Eur.	Gentiana lutea	Amarogentin, Gentiopikrin (Gentiopikrosid), Ameroswerin, Amaropanin	> 10 000
Bitterklee, Menyanthidis trifoliatae folium, Ph.Eur	Menyanthes trifoliata	Foliamenthin, Dihydrofoliamenthin, Menthiafolin, Swerosid	> 4000
Tausendgüldenkraut, Centaurii herba, Ph.Eur.	Centaurium minus	Swertiamarin, Gentiopikrin, Centapikrin, Amarogentin	> 2000
Wermutkraut, Absinthii herba, Ph.Eur.	Artemisia absinthium	Absinthin, Anabsinthin	> 15 000
Benediktenkraut, Cardui benedicti herba, DAC, ÖAB	Cnicus benedictus	Cnicin, Artemisiifolin	> 800
Kondurangorinde, Condurango cortex, DAC, ÖAB, Ph. Helv.	Marsdenia condurango	Kondurangin	15 000
Bitterorangenschale, Aurantii amari epicarpium et mesocarpium, Ph.Eur.	Citrus aurantium	Limonin, Naringin*, Neohesperidin*	600–2500
Frische Zitronenschalen, Limonis flavado recens, Ph. Helv.	Citrus limon	Limonin, Naringin*	**
Andornkraut, Marrubii herba, DAC, ÖAB	Marrubium vulgare	Marrubiin	**
Artischockenblätter, Cynarae folium, ESCOP	Cynara scolymus	Cynaropicrin	**
Löwenzahn, Taraxaci herba cum radice, DAC, ÖAB	Taraxacum officinale	Lactucopicrin	**

* nicht terpenoide Bitterstoffe (Strukturformeln s. Abb. 2.67)
** nicht bestimmt

terer Stoffe noch in sehr hoher Verdünnung wahrnehmen kann, z. B. wird eine 0,0005 %ige Chininlösung von den meisten Menschen noch als deutlich bitter schmeckend empfunden.

Sensorische Analyse

Das Prinzip der sensorischen Analyse beinhaltet die Geschmacksprüfung von zwei Verdünnungsreihen. In der ersten wird die individuelle Empfindlichkeit des Prüfers mit einer Standardsubstanz (Chinin-HCl oder Brucin) durch Ermittlung eines Korrekturfaktors festgestellt. In der zweiten Verdünnungsreihe wird der Grenzwert oder direkt der Bitterwert des Drogenauszuges unter Berücksichtigung des Korrekturfaktors bestimmt. Bei der Grenzwert-Bestimmung wird auf die Konzentration verdünnt, die dem als Mindestforderung jeweils genannten Bitterwert entspricht. Der Bitterwert ist der reziproke Wert derjenigen Konzentration eines Arzneimittels in der dieses eben noch bitter schmeckt. In der Tab. 2.6 sind auch die mittleren Bitterwerte der wichtigsten Bitterstoffdrogen der Arzneibücher aufgelistet.

Enzianwurzel, Ph.Eur.

Die Hauptmenge der in Europa gehandelten Enzian-Droge (Gentianae radix) stammt von *Gentiana lutea* (Gentianacae). Die Wurzeln von *Gentiana pannonica, G. punctata, G. purpurea* und *G. asclepias* sind ebenfalls zugelassen, spielen aber nur eine untergeordnete Rolle.

Der Bitterwert der Drogen wird in erster Linie von **Amarogentin** bestimmt, das als Trihydroxydiphenyl-Carbonsäureester des Secoiridoidglucosides Swerosid nur in einer Konzentration von 0,025–0,04 % vorliegt, aber den extrem hohen Bitterwert (BW) von 58 000 000 besitzt. Dominierend ist in der Droge das **Gentiopikrin** (Gentiopikrosid) mit einem Gehalt von 2–3 %, aber einem Bitterwert von nur 12 000. Die beiden anderen Bitterstoffe Amaroswerin und Amaropanin (s. Abb. 2.32) besitzen BW von 58 Millionen bzw. 20 Millionen. Interessanterweise schmeckt auch das in der Droge noch enthaltene Trisaccharid Gentianose (Fructosyl 2 → 1 α-Glucosyl 6 → 1 β-Glucose) schwach bitter (BW = 120). Der Bitterwert wird durch eine sensorische Grenzwertbestimmung ermittelt. Wenn die BW der einzelnen Bitterstoffe bekannt sind, kann der Gesamtbitterwert der Drogen auch über eine quantitative HPLC-Bestimmung erhalten werden.

Angewendet wird die Enzianwurzel in Form des Tees, als Enziantinktur oder Trockenextrakt. Zusätzliche pharmakologische Wirkungen besitzen Amarogentin als Hemmstoff der DNA-Topoisomerase Typ I von **Leishmania-Protozoen** und Gentiopikrin als Antioxidans und Hepatoprotektivum.

Wermutkraut, Ph.Eur.

Die Droge (Absinthii herba, *Artemisia absinthium*, Asteraceae) besteht aus den zur Blütezeit gesammelten oberen Sprossteilen und Laubblättern. Hauptherkunftsgebiete sind Südosteuropa, die GUS-Staaten und die USA. Die Droge ist ein Amarum-Aromatikum mit den dimeren Guajanolid-Bitterstoffen **Absinthin** (0,2 %, BW = 12 700 000) und dem isomeren Anabsinthin. Das monomere Gujanolid Artabsin ist nur in der frischen Droge enthalten. Das dunkelgrün-blau gefärbte Ätherischöl (0,3–1,5 %) enthält Thujon, Thujol und Chamazulen. Wermut-Tee ist ein bewährtes Mittel bei allen dyspeptischen Beschwerden, Völlegefühl nach schweren Mahlzeiten, chronischer Gastritis und krampfartigen Darm- und Gallebeschwerden

Absinthliköre sind wegen ihrer schädlichen Wirkung insbesondere bei Dauerkonsum (Absinthismus = Thujonvergiftung!) in vielen Kulturländern verboten.

Artischockenblätter

Cynarae folium (*Cynara scolymus*, Asteraceae) enthält 0,5–5,0 % Sesquiterpenlacton-Bitterstoffe mit der Hauptverbindung **Cynaropikrin**. Dieses Esterguajanolid bestimmt den bitteren Geschmack von Artischockenextraktzubereitungen. An der cholagogen Wirkung der Droge ist eine zweite nicht bittere Verbindung, die 1,3-Dicaffeoylchinasäure (Cynarin), maßgeblich beteiligt (s. Kap. 2.4.2).

Löwenzahn, DAC, ÖAB

Die bitter schmeckende Droge (Taraxaci herba cum radice, *Taraxacum officinale*, Cichoriaceae) enthält Sesquiterpenlacton-Bitterstoffe vom Germacranolid- und Eudesmanolid-Typ. Die Hauptverbindungen der Droge sind das Lactucopikrin, Taraxinsäureglucosid, Taraxacolidglucosid und das Taraxacosid, Letzteres eine nicht terpenoide Verbindung, das β-*O*-[4-β-(*p*-Hydroxyphenylacetyl)-β-D-glucopyranosyl]–β-hydroxy-γ-butyrolacton. Die Droge findet bei Appetitlosigkeit, Völlegefühl, Meteorismus und Gallestau Anwendung.

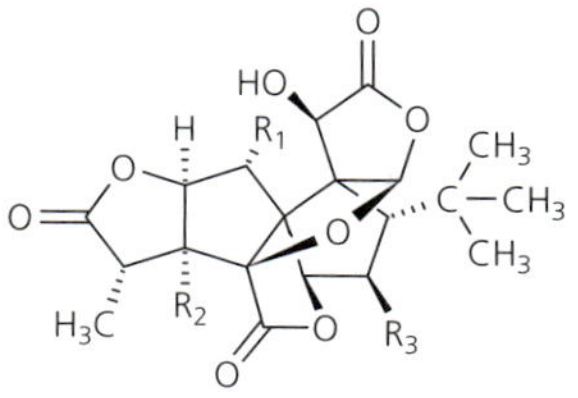

Ginkgolide	R_1	R_2	R_3
A	H	OH	H
B	OH	OH	H
C	OH	OH	OH
J	H	OH	OH
M	OH	H	OH

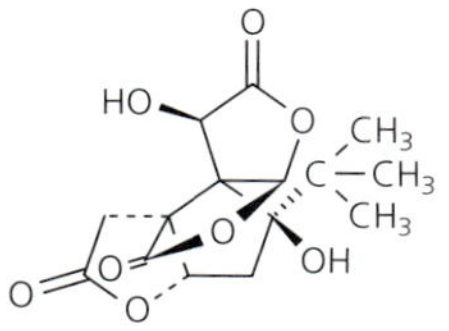

Abb. 2.34 Ginkgolide – Bilobalid

Literatur

Dtsch. Ges. f. Arzneipflanzenforschung (1966): Vorträge der 14. Tagung, Pflanzliche Bitterstoffe. Planta Med. Supplement

Brieskorn, C.H. (1978): „…und gibt ihm bittere Arznei". Pharmazie in unserer Zeit, 7, 143

Ghisalberti, E. (1998): Biological and pharmacological activity of naturally occurring iridoids and Secoiridoids. Phytomedicine 5: 147–163

Hein, J. et al. (2001): Absinth – neue Mode, alte Probleme. Dtsch. Apoth. Ztg. 141–149: 5803–5807

Koch-Heitzmann I. (1987): Marsdenia Condurango. Z. Phytotherapie 8(2): 38–41

Teuscher, E. (1990): Untersuchungen zum Wirkungsmechanismus ätherischer Öle. Z. Phytotherapie 11(3): 87–92

Wagner, H. (1999): Neue Ergebnisse der Aromapharmakologie. Forschung, Forum Aromatherapie Aromapflege 16: 14–19

Wagner, H., Münzing, Vasirian (1975): Eine chemische Wertbestimmung der Enziandroge. Dtsch. Apoth. Ztg. 115, 1233

Wegener, T. (1998) Anwendung eines Trockenextraktes aus Gentianae luteae radix bei dyspeptischem Symptomenkomplex. Z. Phytotherapie 19(3): 163–164

2.3.4 Terpenoid-Drogen mit besonderen Arzneiwirkungen

Neben den terpenoiden Bitterstoff-Drogen gibt es Drogen, deren terpenoide Inhaltsstoffe sich durch auffallende pharmakologische Sonderwirkungen auszeichnen.

Bei den als Hauptwirkstoffe identifizierten Verbindungen handelt es sich zumeist um Sesquiterpen- und Diterpen-Verbindungen. Einige Verbindungen enthalten in ihren Molekülen neben Isoprenstrukturen auch noch andere Biosynthese-

bausteine. Sofern nicht die isolierten Reinstoffe sondern entsprechende Drogenzubereitungen zur Anwendung kommen, ist an der Gesamtwirksamkeit wieder mit der Beteiligung weiterer auch nicht terpenoider Inhaltsstoffe der Droge zu rechnen.

Ginkgoblätter, Ph.Eur.

Die Blattdroge (Ginkgo folium) stammt von einem in Ostasien heimischen und in Europa gelegentlich noch in Parkanlagen anzutreffenden zweihäusigen Laubbaum (Fächerblattbaum, *Ginkgo biloba*, Ginkgoaceae). Phylogenetisch kann man den Baum, der noch Spermatazoide ausbildet, bis ins Mesozoikum zurückdatieren. Seine Integration in die westliche Medizin verdankt die Droge mehr einer systematischen Forschung, als der früheren Verwendung in der traditionellen Medizin Chinas. Heute wird die Droge hauptsächlich aus Kulturen in USA und Frankreich gewonnen.

Chemie: Der für Fertigarzneimittel hergestellte standardisierte Aceton-Wasser-Spezial-Extrakt soll 5–7 % Terpenlactone, davon 2,8–3,4 % **Ginkgolide** A, B, C, J und M sowie 2,6–3,2 % **Bilobalid** (s. Abb. 2.34) sowie 22–27 % Flavonglykoside und höchstens 5 ppm Ginkgolsäuren (Alkylphenole mit C-13- bis C-17-Seitenketten) enthalten. Die Konzentration an der als Allergen wirkenden Ginkgolsäure (Anacardsäure) darf 5 ppm nicht übersteigen.

Weitere Inhaltsstoffe sind von Kämpferol, Quercetin und Isorhamnetin abgeleitete Flavonolglykoside, ferner acylierte Flavonolglykoside, fünf Biflavonoide (z.B. Amentoflavon) und Proanthocyanidine.

Als wertbestimmend sind die Terpenlactone und die Flavon-Verbindungen anzusehen, weshalb auf diese beiden Substanzgruppen standardisiert wird. Bei den Gingkoliden handelt es sich um hexazyklische Diterpene mit einer C-20-Grundstruktur und drei Lactongruppen.

Das Bilobalid ist biogenetisch betrachtet ein Sesquiterpen (C-15) mit ebenfalls drei Lactongruppen. Für die quantitative Bestimmung der Terpenlactone eignet sich am besten die Gaschromatographie, für die Flavonoide die HPLC-Methode.

Pharmakologie und Anwendung: Ginkgospezialextrakte besitzen ein multifaktorielles Wirkprofil. Für diese Spezialextrakte wurden drei Hauptwirkungen ermittelt:

- Wirkungen im Blut: Hemmung der Thrombozytenaggregation und -adhäsivität,
- Wirkungen am Gefäß: Vasodilation durch PAF-Antagonismus und Freisetzung des EDRF (Endothelial Derived Relaxing Factor) und
- Wirkungen im Gewebe: Neuroprotektion, Erhöhung der Hypoxietoleranz.

Die Ginkgolide selbst zeichnen sich durch eine ausgeprägte PAF-antagonistische und damit eine die Thrombozytenaggregation hemmende sowie eine neuroprotektive und die Acetylcholinesterase hemmende Wirkung aus. Bilobalid wirkt antiödematös und ebenfalls neuroprotektiv. Die Flavonoide sind maßgeblich an der antiödematösen, antioxidativen bzw. Radikalfänger- und antihämorrhagischen Wirkung beteiligt.

Die Hauptindikationen für Ginkgoextrakte sind die periphere arterielle Verschlusskrankheit (Claudicatio intermittens) und lt. Kommission E hirnorganische Leistungsstörungen beim demenziellen Syndrom, d.h. bei altersbedingten Gedächtnis- und Konzentrationsstörungen und milder bis mäßig primär degenerativer Demenz vom Alzheimer Typ und Multiinfarkt-Demenz.

Die WHO hat *Ginkgo biloba* neben den Acetylcholinesterasehemmern vom Typ des Galanthamins als Antidementivum in der seit 2000 gültigen ATC-Klassifikation anerkannt.

Als weitere Indikationen werden aufgrund von klinischen Studien folgende angegeben: Schwindel unklarer Genese, die senile Maculadegeneration, Tinnitus aurium und Polyneuropathien diabetischer Genese.

Die Bioverfügbarkeit von Ginkgolid A und B wird mit 80–100%, von Bilobalid mit 70% angegeben.

Die wenigen bisher registrierten Nebenwirkungen beschränkten sich auf leichte Magenbeschwerden, Kopfschmerzen, Durchfall oder allergische Hautreaktionen. Im Vergleich zu synthetischen Nootropika waren die mit dem Ginkgopräparat LI 1370 registrierten Nebenwirkungen etwa 1/5 geringer, d.h. sie lagen bei etwa 1,5% im Vergleich zu 5,5% in der mit synthetischen Nootropika behandelten Patienten.

Pestwurz-Wurzelstock

Von der Stammpflanze *Petasites hybridus* (Asteraceae) des Pestwurz-Wurzelstockes (Petasitidis rhizoma) existieren zwei Chemotypen, der Petasin- und der Furanopetasintyp. Da wildwachsende *Petasites-hybridus*-Pflanzen auch potenziell kanzerogene lebertoxische Pyrrolizidinalkaloide enthalten, wurde eine Chemovarietät gezüchtet (Petzell-Wurzel), die sich durch einen hohen Petasin-, aber sehr niedrigen Pyrrolizidinalkaloid-Gehalt auszeichnet. Durch den Einsatz eines CO_2-Extraktionsverfahrens mit anschließender Entfernung der Pyrrolizidinalkaloide über eine Kationenaustausch-Chromatographie ist es gelungen sogar einen alkaloidfreien Spezialextrakt herzustellen. Damit war es möglich Petasites in Form einer Extraktzubereitung für die Therapie zu erhalten.

Hauptinhaltsstoffe sind das **Petasin** und **Isopetasin,** Angelikasäureester des Sesquiterpens Petasol und Isopetasol (s. Abb. 2.35) sowie die Furanoeremophilane, die in 2- oder 9-Stellung substituiert sind. Pharmakologisch zeichnet sich der Petasites-extrakt und die Petasine durch eine antientzündliche, analgetische und spasmolytische Wirkung aus. Die antientzündliche Wirkung resultiert aus einer spezifischen Hemmung der 5-Lipoxygenase und damit der Cysteinyl-Leukotrien-Entzündungsmediatoren. Die Stärke der Leukotriensynthesehemmung erwies sich mit der des 5-Lipoxygenasehemmers Zileuton vergleichbar. Die spasmolytische Wirkung auf die glatte Muskulatur und die vasodilatierende Wirkung kommen sehr wahrscheinlich über einen Ca-antagonistischen Mechanismus zustande.

Bestätigt durch Doppelblindstudien, ergaben sich folgende Indikationen für den Petasites-Spezialextrakt.

- Asthma,
- allergische Rhinitis,
- Migräneprophylaxe,
- Spannungskopfschmerz.

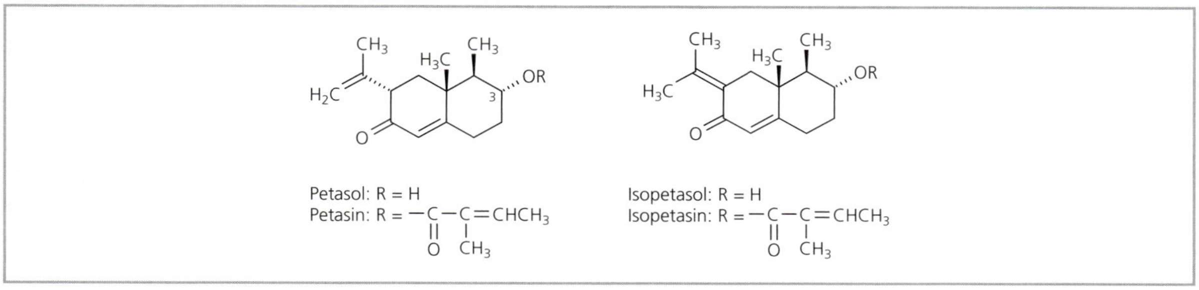

Abb. 2.35 Petasites – Wirkstoffe

Baldrianwurzel, Ph.Eur.

Obwohl sich Baldriantinktur und -Extrakte in den verschiedensten Anwendungsformen nach wie vor großer Beliebtheit erfreuen, ist die Baldrianwurzel (Valerianae radix, *Valeriana officinalis*, Valerianaceae) eine Problemdroge, da die Frage welche Wirkstoffe des Baldrians für die beruhigende und Schlaf fördernde Wirkung verantwortlich sind, ungeklärt ist. Wahrscheinlich liegt ein Synergieeffekt mehrerer Wirkstoffe vor, auf die nach Klärung Baldrianpräparate standardisiert werden müssen.

Chemie: Neben den im Ätherischöl enthaltenen flüchtigen Sesquiterpenverbindungen vom Typ der Valerensäure und des Valeranons sind es vor allem **Valepotriate** und **Lignane**, von denen die Letzteren heute besonderes Interesse beanspruchen. Die als Hauptverbindungen anzusehenden Valepotriate sind nicht glykosidische Iridoide mit einem charakteristischen Epoxidring und einer Triesterstruktur (**Val**eriana-**Epo**xy-**Tri**ester). Die Hauptverbindungen sind das Valtrat (s. Abb. 2.36), Isovaltrat, Acevaltrat, Didrovaltrat und IVH-Didrovaltrat, von denen die ersten drei eine Dienstruktur besitzen. Didrovaltrat und IVH-Didrovaltrat sind Monoen-

Verbindungen. Die einzelnen Valepotriate unterscheiden sich vor allem in der Art der in den Valepotriaten gebundenen Estersäuren, von denen außer Essigsäure die Isovaleriansäure, die Isovaleroxyhydroxy-Isovaleriansäure und die Isocapronsäure dominieren.

Bei den Lignanverbindungen handelt es sich um Pinoresinolglucoside und erst kürzlich aufgefundene glykosidische Olivilderivate.

Pharmakologie: Pharmakologisch sind für die drei Stoffgruppen die folgenden Wirkungen ermittelt worden.

Für die Sesquiterpenverbindungen wurden tranquillisierende, zentraldämpfende und die motorische Aktivität reduzierende Effekte gemessen. Von den Valepotriaten erwiesen sich in elektrophysiologischen Untersuchungen die Verbindungen der Monoen-Reihe bevorzugt tranquillisierend, während die der Dien-Reihe deutlich thymoleptische Wirkungen zeigten. Einige Untersuchungen sprachen auch dafür, dass ein GABA-Antagonismus anzunehmen ist. Diesen letzten Mechanismus legten auch Untersuchungen von wässrigen Baldrian-Extrakten nahe.

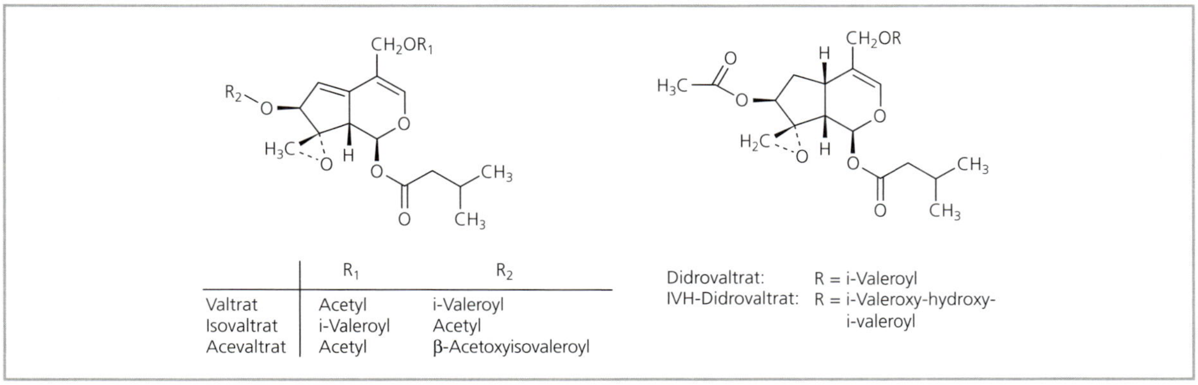

	R$_1$	R$_2$
Valtrat	Acetyl	i-Valeroyl
Isovaltrat	i-Valeroyl	Acetyl
Acevaltrat	Acetyl	β-Acetoxyisovaleroyl

Didrovaltrat:	R = i-Valeroyl
IVH-Didrovaltrat:	R = i-Valeroxy-hydroxy-i-valeroyl

Abb. 2.36 Baldrianinhaltsstoffe (Valepotriate)

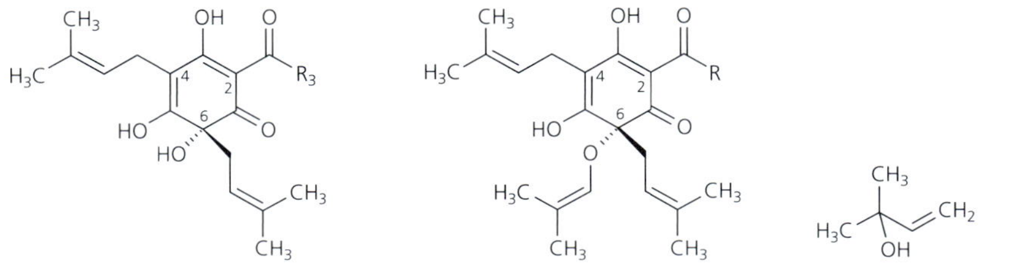

Abb. 2.37 Die Hopfenbitterstoffe Humulon und Lupulon

Von den Lignanen zeigte das 8′-Hydroxypinoresinol In-vitro-Affinität zum Serotoninrezeptorsubtyp 5-HT$_{1A}$ und damit antientzündliche chemopräventive Effekte. Besonders interessant war der Nachweis, dass sich das kürzlich isolierte Olivil-O-di-glucosid als ein partieller Agonist zum Adenosinrezeptor A$_1$ in der Hirnrinde herausgestellt hat. Damit ist dieses Lignan der erste nicht nucleoside Adenosinrezeptoragonist, der keine strukturelle Beziehung zum Adenosin besitzt.

Damit erhält die Lignanfraktion mehr als die anderen Verbindungstypen Interesse für weitere molekularpharmakologische Untersuchungen.

Die Arzneimittelkommission E nennt in der Monographie Baldrianwurzel Unruhezustände und nervös bedingte Einschlafstörungen als Anwendungsgebiete. Bemerkenswert ist, dass eine randomisierte, doppelblinde, klinische Vergleichsstudie mit einem Baldrian-Spezial-Extrakt gegen Oxazepam bei Patienten, die länger als ein Jahr unter deutlichen bis starken Schlafstörungen litten, eine gleichwertige Wirksamkeit ergab.

Hopfenzapfen, Ph.Eur.

Die Hopfenzapfen (Lupuli flos) sind die Fruchtstände (Strobuli) der diözischen weiblichen Hopfenpflanze (*Humulus lupulus*, Cannabaceae). Diese liefern die Glandulae lupuli, die aus den Drüsenschuppen der Fruchtstände durch Abklopfen gewonnen werden. Hauptinhaltsstoffe sind die α- und β-Hopfensäuren, die **Humulone** und **Lupulone**, (s. Abb. 2.37), die bis zu 30 % in der Harzfraktion der Fruchtstände enthalten sind. Bitter schmecken nur die Humulone. Die Bittersäuren stellen Prenylphloroglucidgemische mit zwei bzw. drei Dimethylalkylseitenketten und einem zusätzlichen Isovaleroyl-Isobutyryl- oder 2-Methylbutyryl-Rest am Phloroglucin-Ring dar Abb. 2.37. Die Droge enthält

außerdem in der Harzfraktion das **Xanthohumol**, ein Chalcon des 5-O-Methyl-8-prenylnaringenins, weitere prenylierte Flavonoide und im Exkret der Drüsenhaare ein ätherisches Öl mit den Hauptsesquiterpenen α- und β-Caryophyllen, Myrcen und Farnesen. Die Hopfenbitterstoffe bilden bei der Lagerung und möglicherweise auch im menschlichen Organismus durch Abbau **2-Methyl-3-buten-2-ol** (s. Abb. 2.37). Diese Verbindung erwies sich im Tierversuch als ein sedativer Wirkstoff. Der Hopfenextrakt wird, obwohl er auch die Magensekretion stimuliert, nicht als Magenmittel verwendet sondern in erster Linie zusammen mit anderen sedierend wirkenden Drogenextrakten (z. B. von Passiflora, Baldrian oder Melisse) als Beruhigungsmittel bei Unruhe- und Angstzuständen.

Beschrieben werden für Hopfen noch bakteriostatische und tuberkulostatische Wirkungen. Xanthohumol besitzt antiinflammatorische, antiestrogene und antioxidative Aktivität. Durch Induktion von Zelldifferenzierungsprozessen und Apoptose wirkt es auch antiproliferativ. Ein Brustkrebs-präventives Potenzial wurde im Tiermodell bestätigt. (s. auch Kap. 3.4.2).

Mutterkraut, Ph.Eur.

Die ursprünglich aus Kleinasien stammende Staude ist heute über ganz Europa verbreitet. Tanaceti parthenii herba (fewerfew, *Tanacetum parthenium*, syn. *Chrysanthemum p.*, Asteraceae) besitzt Antimigräne-Wirksamkeit, die aufgrund eingehender pharmakologischer Untersuchungen auf **Parthenolid** (s. Abb. 2.38), Epoxyartemorin und die anderen Sesquiterpenlactone vom Germacranolid-Typ zurückzuführen ist. Parthenolid hemmt die Aktivierung des Transkriptionsfaktors NF-κB und damit die in den Entzündungsprozess involvierten Entzündungsfaktoren (z. B. Tumor-Nekrose-Faktor α,

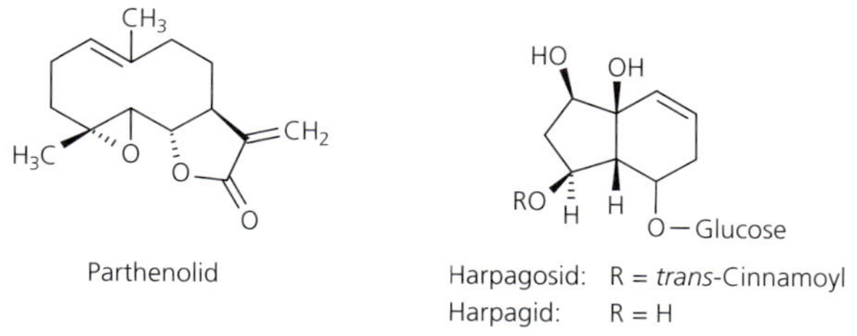

Abb. 2.38 Parthenolid und Harpagosid

Interleukine 1, 2, 4, 6, 8 und 12 sowie die induzierbare NO-Synthase und das interzelluläre Adhäsionsmolekül ICAM-1). Vermutlich beruht die entzündungshemmende Wirksamkeit aber auch auf einem Eingriff in den Serotoninstoffwechsel (Anti-5HT-Rezeptor-Wirkung). Nach den durchgeführten zahlreichen klinischen placebokontrollierten Doppelblindstudien haben Mutterkrautpräparate als Anwendungsgebiet in erster Linie die Migräneprophylaxe, weniger die Therapie der akuten Migräne. Vorsicht bei der Therapie ist allerdings geboten, da Parthenolid und die anderen Sesquiterpenlactone auch ein allergisches Potenzial besitzen. Die Unbedenklichkeit von Mutterkrautpräparaten ist daher nicht gesichert.

Teufelskrallenwurzel, Ph.Eur.

Die knollenförmige Teufelskrallenwurzel (Harpagophyti radix, *Harpagophytum procumbens*, Pedaliaceae) aus Anbauten in den Trockengebieten Namibias enthält als Hauptwirkstoff das bitter schmeckende Iridoidglykosid **Harpagosid** (s. Abb. 2.38), das in der Droge in einer Konzentration von ca. 1,5–1,8 % enthalten ist. Die Drogenextrakte besitzen eine appetitanregende, choleretische und antiphlogistische Wirkung, die auf das Harpagosid und bisher ungeklärte Begleitstoffe zurückgeführt werden kann. Die bis heute mehr als fünf durchgeführten klinischen Studien haben ergeben, dass vor

allem chronische Rückenschmerzen sowie leichte bis mittelstarke muskuläre Verspannungen und leichte Muskelschmerzen des Rückens, der Schulter sowie des Nackens am besten auf die Harpagophytum-Extrakt-Medikation ansprechen. Die Kommission-E-Monographie nennt als Anwendungsgebiete bei rheumatischen Erkrankungen: *„zur unterstützenden Therapie degenerativer Erkrankungen des Bewegungsapparates"*, während in der ESCOP-Monographie als Indikationen schmerzhafte Arthrosen, Tendinitis, Appetitlosigkeit und Dyspepsie angegeben sind.

Forskolin

Forskolin, ein Diterpen vom Labdan-Typ, (s. Abb. 2.39) wurde aus der Wurzel von *Coleus forskohlii*, einer in Indien heimischen Lamiaceenstaude, isoliert, ist aber heute vollsynthetisch herstellbar. Die positiv inotrope und blutdrucksenkende Wirkung des Forskolins und der dieser Wirkung zu Grunde liegende Mechanismus, die direkte Stimulierung der Adenylatcyclase, haben die Forschung stark angeregt. Trotzdem es in der Zwischenzeit gelungen ist, gut wasserlösliche Derivate herzustellen, konnte das Forskolin und seine Derivate keinen Eingang in die Therapie finden. Da Forskolin aber als idealer Prototyp für eine direkte Adenylatcyclase-Wirkung gilt und gleichzeitig durch cAMP-unabhängige Mechanismen eine

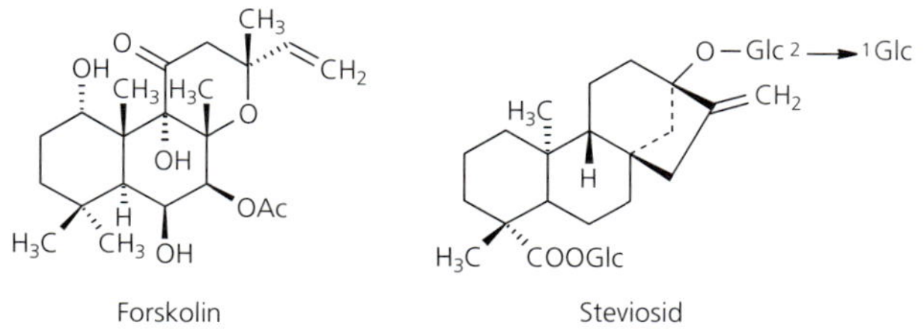

Abb. 2.39 Forskolin und Steviosid

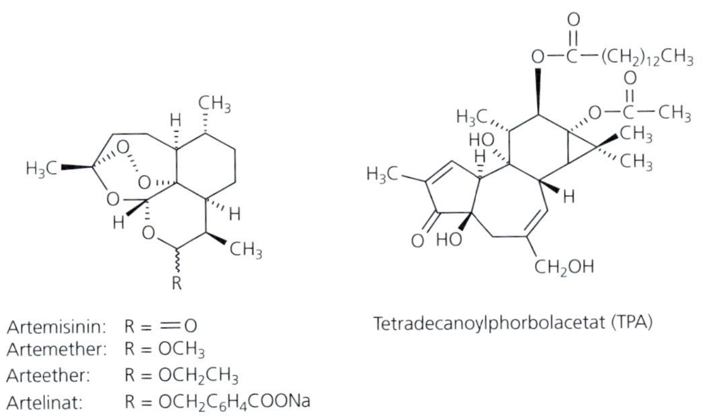

Abb. 2.40 Artemisinin und Tetradecanoylphorbolacetat

Reihe von Membran-Transportproteine und Kanal-proteine (z. B. spannungsabhängige K⁺-Kanäle, GABA-Rezeptoren und das P170-Glykoprotein-Multidrug-Transportsystem) blockiert, ist sie zu einer wertvollen Modellsubstanz in der experimentellen molekularbiologischen Forschung geworden.

Steviosid

Steviosid ist ein Diterpensäureester-Triglykosid, das aus den Blättern der in Paraguay heimischen Pflanze *Stevia rebaudiana* (Asteraceae) in 6–10%iger Ausbeute gewonnen wird. Das Diterpen gehört mit seiner tetrazyklischen Struktur zur Klasse der Kauran-Diterpene (s. Abb. 2.39). Eine Glucose ist esterartig an die Carboxylgruppe, die Sophorose glykosidisch an die einzige OH-Gruppe gebunden. Steviosid hat keine direkte arzneiliche Wirkung, wird aber wegen seiner 150–300-mal stärkeren Süßwirkung als Saccharose als Süßungsmittel eingesetzt. Die Pflanze wird heute in Uruguay, Brasilien, Südkorea, Taiwan, China, Thailand und Malaysia angebaut. Steviosid ist in den meisten südamerikanischen Ländern und in Japan als Zusatz-Süßungsmittel in Getränken wie z. B. Coca Cola zugelassen, nicht dagegen in den USA und den EU-Ländern, wo es nach der Kommissionsverordnung aus dem Jahre 2000 wegen fehlender toxikologischer Daten verboten ist.

Artemisinin

Diese Verbindung entstammt dem Arzneischatz der traditionellen chinesischen Medizin, die das Kraut von Quinghaosu (*Artemisia annua*, Asteraceae) seit 2000 Jahren als Fieber- und Malariamittel verwendet. **Artemisinin**, in der Droge in einer Menge von 0,01–0,5% enthalten, ist ein **Sesquiterpen**-Derivat mit einem Oxepanring, einem sechsgliedrigen Lactonring und einer Peroxidbrücke (s. Abb. 2.40). Wegen der schlechten Löslichkeit von Artemisinin wurden verschiedene semisynthetische Derivate, u. a. der **Artemether** (Methylether), Arteether (Ethylether) oder Artelinat (s. Abb. 2.40) hergestellt. Obwohl man in der Zwischenzeit erkannt hat, dass die Antimalaria-Wirksamkeit nicht an die Artemisinin-Grundstruktur gebunden ist, wird heute der Artemether in China, Thailand, Brasilien und Südamerika erfolgreich zur Therapie von Malariaformen eingesetzt, die gegen Chloroquin und andere Chemotherapeutika resistent sind. Vorteile hat eine Kombinationstherapie von Artemisinin mit anderen lang wirkenden Malariamitteln (z. B. Mefloquin). Als Wirkmechanismus von Artemisinin wird nach neuesten Untersuchungen angenommen, dass zunächst die Peroxidstruktur von Artemisinin, in einer durch cytosolisches Eisen-II katalysierten Reaktion gespalten wird. Es entsteht ein Zwischenprodukt mit Radikalcharakter, das spezifisch als „Zielprotein" eine membranständige, calciumabhängige ATPase aus *Plasmodium falciparum*, als PfATP6 bezeichnet, hemmt. Wie die Hemmung der Calciumpumpe zu der beobachteten Plasmozidie der Parasiten führt, ist noch ungeklärt.

Phorbolester

Diese hauptsächlich in Pflanzen der Euphorbiaceen- und Thymeleaceen vorkommenden polyfunktionellen Diterpenester besitzen entweder die tri- bzw. tetrazyklische Tiglian-, Ingenan- oder Daphnan-Struktur. Ein Ring davon ist entweder sechs- oder siebengliedrig. Als Hauptverbindung dieser Verbindungsklasse gilt das **Tetradecanoylphorbolacetat** (TPA) (s. Abb. 2.40) aus dem Samen von *Croton tiglium*. Die meisten Verbindungen besitzen eine tumorpromovierende bzw. cokarzinogene Eigenschaft.

Cokarzinogene sind im Gegensatz zu Solitärkarzinogenen (z. B. 7, 12–Dimethylbenz-[a]- anthracen) nicht in der Lage, Tumore zu erzeugen. Erst die Kombination einer nicht tumorigenen Dosis eines Solitärkarzinogens und einer entsprechenden Dosis eines Cokarzinogens lässt Tumore entstehen. TPA und Mezerein aus dem Seidelbast besitzen aber auch tumorhemmende Eigenschaften. Möglicherweise beruht diese Tumorhemmwirkung auf einer Stimulierung des zellulären Immunsystems, denn das TPA wird in der Immunologie als Referenzsubstanz mit mitogenen T-Lymphozyten aktivierenden Eigenschaften eingesetzt. Wegen seiner irritierenden Hauteigenschaften wurde Crotonöl früher zum Baunscheidtieren (es handelt sich um ein Verfahren bei dem mit Crotonöl benetzte feine Nadeln in die Haut benachbart zu dem Entzündungsherd eingestochen werden), zur Reizkörpertherapie bei chronisch-entzündlichen Erkrankungen eingesetzt. Auch in der Homöopathie werden verdünnte Euphorbiumextrakte (als D4) bei Ekzemen, Katarrhen der oberen Luftwege sowie bei Konjunktivitis angewendet.

Hauptanwendung findet TPA heute in der experimentellen Tumorforschung.

Literatur

Ginkgo

DE FEUDIS, F. V. (1998): *Ginkgo biloba* (Egb 761): From chemistry to the clinic. Ullstein Medical, Wiesbaden

JURETZEK, W., MÜLLER, W. E. (2002): Qualität und Wirksamkeit von *Ginkgo-biloba*-Extrakt. Pharmazie in unserer Zeit **31**: 370–375

KRIEGLSTEIN, J. (1994): Neuroprotective properties of *Ginkgo biloba* constituents. Z. Phytotherapie **15**: 92–96

LE BARS, P. L., KATZ, M. M., BERMANN, N., ITIL, T. M., FREEDMAN, A. M., SCHATZBERG, A. F. (1997): A Placebo controlled double blind, randomized trial of an extract of *Ginkgo biloba* for dementia. JAMA **278**: 1327–1332

LE BARS, P. L., VELASCO, F. M., FERGUSON, J. M., DESSAIN E. C., KIESER, M., HOERR, R. (2002): Influence of the *Ginkgo biloba* Extract Egb 761® in Alzheimer's Disease. Neuropsychobiology 45: 14–26

STEINKE, B., MÜLLER, B., WAGNER, H. (1993): Biologische Standardisierungsmethode für Ginkgo – Extrakte. Plant. Med. **59**: 155–160

Petasites

BICKEL, D., RÖDER, T., BESTMANN, H. J., BRUNE, K. (1994): Identification and characterization of inhibitors of pep-tido – leucotriene synthesis from *Petasites hybridus*. Planta Med. 60: 318–322

SCHAPOVAL, A., SCHRADER, E., SENTI, G., KUNZE, G., SCHELLENBERG, R., DUDECK, J., BOEDEKER, R. H. (2002): Randomised controlled trial of butterbur (*Petasites*) and cetivizine for treating seasonal allergic rhinitis. BMJ 324: 144–146

THORNET, O. A. R., WIESMANN, U. N., SCHAPOWAL, A., BIZER, CH., SIMON, H.-U. (2001): Role of petasin in the potential antiinflammatory activity of a plant extract of *Petasites hybridus*. Biochem. Pharmacol. 61: 1041–1047

Valeriana

DORN, M. (2000): Wirksamkeit und Verträglichkeit von Baldrian versus Oxazepam bei nichtorganischen und nichtpsychiatrischen Insomnien. Eine randomisierte doppelblinde klinische Vergleichsstudie. Forsch. Komplementärmed. Klass. Naturheilkunde 1: 79–84

HENDRIKS, H., BOS, R., WOERDENBOG, H., KOSTER, A. Sj. (1984): Central nervous depressant activity of valerenic acid in the mouse. Planta Med. 1: 28–32

HÖLZL, J. (1998): Baldrianwurzel-Wirksames Pharmakon bei Nervosität und Schlafstörungen. Z. Phytotherapie 19(1): 47–54

KRIEGLSTEIN, J., GRUSLA, D. (1988): Zentral dämpfende Inhaltsstoffe im Baldrian. Valepotriate, Valerensäure, Valeranon und ätherisches Öl sind doch wirksam. Dtsch. Apoth. Ztg. 128: 2041–2045

SCHOLLE, S., HÖLZL, J. (1997): Lignane – Wirksubstanzen in Baldrianwurzeln. Z. Phytotherapie 18(4): 221–222

SCHUMACHER, B., SCHOLLE, S., HÖLZL, J., KHUDEIR, N., HESS, S., MÜLLER, CH. E. (2002): Lignans isolated from Valerian: Identification and characterization of a new Olivil derivative with partial agonistic at A1-adenosin receptors. J. Nat. Prod. 65: 1479–1485

UPTON, R. (1999): Valerian Rot (Analytical, Quality Control and Therapeutic Monograph), American Herbal Pharmakopoeia and Therapeutic Compendium,

Hopfenbitterstoffe

HÖLZL, J. (1992): Inhaltsstoffe der Hopfen (*Humulus lupulus L.*). Z. Phytother. **13** (5): 155–161

VORBACH, E. U., GÖRTELMEYER, R. BRÜNING, J. (1996): Therapie von Insomnien: Wirksamkeit und Verträglichkeit eines Baldrianextraktes. Psychopharmakotherapie **3**: 109–115

WOHLFAHRT, R., WURM, G., HÄNSEL, R., SCHMIDT, H. (1983): Der Abbau der Bittersäuren zum 2-Methyl-3-buten-2-(ol), einem Hopfeninhaltsstoff mit sedativ-hypnotischer Wirkung. Arch. Pharmaz. **315:** 132–137

GERHÄUSER, C. et. al. (2002): Cancer chemopräventive activity of Xanthohumol, a natural product derived from hop. Mol. Cancer Ther. 1, 959–969

Tanacetum parthenium

MURPHY, J. J., HEPTINSTALL, S., MITCHELL, J. R. A. (1988): Randomised double blind study with *Tanacetum parthenium* against placebo for migraine prophylaxis. Lancet II: 189–192

Vogler, B. K., Pittler, M. H., Ernst, E. (1998): Feverfew as a preventive treatment for migraine: a systematic review. Cephalagia **18**: 704–708

Harpagophytum

Chrubasik, S., Junck, H., Breitschwerdt, H., Conradt, Ch. Zappe, H. (1999): Effectiveness of Harpagophytum extract WS 1531 in the treatment of exacerbations of low back pain: a randomized, placebo-controlled double blind study. Eur. J. Anaesthesiol. **16**: 118–129

Chrubasik, S., Sporer, F., Wink, M. (1996): Zum Wirkstoffgehalt in Teezubereitungen aus *Harpagophytum procumbens.* Forsch. Komplementärmedizin **3**, 116–119

Wegener, T. (1998): Die Teufelskralle *(Harpagophytum procumbens)* in der Therapie rheumatischer Erkrankungen. Z. Phytotherapie 19/(5): 284–294

Wegener, T., Winterhoff, H. (2001): Zubereitungen aus der südafrikanischen Teufelskralle. Dtsch. Apoth. Ztg. 141: 5613–5621

Forskolin

Bhat S. V. (1993): Forskolin and cogeners. In: Herz W., Kirby GW, Moore R. E., Steglich, W., Tamm (eds) Progress in the chemistry of organic natural products, Vol. 62, Springer, Berlin, Heidelberg, New York pp. 1–74

De Souza, N. J. (1993): Industrial development of traditional drugs: the forskolin example. A minireview. J. Ethnopharmacol. 38: 177–180

Steviosid

Kinghorn, A. D. (2002): Stevia. Taylor & Francis, London/ New York

Artemisinin

Bharel, S., Gulati, A., Abdin, M. Z. Srivastava, P. S., Jain, S. K. (1996): Structure, biosynthesis and functions of artemisinin. Fitoterapia 67: 387–402

Bracher, F. (2002): Neue Erkenntnisse zum molekularen Wirkmechanismus von Artemisinin. Pharm. Unserer Zeit 31(1): 10–11

Nahrstedt A. (1994): Artemisinin in der Malariatherapie – eine echte Alternative. Z. Phytotherapie 15 (3): 172

Woerdenbag, H. J., Niesko P. (1991): *Artemisia annua* – Der einjährige Beifuß. Eine traditionelle Arzneipflanze als Quelle für neue Antimaleriamittel. Z. Phytotherapie 12: 133–139

Woerdenbag, H. J., Pras, N., van Uden W. et al. (1994): Progress in the research of artemisinin related antimalarials: un update Pharm. World Sci 16: 169–180

Wright, C. W., Warhurst, C. (2002): The mode of action of artemisinin and its derivatives. In: Wright C. W. (ed): Artemisin. Taylor & Francis, London, New York, pp 249–288

2.3.5 Triterpen- und Steroid-Drogen

Biosynthese: Die in Pflanzen vorkommenden Triterpen- und Steroidstrukturen leiten sich unmittelbar von dem aus 2 Mol Farnesyl-DP gebildeten, azyklischen C-30-Isoprenoid Squalen ab. Nach dessen Oxidation zum 2,3-Epoxid und anschließender Aufspaltung zum 3-Hydroxy-Squalen-Kation erfolgt spontan Zyklisierung zu den tetrazyklischen oder pentazyklischen C-30-Triterpenen. Die tetrazyklischen Verbindungen vom Cycloartenol- oder Cucurbitacin-Typ enthalten am C-17 eine Octamonoen-Seitenkette. Cycloartenol liefert unter Verlust von drei Methylgruppen das C-27-Cholesterol, das zur Ausgangsverbindung der Steroidsapogenine und der Phytosterole sowie der Cardenolide/Bufadienolide wird (s. Abb. 2.41 und Kap. 5, Abb. 5.44). Die Zucker der einzelnen Verbindungen werden vermutlich erst nach Abschluss der Struktur angebunden.

Nicht glykosidische Triterpensäuren und -alkohole

Von Interesse sind:
- Betulinsäure,
- Boswelliasäure,
- Calendula-Triterpenalkohole,
- Cucurbitacine.

Betulinsäure
Betulinsäure ist ein pentazyklisches Triterpen vom Lupantyp (s. Abb. 2.42), das ziemlich häufig in Pflanzen vorkommt. Man gewinnt es durch Reduktion des Triterpenalkohols Betulin, das in hoher Konzentration in der Rinde von Betulaarten enthalten ist. Die Betulinsäure hat bisher noch keine arzneiliche Anwendung gefunden, könnte aber bald wegen ihrer beachtlichen antitumoralen, antiparasitären, antiphlogistischen und Anti-HIV-Wirkung in Form einer partialsynthetisch abgewandelten Verbindung Marktreife erlangen. In In-vitro-Versuchen erwies sich Betulinsäure hochwirksam gegen menschliche Melanomzellen, Hirn-, Ovar- und Lungen-Tumorzellen. Als Hauptwirkungsmechanismus nimmt man eine Induktion der Apoptose (programmierter Zelltod) an. Betulinsäure hemmt außerdem die HIV-2-Replikation und besitzt in vitro eine Anti-Malaria-Wirkung.

Boswelliasäuren
Boswelliasäuren sind C-30-pentazyklische Triterpene vom Olean- und Ursan-Typ, Hauptwirkstoffe des Gummiharzes von *Boswellia carteri* (Weihrauch, Olibanum) und *B. serrata* (indischer Weihrauch, Salai Guggul, Burseraceae). Die α-Boswelliasäure besitzt Olean-Struktur, die β-Boswellia-

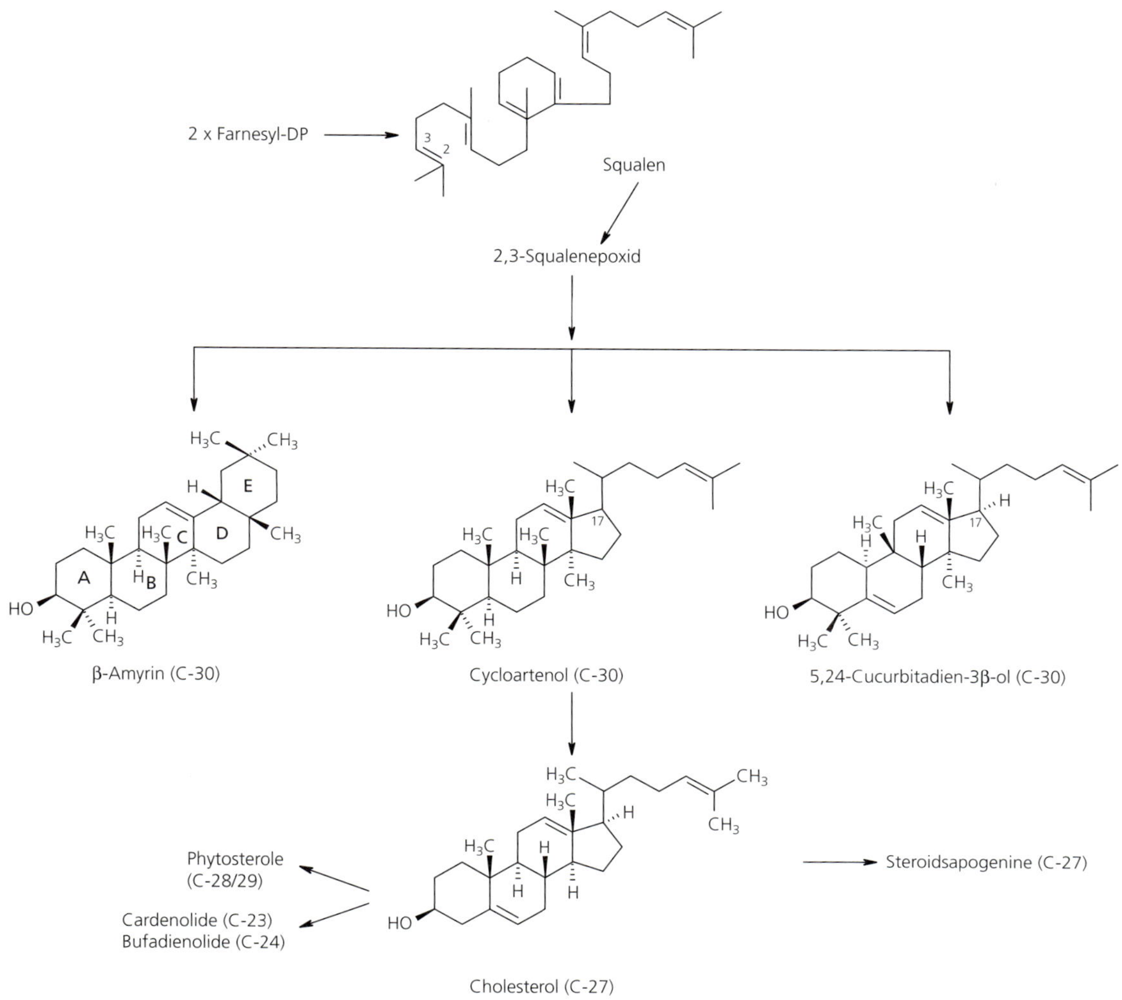

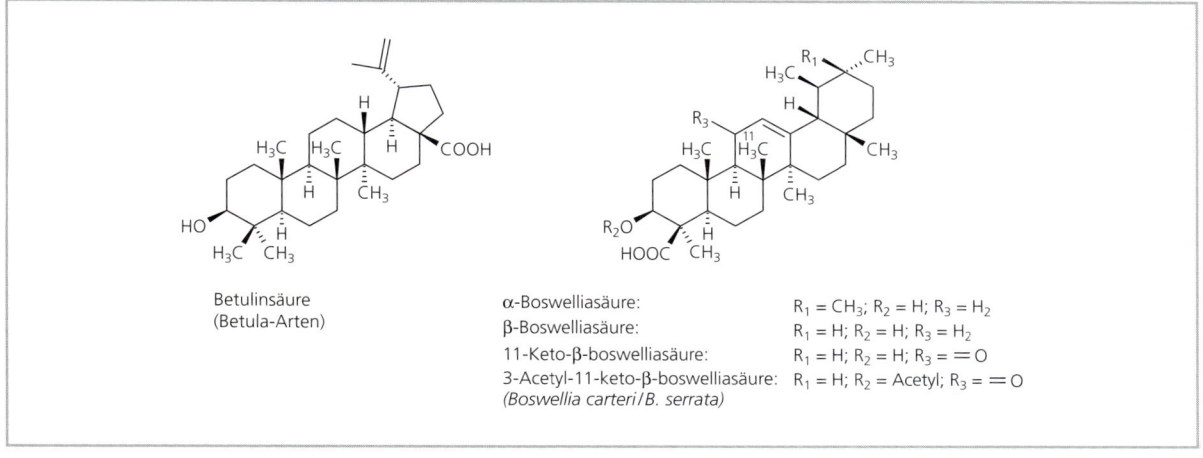

Abb. 2.41   Biosynthese von Triterpen- und Steroid-Verbindungen

Betulinsäure
(Betula-Arten)

α-Boswelliasäure: $R_1 = CH_3; R_2 = H; R_3 = H_2$
β-Boswelliasäure: $R_1 = H; R_2 = H; R_3 = H_2$
11-Keto-β-boswelliasäure: $R_1 = H; R_2 = H; R_3 = \mathbin{=\!=} O$
3-Acetyl-11-keto-β-boswelliasäure: $R_1 = H; R_2 = $ Acetyl; $R_3 = \mathbin{=\!=} O$
(Boswellia carteri / B. serrata)

Abb. 2.42   Betula- und Boswellia-Triterpensäuren

2 x Farnesyl-DP

Squalen

2,3-Squalenepoxid

β-Amyrin (C-30)

Cycloartenol (C-30)

5,24-Cucurbitadien-3β-ol (C-30)

Phytosterole
(C-28/29)

Cardenolide (C-23)
Bufadienolide (C-24)

Steroidsapogenine (C-27)

Cholesterol (C-27)

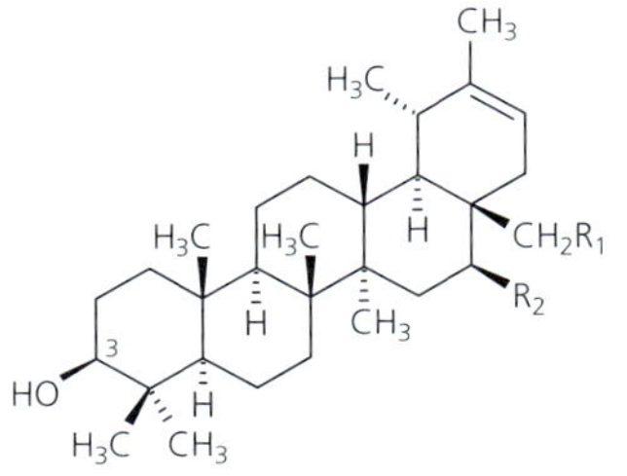

ψ-Taraxasterol: R_1, R_2 = H
Faradiol: R_1 = H; R_2 = OH
Heliantriol B_0: R_1, R_2 = OH
(Calendula officinalis)

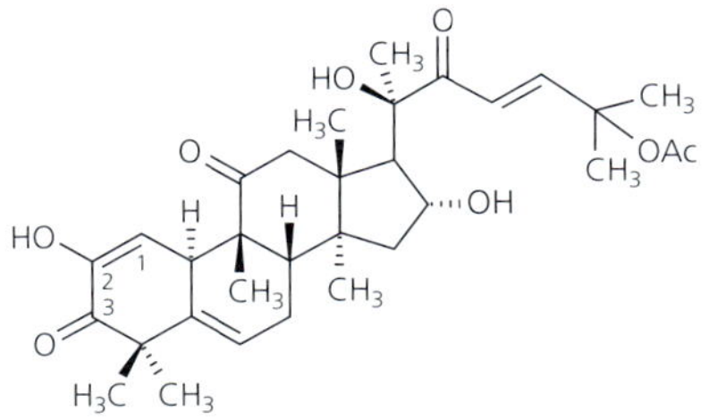

Cucurbitacin E:
(Iberis amara/Bryonia cretica)

Abb. 2.43 Calendula-Triterpenalkohole und Cucurbitacine

säure Ursan-Struktur. Die wertbestimmenden Säuren scheinen die **11-Keto-β-Boswelliasäure** und die **3-Acetyl-11-keto-β-Boswelliasäure** zu sein (s. Abb. 2.42). Diese beiden letzten Säuren kommen nur im Harz des indischen Weihrauchs vor. Diese Verbindungen besitzen in vitro eine spezifische Hemmwirkung der 5-Lipoxygenase vom Nicht-Redox-Typ, zusätzlich hemmen sie auch die Cyclooxygenase, die Leukozytenelastase und das Komplement. Ein Alkoholextrakt von *Boswellia serrata* mit einem Gehalt von ca. 3 % Boswelliasäuren zeigte am Carregenan- und Dextraninduzierten Ödem der Ratte in einer Konzentration von 50–200 mg/kg p. o. eine 40–70 %ige Hemmung, die der Wirkung von 50–100 mg/kg Phenylbutazon entspricht. Eine ähnlich gute Wirksamkeit wurde auch am Formaldehyd- und Adjuvans-Arthritis-Modell gefunden.

Chronische Polyarthritis und entzündliche Darmerkrankungen: Von den zahlreichen durchgeführten klinischen Studien sind jene bei Patienten mit chronischer Polyarthritis und Osteoarthritis sowie Colitis ulcerosa beachtenswert. Bei der ersten Indikation kam es in 60–70 % der Fälle zum Rückgang der Schmerzen, der Schwellungen und der Gelenksteifigkeit. Bei Patienten mit Colitis ulcerosa und Morbus Crohn erwies sich das Weihrauchprodukt in seiner Wirksamkeit bei wesentlich geringeren Nebenwirkungen mit dem Standardpräparat Mesalazin vergleichbar. Nachdem im In-vitro-Versuch Boswelliasäuren auch Gliablastomzellen in ihrer Proliferation hemmten, wurde das Weihrauchprodukt in einer Pilotstudie bei Patienten mit Hirntumoren (Astrozytome) eingesetzt, wobei es zu einer signifikanten Reduktion des peritumoralen Hirnödems kam. Als mögliche Wirkungsmechanismen werden neben einer corticomimetischen Wirkung die Induktion der Apoptose und eine Hemmung der Topoisomerase I und II angegeben. Weitere Studien mit standardisierten Weihrauchextrakten unter GCP-Bedingungen (**G**ood **C**linical **P**ractice) sind erforderlich. Nach neuesten In-vitro- und In-vivo-Studien scheint die Acetylboswelliasäure auch für die Therapie des Androgen-unempfindlichen Prostatakrebses eine neue Möglichkeit zu eröffnen. Als „Nahrungsergänzungsmittel" ist ein Extraktpräparat auf dem Markt.

Calendula-Triterpenalkohole

Die bekannte antientzündliche und die Wundheilung fördernde Wirksamkeit von Extrakten aus *Calendula-officinalis*-Blüten (Calendulae flos) dürfte in erster Linie den freien und mit Fettsäuren veresterten pentazyklischen Triterpenalkoholen ψ-Taraxasterol, Faradiol und Heliantriol) (s. Abb. 2.43) zukommen, obwohl auch die Triterpensaponine und Polysaccharide der Droge noch zusätzlich für eine Wirksamkeit in Frage kommen.

Cucurbitacine

Die Cucurbitacine, die gehäuft in Kürbisgewächsen vorkommen, sind Triterpene mit einem tetrazyklischen Grundgerüst, das sich von dem Lanosterol des Wollfetts ableitet. Auffällig im Strukuraufbau ist die Anhäufung von α,β-ungesättigten Carbonylgruppen. Die cucurbitacinehaltigen Extrakte schmecken intensiv bitter mit einer motilitätssteigernden Wirkung auf Magen und Darm, sie finden aber heute wegen zu geringer therapeutischer Breite nur noch in niedriger Dosierung therapeutische Anwendung. Während die Koloquinte (Colocynthidis fructus, *Citrullus colocynthis,* Cucurbitaceae) wegen ihrer drastischen Abführwirkung längst obsolet ist, wird ein Frischpflanzenauszug aus den Samen von *Iberis amara* (Bittere Schleifenblume) in einem Kombinationspräparat (Iberogast®) bei dyspeptischen Beschwerden therapeutisch eingesetzt. Als Hauptwirksubstanz gilt das Cucurbitacin E (s. Abb. 2.43).

Die beiden anderen cucurbitacinhaltigen Drogen, die Früchte von *Luffa purgans* (Luffa-Schwamm) und die Wurzel von *Bryonia cretica* (Zaunrübe), haben in homöopathischen Präparaten als Heuschnupfenmitteln, als Rheumamittel und bei fieberhaften Katarrhen noch Anwendung gefunden.

Triterpen-Saponine

Die auffallende Eigenschaft vieler pflanzlicher Saponine beim Schütteln mit Wasser einen haltbaren seifenähnlichen Schaum zu geben, hat dieser Stoffgruppe den Namen gegeben (sapo, Seife).

Chemie

Saponine sind Glykoside, deren Aglykone (Sapogenine) sich entweder von einem C-30-Triterpen- oder einem C-27-Steroidgrundkörper ableiten. Da sich die Herzglykoside (s. Kap. 2.3.5) durch ihre spezifische Herzwirksamkeit von den Saponinen unterscheiden, werden sie nicht dazugerechnet. In den pentazyklischen, seltener tetrazyklischen Triterpensapogeninen sind die Ringe A/B, B/C und C/D *trans*, die Ringe D/E *cis* verknüpft. Die meisten Triterpensapogenine leiten sich vom Oleanan- bzw. Δ^{12}-Oleanentyp ab. Einige wenige haben das Grundgerüst des Ursans oder Dammarans. Ubiquitär vorkommende Triterpene sind das β-Amyrin, die Oleanolsäure und Ursolsäure. Der saure Charakter kann durch eine Carboxylgruppe am Aglykon, durch eine solche im Zuckeranteil oder durch Carboxylgruppen in beiden Teilen des Glykosids bedingt sein. Saponine mit Zuckerbindung nur an der C-3-OH-Gruppe werden als monodesmosidisch, solche an zwei verschiedenen OH-Gruppen oder an einer OH- und einer COOH-Gruppe als bisdesmosidisch bezeichnet. Die Zahl der Monosaccharideinheiten in den Glykosiden variiert zwischen einem und zwölf Zuckern.

Neben den Zuckern Glucose, Galactose, Xylose, Arabinose, Rhamnose und den selteneren Zuckern Quinovose, Fucose, Talose und Ribose enthalten einige Saponine noch zusätzlich aliphatische Säuren (z. B. Essigsäure, Tiglinsäure oder Angelikasäure), die esterartig gebunden sind (Estersaponine).

Verbreitung im Pflanzenreich

Saponine gehören zu den ubiquitär vorkommenden sekundären Pflanzeninhaltsstoffen. Die ausgeprägten fungiziden Eigenschaften vieler Saponine sind vermutlich der Grund für die relativ weite Verbreitung im Pflanzenreich.

Triterpen-Saponine, von denen etwa 2000 Verbindungen beschrieben wurden, sind vor allem unter den Dicotyledonen weit verbreitet. Besonders saponinreiche Arten finden wir in den Familien der Araliaceae, Caryophyllaceae, Fabaceae, Hippocastanaceae, Primulaceae, Ranunculaceae, Polygalaceae, Sapindaceae und Sapotaceae.

Physikalisch-chemische Eigenschaften

Aus der den meisten Saponinen eigenen amphoteren Struktur (lipophiles Triterpengrundgerüst und hydrophiler Zuckeranteil) leiten sich je nach dem Aggregatzustand der begrenzenden Phasen drei Wirkungen ab, die aber vorwiegend technische Anwendung finden:

- Schaumwirkung (flüssig-gasförmig-Phasen),
- Emulgatorwirkung (flüssig-flüssig-Phasen),
- Netz- oder Dispergierwirkung (flüssig-fest-Phasen).

Die Verwendung von Saponin-Drogen als Waschmittel (z. B. Panamaholzrinde, Quillajae cortex oder Seifenwurzel, Saponariae radix) ist heute nur noch in einigen Entwicklungsländern üblich. Dafür werden Saponine in einigen Ländern noch in der Lebensmittelindustrie als Zusätze zu schäumenden Getränken verwendet (in Deutschland verboten!). In der pharmazeutischen Technologie spielen sie gelegentlich noch als Emulgatoren und Dispergiermittel (z. B. Liquor Carbonis detergens), in der Kosmetik als Netz- und Dispergiermittel in Form von Zahnpulver, Mundwässern und Shampoos eine Rolle.

Einige pharmakologische Wirkungen, wie z. B. ihre Hämolyse-Wirkung, die expektorierende, resorptionsfördernde oder immunadjuvante Wirkung, beruhen zu einem Teil auf der Fähigkeit der jeweiligen Saponine, die Grenzflächenspannung heterogener, flüssiger Systeme herabzusetzen.

Qualitätsprüfungen und Gehaltsbestimmungen

Die noch von einigen nationalen Pharmakopoeen vorgeschriebenen „**Schaumzahl**"- und **Schaumindex**-Bestimmungen, erhalten durch Messung des nach Schütteln eines wässrigen Extraktes im Reagenzglas gebildeten stabilen Schaums, und die Bestimmung des **Hämolytischen Indexes** (HI) durch einen Reihenverdünnungstest mit einer Blutkörperchen-Aufschwemmung gegen ein Standard-Saponin, werden von der Ph.Eur. nicht mehr gefordert. Statt dessen werden heute die Identitätsprüfungen durch die Dünnschichtchromatographie ergänzt und bei einigen Saponin-Drogen Gehaltsbestimmungen mit Hilfe von HPLC-Methoden durchgeführt. Daneben gibt es auch noch spektrophotometrische Bestimmungen, wobei in der Regel eine approximative Gesamtbestimmung durchgeführt wird. Alle quantitativen Methoden sind Konventionsmethoden, die nur etwas über die geforderte Drogenqualität aussagen, aber keine Rückschlüsse auf die pharmakologische Wirkstärke oder die therapeutische Wirksamkeit einer Saponin-Droge erlauben.

Toxikologie

Die meisten Saponine besitzen mehr oder minder starke, Gewebe reizende Eigenschaften und wirken hämolytisch, weshalb eine parenterale Applikation von ganz wenigen Ausnahmen abgesehen nicht in Frage kommt. Die Toxizität der meisten Saponine bei peroraler Aufnahme ist mit 50–100 mg pro kg KG relativ gering, da nur wenig Saponin und vermutlich zum größten Teil bereits abgebaut zur Resorption gelangt.

Saponine sind aber für Fische und andere Wassertiere toxisch. Bei Fischen wird die Kiemenatmung durch die Oberflächenaktivität der Saponine unterbunden. Die antifungale Wirkung einiger Triterpen-Saponine beruht auf ihrer leichten Penetrierfähigkeit durch die Zellmembran der Pilze und die Komplexbildung der Saponine mit den Mykosterolen der Membran, sodass es zu einer massiven Störung des Pilzstoffwechsels kommt.

Therapeutisch relevante pharmakologische Wirkungen

Neben der in erster Linie noch für die Qualitätsprüfung von Saponin-Drogen genutzten hämolytischen Wirkung verfügen die Saponine über eine Fülle von biologischen und pharmakologischen Wirkungen. Nachstehend sind nur die therapeutisch besonders relevanten und heute noch genutzten Wirkungen aufgeführt:

- expektorierend, sekretolytisch,
- antiödematös, antiexsudativ, venotonisch,

- entzündungshemmend, antiulzerogen,
- antibakteriell, antiviral, antifungal,
- immunmodulierend, immunadjuvant,
- wundheilungsfördernd.

Saponin-Drogen und isolierte Saponine zur Therapie

Von den isolierten Einzelsaponinen stehen heute noch folgende zur Verfügung:

- Glycyrrhizin und die Glycyrrhizinsäure aus der Süßholzwurzel,
- Aescin, ein Saponingemisch aus Rosskastaniensamen,
- Ginsenoside aus der Ginseng-Wurzel,
- Quillajasaponin QS-21 aus der Quillajarinde,
- Asiaticosid aus dem asiatischen Wassernabelkraut.

Bei Verwendung der Saponin-Drogen in Form von Drogengesamtextrakten ist darauf hinzuweisen, dass die zusätzlich in den Extrakten vorhandenen Begleitstoffe wie z. B. Flavonoide, Ätherischöle, Schleimpolysaccharide oder Mineralstoffe in synergistischer Weise die Wirksamkeit verstärken bzw. modifizieren können. Dies gilt besonders für Gesamtextrakte aus den Efeublättern, Süßholzwurzel, Ginsengwurzel und Goldrutenkraut (*Solidago virgaurea*).

Primelwurzel, Ph.Eur.

Die Primelwurzel (Primulae radix, *Primula veris und P. elatior, Primulaceae*) enthält 5–10 % Saponine, die sich bei der *Primula-elatior*-Wurzel von dem Oleanan Protoprimulagenin A **(Primulasaponin 1)** (s. Abb. 2.44), bei *Primula veris* (Frühlingsschlüsselblume) von den hiermit verwandten Sapogeninen Anagalligenin und Priverogenin B ableiten. Beide Aglykone enthalten zwischen den Ringen D und E einen sauerstoffhaltigen 5-Ring. Vier oder fünf Zucker, darunter Glucuronsäure, bilden ein an das C-3-OH gebundenes, verzweigtkettiges Oligosid. Die sich erst beim Trocknen der Droge aus den Phenol-Glykosiden Primularverosid und Primverosid bildenden 5-Methoxy-Salicylsäureester sind für den typischen Geruch des ätherischen Öls verantwortlich.

Die Droge wird heute noch als Tee oder Fluidextrakt allein oder in Kombination mit anderen Drogen wegen seiner sekretolytischen und expektorierenden Wirkung bei Atemwegserkrankungen (Bronchitis, Husten, Keuchhusten, Asthma) verwendet. Diese Wirkung entsteht in erster Linie in-

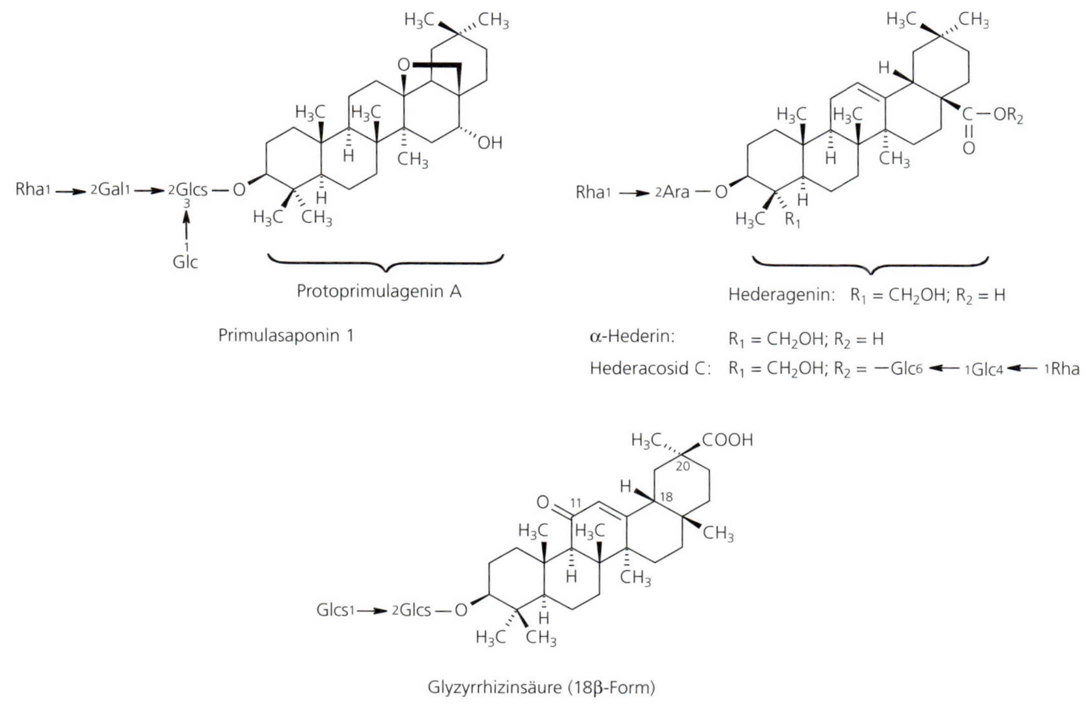

Abb. 2.44 Saponine der Primelwurzel, der Efeublätter und der Süßholzwurzel

folge einer Schleimhautreizung durch die Saponine und eine dadurch lokal oder reflektorisch über den Parasympathikus ausgelöste Sekretolyse. Dass eine mukolytische Wirkung zusätzlich durch Herabsetzung der Grenzflächenspannung zustande kommt, ist nicht sehr wahrscheinlich. Die Primelwurzel gilt als vollwertiger Ersatz für die Senegawurzel (Senegae radix). Es existiert eine Multizenter-Vergleichsstudie eines Kombinationspräparates aus Primelwurzel- und Thymianextrakt gegen Ambroxol und *N*-Acetylcystein bei akuter Bronchitis mit dem Ergebnis einer überlegenen Wirksamkeit und Verträglichkeit gegenüber den Vergleichspräparaten.

Efeublätter, DAC

Hederae helicis folium (*Hedera helix,* Araliaceae), enthält ca. 5% eines Saponingemisches, das zu 80% aus dem Monodesmosid α-**Hederin** und dem bisdesmosidischen Triterpenglykosid **Hederacosid C** besteht. Das Aglykon, Hederagenin, hat Oleanolsäurestruktur (s. Abb. 2.44). Weitere Inhaltsstoffe: Flavonolglykoside, Phenolcarbonsäuren und Polyacetylene.

Anwendungsgebiete: chronisch-entzündliche Bronchialerkrankungen (Keuchhusten, Asthma). Außer einer expektorierenden Wirkung besitzen Efeuzubereitungen auch eine spasmolytische Wirkung, die dem α-Hederin und den Flavonoiden zukommen soll. Die klinisch nachgewiesenen sekretolytischen und broncholytischen Wirkungen von Efeublattextrakt bei entzündlichen und obstruktiven Atemwegserkrankungen lassen sich mit einer β$_2$-adrenergen Wirkung auf Lungenepithel- und Bronchialmuskelzellen erklären. Zellbiologische Untersuchungen zeigen, dass das Efeusaponin α-Hederin die Inaktivierung von β$_2$-adrenergen Rezeptoren hemmt und ihre Ansprechbarkeit gegenüber Adrenalin erhöht. Infolgedessen wird vermehrt Surfactant in der Lunge gebildet, das die Schleimviskosität senkt und das Abhusten erleichtert (Prospan®). Es existiert eine randomisierte Doppelblindvergleichsstudie eines wässrig alkoholischen Efeu-Extraktes gegen Ambroxol bei leichter und mäßig chronisch-obstruktiver Bronchitis, bei der die Bewertung subjektiver und objektiver Parameter für beide Präparate annähernd gleichwertig ausfiel.

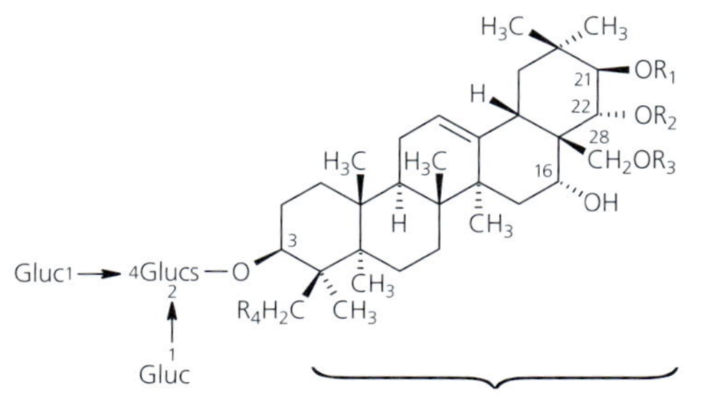

Protoaescigenin: $R_1, R_2, R_3 = H; R_4 = OH$

Barringtogenol C: $R_1, R_2, R_3, R_4 = H$

α-Aescin: R_1 = Tigloyl/Angeloyl

R_2 = Acetyl/Isobutyroyl/α-Methylbutyroyl

R_3 = H

R_4 = H bzw. OH

Abb. 2.45 Saponinstrukturen der Rosskastaniensamen

Süßholzwurzel, Ph.Eur.

Je nach geographischem Anbaugebiet unterscheidet man Süßholzwurzel (Liquiritiae radix, *Glycyrrhiza glabra*, Fabaceae) spanischer, russischer, chinesischer und türkischer Herkunft. Charakteristischer Inhaltsstoff ist das süß schmeckende **Glycyrrhizin** (5–15 %), das Calcium- und Kaliumsalz der Glycyrrhizinsäure (Glycyrrhetinsäure-3-*O*-diglucuronid, s. Abb. 2.44). Die strukturellen Besonderheiten der Glycyrrhetinsäure bestehen in einer α, β-ungesättigten Ketofunktion am C-11/12 (analog den Corticoiden) und einer Carboxylgruppe am C-20. Aufgrund seines stark polaren Charakters hat das Glycyrrhizin keine ausgeprägten Saponineigenschaften mehr. Auch die hämolytischeWirkung ist kaum vorhanden. Als ein weiteres Wirkprinzip der Wurzel gilt das gelb gefärbte Chalcon Isoliquiritigenin(-Glucosid) und das hiermit isomere Flavanon Liquiritin(-Glucosid). Pharmakologisch wirkt der Süßholzextrakt sekretolytisch, expektorierend, antiphlogistisch, antikanzerogen (schleimhautprotektiv) und antiviral. Für die spasmolytische Wirkung sind die Flavonoide verantwortlich. Die Hauptwirkung des Extraktes kann man als corticomimetisch bezeichnen, was erklärt, dass bei Überdosierung die typischen Symptome einer Cortisonüberdosierung (Hypokaliämie, Aldosteronismus, Ödeme, Cushing-Syndrom) auftreten können.

Hauptanwendungsgebiete: Magenschleimhautentzündung (Ulcus ventriculi und Ulcus duodeni) und chronische Hepatitis. Süßholzextrakte sollen nicht längere Zeit gegeben werden. 6,5 g Glycyrrhizinsäure entsprechend 3–10 g Wurzeldroge/Tag gelten als ungefährlich.

Rosskastaniensamen, DAB

Als Hauptwirkstoff der Droge Hippocastani semen (*Aesculus hippocastanum*, Hippocastanaceae) gilt mit ca. 3 % das so genannte **β-Aescin,** das selbst ein komplexes Glykosid-Gemisch mit den beiden Hauptsapogeninen Protoaescigenin und Barringtogenol C darstellt. Der Zuckeranteil besteht aus 1 Mol Glucuronsäure und 2 Mol Glucose (s. Abb. 2.45).

Charakteristisch für Aescin ist der hohe Esteranteil mit den Säuren Essig-, Isobutter-, Methylbutter-, Tiglin- und Angelikasäure, die alle an die im Ring E befindlichen OH-Gruppen am C_{21} und C_{22} gebunden sind. Als weitere Verbindungen kommen vor: Flavonoide, Cumarine, Phytosterine und Polysaccharide. Der Hämolytische Index der Droge beträgt ca. 100 000. Neben einer Reihe von photometrischen Methoden gibt es auch HPLC-Methoden zur Gehaltsbestimmung.

Rosskastanienextrakte besitzen aufgrund tierexperimenteller Untersuchungen ödemprotektive, antiexsudative, gefäßabdichtende, venentonisierende und entzündungshemmende Wirkung. Für Aescin werden in verschiedenen Modellen ähnliche Wirkungen gemessen, wobei die antientzündlichen Effekte auf Antihistamin- und Antiserotonin-Wirkungen zurückzuführen sein dürften.

Die ödemprotektive Wirkung soll durch Hemmung der Aktivierung und Infiltration von Neutrophilen an das Endothel und den dadurch verhinderten Protoglykanabbau zustande kommen.

Als Indikation wird für den auf 16–20 % Aescin standardisierten Rosskastanienextrakt von der Arzneimittel-Kommission E angegeben: chronisch venöse Insuffizienz (CVI) mit Symptomen wie z. B. Schmerzen und Schweregefühl in den Beinen, nächtliche Wadenkrämpfe, Juckreiz und Beinschwellungen. In etwa zehn placebokontrollierten Studien mit standardisiertem Rosskastanienextrakt bei chronisch venöser Insuffizienz wurde übereinstimmend gezeigt, dass es nach vierwöchiger Behandlung zu einem deutlichen Rückgang der Fuß- und Unterschenkelvolumina kommt, die sich im Parallelgruppendesign nicht unterschied vom Ergebnis eines Studienversuches mit Kompressionsstrümpfen der Klasse II.

Ginsengwurzel, Ph.Eur.

Die heute in Europa gehandelte Ginsengdroge (Ginseng radix, *Panax ginseng*, Araliaceae) stammt hauptsächlich aus Südkorea, zunehmend auch aus China. Auf dem Weltmarkt sind außerdem Wurzeln von *Panax quinquefolium* (amerikanischer Ginseng; USA und Kanada), *P. notoginseng* (Sanchi Ginseng; China) und *P. japonicus* (Chikusetsu-ninjin; Japan).

Abhängig von der Drogenverarbeitung nach der Ernte unterscheidet man **weißen** und **roten Ginseng**. Der weiße Ginseng ist die nach Entfernen der Nebenwurzeln, Ablösung des Korks und Sonnentrocknung übrig gebliebene Pfahlwurzel. Der rote Ginseng wird erhalten durch Behandlung mit heißem Wasser oder Dampf, wodurch die Wurzel ein glasig-rotbraunes Aussehen erhält. Diese Zubereitung dient zur Denaturierung der die Glykoside abbauenden Enzyme.

Die Ginsengwurzel enthält 2–3 % eines Saponingemisches, das sich aus über 25 neutralen, meistens bisdesmosidisch aufgebauten **Ginsenosiden** (R_a–R_g) mit dem tetrazyklischen Dammarangrundgerüst oder der pentazyklischen Oleanolsäure als Aglykone zusammensetzt (s. Abb. 2.46). Nach Abspaltung des Zuckers entstehen Protopanaxadiol und Protopanaxatriol, die spontan zum Panaxadiol und Panaxatriol zyklisieren. Die Zucker sind teils mit der C-3-OH und C-20-OH oder C-6-OH und C-20-OH-Gruppe verknüpft. Die Seitenwurzeln zeichnen sich durch besonders hohe Ginsenosidgehalte aus. Einzelne Ginsenoside können heute auch durch Zellkulturen im industriellen Maßstab hergestellt werden.

Als weitere wichtige Verbindungen der Droge gelten die Polysaccharide (Panaxane), Polyacety-lenverbindungen und ätherisches Öl. Zur Qualitätsprüfung der Ginsengwurzeln mit Quantifizierung der wichtigsten Ginsenoside wird von der Ph.Eur. die HPLC-Methode herangezogen.

Das **pharmakologische Wirkprofil** des Ginsengextraktes ist sehr komplex, da die einzelnen Ginsenoside multivalente z. T. auch antagonistische pharmakologische Wirkungen besitzen und auch die Begleitstoffe an der Gesamtwirkung beteiligt sind. Bei den Ginsenoiden stehen Wirkungen auf Hypophyse, Nebennierenrinde, Kreislauf und den Lipidstoffwechsel im Vordergrund. Die Polysaccharide und Peptidoglykane wirken immunmodulierend, adaptogen, zytoprotektiv, blutzuckersenkend und z. T. zytotoxisch.

Wegen dieser Wirk-Multivalenz hat der Ginsengextrakt bisher nur als Tonikum und Geriatrikum Bedeutung erlangt. Kontrollierte klinische Studien, die bisher durchgeführt wurden, bestätigen eine steigernde Wirkung der Leistungs- und Konzentrationsfähigkeit, sowie eine auffallende Verbesserung des Allgemeinbefindens von Patientinnen mit klimakterischen Beschwerden. Ginsengwurzel ist als Tonikum nicht für Hypertoniker geeignet.

Seifenrinde, DAC, ÖAB, Ph.Helv.

Quillaiae cortex *(Quillaia saponaria*, Rosaceae) stammt heute hauptsächlich aus Chile. Während die Anwendung der Droge als Expektorans heute nicht mehr üblich ist und die Droge auch in der Kosmetikindustrie als Zusatz zu Zahnpulver, Mundwässer, Kopfwaschwasser und zur Herstellung von lichtempfindlichen Schichten in der Filmindustrie und als Zusatz zu Schaumbildnern in der Getränkeindustrie immer mehr an Bedeutung verliert, hat das

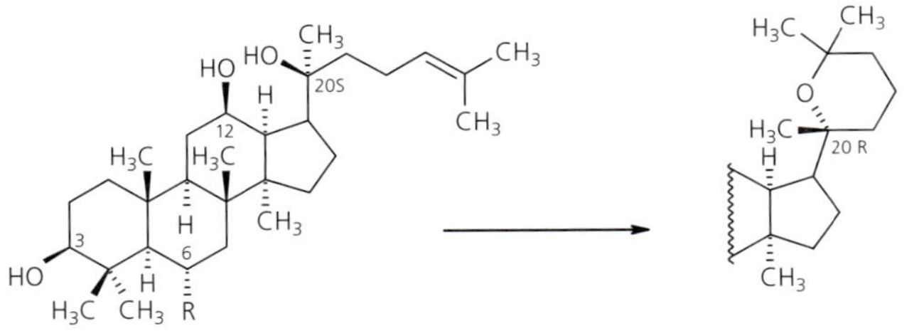

20(*S*)-Protopanaxadiol: R = H
20(*S*)-Protopanaxatriol: R = OH

Panaxadiol: R = H
Panaxatriol: R = OH

Ginsenoside Ra–Rg:
Protopanaxadiol-Glyk.: Gluc/Ma am C-3-OH; Gluc/Ara am C-20-OH
Protopanaxatriol-Glyk.: Gluc/Rha/Xyl am C-6-OH; Gluc oder nur OH am C-20-OH

Abb. 2.46 Ginseng-Saponine

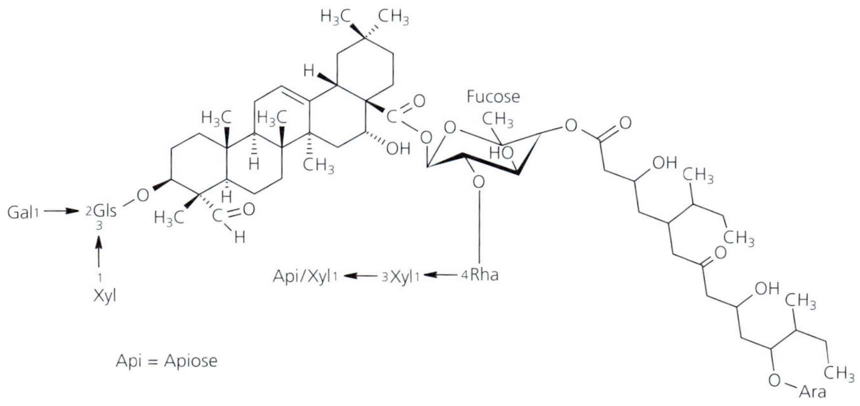

Abb. 2.47 Quillaja-Saponin QS 21 als Impfstoff-Adjuvans

aus dem Saponingemisch gewonnene Saponin QS 21 (s. Abb. 2.47) als Impfstoff-Adjuvans eine interessante medizinische Anwendung gefunden.

Das **Saponin QS 21** ist ein Desmosid der Quillaiasäure mit den Zuckern Galactose, Glucuronsäure, 2 Mol Xylose, Arabinose, Rhamnose, Apiose und Fucose, zwei miteinander esterartig verknüpfte 3,5-Dihydroxy-6-methyloctansäure-Einheiten, an deren einem Ende noch eine Arabinofuranose gebunden ist. Das Saponin vermag als Immunadjuvans einer Vakzine zugesetzt die Antikörperproduktion stärker als das bisher verwendete Aluminiumhydroxid zu stimulieren.

Bisher wird QS 21 nur in der Veterinärmedizin in Form der ISCOM Pferdeinfluenza-Vakzine und zweier QS-21-Vakzinen für den Hund gegen die Lyme-Krankheit und für die Katze gegen die feline Leukämie eingesetzt. Zurzeit wird der Einsatz von QS 21 bei HIV-1-, Malaria-, Influenza und Melanom-Vakzinen erprobt.

Asiatisches Wassernabelkraut, Ph.Eur.

Die aus Madagaskar und Südostasien stammende Droge Centellae asiaticae herba (*Centella asiatica,* syn. *Hydrocotyle asiatica,* Apiaceae) enthält die Saponine **Asiaticosid** und **Madecassosid** und deren Aglykone Asiatsäure und Madecassinsäure (s. Abb. 2.48). Die Grundstruktur des Sapogenins gehört dem Ursan-Typ an. Die drei Zuckereinheiten (2 Gluc, 1 Rha) sind mit der Carboxylgruppe am C-17 verknüpft.

In der Volksmedizin wurde die Droge gegen Lepra eingesetzt. Als Wirkungsmechanismus vermutet man eine durch Asiaticosid hervorgerufene Ablö-

sung der Wachsschicht von *Mycobacterium leprae,* sodass das Bakterium vom Immunsystem angriffen werden kann. Das Hauptanwendungsgebiet der Droge als Wundheilmittel beruht auf seinen den Vernarbungsprozess von Wunden fördernden Eigenschaften. Asiaticosid und Extrakt üben eine selektive Wirkung auf das Bindegewebe im Sinne einer Regulation der Fibroblastenaktivität aus, was die Verwendung zur unterstützenden Therapie von Venen- und Bindegewebskrankheiten erklärt. In der ayurvedischen Medizin werden Zubereitungen der Droge bei Herzinfarktpatienten zur Verhinderung einer Restenosierung von Gefäßen empfohlen, wofür es erste Belege aus molekularbiologischen Untersuchungen gibt. Erhalten haben sich im Arzneischatz mit Asiaticosid angereicherte Salbenpräparate zur Behandlung von Störungen der Wundheilung, bei Verbrennungen, Ekzemen und Geschwüren.

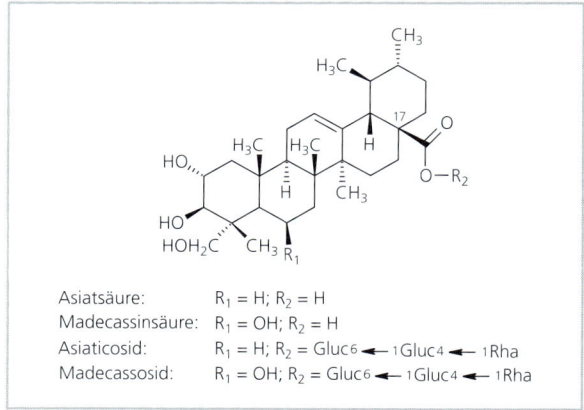

Asiatsäure:	R_1 = H; R_2 = H
Madecassinsäure:	R_1 = OH; R_2 = H
Asiaticosid:	R_1 = H; R_2 = Gluc6 ← 1Gluc4 ← 1Rha
Madecassosid:	R_1 = OH; R_2 = Gluc6 ← 1Gluc4 ← 1Rha

Abb. 2.48 Die Saponine Asiaticosid und Madecassosid von *Centella asiatica* mit ihren Aglykonen

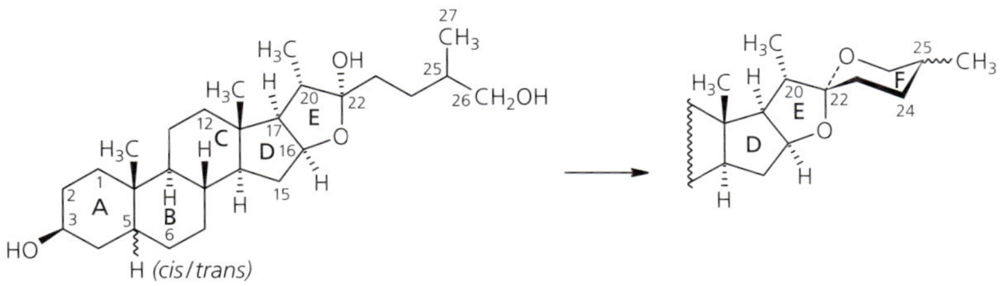

Furostanol-Typ

Spirostanol-Typ
25α: Neosapogenin
25β: Isosapogenin

Abb. 2.49 Grundgerüste der Steroidsapogenine vom Furostanol- und Spirostanol-Typ

Steroidsaponine und Sapogenine

Im Vergleich zu den Triterpen-Drogen haben nur wenige steroidsaponinhaltige Drogen für die Therapie noch Bedeutung. Großes Interesse haben einige Sapogenine aber als Ausgangsstoffe für die Produktion von Corticoiden, Sexualhormonen und Ovulationshemmern.

Chemie

Das Grundgerüst der C-27-Steroidsapogenine ist formal ein Derivat des Cholesterins mit einer C-8-Seitenkette am C-17 beim Furostanol-Typ und einem Tetrahydropyranring beim Spirostanol-(Spiroketal-) Typ. Bei der Bildung der Sapogeninstruktur hat ein Ringschluss zwischen der OH-Gruppe am C-16 mit dem C-22 der Seitenkette unter Ausbildung eines E-Ringes stattgefunden (s. Abb. 2.49).

Bei den Spirostanolen ergeben sich mehrere Isomeriemöglichkeiten an den Chiralitätszentren C-20, C-22 und C-25. Die meisten Sapogenine besitzen die 20S, 22R-Konfiguration und am C-25 entweder die 25S(α-CH$_3$)-Konfiguration (Neosapogenine) oder die 25R-(β-CH$_3$)-Konfiguration (Isosapogenine). Beide 25-Epimere treten in der Regel gemeinsam auf. Die Ringe A/B können *cis* (5β) oder *trans* (5α) verknüpft sein. Die Ringe B/C und C/E sind immer *trans,* die Ringe D/E immer *cis* verknüpft.

In den meisten Glykosiden des Spirostanol-Typs sind die Zucker nur mit dem C-3 OH-Hydroxyl verknüpft, ausgenommen die Glykoside von *Ruscus aculeatus,* die ihre Zucker an die C-1-OH-Gruppe gebunden haben. Bei den Saponinen des Furosta-

nol-Typs ist die Hydroxylgruppe am C-26 der Seitenkette glykosidisch durch D-Glucose verschlossen.

Deshalb liegen die Furostanolglykoside fast immer als Bisdesmoside vor. Nach enzym- oder säurekatalysierter Abspaltung des Zuckers kommt es zur Zyklisierung und Bildung der entsprechenden Spirostanole. Diese Umwandlung ist bedeutsam, da die Bisdesmoside praktisch keine Hämolysewirkung mehr zeigen und erst nach Übergang in die monodesmosidische Spirostanolsaponine wieder Hämolyse hervorrufen. Eine schnelle Unterscheidung beider Typen ist mit Hilfe des Ehrlich-Reagenzes möglich, da nur die Furostanolderivate eine Rotfärbung und mit Anisaldehyd eine gelbe Färbung geben, während die Spirostanolderivate mit diesen Reagenzien nicht reagieren.

Vorkommen

Steroidsaponine kommen gehäuft in Familien der Monocotyledonae (Dioscoreaceae, Asparagaceae und Convallariaceae) und nur selten in Familien der Dicotyledonae (z. B. Gattung *Digitalis* und *Trigonella*) vor.

Mäusedornwurzelstock, Ph.Eur.

Das Rhizom (Rusci rhizoma) des im Mittelmeerraum heimischen xerophytischen Halbstrauches (*Ruscus aculeatus,* Asparagaceae) enthält 4–6 % Steroidsaponine mit dem monodesmosidischen Spirostanolglykosid **Ruscin** und dem bisdesmosidischen Furostanolglykosid **Ruscosid,** die sich von den Sapogeninen Ruscogenin und Neoruscogenin ableiten (s. Abb. 2.50).

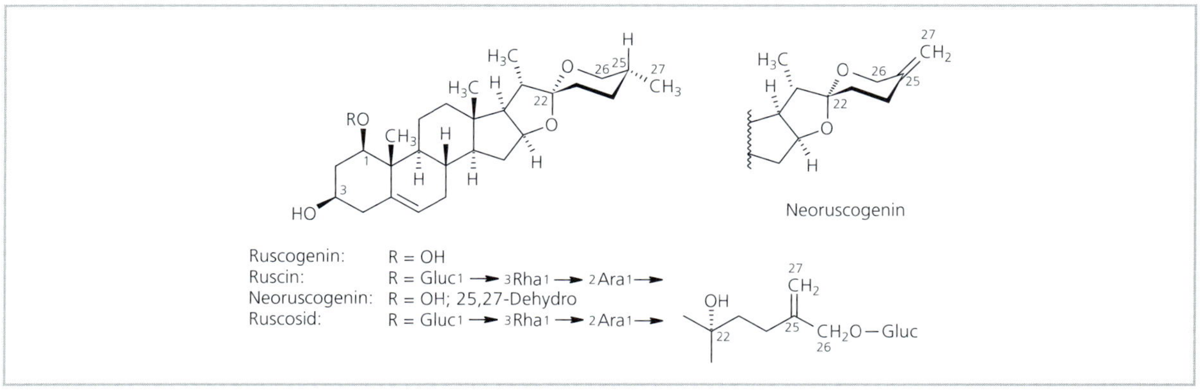

Abb. 2.50 Steroidsaponine des Mäusedornwurzelstocks

Nach den tierexperimentellen und In-vitro-Untersuchungen wirkt der Extrakt antiphlogistisch und durch eine Verringerung der Gefäßpermeabilität und Elastase-Inhibition antiexsudativ sowie ödemprotektiv. Eine multizentrisch, doppelblind, randomisierte und placebokontrollierte Studie mit einer Ruscus-Extraktzubereitung ergab gegenüber Placebo bei 148 Patientinnen mit chronisch-venöser Insuffizienz eine signifikante Überlegenheit in der Wirksamkeit. Pharmakokinetische Untersuchungen haben bewiesen, dass die Spirostanolglykoside nach p. o.-Applikation resorbiert werden.

Ruscus-Extrakte sind nach den Angaben der Kommission E zur unterstützenden Therapie von Beschwerden bei Hämorrhoiden (Juckreiz und Brennen) geeignet.

Extrakte werden außerdem wie Rosskastanienextrakte als Venenmittel verwendet.

Bockshornsamen, Ph.Eur.

Trigonella foenugraeci semen (*Trigonella foenumgraecum*, Fabaceae) stammt vor allem aus Kulturen Indiens und Marokkos. Als Hauptinhaltsstoffe gelten die bisdesmosidischen Steroidsaponine und 20–45 % Schleimpolysaccharide (Galactomannane). Die ersten stellen ein komplexes Gemisch dar, aus dem nach Hydrolyse Diosgenin, Yamogenin und weitere Furostanol- und Spirostanol-Aglykone erhalten werden.

Die in der Volksmedizin schon lange genutzte antidiabetische Wirksamkeit der Droge ist durch zahlreiche tierexperimentelle Untersuchungen und Studien auch am Menschen bestätigt. Auf welche Verbindungen diese Wirksamkeit aber zurückzuführen ist, auf Steroidglykoside und/oder auf Glykane, ist noch ungeklärt. Das Samenpulver besitzt zusätzlich eine triglyzerid- und cholesterinsenkende Wirkung. Äußerlich dient das Pulver für Umschläge bei Furunkeln und Drüsenschwellungen, innerlich als Expektorans und Roborans.

Digitonin, Gitonin, Tigonin

Diese Spirostanol-Steroidglykoside, die in den Blättern und Samen von *Digitalis purpurea* vorkommen, haben keine direkte therapeutische Anwendung. Reines Digitonin oder das Gemisch der drei Glykoside ist aber als Reagenz im Handel erhältlich, da es die Eigenschaft besitzt, mit Cholesterin einen unlöslichen stöchiometrisch (1 : 1) zusammengesetzten Komplex zu bilden, sodass hiermit Cholesterin quantitativ bestimmt werden kann. Digitonin ist ein monodesmosidisches (25R)-5α-Spirostan-2α-, 3β-, 15β-triol-3-O-Tetraglykosid mit 2 Glucose-, 2 Galactose- und 1 Xylose-Zuckern. Die beiden anderen Steroidglykoside sind strukturanaloge Verbindungen.

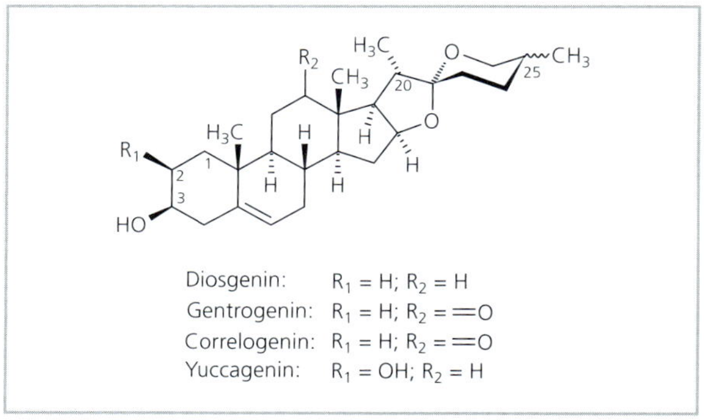

Abb. 2.51 Steroidsapogenine als mögliche Ausgangsverbindungen zur Herstellung von Steroidhormonen

Steroidsapogenine zur chemisch-biotechnologischen Gewinnung von Steroidhormonen

Da die Herstellung von Nebennierenrinden- und Sexualhormonen aus tierischen Organen unergiebig und die Totalsynthese teilweise noch zu kompliziert und zu teuer ist, hat man schon früh industrielle Verfahren entwickelt, diese Hormone aus Steroidsapogeninen oder Stigmasterin mit Hilfe kombinierter chemisch-mikrobieller Methoden herzustellen. Als besonders geeignete Ausgangsstoffe haben

sich für die Corticoiddarstellung die auch heute noch verwendeten Sapogenine vor allem der Spirosta-5-en Reihe bewährt.

Die wichtigsten Steroidsapogenine dieser Reihe sind das Diosgenin, Gentrogenin, Correlogenin und Yuccagenin (s. Abb. 2.51). Die ersten drei stammen aus den Wurzeln von Dioscorea-Arten, das Yuccagenin aus Blättern von Yucca-Arten.

Das Prinzip eines solchen Industrieverfahrens ist nachstehend am Beispiel der Corticoid-Gewinnung aus Diosgenin gezeigt (s. Abb. 2.52). Diosge-

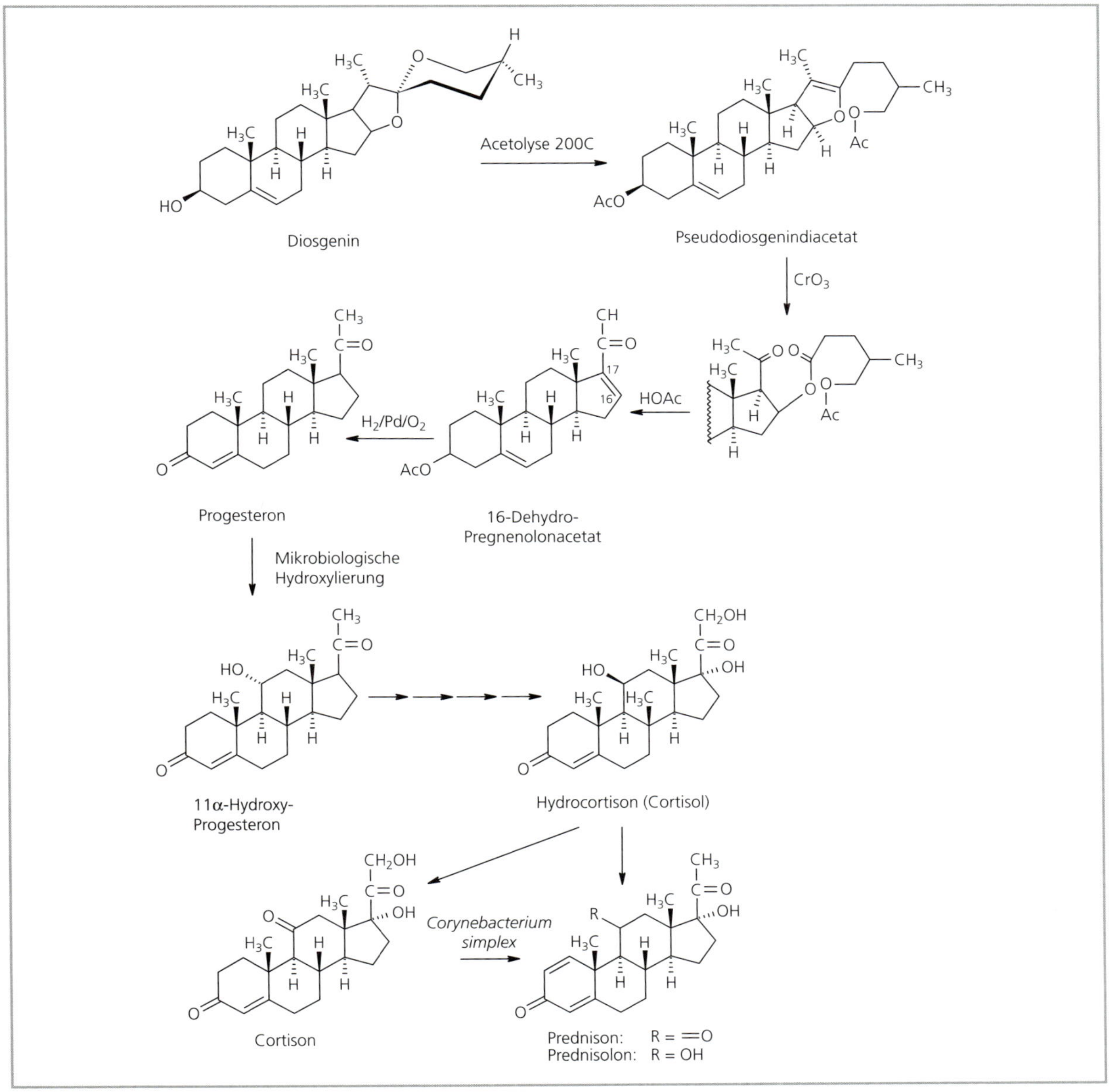

Abb. 2.52 Chemisch-mikrobiologische Umwandlung von Diosgenin in Corticoide

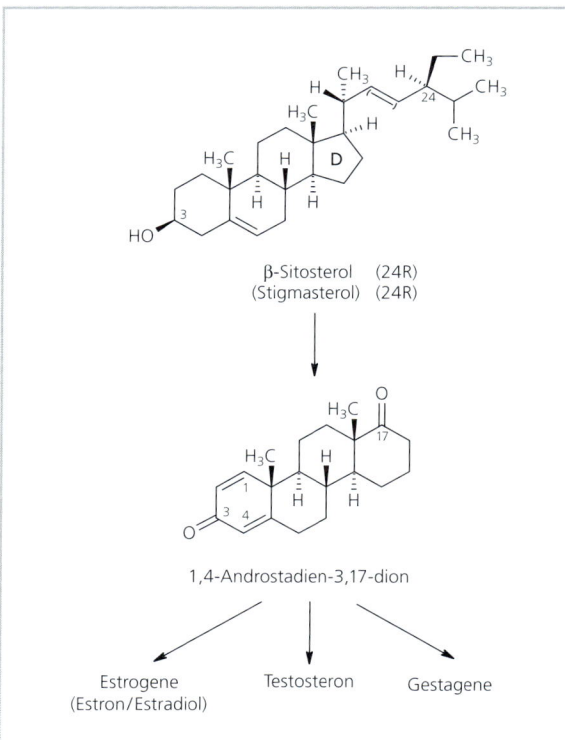

Abb. 2.53 Synthese von Steroidhormonen aus Phytosterolen

nin erhält man aus dem Dioscorea-Rhizom durch Wassermazeration des gemahlenen Rhizompulvers und Abzentrifugieren des sich nach einiger Zeit bildenden Sediments. Das Sediment enthält bereits die Hauptmenge des aus den Spirostanolglykosiden durch Enzymeinwirkung freigesetzten Diosgenins.

Die einzelnen Schritte des Verfahrens sind:

- Acetolyse bei 200 °C zum Pseudo-Diosgenin-diacetat,
- Chromsäureoxidation und saure Hydrolyse des Ketons (Dioson) zu 16-Dehydropregnolon-Acetat,
- Hydrierung zum Pregnenolonacetat und anschließende Oppenauer-Oxidation zum Progesteron,
- mikrobiologische stereospezifische Hydroxylierung des Progesterons zum 11α-Hydroxy-Progesteron mit *Rhizopus nigricans*, *Aspergillus niger* oder *Bacillus cereus*,
- Weiteroxidation mit Chromsäure zum 11-Ketoprogesteron und drei weitere chemische Reaktionen zum Hydrocortison und Cortison bzw.

durch mikrobiologische Dehydrierung mit *Corynebacterium simplex* zum Prednison/Prednisolon.

Phytosterole

Chemie

Die in verschiedenen Pflanzenorganen, vor allem in Samen und Früchten in oft hohen Konzentrationen vorkommenden Phytosterine besitzen wie das Cholesterin ein tetrazyklisches Steroid-Grundgerüst mit einer C_{10}- oder weniger häufig einer C_9-Seitenkette am C-17. Die Ringe im Grundgerüst sind *cis* oder *trans* verknüpft und besitzen wie die bekannten Sterole, Sitosterol und Stigmasterol (s. Abb. 2.53) eine Doppelbindung an C-5/6. Es gibt aber auch Sterole mit Doppelbindungen in C-7- oder C-8- Position. Die Alkylseitenkette kann verkürzt sein (C_8 oder C_9), eine Doppelbindung enthalten und am C-24 *R*- oder *S*-Konfiguration besitzen.

Biosynthetisch werden die Phytosterine direkt aus Cholesterin gebildet, wobei die zusätzliche Methyl- bzw. Ethylgruppe am C-24 aus der Aminosäure Methionin stammt.

Phytosterine kommen in freier Form als Fettsäureester, Glykoside und Acylglykoside vor.

Vorkommen

In der Pflanze sind die Sterine in den Plasmamembranen lokalisiert, wo sie zusammen mit den Phospholipiden für die Stabilität der Membranen verantwortlich sind.

Die bekanntesten Phytosterine sind das β-Sitosterol und Stigmasterol. Beide Verbindungen kommen in sehr vielen Pflanzen vor, vor allem in Fetten und Ölen und angereichert in deren unverseifbaren Anteilen. Gewonnen werden Sitosterol und Stigmasterol aus Baumwollsaatöl, Maisöl, Sojaöl, Rapsöl, dem Wachs des Zuckerrohrs oder aus Tallöl (Kiefernholz). Das Sitosterol ist sehr häufig von seinen Mono- und Diglucosiden begleitet.

Anwendung

Die Phytosterole besitzen ein multivalentes pharmakologisches Wirkprofil, das von einer cholesterinsenkenden, antiphlogistischen und antibakteriellen Wirkung bis zu tumorhemmenden und antiprostatischen Eigenschaften reicht.

Reines Sitosterol hat zwei therapeutische Anwendungsgebiete:

- die familiäre (Typ IIa) und faktorielle Hypercholesterinämie und
- die benigne Prostatahypertrophie (BPH) Stadium I und II.

Sitosterol hemmt in Tagesgaben von mindestens 9 g (3 × tgl. 3 g) kompetitiv die Resorption von Cholesterin, sodass der Plasma-Cholesterinspiegel bis zu 20 % gesenkt wird.

Es wird angenommen, dass die hypocholesterämische Wirkung vor allem auf einer Hemmung der Cholesterinabsorption im Dünndarm beruht. Phytosterole verringern die Löslichkeit von Cholesterin in der Fett- und mizellären Phase und hemmen so kompetitiv die Aufnahme von Cholesterin in Mizellen. Da Phytosterole hydrophober sind als das Cholesterinmolekül, besitzen sie eine höhere Affinität zu den Mizellen. Zusätzlich könnte Phytosterol auch noch die Cholesterinsynthese in der Leber beeinflussen.

Über den beschriebenen antiprostatischen Wirkungsmechanismus des β-Sitosterols ist man sich nicht im Klaren, da die verabreichten Mengen/Tag in der Größenordnung von 30–60 mg liegen, der Mensch aber im Durchschnitt allein mit der Nahrung 100–200 mg pro Tag aufnimmt. Die bekannte antiphlogistische Wirkung des Sitosterols wäre damit vielleicht erklärlich, nicht aber die antiproliferative Wirkung, die aufgrund von klinischen Daten postuliert wird. Bei Verwendung von sterolhaltigen Pflanzenextrakten zur Behandlung der BPH wie z. B. der Extrakte der Sabalfrüchte von *Sabal serrulata*, der afrikanischen Prunusrinde von *Prunus africana* (syn. *Pygeum africanum*), der Hypoxis-Wurzel von *Hypoxis rooperi* oder des Kürbisamens von *Cucurbita pepo* könnte ein bestehender Wirksynergismus mit anderen Inhaltsstoffen der Extrakte eine plausible Erklärung liefern. Tatsache ist andererseits, dass eine mit Sabal-Spezialextrakt über sechs Monate gegen das synthetische Präparat Finasterid doppelblind und randomisiert geführte Multicenter-Studie im verwendeten internationalen Prostata-Symptomenscore eine Wirksamkeitsäquivalenz ergab (s. auch Kap. 3.1.3).

Darstellung von Estrogenen, Testosteron und Gestagenen

Obwohl heute Estron und die Gestagene vollsynthetisch aus Pregnenolon über Androstenolon und Androstadiendion hergestellt werden können, wird ein großer Teil immer noch aus Sitosterol und Stigmasterol gewonnen. Beide Sterole werden durch Isolierung aus Soja-, Raps- und Weizenkeimöl gewonnen. Cholesterin als Ausgangsprodukt wird heute nicht mehr verwendet. Die Umwandlung beginnt mit einem Abbau von β-Sitosterol oder Stigmasterol mit Hilfe von *Mycobacterium phlei* oder einem Arthrobacter- bzw. Nocardia-Stamm zu 1,4-Androstadien-3,17-dion. Durch Zusatz bestimmter Inhibitoren während des aeroben Fermentationsprozesses (anorganische Schwermetallsalze wie Nickelsulfat oder organische Chelatbildner) wird der Abbau des Sterangerüstes nach Abspaltung der Seitenkette auf der Stufe des 1,4-Androstadien-3,17-dions gestoppt. Von hier lassen sich ebenfalls mikrobiologisch die Estrogene, Androgene und die verschiedenen Gestagene gewinnen (s. Abb. 2.53). Die Synthese des Kontrazeptivums Norgestrel z. B. beginnt mit einer regio- und stereospezifischen mikrobiologischen Reduktion der 17-Keto-Gruppe zur β-OH-Gruppe. Alle weiteren Schritte werden chemisch durchgeführt.

Literatur

AMMON, HPT. (2002): Boswelliasäure (Inhaltsstoffe des Weihrauchs) als wirksame Prinzipien zur Behandlung chronisch entzündlicher Erkrankungen. Wien, Med. Wschr. 152: 373–378

BADER, G. (1994): Pharmakologische und biopharmazeutische Bewertung von Triterpensaponinen. Pharmazie 49: 391–400

BRINKHAUS, B., LINDNER, M., SCHUPPAN, D., HAHN E.G. (2000): Chemical, pharmacological and clinical profile of the East Asian medical plant *Centella asiatica*. Phytomedicine 7(5): 427–448

DIEHEN, C., TRAMPISCH, H.J., LANGE S., SCHMIDT, C. (1996): Comparison of leg compression stocking and oral horse-chestnut seed (Rosskastaniensamen) extract therapy in patients with chronic venous insufficiency. Lancet 347: 292–294

LACAILLE-DUBOIS, M.A. (1999): Saponins as immunoadjuvants and immunostimulants in Immunmodulatory Agents from Plants. (Ed. Wagner, H.), Birkhäuser Verlag Basel-Boston-Berlin p. 243–272

LACAILLE-DUBOIS, M.A., WAGNER, H. (1996): Biological and pharmacological activities of saponins. Phytomedicine 4: 363–383

MEYER-WEGENER, J., LIEBSCHER, K., HETTICH, M. (1993): Efeu versus Ambroxol bei chronischer Bronchitis. Zeitschr. f. Allgemeine Medizin 68: 61–66

MIRÓ, M. (1995): Cucurbitacins and their pharmacological effects. Phytother. Res. 9: 159–168

NOE S. (2000): Ruscus – der Mäusedorn. Dtsch. Apoth. Ztg. 140: 598–593

RENSEN VAN I. (2000): Der stechende Mäusedorn – *Ruscus aculeatus*. Z. Phytotherapie 21(5): 271–286

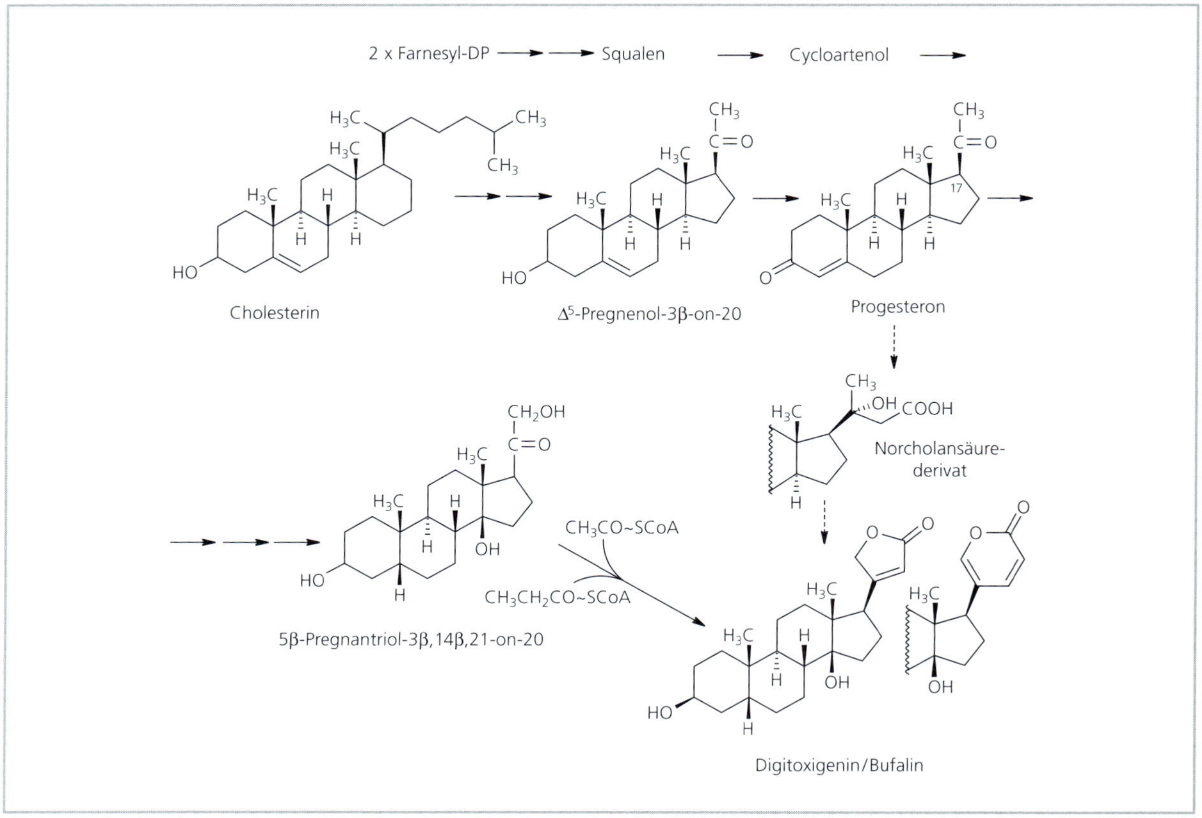

Abb. 2.54 Biosyntheseweg von Farnesyl-DP bzw. Cholesterin zu den Cardenoliden und Bufadienoliden

SAFAYI, H., SALLER E. R. (1997): Antiinflammatory actions of pentacyclic triterpenes. Planta Med. 63(6): 487–493

SONNENBORN, U., PROPPERT, Y. (1990): Ginseng (Panax Ginseng C. A. Meyer). Z. Phytotherapie 11(2): 35–49

VANSCHEIDT W., JOST V., WOLNA P., LÜCKER, P. W., MÜLLER A., THEURER CHR., PATZ B., GRÜTZNER K. I. (2002): Efficacy and Safety of a Butscher's Broom Preparation (*Ruscus aculeatus* L. Extrakt) Compared to Placebos in Patients suffering from Chronic Venous Insufficiency. Arzneim. Forsch./Drug Res. 52(4): 243–250

WICHTL, M. (2002): Liquiritiae radix (Süßholzwurzel). Teedrogen und Phytopharmaka, 4. Auflage, Wiss. Verlagsgesellschaft, Stuttgart S. 347, ibid. Ginseng radix (Ginsengwurzel), S. 255

2.3.6 Kardiotone, herzwirksame Steroide

Diese Drogengruppe enthält bitter schmeckende Steroidglykoside, die eine spezifische Wirkung auf die Dynamik und Rhythmik des insuffizienten Herzmuskels besitzen. Niedrige, d. h. therapeutische Dosen dieser Steroidglykoside wirken kardiotonisch, höhere Dosen kardiotoxisch.

Biosynthese

Für die Biosynthese der C_{23}- und C_{24}-Herzglykoside ist Cholesterin die Ausgangsverbindung (s. Abb. 2.54). Diese wiederum hat ihren Ursprung im Farnesyl-DP, das durch Molekül-Verdoppelung das offenkettige C_{30}-Squalen und über das zyklische Cycloartenol direkt das Cholesterin liefert. Vom Cholesterin zweigt der Weg ab zu den um sechs Atome oxidativ verkürzten Pregnan-Verbindungen. Es entstehen als erstes das Pregnenol-3β-on-20 und Progesteron und durch Weiteroxidation das 5β-Pregnandiol-3β,14β-on-20 und schließlich das 5β-Pregnantriol-3β,14β,21-on-20. Der γ-Lactonring (Butenolidring) der Cardenolide wird durch Reaktion der C-20-Carbonylgruppe und der Hydroxlgruppe am C-21 mit Acetyl- bzw. Malonyl-CoA gebildet. Der δ-Lactonring (Pentadienolidring) in den Bufadienoliden der Meerzwiebel entsteht durch Reaktion von 5-β-Pregnantriol-3β,14β, 21-on-20 mit Methylmalonyl- bzw. Propionyl-CoA (Oxalessigsäure).

Ein zweiter Weg zu den Cardenoliden existiert über eine Angliederung einer C-2-Seitenkette an

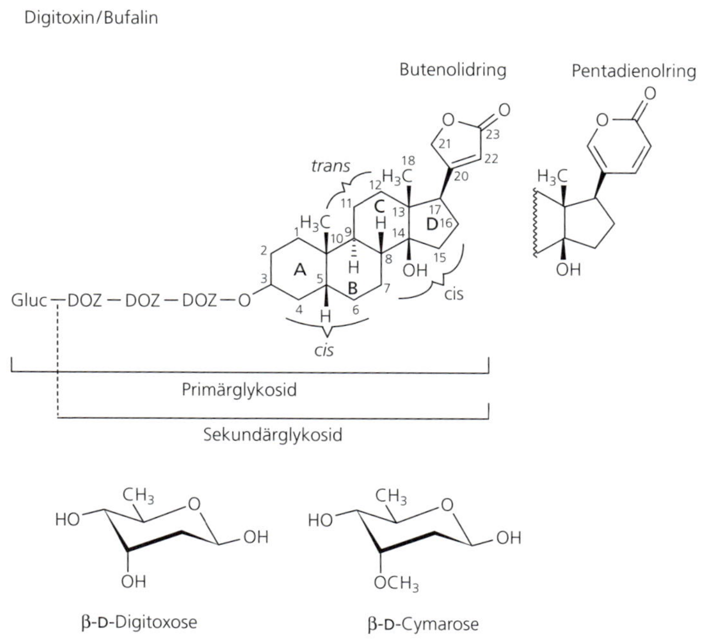

Abb. 2.55 Grundstrukturen der Cardenolide und Bufadienolide und zweier Didesoxyzucker

Progesteron zu einem Norcholansäure-Derivat mit einer C-4-Seitenkette und anschließendem Ringschluss.

In Kröten (Bufo-Arten) wird der 2-Pyron-Ring direkt aus der Seitenkette des Cholesterols gebildet. Dieser Biosyntheseweg wird offenbar auch im menschlichen Organismus bei der Bildung von endogenen Herzglykosiden beschritten (s. Kap. 2.36 Endogene Herzglykoside).

Chemie

Die herzwirksamen C_{23}- und C_{24} Steroide besitzen das Grundgerüst des tetrazyklischen 10,13-Dimethylcyclopentanoperhydrophenanthrens, in dem die Ringe A/B und C/D *cis* und die Ringe B/C *trans* Verknüpfung aufweisen. Eine Ausnahme bilden die Urgineaglykoside (4,5 =) und Uzaraglykoside mit einer A/B *trans*-Verknüpfung. Charakteristisch für die herzwirksamen Glykoside sind neben der Stereochemie ein fünf- oder sechsgliedriger, β-ständiger ungesättigter Lactonring (Butenolid- bzw. Pentadienolid- oder Cumalin-Ring) am C-17 und eine Zuckerverknüpfung am C-3-β-Hydroxyl (s. Abb. 2.55). Dem-

entsprechend teilt man die herzwirksamen Steroide in die **Cardenolid-** und **Bufadienolid-Gruppe** ein. Zur ersten Gruppe gehören die Digitalis-, Strophanthus-, Convallaria-, Nerium- und Adonisglykoside, zur zweiten die Glykoside von Urginea, Helleborus und Kalanchoe.

Das Steroidgerüst kann am C-1, 5, 6, 8, 11, 12 und 16 hydroxyliert sein. Die Methylgruppe am C-10 kann durch eine Hydroxymethyl- oder eine Formylgruppe ersetzt sein und zusätzliche Doppelbindungen finden sich bei einigen Glykosiden in den Positionen 4/5 oder 5/6. Neben D-Glucose, L-Rhamnose und D-Fucose kommen in den Herzglykosiden einige charakteristische, nicht in anderen Glykosiden nachweisbare Zucker wie z. B. 2,6-Didesoxyzucker und deren 3-Methylether vor (s. Abb. 2.55). Die Zucker der D-Reihe sind β-glykosidisch, die der L-Reihe α-glykosidisch gebunden. Soweit Desoxyzucker (DOZ) in einer Kette neben normalen Zuckern vorliegen, sind die DOZ unmittelbar mit dem Genin verknüpft, während die normalen Hexosen endständig gebunden sind. Dadurch dass die Pflanzen, die herzwirksame Glykoside führen,

Enzyme mit Spezifität für die endständigen Zucker enthalten, kommt es bei der Aufarbeitung der Droge sehr rasch zur Abspaltung des endständigen Zuckers, sodass aus den Primärglykosiden die so genannten Sekundärglykoside entstehen, dargestellt am Digitoxin und Bufalin (s. Abb. 2.55).

Vorkommen und Verbreitung

Herzwirksame Glykoside sind bei den dikotylen und monokotylen Pflanzen in ca. 15 Pflanzenfamilien aufgefunden worden. Die arzneilich heute noch verwendeten Drogen stammen aus folgenden Familien:

- **Ranunculaceae:** *Adonis vernalis* und *Helleborus niger*,

- **Plantaginaceae** (früher Scrophulariaceae): Digitalis-Arten,

- **Apocynaceae**: *Nerium oleander*, Strophanthus-Arten, Thevetia-Arten und *Apocynum cannabinum*,

- **Asclepidiaceae**: *Xysmalobium undulatum* und Gomphocarpus-Arten (Uzara-Glykoside),

- **Convallariaceae**: *Convallaria majalis*,

- **Hyacinthaceae**: *Urginea maritima*.

Bemerkenswert ist das Vorkommen von Bufadienoliden in den Hautdrüsen von Kröten *(Bufo bufo)* und im Abwehrsekret von Blattkäfern. Zur Bildung von endogenen Herzglykosiden im menschlichen Stoffwechsel s. unter Endogene Herzglykoside Kap. 2.3.6, S. 83.

Chemische Eigenschaften, Nachweismethoden, Gehalts- und Wirkwertbestimmung

Herzwirksame Steroidglykoside schmecken bitter, sind in Wasser nur schwer löslich und nur in schwach basischem und saurem pH-Bereich beständig. In stark saurem pH-Bereich und bei hoher Temperatur dehydratisieren sie zu den 14-Anhydroverbindungen. Durch Alkalibehandlung wird der Lactonring geöffnet und beim Wiederansäuern rezyklisiert die Aldehydcarbonsäure zu den unwirksamen Isocardenoliden.

Die gebräuchlichsten **Nachweismethoden** für Cardenolide verwenden die Kedde-Reaktion (3,5-Dinitrobenzoesäure/NaOH → rotviolette Färbung), die Raymond-Reaktion (1,3–Dinitrobenzol → blaue Färbung) oder die Baljet-Reaktion (alkalische Pi-krinsäurelösung → orangerote Färbung). Andere Farbreaktionen (z.B. Keller-Kiliani- oder Xanthydrol/Essigsäure-Reaktion → Rotfärbung) weisen die Desoxyzucker nach. In der Dünnschichtchromatographie wird eine Lösung von Chloramin T und Trichloressigsäure in Ethanol verwendet. Im langwelligen UV entstehen charakteristische Fluoreszenzen.

Die quantitative Bestimmung von Herzglykosiden in cardenolidhaltigen Drogen kann mit photometrischen oder HPLC-Methoden erfolgen. Zur photometrischen Bestimmung können die angegebenen Farbreaktionen genutzt werden. Für die Bufadienolide dient nach Reaktion mit Kalilauge die UV-Spektroskopie.

Die Ph.Eur. schreibt für die **Gehaltsbestimmung** von Digitoxin, Digoxin und Ouabain die Baljet-Reaktion, für die Gesamtcardenolid-Bestimmung von Digitalis-purpurea-Blättern die Kedde-Reaktion vor.

Das DAB schreibt bei Digitalis purpurea-, Adonis-, Maiglöckchen- und Meerzwiebel-Pulver anstelle von Gehaltsbestimmungen noch die biologische Wirkwertbestimmung vor.

Der Wirkwert am Meerschweinchen ergibt sich aus dem Vergleich der letalen Dosen von Drogen und der Referenzglykoside Cymarin, Digitoxin, Convallatoxin bzw. Proscillaridin. Diese Methode entspricht nicht mehr den heutigen Anforderungen, obwohl bei einzelnen Methoden eine Korrelation zwischen photometrischer Gehalts- und Wirkwertbestimmung besteht. Da in der Zwischenzeit eine Reihe von gut ausgearbeiteten HPLC-Methoden existieren, werden diese in Zukunft die bisherigen als Standmethoden ersetzen.

Pharmakologie und Wirkungsmechanismus

Charakteristisch für herzwirksame Steroidglykoside ist eine Steigerung der Kontraktionskraft des Herzens (positiv-inotrope Wirkung) und damit eine Senkung der Schlagfrequenz und eine Verbesserung des Wirkungsgrades.

Der insuffiziente Herzmuskel besitzt eine gesteigerte Empfindlichkeit gegenüber Herzglykosiden, die am gesunden Herzen ohne Wirkung sind. Alle Herzglykoside wirken qualitativ gleich, d.h. sie führen in therapeutischen Dosen zu einer Verbesserung der Ökonomie der Herzarbeit. Primär wird die systolische Herzmuskelkontraktion bei gleichzeitigem Ansteigen des Schlagvolumens verstärkt (positiv-inotrope Wirkung). Gleichzeitig sinkt die Herzfrequenz (negativ-chronotrope Wirkung), der venöse Druck nimmt ab. Durch Beseitigung des venösen Rückstaus kommt es zu einer gesteigerten Diurese. In quantitativer Hinsicht wirken die einzelnen Herzglykoside verschieden.

Sie unterscheiden sich in:
- Resorptionsquote,
- Latenzzeit bis zum Wirkungseintritt,
- Abklingquote (Wirkungsverlust pro Tag),
- Wirkungsdauer,
- Kumulationsgefahr.

Diese Unterschiede sind auf die strukturellen Besonderheiten der einzelnen Glykoside (Polaritätsgrad, Lipoidlöslichkeit) zurückzuführen, z. B. nehmen bei oraler Gabe mit steigender Lipoidlöslichkeit der Glykoside die Resorption und das Plasma-Eiweiß-Bindungsvermögen zu. Durch Abspaltung von Zuckern oder durch Veresterung bzw. Veretherung von Zuckern kann man die enterale Resorbierbarkeit erhöhen, z. B. α- und β-Acetyldigoxin oder Methyldigoxin und Methylproscillaridin.

Die für diese Wirkungen verantwortlichen Mechanismen sind im Detail noch nicht ganz geklärt. Gesichert ist, dass die positiv-inotrope Wirkung mit einem Anstieg von Ca^{2+}-Ionen im sarkoplasmatischen Reticulum des Myocards verbunden ist. Dieser wiederum kann durch eine Hemmung der Na^+/K^+-ATPase, Stimulierung des Na^+/K^+/Cl^--Cotransportsystems und damit der Freisetzung des membrangebundenen Ca^{2+} erklärt werden. Gleichzeitig kommt es in der Folge zum Einstrom von Na^+ in den Extrazellularraum und von K^+ in den Intrazellularraum (Details s. Lehrbücher der Pharmakologie).

Durch die Erhöhung der Na^+-Konzentration und Aktivierung des Na^+/Ca^{2+}-Austauschproteins wird die intrazelluläre Ca^{2+}-Konzentration erhöht und die positiv-inotrope Wirkung ausgelöst. Die Kontraktion an dem Herzmuskel selbst kommt durch Bindung von Ca^{2+}-Ionen an ein Polypeptid des Troponinkomplexes, Aktivierung des Aktomyosin-ATP und eine die Kontraktion der Muskelfaser auslösende Wechselwirkung von Aktin und Myosin zustande. Über Details dieser molekularen Wechselwirkungen und die strukturellen Voraussetzungen für die Bindung von Herzglykosiden an die Na^+/K^+-ATPase informieren Bücher der Pharmakologie.

Die toxischen Effekte von Herzglykosiden bestehen mit zunehmender Hemmung der Membran-ATPase in einer zellulären Kaliumverarmung des Herzmuskels (Hypokaliämie).

Anwendungsgebiete
Als Indikationen gelten die chronische Herzmuskelinsuffizienz (NYHA-Stadien II und III) und Arythmien (Vorhofflimmern, Vorhofflattern). Allerdings werden Herzglykoside heute zunehmend durch ACE-Hemmer, β-Blocker, Calciumantagonisten und Vasodilatoren verdrängt. Dementsprechend werden nur noch folgende Reinglykoside bzw. partialsynthetische Glykoside in den Arzneibüchern geführt und/oder als Phytopharmaka mit Verordnung angewandt:

- *Digitalis purpurea*, Ph.Eur. und *D. lanata*, DAB 1996: Digitoxin (Digoxinum, Ph.Eur.); α-Acetyldigoxin (α-Acetyldigoxinum ÖAB); β-Acetyldigoxin (β-Acetyldigoxinum DAC), beide durch Acetylierung aus Digoxin hergestellt; β-Methyldigoxin (Metildigoxin = Medigoxin = 4'''-O-Methyl-digoxin); Deslanosid (Desacetyllanatosid C = Desacetyllanatosid Ph.Eur.).
- *Strophanthus gratus:* Ouabain (g-Strophanthin), Ph.Eur.
- *Urginea maritima*: Proscillaridin und das partialsynthetische Meproscillarin (4'-Methyl-Proscillaridin A).

Zusätzlich stehen den niedergelassenen Ärzten noch teilweise standardisierte Extraktpräparate von Maiglöckchenkraut, Meerzwiebel, Adoniskraut und Oleanderblättern allein oder in Kombination mit anderen kardioton wirksamen Pflanzenextrakten (z. B. Weißdorn- oder Ammeifrüchte) zur Verfügung.

Endogene Herzglykoside
Seit 1990 weiß man, dass im menschlichen Organismus endogene Herzglykoside gebildet werden können. Als Orte ihrer Biosynthese hat man die Nebennierenrinde und den Hypothalamus ausgemacht. Identifiziert wurden bisher das Ouabain (g-Strophanthin), ein bisher nur in Amphibien gebildetes Bufadienolid, das Marinobufagenin, und das bekannte Proscillaridin der Meerzwiebel. Man nimmt an, dass ihre Biosynthese wie die der Krötensteroide direkt aus Cholesterin erfolgt. Die Funktion der endogenen Herzglykoside ist noch nicht im Einzelnen geklärt, doch scheinen sie als Regulatorstoffe der Na^+/K^+-abhängigen ATPase für die Aufrechterhaltung der Na^+-Ionen-Homöostase und des Blutdrucks im Organismus verantwortlich zu sein.

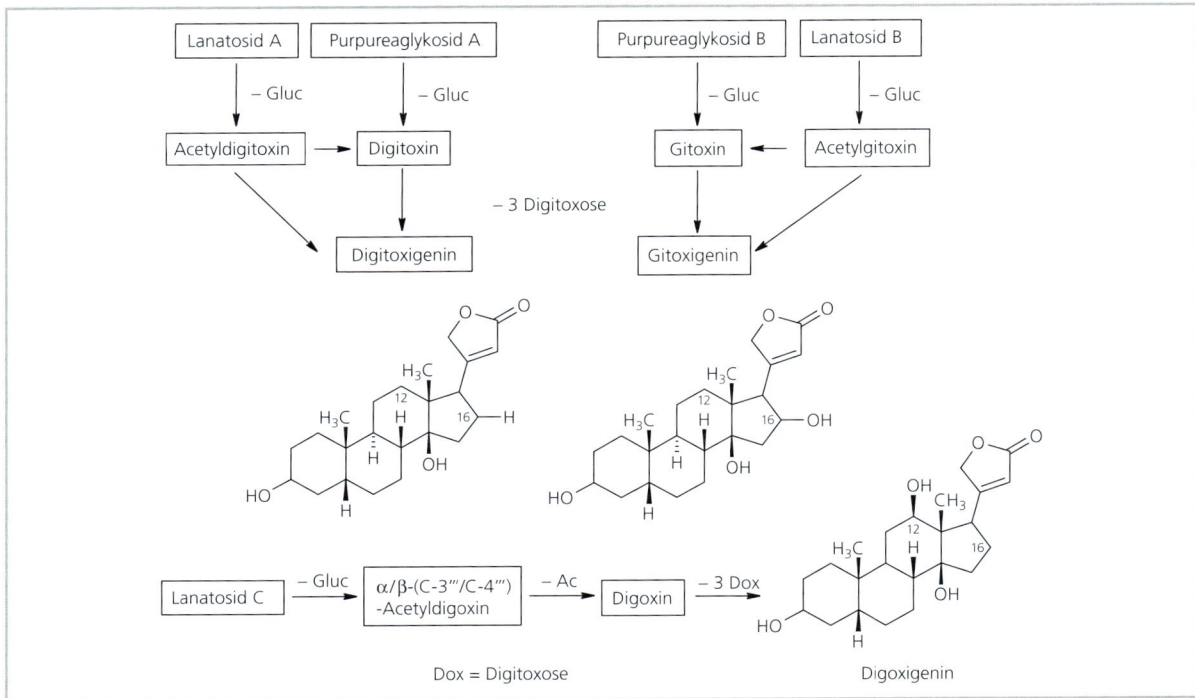

Abb. 2.56 *Digitalis purpurea* und *D. lanata,* Primär- und Sekundärglykoside mit ihren Aglykonen

Es gibt Hinweise, dass sie darüber hinaus auch im Signal-Transduktionsweg und an Zelldifferenzierungs- sowie Proliferationsvorgängen beteiligt sind. Große Hoffnung knüpft man an die Möglichkeit durch Eingriffe in die Suppression von Wachstumsfaktoren mit strukturabgewandelten Cardenoliden oder Bufadienoliden neue Medikamente für die Tumortherapie zu entwickeln.

Digitalis-purpurea-Blätter, Digoxin, Digitoxin, Ph.Eur.
Digitalis-lanata-Blätter DAB 1996,
α, β-Acetyldigoxin, DAC, ÖAB
Eingestelltes Digitalis-purpurea-Pulver Digitalis purpureae pulvis normatus, *(Digitalis purpurea,* Scrophulariaceae), soll einen Wirkwert besitzen, der einem Gehalt von 1 % Digitoxin entspricht. Der Wert für das Wirkungsäquivalent (W) soll zwischen 7,50 und 13,33 mg pro g Droge liegen. Der Mindestgehalt der nicht eingestellten Droge an Gesamt-Cardenolidglykosiden wurde in der Ph.Eur. mit 0,3 % bezogen auf Digitoxin festgelegt. Verwendung findet heute nur noch das Digitoxin, das sehr leicht aus dem genuinen Primärglykosid Purpureaglykosid A durch enzymatische Abspaltung der endständigen Glucose mit Digipurpidase entsteht. Das Begleitglykosid Gitoxin (16-Hydroxydigito-

xin), gebildet aus Purpureaglykosid B, spielt wegen zu schlechter Bioverfügbarkeit keine Rolle. Die Primärglykoside sind Tetraglykoside mit 3 Mol Digitoxose und 1 Mol Glucose im Zuckerteil. Das **β-Acetyldigoxin** (DAC) und das **Digoxin**, die heute wie Digitoxin als Reinglykoside therapeutisch eingesetzt werden, sind Sekundärglykoside, entstanden aus dem Lanatosid C von Digitalis lanatae folium (DAB 1996). Das Aglykon von Lanatosid C, das Digoxigenin, ist das 12-Hydroxy-Digitoxigenin (s. Abb. 2.56). Die Lanatoside A und B, die heute nicht mehr verwendet werden, unterscheiden sich von den Purpureaglykosiden durch eine zusätzlich Acetylgruppe am C-3 des dritten Digitoxose-Moleküls vom Aglykon aus gesehen. Bei der enzymatischen Abspaltung der endständigen Glucose im Lanatosid C erhält man ein Gemisch von α- und β-Acetyldigoxin, weil sich ein Gleichgewicht zwischen der ursprünglichen α-Reihe und der neugebildeten β-Reihe einstellt. α- und β-Acetyldigoxin lassen sich aber auch rein durch partielle Acetylierung von Digoxin unter genau festgelegten Bedingungen herstellen (s. Abb. 2.56).

Die Resorption der Sekundärglykoside hängt von dem Grad der Lipophilität und vom Substitutionstyp des Glykosides ab, so besitzt z. B. das Digitoxin eine nahezu 100 %ige enterale Resorbierbarkeit. Die Abspaltung oder die Veresterung oder die Veretherung von Zuckern erhöht die Resorbierbarkeit. Das Digoxin mit einer OH-Gruppe am C-12 besitzt eine gute Resorption, während Gitoxin mit seiner C-16-OH-Gruppe schlecht resorbiert wird. Wie alle Herzglykoside, hat auch Digitoxin, Digoxin und Acetyldigoxin eine geringe therapeutische Breite.

Die kausale Behandlung schwerer Digoxin- und Digitoxin-Intoxikationen ist heute durch orale Gaben von Cholestyramin oder durch i. v. -Injektion einer speziell für diesen Zweck hergestellten Antikörperfraktion möglich.

Die Hauptindikationen für die Therapie mit Herzglykosiden sind: Herzinsuffizienzen bei oder als Folge von Atherosklerose, Hypertonie, Asthma cardiale und Klappenfehlern.

Strophanthussamen DAB 6, Ouabain, (g-Strophanthin), Ph.Eur.

Aus der Rinde der im tropischen Westafrika verbreiteten Liane *Strophanthus gratus* (Apocynaceae) wurde von den Eingeborenen im westlichen Äquatorialafrika ein bekanntes Pfeilgift gewonnen. Mit 80 % Schwefelsäure liefert das Samenpulver eine rote Färbung. Das Hauptglykosid der Samendroge (Strophanthi grati semen) ist g-Strophanthidin-3-*O*-α-L-Rhamnosid **(g-Strophanthin),** das neben anderen Glykosiden zu 90–95 % in dem Glykosidgemisch der Droge enthalten ist (s. Abb. 2.57). Das g-Strophanthidin ist das Aglykon mit der größten Zahl von Hydroxylgruppen (C-1, 3, 5, 11, 14 und C-19-OH), weshalb es wegen schlechter peroraler Bioverfügbarkeit (< 5 %) heute fast nur noch parenteral und perlingual zur Anwendung kommt. Somit

kann die Pfeilgiftanwendung als die erste parenterale Applikation des Strophanthins angesehen werden. Das „k-Strophanthin" von *Strophanthus kombé* ist ein in den Samen zu 8–10 % enthaltendes Glykosidgemisch. Als Hauptglykoside gelten k-Strophanthosid, k-Strophanthin-β und Cymarin (k-Strophanthin-α). Das k-Strophanthidin-Aglykon unterscheidet sich vom g-Strophanthidin durch eine fehlende OH-Gruppe am C-1 und anstelle der OH-Gruppe am C-19 durch eine Aldehydgruppe (s. Abb. 2.57). Mit Schwefelsäure färbt sich *Strophanthus-kombé*-Samen im Gegensatz zu *Strophanthus-gratus*-Samen zunächst grün, später violett und braun an.

Angewendet wird von den Strophanthinglykosiden heute fast nur noch das g-Strophanthin in i. v.-Form bei schweren Formen der Herzinsuffizienz. Die bereits in wenigen Minuten einsetzende Wirkung hält 2–3 Tage an und klingt dann rasch ab. Die gelegentlich noch verwendete perorale Strophanthustherapie zur Prophylaxe des Herzinfarktes und bei hypoxischen Herzkrankheiten ist umstritten. Mehr Wirksamkeit dürfte die perlinguale Applikation besitzen.

Meerzwiebel, DAB, Proscillaridin, DAC

Die in den Küstengebieten des Mittelmeeres heimische Pflanze *Urginea maritima* (Hyacynthaceae) liefert kindskopfgroße Zwiebeln (Scillae bulbus). Die weißzwieblige Varietät enthält in den fleischigen Schuppen ca. 15 herzwirksame Glykoside der Bufadienolid-Reihe (δ-Lacton = Cumalinring) in einer Konzentration von 0,25–0,4 %. Von den zahlreichen in der Droge enthaltenen Glykosiden Glucoscillaren, Scillaren A und **Proscillaridin A** inte-

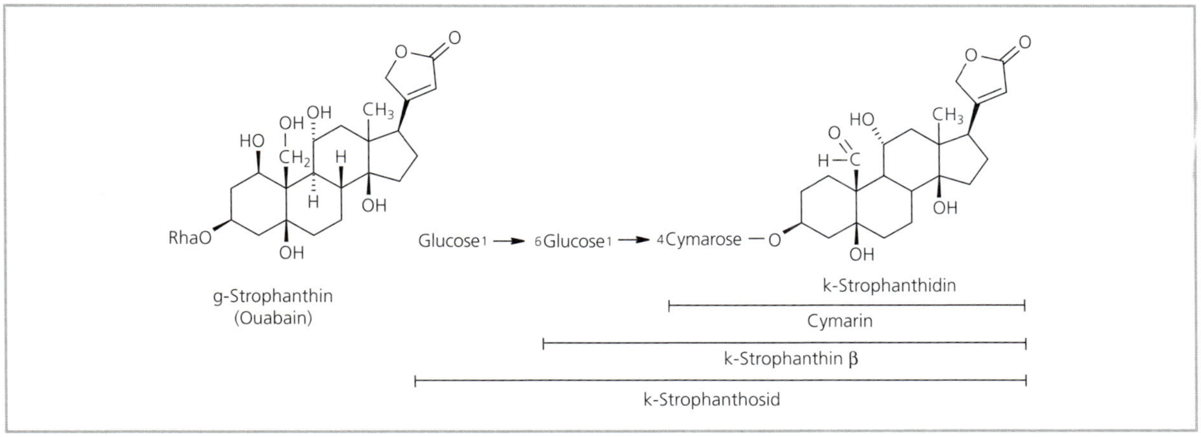

Abb. 2.57 Hauptglykoside von *Strophanthus gratus* und *S. kombé*

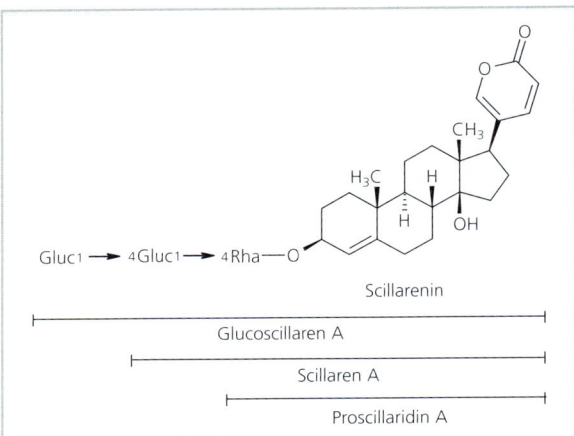

Gluc1 ⟶ 4Gluc1 ⟶ 4Rha—O
Scillarenin
Glucoscillaren A
Scillaren A
Proscillaridin A

Abb. 2.58 Hauptglykoside der Meerzwiebel

ressiert heute nur noch das letztgenannte (s. Abb. 2.58). Man erhält dieses aus den beiden anderen Primärglykosiden durch das in der Meerzwiebel vorkommende Enzym, die Scillarenase bzw. durch vorhergehende zweistündige Fermentation bei 40 °C und anschließende Extraktion mit Ethylacetat. Von der Meerzwiebel existiert noch ein nach DAB auf 0,2 % Proscillaridin bzw. auf ein Wirkäquivalent eingestelltes Zwiebelpulver.

Proscillaridin besitzt eine den Digitalis- und Strophanthus-Glykosiden gleiche Herzwirksamkeit allerdings mit einer höheren Resorptionsquote (30–35 %) als die Strophanthine und einer besseren Steuerbarkeit als Digitoxin und Digoxin. Proscillaridin A und das halbsynthetische Meproscillarin (4'-*O*-Methylproscillaridin) werden heute noch bei leichter Herzinsuffizienz mit verminderter Nierenleistung eingesetzt.

Weitere Herzglykosid-Drogen: Im Gegensatz zu Digitalis-, Strophanthus- und der Urginea-Droge, von denen heute praktisch nur noch einige Reinglykoside und deren partialsynthetische Derivate therapeutisch eingesetzt werden, stehen die folgenden drei Drogen heute noch zur Verordnung in Form standardisierter Einzelextrakte oder als Bestandteile von Kombinationspräparaten zur Verfügung.

Maiglöckchenkraut, DAB

Von den getrockneten zur Blütezeit gesammelten oberirdischen Teilen des Maiglöckchens (Convallariae herba, *Convallaria majalis*, Convallariaceae) existiert ein auf einen Convallatoxingehalt von 0,2 % eingestelltes Maiglöckchenpulver. Daraus werden Fluidextrakte hergestellt.

Hauptglykosid ist das sich vom k-Strophanthin abgeleitete **Convallatoxin**, ein k-Strophanthin-3-*O*-rhamnosid. Convallatoxin steht hinsichtlich Eintritt und Dauer der Wirkung zwischen Digitoxin und g-Strophanthin. Convallaria-Extraktpräparate werden noch bei leichter Belastungsinsuffizienz (Stadium I und II), Altersherz und Cor pulmonale verordnet. Die Wirksamkeit der Convallaria-Glykoside wird im Extrakt durch die im Extrakt zusätzlich vorhandenen Flavonoide, Pflanzensäuren und Saponine unterstützt.

Adoniskraut, DAB

Das Adoniskraut (Adonidis herba, *Adonis vernalis*, Ranunculaceae) liegt ebenfalls als eingestelltes Pulver (0,2 % Cymarin) vor. Es enthält die Hauptglykoside **Cymarin** und **Adonitoxin**, die sich vom k-Strophanthidin bzw. Adonitoxigenin ableiten. Das Adonitoxin ist mit Convallatoxin isomer, ein Monorhamnosid. Die Adonisglykoside besitzen eine schlechte orale Resorbierbarkeit, werden schnell abgebaut und wirken daher nicht kumulierend. Aufgrund von zusätzlichen Begleitstoffen (Flavonoide) wirkt die Droge auch schwach gefäßerweiternd, diuretisch und schwach sedativ. Verordnet wird der Extrakt bei Digitalis-refraktären Fällen und bei nervösen Herzbeschwerden.

Oleanderblätter, DAB 1996

Die heute nur noch in Kombinationspräparaten (z. B. Miroton®) enthaltenen Extrakte der Oleanderblätter (Oleandri folium, *Nerium oleander*, Apocynaceae) enthalten als Hauptglykoside **Oleandrin** und **Odoroxid A,** die beiden einzigen Glykoside mit Herzwirksamkeit. Oleandrin besitzt am C-16 eine *O*-Acetylgruppe und als Desoxy-Zuckerkomponente Oleandrose. Anwendung bei leichter Herzinsuffizienz und vegetativ-funktionellen Herzbeschwerden.

Uzarawurzel

Die bitter schmeckende Uzarawurzel (Uzarae radix, *Xysmalobium undulatum*, Apocynaceae) stammt von einer in Südafrika heimischen Pflanze, die dort kultiviert wird. Der aus der Wurzel durch Alkoholextraktion erhältliche Extrakt (Uzaron) besteht zu etwa 40 % aus einem Cardenolidglykosidgemisch mit den Hauptglykosiden **Uzarin** und **Xysmalorin** (s. Abb. 2.59). Beide sind Diglucoside (Sophoroside), die sich vom Uzarigenin und Xysmalogenin ableiten. Uzarigenin besitzt eine *trans*-Verknüpfung der Ringe A/B und unterscheidet sich damit vom Digitoxigenin mit seiner *cis*-Verknüpfung während

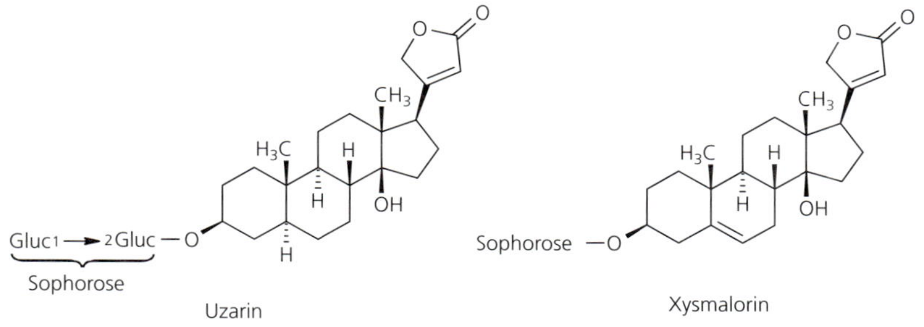

Abb. 2.59 Uzara-Glykoside

Xysmalogenin eine Doppelbindung in Δ^5-Stellung aufweist und damit 5,6-Dehydro-Digitoxigenin ist. Die Herzwirkung der Uzaraglykoside beträgt nur 1/100 der Strophanthinwirkung, weshalb es in der Herztherapie nicht eingesetzt werden kann. Dafür besitzt es eine motilitätshemmende und spasmolytische Wirkung auf Darm und Uterus. Das Uzara-Präparat (Uzara®) hat sich bei unspezifischen, akuten Durchfallerkrankungen (Kommission E) z. B. Reise- und Sommer-Durchfällen der verschiedensten Art, bei Dysmenorrhoe und Enuresis bewährt.

Literatur

FRIDMAN, A. I., MATREEV, S. A., AGALAKOVA, N. I., FEDOROVA, O. V., LAKATTA, E. G., BAGROV, A. Y. (2002): Marinobufagenin, an endogenous ligand of alpha-1-sodium pump is a marker of congestive heart failure severity. J. Hypertens. 20(6): 1189–1194

KOPP, B. (1990). Bufadienolide in Meerzwiebel, Dtsch. Apoth. Ztg. 130(40): 2175–2180

KREIS, W. et al. (1998). Cardenolide biosynthesis in foxglove, Planta Med. 64(6): 491–499

LOEW, D. A., LOEW, A. D. (1994): Pharmakokinetik von herzglykosidhaltigen Pflanzenextrakten. Z. Phytotherapie 15(4): 197–202

LUCKNER, M., WICHTL, M. (2000): Digitalis-Geschichte, Biologie, Biochemie, Chemie, Physiologie, Molekularbiologie, Pharmakologie, Medizinische Anwendung. Wissenschaftliche Verlagsgesellschaft, Stuttgart

RALL, B. (1997): Herzinsuffizienz. Was bringt die Digitalistherapie?, Dtsch. Apoth. Ztg. 137(3): 128–129

Schmitz, B., El Agamy, R., Lindner, K. (1992): Uzarawurzel – seit 80 Jahren bewährt bei akuten Durchfallerkrankungen. Pharm. Ztg. 137; 1697–1713

SCHONER, W. (2002): Endogenous cardiac glycosides, a new class of steroid hormons. Eur. J. Biochem. 269 (10): 2440–2448

2.4 Phenol- und Chinoid-Drogen

2.4.1 Allgemeine Eigenschaften, Reaktionen, Einteilung

Phenolische Verbindungen gehören zu den im Pflanzenreich am weitesten verbreiteten Verbindungen.

Sie sind durch **OH-Gruppen** an aromatischen Ringsystemen charakterisiert. Diese OH-Gruppen können teilweise auch als Methylether, verestert oder als *O*-Glykoside an Zucker gebunden vorliegen.

Wir unterscheiden phenolische Verbindungen mit ein-, zwei-, drei, oder mehrkerningem aromatischem Aufbau, wobei diese neben den phenolischen OH-Gruppen noch Carboxyl-, Aldehyd- oder Aminogruppen enthalten können.

Während die einkernigen Phenole z. T. noch flüchtig sind und mit organischen Lösungsmitteln ausschüttelbar bzw. abtrennbar sind, gibt es eine Reihe von höher molekularen phenolischen Verbindungen, die nur noch in Alkohol löslich sind. In vielen Hölzern, Wurzeln, Rhizomen und Früchten kommen hochpolymere phenolische Verbindungen vor, wie z. B. in den Phlobaphenen, die sich weder in organischen Lösungsmitteln noch in Wasser lösen.

Wegen der Azidität der phenolischen Gruppen geben viele phenolische Verbindungen wasserlösliche Alkalisalze. Neutrales und basisches Bleiacetat ist ein Gruppenreagenz, das mit Phenolen schwer lösliche Niederschläge liefert, sodass sie von den nichtphenolischen Verbindungen abgetrennt werden können.

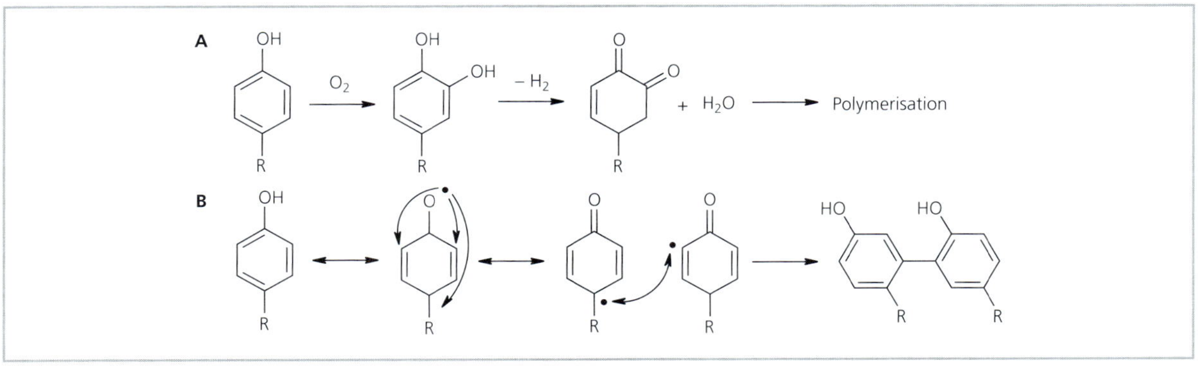

Abb. 2.60 Phenoloxidationen
A: In Gegenwart von Monoxygenasen und Sauerstoff kann ein Monophenol in ein o-Biphenol und anschließend in ein o-Chinon umgewandelt werden, gefolgt von einer Polymerisation zu höher kondensierten C-C- oder C-O-C verknüpften Polyphenolmolekülen.
B: Der oxidativen Phenol-Kupplung einkerniger Phenole oder Phenolcarbonsäuren zu dimeren oder höher kondensierten phenolischen Verbindungen geht eine Arylkationbildung voraus. Diese Kationbildung kann sich nur auf die beiden ortho-Stellungen oder die para-Position zur OH-Gruppe verteilen (delokalisieren). Die anschließende C-C-Kupplung zwischen beiden Molekülen findet zwischen dem C-Atom in ortho-Stellung zur Carbonylgruppe und dem paraständigen C-Atom des zweiten Moleküls statt.

Für den dünnschichtchromatographischen Schnellnachweis von Phenolen eignen sich säurehaltige Systeme (Essigsäure, Ameisensäure) mit Wasser, Aceton, Propanol oder Ethylacetat bei den polaren Phenolen und Methanol oder Toluol bei den lipophileren Verbindungen. Soweit die phenolischen Verbindungen keine Eigenfarbe im Sichtbaren oder Eigenfluoreszenz im UV-Licht besitzen, können sie mit verschiedenen Reagenzien angefärbt werden, z. B.:

- Diazotierte Sulfanilsäure (z. B. Echtblausalz B) gibt mit Phenolen mit unbesetzter para- oder ortho-Stellung gelbe bis blauviolette Azofarbstoffe.
- Dichlorchinonchlorimid (Gibbs-Reagenz) bildet im Alkalischen bei Phenolen mit freier para-Stellung zur phenolischen Gruppe blaue oder blauviolette Färbungen.
- Eisen(III)-Chlorid färbt mehrwertige Phenole grünbraun oder blaugrau an.
- Bei Verbindungen mit o-ständigen phenolischen Gruppen oder solchen mit einer zur OH-Gruppe benachbarten Carbonylgruppe (z. B. bei Flavonoiden) können Chelatbildner wie $AlCl_3$ oder Borsäure [Naturstoff (Diphenylboryloxyethylamin) Reagenz] verwendet werden.

Wenn Pflanzenteile, vor allem Blätter oder Früchte (z. B. Äpfel, Bananen) im angeschnittenen Zustand längere Zeit an der Luft gelegen haben, beobachtet man eine zunehmende Braunfärbung. Diese „Bräunungsreaktion" ist auf die Einwirkung der in Pflanzenteilen weit verbreiteten Monophenol-Monooxygenase auf pflanzliche Phenole in Gegenwart von Sauerstoff zurückzuführen. Monophenole, besonders aber Phenole mit o-Diphenolstruktur, wie sie z. B. in der Kaffee- oder Chlorogensäure, in Catechinen und einigen Flavonolen vorliegen, reagieren am stärksten. Es entstehen nach einem Radikal-Mechanismus o-Chinone, die dann weiter zu oligomeren und braun gefärbten polymeren, gerbstoffähnlichen Produkten oxidiert werden können (s. Abb. 2.60 A).

Ein ähnlicher Mechanismus liegt der oxidativen Kupplung von einkernigen Phenolen oder Phenolcarbonsäuren zu dimeren oder höher kondensierten Phenolen im Verlauf der Biosynthese von Gallotanninen, Ellagtanninen, Lignanen oder oligomeren bzw. polymeren Procyanidinen zugrunde (s. Abb. 2.60 B).

Die starke Bindungsfähigkeit vieler phenolischer Verbindungen an Proteine, Glykoproteine bzw. Enzyme (hohe Polyvalenz) verleiht ihnen eine große Bandbreite an pharmakologischen Wirkungen, weshalb viele Verbindungen dieser Stoffgruppe zu Unrecht als Verbindungen mit fehlender Wirkspezifität abqualifiziert wurden.

Offenbar binden speziell phenolische Verbindungen sehr häufig an Metabolisierungsenzyme der Leber, so z. B. an die Cytochromoxidasen CYP3A und

CYP1A2 des P-450-Systems und können so durch Induktion dieser Enzyme die Metabolisierung von coapplizierten anderen Arzneistoffen beschleunigen. So wurde z. B. gefunden, dass der Hypericumextrakt, der einen hohen Anteil an phenolischen Verbindungen enthält, gleichzeitig eingenommen zu einer Ciclosporin-Medikation, dessen Konzentration im Blut um mehr als die Hälfte absenken kann.

Nachteilig kann auch für die Bioverfügbarkeit sein, dass phenolische Arzneistoffe im Organismus durch Sulfatierung oder Glucuronierung relativ schnell über die Niere ausgeschieden werden, weshalb z. B. polyphenolische Flavonoide sehr hoch dosiert werden müssen (Rutin 2–3 g pro Tag), um überhaupt einen anhaltenden therapeutischen Effekt zu erzielen.

2.4.2 Einfache Phenole, Phenolcarbonsäuren und Phenylpropan-Derivate

Im Pflanzenreich dominieren in diesen Stoffklassen die phenolischen C_6C_1 – bzw. C_6 – und die C_6C_3-Verbindungen, letztere auch als Phenylpropanverbindungen bekannt. Die Verbindungen der ersten Gruppe können entweder direkt aus Vorstufen in einer frühen Phase des Prephensäure/Shikimat-Biosyntheseaufbauweges, oder später durch oxidativen C_2-Abbau aus Zimtsäurederivaten gebildet werden (s. Abb. 2.66). Die C_6C_3-Verbindungen entstehen direkt aus Prephensäure bzw. aus dem NH_2-haltigen Phenylalanin und seinen Analoga. Die einfachen

C_6-Phenole (z. B. Hydrochinon) werden aus C_6C_3-p-Cumarsäure durch β-Oxidation und oxidative Decarboxylierung gebildet.

Prototypen der ersten Gruppe sind z. B. Benzoesäure, Protocatechusäure, Gallussäure, Salicylsäure, Salicylalkohol oder Hydrochinon. Aus der Gruppe der C_6C_3-Verbindungen sind zu nennen Zimtsäure, Kaffeesäure, p-Cumarsäure, Ferulasäure und ihre Ester (z. B. Chlorogensäure oder Rosmarinsäure) sowie die kondensierten Derivate vom Typ der Gingerole und Curcuminoide.

C_6C_1-/C_6-phenolische Verbindungen

Nur wenige Verbindungen sind von pharmazeutischer Bedeutung:

Gallussäure: Die Gallussäure, die frei und verestert sowie glucosidiert in der Natur vorkommt, bildet den Grundkörper der in vielen Pflanzen verbreiteten Gallotannine vom Typ der Ellagsäure (s. Abb. 2.61) und der höher kondensierten Verbindungen mit ihren mannigfaltigen Strukturvarianten (s. Kap. 2.4.8). Gallussäuremethylester und Ellagsäure besitzen ausgeprägte antioxidative Eigenschaften. Gallussäuremethylester hat deshalb in der Lebensmittelindustrie noch heute als Antioxidans Bedeutung. Beide erwiesen sich in In-vitro-Modellen als Verbindungen mit besonders starker antiviraler Wirkung.

Salicylsäure: Die Salicylsäure kommt verestert und z. T. auch glykosidiert in verschiedenen Pflanzen vor (s. Tab. 2.7). Die reduzierten Formen der Sali-

Tab. 2.7 Pflanzen und ihre Salicylverbindungen

Droge	Lat. Bezeichnung	Salicylverbindungen
Weidenrinde	Salicis cortex	Salicylalkohol-Verbindungen
Stiefmütterchen mit Blüten	Violae herba cum flore	Methylsalicylat, Violutosid (Salicylsäuremethylester-glucoarabinosid)
Mädesüßkraut, -blüten	Filipendulae ulmariae herba, Spiraeae flos	Salicylsäure- und Salicylalkohol-glykoside (z. B. Spiraein, Isosalicin, Monotropidosid), Methylsalicylat
Pappelknospen, -rinde, -blätter	Populi gemma, cortex, folium	Salicin, Salicortin, Tremulacin
Gaultheria- oder Wintergrün-Öl	Gaultheriae aetheroleum	Methylsalicylat, Monotropitosid
Primelwurzel	Primulae radix	Primulaverin und Primverin (Diglykoside von Methoxysalicylsäuremethylester)
Eschenrinde	Fraxini cortex	Salicylalkohol-Verbindungen

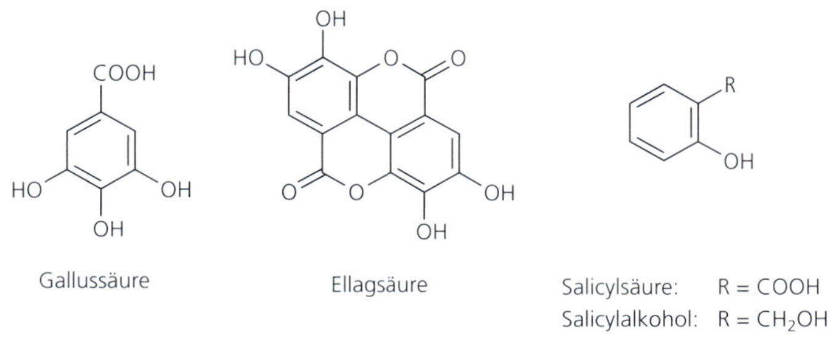

Abb. 2.61 Strukturen von drei C_6C_1-phenolischen Verbindungen

cylsäure, die Salicylalkohole und ihre Glykoside sind die Hauptverbindungen der Weidenrinde.

Salicylsäure und ihre Ester besitzen in vivo antiphlogistische Wirkung. Da diese Verbindungen in den in Tab. 2.7 aufgeführten Drogen nur in sehr geringer Menge vorhanden sind, dürften sie an der pharmakologischen Gesamtwirksamkeit von einfachen Drogenzubereitungen nur in geringem Maße beteiligt sein. Die Drogen haben auch nur noch als Tee-Drogen Bedeutung. Anders liegen die Verhältnisse bei der Weidenrinde.

Weidenrinde, Ph.Eur.

Als Hauptwirkstoffe von Salicis cortex (*Salix alba, S. daphnoides, S. purpurea, S. fragilis,* Salicaceae) gelten das **Salicin,** ein Salicylalkoholglucosid, dessen 2-*O*-Acylderivat Salicortin und fünf weitere Salicyl-Derivate (Salireposid, Fragilin, Tremulacin, Populin, Salicylsalicin) (s. Abb. 2.62). Zur Drogengewinnung werden hauptsächlich *Salix daphnoides, S. fragilis* und *S. purpurea* mit Salicingehalten von 8–10 % verwendet. Die Arzneibuchdroge soll mindestens 1 % Salicylalkoholderivate berechnet als Salicin enthalten.

Die Salicylalkohol-Verbindungen haben Prodrug-Charakter, d. h. sie wirken p. o. antiphlogistisch und analgetisch erst nach Hydrolyse zu Salige-

nin und Oxidation zu Salicylsäure katalysiert durch das Cytochrom-P-450-System in der Leber.

Von der Kommission E wird eine Tagesdosis von 60–120 mg Salicin (Gesamtsalicylverbindungen berechnet als Salicin) entsprechend 3 × täglich 1 g Drogenpulver empfohlen, um einen für eine antiphlogistische Wirkung erforderlichen Salicylsäureplasmaspiegel zu erreichen. Allerdings scheinen an der Gesamtwirksamkeit des Drogenextraktes Begleitstoffe (Flavonoide, Gerbstoffe und Saponine) beteiligt zu sein.

Die ESCOP-Monographie empfiehlt zur Schmerzbehandlung eine Extrakt-Tagesdosis entsprechend 240 mg Salicin pro Tag. Gegenüber ASS haben die Salicinverbindungen den Vorteil, dass sie eine geringere aggregationshemmende und damit die Blutgerinnung inhibierende und somit magenschonende Eigenschaft besitzen.

Außerdem scheint die allergisierende Potenz der salicylhaltigen Phytopräparate geringer als die des Aspirins.

Es existieren bei Patienten mit Rheuma- bzw. Rücken- und Gelenkschmerzen placebokontrollierte Doppelblindstudien mit 240 mg bzw. 120 mg Salicin enthaltendem Weidenrindenextrakt pro Tag mit den Indikationen akute Rückenschmerzen und aktivierte Cox- und Gonarthrose. Bei der hohen

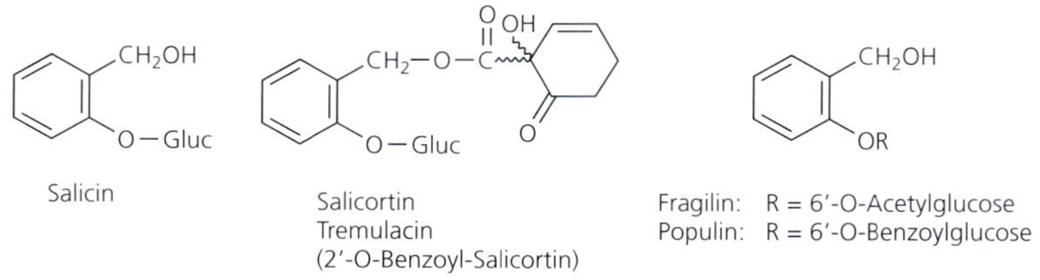

Abb. 2.62 Phenolglykoside der Weidenrinde

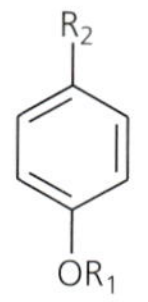

Hydrochinon	$R_1 = H; R_2 = OH$
Arbutin:	$R_1 = Gluc; R_2 = OH$
Methylarbutin:	$R_1 = Gluc; R_2 = OCH_3$
Piceosid:	$R_1 = Gluc; R_2 = COCH_3$

Abb. 2.63 Hauptwirkstoffe der Bärentraubenblätter

Dosierung war eines der Präparate (Assalix®) in einer Vergleichsstudie dem COX$_2$-Hemmer Rofecoxib im Schmerz- und Arhus-Index gleichwertig. Der Arhus-Index setzt sich zusammen aus Fragen zu Schmerzen im Rücken mit Ausstrahlung in die Beine, Invalidität und Bewegungseinschränkung.

Bärentraubenblätter, Ph.Eur., ESCOP

Bei Uvae ursi folium (*Arctostaphylos uva-ursi*, Ericaceae) handelt es sich um einen in Nord- und Mitteleuropa, in Asien und in Nordamerika verbreiteten kleinen, immergrünen Zwergstrauch mit ledrigen Blättern. Es gibt mehrere morphologische Rassen mit unterschiedlichen Wirkstoffgehalten. Hauptinhaltsstoffe sind neben wenig freiem Hydrochinon **Arbutin** und Methylarbutin, β-*O*-Glucoside des Hydrochinons bzw. Methylhydrochinons, zusätzlich noch Piceosid (s. Abb. 2.63). Als Mindestgehalt werden vom Ph.Eur. 8% Hydrochinon-Derivate berechnet als wasserfreies Arbutin angegeben, spektralphotometrisch bestimmt nach Kondensation mit 4-Aminoantipyrin in der so genannten Emerson-Reaktion.

Biosynthetisch entstehen die monozyklischen Hydrochinone bzw. Benzochinone aus *p*-Cumarsäure durch stufenweisen oxidativen Abbau der Seitenkette über *p*-Hydroxybenzoesäure.

Zusätzliche Verbindungen sind Gallo- und Ellagtannine (10–15%), Flavonoide und Triterpene (z.B. Ursolsäure und Uvaol).

Die pharmakologische Wirkung von Bärentraubenzubereitungen (Tee oder Extrakt) wird als schwach antibakteriell beschrieben, wobei nicht das Arbutin sondern das hieraus in einem alkalischen Harn (PH > 8,0) aus konjugiertem Hydrochinon (Glucuronid oder Schwefelsäureester) freigesetztes Hydrochinon diese Wirkung auslöst. Die Alkalisierung wird durch überwiegend pflanzliche Nahrung, oder besser durch gleichzeitige Gabe von Natriumbicarbonat oder Diuramid erreicht.

Die Indikation für Bärentrauben-Zubereitungen ist von der Kommission E mit „entzündlichen Erkrankungen der ableitenden Harnwege" festgelegt worden (s. auch Kap. 3.1.2).

Wegen der Gefahr von Magenreizungen und Leberschäden aufgrund des hohen Gerbstoffgehaltes sollten Präparate nicht länger als eine Woche und höchstens fünf Mal pro Jahr eingenommen werden.

Als Ersatzdroge für Bärentraubenblätter gelten Preiselbeerblätter (Vitis-idaeae folium) mit ca. 5% Arbutin und geringerem Gerbstoffgehalt.

C$_6$C$_3$- (Phenylpropionsäure)-Verbindungen

Zimtsäure, ihre davon abgeleiteten Phenolcarbonsäuren, deren Ester und Kondensations-Produkte, kommen im Pflanzenreich weit verbreitet vor. Nur einige von diesen besitzen auch therapeutisch relevante pharmakologische Wirkung und sind maßgeblich an der Wirksamkeit einiger Drogen beteiligt. Die Hauptverbindungen und ihre verschiedenen Ester sind in Tab. 2.8 und Abb. 2.64 aufgeführt.

Kaffeesäure, Ferulasäure und **Chlorogensäure** wirken in vitro antioxidativ, antibakteriell und antiviral. Die Chlorogensäure, in der Kaffeebohne in einer Konzentration von 3–5% enthalten, steigert die Salzsäurebildung im Magen, die Galleausscheidung und die Darmperistaltik. Die gleichen Verbindungen werden zusammen mit der Caffeoyläpfelsäure des Brennesselkrautes (Urticae herba) für dessen

Tab. 2.8 Pharmakologisch wichtige Pflanzensäuren

Pflanzensäuren, Ester	Chemische Bezeichnung
Kaffeesäure	3,4–Dihydroxyzimtsäure
Ferulasäure	4-Hydroxy-3-methoxyzimtsäure
Sinapinsäure	4-Hydroxy-3,5-dimethoxyzimtsäure
Chlorogensäure	5-*O*-Caffeoylchinasäure
Cynarin	1,3-*O*-Dicaffeoylchinasäure neben den 1,5-*O*- und 3,5-*O*-Isomeren
Cichoriensäure	2,3-*O*-Dicaffeoylweinsäure
Rosmarinsäure	Caffeoyl-3,4-dihydroxyphenyl-milchsäure
Lithospermsäure	Rosmarinsäure, in der eine phenolische Gruppe mit einem weiteren Kaffeesäuremolekül cumaranartig verknüpft ist

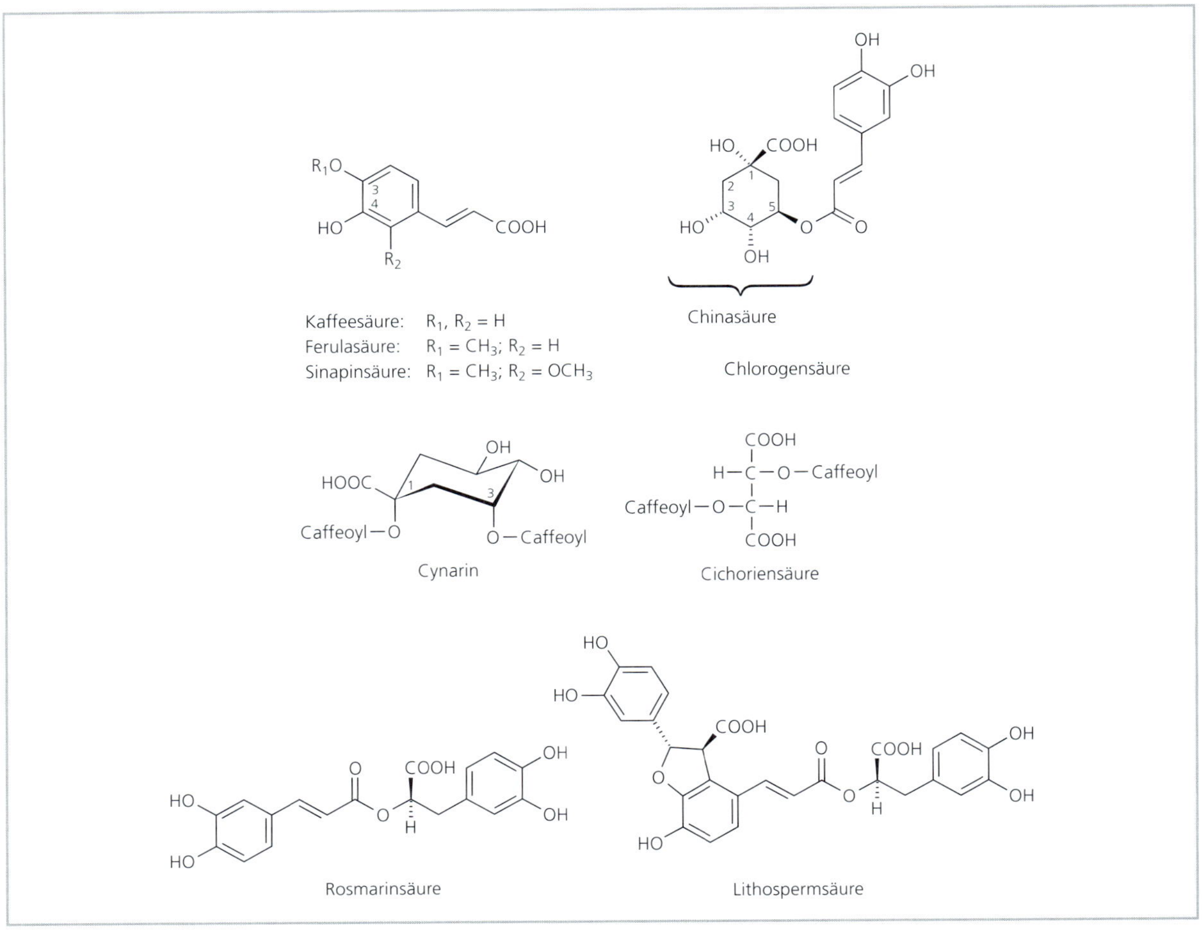

Abb. 2.64 Die am häufigsten in Pflanzen vorkommenden C_6C_3-phenolischen Pflanzensäuren und Ester

antiphlogistische bzw. antirheumatische Wirksamkeit verantwortlich gemacht.

Cynarin ist neben den Flavonen an der choleretischen, hepatoprotektiven und lipidsenkenden Wirkung von Artischockenblattextrakten (Cynarae folium) von *Cynara scolymus* maßgeblich beteiligt.

Die **Rosmarinsäure** des Rosmarins (*Rosmarinus officinalis*) wirkt stark antioxidativ, entzündungshemmend, in vitro antibakteriell sowie antiviral und besitzt eine komplementhemmende Wirkung. Sie ist Hauptbestandteil der Blätter von Rosmarin, Melisse, Salbei und Orthosiphon.

Cichoriensäure, enthalten in der Wegwarte (*Cichorium intybus*) und im Kraut und in der Wurzel von *Echinacea purpurea*, besitzt eine die Phagozytose stimulierende Wirkung.

Lithospermsäure, beschrieben als Bestandteil von Lithospermum-, Lycopus und Symphytum-Arten, wirkt gefäßerweiternd, blutdrucksenkend und nach Oxidation zu Oligomerprodukten antigonadotrop und antithyreotrop. Extrakte von *Lycopus europaeus* wirken sedierend.

Als Reinstoffe werden die verschiedenen Säuren und Ester therapeutisch nicht eingesetzt. Drogenextrakte, in denen sie als Hauptwirkstoffe oder mit anderen Verbindungen kombiniert vorkommen, werden als Antioxidanzien (Rosmarin), zur Behandlung von bakteriellen oder viralen Hautinfektionen (Melisse), als Immunstimulatoren (Echinaceawurzel) oder zur Behandlung von Entzündungen angewendet (Brennesselkraut).

Ingwer-, Galgant- und Curcuma-Drogen
Diese drei Drogen werden üblicherweise in den Kapiteln der Ätherischöl- oder Gewürz-Drogen abge-

handelt. Da sie aber neben den wasserdampfflüchtigen Ätherischölen therapeutisch wichtige nicht wasserdampfflüchtige lipophile Verbindungen enthalten, die sich biosynthetisch aus Phenylpropanderivaten ableiten, werden sie hier beschrieben.

Ingwerwurzelstock, Ph.Eur.

Der nicht flüchtige Anteil von Zingiberis rhizoma (*Zingiber officinale,* Zingiberaceae) besteht aus Arylalkanen (etwa 5–8%), den Gingerolen (s. Abb. 2.65). Diese stellen ein Homologengemisch mit der scharf schmeckenden Hauptkomponente, dem 5-Hydroxy-1-(4-hydroxy-3-methoxyphenyl)-3-decanon, dar. Die längerkettigen Gingerole schmecken kaum noch scharf. Zusätzlich sind die bei der Lagerung des Ingwers entstehenden scharf schmeckenden Anhydroverbindungen (Shogaole) enthalten, das ebenfalls scharf schmeckende Vanillylaceton (Zingeron), das ein Abbauprodukt ist und **Diarylheptanoide** wie sie auch im Galgant vorkommen (s. Abb. 2.65).

An der Biosynthese der Gingerole sind die Ferulasäure, die Malonsäure (liefert die Methylengruppe zwischen der Carbonyl- und Hydroxyl-Gruppe) und die homologe Reihe von der C-3- bis zur C-12-Fettsäure beteiligt.

Pharmakologie: Ingwer verfügt über ein breites Spektrum an pharmakologischen Wirkungen, die vermutlich zu einem großen Teil den Scharfstoffen zuzurechnen sind.

Im Vordergrund stehen anregende Wirkungen auf die Magensaft- und Gallensekretion, den Tonus und die Peristaltik des Darmes sowie eine antiulzeröse Wirkung.

Worauf eine zweite erst später durch klinische Studien bestätigte antiemetische Wirksamkeit zurückzuführen ist, ist nicht genau geklärt. Drei In-vitro-Effekte wurden gemessen, die hiermit in Verbindung gebracht werden können. Eine D2-Rezeptorblockade, eine antagonstische Wirkung an 5-HT$_3$- Rezeptoren und eine antiserotoninerge Aktivität wurden am isolierten Meerschweinchenileum festgestellt. In einer placebokontrollierten Probanden-Studie auf dem Drehstuhl wurden 2 g Ingwerpulver als therapieäquivalent mit 100 mg Diphenhydramin (Dimenhydrinat) gefunden ohne die bekannten Nebenwirkungen des Synthetikums.

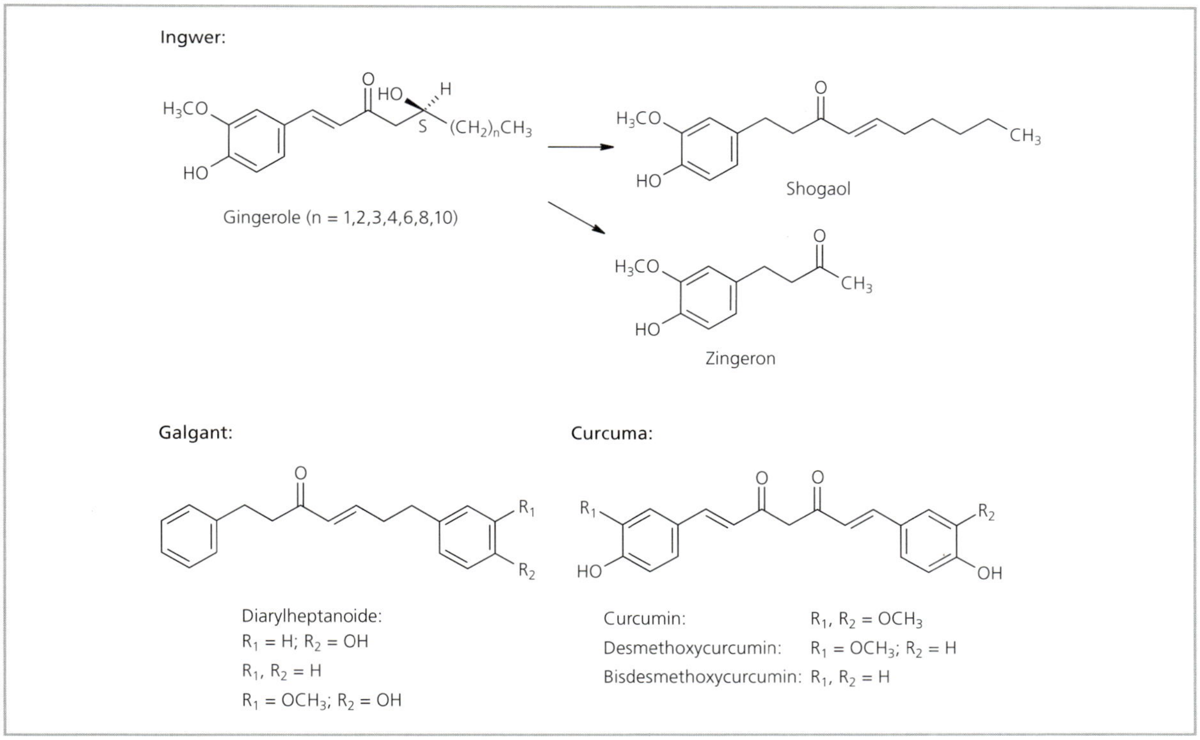

Abb. 2.65 Gingerole und Diarylheptanoide der Ingwer- und Galgant-Droge und die Curcuminoide der Javanischen Gelbwurz

Als weitere Wirkungen wurden entzündungs-hemmende und analgetische Wirkungen beschrieben, die aufgrund der nachgewiesenen Cyclooxygenase- und 5-Lipoxygenase-Hemmung zu erklären wären.

Anwendung: Ingwerpulver und Extrakt werden bei dyspeptischen Beschwerden und wegen Ihrer antiemetischen Wirkung prophylaktisch bei verschiedenen Formen der Kinetosen (Reisekrankheit, postoperative und arzneimittelbedingte Übelkeit) angewendet.

Galgant, DAC, Ph. Helv.

Die pharmakologischen Wirkungen des Galgants (Galangae rizoma, *Alpinia officinarum*, Zingiberaceae) sind nicht so weit gefächert wie die des Ingwers. Neben Ätherischöl enthält die Droge im nicht wasserdampfflüchtigen Teil nur die auch im Ingwer vorkommenden Diarylheptanoide (s. Abb. 2.65), von denen mindestens fünf analoge Strukturen nachweisbar sind. Nur diejenigen Vertreter mit dem Substitutionsmuster des Vanillins (4-Hydroxy-3-methoxyphenyl) besitzen einen scharfen Geschmack.

Biosynthetisch ist die Herkunft aus 2 Mol Phenylpropan-Einheiten leicht erkennbar. Pharmakologisch wirken die Diarylheptanoide spasmolytisch und antiphlogistisch. Die Säuresekretion im Magen wird nach Art der H_2-Antagonisten (z. B. Cimetidin) gehemmt. In vitro inhibieren Diarylheptanoide die Prostaglandin-Synthese. Anwendung bei dyspeptischen Beschwerden und Appetitlosigkeit.

Javanische Gelbwurz, Ph.Eur.

Neben 3–12 % Ätherischöl (s. Kap. 2.3.2) enthält die Droge (Curcumae xanthorrhizae rhizoma, *Curcuma xanthorrhiza*, Zingiberaceae) 1–3 % der gelb gefärbten **Curcuminoide**, die als Dicinnamoyl-Derivate die biogenetische Herkunft gut erkennen lassen. Die Curcuminoide kommen vor als Curcumin (Diferuloylmethan) und als Mono- und Bisdemethoxycurcumin (s. Abb. 2.65). Außerdem sind Diarylheptanoide ohne phenolische Gruppen an den beiden Benzolringen vorhanden.

Pharmakologisch zeichnen sich die Curcuminoide vor allem durch antioxidative, mit ASS vergleichbare antiphlogistische, antitumorale und antivirale sowie choleretische und cholekinetische Wirkungen aus. Die weiteren zum großen Teil in neuen molekularpharmakologischen Modellen ermittelten Wirkungen ergaben ein umfangreiches multivalentes Wirkspektrum. Anwendung vor allem gegen dyspeptische Beschwerden in Form von Extraktpräparaten und als Galle- und Lebertees.

2.4.3 Flavonoid-Drogen

Als Flavonoid-Drogen werden Drogen mit einem Durchschnittsgehalt von 0,5–3 % Flavonoiden (lat. *flavus*, gelb) zusammengefasst, die ihre therapeutische Anwendung allein oder zum größten Teil dieser Stoffgruppe verdanken. Drogen mit Flavonoidgehalten von 5–25 % wie z. B. die Blüten von *Sophora japonica* (Schnur- oder Pagodenbaum), das Kraut von *Fagopyrum esculentum* (Buchweizen) oder Zitrusfrüchte, sind die Ausnahme. Diese Drogen dienen z. T. zur industriellen Gewinnung von Reinflavonoiden (z. B. Rutin, Hesperidin, Diosmin oder Citrusbioflavonoide).

Biosynthese

Das Phenylpropangrundgerüst der Flavonoide wird aus D-Erythrose-4-phosphat (C_4) und Phosphoenolbrenztraubensäure (C_3) aufgebaut (s. Abb. 2.66). Über verschiedene Zwischenstufen werden Chinasäure, 5-Dehydrochinasäure, Chorisminsäure und Prephensäure gebildet. Durch Transaminierung entstehen Phenylalanin bzw. Tyrosin (Abzweigung zu den Alkaloiden) und durch Desaminierung (Ammoniumlyase) Zimtsäure. Von der Chorisminsäure bzw. Zimtsäure zweigt der Biosyntheseweg ab zu den einfachen $C_6C_1C_6$- und C_6C_3-Phenolen und Phenylcarbonsäure-Derivaten. Zum Aufbau der $C_6C_3C_6$-Verbindungen der Flavonoide wird Cinnamoyl-CoA mit drei Acetyl- bzw. Malonyl-CoA zum Chalkon kondensiert und dann zum **Flavanon** zyklisiert. Hieraus entstehen durch Oxidation Flavanonole, durch Dehydrierung Flavone bzw. Flavonole und durch Arylwanderung des Seitenphenyls aus der C-2- in C-3-Position die **Isoflavone**. Die in eigenen Stoffgruppen zusammengefassten **Catechine** (s. Kap. 2.4.8), **Proanthocyanidine** (s. Kap. 2.4.4) **Anthocyane** (s. Kap. 2.4.5) entstehen direkt aus Chalkonen bzw. Flavonolen.

Chemie

Charakteristisch für alle Flavonoide ist ein C_{15}-Kohlenstoffgrundgerüst. Die chemischen Bezeichnungen: Diphenyl-1,3-propane, 2-Phenylbenzo-

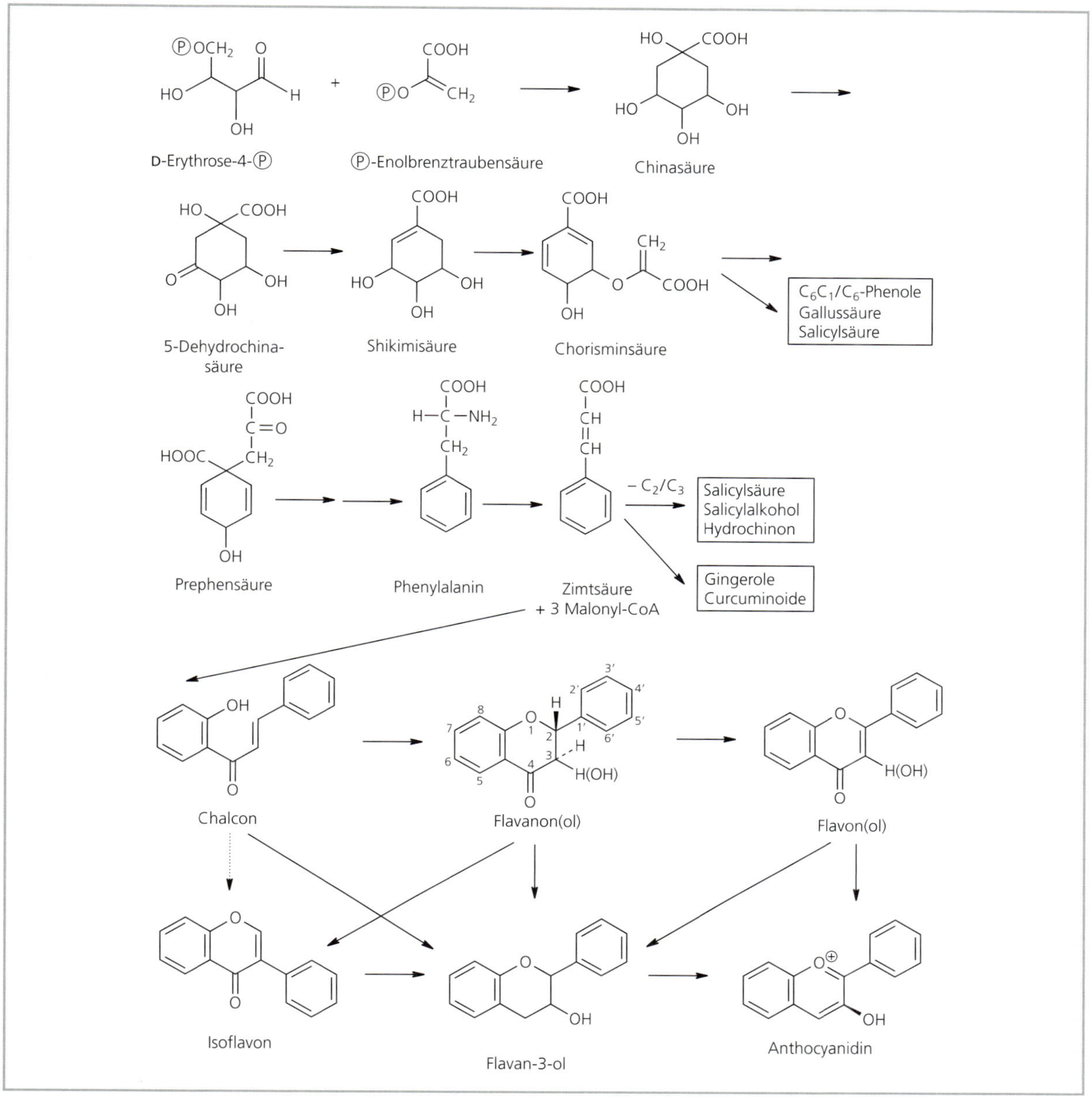

Abb. 2.66 Shikimisäure/Prephensäure-Aufbauweg zu den einfachen phenolischen Verbindungen und Flavonoiden

pyrane, 2-Phenylchromane oder 4-Oxoflavone. Die Verbindungen unterscheiden sich in den Oxidationsstufen im Ring C, Vorliegen oder Fehlen einer Carbonylgruppe und durch unterschiedliche OH-/OCH$_3$-Substitutionen in C-3-, C-5-, C-7-, C-3'-, oder C-4'-Stellung. Wir unterscheiden je nach Oxidationsgrad Flavone, Flavonole, Flavanon(ole) und Isoflavone, Letztere abgeleitet vom 3-Phenylchroman (s. Abb. 2.67 A, B, C). Neben den freien Aglykonen liegen viele Flavonoide als *O*- oder *C*-Glykoside vor, wobei die Zucker als Mono- oder Di-, seltener als Triglykoside vorkommen.

Analytik und Gehaltsbestimmungen

Hohe Flavonoidgehalte in Extrakten und das Vorliegen einer Flavonoid-Reinsubstanz kann durch den Shinoda-Test nachgewiesen werden. Allerdings reagieren nur Flavonoide, die im Seitenphenyl OH-Substitutionen aufweisen, was aber praktisch bei den meisten Flavonoiden der Fall ist. Dieser Test

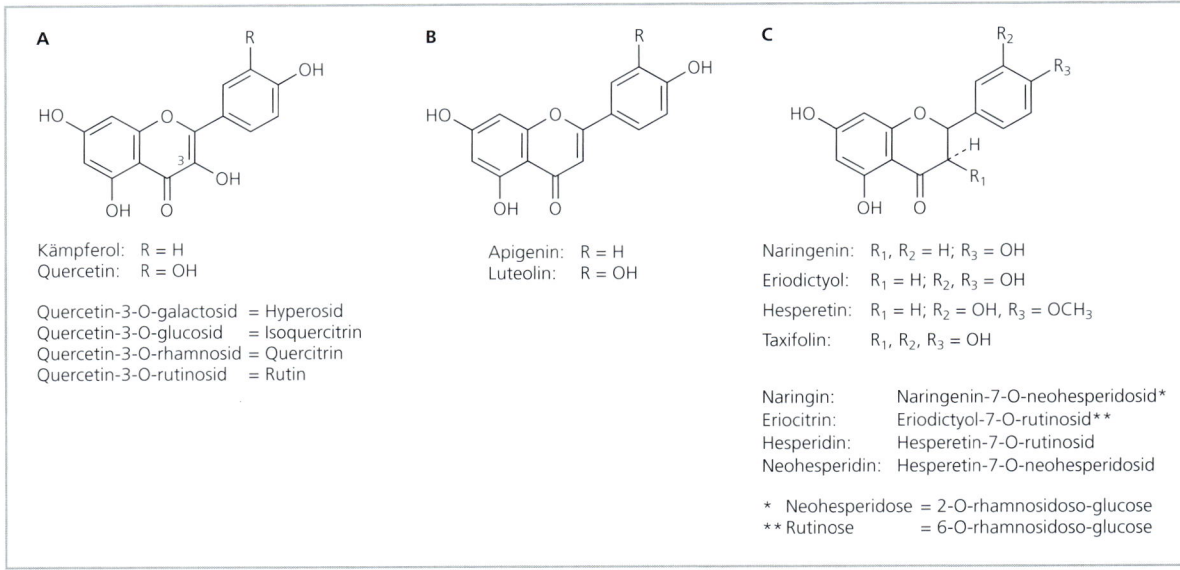

A

Kämpferol: R = H
Quercetin: R = OH

Quercetin-3-O-galactosid = Hyperosid
Quercetin-3-O-glucosid   = Isoquercitrin
Quercetin-3-O-rhamnosid   = Quercitrin
Quercetin-3-O-rutinosid   = Rutin

B

Apigenin: R = H
Luteolin: R = OH

C

Naringenin: R_1, R_2 = H; R_3 = OH
Eriodictyol: R_1 = H; R_2, R_3 = OH
Hesperetin: R_1 = H; R_2 = OH, R_3 = OCH$_3$
Taxifolin: R_1, R_2, R_3 = OH

Naringin: Naringenin-7-O-neohesperidosid*
Eriocitrin: Eriodictyol-7-O-rutinosid**
Hesperidin: Hesperetin-7-O-rutinosid
Neohesperidin: Hesperetin-7-O-neohesperidosid

* Neohesperidose = 2-O-rhamnosidoso-glucose
** Rutinose   = 6-O-rhamnosidoso-glucose

Abb. 2.67 Häufig in Pflanzen vorkommende Flavonol- **(A)**, Flavon- **(B)** und Flavanon-Verbindungen **(C)**

besteht in einer Reduktion von Flavonen, und Flavonolen zu rot bzw. violett gefärbten Anthocyanidinen durch naszierenden Wasserstoff, erzeugt durch Zugabe von Zn oder Mg und verdünnter Salzsäure zu wässrig-alkoholischen Lösungen.

Der Nachweis von Flavonoiden, vor allem in der Dünnschichtchromatographie, erfolgt durch die Chelatbildner Aluminium, Blei- oder Bor in Form ihrer Chlorid-, Acetat- oder Oxalsäure-Lösungen (s. Abb. 2.68). Im Naturstoff-Reagenz liegt das Bor in Form des Diphenylborsäure-β-ethylaminoesters

gebunden vor. Die Flavonoide liefern Farbverstärkungen nach Hellgelb, Gelbgrün oder Orange, wobei vor allem das Vorliegen von *o*-Dihydroxygruppen eine orange Farbe anzeigt.

Im UV-Spektrum sind die meisten Flavone und Flavonole durch zwei Banden mit Maxima bei 220–230 nm und 320–350 nm charakterisiert.

Nach Ph.Eur werden die Flavongehalte von Weißdornblüten- und Birkenblatt-Extrakten nach Anreicherung und Komplexbildung mit Borsäure bzw. Aluminiumchlorid spektrophotometrisch

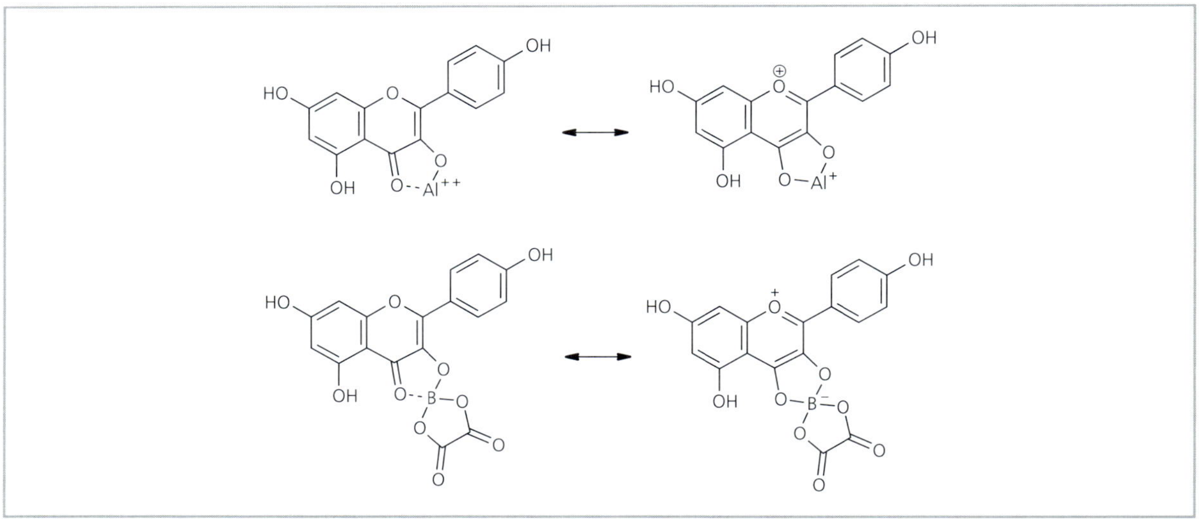

Abb. 2.68 Fünfgliedrige Flavonol-Al(III)- und Boroxalsäure-Chelate

quantitativ bestimmt und auf Hyperosid berechnet. Da hiermit bei Crataegus die Flavon-C-Glykoside (z. B. Vitexin) nicht miterfasst werden, muss hier die Flavonoidbestimmung mit Hilfe der HPLC-Methode durchgeführt werden. Der Flavanolignan-Gehalt der Mariendistelfrüchte wird durch HPLC bestimmt.

Pharmakologie, Anwendung

Aufgrund ihrer phenolischen Natur besitzen die meisten Flavonoide (3–6 OH-Gruppen) eine große Bindungsaffinität zu Eiweißstrukturen (Rezeptoren und Enzymen) der Körpers.

Sie gehören dadurch zur Klasse der pharmakologisch **multivalent wirkenden Verbindungen,** was sich in einer großen therapeutischen Anwendungsvielfalt äußert. Diese Eiweiß-Bindungen können über Wasserstoffbrücken- oder Chelat-Bildungen, letztere z. B. mit Metalloproteinen, zustande kommen.

Flavonoide werden bevorzugt oral angewendet und nur noch gelegentlich parenteral verabreicht. Sie werden in der Regel in genügender Menge im Darm resorbiert, unterliegen aber relativ rasch einem Abbau zu Hydroxyphenylpropionsäure-, Phenylessigsäure- oder Benzoesäurederivaten. Einige werden mit Glucuronsäure konjugiert, sodass die Flavonoide für die orale Anwendung hoch dosiert und über längere Zeit verabreicht werden müssen, um einen genügend hohen Plasmaspiegel zu gewährleisten. Stark lipophile Flavonoidstrukturen wie z. B. die Flavonolignane der Mariendistel unterliegen einem enterohepatischen Kreislauf und besitzen dadurch eine besonders gute „Leberwirksamkeit".

Viele Flavon-, Flavonol- und Flavan-Verbindungen verfügen über **Sauerstoffradikalfänger-Eigenschaften** und wirken dadurch **antioxidativ.**

Voraussetzung für eine Radikalfängereigenschaft von Flavonoiden sind eine *o*-Dihydroxygruppe wie sie z. B. im Quercetin vorliegt, eine 4-Oxogruppe mit einer Doppelbindung in C-2,3-Position und eine C-3- und zusätzliche C-5-Hydroxylgruppe. Diese Strukturen finden sich in vielen Flavonoiden und man kann annehmen, dass sie, da weit verbreitet in Pflanzen (vor allem in Gemüse und Früchten), im menschlichen Körper antioxidative Wirkungen entfalten. Diese Wirkung ist z. T. stärker als jene von Vitamin E. Diese Effekte können von Vorteil sein, wenn sich im Organismus ein Überschuss an reaktiven zellschädigenden Sauerstoffspezies (z. B. Superoxid-Radikal, Hydroperoxid-Radikal oder Hydroxyl-Radikal) angesammelt hat. Diese Situation kann eintreten, wenn der Körper aus äußeren oder inneren Faktoren z. B. im Alter nicht mehr in der Lage ist, diese Radikale durch körpereigene Superoxid-Dismutasen, Katalase oder Gutathion-Peroxidasen abzufangen und zu eliminieren. Man nimmt heute an, dass diese Radikale Mitverursacher zahlreicher chronischer Krankheiten vor allem im kardiovaskulären System und von Alterungsprozessen sind und möglicherweise auch die Genese von Tumoren fördern. Vermutlich lassen sich durch antioxidative Verbindungen ödem- und hepatoprotektive sowie gefäßschützende Effekte erzielen (s. auch Kap. 3.4.2).

Die bevorzugten pharmakologischen Eigenschaften des in reiner Form angewandten wasserlöslichen Tri- und Tetrahydroxyethyl-Rutins und der Citrusbioflavonoide sind: **antihämorrhagisch, antiödematös, antiphlogistisch, antiallergisch** und **antisklerotisch.** Die antiphlogistischen Wirkungen kommen in erster Linie durch Hemmung der Cyclooxygenase, 5-Lipoxygenase und verschiedener weiterer Entzündungsmediatoren (Bradykinin, Histamin, Elastase, NO) sowie aufgrund der ausgeprägten antioxidativen Wirkungseigenschaften zustande. Die antihämorrhagische Wirkung von Rutin wurde zufällig von dem späteren Nobelpreisträger Szent Györgyi bei seiner Suche nach dem Antiskorbut-Faktor (Ascorbinsäure) in Paprika entdeckt. Da er Rutin und strukturverwandte Verbindungen für die Ernährung als essenziell angesehen hat, wurde diesen Flavonoiden Vitamin-Charakter zuerkannt und der Name „Vitamin P" (Permeabilitäts-Vitamin) gegeben. Später wurde diese Bezeichnung in „Bioflavonoide" umgewandelt, da sich die Vitamineigenschaft von Rutin nicht bestätigen ließ. Über weitere pharmakologische Wirkungen s. Tabelle 2.9.

Eine pharmakologische Sonderstellung nehmen die **Isoflavone** ein. Isoflavone gehören neben Lignanen und Cumestanen in die Klasse der **Phytoestrogene,** da sie eine ähnliche rezeptorrelevante Raumstruktur wie Estradiol besitzen, an verschiedene Estrogenrezeptoren (z. B. ERα/ERβ) binden und dadurch gewebsspezifisch estrogene oder antiestrogene Effekte auslösen. Zu den bekanntesten Isoflavonen mit diesen Eigenschaften gehören Genistein, Daidzein und Glycitein der Sojabohne *(Glycine max,* syn. *Soja hispida)* und Daidzein, Genistein, Formononetin und Biochanin A von *Trifolium pra-*

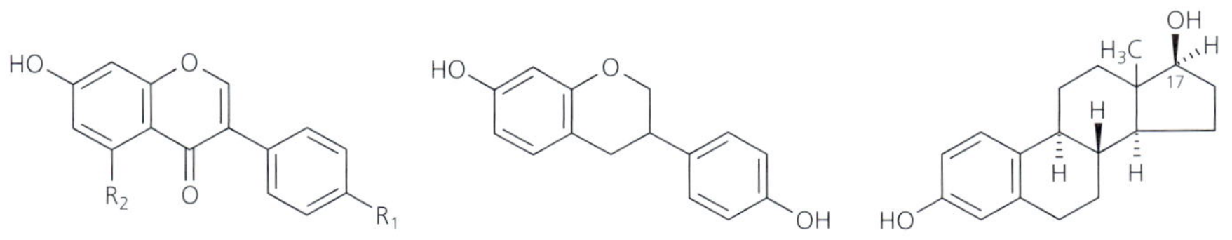

Genistein: R₁, R₂ = OH
Daidzein: R₁ = OH; R₂ = H
Formononetin: R₁ = OCH₃; R₂ = H
Biochanin A: R₁ = OCH₃; R₂ = OH

Equol

17-β-Estradiol

Abb. 2.69 Isoflavone mit phytoestrogener Wirkung

tense (Rotklee) (s. Abb. 2.69). Neu hinzugekommen ist das Isoflavon **Equol,** ein 7-Hydroxy-3[4′-hydroxyphenyl]-chroman. Diese Verbindung kommt nicht in isoflavonhaltigen Pflanzen vor, sondern wird von Bakterien in der Darmflora aus methylierten Isoflavonen vor allem dem Daidzein, die mit der Nahrung aufgenommen werden, gebildet. Man findet Equol im Blut von Menschen mit Sojakonsum in sehr hoher Konzentration. Da dieses chirale als Razemat vorliegende Equol mit seinen beiden Isomeren eine höhere Affinität für beide Estrogenrezeptoren (ERα/ERβ) als die Ausgangsverbindung Daidzein besitzt, wird ihm heute eine besondere Aufmerksamkeit geschenkt. Kürzlich hat man z. B. gefunden, dass es als neues „Antiandrogen" das Prostatawachstum hemmt. Nachteilig ist, dass das Equol auch bei erhöhtem Sojakonsum aus bisher unbekannten Gründen nicht von allen Menschen gebildet wird. Z. B. kann seine Bildung durch eine Antibiotikabehandlung der Darmflora nachhaltig gestört sein. Zurzeit werden verschiedene Sojaprodukte als freiverkäufliche Arzneimittel oder Nahrungsergänzungsmittel zur Behandlung klimakterischer Beschwerden bei Frauen in der Menopause als Alternative für die in die Schlagzeilen geratene „Hormon-Ersatz-Therapie" empfohlen. Tatsache ist, dass eine länger dauernde Estrogenmonotherapie ohne Gestagenersatz das Risiko für ein Endometriumkarzinom erhöht. Um den absoluten Grad der Risikoerhöhung wird eine kontroverse Diskussion geführt. Wenngleich die meisten Isoflavone eine um mindestens den Faktor 1 : 100 oder 1 : 1000 schwächere Estrogen- bzw. Antiestrogenwirkung entfalten, ist auch für die Isoflavone jedes Risiko einer Brust- oder Endometriumkarzinom-Gefährdung noch nicht völlig ausgeräumt.

Ob die Isoflavone estrogene oder antiestrogene Wirkungen entfalten, hängt von der Verteilung der ERα- und ERβ-Rezeptoren in den verschiedenen Geweben und der Konzentration endogener Estrogene ab. ERα findet sich vor allem in den Zellen von Brustdrüse, Uterus und Leber, während ERβ in Knochen, Gehirn, Blutgefäßen, Ovarien, Lunge und Urogenitaltrakt vorherrschen. Dies erklärt, weshalb Phytoestrogene gewebespezifisch unterschiedliche, d. h. ER-agonistische und ER-antagonistische Aktivität entfalten können. Zusätzlich besitzen Isoflavone auch Affinitäten zum Progesteron- und Androgen-Rezeptor. Wegen dieser Mehrfachvalenz der Phytoestrogene und der fehlenden Selektivität der Estrogenbindungen kann das Nutzen-Risiko-Verhältnis einer Isoflavonbehandlung bei peri- und postmenopausalen Beschwerden, zur Prävention von Mamma- und Kolonkarzinomerkrankung sowie zur Osteoproseprophylaxe noch nicht eindeutig angegeben werden.

Vor allem besteht über die richtige Dosierung noch keine endgültige Klarheit. Nach Auffassung von Experten ist eine Dosierung von täglich bis zu 100 mg Isoflavon als sicher anzusehen. Über epidemiologische Interventionsstudien bei Frauen mit Menopause-Beschwerden und erhöhtem Risiko für Mamma- und Endometrium-Karzinom s. Literaturangaben.

Weißdornblätter mit Blüten, -früchte, Ph.Eur., Weißdornblüten, DAC
Herkunft: Crataegi flos, -folium cum flore, -fructus (*Crataegus monogyna,* Eingriffeliger Weißdorn, *C. laevigata,* Gemeiner Weißdorn, *C. pentagyna,* Fünfgriffeliger Weißdorn**,** Rosaceae) kommt aus Südosteuropa. Als Verfälschung gelten Blüten,

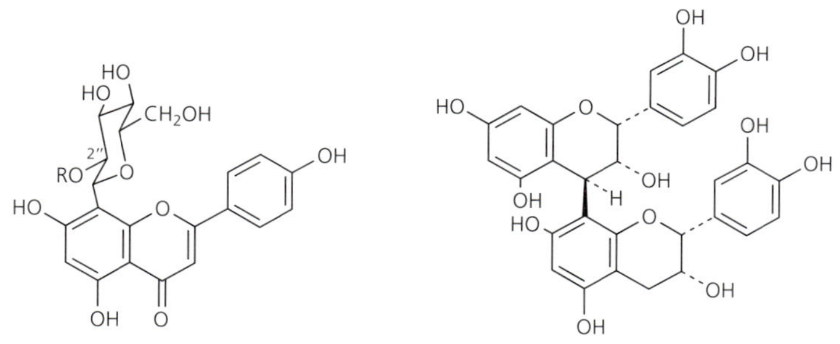

Abb. 2.70 Hauptinhaltsstoffe des Weißdorns

Blätter bzw. Früchte von *Robinia pseudoacacia*, *Prunus*- und *Sorbus*-Arten.

Inhaltsstoffe: Quercetin, **Hyperosid, Rutin, Vitexin,** Vitexin- 2"-*O*-rhamnosid, Procyanidine (OPC = Gemisch bis zu einem Polymerisationsgrad von n = 6 mit dem dimeren **Proanthocyanidin B₂** als Hauptverbindung) (s. Abb. 2.70), Triterpensäuren (Crataegol-, Oleanol-, Ursolsäure), Chlorogensäure, verschiedene Amine und Purine (Phenylethylamin, Tyramin, Adenosin, Adenin). Der Gehalt von Procyanidinen (in Blüten und Blättern) beträgt 1–3 % und in Früchten 0,45 %. Für den Flavonoidgehalt wird ein Mindestwert von 0,7 % berechnet als Hyperosid angegeben.

Pharmakologie: Die kardiovaskuläre Wirkung von Crataegus-Extrakten beruht vermutlich auf einem Synergismus mehrerer Wirkprinzipien, an denen die Flavone und Procyanidine maßgeblich beteiligt sind. Die oligomeren Procyanidine und in geringerem Maße die Flavone besitzen in vitro eine ACE-hemmende Wirkung. Erstere zeigen an Noradrenalin- und KCl-vorkontrahierten Aortenringen von Meerschweinchen eine vasorelaxierende Wirkung. Da eine endothelabhängige und Calciumkanal-blockierende Wirkung ausgeschlossen werden konnte, scheint die für Crataegusextrakte nachgewiesene 3',5'-cAMP-Phosphodiesterase-Hemmwirkung für diese Vasorelaxation verantwortlich zu sein. Crataegus-Gesamt-Extrakte wirken ACE-hemmend, Phospodiesterase-hemmend, schwach positiv-inotrop, (isolierte Langendorff-Meerschweinchenherzen), antioxidativ (kardioprotektiv) und ökonomisierend auf Sauerstoff- und Energieverbrauch. Eine koronardilatierende und antiarrythmische Wirkung wurde durch den Tierversuch bestätigt.

Kardiovaskuläre Wirkungen von Weißdorn:

- Senkung des peripheren Gefäßwiderstandes,
- kardioprotektive Wirkung am Ischämiemodell,
- Verkürzung der AV-Überleitungszeit (positiv-dromotrop),
- Verlängerung der effektiven Refraktärzeit (negativ-bathmotrop),
- Erhöhung der Toleranz gegenüber Sauerstoffmangel,
- Frequenzneutralität auf Spontanfrequenz (chronotrop-neutral),
- Geringe Steigerung der Kontraktionskraft (positiv-inotrop).

Klinik und Anwendung: Es gibt mehr als 15 klinische Studien, davon sieben doppelblind, placebokontrollierte Studien und eine Doppelblind-Vergleichsstudie gegen Captopril®. Die Tagesdosierungen betrugen zwischen 160 mg und 900 mg, die meisten weniger als 300 mg Crataegus-Spezialextrakt. Gemessen wurden Arbeitstoleranz, die anaerobe Schwelle mittels Spiroergometrie, die Ejektionsfraktion, das Druck-Frequenz-Produkt und die Verringerung der subjektiven Beschwerden. Im Vergleich zu Captropril® erwies sich der Crataegus-Spezialextrakt im Bezug auf den Grad der Arbeitstoleranz als völlig gleichwertig. Hieraus ergeben sich folgende Anwendungsgebiete:

- leichte funktionelle Herzbeschwerden (Schweregrad I und II nach einer Empfehlung der New York Heart Association = NYHA),
- leichte stenokardische Beschwerden,
- nicht digitalisbedürftiges Altersherz,
- leichte Formen von bradykarden Herzrhythmusstörungen,

■ zum physikalischen Ausdauertraining im Alter als adjuvante bzw. ergänzende Maßnahme.

In der Zwischenzeit ist eine erste internationale, randomisierte multizentrische, placebokontrollierte Studie (SPICE-Studie) mit einem Crataegus-Spezialextrakt an 2300 Patienten mit Herzinsuffizienz NYHA II–III in 7 Ländern angelaufen. Geprüft werden soll der postulierte kardioprotektive Effekt von Weißdornextrakt auf die Mortalität von Herzinsuffizienz-Patienten. Erste Zwischenergebnisse scheinen dies zu bestätigen.

Laut Monographie der Kommission E (1994) wird als Indikation angegeben: nachlassende Leistungsfähigkeit des Herzens entsprechend dem Stadium I+II nach NYHA.

Mariendistelfrüchte, Ph.Eur.

Silybi mariani fructus stammen von der Mariendistel (*Silybum marianum*, Asteraceae), diese ist heimisch in Südeuropa von der Pyrenäenhalbinsel bis Südrussland, in Nordafrika und Südamerika, Anbau hauptsächlich in Nordafrika und Südamerika (Argentinien).

Inhaltstoffe: Der Wirkstoffkomplex **Silymarin** besteht aus den Falvanolignanen **Silybin A + B** (Silibinin), Isosilybin A + B (Isosilibinin), **Silychristin**, **Silydianin** und einzelnen 2,3 -Dehydroderivaten. Bei Silybin A + B und Isosilybin A + B handelt es sich um Diasteromerenpaare mit der Absolutkonfiguration 2*R*, 3*R*, 2´ *S*, 3´ *R* für die A- und die 2*R*, 3*R*, 2´ *S*, 3´-*S*-Konfiguration für die jeweiligen B-Verbindungen. Im Isosilybin A + B ist die CH$_2$OH-Gruppe am C-3´ positioniert.

Im Silybin liegt eine benzdioxanartige-, im Silychristin eine Benzofuran- und im Silydianin eine Bicyclooctan-Verknüpfungsweise vor (s. Abb. 2.71). Die bisher nur in wenigen Pflanzen aufgefundenen Flavanolignane kann man sich biosynthetisch durch oxidative Dimerisierung von Taxifolin mit Coniferylalkohol entstanden denken. Gesamtsilymaringehalt: 1,5–3 %, davon ca. 50 % Silybin A + B und je ca. 25 % Silydianin und Silychristin. Die Gehaltsbestimmung erfolgt heute durch HPLC. Als Mindestgehalt wird vom DAB ein Gehalt von 1,5 % Silymarin, ber. als Silybin, vorgeschrieben.

Pharmakologie: Silymarin oder Silybin besitzen gegenüber Lebergiften (z. B. Tetrachlorkohlenstoff, Galactosamin, Thioacetamid, Alkohol und den Toxinen Phalloidin und α-Amanitin des Knollenblät-

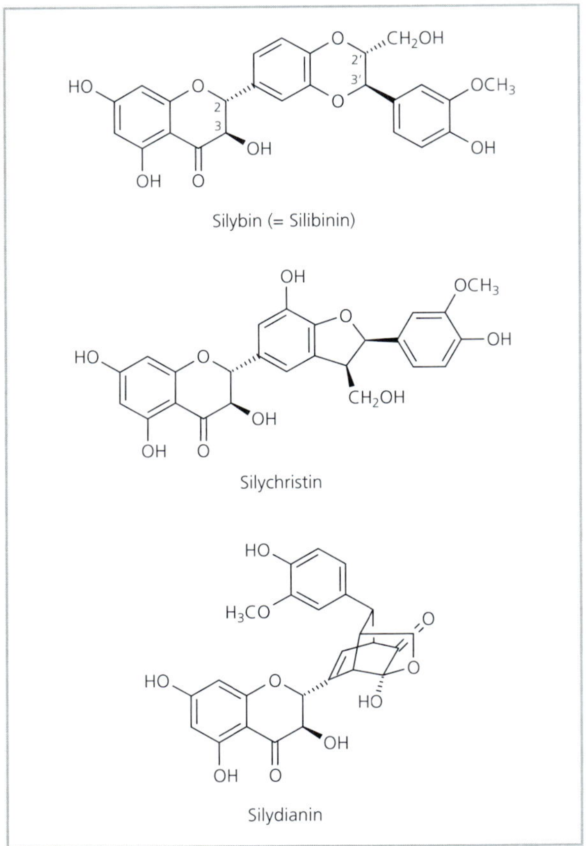

Abb. 2.71 Flavonolignane des Wirkstoffkomplexes Silymarin der Mariendistelfrüchte

terpilzes) eine hepatoprotektive Wirkung, wenn sie vor deren Applikation gegeben werden.

Diese Wirkung beruht auf einem die Lebermembran stabilisierenden Effekt. Die Silymarine verhindern durch Bindung der Wirkstoffe an Rezeptoren auf der äußeren Membran der Hepatozyten ein Eindringen von Lebergiften wie z. B. von Amanitin und Phalloidin in die Nukleoli der Leberzellkerne.

Silybin hemmt dosisabhängig die Bildung von Superoxid-Anionenradikalen (O^{2-})-, Stickstoffoxid (NO) und Leukotrien-B (LTB$_4$) aus Kupferzellen. Zusätzlich inhibiert es die Lipidoxidation durch Angriff an dem Lipoxygenase-Enzym.

Im Leberzellkern erhöht Silymarin durch eine schnellere und vermehrte Bildung von ribosomaler RNA durch Stimulierung der Aktivität der DNA-abhängigen RNA-Polymerase I die Eiweißsyntheserate und damit die Regenerationsfähigkeit der noch gesunden Leberzellen. Damit geht eine schnellere Normalisierung pathologisch erhöhter Serumenzymwerte (GOT, GPT, GT) einher. In diesem Zusammenhang ist zu erwähnen, dass das α-Amanitin nur die Polymerase II, nicht aber die Polymerase I hemmt.

Silymarin hemmt im Rattenversuch eine durch induzierte Gallenokklusion hervorgerufene biläre Fibrose um 30–35 %. Im Vergleich zu D-Penicillamin und Colchicin kam es nach Silymaringabe zu einer 50 %igen Senkung des hepatischen Kollagengehaltes.

Silymarin ist zwar nicht aus pharmakodynamischer, aber aus pharmakokinetischer Hinsicht als leberspezifisch anzusehen.

Die hohe Bioverfügbarkeit der Flavanolignane des Silymarin-Komplexes im Vergleich zu Flavonoiden z. B. Taxifolin, erklärt sich aus der stark lipophilen Struktur der Flavanolignane und der daraus resultierenden besonderen Eigenschaft im enterohepatischen Kreislauf zu zirkulieren.

Anwendung: Die Kommission E hat die frühere Indikation *„dyspeptische Beschwerden"* aufgrund von neueren Studien erweitert auf *„toxische Leberschäden zur unterstützenden Behandlung bei chronisch entzündlichen Lebererkrankungen und Leberzirrhose"*.

Mit dem ältesten und bekanntesten Präparat Legalon® wurden bisher elf kontrollierte Studien, davon fünf randomisierte Doppelblindstudien in den von der Kommission formulierten Indikationen, zusätzlich eine auch bei alkoholbedingten Lebererkrankungen und einige auch bei Virus-Hepatitis A oder B durchgeführt.

Bei den anderen Studien mit der Prüfindikation „toxischer Leberschaden" handelte es sich bei den verursachenden Noxen um Psychopharmaka, Narkosemittel, Antiepileptika und Tuberkulostatika. In den meisten Studien kam es zu einer deutlichen Verbesserung der Leberlaborwerte und des Allgemeinbefindens. Nur bei Patienten mit Leberzirrhose wurde eine erhöhte Überlebensquote registriert. Die Zahl der tödlichen Verläufe konnte allerdings nicht verringert werden. Auch bei Virushepatitis waren die Ergebnisse nicht überzeugend.

Nach einer Sammelstudie mit 205 Knollenblätterpilz-Vergiftungsfällen konnte dagegen bei konsequenter Silybininfusion in Form des wasserlöslichen Silybinhemisuccinats (Legalon® SIL) zu einem frühen Zeitpunkt nach der Intoxikation die Mortalität deutlich gesenkt werden.

Als Dosierungen werden 200–400 mg (in der Regel 3 × täglich 140 mg) Silymarin berechnet als Silybin empfohlen. Für die Infusionstherapie bei Knollenblätterpilz-Vergiftungen werden 20 mg Silybin pro kg KG in 24 Stunden verteilt auf vier Infusionen von jeweils zwei Stunden Dauer gegeben.

Pharmakokinetik- und Bioverfügbarkeitsstudien lieferten die höchste Silybin-Konzentration im Plasma nach zwei Stunden. Die erreichten Konzentrationen an Silybin liegen im therapeutisch relevanten Bereich (10^{-7} M). Die Silymarin angereicherten Extraktpräparate wiesen eine bessere Bioverfügbarkeit als die reinen Silybinpräparate auf.

Weitere „Flavonoid-Drogen"

Neben Weißdorn und Mariendistel gibt es eine Reihe weiterer Drogen, von denen angenommen werden kann, dass für ihre Wirksamkeit Flavonoide zu einem großen Teil mitverantwortlich sind. Zu den Verbindungen die synergistisch an der Gesamtwirksamkeit beteiligt sein können, gehören Phenolcarbonsäuren und ihre Ester (z. B. Kaffeesäure oder Chlorogensäure), Saponine, Schleimpolysaccharide und Ätherischöle. Bei Ginkgo-Präparaten kommt die Hauptwirkung den Diterpenverbindungen Ginkgolide A + B + C und Bilobalid zu (s. Kap. 2.3.4), doch tragen Flavonoide nicht unwesentlich zur Gesamtwirksamkeit bei.

Die in der Tab. 2.9 aufgeführten Drogen sind häufig als Teedrogen, z. T. aber auch in standardisierter Extraktform allein oder in Kombination mit anderen im Handel.

Pharmakologie und Anwendung

Während die diaphoretische Wirkung der Flavon-Drogen Sambuci flos und Tiliae flos umstritten ist und möglicherweise durch die Wärmezufuhr beim Trinken des heißen Tees wesentlich verursacht wird, ist die diuretische Wirkung von **Birkenblättern,** Lespedeza-Blättern und Goldrutenkraut durch spezielle Untersuchungen mit Extraktfraktionen und Flavonoidgemischen belegt. Dabei scheinen die Quercetin- und Kämpferolglykoside die stärkste diuretische Wirkung zu haben, z. B. führten Hyperosid und eine Gesamtflavonoid-Fraktion aus Birkenblättern bei Untersuchungen mit Wistarratten bei einer Gabe von 40 bzw. 80 mg pro kg KG zu signifikanten Na^+-, K^+- und Cl^--Ausscheidungen. Ein wässriger Birkenblätter-Extrakt mit 150 mg % Gesamtflavonoiden zeigte gegenüber einem alkoholischen Extrakt die stärkste diuretische Wirkung

Tab. 2.9 Flavonoid-Drogen zur Tee- und Extraktherstellung mit ihren Hauptanwendungen

Droge	Stammpflanze	Flavonoide	Anwendung
Betulae folium, Birkenblätter, Ph.Eur.	*Betula pendula,* syn. *B. verrucosa u. B. pubescens*	1,5–3,0 % Flavonolglykoside (Hyperosid, Quercitrin, Myricetin-galaktosid u. weitere Quercetin- und Kämpferol-Glykoside)	Diuretikum, bei Rheuma, Gicht und Wassersucht in Teemischungen oder in Extraktform
Sambuci flos, Holunderblüten, Ph.Eur.	*Sambucus nigra*	0,7–3,5 % Flavonoidglykoside (Rutin, Hyperosid, Isoquercitrin, Quercitrin u. a. Flavonoide)	Diaphoretikum, meistens zusammen mit Lindenblüten als Tee bei Erkältungskrankheiten
Tiliae flos, Lindenblüten, Ph.Eur.	*Tilia cordata*	ca. 1 % Flavonolglykoside (Rutin, Hyperosid, Quercitrin und andere Quercetin- und Kämpferol-Glykoside)	Diaphoretikum allein oder im Gemisch mit Sambuci flos bei Erkältungskrankheiten, Husten und Katarrhen der Atemwege
Solidaginis virgaureae herba, Echtes Goldrutenkraut, Ph.Eur.	*Solidago virgaurea*	1,0–1,5 % Flavonolglykoside (Rutin, Quercitrin, Astragalin, Kämpferol-3-rutinosid = Nicotiflorin)	Diuretikum allein oder in Teegemischen bzw. in Extraktform zur Durchspülungstherapie bei entzündlichen Erkrankungen der Harnwege
Equiseti herba, Schachtelhalmkraut Ph.Eur.	*Equisetum arvense*	Quercetin- und Kämpferol-*O*-glykoside	Als Tee oder in Fertigpräparaten bei bakteriellen und entzündlichen Erkrankungen der ableitenden Harnwege zur Durchspülungstherapie
Lespedezae folium, Lespedeza-Blätter	*Lespedeza capitata*	ca. 1 % Flavon(ol)-glykoside (Orientin, Iso-Orientin, Vitexin, Rutin, Kämpferolglykoside)	Als Diuretikum
Violae herba cum flore, Stiefmütterchen mit Blüten, Ph.Eur.	*Viola tricolor*	0,7–1,0 % Flavon(ol)glykoside (Rutin, Vitexin, Quercitrin, Violanthin u.a.)	Als Expektorans und Diaphoretikum bei Katarrhen der Luftwege
Calendulae flos, Ringelblumenblüten, Ph.Eur.	*Calendula officinalis*	0,3–0,8 % Flavonolglykoside (Quercetin-, Kämperol-, Iso-rhamnetin-*O*-glykoside)	Als Antiphlogistikum bei Quetschungen, zur Wundheilung, bei Ulcus cruris u. a. Hautkrankheiten in Form von Salben oder Tinktur
Matricariae flos, Kamillenblüten, Ph.Eur.	*Matricaria recutita*	Apigenin- und Apigenin-7-glucosid	Als Antiphlogistikum und Spasmolytikum
Liquiritiae radix, Süßholzwurzel, Ph.Eur.	*Glycyrrhiza glabra*	Die Flavanone Liquiritin- und Isoliquiritin	Als Expektorans und Antiphlogistikum
Ginkgo folium, Ginkgoblätter, Ph.Eur.	*Ginkgo biloba*	Flavonolacylglykoside des Quercetins und Kämpferols	In stand. Extraktform bei cerebralen Durchblutungsstörungen, Claudicatio intermittens und zur Demenzbehandlung

(nach drei Std. Vermehrung der Harnausscheidung um ca. 50 %).

Nach neueren Untersuchungen hemmen diese Flavonoide und seine Metabolite zwei wichtige Enzyme, die über die Natriumausscheidung die Urinbildung regulieren: das Angiotensin-Converting Enzym (ACE) und die Metallendopeptidase NEP. ACE-Hemmung bedeutet nicht nur Blutdrucksenkung sondern auch Nephroprotektion und Normali-sierung der Natriumionen-Bilanz. Eine NEP-Hemmung führt zum Anstieg des Plasma-Bradykinins und damit zur Verstärkung des natriuretischen bzw. diuretischen Effektes.

Quercitrin und ein Flavonoidgemisch aus Goldrutenkraut waren bezüglich der Na⁺- und Cl⁻-Ausscheidung bei Konzentrationen von 20 und 80 mg pro kg KG gleichwirksam wie die Flavonoide der Birkenblätter.

Für Tee- und Pflanzenpresssaftzubereitungen wird eine Tagesdosis von 50 mg Flavonoide entsprechend 3–5 g Solidago- oder Betula-Droge oder 60 ml Pflanzenpresssaft mit 50 mg% Gesamtflavonoide für nötig angesehen. In der Monographie von Solidago werden 10 g Droge als mittlere Tagesdosis angesehen. Auch bei Solidago zeigten die wässrigen Extrakte die stärkste diuretische Wirkung.

Bei Lespedeza sind an der diuretischen Wirkung auch die Procyanidine der Droge beteiligt. Die vermehrte Na^+-, K^+- u. Cl^--Ausscheidung bei Birkenblättern und Goldrutenkraut deutet daraufhin, dass diese Drogen im Gegensatz zu den meisten anderen Drogen nicht nur eine Wasser-Diurese sondern auch eine saluretische Wirksamkeit besitzen.

Bei den anderen in der Tabelle aufgeführten Flavonoid-Drogen wurden pharmakologische und klinische Untersuchungen nur mit den Gesamtextrakten durchgeführt. Für die Mitwirkung der in diesen Drogen enthaltenen Flavonoide an der Gesamtwirkung gelten die in Kapitel 3.1.1 beschriebenen Wirkeigenschaften.

Flavonoid-Reinsubstanzen

Neben den flavonoidhaltigen Pflanzenextrakten werden einige isolierte Flavonoid-Reinsubstanzen wie Rutin, Diosmin und die Citrusbioflavonoide Neohesperidin und Naringin allein oder in Kombination mit anderen Verbindungen für die Herstellung von Arzneipräparaten verwendet.

Rutin (Syn. Rutosid) ist das 3-*O*-Rutinosid des Quercetins. Die Rutinose ist ein Disaccharid, bestehend aus 1 → 6 miteinander verknüpfter Glucose und Rhamnose. Das Glykosid ist ein hellgelbes Pulver, das in kaltem Wasser schwer aber nur in kochendem Wasser und Alkohol löslich ist. Es kommt in vielen oberirdischen Pflanzenteilen, vorwiegend in Blättern und Blüten vor, aber nur in einigen wenigen Pflanzen in Konzentrationen von über 5%.

Wegen der schlechten Wasserlöslichkeit und dadurch bedingten geringen Resorption während der Darmpassage hat man Rutin durch Umsetzung mit Ethylenoxid in wasserlösliche Rutinether verwandelt, die ein Gemisch aus Hydroxyethylrutosiden mit mindestens 45% Trihydroxyethylrutin bilden (s. Abb. 2.72). Präparate sind z.B. Veno SL® (Troxerutin INN) und Venoruton® (Hydroxyethylrutosid). Die peroral verabreichte Menge liegt bei ca. 1,0 g/Tag.

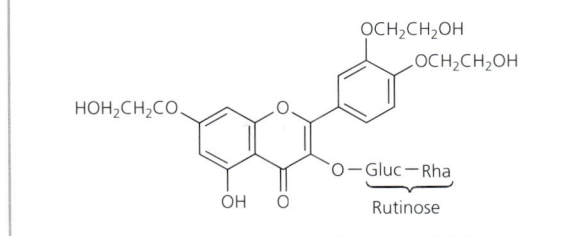

Abb. 2.72 Wasserlösliches Trihydroxyethylrutin

Zur technischen Gewinnung von Rutin werden verwendet:

Sophorae flos (gemma), die Knospen des Schnur- oder Pagodenbaumes *(Sophora japonica)*. Der Baum ist heimisch in Japan und China. Er enthält bis zu 25% Rutin neben Flavonol- und Isoflavonglykosiden.

Fagopyri herba, Buchweizenkraut von *Fagopyrum esculentum* und *F. tartaricum*. Buchweizen wird in Europa in größerem Maßstab kultiviert. Die Droge, die auch zur Teebereitung im Handel ist, enthält 4–8% Flavonoide, davon ca. 3–6% Rutin neben Hyperosid und Quercetrin.

Die Firma Merck produziert Rutin aus der brasilianischen Pflanze *Dimorphandra gardneriana* mit Rutingehalten von > 10%.

Ein pharmakologischer Angriffspunkt von Hydroxyethylrutinosid ist das Endothel, das bei der Entstehung der chronisch venösen Insuffizienz (CVI) eine Schlüsselrolle darstellt, da es die natürliche Barrierefunktion zwischen dem Gefäßinneren und dem umgebenden Gewebe darstellt. Schon nach kurzer Applikation von Troxerutin zeigt ein massiv vorgeschädigtes Endothel eine einem Reißverschluss ähnliche Verzahnung der Interzellularspalten. Hieraus resultiert die ödemprotektive Wirkung.

Zusätzlich hemmt Rutin die Thrombozyten- und Erythrozytenaggregation und inhibiert sowohl die 5-Lipoxygenase als auch die Cyclooxygenase im Arachidonsäurestoffwechsel, wirkt somit auch antiphlogistisch.

Hauptanwendungsgebiete sind chronisch-venöse Insuffizienz (CVI), krampfaderbedingte Ödeme, variköses Syndrom, thrombopenische Purpura, diabetische Retinopathie, Mikrozirkulationsstörungen und die Thromboembolie-Prophylaxe. Randomisierte Doppelblindstudien mit Troxerutin liegen vor.

Die in Citrusfrüchten in hoher Konzentration vorkommenden bitter schmeckenden Flavanonglykoside Neohesperidin und Naringin sind von technischem Interesse, weil aus ihnen durch Alkalisierung und Ringöffnung Chalkonglykoside und durch anschließende katalytische Hydrierung Dihydrochalkon-Verbindungen mit starker Süßwirkung hergestellt werden können. Das bekannteste ist z.B. das Neohesperidin-Dihydrochalkon, das 1000–3000 süßer schmeckt als Saccharose. Das entsprechende Hesperidindihydrochalkon dagegen, das sich vom homologen Hesperidin mit der gleichen Zuckerverknüpfung der beiden Zucker wie im Rutin (Rhamnose 1 → 6 Glucose, Rutinose) unterscheidet, besitzt keinerlei süßen Geschmack. Durch Substitution der 4′-OH-Gruppe durch aliphatische Reste lassen sich Verbindungen mit noch höherer Süßkraft und Säure- sowie Hitzestabilität herstellen.

Zur technischen Gewinnung der bitter schmeckenden Bioflavonoide Neohesperidin und Naringin sowie der nicht bitter schmeckenden Flavonoide Hesperidin und Rutin dienen Aurantii amari epicarpium et mesocarpium (Bitterorangenschale), Citri pericarpium (Zitronenschalen) sowie andere Agrumenfrüchte (z.B. Pampelmuse oder Mandarinen).

Das Bioflavonoid Diosmin, ein 7-Rutinosid des 3′,5,7-Trihydroxy-4′-methoxyflavons, das in *Sophora*- und *Barosma*-Arten vorkommt, wird heute partialsynthetisch aus Hesperidin hergestellt.

2.4.4 Proanthocyanidine

Hierunter versteht man eine Gruppe von farblosen Pflanzenstoffen, die beim Erhitzen mit verdünnter Salzsäure gefärbte Anthocyanidine liefern. Pharmazeutisch von Interesse sind nur di- und oligomere Procyanidine (bis ca. sechs kondensierte Einheiten) mit dem Grundgerüst der (+)-Catechine bzw. (−)-Epicatechine. C-C-verknüpft sind die Flavan-3-ole mit der nächsten Struktureinheit in der Regel über die Position C-4 bzw. C-8 oder C-6. Es gibt zahlreiche Isomerverbindungen. Prototypen dieser Procyanidine sind die Procyanidine B_2 und B_6 der Crataegus-Droge (s. Abb. 2.70).

Procyanidine findet man häufig in Wurzeln, Blättern, Rinden, Früchten und Hölzern, häufig vergesellschaftet mit hochpolymeren (kondensierten) Proanthocyanidinen und nicht hydrolysierbaren Catechingerbstoffen. Biosynthetisch entstehen sie am Ende der Aufbaukette direkt aus Chalkonen bzw. durch oxidative Kupplung von Catechinen.

Tab. 2.10 Drogen, die Proanthocyanidine in hohen Konzentrationen enthalten

Proanthocyanidinhaltige Droge	Stammpflanze
Weißdornblätter	*Crataegus laevigata*
Weißdornfrüchte	*Crataegus monogyna, C. pentagyna*
Heidelbeeren	*Vaccinium myrtillus*
Amerikanische Cranberry	*Vaccinium macrocarpon*
Hopfenzapfen	*Humulus lupulus*
Teestrauchblätter	*Camellia sinensis*
Rotes Weinlaub	*Vitis vinifera*
Franz. Mittelmeerkiefer-Rinde	*Pinus maritima*
Frauenmantelkraut	*Alchemilla xanthochlora*
Tormentillwurzel	*Potentilla erecta*
Eichenrinde	*Quercus robur, Q. petraea, Q. pubescens,*
Ratanhiawurzel	*Krameria lappacea*

In den in Tab. 2.10 aufgelisteten Pflanzen bzw. Drogen liegen Proanthocyanidine in höheren Konzentrationen vor. Sie dürften daher auch an der pharmakologischen Wirkung und therapeutischen Wirksamkeit dieser Drogen maßgebend beteiligt sein.

Pharmakologie und Anwendung

Ähnlich vieler Flavonoide besitzen auch Proanthocyanidine aufgrund ihrer großen Affinität zu Eiweißstrukturen polyvalente Wirkungen. Ihre Wirkungen sind primär als leicht adstringierend, antihämorrhagisch, antioxidativ, antientzündlich, die NO-Produktion inhibierend, angioprotektiv und ödemprotektiv zu beschreiben. Eine ACE-Hemmwirkung ist für die Proanthocyanidine des Weißdorns und der Lespedeza belegt.

Da Proanthocyanidine in vielen pflanzlichen Nahrungs- und Genussmitteln wie z.B. im Tee, Kakao, Wein, in Weintrauben, Beerenfrüchten, Äpfeln und Birnen enthalten sind, schätzt man, dass der Mensch pro Tag mit einer Nahrung, die reich an diesen Pflanzenprodukten ist, 400–500 mg dieser Stoffe aufnimmt. Bei Reinstoffpräparaten dürfte die Einzeldosis an oligomerem Proanthocyanidin bei ca. 50 mg, bei Extraktpräparaten zwischen 2–10 mg liegen.

Zunehmende medizinische Anwendung haben in letzter Zeit Extrakte aus dem roten Weinlaub (*Vitis vinifera*) und Extrakte bzw. Säfte aus amerikanischen Cranberry (*Vaccinium macrocarpon*) gefunden.

In einer multizentrischen, randomisierten, placebokontrollierten und doppelblinden Parallelgruppenstudie konnte bei 219 Patienten im CVI-Stadium I bzw. II nach Widmore (**c**hronisch **v**enöse **I**nsuffizienz) bei einer Dosierung von 360 mg und 720 mg **Weinlaubextrakt** eine statistisch signifikante Abnahme des Unterschenkelödems gegenüber Placebo sowie eine Abnahme der damit einhergehenden Beschwerden ermittelt werden. Die Ergebnisse waren vergleichbar mit denen der Kompressionstherapie und/oder einer anderen Medikamententherapie.

Cranberry-Saft erwies sich aufgrund einer Metanalyse und zahlreicher Studien als wirksames Prophylaktikum gegen rezidivierende Harnwegsinfektionen und Nierenbeckenentzündungen (Pyelonephritis die durch *Escherichia coli* verursacht werden. Als Wirkmechanismus wurde eine Besetzung der für eine Adhäsion von Bakterien verantwortlichen Bindungsstellen der Schleimhaut durch oligomere Proanthocyanidine des Cranberry-Saftes ausgemacht.

Dadurch wird die Invasion von Bakterien in das Gewebe verhindert. Diese Art der Infektionsbekämpfung unterscheidet sich völlig von der bekannten Bakterizidie oder Bakteriostase der Antibiotika. Es ist ziemlich wahrscheinlich, dass ähnliche Effekt auch mit Extrakten der deutschen Moosbeere, Preiselbeere und Heidelbeere zu erzielen sind.

Neu ist der Einsatz von Extrakten aus Cranberries (*Vaccinium macrocarpon*) und Heidelbeere (*V. myrtillus*) zusammen mit Lutein und β-Carotin zur Behandlung der Alters-Makuladegeneration.

2.4.5 Anthocyan-Drogen

Anthocyane sind Glykoside und Nebenprodukte der Flavonbiosynthese und im Gegensatz zu den Proanthocyandinen je nach Substitutionstyp rot, violett oder blau gefärbt. Sie bedingen die entsprechende Farbe vieler Blüten, Blätter und Früchte. Mit steigender Zahl der OH-Gruppen in den Aglykonen (Anthocyanidine) nimmt die Farbe der Anthocyane von rot orange über rotviolett, violett bis blau zu. Die wichtigsten Anthocyanidin-Strukturen von Anthocyanen sind in Abb. 2.73 aufgelistet.

Anthocyane liegen als Glykoside, meistens als 3-*O*-Mono- und 3-*O*-Di- oder 3,5-Di-Glykoside (Glucose, Galactose, Xylose, Arabinose, Sambiose) vor. Für die Farbausbildung und Farbtiefe spielen der pH-Wert im Zellsaft und die Glykosid-

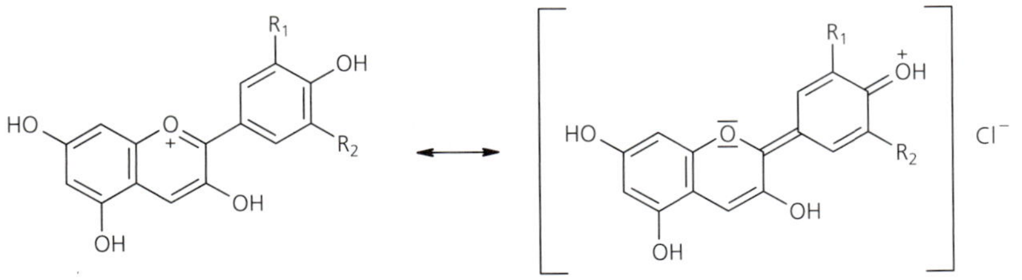

R$_1$	R$_2$	Trivialname	Farbe der Anthocyane
H	H	Pelargonidin	rotorange
H	OCH$_3$	Paeonidin	rotviolett
H	OH	Cyanidin	rotviolett
OCH$_3$	OCH$_3$	Malvidin	violettrot
OH	OCH$_3$	Petunidin	violettrot
OH	OH	Delphinidin	blauviolett

Abb. 2.73 Die wichtigsten Anthocyanidinstrukturen von Anthocyanen

Tab. 2.11 Gefärbte Blüten und Früchte mit pharmazeutischer Bedeutung

Anthocyanidhaltige Droge	Stammpflanze
Hibiscusblüten	*Hibiscus sabdariffa*
Rosenblütenblätter	*Rosa centifolia, R. gallica*
Malvenblüten	*Malva sylvestris*
Heidelbeeren	*Vaccinium myrtillus*
Amerikanische Cranberry	*Vaccinium macrocarpon*
Preiselbeeren	*Vaccinium vitis-idaea*
Weintrauben	*Vitis vinifera*

Komplexbildung mit Fe(III)- und Al(III)-Ionen eine entscheidende Rolle.

Während früher die meisten rot oder blau gefärbten Blüten nur als Schmuckdrogen in Teemischungen eine Rolle spielten, besitzen heute einige Blüten und Früchte auch pharmazeutische Bedeutung (s. Tab. 2.11).

Pharmakologie und Anwendung

Anthocyane besitzen ähnlich den Proanthocyanidinen vor allem eine antioxidative Wirkung. Außerdem wirken sie wie jene der Preiselbeere antibakteriell, vermutlich weil sie Bakterien hindern sich an Schleimhäute zu binden (antiadhäsive Wirkung).

Die Anwendung von Preiselbeersaft beschränkte sich bisher auf den rezidivierenden Harnwegsinfekt sowie Schleimhaut- und Zahnfleischentzündungen. Heidelbeer-Extrakte werden bei Netzhauterkrankungen diabetischer und vaskulärer Genese verwendet.

Rotwein zur Protektion gegen Herzinfarkt ist nach neuesten Forschungsergebnissen auf NO-aktivierende und Endothelin-1-inhibierende sowie auf seine antioxidative Wirkung zurückzuführen. Für die beiden ersten Wirkungen ist vermutlich das Stilbenderivat Resveratrol, für die antioxidative Wirkung sind die Anthocyane verantwortlich.

Literatur

ADLERCREUTZ, H. (1995): Phytoestrogens: Epidemiology and a possible role in Cancer Protection. Envir. Health Perspectives 103: Suppl. 7, 103–112

FERENCI, P., DRAGOSICS, B., DITTRICH, H., FRANK, H., BENDA, L., LOCHS, H., MERON, S., BASE, W., SCHNEIDER, B. (1989): Randomized controlled trial of silymarin treatment in patients with cirrhosis of the liver. J. Hepatol. 9: 105–113

HAHN, A. (2005): Sekundäre Pflanzenstoffe – die neuen Vitamine? Dtsch. Apoth. Ztg. 145: 601–608

HEILMANN, J., MERFORT, I. (1998): Aktueller Kenntnisstand zum Metabolismus von Flavonoiden I: Resorption und Metabolismus von Flavonoiden. Pharmazie in unserer Zeit 27 (2): 58–65

HEILMANN, J., MERFORT I. (1998): Aktueller Kenntnisstand zum Metabolismus von Flavonoiden II: Resorption und Metabolismus von Flavonen, Flavanonen, Proanthocyanidinen und Isoflavonoiden. Pharmazie in unserer Zeit 27 (4): 173–183

JANKUN, J., SELMANN, ST.H., SWIERCZ R. (1997): Why drinking green tea could prevent Cancer. Nature 387; 5. June

JÜRGENLIEMK, G., NAHRSTEDT, A. (2002): Phenolic compounds from *Hypericum perforatum*. Planta Med. 68 (1): 88–91

KARTNIG, TH., BUSCHMANN, P. (2003): Was wissen wir über Wirkungen und Wirksamkeiten von Flavonoiden? Z. Phytotherapie 24: 225–232

KAUL, R. (1996): Pflanzliche Procyanidine. Vorkommen, Klassifikation und pharmakologische Wirkungen. Pharmazie in unserer Zeit 25 (4): 175–185

KAUL, R. (1997): Der Weißdorn. Wissenschaftliche Verlagsgesellschaft Stuttgart

KIESEWETTER, H. et al. (1998): Buchweizenkraut-/Troxerutin-Kombination bei chronisch venöser Insuffizienz. Z. Phytotherapie 18 (6): 341–346

KIESEWETTER, H. et al. (2000): Efficacy of orally administered extract of red vine leaf AS 195 (folia Vitis viniferae) in chronic venous insufficiency (stages I-II)- a-randomized double blind, Placebo controlled trial. Arzneim.-Forsch/Drug Res. 50 (I), 2: 109–117

LENG-PESCHLOW, E., STRENGE-HESSE, A. (1991): Die Mariendistel (*Silybum marianum*) und Silymarin als Lebertherapeutikum. Z. Phytotherapie 12: 162–174

MIKSIECEK, R. (1993): Commonly occuring plant flavonoids have estrogenic activity. Cellular Pharmacology 44: 37–43

PETRASSI, C., MASTROMARINO, A., SPARTERA, C. (2000): Pycnogenol® (Procyanidine) in chronic venous insufficiency. Phytomedicine 7: 383–388

PIETTA, P. G. (2000): Flavonoids as antioxidants. J. Nat. Prod. 63 (7): 1035–1042

REHN, D., UNKAUF, M., VIX, I.-M. (1994): β-Hydroxyethylrutoside bei Venenleiden. Pharm. Ztg. 139: 2152–2158

ROHER, U. D. (2004): Phytoestrogene in der Prävention (Soja und Rotklee). Bericht über die Ergebnisse einer Expertenkonferenz Wien im Jahre 2004. Pharm. Ztg. 149: 3449–3958

SAGAR ST. M. (2004): Antioxidants during cancer therapy. Focus on Alternative and Complementary Therapies 9 (2): 96–106

TAUCHERT, M. (2002): Efficacy and safety of Crataegus extract WS 1442 in patients with chronic stable New York Heart Association class-III heart failure. Am. Heart J. 143: 910–915

WEBER, CH. (2000): Rotes Weinlaub schützt die Venen. Dtsch. Apoth. Ztg. 140 (28): 3256–3258

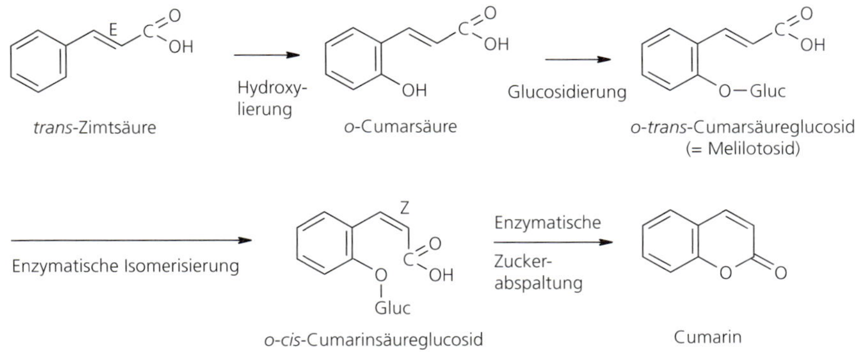

Abb. 2.74 Biosynthese von Cumarinen

2.4.6 Cumarin- und Chromon-Drogen

Cumarin-Drogen enthalten als Hauptwirkstoffe Benzo-α-pyrone (α-Chromone) oder davon abgeleitete Verbindungen. Die Bezeichnung Cumarine stammt von dem in Guayana (Südamerika) heimischen Baum „Coumarouna" (*Dipteryx odorata*). Aus seinen Samen (Tonkabohnen) ist das erste unsubstituierte Benzo-α-pyron kristallin erhalten worden. Die Chromone unterscheiden sich von den Cumarinen durch den γ-Pyronring anstelle des α-Pyronringes.

Biosynthese

Cumarine entstammen wie alle Zimtsäure-Derivate dem Prephen- oder Phenylpropan-Stoffwechsel. Sie entstehen direkt aus *o*-Hydroxyzimtsäure (*o*-Cumarsäure), anschließende Glykosidierung, enzymatische Isomerisierung des *o-trans*-Cumarsäure-glucosides zum *o-cis*-Cumarinsäureglucosid, gefolgt von enzymatischer Abspaltung des Zuckers, Wasserabspaltung und spontaner Zyklisierung zum δ-Lacton (Cumarin, s. Abb. 2.74).

Die **Furano-** und **Pyrano-Cumarine** (FC/PC) entstehen durch Ankondensation einer C-5-Einheit aus dem Isoprenstoffwechsel an das Cumaringrundgerüst während die **Furanochromone** (z. B. Khellin) den γ-Pyronring aus Acetat-Einheiten aufbauen (s. Abb. 2.76).

Dicumarol entsteht aus 2-Hydroxyphenylpropansäure, die am β-C-Atom hydroxyliert wird und nach Oxidation und Enolisierung das 4-Hydroxycumarin liefert. 2 Moleküle bilden in Gegenwart von Formaldehyd aus dem Pilzstoffwechsel (z. B. *Aspergillus fumigatus*) das durch eine Methylengruppe verbrückte Dicumarol (s. Abb. 2.75).

Chemie

Cumarin, das δ-Lacton der *o*-Hydroxy-*cis*-Zimtsäure, kommt in verschiedenen Substitutionstypen weit verbreitet vor allem in der Ordnung der Fabales und in den Familien der Rubiaceen und Poaceen vor. Die wichtigsten Strukturen sind in der nachstehenden Formelübersicht dargestellt (s. Abb. 2.75).

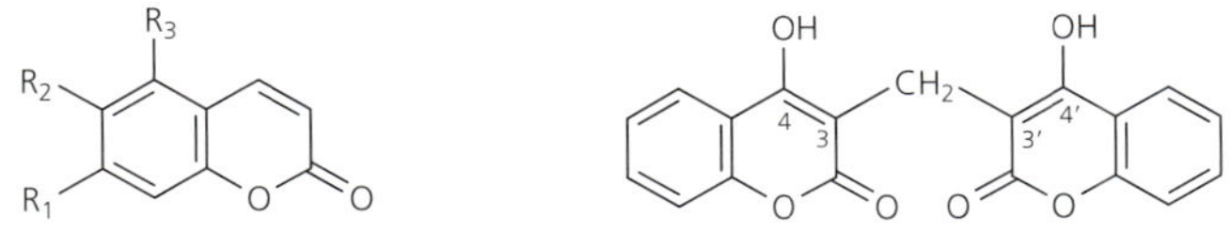

Cumarin:	R_1, R_2, R_3 = H
Umbelliferon:	R_1 = OH; R_2, R_3 = H
Herniarin:	R_1 = OCH$_3$; R_2, R_3 = H
Aesculetin:	R_1, R_2 = OH; R_3 = H
Scopoletin:	R_1 = OH; R_2 = OCH$_3$; R_3 = H
Umckalin:	R_1 = OH; R_2, R_3 = OCH$_3$

Abb. 2.75 Strukturen häufig vorkommender einfacher Cumarine und die Struktur des Dicumarols

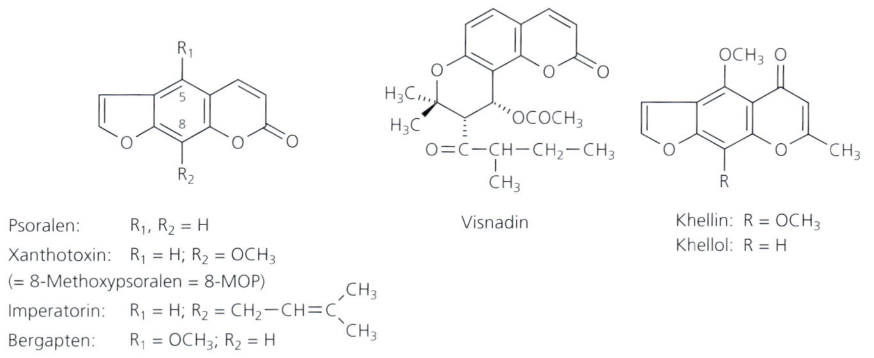

Abb. 2.76 Cumarine und Chromone der Ammeifrüchte

Das unsubstituierte Cumarin liegt in der Pflanze in einer geruchlosen Vorstufe als *O*-Glucosid der *o*-Hydroxy-*trans*- oder *cis*-Zimtsäure (Melilotosid) vor. Es wird beim Trocknen der frisch geernteten Blätter oder des Grases analog dem Biosyntheseweg freigesetzt. Cumarin hat einen honigartigen Geruch und ist beim getrockneten Kraut verschiedener Gräser für den typischen Heugeruch verantwortlich. Das gleiche gilt für das getrocknete Kraut von Kleearten und vom Waldmeister (*Galium odoratum*).

Zur Gruppe der kondensierten Cumarine gehört als einziger Vertreter das 3,3′-Methylen-bis-4-(hydroxycumarin), das Dicumarol (s. Abb. 2.75), das durch mikrobielle Einwirkung auf cumarinhaltiges feuchtes Pflanzenmaterial entsteht und z. B. für die bei Rindern beobachtete „Sweet clover disease" (Magenblutungen) nach Verfütterung von größeren Mengen gelagerten roten Klees (*Medicago sativa*) verantwortlich ist.

Eine andere Gruppe von kondensierten Cumarinen, die von Psoralen abgeleiteten **Furanocumarine** wie z. B. Xanthotoxin, Imperatorin und Bergapten (s. Abb. 2.76) sind charakteristische Inhaltsstoffe der Früchte von *Ammi majus.* Das **Pyranocumarin** Visnadin und die Furanochromone Khellin und Visnagin kommen dagegen in den Früchten von *Ammi visnaga* vor.

Pharmakologie, Toxikologie, Anwendung
Da das unsubstituierte Cumarin, jahrzehntelang wegen seines honigartigen Geruchs in der Pharmazie und Lebensmittelindustrie als Aromatikum verwendet, im Verdacht der Kanzerogenität steht, ist es von den Zulassungsbehörden der meisten Länder verboten worden. Cumarin wird nach p. o.-Gabe rasch re-sorbiert, besitzt aber wegen Metabolisierung zu 7-Hydroxycumarin (Umbelliferon), anschließende Glucuronidierung und Harn-Ausscheidung eine sehr geringe Bioverfügbarkeit. Hohe Dosen können Leberschäden verursachen. Andererseits wird über eine immuninduzierte, antitumorale Wirksamkeit berichtet.

Die anderen substituierten einfachen Cumarine (s. Abb. 2.75) oder das Melilotosid des Steinklees (*Melilotus officinalis*) spielen als Reinsubstanzen keine Rolle mehr. Auf dem Markt findet man heute aber noch den Extrakt des Steinklees, der wegen seiner ödemprotektiven und entzündungshemmenden Wirkung in Kombinationspräparaten zur Venenbehandlung bei Thrombophlebitis, Hämorrhoiden und Lymphstauungen verwendet wird. Aesculin, das Glucosid des Aesculetins, ist neben den Aesculus-Saponinen ein Begleitstoff in den Blättern und Samen der Rosskastanie. Der Extrakt wird ebenfalls bei venösen Stauungen, Ödemen und Thrombophlebitiden eingesetzt. Umbelliferon und Scopoletin wirken zusätzlich spasmolytisch und choleretisch, Herniarin und Umckalin antimikrobiell.

Dicumarol, längst synthetisch zugänglich, hemmt in der Leber als Vitamin-K-Antagonist die Synthese von Prothrombin sowie die Gerinnungsfaktoren VII, IX and X. Es wurde lange Zeit bei Thrombosegefahr als indirekt wirkendes Antikoagulans im Gegensatz zu dem direkt wirkenden Heparin verwendet. Dicumarol hat heue keine Anwendung mehr, dient aber als Strukturvorlage für die heute mit gleicher Indikation vor allem zur Langzeittherapie eingesetzten Synthetika wie z. B. Phenprocoumon (Marcumar®), Ethylbiscoumacetat (Tromexan®), Acenocoumarol (Sintrom®) oder Warfarin (Coumadin®).

Von den drei Furanocumarinen (FC) Xanthotoxin, Imperatorin und Bergapten, Hauptwirkstoffe der großen Ammeifrüchte von *Ammi majus*, wird heute nur noch das synthetische Xanthotoxin (8-Methoxy-Psoralen, 8-MOP, Methoxsalen INN), enthalten in dem Präparat Meladinine®, verwendet. Wegen der Fähigkeit der Psoralene sich in durch UV-A-Licht angeregtem Zustand an DNA-Doppelstränge (Thymin- und Cytosin-Bausteine) der Hautzellen durch Bildung von Cyclomono- oder Bis-Additionsprodukten (s. Abb. 2.77) anzulagern und dadurch die Zellteilung zu hemmen, wird

8-MOP zusammen mit UV-A-Bestrahlung (330–360 nm) (UVASUN®) zur Behandlung der Psoriasis in der PUVA-Blacklight oder Photochemotherapie eingesetzt. Mit der Möglichkeit einer erhöhten Photokarzinogenese durch 8-MOP bei längerer Anwendung muss allerdings gerechnet werden. Die photosensibilisierenden Eigenschaften linear strukturierter Furanocumarine sind die Ursache für Erythembildungen und so genannte Photodermatosen, wenn die Haut unter gleichzeitiger Lichteinwirkung mit Pflanzen, die Furanocumarine enthalten (z. B. *Heracleum*-Arten, *Pastinaca sativa*,

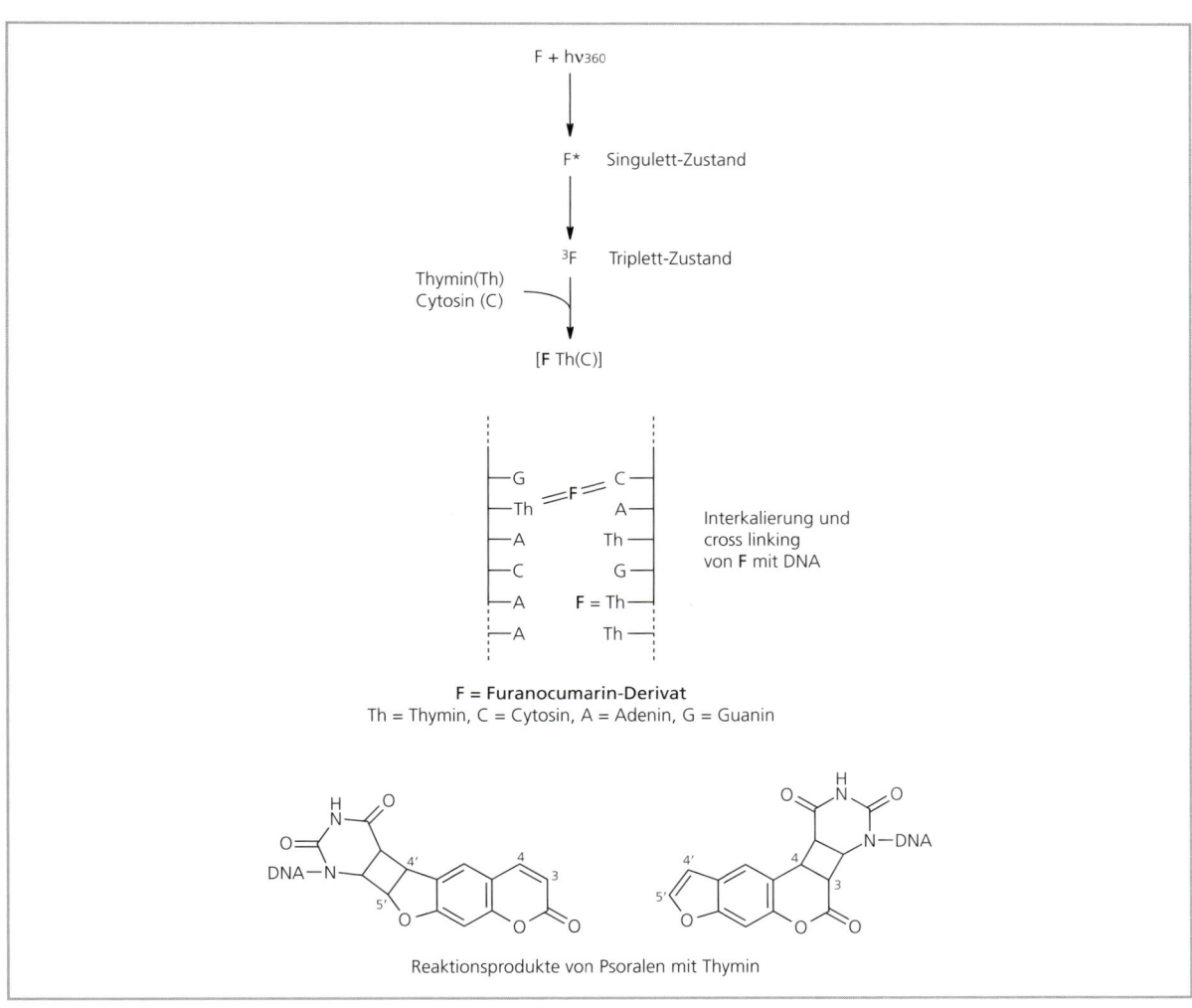

Abb. 2.77 Die Furanocumarine (FC), besonders Psoralen, Bergapten und Xanthotoxin, können durch Absorption des Wellenbereiches 315–400 nm (UV-A) leicht in einen Singulett- oder Triplettzustand übergehen und sich mit ihren α-Pyron-Doppelbindungen an die Pyrimidinbasen der Nucleinsäuren, z.B. an Thymin bzw. Cytosin oder DNA, unter Bildung von C3C4-Cyclomonobutan-Additionsprodukten anlagern (Interkalierung). Bei weiterer Energieeinstrahlung reagiert auch noch die Doppelbindung des Furanringes mit der Pyrimidinbase der DNA zu einem Cyclobisadditionsprodukt, wobei es auch zur Verknüpfung der beiden Einzelstränge des DNA-Doppelstranges (cross linking) kommen kann.

Ruta graveolens) oder verschiedenen Gräsern in Berührung kommt.

Da es bei Anwendung dieser Verbindungen als Begleiterscheinung auch zu einer lang anhaltenden indirekten Bräunung der Haut kommt, wird die PUVA-Methode heute zur symptomatischen Behandlung der Vitiligo, einer Pigmentanomalie mit dem Auftreten von weißen Flecken auf der Haut, eingesetzt. Die Wirkung beruht auf einer Neubildung von Melanin als Folge einer Wechselwirkung von FC mit epidermaler DNA und Aktivierung des Enzyms Tyrosinase.

Vom Pyranocumarinderivat Visnadin ist bekannt, dass es über eine Ca-antagonistische Wirkung koronarerweiternde Eigenschaften entfaltet und deshalb lange Zeit bei Angina pectoris und Myocardschäden eingesetzt wurde.

Über die Pharmakologie und Anwendung des Furanochromonderivates Khellin und von Visnadin siehe unter Ammi-visnaga-Früchte.

Steinklee, DAC

Steinkleekraut (Meliloti herba, Fabaceae) besteht aus den Blättern und blühenden Zweigen von *Melilotus officinalis* (echter Steinklee) und *M. altissimus* (dem hohen Steinklee). Die Pflanze ist in ganz Mitteleuropa und Kleinasien verbreitet. Die Droge riecht kräftig nach frischem Heu (Cumarin). In der Droge enthalten sind *o*-Dihydrocumarsäure (Melilotsäure), *cis*- und *trans*-*o*-Cumarsäureglucosid (*trans*-Form: **Melilotosid**), Cumarin, 3,4-Dihydrocumarin (Melilotin) und die Hydroxy-Cumarine Scopoletin und Umbelliferon. Zusätzlich sind Flavonoide und Triterpensaponine enthalten.

Steinkleeextrakte wirken in verschiedenen pharmakologischen Modellen antiödematös, antiarthritisch, antiexsudativ, antiproliferativ, antioxidativ und den Lymphfluss steigernd. Als möglicher Wirkmechanismus werden die Stimulierung der intrazellulären Proteolyse und die Phagozytose von Plasmaproteinen durch Makrophagen beschrieben. In der Monographie werden als Anwendungsgebiete genannt: Beschwerden bei chronisch venöser Insuffizienz, bei Schmerzen und Schweregefühl in den Beinen, Thrombophlebitis, Hämorrhoiden und Lymphstauungen.

Unerwünschte Wirkungen scheinen auf zu hohe Cumarin-Konzentrationen zurückzuführen sein, weshalb für Cumarin die maximal zulässige Dosis auf 3–5 mg pro/kg KG beschränkt wurde.

Große Ammeifrüchte

Ammi majoris fructus (*Ammi majus*, Apiaceae) stammt von einer im Mittelmeergebiet heimischen Pflanze mit Hauptanbaugebiet im Nildelta, in Argentinien und Australien.

Die Früchte sind morphologisch den Ammi-visnaga-Früchten sehr ähnlich und nur sicher aufgrund der vier Furanocumarine Xanthotoxin, Imperatorin, Bergapten und Isopimpinellin enthaltenden Inhaltsstoffe dünnschichtchromatographisch zu unterscheiden. Der früher zur Behandlung von Leukodermien (Vitiligo) verwendete Extrakt ist heute durch das synthetische Methoxsalen INN ersetzt.

Ammi-visnaga-Früchte, DAC

Ammeos visnagae fructus besteht aus den reifen Doppelachänen von *Ammi visnaga* (Apiaceae), eines 1–2-jährigen, 60–80 cm hohen Krautes, das im gesamten Mittelmeergebiet, ferner in Argentinien, Chile, Mexiko und Nordamerika heimisch ist. Die Hauptdrogenmenge stammt aus Marokko, Ägypten und Tunesien.

Die Droge und das als Hauptwirkstoff geltende Furanochromon **Khellin** (s. Abb. 2.76) sowie der Pyranocumarinester **Visnadin** (s. Abb. 2.76) haben heute ihre Bedeutung in der Behandlung von Asthma bronchiale (Khellin), koronarer Herzkrankheiten (Visnadin) verloren.

Durch synthetische Abwandlung des als Leitstruktur dienenden Khellins ist man schon früh zur Cromoglicinsäure gekommen (s. Abb. 2.78), in der zwei Chromoncarbonsäuremoleküle über eine Glycerol-Brücke miteinander verknüpft sind. Diese Verbindung besitzt im Gegensatz zu dem die Bronchialgefäße erweiternden Antiasthmatikum Khellin eine stark entzündungshemmende und antiallergische Wirkung, die vermutlich über neurogene Mechanismen und eine Hemmung von Cytokinen aus Eosinophilen zustande kommt. Cromoglicinsäure wird heute in verschiedenen Präparaten zur inhalativen Behandlung von Asthma bronchiale eingesetzt. Wie die Glucocorticoide wirkt es nur prophylaktisch und nicht im akuten Anfall.

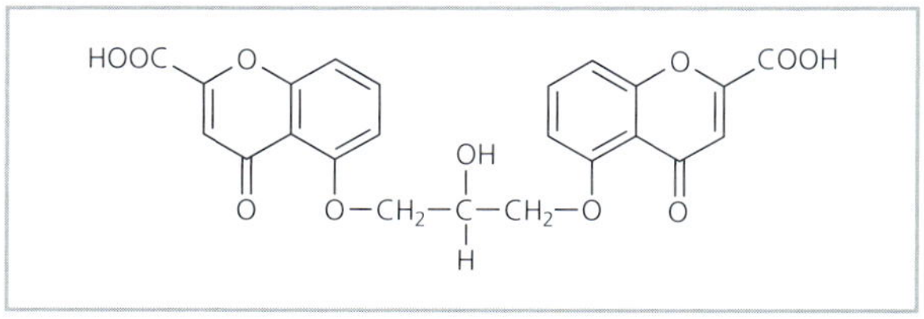

Abb. 2.78 Cromoglicinsäure

Tab. 2.12 Cumarinhaltige Drogen und ihre Anwendung

Droge	Stammpflanze/Familie	Cumarine	Anwendung
Herniariae herba, Bruchkraut, DAC, ÖAB	*Herniaria glabra,* Caryophyllaceae	Herniarin	Aromatikum, Diuretikum
Pelargonii radix, Kap-Pelagonienwurzel	*Pelargonium sidoides,* Geraniaceae	Umckalin und andere Cumarine	Immunstimulans bei chronischen Bronchitiden, (Umckaloabo®)
Imperatoriae rhizoma, Kaiserwurzel	*Peucedanum osthruthium,* Apiaceae	Furanocumarine	Stomachikum, Sedativum
Pastinacae radix, Pastinakwurzel	*Pastinaca sativa,* Apiaceae	Furanocumarine	Karminativum, Diuretikum, Spasmolytikum
Heraclei rhizoma, Bärenklauwurzel	*Heracleum sphondylium,* Apiaceae	Furanocumarine	Karminativum

Bei den in der Tab. 2.12 aufgeführten Drogen kann man davon ausgehen, dass auch andere zusätzlich zu den (Furano-) Cumarinen enthaltene Verbindungen wie z. B. Gerbstoffe, niedermolekulare phenolische Verbindungen, Ätherischöle oder Saponine an den Wirkungen beteiligt sind. Die meisten dieser Wurzel-Drogen entstammen den Apiaceen-Familien. Die Anwendung als Carminativa, Spasmolytika und Diuretika herrscht vor.

2.4.7 Lignane

Lignane und deren Abkömmlinge kommen in zahlreichen Pflanzen vor, aber nur wenige davon haben pharmazeutische Bedeutung erlangt. Man kann sie zu den phenolischen Verbindungen zählen, da die meisten Benzolmoleküle mit OH-, -OCH$_3$ oder Methylendioxygruppen ausgestattet sind und die verschiedenen Strukturtypen biogenetisch alle aus dimeren *p*-Hydroxyphenylpropen-Einheiten aufgebaut werden. Der Name Lignan leitet sich von dem polymeren Holzstoff Lignin ab, der die Phenylpropen-Einheit des Coniferylalkohols oder Sinapylalkohols enthält. Von den in Pflanzen vorkommenden Grundtypen der Lignane sind nur jeweils zwei, der **Tetrahydrofuran-** oder **Tetrahydrofurofuran-Typ** und der **Aryltetralin-** bzw. **Arylnaphthalin- Typ** in arzneilich verwendeten Lignanen enthalten (s. Abb. 2.79).

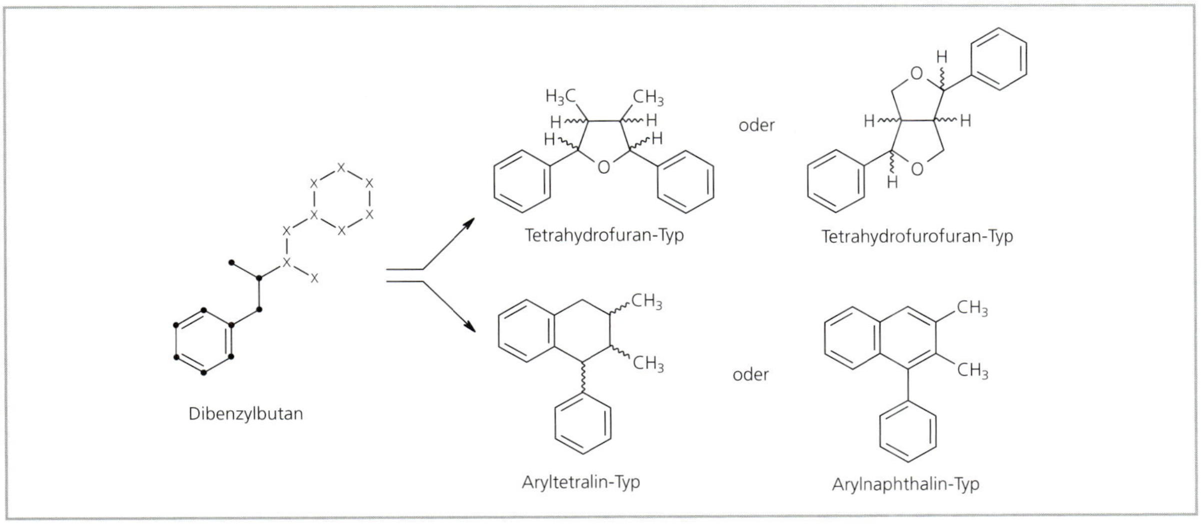

Abb. 2.79 Verschiedene in Arzneipflanzen vorkommende Lignan-Typen

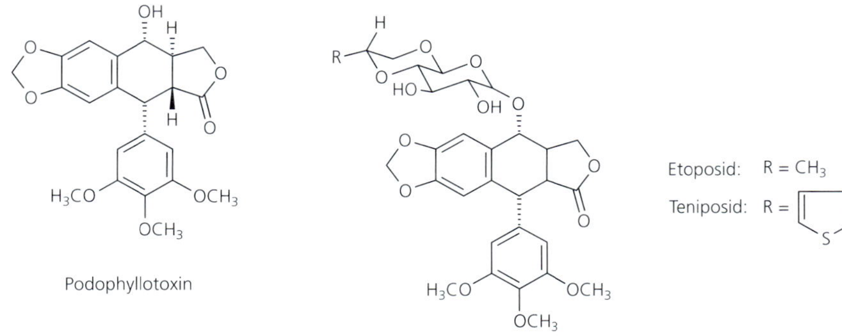

Abb. 2.80 Lignanverbindung Podophyllotoxin des Fußblattrhizoms mit seinen partialsynthetischen Derivaten Etoposid und Teniposid

Der erste entsteht durch oxidative β,β′-Kupplung von zwei Phenylpropan-Einheiten zum 2,3-Dibenzylbutan. In Gegenwart einer weiteren Hydroxylgruppe der Seitenkette können die wesentlich häufiger in Pflanzen anzutreffenden Bisepoxylignane (Derivate des 3,7-Dioxabicyclo[3.3.0]octans) entstehen. Vertreter dieser Lignane sind z. B. die Gujaconsäure des Guajaharzes (s. Abb. 2.82), das Neo-Olivil der Brennnesselwurzel und der Baldrianwurzel (s. Kap. 3.1.3 und 2.3.4) sowie Sesamin und Dimethoxy-Pinoresinol oder die Syringaresinole der Taigawurzel (s. Abb. 2.81).

Der zweite Grundtyp entsteht in ähnlicher Weise mit dem Unterschied, dass in der zweiten Phase durch C-C-Verknüpfungen neue Ringsysteme gebildet werden. Lignane dieses Typs sind z. B. das Podophylloxin und die Peltatine des Fußblattrhizoms.

Podophyllwurzelstock, DAC 2004
Aus dem Fußblattwurzelstock (Podophylli rhizoma, *Podophyllum peltatum,* Berberidaceae) wird ein Podophyllumharz, das Podophyllin gewonnen, das ca. 20% **Podophyllotoxin** und ca. 15% Peltatin α und β (s. Abb. 2.80) enthält.

Die Lignane wirken zytostatisch. Podophyllotoxin wird heute in Form einer 0,5%igen Lösung (Condylox®-Lsg.) oder 0,15%igen Creme (War-

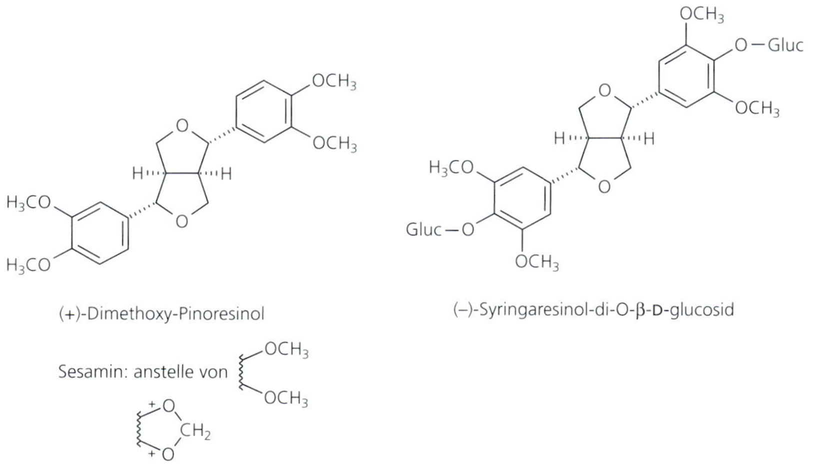

Abb. 2.81 Lignane der Taigawurzel

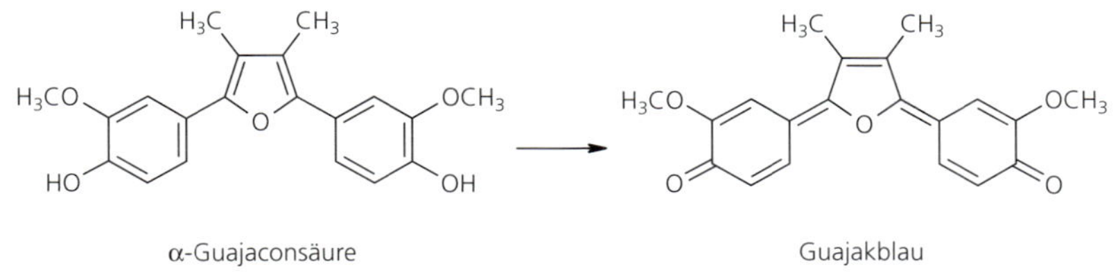

α-Guajaconsäure → Guajakblau

Abb. 2.82 Lignane des Guajakharzes

tec®) zur Behandlung bzw. zum Entfernen von Kondylomen (Condyloma acuminata, Feigwarzen) und kleinen nicht entzündeten Genitalwarzen auf nicht verhornenden Epithelien verwendet.

Podophyllotoxin wird selbst nicht zur Tumortherapie verwendet. Zum Einsatz kommen aber die partialsynthetischen Derivate Etoposid und Teniposid (s. Abb. 2.80). Diese wirken prämitotisch, indem sie die Zellteilung in der S- und G2-Phase blockieren. Sie hemmen die Topoisomerase sowie den Einbau von Thymidin und Uridin in die DNA und RNA der Zelle und damit die Proteinsynthese. Etoposid ist indiziert beim kleinzelligen Bronchialkarzinom, bei testikulären Tumoren, bei malignen Lymphomen, bei der monozytären Leukämie, bei Blasenkarzinom und Hirntumoren.

Taigawurzel, Ph.Eur.

Die auch als sibirischer Ginseng bezeichnete Droge Eleutherococci radix *(Eleutherococcus senticosus, Araliaceae)* enthält im Gegensatz zur „echten Ginseng-Droge" keine Ginsenoside sondern nur geringe Mengen an anderen Saponinen, ferner Polysaccharide und als charakteristische Verbindungen die Lignane **(+)-Syringaresinol-*O*-β-D-glucosid**, (+)- Syringaresinol-4,4′-*O*-β-diglucosid (Eleutherosid E), Dimethoxypinoresinol und Sesamin (Eleutherosid B4), Syringin (Eleutherosid B), Sinapinalkohol, Coniferylaldehyd und als Cumarin das Isofraxidin-7-*O*-glucosid (Eleutherosid B1) (s. Abb. 2.81).

Der Droge wird eine adaptogene und immunstimulierende Wirkung zugeschrieben. Adaptogen wirkende Verbindungen erhöhen die Widerstandskraft des Körpers gegen verschiedene Stressfaktoren, durch Freisetzung von Stresshormonen, durch Bildung zellschützender Proteine (heat shock proteins) und durch Aktivierung anaboler Mechanismen. Worauf diese Wirkungen im Einzelnen zurückzuführen sind, ist nicht geklärt, doch sprechen einige Experimente in Stressmodellen dafür, dass daran die Lignane, das Syringin und die Polysaccharide beteiligt sind. Interessanterweise ist das Syringaresinol-diglucosid auch ein Inhaltsstoff von Mistelextrakten, für die u.a. auch eine resistenzsteigernde Wirkung beschrieben wird.

Guajakharz

Guajakharz (Guaiaci resina, *Guajacum sanctum, G. officinale*, Zygophyllaceae) wird aus dem Kernholz des im nördlichen Südamerika heimischen Guajak-Baumes gewonnen. Es enthält ca. 70 % eines Stoffgemisches, das die Lignane **α-Guajaconsäure** (s. Abb. 2.82) und Guajaretsäure enthält. Da die erste Verbindung durch Oxidation in Gegenwart von Wasserstoffperoxid leicht zu Guajakblau oxidiert wird, setzt man das Reagenz zum Nachweis von okkultem Blut im Stuhl ein (Haemoccult-Test).

2.4.8 Gerbstoffe

Gerbstoffe (Tannine) wurden früher fast ausschließlich zum Gerben tierischer Haut und damit zur Lederherstellung verwendet. Nachdem heute die Gerbstoffe in den Lederindustrien des Westens weitgehend durch anorganische Salze (Alaun und Chromsalze) ersetzt wurden, interessiert nur noch ihre arzneiliche Verwendung, wegen ihrer bevorzugt adstringierenden und antidiarrhoischen Wirkung. In der Zwischenzeit sind weitere Anwendungsgebiete hinzugekommen.

Chemie

Bei den Gerbstoffen zur medizinischen Anwendung handelt es sich um schwach sauer reagierende und in Wasser klar oder kolloidal lösliche Polyphenole

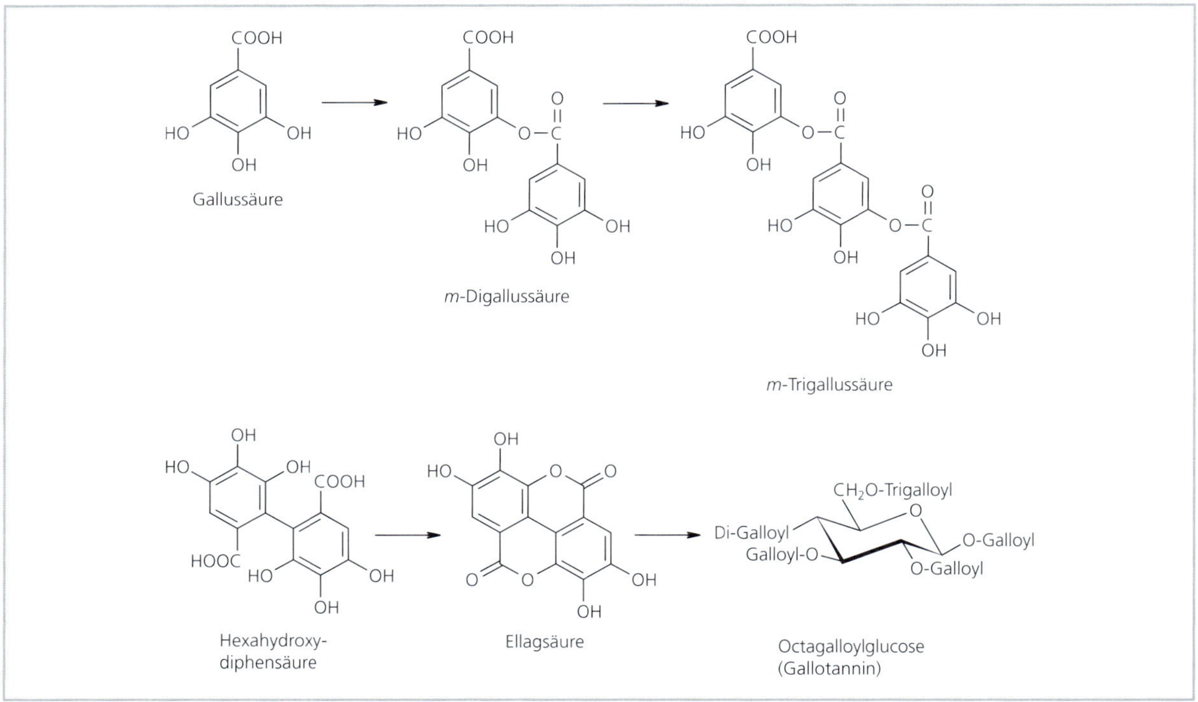

Abb. 2.83 Hydrolysierbare aus Gallussäure oder Gallussäure und Zucker aufgebaute Gerbstoffe

mit Molmassen zwischen ca. 500 und 3000 Dalton. Nur diese besitzen eine genügend gute Wasserlöslichkeit und können in die Haut eindringen, um mit den Kollagenstrukuren Bindungen einzugehen. Man teilt Gerbstoffe in zwei Hauptgruppen ein, in hydrolysierbare Estergerbstoffe und die nur noch unter bestimmten Bedingungen hydrolytisch spaltbaren oder nicht mehr hydrolysierbaren kondensierten Gerbstoffe.

Hydrolysierbare Gerbstoffe

Grundbaustein der hydrolysierbaren Gerbstoffe ist die Gallussäure, die entweder mit weiteren Gallussäureeinheiten depsidisch und/oder C-C-verknüpft als m-Di-Gallussäure, als m-Trigallussäure und Ellagsäure oder mit Zuckern verestert vorliegt. Prototyp eines Zuckerpolygalloylesters ist die Octagalloylglucose der türkischen und chinesischen Gallen, ein sog. Gallotannin (s. Abb. 2.83). Dieser Typ ist hydrolysierbar durch längeres Erhitzen in Wasser oder durch Säuren, Laugen und Ester spaltende Enzyme (Esterasen).

Kondensierte Gerbstoffe

Die meisten kondensierten Gerbstoffe (s. Abb. 2.84) sind aus Catechin, einem Pentahy-droxy-flavan-3-ol und seinen Isomeren aufgebaut. Sie heißen deshalb Catechingerbstoffe. Die mit Wasser löslichen Verbindungen liegen als oligomere Proanthocyanidine oder höher kondensierte Polymerverbindungen mit Molmassen zwischen 500 und 3000 Da vor. Sie entstehen in der Pflanze aus (+)-Catechin oder (−)-Epicatechin entweder durch enzymatische Oxidation oder im schwach sauren Milieu des Zellsaftes durch Säurekondensation. Die C-C-Verknüpfung zwischen zwei Catechinen der dimeren Proanthocyanidine erfolgt zwischen den Atomen C-4 und C-8 oder C-4 und C-6. Diese Bindungen sind mit Säuren noch spaltbar und man erhält ein Molekül Catechin und Anthocyanidin (s. Abb. 2.84). Ist die Verknüpfung zwischen den Atomen C-6′ und C-8 oder C-6′ und C-2′ der beiden Moleküle erfolgt, können diese mit Säuren nicht mehr gespalten werden.

Wenn die noch wasserlöslichen Gerbstoffe durch Oxidaseeinwirkung oder beim Trocknen bzw. bei Lagerung einer Pflanze in noch höher kondensierte Polymere umgewandelt werden, entstehen die nicht mehr wasserlöslichen Phlobaphene oder Gerbstoffrote. Die bei der Lagerung von Drogen oder beim Verletzen von pflanzlichen Gewebeteilen (Anschneiden einer Kartoffel oder eines Apfels) zu beobachtenden Bräunungsreaktionen folgen den gleichen Oxidations- und Polymerisations-Mechanismen (s. auch Kap. 2.4.1 und Abb. 2.60).

Weitere Gerbstoffe

Neben diesen beiden Grundtypen gibt es eine Vielzahl von weiteren Gerbstoffen, in denen Catechine und Gallussäureeinheiten nebeneinander vorkommen (Gallocatechingerbstoffe), ferner wie in der Lamiaceenfamilie, die so genannten „Labiatengerbstoffe", in denen Kaffeesäure verestert mit α-Hydroxydihydrokaffeesäure (Rosmarinsäure) vorliegt oder die „Algengerbstoffe" der Braunalgen, die sich vom Phloroglucin ableiten und Polyhydroxypolyphenylether-Ketten bilden.

Biosynthese

Der Grundkörper der Gallotannine, die Gallussäure, wird im so genannten Phenylpropan- oder Shikimisäurestoffwechsel direkt aus 5-Dehydroshikimisäure als Zwischenverbindungen gebildet (s. Abb. 2.66). Die Galloylglucose-Derivate vom Typ des chinesischen Gallotannines entstehen durch Übertragung von UDP-Glucose auf Gallussäure und weitere Transacylierungsreaktionen. Durch oxidative Kupplung zweier an Zucker gebundenen Galloylreste, entsteht nach Abspaltung der Zucker, ausgehend von Hexahydroxydiphensäure und Lactonbildung die Ellagsäure. Durch Ankondensation weiterer Galloylreste werden die oligomeren und höher kondensierten Gallo-(Ellag)-Tannine aufgebaut. Die Catechingerbstoffe entstehen wie die Flavonoide durch Kondensation von Zimtsäure mit 3-Acetyl-Einheiten. Die anschließende durch Phenoloxydasen katalysierte Oxidation der Flavan-3-ol-Verbindungen unter C-C-Verknüpfung mit einem zweiten Catechin-Molekül liefert die oligomeren und polymeren Catechingerbstoffe.

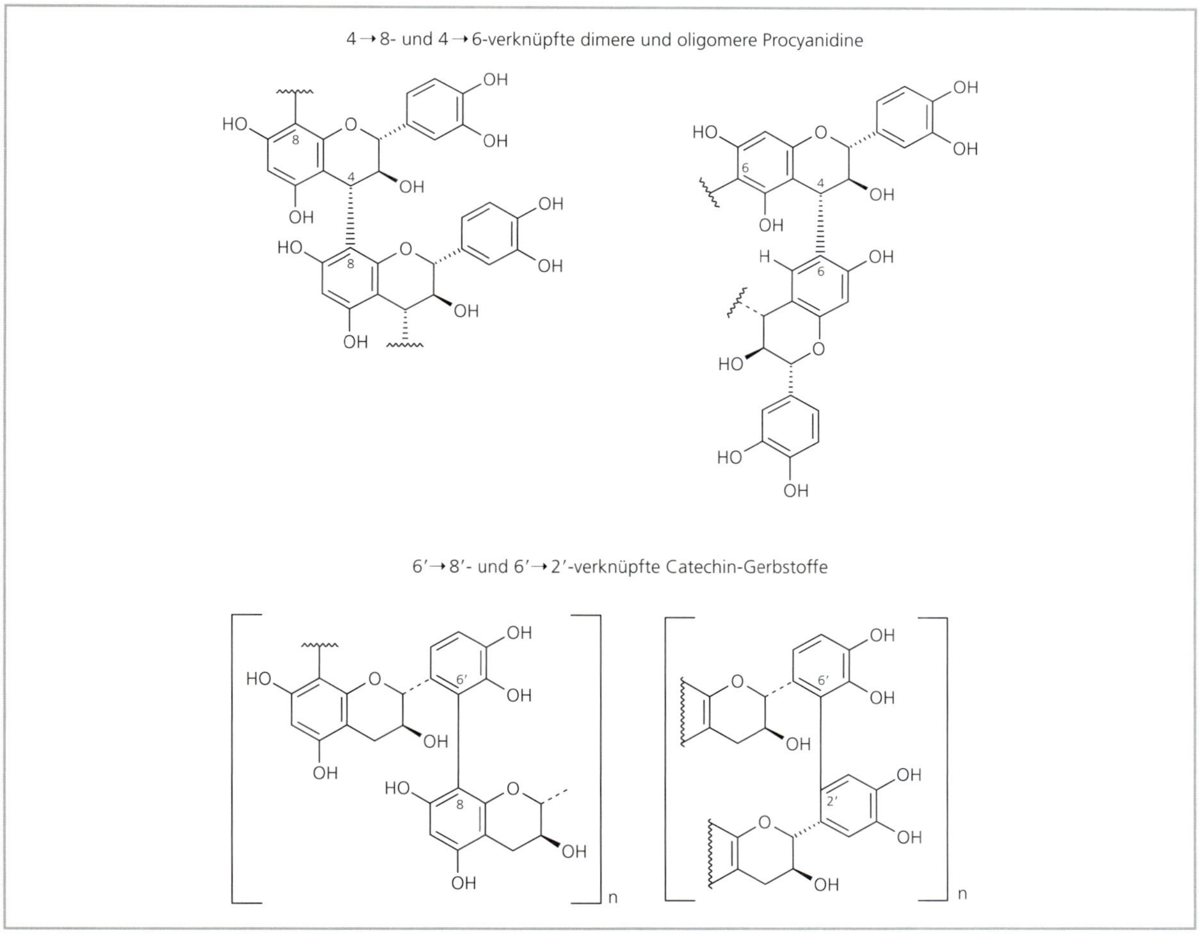

Abb. 2.84 Kondensierte von Procyanidinen bzw. Catechin/Epicatechin abgeleitete Catechingerbstoffe

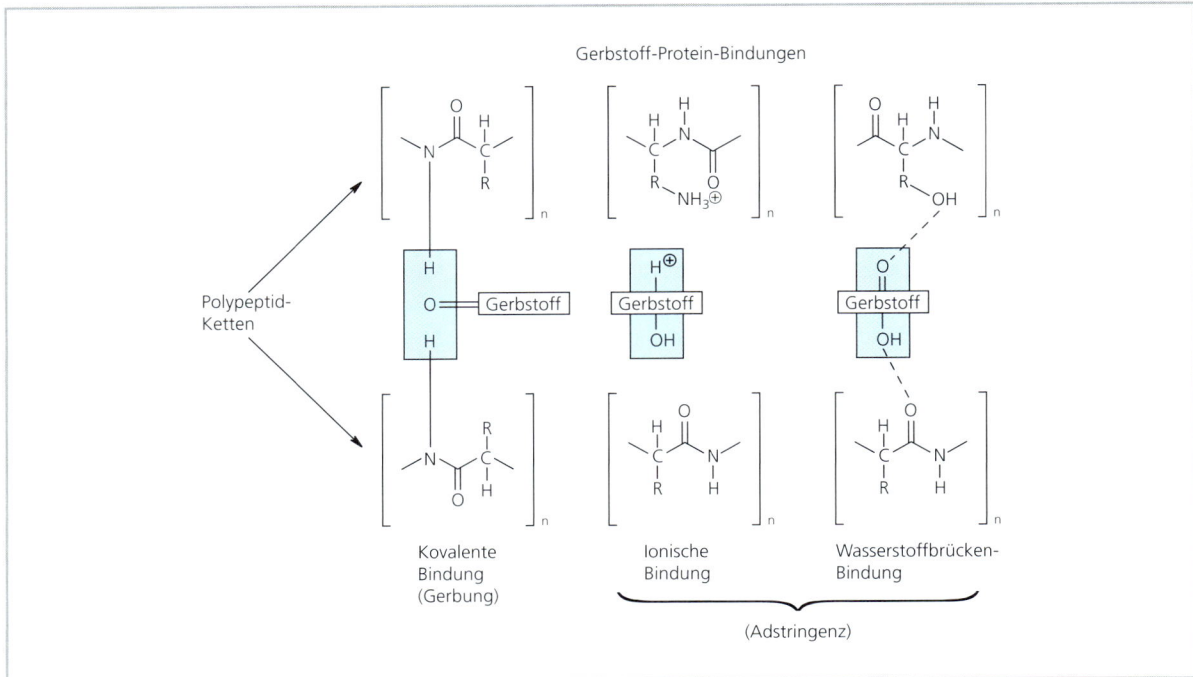

Abb. 2.85 Bei der Gerbung und Adstringenz vorherrschende Bindungen von Gerbstoffen an Kollagen der Haut

Allgemeine Reaktionen

Zur Unterscheidung von hydrolysierbaren Gallotanninen und kondensierten Catechin-Gerbstoffen dient die Formaldehyd-Säure (a)- und Eisen-(III)-chlorid (b)-Probe; (a) gibt nur mit Catechin-Gerbstoffen rote Niederschläge, (b) erzeugt mit Gallotanninen blaue, mit Catechin-Gerbstoffen grüne Färbungen. Ellagtannine färben sich mit salpetriger Säure zunächst karminrot und später indigoblau. Mit Vanillin und Salzsäure oder Phosphorsäure erhält man farbige Produkte.

Durch Luftoxidation, enzymatische Polymerisation oder Säurekondensation werden die hellbraun gefärbten oder farblosen „Gerbstoffe" in dunkelbraun, schwarz oder rot gefärbte, wasserunlösliche und physiologisch unwirksame Produkte (Phlobaphene, Gerbstoffrote) umgewandelt.

Mit Eiweißstoffen (z. B. Gelatine), Schwermetallionen (z. B. Pb$^+$) und Alkaloiden (z. B. Cinchonin, Coffein, Strychnin) entstehen in Wasser schwer lösliche Verbindungen.

Bei der Wechselwirkung von Gerbstoffen mit den Kollagenfasern der Haut kommt es je nach Eindringtiefe, Menge an Gerbstoffen und Dauer ihrer Einwirkung zur Gerbwirkung oder Adstringenz.

Gerbwirkung: Kollagen ist ein Protein mit Tripel-Helix-Struktur, in dem die Aminosäuren Glycin, Prolin und Hydroxyprolin etwa 50 % des gesamten Aminosäuregehaltes ausmachen. Jede Kollagenfaser besteht in alternierender Folge aus einem so genannten „kristallinen" Bereich mit langkettigen polaren Aminosäuren und einem „amorphen" Bereich mit kurzkettigen unpolaren Aminosäuren. Nur die kristallinen Bereiche sind gegen Wasserpenetration und Bakterienangriff geschützt. Bei einer Gerbstoff-Wechselwirkung nehmen zum Schutz der molekularen Form der Kollagenfaser nur die amorphen Bereiche Gerbstoff auf. Voraussetzung hierfür ist eine vorangegangene Quellung der Faser. Gerbstoffwirkung zeigen nur Gerbstoffe mit Molmassen zwischen 500 und 3000 Da und ein bis zwei Hydroxylgruppen pro 100 Masseneinheiten. Im Innern der Faser kann der Gerbstoff mit den Polypeptidketten des Kollagens eine kovalente-, ionische- oder Wasserstoffbrücken-Bindung eingehen (s. Abb. 2.85). Kovalente Bindungen liegen vor im Leder, wobei die Faser als gegerbt gelten kann, wenn das Kollagen etwa die Hälfte ihres Gewichtes an Gerbstoffen aufgenommen hat.

Adstringenz: Bei der Adstringenz überwiegen die weniger stabilen Ionen- oder Wasserstoffbrücken-Bindungen, je nachdem ob die Bindung durch eine Kondensationsreaktion mit einer basischen Aminosäure oder mit einer Hydroxyaminosäure erfolgt ist (s. Abb. 2.85). Als Modell für diese Wechselwirkung kann die Adsorption von Phenolen an die aktiven Stellen der Polyamide Nylon oder Perlon bei der Polyamidchromatographie angegeben werden. Im Gegensatz zu den reversiblen adstringierenden Vorgängen, wie sie bei der medizinischen Anwendung von Gerbstoffen im Mund- und Rachenraum oder im Darm ablaufen, ist die Gerbung der Haut ein irrversibler Prozess.

Schwer lösliche Verbindungen: Auf der Bildung von schwer löslichen Verbindungen von Gerbstoffen (z. B. des schwarzen Tees) mit Alkaloiden beruht die Antidotwirkung bei Vergiftungsfällen mit oral aufgenommenen toxischen Alkaloiden.

Gehaltsbestimmungen

Die Gehalts- bzw. Wertbestimmung kann entweder nach der Grenzwertbestimmungsmethode oder der Hautpulvermethode durchgeführt werden.

Grenzwertbestimmungsmethode: Diese beruht auf der Fällung der Gerbstoffe mit Kupferacetat bzw. Bleiacetat in Gegenwart von Natriumacetat. Dabei wird zunächst zu dem Drogenauszug eine zur vollständigen Fällung nicht ausreichende Schwermetallsalzlösung zugesetzt. Besitzt die untersuchte Droge den geforderten Gerbstoffgehalt, so muss im Filtrat der Fällung auf Zusatz von weiterem Fällungsreagenz noch eine deutliche Trübung entstehen.

Hautpulvermethode: Die Hautpulvermethode beruht auf der adsorptiven und chemischen Bindung der Gerbstoffe an chromiertes Hautpulver. Die in der Ph.Eur. enthaltenen Vorschriften kombinieren die Hautpulvermethode mit einer photometrischen Methode. Zunächst wird der Gesamtpolyphenolgehalt mit einer Phosphorwolframsäurelösung (Folins-Reagenz) bestimmt. Anschließend wird der Gerbstoffanteil entfernt und der mit Hautpulver nicht reagierende Polyphenolanteil erneut mit dem Reagenz ermittelt. Der Gerbstoffgehalt ergibt sich als Differenz der beiden photometrisch ermittelten Werte. In der Tab. 2.13 sind für die wichtigsten Drogen die prozentualen Gerbstoffgehalte angegeben.

Tab. 2.13 Drogen und ihre Gerbstoffgehalte

Droge	Gerbstoffe
Gallae	50 %
Tormentillae rhizoma	mind. 15 %
Ratanhiae radix	mind. 10 %
Ratanhiae extractum	20 (18,0–22,0) %
Ratanhiae tinctura	mind. 2 %
Quercus cortex	mind. 12 %
Hamamelidis folium	mind. 7 %
Hamamelidis extr. fluid	4 (3,5–4,5) %
Myrtilli fructus	mind. 1,5 %

Pharmakologie, Nebenwirkungen

Es ist nicht verwunderlich, dass Gerbstoffe aufgrund ihrer großen Zahl von phenolischen OH-Gruppen mit einer Vielzahl von Proteinstrukturen (Haut, Darm, Enzyme) in Wechselwirkung treten und dadurch eine Reihe von pharmakologischen Wirkungen auslösen können, die therapeutisch genutzt werden können. Therapeutisch besonders relevant sind die folgenden Wirkungen.

Antidiarrhoisch und antisekretorisch: Gerbstoffe bilden aufgrund ihrer eiweißfällenden Eigenschaften ein Präzipitat als Schutzschicht auf der Darmschleimhaut. Dadurch wird die Wasser- und Elektrolytsekretion ins Darmlumen reduziert, die motilitätsauslösenden chemischen und mechanischen Reize werden abgemildert, es resultiert eine peristaltikhemmende, obstipierende Wirkung, die man bei Durchfallerkrankungen nutzt. Bedeutung zur oralen Anwendung besitzt heute nur noch eine Tannin-Eiweißverbindung (Tannalbin), die den Vorteil besitzt, dass der Gerbstoffanteil nicht durch vorzeitige Hydrolyse inaktiviert wird.

Antimikrobiell, antiviral: Zur äußerlichen Anwendung in Form von Salben oder als Tinktur können Gerbstoffe antibakteriell wirken. Im Mund hemmen Gerbstoffe durch Inaktivierung der Glucosyl-Transferase des in der Mundhöhle vorkommenden *Streptococcus-mutans*-Bakteriums die Plaquebildung auf den Zähnen und damit die Entwicklung der Karies. Gleichzeitig werden Zahnfleischblutungen durch Eiweißausfällungen gestoppt. Durch Hemmung der Adsorption von Viren an Zelloberflächen, Hemmung der reversen Transkriptase oder durch einen immuninduzierten Mechanismus kann die antivirale Wirksamkeit bei Lippenherpes oder Influenza erklärt werden. Eine systemische antimikrobielle Wirksamkeit nach peroraler Applikation ist aber wenig wahrscheinlich, da die Bioverfügbarkeit zumindest der höher molekularen Gerbstoffe wegen vorzeitiger Hydrolyse im Gastrointestinaltrakt und fraglicher Resorption nicht gegeben sein dürfte.

Antiphlogistisch: Wie viele andere phenolische Verbindungen hemmen vor allem die niedermolekularen Gerbstoffe die Cyclooxygenase, 12-Lipoxygenase, die Leukozytenelastase und die Hyaluronidase, sodass bei äußerlicher Anwendung in Form von Pinselungen oder Umschlägen mit guten Wirkungen gerechnet werden kann.

Antioxidativ, chemopräventiv: Ihre Polyphenolstruktur verleiht vielen Gerbstoffen Radikalfänger- und starke antioxidative Eigenschaften. Diese können sich nur in vitro voll entfalten. Ob Gerbstoffe (z. B. die Catechingerbstoffe des schwarzen Tees) auch bei peroralen Anwendungen in der Lage sind, durch Neutralisation der pathologischen Überproduktion von Sauerstoffradikalen in die Pathogenese von Krebs, Ischämien, Atherosklerose oder der rheumatischen Arthritis hemmend einzugreifen, ist durch epidemologische Studien bisher nicht schlüssig bewiesen.

Nebenwirkungen: Gerbstoffe können bei langfristiger innerlicher oder großflächiger äußerlicher Anwendung Nebenwirkungen auslösen, weshalb z. B. die früher verwendete Behandlung von Brandwunden wegen der Gefahr der Resorption und Leberintoxikationen nicht mehr angewendet wird. Vor allem durch die hydrolytische Freisetzung von Gallussäure aus den oral verabreichten Gallotanninen kann es zu Leberschäden kommen, wobei entweder die Cytochromoxidasen der Leberzelle oder eine direkte Zellschädigung die Ursache für diese Nebenwirkungen sein können. Nach epidemiologischen Studien soll auch ein Zusammenhang zwischen dem gehäuften Auftreten von Speiseröhrenkrebs und dem Konsum gerbstoffreicher Pflanzen und Getränke bestehen.

Die akute Toxizität der Gerbstoffe bei peroraler Anwendung ist allerdings wegen der fehlenden Resorption gering. Die LD_{50} von Tannin bei Mäusen wird mit 2,25–6 mg pro kg KG angegeben. Für den Menschen wird die tägliche Aufnahme von 0,5 g Tannin als gesundheitlich unbedenklich angesehen.

Arzneidrogen
Von den in Tab. 2.14 aufgelisteten Drogen haben heute nur noch die reinen Tannine, aus chinesischen Zackengallen, Ratanhiawurzel, Eichenrinden, Hamamelisblätter bzw. Hamamelisrinde und grünem und schwarzem Tee Bedeutung.

Tab. 2.14 Drogen und ihre Gerbstofftypen

Droge	Stammpflanze (Familie)	Gerbstofftyp
Gallae, Acidum tannicum, Galläpfel, Tanninsäure	*Quercus infectoria*, Fagaceae, *Rhus chinensis*, Anacardiaceae	60–70 % Gallotannine, (Hexa-Octa-Nona Galloylglucose)
Ratanhiae radix, Ratanhiawurzel, Ph.Eur.	*Krameria lappacea (K. triandra)*, Krameriaceae	10–15 % Catechingerbstoffe, Phlobaphene, Procyanidine
Quercus cortex, Eichenrinde, Ph.Eur.	*Quercus robur, Q. petraea, Q. pubescens*, Fagaceae	8–20 % Catechingerbstoffe (Ellagtannine)
Hamamelidis folium, -cortex, Hamamelisblätter, -rinde, Ph.Eur., DAC	*Hamamelis virginiana*, Hamamelidaceae	8–12 % α, β, γ-Hamamelitannin, Gallotannine (Blätter) und Catechingerbstoffe in der Rinde
Tormentillae rhizoma, Tormentillwurzel, Ph.Eur.	*Potentilla erecta*, Rosaceae	15–20 % Catechingerbstoffe, Ellagsäure und Proanthocyanidine
Myrtilli fructus, Heidelbeeren, Ph.Eur.	*Vaccinium myrtillus*, Ericaceae	15–20 % Catechin- und Ellagtannine
Theae folium, Grüner und schwarzer Tee	*Camellia sinensis*, Theaceae	Gallotannin, Ellagtannin, Proanthocyanidine, Flavonderivate und ihre 3-O-Gallate

Galläpfel ÖAB, Tannin Ph.Eur.

Die hügeligen, kirschgroßen Eichengallen, Türkische (Aleppo-) und Chinesische Gallen, (Gallae; *Quercus infectoria*, Fagaceae, *Rhus chinensis*, Anacardiaceae) entstehen durch Stich und Eiablage der Gallwespe (*Cynips tinctoria*) in die jungen Blattknospen, jene der chinesischen Gallen durch die Blattlaus *Aphis senensis* als Auslöser. In den durch den Reiz ausgelösten gerbstoffhaltigen Wucherungen wachsen die Larven bzw. Blattläuse heran. Bei den Eichengallen verlässt die voll entwickelte Gallwespe durch ein gebohrtes Flugloch die Galle. Die Gallen dienen zur technischen Gewinnung von Acidum tannicum.

Verwendung findet Tannin äußerlich als Adstringenz in Form von 0,5 bis 1%igen Spülungen, 5%igen Salben oder als 10–20%ige Pinselungen. Als Antidiarrhoikum kommt Tannin nur noch als Tannin-Eiweißverbindung (Tanninum albuminatum) zur Anwendung, da hierdurch eine vorzeitige hydrolytische Inaktivierung im Darm vermieden und der Gerbstoff im Magen reizlos vertragen wird. In einer randomisierten Studie mit europäischen Touristen während einer 16-tägigen Schiffsreise auf dem Nil erwies sich das Tannalbin-Ethacridinlactat-Kombinationspräparat Tannacomp® (500 mg/ 50 mg), prophylaktisch gegeben, der Placebo-Gruppe weit überlegen. Nur 52,9% der Touristen erkrankten an Durchfall gegenüber 81,4% in der Placebo-Gruppe.

In einer anderen Studie wurde Tannacomp® (3 × 2 Tabl. pro Tag) bei je 20 Patienten mit unspezifischer Diarrhö gegen Imodium® (3 × 1 Kapsel mit 2 mg Loperamid) geprüft. Nach fünftägiger Therapie war Tannacomp® hinsichtlich Stuhlfrequenz, Wirkungseintritt und Stuhlkonsistenz dem synthetischen Vergleichspräparat überlegen.

Ratanhiawurzel, Ph.Eur.

Die faustdicke Hauptwurzel (Ratanhiae radix, *Krameria lappacea*, syn. *K. triandra*, Krameriaceae) mit den fingerdicken Nebenwurzeln eines auf den Abhängen der Anden Perus wachsenden kleinen Strauches (0,3–1 m) enthält mind. 10% Catechingerbstoffe, Gerbstoffrote (Phlobaphene) und Procyanidine, sowie Lignane und Benzofuranderivate.

Die Ratanhia-Tinktur (Gerbstoffgehalt ca. 2%) und ein Ratanhiatrockenextrakt (ca. 18–20% Gerbstoffgehalt) in mit Wasser verdünnter Form finden Anwendung zu Pinselungen bei Entzündungen der Mund- und Rachenschleimhaut. Zum Gurgeln hat

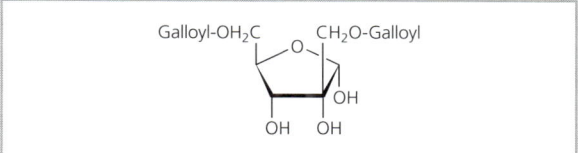

Abb. 2.86 β-Hamamelitannin

sich eine Mischung von Ratanhia- und Myrrhentinktur (1 : 1) (5–10 Tropfen pro Glas Wasser) bewährt.

Hamamelisblätter, Ph.Eur., Hamamelisrinde DAC

Der im atlantischen Teil Nordamerikas heimische Strauch oder Baum (Zaubernuss, Hamamelidis folium, -cortex, *Hamamelis virginiana*, Hamamelidaceae) enthält in den Blättern hauptsächlich Catechingerbstoffe, Procyanidine und ein Ätherischöl mit 6-Ethyl-hepta-3,5-dien-2-on und Hex-2-en-1-al. Letztere sollen auch adstringierend wirken. Die Rinde enthält vorwiegend Gallotannine vom Typ des Hamamelitannins (s. Abb. 2.86). Bei diesem handelt es sich um einen Ester aus Gallussäure und β-Hamamelose (2-C-Hydroxymethyl-D-ribose). Extrakte aus den Drogen- oder gerbstofffreie Wasserdampfdestillate werden lokal in Form von Spülungen und Umschlägen bei leichten Hautverletzungen, Entzündungen, Krampfaderbeschwerden und Hämorrhoiden angewandt.

Zwei Doppelblindstudien liegen vor für eine Extraktsalbe bei Patienten mit Hämorrhoidalleiden im Stadium I (Blutung, Wundgefühl, Juckreiz, Brennen).

In der Wirksamkeit (70–90%iger Rückgang der Symptome) erwies sich die Hamamelis-Extraktsalbe einer Corticoidsalbe ebenbürtig.

Bei kontrollierten Studien mit der Hamamelis-Destillatcreme bei Neurodermitis, UV-Erythem und atopischen Ekzem schnitt die Creme signifikant besser ab als die Hydrocortison-Salbe. Dieses Ergebnis ist erstaunlich, da das Destillat frei von Gerbstoffen ist. Dies spricht dafür, dass andere Wirkstoffe für dieses Ergebnis verantwortlich sein müssen.

Eichenrinde, DAC

Die Rinde jüngerer Stämme und Zweige der Stiel- und Traubeneiche (Quercus cortex, *Quercus robur*, *Q. petraea, Q. pubescens*, Fagaceae) enthalten je nach Alter der Zweige 5–20% hauptsächlich Catechin- und Ellagtannine. Die Anwendung von De-

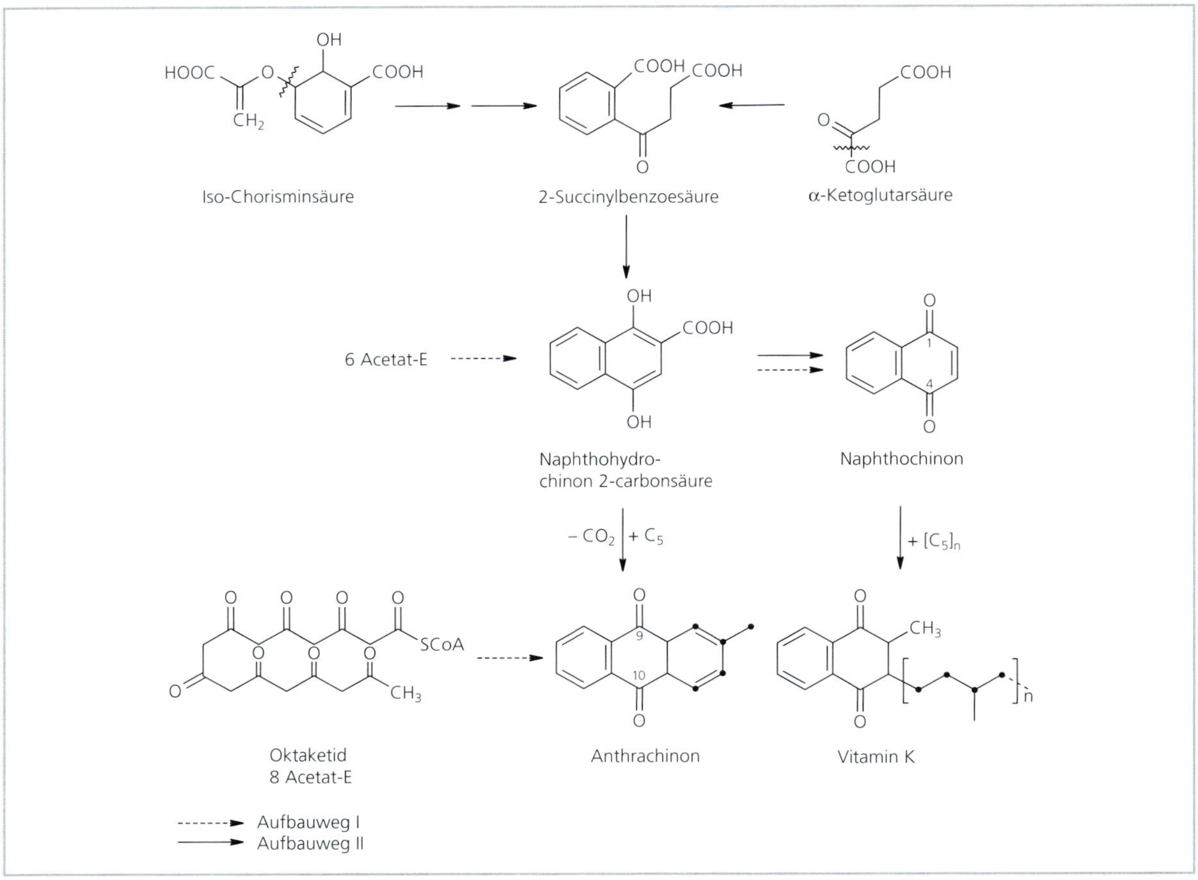

Abb. 2.87 Beide Biosyntheseaufbauwege zu den Naphthochinonen und Anthrachinonen

kokten oder industriell hergestellten Extrakten in verdünnter Form erfolgt in erster Linie äußerlich im Mund- und Rachen-, Genital- und Analbereich sowie bei starker Fußschweißbildung.

Bei großflächigen Hautschäden ist wegen der Gefahr der Resorption von Hydrolyseprodukten der Gerbstoffe und Leberschädigungen die Verwendung von Pinselungen oder Eichenrindenbädern kontraindiziert. Der innerliche Einsatz als Antidiarrhoikum ist heute nicht mehr üblich.

Teeblätter
Neben den höhermolekularen Gallo- und Ellagtanninen haben vor allem die Flavon-3-*O*-gallate des grünen und schwarzen Tees (Theae folium, *Camellia sinensis*, Theaceae) Beachtung gefunden. Für das (−)-Epigallocatechin-3-*O*-gallat (EGCG) wurde eine antikarzinogene Wirkung nachgewiesen. Da diese Verbindung im schwarzen Tee durch die Fermentation teilweise abgebaut wird, favorisiert man den unfermentierten grünen Tee als ideale Droge für die Chemoprävention (s. Kap. 3.4.2). Obwohl im Tierversuch die Häufigkeit von Brust- und Prostatakrebs reduziert werden konnte, fehlen entsprechende epidemiologische Studien, die diese Wirksamkeit auch beim Menschen bestätigen.

2.4.9 Chinoid-Drogen

Die meisten arzneilich relevanten Chinoidverbindungen offizineller Drogen sind bi- oder trizyklisch aufgebaut. Die ersten gehören zu den **Naphthochinonen** mit den Carbonylgruppen in para-1,4-Stellung am Benzolring. Die zweiten sind die **Anthranoide (**Anthrachinone) und Naphtodianthrone mit den Carbonylgruppen in 9,10-Stellung am mittleren Benzolring des Anthracengrundgerüstes.

Biosynthese
Biosynthetisch können die Naphthochinone und Anthrachinone auf zwei verschiedenen Wegen aufgebaut werden (s. Abb. 2.87).

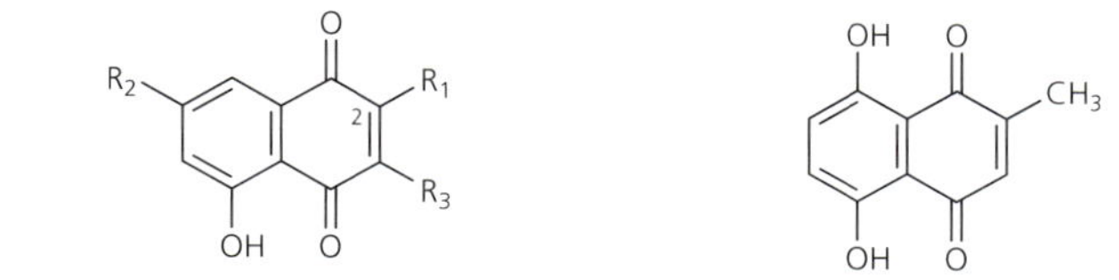

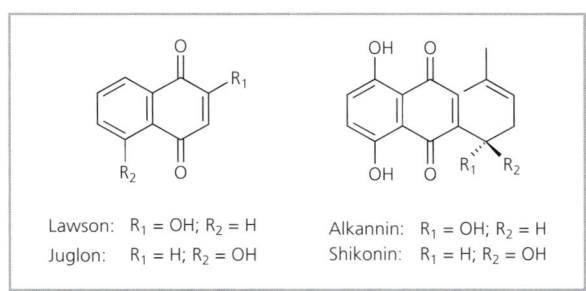

7-Methyljuglon: R₁, R₃ = H; R₂ = CH₃
Plumbagin: R₁ = CH₃; R₂, R₃ = H
Droseron: R₁ = CH₃; R₂ = H; R₃ = OH

Ramenton

Abb. 2.88 Napthochinone der Droseradroge

Acetogenin-Polyketosäure-Aufbauweg I: Die Naphthochinone entstehen aus einer C-12-Polyketosäure, hervorgegangen aus sechs Acetateinheiten, die Anthrachinone aus einer acht Acetateinheiten enthaltenden C-16-Polyketosäure. Diesen Aufbauweg findet man bei den Naphtochinonen von Drosera- und Juglans-Arten sowie den Anthrachinonen von Pilzen, Mikroorganismen und Pflanzen der Polygonaceen- und Rhamnaceen-Familie.

Chorisminsäure-2-Succinylbenzoesäure-Aufbauweg II: Hier entstehen aus Iso-Chorisminsäure nach Abspaltung der Brenztraubensäure und Reaktion mit α-Ketoglutarat zunächst 2-Succinylbenzoesäure, dann die Naphtohydrochinon-2-carbonsäure und Naphtochinon. Anthrachinone werden aus der Naphthohydrochinon-2-carbonsäure durch Reaktion mit Mevalonsäure (C-5) erhalten. Die gebildeten Anthrachinone mit hauptsächlich Hydroxylgruppen in 1,2-, 1,3- oder 1,6- Stellung findet man z. B. in Arten der Rubiaceen-Familie (z. B. *Rubia tinctorum*). Vitamin K wird ebenfalls nach diesem Schema synthetisiert.

Naphthochinon-Drogen und Reinstoffe

Sonnentaukraut, EB 6

Die in Mooren heimischen Karnivoren (Droserae herba, *Drosera intermedia, D. anglica, D. ramentacea, D. rotundifolia*, Droseraceae), heute weitgehend kultiviert, enthalten in der getrockneten Droge als Hauptwirkstoffe die wasserdampfflüchtigen 1,4-Naphthochinone Ramenton, Plumbagin, 7-Methyljuglon und Droseron (s. Abb. 2.88). In der frisch geernteten Droge liegen diese noch in der Hydrochinonform vor. Wegen ihrer antibakteriellen, sekretolytischen und spasmolytischen Wirkung wird die Droge noch als Tee oder in Extraktform zur Behandlung des Krampf- und Reizhustens von Kindern verwendet.

Naphthochinone als Farbstoffe

Lawson wird gewonnen aus dem Hennastrauch (*Lawsonia inermis*). Mit Kalkmilch angerührt wird Henna in Nordafrika bis Indien zum Färben der Haut, der Haare, von Leder und Textilien verwendet.

Juglon, enthalten in den Fruchtschalen und Blättern des Walnussbaumes (*Juglans regia*), färbt Haut und Haare intensiv gelbbraun. Ihre Bedeutung als Droge (z. B. zur Behandlung der Tonsillitis) hat sie verloren.

Alkannine und **Shikonine**, prenylierte Naphtho-1,4-chinone aus *Alkanna tuberculata* bzw. *Lithospermum erythrorhizon*, sind wegen ihrer intensiven roten Farbe in Kosmetika (Lippenstifte) enthalten. Shikonin wird in Japan aus Zellkulturen gewonnen. Zu den Strukturformeln s. Abb. 2.89.

Vitamin K

Die Vitamine der K-Gruppe enthalten alle das 2-Methyl-naphtho-1,4-chinon (Menadion) mit aus vier bis sieben Isoprenresten in Position 3 angefügten Seitenketten. In Pflanzen ist das Vitamin K (Phyllochinon, Phytomenadion) ein Cofaktor bei der Photosynthese. Wichtige Quellen für Vitamin K sind Pflanzen (z. B. 0,6 mg pro 100 g in Rosenkohl und Tomate, 0,4 mg pro 100 g im Spinat) und Leber

Lawson: R₁ = OH; R₂ = H
Juglon: R₁ = H; R₂ = OH

Alkannin: R₁ = OH; R₂ = H
Shikonin: R₁ = H; R₂ = OH

Abb. 2.89 Napthochinone als Farbstoffe

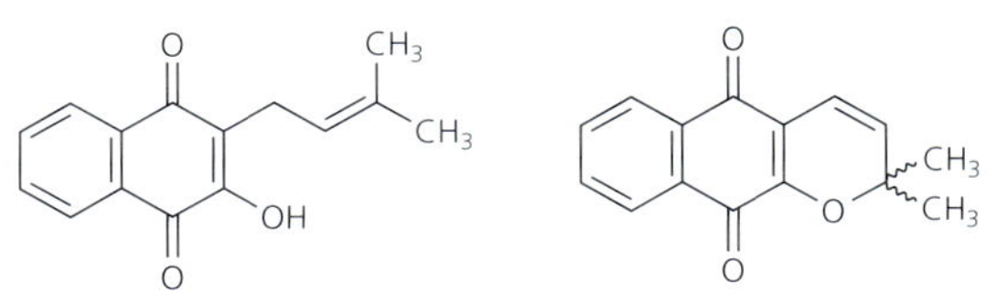

Abb. 2.90 Naphthochinone aus der Lapacho-Rinde

(z. B. 0,15 mg pro 100 g in Kalbsleber). Die Vitamin-K-Verbindungen werden heute aus Bakterien oder durch Synthese gewonnen. Therapeutisch kommen nur das Vitamin K$_1$ und K$_3$ und ihre Derivate bei Resorptions- und Blutgerinnungsstörungen zum Einsatz.

Lapacho-Rinde

Lapacho ist ein Sammelbegriff für eine Rindendroge (Tabebuiae cortex, *Tabebuia impetiginosa,* syn. *T. avellanedae*, Bigoniaceae), gewonnen von verschiedenen in Südamerika vor allem in Brasilien heimischen Bäumen der Gattung Tabebuia aus der Familie der Trompetenbaumgewächse. In Brasilien wurde der im Volksmund „Ipe" genannte Baum zum Nationalbaum erklärt.

Chemie: Hauptinhaltsstoffe der Rinde sind die Naphthochinone Lapachol, Dehydro-iso-α-Lapachon und Dehydro-α-Lapachon (s. Abb. 2.90) mit ihren verschiedenen Strukturanalogen, ferner Anthrachinone, Flavonoide und organische Säuren.

Pharmakologie, Anwendung: Neben antiphlogistischen, analgetischen, antiviralen und allgemein antimikrobiellen Wirkungen besitzt die Lapacho-Droge eine lange bekannte antitumorale Wirkung. Entsprechend wurden und werden noch heute von Ärzten Südamerikas Teeabkochungen und das Rindenpulver selbst zur Behandlung von verschiedenen Krebsarten (z. B. Leukämie, Pankreas-, Speiseröhren-, Darm-, Lungen, Prostata- und Zungenkarzinom) eingesetzt. Lapachol erwies sich bei oraler Applikation von 150 mg pro kg KG täglich beim Walker-256-Karzinosarkom und beim Murphy-Sturm-Lymphosarkom mit einem therapeutischen Index um sechs und einer Reduktion des Tumorwachstums um 92 Prozent als äußerst wirksam. Da sich die reinen Naphthochinone in zahlreichen In-vitro- und In-vivo-Immunmodellen bei sehr niedriger Konzentration als immunstimulierend erwiesen haben, und die bisherige Teeanwendung von Lapa-

cho in etwa nur diese niedrige Dosierung erreichen dürfte, muss ein immuninduzierter Wirkmechanismus angenommen werden. Gelegentlich können bei äußerlicher Anwendung allergische Reaktionen auftreten.

Anthranoide

Arzneiliche Bedeutung haben nur die so genannten Anthranoide mit dem Substitutionsmuster des 1,8-Dihydroxyanthrons bzw. Anthrachinons, denn nur diese Verbindungen besitzen die charakteristische laxierende Wirkung.

Chemie, Biosynthese

In Pflanzen kommen Anthrone und tautomere Anthranole vor, beide mit Ausnahme des Chrysarobins von *Andira araroba* nur in glykosidischer Form stabil, und die hieraus durch Oxidation über Oxanthrone und Anthrahydrochinone entstehenden, stabilen rot oder orange gefärbten Anthrachinone. Durch Oxidation können Anthrone weiter in Dianthrone und Naphthodianthrone umgewandelt werden (s. Abb. 2.91).

Die meisten Anthranoide besitzen noch eine Methyl-, Oxymethyl- oder Carboxylgruppe in C-3, einige auch eine Hydroxyl- oder Methoxygruppe in C-6-Stellung (s. Abb. 2.92).

In Drogen überwiegen neben den freien Anthrachinonen die Mono- oder Di-O-Glykoside. Zusätzlich gibt es wie z. B. in der Aloe-Droge C-Glykoside (Aloine) oder wie in der amerikanischen Faulbaumrinde C/O-Glykoside (Cascaroside). Als Zuckerkomponenten sind Glucose, Rhamnose und Xylose vorherrschend. Die verzweigtkettige Apiose kommt nur in den Frangulinen der Faulbaumrinde vor.

In den vielen Anthranoid-Drogen kommen nebeneinander oxidierte und reduzierte Anthranoid-Verbindungen vor.

Dianthron-O-Glykoside wurden bisher nur in der Senna-Droge aufgefunden. Die Biosynthese der Anthranoide erfolgt wie in Abb. 2.87 dargestellt entweder nach dem Polyketidaufbauweg aus acht Molekülen Malonyl-CoA bzw. Acetat oder ausgehend von Iso-Chorisminsäure über 2-Succinylbenzoesäure, Naphthohydrochinon-2-carbonsäure, Decarboxylierung und Ankondensation einer C-5-Isopren-Einheit mit Ringschluss zum Anthron bzw. Anthrachinon. Die Dianthronglykoside entstehen aus den Anthronglykosiden durch enzymatisch katalysierte Dehydrierung.

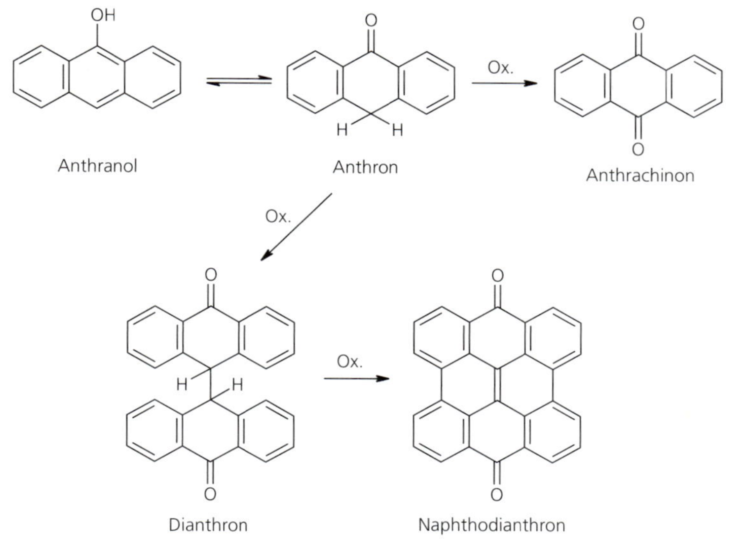

Abb. 2.91 Verschiedene aus Anthron sich ableitende pflanzliche monomeren und dimeren Anthranoide

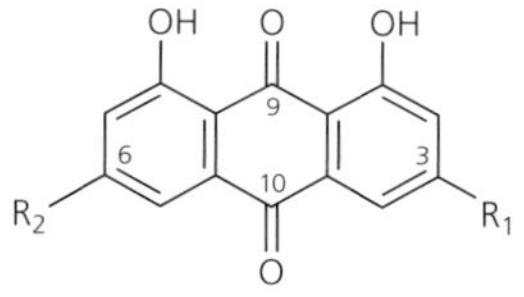

(Rheum)Emodin: $R_1 = CH_3$; $R_2 = OH$
Physcion: $R_1 = CH_3$; $R_2 = OCH_3$
Chrysophanol: $R_1 = CH_3$; $R_2 = H$
Aloe-Emodin: $R_1 = CH_2OH$; $R_2 = H$
Rhein: $R_1 = COOH$; $R_2 = H$

Abb. 2.92 Verschiedene Substitutionsmuster monomerer Anthranoide

Analytik, Gehaltsbestimmung

Zum Nachweis von 1,8-Dihydroxy-Anthrachinonen dient im Reagenzglas oder in der DC die sog. Bornträger-Reaktion mit verdünnter Ammoniak-Lösung. Die Anthrachinone färben sich rot, während Anthrone eine Gelbfärbung ergeben. Grund für die Phenolatbildung ist die Ausbildung einer vinylogen Carboxylgruppe aufgrund der zur C-9-Oxogruppe periständigen Phenolgruppe. Es entsteht ein durch Mesomerie stabilisiertes konjugiertes System, das im Absorptionsspektrum das Maximum nach 520 nm verschiebt.

Die quantitative Konventionsbestimmung der Arzneibücher zielt allein auf die Bestimmung der Anthranoid-Glykoside, da nur diese die volle Wirksamkeit besitzen. Hierzu müssen vorher die freien Anthrachinone durch Ausschütteln mit Ether, Petrolether oder Chloroform entfernt werden.

Anschließend wird der wässrige Extrakt sauer hydrolysiert. Bei Vorliegen von Anthron- und C-Glykosiden werden alle Anthranoidverbindungen mit Eisen-III-chlorid-Periodat oder H_2O_2-Oxidation in die freien Anthrachinone überführt. Nach Zusatz von Kalilauge oder Magnesiumacetat entstehen die rot gefärbten Alkalisalzlösungen (Bornträger-Reaktion), die spektrophotometrisch bei 520 nm gemessen werden. Bei der Rheum-Droge wird auf Rhein bzw. 1,8-Dihydroxyanthrachinon-(Istizin)-monoglucosid, bei *Rhamnus frangula* auf Glucofrangulin, Istizin oder Emodin, bei Aloe auf Aloin, bei der *Cascara-sagrada*-Droge auf Cascarosid A und Aloin und bei der Senna-Droge auf Sennosid B umgerechnet.

Pharmakologie

Die Anthranoide wirken abführend erst nach Kontakt mit der Darmschleimhaut, weshalb sie auch als Kontaktlaxanzien bezeichnet werden. Da sie auf neutralem Wege zur Freisetzung von Histamin und Prostaglandinen (hauptsächlich Prostaglandin E_2) die Peristaltik und damit die Kolonmotilität anre-

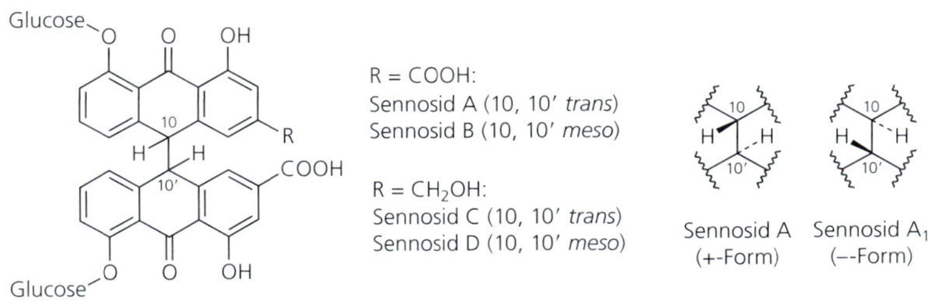

Abb. 2.93 Sennoside der Sennadrogen

gen, gehören sie zu den so genannten stimulierend wirkenden Laxanzien.

Anthranoid-Drogen sind weitgehend als prodrugs anzusehen, d. h. dass die Anthranoid-Glykoside nach experimentellen Untersuchungen im Kolon durch Bakterienenzyme (Colibakterien) gespalten und die freigesetzten Aglykone nach Reduktion der Anthrachinone als Anthrone bzw. Anthranole zur Resorption kommen. Ein nicht bekannter Anteil der Anthrone wird in der Leber mit Glucuronsäure oder Sulfat konjugiert und über die Galle wieder in den Darm ausgeschieden (enterohepatischer Kreislauf).

Den eigentlichen Wirkmechanismus erklärt man teils durch Flüssigkeitsansammlung im Kolon infolge eines antiabsorptiven Osmose-Retentions-Effektes, der über die Inaktivierung der membranständigen Na^+/K^+-ATPase erfolgt, teils durch eine sekretagoge Wirkung, wobei es über eine Stimulierung der aktiven Chloridsekretion zu einer Sezernierung von Wasser und Elektrolyten in das Darmlumen kommt. Insgesamt ergibt sich eine Volumenzunahme an Flüssigkeit, die einen Dehnungsreiz erzeugt und gleichzeitig die Gleitfähigkeit des Stuhls erhöht. Zusätzlich soll es im Dickdarm noch zu einer erhöhten Schleimsekretion kommen.

Anwendung und Nebenwirkungen

Die Gabe von Anthranoid-Drogen und ihren Zubereitungen ist seit 1997 auf die kurzfristige Anwendung (nicht länger als 2–3 Wochen) bei Obstipation oder zur Vorbereitung diagnostischer Untersuchungen beschränkt worden. Außerdem gilt, dass anthranoidhaltige Drogen zur Gewichtsreduzierung oder „Blutreinigung" nicht eingesetzt werden dürfen.

Kontraindiziert sind sie bei Darmverschluss, Morbus Crohn, Colitis ulcerosa, während der Schwangerschaft, in der Stillzeit, bei Menstruationsbeschwerden und Hämorrhoiden.

Bei chronischem Gebrauch von anthranoidhaltigen Präparaten kommt es zu Elektrolytverlusten, Hypokaliämie, Schädigungen des neuromuskulären Apparates (Auerbachscher Plexus) und Ausbildung eines sog. Laxanzienkolons. Obwohl in einer so genannten „Melbourne-Studie" (mit vier Einzelstudien) geklärt zu sein scheint, dass zwischen Anthranoideinnahme und dem Auftreten kolonrektaler Karzinome kein kausaler Zusammenhang besteht, sind aufgrund in der Zwischenzeit vorliegender In-vitro-Studien gentoxische und mutagene Wirkungen nicht völlig auszuschließen. Die festgelegten Anwendungsbeschränkungen sind daher einzuhalten. Bedeutung haben heute als Laxanzien in Form von Extraktpräparaten nur noch Senna, Aloe und die beiden Faulbaumdrogen.

Sennesblätter, -früchte, Sennesblättertrockenextrakt, Ph.Eur.

Die Blätter (Sennae folium, Caesalpiniaceae) haben in der Ph.Eur. nur eine Monographie mit *Cassia senna*, syn. *C. acutifolia* oder *C. angustifolia* als Stammpflanze, während es für Sennesfrüchte zwei getrennte Monographien gibt: Alexandriner-Früchte *Cassia senna* und Tinnevelly-Früchte *C. angustifolia*.

Beide Drogen enthalten als Hauptwirkstoffe 2–5 % Dianthronglykoside (Sennoside A, B, C, D) (s. Abb. 2.93) mit Rheinanthron bzw. Aloemodin-anthron als monomeren Bausteinen. Sennosid A ist die (+)-Form mit $10R,10'S$- Konfiguration, Sennosid B die meso-Form. Analoges gilt für Sennosid C und D. Die vorgeschriebenen Mindestgehalte an Anthranoidglykosiden bei den Blättern betragen

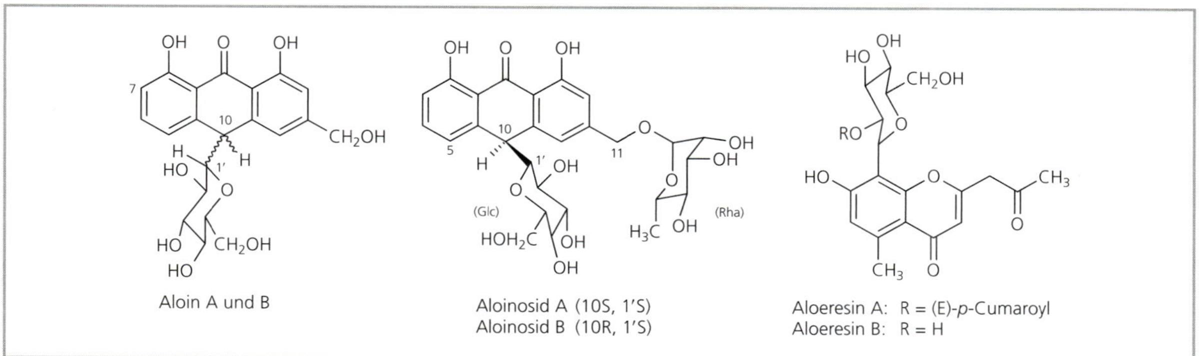

Abb. 2.94 Anthranoidglykoside und Aloeresine der Aloe-Drogen

2,5 %, bei den Früchten 3,4 % berechnet als Sennosid B.

Anwendung: Beide Drogen werden allein oder in Mischung mit anderen Abführdrogen zur kurzfristigen Anwendung bei Obstipation verwendet.

Es gelten die gleichen Anwendungsbeschränkungen wie oben angegeben, obwohl aufgrund der letzten In-vivo-Untersuchungen ein gentoxisches und karzinogenes Risiko verneint wird.

Kap-Aloe, Curaçao-Aloe, Ph.Eur.

Beide Drogen sind offizinell. Sie stammen von *Aloe ferox* (Kap-Aloe), heimisch in Afrika oder *Aloe barbadensis*, syn. *A. vera* (Curaçao-Aloe, Asphodelaceae), heute kultiviert auf den westindischen Inseln und in Venezuela. Sie stellen den eingedickten bitter schmeckenden Saft des aus den abgeschnittenen Aloeblättern ausfließenden gelben Milchsaftes dar.

Inhaltstoffe: Kap-Aloe enthält ca. 13–27 % Aloine A und B (s. Abb. 2.94), ein Diastereoisomerengemisch mit der 10(S),1'(S)-Konfiguration für Aloin A und 10(R),1'(S) für Aloin B, ferner 5-Hydroxyaloin A, die nur in Kap-Aloe vorkommen ebenfalls laxierend wirkenden Aloinoside A und B (s. Abb. 2.94), auch ein Diastereoisomerengemisch mit je einer Rhamnose an den C-3-CH$_2$OH-Gruppen und zusätzlich die Chromonglykoside Aloeresin A–F. Die letzteren sind nicht an der Abführwirkung beteiligt. Mit dem Rosenthaler-Reagenz erhält man einen gelben Niederschlag. Curaçao-Aloe enthält 25–40 % Aloin A und B, 7-Hydroxyaloin A und B, die als Leitsubstanzen für Curaçao-Aloe gelten. Mit Rosenthaler-Reagenz wird eine violette Reaktion erhalten. Dünnschichtchromatographisch lassen sich beide offizinellen Aloearten an Hand der

Aloinoside im unteren R$_f$-Bereich (Kap-Aloe) und des 7-Hydroxyaloins unmittelbar unterhalb des Aloins aufgrund seiner violetten Fluoreszenz (Curaçao-Aloe) unterscheiden.

Anwendung: Als Laxans wird in Mitteleuropa hauptsächlich die Kap-Aloe nur in Form von Extrakten, nicht als Tee angewendet.

Eine völlig andere chemische Zusammensetzung und Anwendung hat das aus dem Schleimparenchym der sukkulenten Aloeblätter gewonnene „Aloe vera fol" von der in den USA in großen Plantagen kultivierten *Aloe barbadensis*. Es enthält keine Anthranoide sondern Schleimpolysaccharide, Glykoproteine u. a. Stoffe. Verwendung des Gels als Kosmetikum zu Hand- und Nachtcremes, zum Sonnenschutz und zur Wundbehandlung.

Faulbaumrinde, Ph.Eur.

Die von *Rhamnus frangula* (Rhamnaceae) hauptsächlich aus Osteuropa-Importen stammende Rinde (Fangulae cortex) enthält nach Ph.Eur. mind. 7 % Glucofranguline A und B, berechnet als Glucofrangulin A (s. Abb. 2.95). Glucofrangulin A besitzt die Struktur eines Emodin-6-*O*-α-L-rhamnosyl-8-*O*-β-D-glucosides. Im Glucofrangulin B ist die Rhamnose durch Apiose ersetzt. Den ebenfalls in der Droge vorhandenen Frangulinen A und B fehlt die Glucose. Da die Glykoside in der frischen Droge überwiegend in der den Magen reizenden reduzierten Anthronform vorliegen, müssen diese durch Lagerung oder mehrstündiges Erhitzen auf 80–100 °C in die oxidierte Form übergeführt werden, worauf die Ph.Eur. prüfen lässt.

Anwendung: Wegen seiner z. B. im Vergleich zu Aloe relativ milden Abführwirkung wird die Frangularinde bei Obstipationen sowohl in Extrakt- als

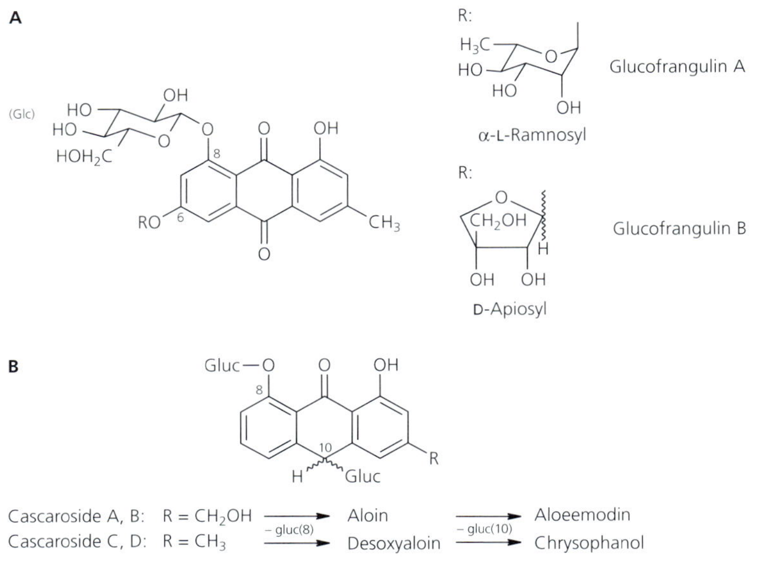

Abb. 2.95 Die Anthrachinon-(Anthron)-Glykoside der Frangula- (**A**) und Cascara-Droge (**B**)

auch in Teeform verwendet. Im Übrigen gelten aber die gleichen Anwendungsbeschränkungen.

Cascararinde, Ph.Eur.

Die amerikanische Faulbaumrinde (Rhamni purshianae cortex/Cascarae sagradae cortex) stammt von *Rhamnus pushiana* (Rhamnaceae), einem an der pazifischen Küste Nordamerikas (Oregon) kultivierten Baum. Die Rinde enthält nach Ph.Eur. mindestens 8,0 % Anthranoidglykoside, davon 60 % Cascaroside A, B, C und D berechnet als Cascarasid A. Die Cascaroside A und B leiten sich vom Aloemodin ab und liefern nach Abspaltung der Glukose am C$_8$-OH das Aloin. Die Cascaroside C und D haben Chrysophanol als Aglykon und geben nach saurer Hydrolyse das 11-Desoxyaloin (s. Abb. 2.95).

Anwendung: Diese entspricht in etwa der Aloe-Droge. Die Hauptanwendungsform ist der Extrakt. In Amerika gehört die Droge zu den am meisten verwendeten pflanzlichen Abführmitteln.

Rhabarberwurzel, Ph.Eur.

Die von *Rheum palmatum, R. officinale* (Polygonaceae) oder Hybriden beider Arten stammende, getrocknete Hauptwurzel mit Nebenwurzeln (Rhei radix), wird heute hauptsächlich aus China und Indien importiert. Als Verfälschung gelten die Wurzeln des Rhapontik- oder Mönchsrhabarbers (*Rheum rhaponticum*).

Als Hauptinhaltsstoffe enthält die Droge 1- bzw. 8-*O*-Glykoside des Rheum-(Frangula)-Emodins, Physcions, Chrysophanols, Aloe-Emodins und Rheins, daneben Anthronglykoside und geringe Mengen an freien Anthrachinonen. 60–70 % der Glykoside entfallen auf die Anthrachinon-Verbindungen und etwa 10–25 % auf die Dianthronglykoside (Rheinoside, Sennoside, Palmidinglykoside). Die Ph.Eur. schreibt für die getrocknete Droge einen Anthranoidgehalt von mind. 2,2 % berechnet als Rhein vor.

Zusätzlich enthält die Droge 5–10 % Gerbstoffe vom Gallotannin-Typ, ferner Epicatechingallat, Procyanidine, Flavonoide, Naphtholglucoside und 1-Phenylbutanonderivate der Galloylglucose. Die Wurzeln des Rhapontikrhabarbers enthalten zusätzlich zu den geringen Mengen an Anthrachinonglykosiden das estrogenwirkende Rhaponticin.

Anwendung: Die Wurzel wird heute nur noch wenig als Laxans verwendet. Dagegen wird der Extrakt bzw. die Tinktur äußerlich wegen seiner adstringierenden und plaquehemmenden Wirkung (Gerbstoffe!) bei Entzündungen des Zahnfleisches und der Mundschleimhaut eingesetzt.

Naphthodianthron-Drogen

Durch Oxidation und Lichteinwirkung entstehen aus den Diemodinanthron-Verbindungen die rot gefärbten Protohypericine und Hypericine, die man in Pflanzen bisher nur in Hypericaceen-Arten gefunden hat. Die Protoverbindungen sind Zwischenstufen auf dem Weg zu den Hypericinen.

Johanniskraut, Ph.Eur.

Hyperici herba (*Hypericum perforatum,* Clusiaceae, syn. Hypericaceae), enthält 0,1–0,15 % **Hypericin**, Pseudohypericin und deren Protoverbindungen, ferner 2–4 % **Hyperforin** (s. Abb. 2.96) und Adhyperforin, Flavonoide (Hyperosid, Rutin, Quercitrin, Biapigenin, Amentoflavon), Procyanidine, Xanthone (Mangiferin), Phenolcarbonsäuren und Ätherischöl.

Hyperforin gehört nicht zu den Naphthodianthronen, es besitzt einen Phloroglucingrundkörper mit fünf angehängten Isoprenresten und damit einen den Hopfenbitterstoffen ähnlichen Molekülaufbau.

Gehaltsbestimmung: Diese ist eine spektrophotometrische Gesamthypericin-Bestimmung. Da nach den neueren Erkenntnissen auch Hyperforin und weitere Verbindungen an der pharmakologischen Wirkung beteiligt sind, muss diese Bestimmungsmethode in Zukunft erweitert werden.

Pharmakologie: Hypericumextrakt besitzt ein multivalentes Wirkspektrum, an dem die Hypericine, das Hyperforin und die phenolischen Verbindungen synergistisch beteiligt sind. Aus den biochemischen In-vitro- und den verhaltenspharmakologischen Modellen am Tier war eine antidepressive, anxiolytische, thymoleptische und sedative Wirkung ableitbar.

Der Extrakt und einzelne Verbindungen hemmen die neuronale Aufnahme von Noradrenalin, Serotonin und Dopamin und zusätzlich auch jene der Transmitter GABA und L-Glutamat in die präsynaptischen Zellen des Gehirns. Dieser Wirkmechanismus entspricht auch dem aller synthetischen trizyklischen Antidepressiva.

Hypericum-Inhaltsstoffe, insbesondere das Hypericin, wirken auch auf die Hypothalamus-Hypophyse-Nebennieren-Achse, indem sie ähnlich den synthetischen Antidepressiva, z.B. die mRNA-Expression des Corticotropin-Releasing-Hormons (CRH) im Hypothalamus reduzieren und den Plasmaspiegel von ACTH und Corticosteron senken.

Gemessen wurde auch eine Hemmung der IL-6-Synthese und des Transkriptionsfaktors NF-κB durch Hypericin.

Im Sinne einer antidepressiven Wirksamkeit findet man nach Gabe des Hypericum-Extraktes eine Down-Regulation der Beta- und Upregulation der Serotonin-Subtypen 5-HT$_2$ und 5-HT$_{1a}$, die vor allem dem Hyperforin zugeschrieben wird.

In den verhaltenspharmakologischen Modellen (Porsolt- und Reserpin-Test) wurden wiederum Parameter gemessen, die für antidepressive Substanzen charakteristisch sind.

Die Beteiligung der Flavonoide (z.B. Bisapigenin, Amentoflavon) an der sedativen Wirkung könnte man über einen Angriff an zentralen Benzodiazepin-Rezeptoren erklären.

Von den anderen pharmakologischen Wirkungen bestechen für eine äußerliche Anwendung die antibakterielle, antivirale, antiphlogistische und die Wundheilung fördernde Wirksamkeit.

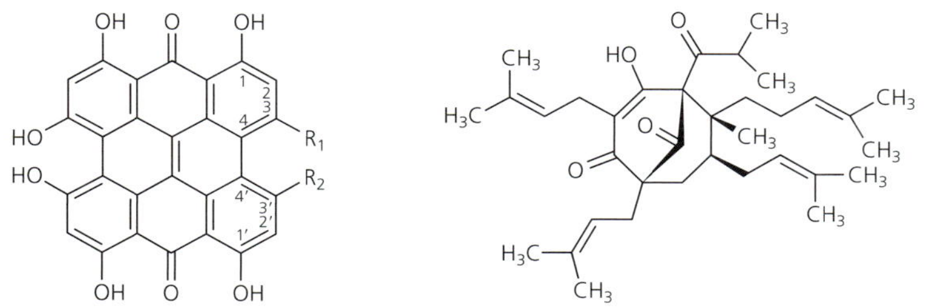

Hypericin: R$_1$ = CH$_3$; R$_2$ = CH$_3$
Pseudohypericin: R$_1$ = CH$_2$OH; R$_2$ = CH$_3$
Proto-Hypericine: C$_4$—C$_{4'}$ = fehlt

Hyperforin

Abb. 2.96 Hauptwirkstoffe der Hypericum-Droge

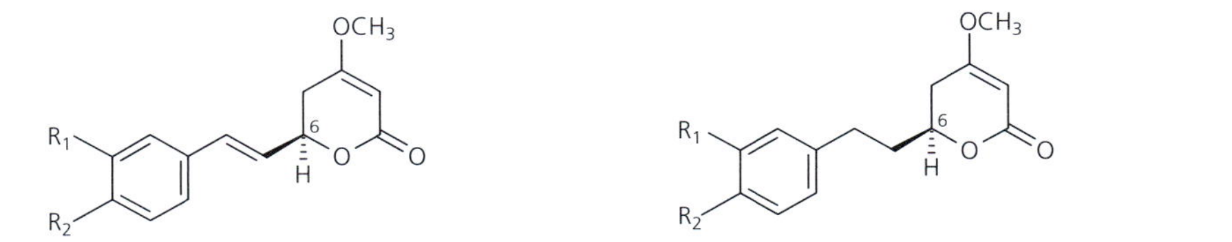

(+)-(6R)-Kavain: R_1, R_2 = H
Methysticin: $R_1 + R_2$ = —O—CH_2—O—
Desmethoxyangonin: R_1, R_2 = H
Yangonin: R_1 = H; R_2 = OCH_3

(+)-(6S)-Dihydrokavain: R_1, R_2 = H
Dihydromethysticin: $R_1 + R_2$ = —O—CH_2—O—

Abb. 2.97 Die Wert bestimmenden Wirkstoffe der Kava-Droge

Anwendung: Von den bis jetzt durchgeführten mehr als 35 klinischen Studien wurden 12 gegen synthetische Psychopharmaka (z. B. Imipramin, Bromazepam, Fluoxetin, Amitriptylin) und zwei gegen eine Lichttherapie-Anwendung durchgeführt. Obwohl die verwendeten Hypericum-Präparate nicht phytoäquivalent waren, erwiesen sich die Ergebnisse nach den gemessenen Scorewerten als therapieäquivalent. Als Dosierungen wurden pro Tag zwischen 600 und 900 mg standardisierter Extrakt verabreicht. Im Vergleich zu den Synthetika wiesen die Hypericum-Präparate keine oder nur sehr geringe Nebenwirkungen auf. Die Kommission E hat im Jahre 1998 die Indikation erweitert und als Anspruch „leichte bis mittelschwere vorübergehende depressive Störungen" festgelegt. Als Vorteil ist hervorzuheben, dass der Hypericum-Extrakt im Gegensatz zu den Synthetika den REM-Schlaf nicht verändert und keine Rebound-Effekte auslöst. Vorsicht ist allerdings geboten bei Comedikation mit verschiedenen Medikamenten. Man unterscheidet **pharmakodynamische** und **pharmakokinetische Interaktionen**. Zum ersten Typ gehören solche mit synthetischen Psychopharmaka wie Paroxetin oder Trazodon. Über Interaktionen vom 2. Typ wurde mit Immunsuppressiva (z. B. Ciclosporin), oralen Kontrazeptiva und Antikoagulanzien vom Cumarin-Typ (z. B. Phenprocoumon oder Warfarin) berichtet. Es kommt durch Interaktion des Hypericum-Extraktes mit Leberenzymen zu einer veränderten Metabolisierung und damit Bioverfügbarkeit der synthetischen Präparate. Klinische Studien belegen auch den Einfluss einer wiederholten Gabe von Johanniskrautextrakt auf die Blutspiegel von Digoxin, Amitriptylin, Simvastatin und Irinotecan. Nach In-vitro-Untersuchungen erhöht der Johanniskrautextrakt, insbesondere Hyperforin, die Aktivität sowohl des wichtigen Arzneistoff metabolisierenden Enzyms Cytochrom-P-450 3A4 (CYP 344) als auch die des Transportproteins P-Glykoproteins (P-gp). Das Ausmaß der Interaktion mit Johanniskraut ist davon abhängig, ob der comedizierte Arzneistoff über CYP 3A4 und/oder P-gp eliminiert wird.

2.4.10 Kavalactone, Kavapyrone

Die auch als Styrylpyrone zu klassifizierenden Verbindungen kommen weit verbreitet in höheren Pflanzen und Pilzen vor, aber nur die Kavapyrone von *Piper methysticum* haben arzneiliche Bedeutung erlangt.

Kava-Kava-Wurzelstock, DAC 2000

Chemie: Die sechs wirksamkeitsbestimmenden Verbindungen des Wurzelstocks (Piperis methystici rizoma, *Piper methysticum,* Piperaceae) sind **Kavain** (1–2 %), 7,8-Dihydrokavain (0,6–1,0 %), **Methysticin** (1,2–2,0 %), 7,8-Dihydromethysticin (0,5–0,8 %), **Yangonin** und Desmethoxyangonin (s. Abb. 2.97). Sie leiten sich biogenetisch von einer Phenylpropaneinheit und zwei Acetateinheiten ab, wobei letztere mit dem endständigen C-Atom der Phenylpropan-Seitenkette zu einem zweifach ungesättigten δ-Lacton-Ring zyklisiert sind. Als weitere Verbindungen sind enthalten die Chalcone Flavokavin A und B.

Pharmakologie: Die Kavapyrone werden p. o. als lipoidlösliche Verbindungen relativ rasch und gut vom Gastrointestinaltrakt resorbiert. Sie haben in Abhängigkeit von der gewählten galenischen Extraktform eine Plasma-Halbwertszeit von 90 Minuten bis zu einigen Stunden.

Die erste für die Kavapyrone tierexperimentell nachgewiesene Wirkung war die antagonistische Wirkung gegen mit Strychnin, Pentetrazol oder Elektroschock erzeugte Krämpfe. Diese den Benzodiazepinen ähnliche Wirkung weisen sie bei niedriger Dosierung als Muskelrelaxanzien aus. Die psychotrope Wirkung des Kava-Kava-Extraktes und der Kavapyrone könnte über eine Monoaminoxidase-Hemmung und/oder über einen allosterischen Effekt an dem $GABA_A$-Rezeptor-Komplex und Inhibierung des spannungsabhängigen Na^+-Kanals sowie durch Angriff am H_3-Rezeptor zustande kommen. Kavapyrone fungieren als Natriumkanalblocker.

Die Kavapyrone verringern die Erregbarkeit des limbischen Systems, was zu einer Dämpfung der emotionalen Erregbarkeit und einer gesteigerter Stimmungslage führt.

Anwendung: Nach den bisher vorliegenden placebokontrollierten Doppelblindstudien mit auf 15 % Kavapyrone standardisiertem Kava-Kava-Extrakt und einer Studie mit DL-Kavain kam die Kommission E zur Festlegung der Anwendungsgebiete „nervöse Angst-, Spannungs- und Erregungszustände nicht psychotischer Genese.“ Als weitere Indikationen haben sich aus den Studien das klimakterische Syndrom sowie allgemein neurovegetative Störungen im Bereich von Magen, Darm, Galle und Herz ergeben.

Im Jahr 2000 erschienen erste Berichte über lebertoxische Nebenwirkungen nach mehrmonatiger Einnahme von Kava-Kava-Extrakten. Obwohl in allen bisher durchgeführten klinischen Studien über keine lebertoxischen Nebenwirkungen berichtet wurden, hat das BfArM mit Datum vom 1. 7. 2002 die Zulassung von Kava-Kava-haltigen Arzneimitteln widerrufen.

Nach den vorliegenden wissenschaftlichen Daten zur Toxikologie und Klinik scheint die Maßnahme voreilig und nicht gerechtfertigt. Die Mitglieder der Kommission E haben daher eine eingeschränkte Anwendungsempfehlung, die die maximale Tagesdosierung, die Indikationsstellung und die Begleitmedikationen betrifft, herausgegeben mit der Zielsetzung die Aufhebung des Widerrufs zu erreichen.

2.4.11 *Cannabinoide*

Indischer Hanf

Aus *Cannabis sativa* ssp. *indica* (Cannabaceae) werden illegal drei Drogen (Rauschmittel-Produkte) gewonnen:

Marihuana: Marihuana, etymologisch von *Maria* und *Johanna* als Hinweis auf die Zweihäusigkeit der Pflanze. Es existiert eine weibliche und männliche Pflanze! Bei Marihuana handelt es sich um die getrockneten, zerkleinerten, von groben Stängelteilen befreiten, blühenden oder schon Frucht tragenden Spitzentriebe der weiblichen Pflanze. Decknamen: Ganja, kief oder kiffi. Der Δ^9-THC-Gehalt liegt bei 0,5 %.

Haschisch: Kommt etymologisch von *assassin* (engl. Meuchelmörder), gedungene Mitglieder einer Geheimsekte, die mit Haschisch für ihren Mordauftrag gedopt wurden. Haschisch ist das von den Blättern und Blütenständen der weiblichen Pflanze ausgeschiedene und durch Ausklopfen oder Abreiben gewonnene braune Harz, das zu Stangen oder Platten gepresst in den Handel gebracht wird. Decknamen: pot, gras, bhang, joint. Der Δ^9-THC-Gehalt liegt bei 2–8 %.

Cannabisöl: Das mit fettem Öl aus den harzhaltigen Pflanzenteilen gewonnene Extraktöl. Es enthält 20 % und mehr Δ^9-THC.

Chemie/Biosynthese: Das Harz in den Drüsenschuppen der Blätter und Blüten der weiblichen Pflanze enthält etwa 60 Verbindungen, die alle zur gleichen Stoffklasse gehören. Es handelt sich um mehrfach substituierte, lipophile Phenole, die aus einem C_{12}-Polyketid bzw. Olivetolsäure (4,6-Dihydroxy-2-pentylbenzosäure) und Mevalonsäure bzw. einem Monoterpen (Geraniol) entstanden sind. Die pharmakologisch interessanteste Verbindung, das **(–)-trans-Δ^9-Tetrahydrocannabinol (THC)** ist die halluzinogene Hauptverbindung des Harzes. Es entsteht in einem Stufenprozess, der mit der Cannabigerolsäure und Cannabidiolsäure (CBDS) beginnt und nach Ringschluss zum trizyklischen Benzopyran-Derivat und nach Decarboxylierung das THC und schließlich das Cannabinol (CBN) liefert (s. Abb. 2.98). Der Ablauf der Biosynthese hängt stark vom Standort der Pflanze, vom Entwicklungszustand, vom Klima und insbesondere von Licht- und Temperatur-Einflüssen ab. So findet man z. B. in der Pflanze, die in unseren Breiten kultiviert

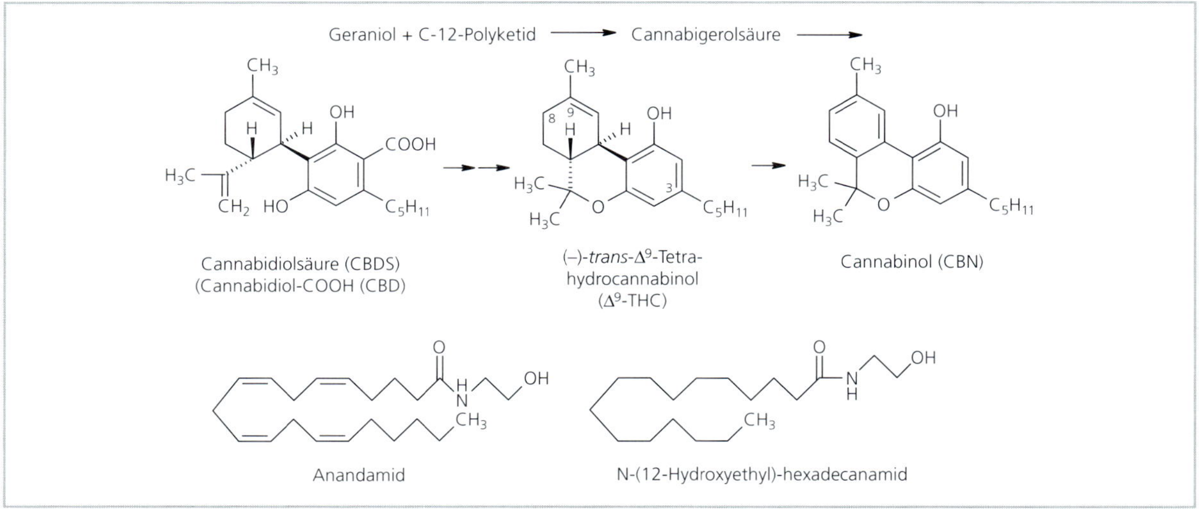

Abb. 2.98 Biosynthese und Chemie der Cannabinoide und endogenen Cannabinoid-Liganden

wird, nur nach heißen Sommern das THC. Zusätzlich existieren auch chemische Rassen mit einer deutlich unterschiedlichen Cannabinoid-Zusammensetzung. Da die Cannabinoide relativ instabile Verbindungen darstellen, hat auch die Herstellung der Produkte großen Einfluss auf die chemische Zusammensetzung.

Mit Hilfe der Dünnschicht- und Hochdruckflüssig-Chromatographie kann die genaue Zusammensetzung von Drogenproben ohne Schwierigkeit ermittelt werden. Schnelltests werden von den Kriminalisten an Ort und Stelle mit dem Beam-Test durchgeführt: alkoholische Kalilauge und Erwärmen → Rotfärbung, oder dem Echtblausalz-B-Test: alkoholische Echtblausalz-B-Lösung → Rotfärbung. Beagle-Hunde können nach Training Haschischproben erschnüffeln. Die von den Hunden erschnüffelte flüchtige Verbindung, die für das Harz charakteristisch sein soll, ist kein Cannabinoid, sondern das Sesquiterpen Caryophyllenepoxid.

Pharmakologie: Außer der Δ^9-Tetrahydrocannabinol-Verbindung besitzen noch das Δ^8-THC und drei weitere in der Droge vorkommende Derivate des THC halluzinogene Wirkung. Cannabinol (CBN), Cannabidiol (CBD) und die isomeren (+)-Formen selbst sind ohne Halluzinogen-Wirkung, allerdings scheint das CBD die psychotomimetische Wirkung von Δ^9 THC abzuschwächen. THC wird in der Leber zu 11-Hydroxy-THC metabolisiert, weshalb möglicherweise diesen Metaboliten die psychotrope Wirkung zukommt. CBD besitzt dagegen eine se-

dierende Wirkung. Der **Wirkungsmechanismus** von THC und seinen Derivaten wird mit einem erhöhten Noradrenalin- und Dopamin-Umsatz im Gehirn erklärt. THC stimuliert über die Bindung an den Glucocorticoid-Rezeptor die ACTH-Sekretion, es fungiert als Agonist am Serotonin-Rezeptor (antiemetische Wirkung) und wirkt durch Angriff am Opiatrezeptor analgetisch. Die auftretenden Rauschsymptome nach oraler Gabe oder Inhalation reichen von einem Gefühl der Euphorie bis zu den verschiedensten Formen der Halluzination.

Die Entdeckung eines körpereigenen Cannabinoidsystems, der Nachweis von zwei spezifischen **Cannabinoid-Rezeptoren (CB$_1$ und CB$_2$)** und die Identifizierung der beiden endogenen den Prostaglandinen verwandten Liganden Anandamid (*N*-Arachidonylethanolamid) und *N*-(2-Hydroxyethyl)-hexadecanamid, haben die Cannabis-Forschung wieder neu belebt. Während sich die CB$_1$-Rezeptoren vor allem in den Basalganglien, im Kleinhirn, im Hippocampus, im limbischen System, im Hypothalamus und im Cortex aber auch in einigen peripheren Organen und Geweben (Milz, Herz, ableitende Harnwege und Gastrointestinaltrakt) finden, kommen die CB$_2$-Rezeptoren überwiegend in immunologischen Systemen vor. Nach den neuesten Erkenntnissen spielt das endogene Cannabinoid-System eine wichtige Rolle bei der Gedächtnisbildung, der Schmerzleitung und -hemmung, der Kontrolle des Appetits, bei der Laktation, im emetischen Regelkreis des Gehirns und als Immunmodulator. Die Blockade des CB$_1$-Rezeptors führt zu einer Gewichtsabnahme und Reduktion von kardio-vaskulären und metabolischen Risikofaktoren.

Anwendung: Obwohl die Cannabis-Tinktur noch heute in Krankenhäusern Ostasiens als Schmerz- und Schlafmittel verwendet wird, unterliegen Cannabisdrogen- und Cannabisprodukte in den meisten Ländern den Betäubungsmittelgesetzen und waren bis vor kurzem nicht verkehrs- und verschreibungs-fähig. Mit der Einführung von Dronabinol in Deutschland (in USA als Marinol, in England als Cesamet = Δ^9-THC-Analogon Nabilon) steht jetzt aber seit kurzem Δ^9-THC als Rezeptursubstanz für eine Verschreibung durch den Arzt zur Verfügung. Aufgrund kontrollierter Studien ist folgenden Krankheitszuständen für eine Anwendung von Dronabinol ein hoher Evidenzgrad zuerkannt worden: Chemotherapiebedingte Übelkeit und Erbrechen bei Patienten, die auf eine antiemetische Standard-therapie nicht ansprechen, Anorexie mit Gewichts-verlust bei AIDS-Patienen, chronische Schmerzzu-stände bei Krebspatienten und nicht anderweitig behandelbare Symptome der Multiplen Sklerose (MS). Da Studien bei MS-Patienten mit einem stan-dardisierten Cannabisextrakt erfolgreicher und mit weniger Nebenwirkungen als mit reinem THC verlaufen sind, was nach den letzten Forschungs-arbeiten auf einem Synergismus von THC und Cannabidiol beruhen soll, werden auch den Cannabisextrakten für eine künftige Anwendung Chancen eingeräumt. Weitere Anwendungsmög-lichkeiten von Dronabinol oder Cannabis-Extrakten könnten sich auf folgenden Gebieten ergeben: Diar-rhö, Asthma, Krebserkrankungen, Epilepsie, Par-kinson, Glaukom (grüner Star) und Tourette-Syn-drom (neurologisch bedingte ticartige Zustände vor allem im Gesichtsbereich, z.B. Zuckungen des Au-genlides, Mundverzerren oder ruckartige Kopfdre-hungen).

Literatur

Cumarine, Chromone, Lignane
Duarte, J., Vallejo, I., Perez-Vizcaino, F., Jimenez, R., Zar-zudo, A., Tamargo, J. (1997): Effects of visnadin on rat-isolated vascular smooth muscles. Planta Med. 63: 233–236
Hofer, S. (1994): Dermatologie: Gemeine Warze, Flach-warze und spitze Feigwarze (Podophyllum). Dtsch. Apoth. Ztg. 134 (22): 2059
Kolodziej, H., Schulz, V. (2003): Umckaloabo (Cumarine). Dtsch. Apoth. Ztg. 143 (12): 1302–1312

Mazurkiewicz, W., Jablonska, St. (1986): Vergleichende Untersuchungen zwischen 0,5% Podophyllotoxin-Prä-paraten (Condyline) und 20% Podophyllin, gelöst in Al-kohol, bei der Therapie von spitzen Kondylonen. Z. Hautkr. 61: 1387–1395
Stefano, A., Trabalzini, L., La Gaetana, R., Pareate, L., Lusini, P., Martelli, P. (1995): Khellin, but not 8-me-thoxypseralen inhibits adenylat-cyclase system in HeLa cells. Biochem. Biophys. Acta 1269: 162–166
Szeimies, R. M., Grimm W., Ruzicka, T. (1990): Psoriasis und ihre medikamentöse Therapie. (zu Methoxsalen), Dtsch. Apoth. Ztg. 130(48): 2619–2624

Gerbstoffe
Haslam, E. (1996): Natural polyphenols (vegetable tannins) as drugs: possible modes of action. J. Nat. Prod. 59 (1): 205–215
König, M. et al. (1994): Ellagtannins and complex tannins from *Quercus petraea* bark. J. Nat. Prod. 57 (10): 1411–1415
Kurtze, M., Zahnow, W. (1996): Wirksame und sichere The-rapie von Diarrhöen. Therapiewoche 46: 494–499
Scholz, E. (1994): Pflanzliche Gerbstoffe – Pharmakologie und Toxikologie. Dtsch. Apoth. Ztg. 134 (34): 3167–3179

Anthranoide (Dianthrol)
Franz, G. (1992): Pflanzliche Laxanzien. Hinweise für die Beratungspraxis. Dtsch. Apoth. Ztg. 132 (33): 1697–1704
Jekat, F. W., Winterhoff, H., Kemper, F. H. (1990): Anthra-chinonhaltige Laxanzien. Z. Phytotherapie 11: 177–184
Kabelitz, L., Reif, K. (1994): Anthranoide in Sennesdrogen. Dtsch. Apoth. Ztg. 134 (51/52): 5085–5088
Loew, D. et al. (1997) : Anthranoidlaxanzien. Studien über das karzinogene Risiko. Dtsch. Apoth. Ztg. 137 (24): 2088–2092
Müller, K., Seidel, M., Braun, C., Ziereis, K. Wiegrebe, W. (1991): Dianthrol, Glucose-6-phosphate dehydrogenase inhibition and active oxygen species. Arzneimittel-Forsch. (Drug. Res.) 41: 1176–1181
Siegers, C.P. (1994): Sind pflanzliche Laxanzien bedenk-lich? Z. Phytotherapie 15 (4): 224

Naphthodianthrone (Hypericum)
Dingermann, T., Schubert-Zsilarecz, M. (Gast-Hrsg.) (2003): Johanniskrautextrakte (Kulturgeschichte, Phar-mazeutische Biologie, Pharmakologie, klinische Phar-mazie, klinische Studien). In Pharmazie unserer Zeit 32: 134–252
Kusnick, C. (2001): Johanniskraut-Therapie 2001 141 (43): 1–8
Laakmann, G. (2002): Hypericum-perforatum-Extrakt bei der Behandlung leichter bis mittelschwerer Depressio-nen, Der Nervenarzt 73: 600–612
Mai, I., Bauer, S., Perloff, E.S., Johne, A., Uehleke, B., Frank, B., Budde, K., Roots, I. (2004). Hyperforin con-tent determines the magnitude of the St. John's wort-cy-

closporin drug interaction. Clin. Pharmacol. Ther. 76: 330–340

SCHULZ, V. (2001): Incidence and clinical relevance of the interactions and side effects of *Hypericum preparations*. Phytomedicine 8: 152–160

WURGLIES, M., SCHULTE-LÖBBERT ST., DINGERMANN TH., SCHUBERT-ZSILARECZ M. (2003): Rationale und traditionelle Johanniskraut-Präparate. Dtsch. Apoth. Ztg. 143 (13): 1454–1457

WURGLIES, M., WESTERHOFF, K., HOLONBEK, G., SCHUBERT-ZSILAREZ M., MÜLLER, W.E. (2002): Aktuelle Johanniskrautforschung. Dtsch. Apoth. Ztg. 67: 1153–1175

Kavapyrone

HÄNSEL, R. (1996): Kava-Kava (*Piper methysticum*) in der modernen Arzneimittelforschung. Portrait einer Arzneipflanze. Z. Phytotherapie 17 (3): 180–195

HÄNSEL, R., WOELK, H., VOLZ, H.P., FAUST, V. (Hrsg.) (1989): Therapie mit Kava-Kava. Aesopus-Verlag, Stuttgart, 1–80

VOLZ, H.P., KIESER, M. (1997): Kava-kava-extract WS 1490 versus placebo in anxiety disorders- a randomized placebo-controlled 25-week outpatient trial. Pharmacopsychiat. 30 (1–5)

WALDEN, J., VON WEGERER, J., WINTER, U., BERGER, M., GRUNZE, H. (1997): Effects of Kawain and dihydro-methysticin on field potential changes in the hippocampus. Prog. Neuropsychopharmacol. Biol. Psychiatry 21: 697–706

WOELK, H., KAPOULA, O., LEHEL, S., SCHRÖTER, K., WEINHOLZ, P. (1993): Behandlung von Angst Patienten. Z. Allg. Med. 69: 271–277

Cannabinoide

BRUHN, C. (2002): Dronabinol- der Wirkstoff im Hanf. Dtsch. Apoth. Ztg. 142 (25): 3057–3063

GROTENHERMEN, F. (1999): Hanf als Medizin, Z. Phytotherapie 20(2): 70–71

MÖLLER, H., FLENKER, I. (1991): Cannabis als Arzneimittel, Dtsch. Apoth. Ztg. 141: 2132–2140

PALLENBACH, E. (2003): Haschisch und Marihuana. Dtsch. Apoth. Ztg. 143 (19): 2277–2286

2.5 Alkaloid-Drogen

2.5.1 Definition, Nomenklatur, Einteilung und Vorkommen

Alkaloide sind sekundäre Naturstoffe mit einem oder mehreren Stickstoffatomen im Molekül, die zumeist heterozyklisch gebunden sind. Sie sind nicht auf das Pflanzenreich beschränkt, sie kommen auch in Tieren vor. Die meisten Alkaloide sind basischer Natur, worauf der Name hindeutet (alkaliähnlich).

Die N-Atome stammen vorwiegend von Aminosäuren, der Rest des Kohlenstoffskeletts von stickstofffreien, z.B. aus Acetat-, Propionat- oder Isopren-Einheiten aufgebauten, Kohlenstoffverbindungen.

Da in derselben Pflanze neben dem Hauptalkaloid zumeist eine Reihe von Nebenalkaloiden mit ähnlichem Bauprinzip vorkommen, werden Nebenalkaloide z.B. durch Anhängen eines Prä- oder Suffixes an den Namen des Hauptalkaloides (z.B. Chinin–Chinidin, Ephedrin–Pseudoephedrin) oder durch Umstellung von Silben des Alkaloidnamens (z.B. Narcotin–Cotarnin–Tarconin) benannt. Isomeren stellt man Präfixe wie Pseudo-, Iso-, Neo-, Epi- und Allo- voran. Das Präfix Nor- wird für eine Methylverbindung gebraucht. Nach Übereinkunft sollen die Namen aller Alkaloide auf -in enden.

Welche *N*-haltigen Verbindungen zu den Alkaloiden gerechnet werden und welche nicht, ist ziemlich willkürlich. Nicht zu den Alkaloiden zählt man z.B. biogene Amine, Pyrazine, Pterine, *N*-haltige Vitamine und deren Derivate sowie Aminozucker und stickstoffhaltige Antibiotika.

Die Einteilung kann erfolgen:

- chemisch nach den dem Alkaloid zugrundeliegenden **Ringsystemen,** z.B. Pyridin-, Piperidin-, Chinolin, Chinolizidin-, Chinazolin, Pyrolizidin-, Imidazol-, Indol-, β-Carbolin, Phenanthren, Aporphin, Tropan-, Purin-, Steroid- oder Diterpen-Alkaloide,
- nach dem Vorkommen in bestimmten **Pflanzengattungen** oder **Familien,** z.B. Papaver-, China-, Secale-, Strychnos-, Solanaceen-, Rauwolfia- oder Catharanthus-Alkaloide,
- nach ihren charakteristischen, **pharmakologischen Wirkungen,** z.B. sympathomimetisch oder parasympatholytisch wirkende Alkaloide.

Chemie und Eigenschaften

Alkaloide können als primäre (RNH_2), sekundäre (R_2NH) oder tertiäre (R_3N) Amine bzw. als quarternäre Ammoniumbasen vorliegen. Die Art der Bindung des Stickstoffs und Nachbargruppeneffekte bestimmen die Basizität eines Alkaloides. Unter der Basizität wird die Fähigkeit verstanden, in wässriger Lösung ein Proton anzulagern. Die Basizität eines Alkaloides wird als Basenkonstante bzw. Dissoziationskonstante K_B oder als pK_B-Wert angegeben (s. Tab. 2.15).

Tab. 2.15 Basizität von Alkaloiden

Basizität	pk$_B$-Werte	Alkaloide
Starke Basen	< 3	z.B. Cholin
Mittelstarke Basen	3–7	z.B. Opium- und Solanaceen-Alkaloide (Papaverin und Atropin = 4,3)
Schwache Basen	7–10	z.B. China-Alkaloide
Sehr schwache Basen	10–12	Purin-Alkaloide

In der Pflanze liegen Alkaloide zumeist als wasserlösliche Salze organischer Pflanzensäuren vor, z.B. mit Essigsäure, Oxalsäure, Milchsäure, Weinsäure, Äpfelsäure, Citronensäure, Chelidonsäure, Mekonsäure, Fumarsäure und Veratrumsäure.

Als Salze sind diese Alkaloide in Wasser löslich. Nach Zusatz von Laugen (Ammoniak, oder Natronlauge) werden die Alkaloidbasen freigesetzt und können mit lipophilen Lösungsmitteln (z.B. Ether, Chloroform) ausgeschüttelt werden. Dieses unterschiedliche Lösungsverhalten von Alkaloidbasen und Salzen wird zu ihrer Isolierung, Reinigung und Gehaltsbestimmung ausgenutzt.

Alkaloide sind in der Regel feste farblose, d.h. weiß gefärbte Verbindungen. Nur sauerstofffreie Alkaloide wie z.B. Coniin, Nicotin oder Spartein sind flüssig. Berberin besitzt eine goldgelbe Farbe, Strychnin, Chinin und zahlreiche andere Alkaloide schmecken bitter. Mit Schwermetallen z.B. Wismut, Quecksilber oder Platin bilden sie Komplexsalze, die zur Identifizierung herangezogen werden.

Vorkommen und Verbreitung
Bis heute sind etwa 10 000 Alkaloide bekannt. Davon kommen 75% in höheren Pflanzen vor. Die wichtigsten Alkaloid-Familien sind bei den **Dicotyledonen** Papaveraceae, Rutaceae, Loganiaceae, Apocynaceae, Solanaceae, Rubiaceae, Magnoliaceae, Menispermaceae, Fabaceae, Chenopodiaceae, Berberidaceae, Colchicaceae, und bei den **Monocotyledonen** Liliaceae und Amarylidaceae. Alkaloide werden selten gefunden oder fehlen völlig in Bakterien, Algen, Pilzen, Flechten und Moosen, ausgenommen die Mutterkornalkaloide in dem Pilz *Claviceps purpurea*. Bei den Pteridophyten, den Farnpflanzen, kommen Alkaloide nur in einigen Lycopodium- und Equisetum-Arten vor.

Beispiele für Alkaloide in Tieren: Methylchinolin im Stinktier, das Tryptaminderivat Bufotenin bei den Kröten, Chinazolin Alkaloide als Abwehrsekret des Feuersalamanders und von Tausendfüßlern, toxische Steroidalkaloide in der Haut tropischer Frösche und das Guanidinderivat Tetrodoxin im Ovarium und in der Leber des Kugelfisches.

Biosynthese und Stoffwechselphysiologie
Die meisten Alkaloide sind **biosynthetische Zwitter**, die aus Aminosäuren oder deren transaminierter Aminogruppe und einem zweiten nicht *N*-haltigen Kohlenstoffbaustein aufgebaut werden. Charakteristisch für die Bildung dieser Alkaloide ist die Knüpfung von *C-N*-Bindungen in intra- und intermolekularen Reaktionen.

Dominierend bei der Verknüpfung ist ein Reaktionsprinzip, das der bekannten Mannich-Kondensation entspricht. Die Reaktion benötigt ein Amin (1), eine Carbonylverbindung (2), zumeist einen Aldehyd und eine CH-acide Komponente (3), wobei die beiden letzten auch in einer Verbindung vereinigt sein können. Als Modell kann die schon von Robinson und Schöpf benutzte Herstellung von Tropinon aus Succindialdehyd, Methylamin und Acetondicarbonsäure dienen. Ein klassisches Beispiel für diese Reaktion ist die Biosynthese der Benzylisochinolin-Alkaloide.

Am Aufbau können folgende Aminosäuren beteiligt sein: Anthranilsäure, Glycin, Cystein, Methionin, Glutaminsäure, Asparaginsäure, Prolin, Ornithin, Lysin, Histidin, Tryptophan und Phenylalanin bzw. Tyrosin oder Dopa. Die Biosynthese dieser Aminosäuren erfolgt aus einer organischen Säure, die wiederum dem Photosynthese- bzw. Citronensäure-Zyklus entstammt, und Amoniak oder einer Aminogruppe, die durch eine Transaminase von Glutaminsäure oder Asparaginsäure übertragen wurde.

Alkaloide werden in verschiedenen Pflanzenteilen angetroffen, da sie nach ihrer Bildung an den bevorzugten Biosyntheseorten der Wurzel und des Sprosses (Chloroplasten) oft in andere Pflanzenteile transportiert und dort z.T. abgelagert werden. Molekülumwandlungen können am Ort der Bildung oder dem der Ablagerung stattfinden.

Die Bedeutung der Alkaloide für die Pflanze ist noch nicht völlig geklärt. Die hohe Toxizität und der unangenehme Geschmack vieler Alkaloide deuten aber daraufhin, dass sie eine Schutzfunktion gegen Bakterien-, Pilz- und Virenbefall sowie Tierfraß haben.

Analytik, Gehaltsbestimmung

Isolierte Reinalkaloide können über allgemeine Fällungsreaktionen z. B. mit Hilfe des Dragendorff-Reagenzes (K [BiI$_4$] → orangefarben) oder Mayers-Reagenz (K$_2$ [HgI$_4$] → gelblichweiß) im Reagenzglas oder auf Tüpfelplatten nachgewiesen werden.

Zum Nachweis von Alkaloiden in Drogenextrakten eignet sich am besten die Dünnschichtchromatographie. Die Arzneibücher schreiben Kieselgelplatten vor und empfehlen bei stark basischen Alkaloiden als Laufmittel Chromatographielösungen mit etwas Amoniak- oder Diethylaminzusatz, um sicher zu sein, dass nicht Alkaloidsalze, sondern die freien Basen vorliegen. Der Basenzusatz kann unterbleiben, wenn neutrale oder schwache Alkaloide vorliegen.

Zum Sichtbarmachen der Alkaloide verwendet man wieder das Dragendorff-Reagenz (Kalium-Wismutiodid-Lösung), das auf tertiäre und quarternäre Alkaloide gut anspricht, oder nach den neueren Arzneibüchern das Jodplatin-Reagenz. Zahlreiche Alkaloide geben im UV-Licht (365 nm) typisch gelb, blau oder grün fluoreszierende Zonen.

Vorsicht! Einige Naturstoffe wie z. B. Cumarine, Hydroxyflavone, einige Triterpene und Cardenolide können falsch-positive Reaktionen geben.

Quantitative Bestimmung von Alkaloiden: Nach den Arzneibüchern werden Alkaloide bestimmt:
- durch indirekte oder direkte Gravimetrie (z. B. Morphin in Opium oder Coffein in Coffein-Drogen),
- durch direkte oder indirekte Säure-Base-Titration (z. B. Chinin in Chinae cortex oder Hyoscyamin in Belladonnae folium),
- durch Perchlorsäure-Titration im wasserfreien Medium (z. B. Reserpin in Rauwolfiae radix oder Emetin in Ipecacuanhae radix),
- durch photometrische Bestimmung nach Umsetzung zu einem Farbstoff (z. B. Chelidonium-Alkaloide und Ergotamin),
- durch Polarimetrie (z. B. L-Hyoscyamin neben Atropin),
- durch Polarographie (durchführbar bei allen Alkaloiden),
- durch Potentiometrie (z. B. Physostigminsalicylat, Chinin-HCl, Scopolamin-HCl, Ph.Eur.),
- durch Ionenpaar-HPLC unter Zuhilfenahme eines externen Standards (z. B. Opium und seine Zubereitungen).

In den meisten Fällen, ausgenommen Opium, wird der Gesamtalkaloidgehalt, d. h. die Gesamtheit von Haupt- und Nebenalkaloiden bestimmt und auf das Durchschnitts-Äquivalenzgewicht eines Alkaloids berechnet, das entweder zugleich das Hauptalkaloid darstellt oder die stärkste pharmakologische Wirkung zeigt.

2.5.2 Die Bedeutung der Alkaloide für Therapie und Forschung

Nachdem im Jahre 1805 von F. W. Sertürner aus dem Opium als erstes Alkaloid das Morphin in reiner Form isoliert werden konnte, wurden in rascher Folge zahlreiche weitere heute noch verwendete Alkaloide wie z. B. das Emetin aus der Ipecacuanha-Wurzel, das Atropin aus der Belladonnawurzel oder das Chinin aus der Chinarinde gewonnen. Die Forscher verwendeten dabei ziemlich ähnliche Isolierungsmethoden, die darin bestanden, dass man die in den Extrakten vorhandenen Alkaloid-Salze durch Ammoniak-Zusatz in die freie Base überführte, dann mit Chloroform oder Ether aus der wässrigen Phase extrahierte und zur Reinigung durch Säurezusatz wieder die Salzform herstellte, um es dann aus der wässrigen Phase kristallin zu gewinnen.

Heute kennt man etwa 10 000 Alkaloide, von denen aber nur wenige in das Deutsche bzw. Europäische Arzneibuch Eingang gefunden haben. Sie zeichnen sich alle durch starke pharmakologische z. T. auch toxische Wirkungen aus, was einmal mit der im alkalischen Darminhalt vorliegenden lipophilen Base und dadurch bedingten raschen und fast vollständigen Resorption (ausgenommen Alkaloide mit quartären Stickstoff oder freien phenolischen Gruppen) zusammenhängt. Zum anderen überwinden die meisten Alkaloide die Blut-Hirn-Schranke und können somit im ZNS wirksam werden. Schließlich reagieren die Alkaloide aufgrund ihrer besonderen Struktur direkt mit vielen Rezeptoren, Enzymen und Ionenkanälen als Agonisten (+) oder Antagonisten bzw. Inhibitoren (–).

Einige Beispiele für Rezeptoren:
- Morphin → Opiatezeptoren (+),
- Mutterkornalkaloide → Dopamin-(+,–) und α-adrenergen (+) Rezeptoren,
- Tubocurarin → nicotinerg-cholinerge Rezeptoren (–),
- Strychnin → Glycin-Rezeptoren (–),

- Pilocarpin → muskarinerg-cholinerge Rezeptoren (+),
- Coffein, Theophyllin → purinerge Rezeptoren (−),
- Ephedrin/Cocain/Capsaicin → präsynaptische Rezeptoren.

Enzyme:
- Papaverin → Phosphodiesterase (−),
- Harminalkaloide → Monoaminoxidase (−),
- Galanthamin → Acetylcholinesterase (−).

Ionenkanäle:
- Tetrodotoxin blockiert Na^+-Kanäle,
- Aconitin- und Veratrum-Alkaloide verhindern ihre Schließung.

Aufgrund dieser mannigfaltigen Reaktionen besitzen viele Alkaloide bei entsprechender Dosierung eine therapeutische Wirksamkeit, die letztlich ihren hohen Rang unter den Pflanzenstoffen begründet. Die Palette der Anwendungsgebiete reicht von den Analeptika bis zu den Antihypertonika. Morphin ist unser zurzeit stärkstes pflanzliches Schmerzmittel und Taxol eines unserer wirksamsten Krebsmittel zur Behandlung des Ovarial- und Mammakarzinoms.

Nachdem man genügend Erfahrung mit der therapeutischen Anwendung der Alkaloid-Reinsubstanzen hatte, hat die pharmazeutische Chemie versucht, die Wirkqualität der Alkaloide durch Abänderung von Teilstrukturen oder Herstellung von Derivaten in verschiedene Richtungen hin zu verbessern bzw. zu optimieren oder völlig neue Strukturen nach dem Vorbild des Naturstoffes zu konzipieren. Das Ziel war, die Wirksamkeit durch verbesserte Bioverfügbarkeit und Pharmakokinetik und die Verträglichkeit durch Reduktion der Nebenwirkungen zu erhöhen.

Beispiele für partialsynthetische Strukturabwandlungen

Ausgehend von Atropin wurde z.B. durch Einführung eines lipophilen Isopropylrestes in das Molekül das Ipratropiumbromid (Atrovent®) geschaffen, das im Gegensatz zum Atropin wegen seiner Flüchtigkeit als Inhalativum zur prophylaktischen und therapeutischen Behandlung der nicht obstruktiven Bronchitis und des Asthma bronchiale und intranasal zur Behandlung der chronischen Rhinitis eingesetzt werden kann.

In ähnlicher Weise wurde auch Scopolamin chemisch abgewandelt. Durch Einführung eines Butyl-

restes wurde Scopolamin zum bekannten rezeptfreien Buscopan® entwickelt. Buscopan® besitzt eine spasmolytische Wirkung, die bei Gallekoliken und Spasmen des Darmtraktes und des Uterus bei nahezu fehlenden zentralen Nebenwirkungen Verwendung findet.

Besonders eindrucksvoll waren die Erfolge bei der Abwandlung der Chinolin-Teilstruktur des Chinins, um zu weniger toxischen Anti-Malariamitteln zu gelangen. Auf diese Weise wurden z.B. das 4-Aminochinolin-Derivat Chloroquin (Resochin®) und das 8-Aminochinolin (Primaquin®) erhalten, Antimaleriamittel der 2. Generation, die eine wesentlich geringere Toxizität besitzen.

In der Reihe der Secale-Alkaloide gelang es durch Hydrierung der 9,10-Doppelbindung im Ergotamin die agonistische Wirkung an den α-Adrenozeptoren zu reduzieren und dafür die α-blockierende Wirkung zu verstärken, wodurch Dihydroergotamin zu einem idealen Antihypotonikum wurde.

Nicht immer waren solche Strukturabwandlungen von Erfolg gekrönt. Bei dem Versuch durch Acetylierung des Morphins dessen Sucht machende Wirkung zu beseitigen, gelangte man zum Diacetyl-Morphin, dem Heroin, dessen Sucht erzeugende Wirkung um ein Vielfaches größer ist als die des Morphins.

In ähnlicher Weise hat man bei dem Versuch aus Lysergsäure ein besseres Kreislaufmittel herzustellen, das Lysergsäurediethylamid (LSD) erhalten, das heute zu unseren stärksten Halluzinogenen ohne jede medizinische Einsatzmöglichkeit zählt.

2.5.3 (Benzyl)-Isochinolin-, Phenanthren-, Berberin- und Benzophenanthridin-Alkaloide

Diese Alkaloide verteilen sich auf elf Pflanzenfamilien: Papaveraceae, Fumariaceae, Magnoliaceae, Ranunculaceae, Berberidaceae, Menispermaceae, Aristolochiaceae, Nymphaceaeae, Lauraceae, Monimiaceae und Piperaceae. Mit 2500 Vertretern stellen sie die größte Alkaloidgruppe dar.

Biosynthese

Biosynthetisch leiten sie sich von 2 Mol Tyrosin bzw. DOPA (Dihydroxyphenylalanin) ab. Eine Aminosäure wird zum Dopamin decarboxyliert, die andere oxidativ zum Monohydroxyacetaldehyd desaminiert. Als erstes entsteht in einer Mannich-

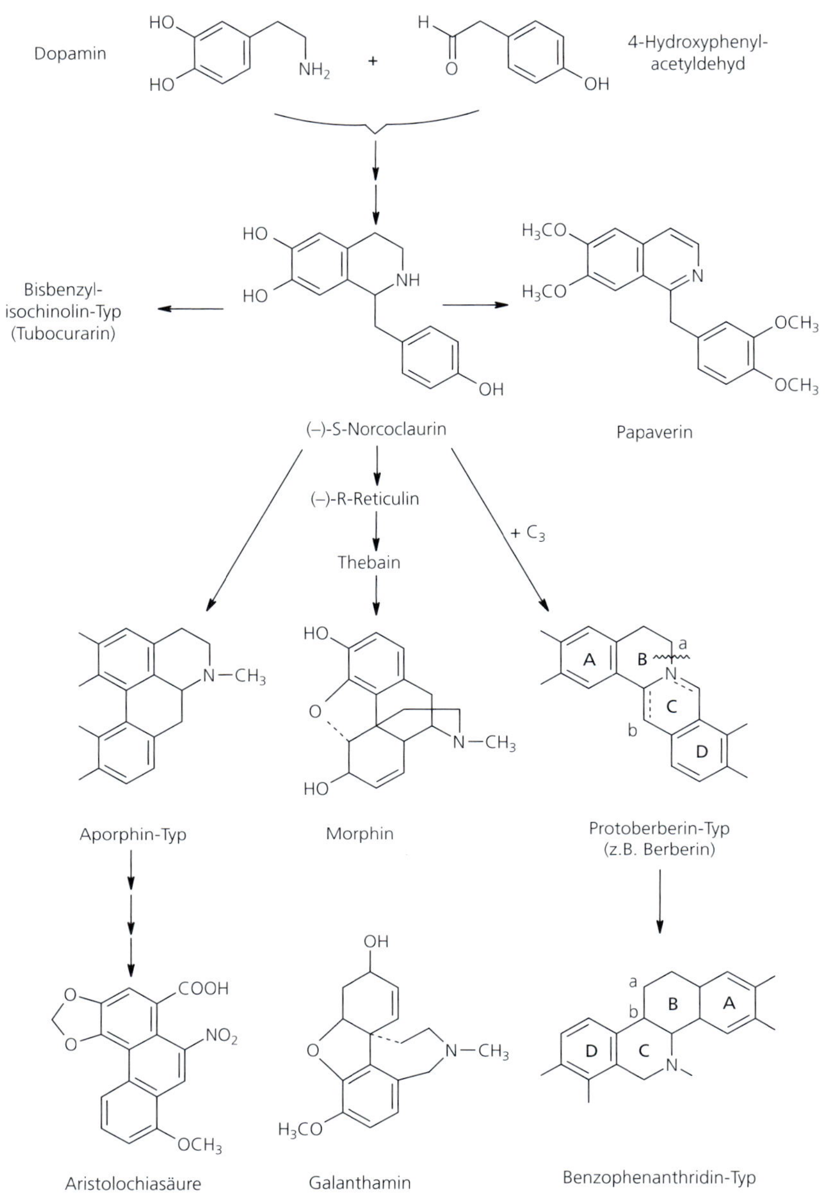

Abb. 2.99 Biosyntheseweg von (Benzyl)-Isochinolin-, Phenanthren-, Berberin- und Benzophenanthridin-Alkaloiden

Reaktion das Tetrahydroisochinolin-Derivat (−)-*S*-Norcoclaurin, das dann in weiteren Zwischenstufen in die verschiedenen Benzylisochinolinalkaloide vom Typ des Papaverins und Tubocurarins umgewandelt wird (s. Abb. 2.99)

Aus dem gleichen Norcoclaurin entstehen durch oxidative Prozesse und Umlagerungen weitere Al-

kaloide, die nicht mehr das Grundgerüst des Benzylisochinolins besitzen: Phenanthren-Alkaloide (z. B. Morphin), Aporphin-Alkaloide (z. B. Apomorphin), Protoberberin-Alkaloide (z. B. Berberin) und Benzophenanthridin-Alkaloide (z. B. Chelidonin). Galanthamin wird aus Tyramin und Protocatechualdehyd auf einem der Morphinbildung sehr ähnlichen Weg aufgebaut (s. Abb. 2.99).

Die Aristolochiasäure mit ihrer Nitrogruppe stammt von einem Aporphinalkaloid ab.

Opium, Ph.Eur.

Opium wird gewonnen von *Papaver somniferum* L. ssp. *somniferum* und Varietäten (Papaveraceae).

Offizinell sind: Opium crudum, Ph.Eur.; Opii pulvis normatus DAB 2002; Opii tinctura normata, DAB 2002, Salze des Morphins, Papaverins, Codeins und Noscapins (Narcotin), Ph.Eur.

Gewinnung: Das Rohopium wird aus den unreifen Mohnkapseln, durch Anritzen der Kapselwand mit Spezialmessern und Sammeln der aus den gegliederten Milchröhren ausgetretenen, nach einem Tag braun verfärbten klebrigen Masse gewonnen. Pro Kapsel erhält man ca. 20–50 mg Rohopium. Für 1 kg Opium, benötigt man mindestens 20 000 Mohnkapseln von einem ca. 400 qm großen Mohnfeld. Die legale Weltopiumproduktion beträgt jährlich etwa 2000 t. Haupterzeugerländer (legal) sind Indien (70 %), Türkei (15 %) und die GUS-Staaten (10 %).

Folgende Opiumpräparate finden sich in den Arzneibüchern:

- Opium crudum (enthält mind. 10 % Morphin und 2 % Codein),
- Opii plv. normatus (Opium-crudum-Pulver mit Lactose auf einen Gehalt von 10 % Morphin und mind. 2 % Codein eingestellt, beide berechnet auf die getrocknete Droge),
- Opii tinctura normata (durch Mazeration mit einem Ethanol-70 %-Wasser-Gemisch 1 : 1 aus Rohopium hergestellte Tinktur mit 0,95–1,05 % Morphin und einem Codeingehalt von mind. 0,2 %).

Inhaltsstoffe, Analytik: Hauptalkaloid des Rohopiums ist das **Morphin** (3–23 %). Von den anderen ca. 40 Alkaloiden sind Narcotin (2–10 %), Codein (0,2–3,5 %), Papaverin (0,5–3 %), Thebain (0,2–1 %) und Narcein (0,1–0,7 %) die wichtigsten. Die Alkaloide liegen zum größten Teil als Salze der Meconsäure oder als Lactate vor.

Morphin bzw. Opiumpulver liefert mit dem Marquis-Reagenz (konzentrierte Schwefelsäure und Formaldehyd) eine dunkelviolette Farbe. Mit Eisen-II-chlorid erhält man bei Anwesenheit von Meconsäure eine Rotfärbung. Die quantitative Bestimmung des Morphins erfolgt nach Ph.Eur. mit der HPLC-Methode (Mindestgehalt des Opiums 10 %). Mitbestimmt werden Codein (Mindestgehalt 2 %) und Thebain (Höchstgehalt 3 %).

Pharmakologie: Morphin gehört zu den wirksamsten, spezifischen zentral angreifenden Analgetika. Seine zentralen Wirkungen beruhen in erster Linie auf der Bindung an die supraspinalen μ-Opiatrezeptoren μ_1, μ_2, deren endogener Ligand das β-Endorphin ist. Über die exogenen und endogenen Liganden an Opioidrezeptortypen (μ, δ oder κ), die als reine oder partielle Agonisten bzw. reine Antagonisten wirken und über die von diesen ausgelösten einzelnen Effekte informiere man sich in den Lehrbüchern der Pharmakologie und Molekularbiologie. Für die Bindung von Morphin an diese Rezeptoren ist das tertiäre *N*-Atom und das in einem Abstand von zwei *C*-Atomen befindliche quartäre *C*-Atom (C-13), das direkt mit dem Benzolring verbunden ist, verantwortlich. Dasselbe Strukturmerkmal liegt vor am Tyrosinende der Peptidkette im körpereigenen Endorphinmolekül und in einigen synthetischen Morphinanaloga. Verbunden ist die analgetische Potenz der selektiven μ-Lignanden Morphin, Codein, Pethidin und Fentanyl mit Atemdepression, Bradykardie, Obstipation und Euphorie, d. h. auch mit der bekannten Suchterscheinung. Die zentral und peripher induzierten Wirkungen des Morphins sind: analgetisch, antidiuretisch, sedativ-hypnotisch, antitussiv, antiemetisch, miotisch, euphorisierend, obstipierend, muskeltonisierend und allergisierend.

Codein, der Momomethylether des Morphins, entsteht auf dem Biosyntheseweg vom Reticulin zum Morphin nach Thebain durch einen zweiten Demethylierungsschritt. Seine analgetische Wirkung ist geringer als die des Morphins, es vermag aber die Wirkung anderer Analgetika zu potenzieren, weshalb es häufig mit diesen kombiniert wird. Codein sollte nur bei akutem und chronischem unproduktiven Reizhusten eingesetzt werden. Bei akutem Asthmaanfall und Ateminsuffizienz ist Codein kontraindiziert.

Thebain, der Morphindimethylether, ist Hauptalkaloid in *Papaver orientale*. Es hat selbst keine narkotische Wirkung, wirkt Krampf erregend und somit antagonistisch zum Morphin. Thebain dient heute nur noch zur Synthese von Morphinabkömmlingen mit besonders starker analgetischer Wirkung.

Tab. 2.16   Alkaloid-Drogen, ihre Pharmakologie und Anwendung

Droge	Stammpflanze/Familie	Hauptalkaloide	Pharmakologie/Therapie
Chelidonii herba, Ph.Eur., Schöllkraut	*Chelidonium majus,* Papaveraceae	Coptisin, Sanguinarin, Chelerythrin, Chelidonin, Berberin	Spasmolytisch, analgetisch, emetisch – Leber- und Galle-erkrankungen
Eschscholtziae herba, Eschscholtzienkraut	*Eschscholtzia californica,* Papaveraceae	Allocryptopin, Protopin	Sedierend, spasmolytisch – in der Kinderheilkunde als schmerz-stillendes Schlafmittel
Corydalidis cavae rhizoma, Lerchenspornknollen	*Corydalis cava,* Papaveraceae	Bulbocapnin, Corydalin, Tetrahydropalmatin	Sedierend, schwach narkotisch, katalepsigen – zur Behandlung von Hyperkinosen und Einschlaf-störungen
Fumariae herba, DAB, Erdrauchkraut	*Fumaria officinalis,* Papaveraceae	Protopin, Cryptopin, Stylopin	Spasmolytisch – Leber- und Galleerkrankungen
Hydrastis rhizoma, Hydrastis-Wurzel	*Hydrastis canadensis,* Ranunculaceae	Hydrastin, Berberin, Canadin	Oxytozisch, blutdrucksteigernd – p. o. als uterines Hämostypti-kum, extern bei Stomatiden
Berberidis radicis cortex, Berberitzenrinde	*Berberis vulgaris,* Berberidaceae	Berbamin, Berberin, Jatrorrhizin	Acetylcholinesterase inhibierend auf die Muskulatur der Gallen-wege, amöbizid u. antimykotisch – Cholagogum bei Cholelithiasis und Gallestörungen, äußerlich bei Bindehautentzündung
Mahoniae cortex, Mahoniarinde	*Mahonia aquifolium,* Berberidaceae	Magnoflorin, Berberin, Jatrorrhizin	Antiphlogistisch, zytostatisch – extern als Psoriasismittel
Boldo folium, Ph Eur, Boldoblätter	*Peumus boldus,* Monimiaceae	Boldin, Isocorydin, N-Methyllaurotetanin	Choleretisch, antiphlogistisch, antioxidativ – Colitis, Dyspepsie

Papaverin besitzt keine zentralanalgetische Wirkung mehr. Es greift peripher an und lähmt die glatte Muskulatur des Magens, des Darms, der Galle und auch der Gefäße (muskulotrope Wirkung). Seine Anwendung bei Spasmen des Gastrointestinaltraktes ist heute nicht mehr üblich.

Noscapin (z. B. Capval®), früher Narcotin genannt, besitzt eine dem Codein vergleichbare antitussive, aber keine analgetische Wirkung.

Partialsynthetische Opioide

Der Versuch durch Variation des Morphingerüstes zu „besseren" Analgetika mit geringeren Nebenwirkungen (Sucht machende Wirkung) zu kommen, hat nur zu Teilerfolgen geführt. Negativbeispiel ist das Heroin, das Diacetyl-Morphin mit der stärksten bekannten Suchtwirkung. Die halbsynthetischen Analogen, die sich direkt vom Morphin ableiten wie die Dihydromorphin-Derivate Dihydrocodein, Hydromorphon und Oxycodon oder die synthetischen Opioid-Analgetika der Phetidin-, Methadin- oder Fentanylgruppe einschließlich des Tramadols wirken z. T. stärker analgetisch als Morphin. Die vollsynthetischen Verbindungen besitzen ein stark „abgespecktes" Morphingerüst, das nicht mehr an Morphin erinnert. Eine Ausnahme machen der Opiod-Rezeptor-Antagonist Naloxon und das Apomorphin, die beide bei Opiod-Vergiftungen eingesetzt werden.

Weitere heute noch in der Phytotherapie allein oder in Kombinations-Präparaten verwendete Drogen mit ihren Alkaloiden, ihren wichtigsten pharmakologischen Wirkungen und ihrer therapeutischen Anwendung sind in Tab. 2.16 aufgelistet. Die Alkaloide gehören vier Alkaloidtypen an: den Benzylisochinolin-, Aporphin-, den Protoberberin-, und den Benzophenanthridin-Alkaloiden. Die Hydrastis-Alkaloide sind Vertreter mit einer seltenen Phthalidisochinolin-Struktur.

Galanthamin

Das Alkaloid Galanthamin von *Galanthus nivalis,* dem kleinen Schneeglöckchen, oder *Leucojum vernum,* der Frühlingsknotenblume, leitet sich biosynthetisch vom N-Benzyl-N-β-phenylethylamin ab, das aus L-Tyrosin bzw. L-Phenylalanin und Protocatechualdehyd über eine Mannich-Reaktion entstanden ist. Aus dem trizyklischen Folgeprodukt 4-O-Methyl-norbelladin wird in einer der Morphinbiosynthese ähnlichen oxidativen Kupplungsreaktion das Benzofurobenzazepin Galanthamin (s. Abb. 2.99) erhalten. Es ist das einzige Alkaloid aus der Amarylidacaeen-Familie, das pharmazeutisch von Bedeutung ist. Galanthamin wird aus den Zwiebeln der Pflanze gewonnen, ist aber in der Zwischenzeit auch synthetisch zugänglich.

Galanthamin, als Hydrobromid im Handel, gehört in die Gruppe der reversiblen Acetylcholinesterase-Hemmer, wobei es als dualer Wirkstoff aktivierend auf präsynaptisch nikotinische Acetylcholin-Rezeptoren wirkt. Es kommt zu einer erhöhten Ausschüttung von Glutamat, Serotonin und GABA, wodurch die Emotionslage des Patienten verbessert und angstlösende sowie aggressionsvermindernde Wirkungen induziert werden. Es gibt auch placebokontrollierte klinische Studien, die es nahe legen, Galanthamin wegen seiner zusätzlichen nikotinergen Eigenschaften ähnlich den Ginkgopräparaten auch zur symptomatischen Behandlung leichter und mittelgradiger Demenz vom Alzheimer-Typ einzusetzen.

Tubocurare

Bei Tubocurarinchlorid handelt es sich um ein Bis-benzylisochinolin-Alkaloid (nicht dargestellt), gewonnen aus Zweigen und der Rinde des Knorpelbaumes *Chondrodendron tomentosum* (Menispermaceae). Wegen der früheren Aufbewahrung des eingedickten Curarewasser-Extraktes in Bambusröhren wird es im Gegensatz zu dem Calebassencurare (Calebassenkürbis) als Tubocurare bezeichnet.

Im Tubocurarin sind zwei N-Methyl-Coclaurin-Moleküle über zwei Etherbrücken zu einer Bisverbindung verknüpft. Für seine Wirkung entscheidend sind eine quartäre Ammoniumgruppe und ein protonierter tertiärer Stickstoff, die einen Abstand von 10 Å aufweisen.

Das i. v. verabreichte Tubocurarin gehört in die Gruppe der stabilisierenden, nicht depolarisierenden Muskelrelaxanzien; d. h. es verdrängt kompetitiv Acetylcholin vom Acetylcholinrezeptor und verhindert dadurch eine Depolarisation der Endplattenmembran und damit eine Muskelkontraktion. Sie sind außerdem Ganglienblocker und stellen Acetylcholinantagonisten dar. In die gleiche Gruppe gehören das Alcuroniumchlorid, das Allylderivat des

Calabassencurare-Alkaloids Toxiferin von *Strychnos toxifera* (s. Kap. 2.5.7) und eine Reihe von Synthetika (z. B. Pancuroniumbromid, Vecuroniumbromid, Rocuroniumbromid) oder Atracurium oder Mivacuriumchlorid. Nur die beiden letzten Verbindungen enthalten noch das Grundgerüst des Benzylisochinolids.

Tubocurarin und Analoga werden zur Muskelerschlaffung vor allem bei Operationen im Thorax- und Bauchraum eingesetzt, wobei Narkotika eingespart werden können und sich gleichzeitig durch eine starke Dosisreduzierung des Alkaloids das Narkoserisiko erniedrigt. Verwendung finden Curare-Präparate auch in der Geburtshilfe und bei Tetanien. Wegen der Gefahr der Atemlähmung durch zu hohe Dosierungen muss immer eine künstliche Beatmung erfolgen.

2.5.4 Ipecacuanha-Alkaloide

Biosynthetisch werden diese Alkaloide aus 2 Mol DOPA und aus 1 Mol Secoiridoid, einem N-freien Monoterpenbaustein gebildet (s. Abb. 2.100). Chemisch handelt es sich um substituierte Benzochinolizidine. Bisher wurde dieser Alkaloidtyp nur in Cephaelis-Arten gefunden. Pharmazeutisch von Bedeutung sind nur die beiden Arten *Cephaelis ipecacuanha* und *C. acuminata*.

Ipeacuanhawurzel, Emetinhydrochlorid, Ph.Eur.

Die wild gesammelte Wurzeldroge (Brechwurzel, Ipecacuanhae radix) von *Cephaelis ipecacuanha* (Rubiaceae) aus dem Mato-Grosso- und Minas-Gerais-Provinzen Brasiliens wird als Rio-Ware gehandelt. Die Droge von *Cephaelis acuminata* (Rubiaceae) stammt aus den tropischen Wäldern Kolumbiens und Nicaraguas. Sie kommt als Cartagena-Ware in den Handel. Kultiviert wird die Pflanze auch in Indien und auf dem Malaiischen Archipel (Jahore-Droge). Das Hauptexportland ist aber Brasilien.

Hauptalkaloide der Drogen sind **Emetin** und **Cephaelin** (1–3 %). In geringer Menge sind als Nebenalkaloide die Dehydroderivate Psychotrin und O-Methylpsychotrin enthalten (s. Abb. 2.100). In der Rio-Droge überwiegt Emetin mit 50–80 %, in der Cartagena-Droge sind beide Hauptalkaloide in etwa gleichem Verhältnis enthalten.

Zur Prüfung auf Emetin wird eine Drogen- oder Extraktprobe mit H_2O_2 oder Kaliumchlorat be-

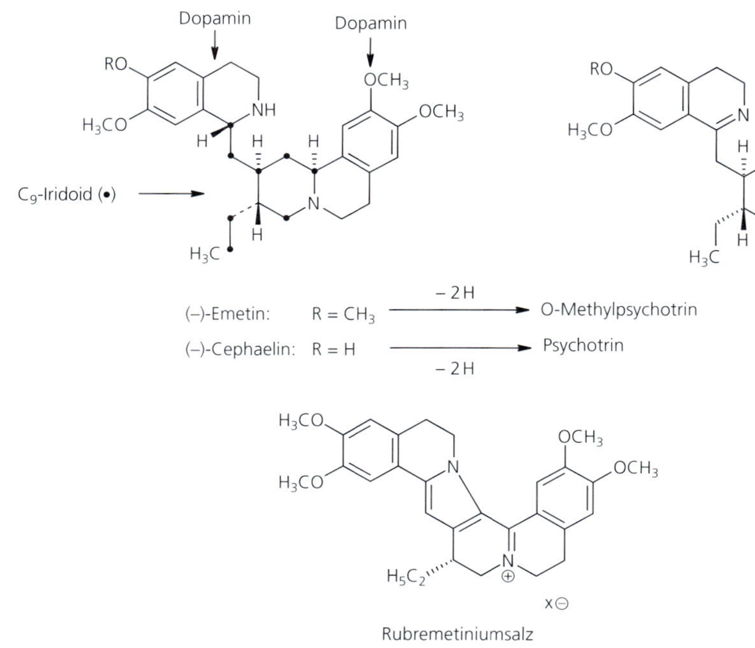

Abb. 2.100 Biosynthese und Strukturen der Ipecacuanha-Alkaloide

handelt, worauf nach Salzsäurezugabe die orange-rote Farbe des gebildeten Rubremetinsalzes (s. Abb. 2.100) entsteht.

Die Identifizierung von Ipecacuanha-Extrakt-Präparaten erfolgt dünnschichtchromatographisch aufgrund der Eigenfluoreszenz beider Hauptalkaloide (Emetin: gelb; Cephaelin hellblau). Die quantitative Bestimmung der Alkaloide wird nach Anreicherung durch Al_2O_3-Chromatographie maßanalytisch durchgeführt.

Pharmakologie, Anwendung: Emetin und Cephaelin wirken in kleinen Dosen über eine Reizung der Magenschleimhaut und eine dadurch reflektorisch ausgelöste Bronchialsekretion expektorierend. In hohen Dosen kommt es zum Erbrechen. Diese Wirkung nützt man aus in akuten Vergiftungsfällen bei Kindern unter sechs Jahren, da hier Kochsalzlösung oder Aporphin kontrainduziert sind. Emetin ist außerdem wie Chinin ein allgemeines Protoplasmagift. Es wird, da es die Teilung der vegetativen Formen der Protozoe *Entamoeba histolytica* durch Hemmung der Proteinsynthese auf der Stufe des Aminoacyl- und RNA-Transfers verhindert, als Chemotherapeutikum gegen die in den Tropen verbreitete Amöbendysenterie (Amöbenruhr) und die Orientbeule, eingesetzt. Das partialsynthetische (–)-

2,3-Dehydroemetin besitzt allerdings eine größere therapeutische Breite. Emetin wird nur langsam ausgeschieden, sodass Kumulationsgefahr besteht. Außerdem besitzt es Lebertoxizität und Nebenwirkungen auf die Atemtätigkeit, das Herz und das ZNS.

2.5.5 Colchicum-Alkaloide

Diese Alkaloide werden aus DOPA bzw. Dopamin und einer C-6-C-3-Komponente, dem 4-Hydroxy-Zimtaldehyd aufgebaut. Als erstes Reaktionsprodukt entsteht durch Mannich Kondensation ein Phenylethyltetrahydroisochinolin-Alkaloid und durch Weiteroxidation und Methylierung das (S)-Autumnalin. Es kommt weiter zu einer oxidativen Ringerweiterung und nach *C-N*-Spaltung zur Einbeziehung eines Kohlenstoffs der ehemaligen Dopamin-Seitenkette in einen 7-gliedrigen Tropolon-Ring (Cycloheptatrien-ol-on). Der α-Kohlenstoff der Seitenkette geht verloren und man erhält Demecolcin und **Colchicin** (s. Abb. 2.101) mit einem zwei 7-Ringe enthaltenden trizyklischen Molekülaufbau und einer exozyklischen *N*-CH₃-bzw. *N*-Acetyl-Gruppe.

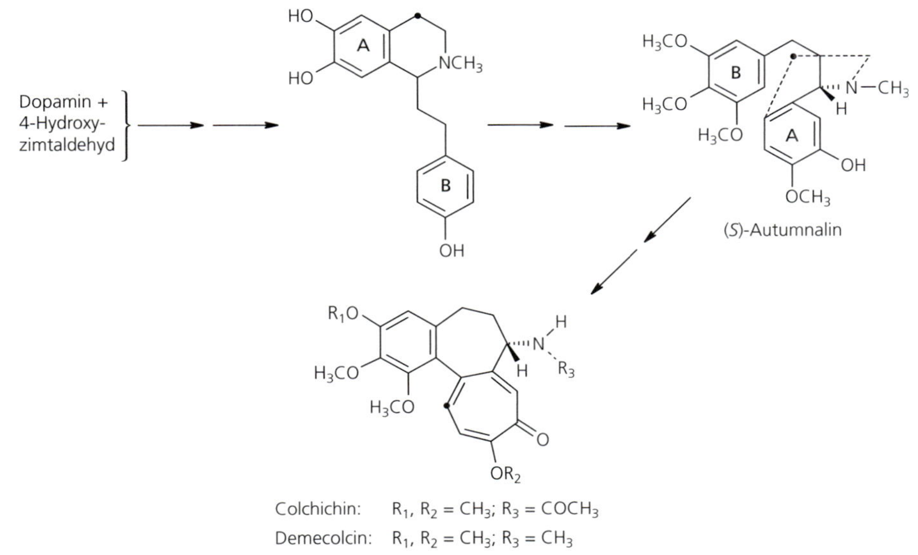

Abb. 2.101 Biosynthese und Strukturen der Colchicum-Alkaloide

Colchicin, Ph.Eur.

Von den ca. 20 Alkaloiden, die bisher aus der Pflanze (Herbstzeitlosensamen, Colchici semen, *Colchicum autumnale*, Colchiaceae) isoliert wurden, ist das **Colchicin** das Hauptalkaloid der Samen (0,2–1,2%). Als Nebenalkaloide gelten das Demecolcin und das *N*-Desacetyl-*N*-formylcolchicin (s. Abb. 2.101).

Colchicin und Demecolcin sind ausgesprochene Zell- und Kapillargifte. Sie hemmen die Mikrotubulibildung durch Bindung an die α, β-Tubulindimere. Dadurch wird in der Mitosephase die Spindelbildung und die Trennung der Tochterchromosomen verhindert, sodass polyploide Zellkerne entstehen. Man hat diese Wirkung in der Pflanzenzüchtung ausgenutzt, um polyploide Pflanzenrassen z. B. Getreidesorten mit höherem Ernteertrag oder bei Arzneipflanzen mit höheren Wirkstoffmengen zu erzeugen.

Colchicin hat sich als **Gichtmittel für den akuten Anfall** bewährt. Es ist ca. 50-mal wirksamer als Indometacin. Der Colchicin-Wirkung liegen zwei Mechanismen zu Grunde: Colchicin hemmt die Beweglichkeit von Monozyten und deren Einwanderung in die entzündeten Gelenke, sodass sich die Konzentration der als Entzündungsmediatoren fungierenden Prostaglandine aus Monozyten verringert. Gleichzeitig hemmt Colchicin die Phagozytose von Harnsäurekristallen und somit die Freisetzung von Milchsäure, die den PH-Wert absenkt und zur weiteren Auskristallisation von Harnsäure führt. Durch Blockierung der beiden „Circuli vitiosi" wird dem Entzündungsprozess entgegengewirkt.

Colchicin wird auch bei anderen **entzündlichen Erkrankungen** und Autoimmunopathien eingesetzt, bei denen granulozytäre Entzündungsprozesse zu Grunde liegen, z. B. Leberzirrhose, Rheuma, Kollagenerkrankungen.

Das früher zur **Tumorbehandlung** eingesetzte Demecolcin hat man heute wegen zu großer Nebenwirkungen aufgegeben.

2.5.6 Von Tryptophan abgeleitete Alkaloide

Diese Alkaloide bilden mit über 2000 Vertretern die zweitgrößte Gruppe von Pflanzenstoffen.

Biosynthese

Biogenetisch leiten sie sich von der Aminosäure **Tryptophan** oder ihrem Decaboxylierungsprodukt Tryptamin ab. Die Biosynthese des Tryptophans

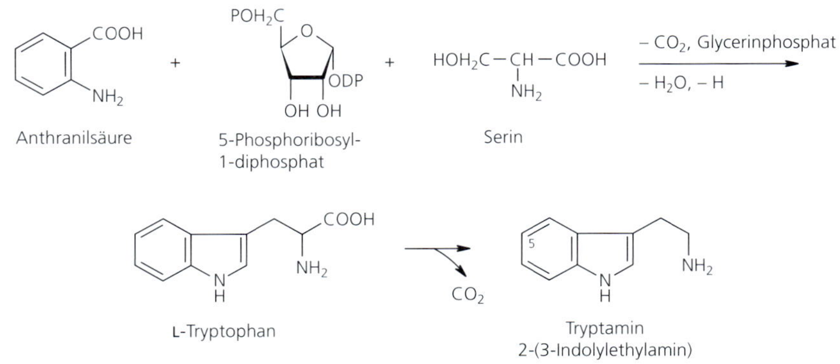

Abb. 2.102 Biosynthese des Tryptophans und Tryptamins

selbst erfolgt aus Anthranilsäure, die dem Phenylpropanaufbauweg entstammt, aus 5-Phosphoribosyl-1-diphosphat und Serin unter Katalyse einer Tryptophansynthetase (s. Abb. 2.102).

Bei den meisten fertig ausgebildeten Alkaloiden ist die Indolstruktur des Tryptamins noch erhalten. In zahlreichen anderen Alkaloiden hat eine Kombination mit Monoterpen (Secoiridoid)-Einheiten zu „Terpenoid-Indol-Strukturen" stattgefunden.

Aus Tryptophan leiten sich folgende Strukturtypen ab:

- Indolylalkylamine, z. B. Serotonin, Bufotenin, Psilocybin oder Physostigmin,
- Harman-Alkaloide, z. B. Harmin, Harmalin und Harmol,
- Ergolen-(Secale)-Alkaloide, z. B. Ergotamin, Ergometrin,
- Yohimbe-, Rauwolfia-, Strychnos-; Vinca-, Catharanthus-, China- und Camptotheca-Alkaloide.

Indolylalkylamin-Alkaloide

Hierzu gehören Serotonin und Bufotenin, die beide in C-5-Position eine OH-Gruppe tragen, *N,N*-Dimethyltrypamin-Verbindungen ohne diese OH-Gruppe, ferner **Psilocybin** mit einer Phosphorsäureester-Gruppe in ungewöhnlicher C-4-Stellung und Physostigmin (s. Abb. 2.103). Das giftige Bufotenin kommt in Knollenblätterpilzen und zusammen mit Serotonin im Hautsekret von Fröschen vor.

N,N-Dimethyltryptamin und Strukturanaloga sind in den Samen und im Rinderharz der südamerikanischen Bäume *Piptadenia peregrina* und *Virola calophylloidea* enthalten. Die daraus gewonnenen Schnupfpulver erzeugen rauschähnliche Zustände. Psilocybin wurde von A. Hofmann (Sandoz) als das halluzingene Wirkprinzip des in Mexiko beheimateten Pilzes *Psilocybe mexicana* (Teonanacatl) entdeckt und Physostigmin ist das Hauptglykosid der giftigen Kalabarbohnen von *Physostigma venenosum*. **Physostigmin**, das Methylcarbonat von Eserolin, ist ein indirekt wirkendes Parasympathomimetikum, das im Gegensatz zum direkt wirkenden **Pilocarpin** als Hemmer der reversiblen Acetylcholinesterase in der Opthalmologie als Miotikum zur Behandlung des grünen Stars (Glaukom) und als Antidot bei Atropin- und Amphetaminvergiftungen eingesetzt wurde. Heute ist es zunehmend durch synthetische Analoga (z. B. Neostigmin, Pyridostigmin) ersetzt.

Harman-Alkaloide

Biogenetisch wird das β-Carbolingerüst der Harman-Alkaloide (s. Abb. 2.103), enthalten in südamerikanischen *Banisteriopsis*-Arten (Ayahuasca, Caapi) und der in den Wüstengebieten Vorderasiens heimischen Steppenraute, *Peganum harmala*, aus Tryptamin und Einbau einer Acetat-Einheit nach Art einer Mannich-Kondensation oder über eine *N*-Acetylierung erhalten. Die Harman-Alkaloide

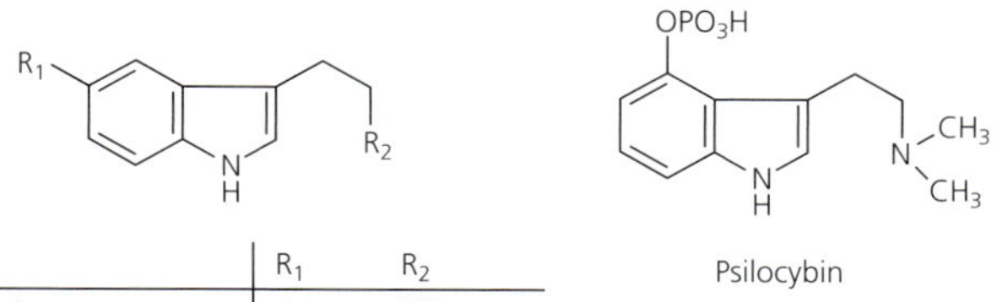

	R_1	R_2
Serotonin	OH	NH_2
Bufotenin	OH	$N(CH_3)_2$
N-N-Dimethyltryptamin	H	$N(CH_3)_2$

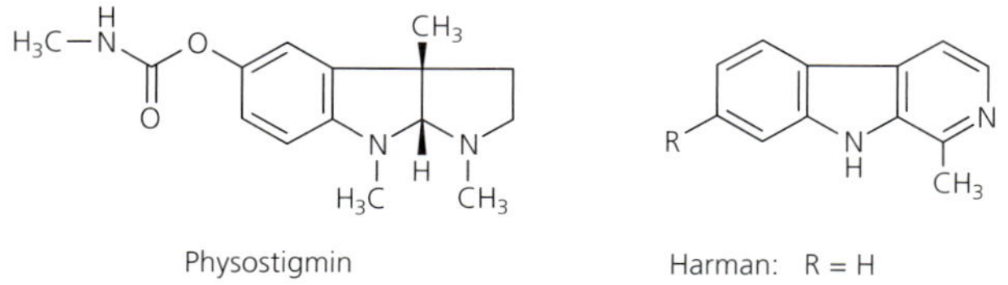

Harman: R = H
Harmin: R = OCH_3
Harmol: R = OH

Abb. 2.103 Pharmakologisch hochwirksame Indolylalkylamine und Harman-Alkaloide

sind Monoaminoxidasehemmer vom Typ A. Sie binden an Benzodiazepin-Rezeptoren und besitzen ein starkes halluzinogenes Potenzial. Die Harman-Alkaloide haben selbst keine medizinische Bedeutung. Das β-Carbolin-Molekül wird aber häufig zu synthetischen Abwandlungsversuchen eingesetzt.

Lysergsäure-(Secale)-Alkaloide

Das Vorkommen dieser Indol-Alkaloide beschränkt sich auf einige Vertreter der Convolvulaceen-Familie (Argyreia, Ipomoea, Windengewächse) und einige Gattungen der Schlauch-Pilze (Ascomycetes). Von pharmazeutischem Interesse ist nur der Pilz *Claviceps purpurea* mit Secale cornutum, dem auf dem Roggen (*Secale cereale*) sich entwickelnden Dauermycel (Mutterkorn).

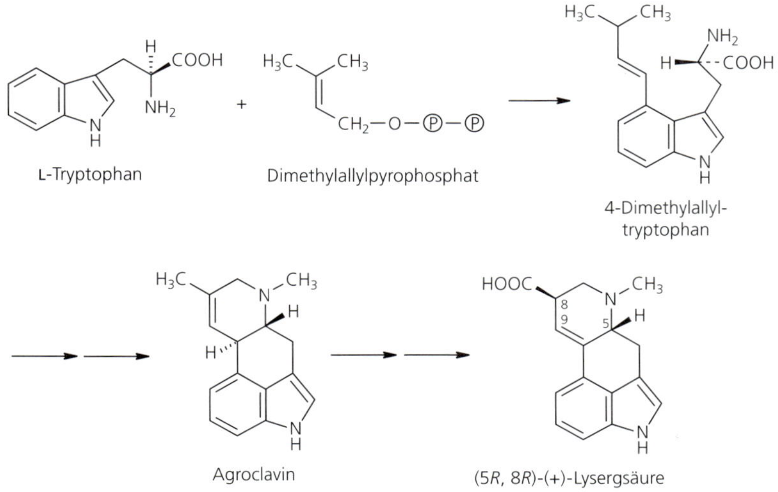

Abb. 2.104 Biosynthese der Lysergsäure

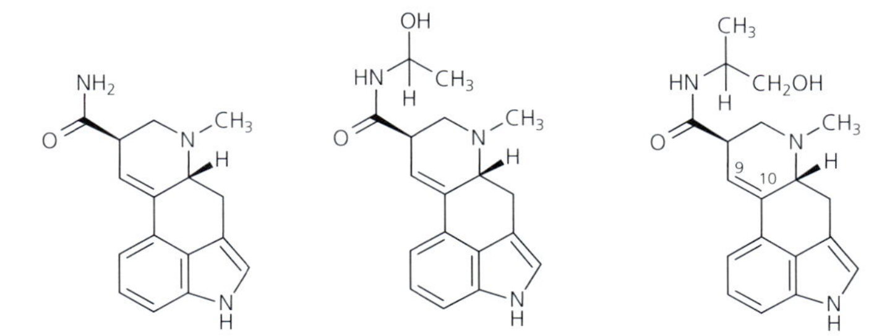

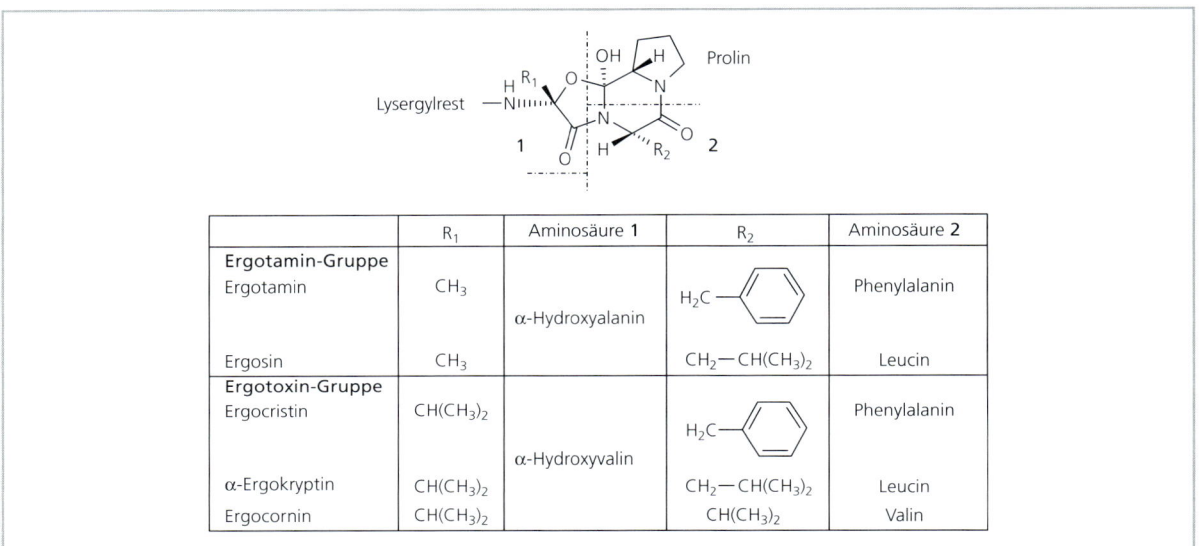

(5R, 8R)-(+)-Lysergsäureamid

(+)-Lysergsäure-
1-ethanolamid

(+)-Lysergsäure-propanolamid
= Ergometrin

Abb. 2.105 Secale-Säureamid-Alkaloide

	R_1	Aminosäure **1**	R_2	Aminosäure **2**
Ergotamin-Gruppe Ergotamin	CH_3	α-Hydroxyalanin	H_2C—⟨⟩	Phenylalanin
Ergosin	CH_3		CH_2—$CH(CH_3)_2$	Leucin
Ergotoxin-Gruppe Ergocristin	$CH(CH_3)_2$	α-Hydroxyvalin	H_2C—⟨⟩	Phenylalanin
α-Ergokryptin	$CH(CH_3)_2$		CH_2—$CH(CH_3)_2$	Leucin
Ergocornin	$CH(CH_3)_2$		$CH(CH_3)_2$	Valin

Abb. 2.106 Secale-Peptidalkaloide (Ergopeptine)

Biosynthese

Der Grundkörper der Secale-Alkaloide, das Agroclavin bzw. die D-Lysergsäure, ist ein biosyntheti-
scher Zwitter, d. h. dass er aus Tryptophan und
einem Isoprenbaustein, dem aus Mevalonsäure
stammenden Dimethylallylpyrophosphat, aufgebaut
wird. Es entsteht zunächst das 4-Dimethylallyltryp-
tophan und durch Zyklisierung das Agroclavin und
dann (5R,8R)-(+)-Lysergsäure (s. Abb. 2.104). Die
Alkaloide der Säureamid-Reihe (s. Abb. 2.105), z. B.
das Ergometrin, werden durch Amidverknüpfung
der Carboxylgruppe mit 2-Aminopropanol gebildet.
In den Alkaloiden der Ergotamin- und Ergotoxin-
gruppe, den so genannten Ergopeptinen ist der Ly-
sergsäureanteil säureamidartig an einem Multienzymkomplex mit einem trizyklischen Tripeptid zu

einer Zyklostruktur verknüpft. Im Aufbau dieses
Tripeptides in den zehn Peptidalkaloiden sind die
Aminosäuren Prolin, α-Hydroxyalanin, Phenylalanin, Leucin, α-Hydroxyvalin und Valin beteiligt
(s. Abb. 2.106).

Chemie, Eigenschaften

Therapeutisch bedeutsam sind nur das Lysergsäure-
propanolamid Ergometrin und die Ergopeptine der
Ergotamin- und Ergotoxin-Reihe, Letztere dreige-
teilt in Ergocristin, α, β-Ergokryptin und Ergocor-
nin. Das einfache Lysergsäureamid und das Lyserg-
säureethanolamid haben ähnlich dem künstlichen
Lysergsäurediethylamid (LSD) eine halluzinogene
Wirkung. Die ersten beiden Substanzen sind in den

Samen der Trichterwinde *Turbina corymbosa* und *Ipomoea violacea* enthalten.

Die Lysergsäure hat in allen pharmakologisch aktiven Alkaloiden die $5R,8R$-(–)-Konfiguration mit β-ständig angeordnetem Wasserstoff am C-5 und α-ständigem Wasserstoff am C-8. Diese kann sich leicht in die isomere $5R,8S$-(+)-D-Isolysergsäure umlagern und verliert dadurch einen Großteil seiner pharmakologischen Wirkung. Die L-Lysergsäure und L-Isolysergsäure aber kommen in den natürlichen Mutterkornalkaloiden nicht vor.

Ergometrin besitzt eine relativ gute Wasserlöslichkeit (1 : 600), während die Peptidalkaloide der Ergotamin- und Ergotoxin-Gruppe praktisch wasserunlöslich sind (1 : 6000).

In saurer Lösung verlieren die Peptidalkaloide durch Umlagerung im Peptidteil und Bildung sog. Aci-Verbindungen langsam an Wirksamkeit. Bei gleichzeitiger Belichtung der sauren Lösungen entstehen durch Anlagerung von Wasser an die Doppelbindung die so genannten Lumi-Verbindungen mit einer *cis*- oder *trans*-stehenden OH-Gruppe am C-10. Große Stabilität besitzen demgegenüber die 9,10-Dihydroalkaloide, die man durch Hydrierung der isolierten Doppelbindung erhält. Diese Dihydroverbindungen haben eine therapeutische Vorrangstellung.

Analytik

Zur Identitätsprüfung verwenden die Arzneibücher die Cornutin-Reaktion nach Keller, die mit Eisessig, Phosphorsäure und Eisen-III-chlorid ausgeführt wird (Violettfärbung). Neben der acidimetrischen Bestimmung wird zur photometrischen Bestimmung die van-Urk-Reaktion mit 4-Dimethylaminobenzaldehyd in Fe^{3+}-haltiger konzentrierter Schwefelsäure herangezogen. Die Mutterkornalkaloide geben als Indolderivate mit unsubstituierter α-Stellung eine Blaufärbung.

Neben den Gesamt-Alkaloidbestimmungen geben die Arzneibücher auch Methoden zur getrennten Bestimmung der wasserlöslichen Alkaloide an.

Entwicklung und Gewinnung von Mutterkorn und Lysergsäure-Alkaloiden

Der **Entwicklungsgang** von *Claviceps purpurea* folgt dem anderer Ascomyzeten.

Ascosporen aus den Perithezien von Fruchtkörpern, die sich im Frühjahr aus den am Boden überwinterten Sklerotien entwickelt haben, gelangen

durch den Wind auf die Narbe der Roggenblüte und befallen die Fruchtknoten (Primärinfektion).

Das sich bildende Mycel bildet Konidiensporen und sondert eine zuckerhaltige Flüssigkeit ab, die Insekten anlockt, sodass es zu einer Sekundärinfektion von anderen Roggenblüten kommt. Bis zur Kornreife bildet das Pilzmycel das schwarzviolette Dauermycel (Sklerotium, Mutterkorn) aus.

Die nicht geernteten Sklerotien fallen zu Boden und überwintern. Im Frühjahr wachsen hieraus Fruchtkörper mit Perithezien und Ascosporen. Der Kreislauf beginnt von neuem.

Für die **Gewinnung** des Mutterkorns gibt es verschiedene Verfahren.

Das frühere Handverlesen der Sklerotien von Wildvorkommen konnte den Bedarf der Industrie nicht decken und wurde aufgegeben.

Es erfolgte das künstliche Beimpfen der Ähren von Roggenfreilandkulturen mit Konidienaufschwemmungen, die durch Oberflächen- oder Submerskulturen erhalten wurden. Bei diesen **parasitischen Kulturen** handelte es sich um Hochleistungskulturen, die auf bestimmte Eigenschaften hin gezüchtet worden waren (z. B. auf hohen Ergotamin-Gehalt). Durch Beimpfung von tetraploiden Roggenrassen gelang es außerdem, die Ausbeute von Sklerotien und die Alkaloidgehalte bis über 1 % zu steigern (Wildvorkommen ca. 0,2 %).

Eine weitere Möglichkeit war der Übergang zu **saprophytischen Kulturen**. Auf diese Weise gelang es z. B. die Menge an Peptidalkaloiden in Mengen von 1–6 mg pro ml Kulturflüssigkeit in 6–10 Tagen zu produzieren.

Eine Variante der saprophytischen Submerskulturen war die Verwendung des Pilzes *Claviceps paspali*, der auf der Grasart *Paspalum chilatotum* (Poaceae) schmarotzt. Man erhält primär die Paspalsäure, eine *O*-Methyl-ergol-8-en-8-carbonsäure, die im alkalischen Milieu zu Lysergsäure isomerisiert werden kann. Lysergsäure ist Ausgangsprodukt für die partialsynthetische Herstellung von Ergometrin und die genuin nicht vorkommenden Derivate Methylergometrin und Methysergid.

Die großtechnische Gewinnung von Ergotamin aus ergotaminreichen Stämmen erfolgt durch Bindung des Ergotamins als Aluminiumsalz, Entfettung des Drogenpulvers mit organischen Lösungsmitteln, Alkalisierung mit Ammoniak und Extraktion mit lipophilen Lösungsmitteln. Die Abtrennung des Ergotamins bzw. die Auftrennung der restlichen Ergopeptide erfolgt säulenchromatographisch.

Pharmakologie und Anwendung

Ergometrin und Derivate: Hauptangriffspunkt von Ergometrin ist der Uterus, wo das Alkaloid in kleinen Dosen vermutlich durch Bindung an uterine α-Rezeptoren rhythmische Kontraktionen hervorruft. Da die Gefahr einer Dauerkontraktion größer ist als beim ähnlich wirkenden Wehenmittel Oxytocin wird es nur zur Geburtseinleitung verwendet. Das partialsynthetische **Methylergometrin** (Methergin®) dagegen besitzt eine ausgesprochene Serotonin-antagonistische Wirkung und darf daher nicht in der Eröffnungs- und Austreibungsperiode eingesetzt werden. Die vasodilatorischen und vasokonstriktorischen Wirkungen von Ergometrin sind selbst nur schwach ausgeprägt.

Ein zweites partialsynthetisches Präparat das *N*-**Methylderivat** des **Methylergometrins** mit einer zusätzlichen Methylgruppe am Indolstickstoff, wirkt ebenfalls Serotonin-antagonistisch, wird aber zur Intervallbehandlung von gehäufter und schwerer Migräne eingesetzt.

Ergopeptin-Alkaloide: Ergotamin, Ergotoxin-Gruppe und Dihydro-Derivate

Diese besitzen ein multivalentes Wirkpotenzial. **Ergotamin** wirkt stark α-sympathomimetisch, d. h. vasokonstriktorisch und wird deshalb zur Behandlung von orthostatischen und hypotonen Kreislaufstörungen sowie beim akuten Migräneanfall verwendet. Am Uterus ruft Ergotamin eine Dauerkontraktion hervor, weshalb es nur nach der Geburt zur Blutstillung eingesetzt werden darf. Präparat: Ergotamintartrat (Synergen®). Durch Hydrierung der 9,10-Doppelbindung in den Verbindungen der Ergotamin- und Ergotoxingruppe werden Substanzen erhalten, bei denen die agonistische Wirkkomponente an den Adrenozeptoren abnimmt und der α-blockierende Effekt in den Vordergrund tritt. **Dihydroergotamin** wirkt venentonisierend durch Stimulierung von Serotonin-Rezeptoren. Die **Dihydro-Derivate** der **Ergotoxin-Gruppe** (Dihydroergocornin, -cristin- und -cryptin-Gemisch = Hydergin®) finden bei Hirnleistungsstörungen im Alter, zur Blutdrucksenkung bei Hypertonikern im hohen Alter sowie zur symptomatischen Behandlung des Zervikalsyndroms Anwendung. **Dihydroergocryptin** und sein Bromderivat, **Bromocriptin** (Pravidel®) besitzen Dopamin-agonistische Wirkungen und werden zur Behandlung des Parkinsons eingesetzt.

Toxikologie

Bevor um 1700 das Mutterkorn zur Geburtshilfe verwendet wurde, hat es durch das Auftreten von Massenvergiftungen in der Bevölkerung nach dem Genuss von mutterkornhaltigem Getreidemehl bzw. Backwaren traurige Berühmtheit erlangt. Der „Brandseuche" („Ignis sacer", „Antoniusfeuer") sind im Mittelalter Tausende von Menschen zum Opfer gefallen.

Die Symptome der Mutterkornvergiftung äußerten sich in schmerzhaften Krampfanfällen der Muskeln (Ergotismus convulsivus) oder arteriellen Durchblutungsstörungen („Kribbelkrankheit") bis hin zur Gangrän und dem Abfall von Gliedmaßen (Ergotismus gangraenosus). Im Jahr 1728 wurde in Hannover den Hebammen aufgrund aufgetretener Vergiftungsfälle der Gebrauch von Mutterkorn zur Geburtshilfe verboten. Erst im Jahre 1853 hat man die Pilznatur des Sklerotiums erkannt. Nachdem im 19. Jahrhundert die Hauptverbindungen des Mutterkorns isoliert und pharmakologisch untersucht worden waren, wurden die verschiedenen Reinstoffpräparate in der Gynäkologie und nach Herstellung von Derivaten des Ergometrins, Ergotamins und Ergotoxins auch zur Migränebehandlung eingesetzt. Extrakte des Mutterkorns werden heute wegen ihrer wechselnden und komplexen Wirkstoffzusammensetzung nur noch in der Homöopathie meistens in Form von kombinierten Präparaten verwendet.

2.5.7 Monoterpenoide Indol-Alkaloide

Die pharmazeutisch wichtigen monoterpenoiden Alkaloide sind in der Ordnung der Gentianales im Wesentlichen auf drei Familien verteilt:

- Apocynaceae: mit Rauwolfia-, Vinca- und Catharanthus-Alkaloiden,
- Loganiaceae: mit Strychnos- und Calebassen-Curare-Alkaloiden,
- Rubiaceae: mit Yohimbe- und China-Alkaloiden.

Camptotheca acuminata mit dem Hauptalkaloid Camptothecin macht eine Ausnahme. Es gehört zur Familie der Nyssacaceae.

Biogenetisch werden die Alkaloide dieser Reihe aus Tryptamin und einem iridoiden Monoterpen, dem aus dem Isopren-Mevalonsäure-Stoffwechsel stammenden Secologanin, aufgebaut (s. Abb. 2.107). Aus beiden Molekülen wird durch das Enzym Strictosidinsynthase in einer Mannich-Reaktion

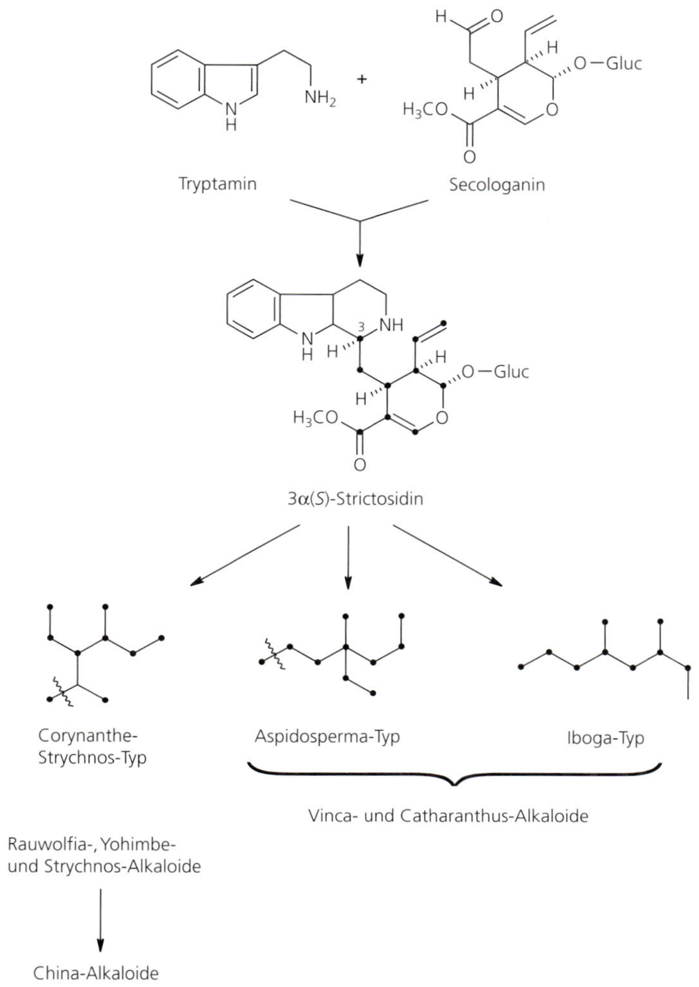

Abb. 2.107 Biosynthese der monoterpenoiden Indolalkaloide

Strictosidin mit einer $3\alpha(S)$-Konfiguration gebildet.

Strictosidin ist die Schlüsselsubstanz aus der die verschiedenen Alkaloide mit den drei charakteristischen Verzweigungstypen im Monoterpenteil entstehen. Je nach den eingeschlagenen Verknüpfungsweisen, nachträglichen Ringaufspaltungen und erneuten C-C-Verknüpfungen werden Alkaloide des Corynanthe-Strychnos-, Aspidosperma- oder Ipoga-Typs gebildet. Auf dem Weg zu den Aspidosperma-, Strychnos- und China-Alkaloiden kommt es zum Verlust eines C-Atoms, sodass der Monoterpenteil nur noch aus 9 Kohlenstoffatomen besteht. In den Chinaalkaloiden wurde durch Ringerweite-rung aus dem Indolgerüst ein Chinolin- und durch Umlagerung ein zweiter *N*-haltiger Chinuclidin-Ring (s. Abb. 2.112).

Yohimbe-Alkaloide

Yohimbin-HCl, ÖAB, Yohimbe-Rinde

Die Stamm- und Zweigrinde (Yohimbe-Rinde, Yohimbe cortex) des in Westafrika (Kamerun) und im Kongogebiet heimischen Baumes *(Pausinystalia yohimbe,* syn. *Corynanthe yohimbe,* Rubiaceae) enthält als Hauptalkaloid 0,5–1,5 % (+)-Yohimbin. Es gehört der so genannten Yohimban-Reihe mit *trans*verknüpften C/D- und D/E-Ringen an. Yohimbin ist ein selektiver α_2-Adrenorezeptor-Antagonist und wirkt α-symphatolytisch. Es erweitert die Gefäße und senkt den Blutdruck. Da es die Blutzufuhr in die Beckenorgane und die Reflexerregbarkeit im Sakralmark erhöht, wird es bei Harninkontinenz verwendet. Vermutlich ist damit auch die Anwendung bei Impotenz zu erklären. Es existiert eine positiv verlaufene Doppelblindstudie mit Yohimbin bei erektiler Dysfunktion. Durch unspezifische Blockade spannungsabhängiger Na^+-Kanäle in den Nervenmembranen besitzt Yohimbin auch eine lokalanästhetische cocainähnliche Wirkung.

Rauwolfia-Alkaloide

Rauwolfiawurzel, Reserpin, Ph.Eur.

Zur technischen Gewinnung der Hauptalkaloide dienen als Ausgangsdrogen Rauwolfiae radix von *Rauvolfia serpentina,* (Apocynaceae) und die Wurzeln von *Rauvolfia vomitoria* sowie *R. tetraphylla.* Haupterzeuger- und Ausfuhrländer sind Indien und Thailand. Von den über 50 in der Wurzel nachgewiesenen Alkaloiden (1,5–3 %) haben nur Reserpin, Rescinnamin, Serpentin, Ajmalin und Raubasin (Ajmalicin) pharmazeutisches Interesse (s. Abb. 2.108).

Die einzelnen Rauwolfia-Alkaloide kann man nach ihren chemischen Grundstrukturen, ihrer Basizität und pharmakologischen Wirkung in drei Gruppen unterteilen:

- Reserpin und Rescinnamin gehören dem **Yohimbin-Typ** an mit einem carbozyklischen Ring E und einer *cis*-Verknüpfung der Ringe D/E. Es handelt sich um schwach basische tertiäre Indolalkaloide.
- Ajmalin gehört dem **Ajmalin-/Sarpagin-Typ** an mit fehlendem Yohimban-Grundgerüst. Der Ring E ist aufgespalten mit nachfolgendem Ringschluss mit dem Ring C. Es ist ein tertiäres Indolinalkaloid mit mittelstarker Basizität.
- Serpentin und Raubasin gehören zum **Corynanthein-/Raubasin-Typ.** Das erste Alkaloid ist eine quartäre Amoniumbase mit starker Basizität, das zweite eine schwach basische tertiäre Indolbase.

Die Gehaltsbestimmung der Gesamtalkaloide erfolgt photometrisch mit Hilfe der Eriochromschwarz-T-Farbstoffmethode. Dünnschichtchromatographisch geben die einzelnen Alkaloide blaue bis grüne Eigenfluoreszenzen. Ajmalin muss mit Salpetersäure-Besprühung nachgewiesen werden (Rotfärbung im Tageslicht).

Pharmakologie: Reserpin und **Rescinnamin** wirken sedierend und blutdrucksenkend. Beide hemmen die Wiederaufnahme von Neurotransmittern in den Katecholamine speichernden Vesikel des postganglionären Sympathikus und im Gehirn, wodurch es zu einer Verarmung von Noradrenalin, Serotonin und Dopamin kommt und eine Erregung der Adre-

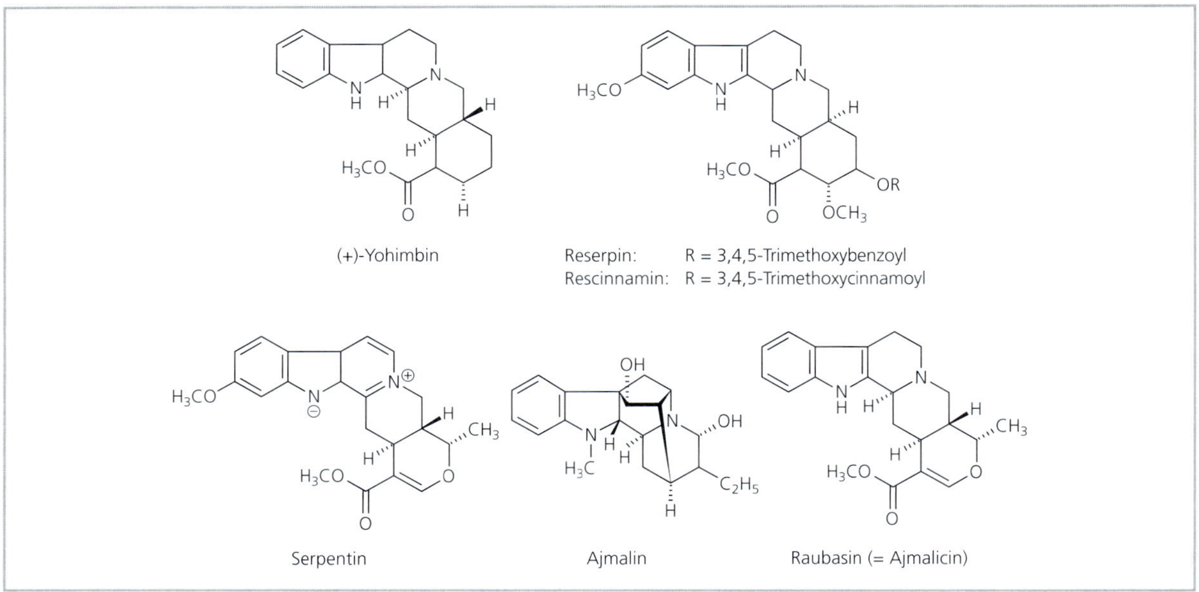

(+)-Yohimbin

Reserpin: R = 3,4,5-Trimethoxybenzoyl
Rescinnamin: R = 3,4,5-Trimethoxycinnamoyl

Serpentin

Ajmalin

Raubasin (= Ajmalicin)

Abb. 2.108 Hauptalkaloide der Rauwolfia-Wurzel

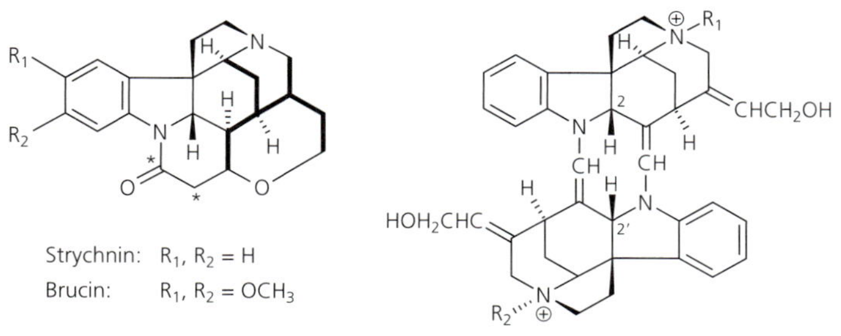

Abb. 2.109 Strychnos- und Calebassen-Curare-Alkaloide. In der Strychin-Formel ist die vom Monoterpen stammende Struktur mit dicken Strichen eingezeichnet. Die mit Stern (*) markierten C-Atome sind die einer Acetylgruppe, die an den Stickstoff des Fünfringes als *N*-Acetyl gebunden war.

nozeptoren nicht mehr möglich ist. In hohen Dosen löst es Depressionen aus.

Serpentin ergänzt die Wirkung des Reserpins.

Ajmalin und die partialsynthetischen Abwandlungsprodukte Detajmium und Prajmalium besitzen chinidinähnliche Herzwirkung, indem sie Natriumkanäle blockieren. Sie gehören zu der Klasse der IA-Antiarrhythmika, die dadurch charakterisiert sind, dass sie in niedriger Dosierung den schnellen Natriumeinstrom blockieren und die Dauer des Aktionspotenzials verlängern.

Raubasin ist ein selektiver α_1-Adrenozeptor-Antagonist, der die zerebrale und periphere Durchblutung fördert.

Anwendung: Reserpin war lange Zeit das klassische Antihypertonikum. Da bei einer Dauertherapie mit Rauwolfia-Extrakten oder Reserpin mit einer Reihe von Nebenwirkungen zu rechnen ist, wozu Depressionen, Müdigkeit, Potenzstörungen und Wechselwirkungen mit verschiedenen anderen Pharmaka z. B. Digitalisglykosiden zählen, werden Reserpin-Monopräparate und Rauwolfia-Gesamtpräparate bei uns nicht mehr angewendet. Sie sind bei uns nur noch als Niedrigdosis-Homöopathika auf dem Markt (z. B. Homviotensin®). In Drittwelt- und östlichen Ländern dagegen gehört laut Liste der WHO Reserpin immer noch zu den Standard-Antihypertonika. Ajmalin, seine partialsynthetischen Abwandlungsprodukte und Raubasin dagegen stehen als Monopräparate zur Verfügung.

Strychnos-Alkaloide

Brechnuss, DAB 6

Die scheibenförmigen graugrünen, stark behaarten Samen von *Strychnos nux-vomica* (Ignatiusbohnen, Strychni semen, Ignatii semen, Strychnos ignatii, Loganiaceae) sind enthalten in einer apfelgroßen Beerenfrucht eines 10–15 m hohen Baumes der in Sri Lanka, im malayischen Archipel und in Nordaustralien heimisch ist. Die Bezeichnung Brechnuss und *Strychnos nux vomica* ist irreführend da sie nicht emetisch wirkt. Die echte Brechnuss stammt von *S. potatorum*.

Die Ignatiusbohnen, eiförmig und von dunkelbrauner Farbe, stammen von einem Kletterstrauch, der auf den Philippinen heimisch ist und in China und Indien angebaut wird.

Beide Drogen enthalten als Hauptalkaloide **Strychnin** und **Brucin** (s. Abb. 2.109), die beide dem Corynanthe-Strychnos-Typ angehören und sich nur in zwei OCH$_3$-Gruppen voneinander unterscheiden. Von den beiden Stickstoffatomen im Molekül ist nur eines quaternisierbar. Das andere hat durch Bindung an C = O Säureamid-Charakter und besitzt keine basische Eigenschaft.

Pharmakologie, Anwendung: Das stark bitter schmeckende Strychnin (Bitterwert 1 : 130 000) ist ein spezifischer kompetitiver Antagonist des Neurotransmitters Glycin. Es hebt die hemmende Wirkung des ZNS auf die Motoneuronen auf und steigert dadurch die Reflex-Erregbarkeit des ZNS.

Hiermit hängt zusammen, dass sich nach Gabe kleiner Strychninmengen Sinneseindrücke, wie z. B. Tast- und Gehörsinne verstärken und das Sehfeld erweitert wird. Da es auch das Vasomotorenzentrum erregt, hat man es früher in sehr kleinen Dosen als Atmungs- und Kreislaufanaleptikum sowie als Roborans verwendet. Strychnin erzeugt in hohen Dosen Muskelkrämpfe und führt in Dosen von 60–90 mg durch Atemlähmung zum Tod. Wegen seiner geringen therapeutischen Breite hat Strychnin medizinisch heute keine Bedeutung mehr. Es wird jedoch als Ausgangsverbindung für die partialsynthetische Gewinnung von Alcuroniumchlorid eingesetzt. Die Tinkturen der Ignatiusbohnen und der Brechnuss werden heute noch in der Homöopathie in einer D6- und D12-Verdünnung zur Behandlung weiblicher Neurasthenie und Hysterie verwendet.

Calebassen-Curare

Die Aufbewahrung des aus der Rinde und den Stengelteilen gewonnen Extraktes der angegebenen *Strychnos*-Arten (*Strychnos toxifera, S. crevauxii, S. castalnei,* Loganiaceae) in ausgehöhlten Flaschenkürbissen hat diesem Curare den Namen gegeben. Tubocurare stammt von Chondrodendron-Arten und wird in Bambusrohren aufbewahrt. Der Calebassen-Curare-Extrakt enthält mehr als 40 Alkaloide, von denen nur zwei dimere von Strychnin abgeleitete C_{40}-Alkaloide, das **C-Toxiferin I** und **C-Curarin**, pharmazeutisch und medizinisch interessant sind. Das dritte Alkaloid, das dimere **Alloferin** (Alcuronium), ist ein partialsynthetisches Abwandlungsprodukt (s. Abb. 2.109). Biosynthetische Vorstufe der dimeren Alkaloide ist das Caracurin VII, das durch Ringöffnung des siebengliedrigen Oxepamringes im Strychin entstanden ist und mit der gebildeten Aldehyd-Gruppe an den Stickstoff des Indols des zweiten Moleküls bindet. C-Curarin unterscheidet sich vom C-Toxiferin durch eine zusätzliche Etherbrücke zwischen den C-Atomen 2 und 2'! Von den vier N-Atomen der dimeren Alkaloide sind die Indolin-*N*-Atome sehr schwach basisch. Die beiden anderen sind da quaternisierbar stark basisch.

Pharmakologie: C-Toxiferin und Alcuronium sind stabilisierende, nicht depolarisierende Muskelrelaxanzien. Wie das Tubocurarin verdrängen sie kompetitiv das Acetylcholin, sie verhindern dadurch eine Depolarisation der Endplattenmembran und führen dadurch zu einer Erschlaffung der quergestreiften Muskulatur. Curare-Alkaloide wurden von den Indianern als Pfeilgift verwendet. Der von dem Giftpfeil getroffene Gegner oder das Tier waren zunächst bewegungsunfähig, der Tod trat ein durch Atemlähmung. Diese Wirkung kommt nur auf parenteralem Wege zustande. Peroral gegeben ist Curare aufgrund zu langsamer Resorption und rascher Elimination der Alkaloide unwirksam. Therapeutisch wird heute Alcuroniumchlorid zur Muskelerschlaffung bei schweren Tetanien oder bei Operationen vor allem im Thorax- und Bauchraum eingesetzt, wobei der Vorteil ist, dass bei Kombination mit dem Narkosemittel die Dosis des Alkaloids reduziert werden kann. Wie bei Tubocurarin muss bei Gefahr einer Überdosierung und drohenden Atemlähmung sofort die künstliche Beatmung eingeleitet werden. Gegenüber dem Tubocurarin hat Alcuronium den Vorteil der stärkeren aber kürzeren Wirkung.

Vinca- und Catharanthus-Alkaloide

Die Namensgebung der bisher aus Vinca- und Catharanthus-Arten der Familie Apocynaceae erhaltenen Alkaloiden hat die botanische Abtrennung beider Gattungen noch nicht vollzogen, sodass aus den Namen Vincamin, Vinblastin, Vincristin und Vindesin nicht auf ihre genaue botanische Herkunft geschlossen werden kann.

Chemie: Vincamin (s. Abb. 2.110), ein Alkaloid vom Aspidosperma-Typ, stammt von *Vinca minor* (Immergrün) einer in Mitteleuropa heimischen kleinwüchsigen an schattigen Standorten wachsenden Pflanze mit glänzenden, ledrigen immergrünen Blättern und blauen Blüten.

Vincamin, das Hauptalkaloid, erhöht die zerebrale Sauerstoffaufnahme, verbessert die zerebrale Glucoseverwertung und steigert die Hirndurchblutung in ischämischen Bereichen. Es wird bei vaskulärer Demenz und Ausfallserscheinungen nach Unfalltraumata des Gehirns sowie bei Durchblutungsstörungen am Auge und im Innenohr angewendet. Die Tee-Anwendung der Blätter des Immergrünkrautes und andere Zubereitungen sind nicht mehr vertretbar, da Verdacht auf Blutschäden nach unsachgemäßer Anwendung besteht.

Vinblastin und Vincristin, Ph.Eur., (s. Abb. 2.110) sind die einzigen hochwirksamen und therapeutisch bedeutsamen Wirkstoffe von *Catharanthus roseus*

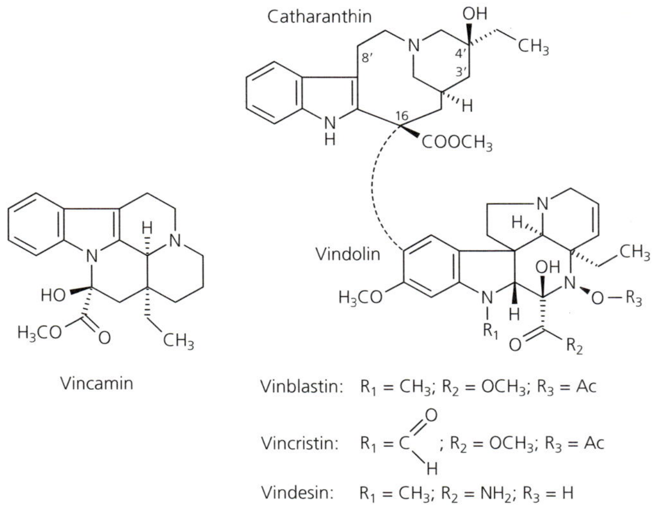

Abb. 2.110 Vinca- und Catharanthus-Alkaloide

var. *albus* und *C. ocellatus*. Sie sind in der Sulfat-Form im Handel. Der in Madagaskar heimische und heute in vielen tropischen und subtropischen Ländern verbreitete Halbstrauch enthält eine Vielzahl monomerer monoterpenoider Indolalkaloide und die beiden Bisindolalkaloide, Vinblastin und Vincristin. Die Molekülhälften beider Alkaloide besitzen das Iboga- bzw. Aspidospermin-Grundgerüst. Beide Alkaloide unterscheiden sich durch eine Formylgruppe anstelle einer Methylgruppe am Dihydroindol-Stickstoff der Catharanthin-Molekülhälfte. Da Vincristin als das therapeutisch wirksamere Alkaloid anzusehen ist, wird es industriell durch Demethylierung und mikrobielle Oxidation aus Vinblastin hergestellt. Vinblastin selbst ist heute ausgehend von den beiden Molekülhälften Vindolin und Catharanthin partialsynthetisch zugänglich, wird aber trotz der äußerst geringen Menge, in der es in der Droge enthalten ist (ca. 0,005 %) in der Hauptsache noch durch Isolierung aus Pflanzenmaterial von Landkulturen gewonnen. Das **Vindesin,** das 3-Carbamyl-4-desacetyl-3-desmethoxy-vinblastin (Ph.Eur.) und **Vinorelbin,** das 3′,4′-Didehydro-4′-desoxy-8′-norvinblastin, sind partial synthetische Abwandlungsprodukte des Vinblastins.

Pharmakologie, Anwendung: Beide Alkaloide und Vindesin wirken ähnlich dem Colchicin als Spindelgift, indem sie sich an die Tubulinmonomere binden und ihre Polymerisation zu den Tubulinen verhindern. Dadurch wird die Mitose in der Metaphase der Zellteilung arretiert. Zellen, die sich in der späten G_1- und/oder S-Phase der Proliferation befinden, sind besonders empfindlich. Die Synthese von DNA und RNA, die Phagozytoseaktivität von Leukozyten, die Chemotaxis und der axonale Transport in Neuronen werden gleichfalls gehemmt.

Von den vier Alkaloiden zeichnen sich Vindesin und Vinorelbin durch eine verminderte Neurotoxizität aus. Hauptanwendungsgebiete für Vinblastin(sulfat) und Vincristin(sulfat) sind: akute lymphatische Leukämie, Morbus Hodgkin, Lymphosarkom, Lymphogranulamatose, Hodentumor, Mammakarzinom, Ovarial- und Chondrionkarzinom sowie Karzinome im HNO-Bereich.

Die Dosierungen liegen zwischen 0,1 mg pro kg KG und 0,5 mg pro kg Körpergewicht steigend, entsprechend ca. 6 mg pro m^2 bis höchstens 18,5 mg pro m^2 Körperoberfläche. Als Nebenwirkungen wurden Leukozyptopenie, periphere Nervenentzündungen, kardiovaskuläre und gastrointestinale Störungen, Bronchospasmen und Fieber registriert. Bei Vincristin dominiert die Neurotoxizität, während bei den anderen die Knochenmarksuppression im Vordergrund steht.

Vindesin(sulfat) hat die gleiche Indikation, während Vinorelbin hauptsächlich für die Behandlung des nicht kleinzelligen Bronchialkarzinoms (Stadium III u. IV) sowie des fortgeschrittenen anthracyclinresistenten Mammakarzinoms eingesetzt wird.

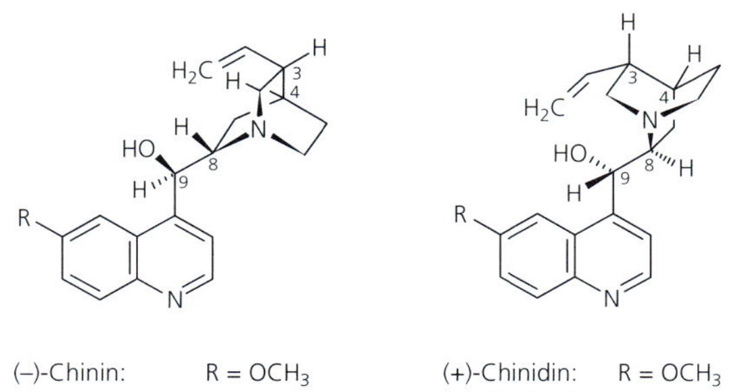

(–)-Chinin: R = OCH₃
(–)-Cinchonidin: R = H
3R, 4S, 8S, 9R

(+)-Chinidin: R = OCH₃
(+)-Cinchonin: R = H
3R, 4S, 8R, 9S

Abb. 2.111   Hauptalkaloide der Chinarinde

China-Alkaloide

Chinarinde, Chininsulfat Chinidinsulfat, Ph.Eur.

Chinarinde (Cinchonae cortex, *Cinchona pubescens,* syn. *C. succirubra; C. calysaya,* syn. *C. ledgeriana*, Rubiaceae) ist die Stamm- und Astrinde eines bis 30 m hohen Baumes, heimisch in den Anden des tropischen Südamerika, Kulturen in anderen tropischen Ländern, insbesondere auf Java, Sri Lanka, in Indien, Südvietnam, Malaysia und in Afrika (Kongo, Kinshasa, Zaire). Der Name „China" stammt von dem altperuanischen Wort Kina für Rinde. Der Handel unterscheidet zwischen der roten offizinellen „Apothekerrinde" von Cin-

chona succirubra und der gelben „Fabrikrinde", die von *C. calisaya* gewonnen wird. Daneben gibt es noch Drogen, die von einer Kreuzung mit *Chinchona officinalis* stammen. Die heute noch benötigte Menge an Chinadroge wird aus Bolivien, Guatemala, Kenia, Tansania, Indonesien, Malaysia und Zaire importiert.

Chemie: Die Droge enthält über 30 Alkaloide (5–15 %). Mindestgehalt an Gesamtalkaloiden 6,5 %, davon nach Ph.Eur. mind. 30 bis höchstens 60 % Alkaloide vom Chinintyp. Die Hauptmenge davon gehört zur Gruppe der Chinolinalkaloide mit den beiden Diastereomeren Paaren (–)-**Chinin**, (+)-**Chinidin** und (–)-**Cinchonidin**, (+)-**Cinchonin**

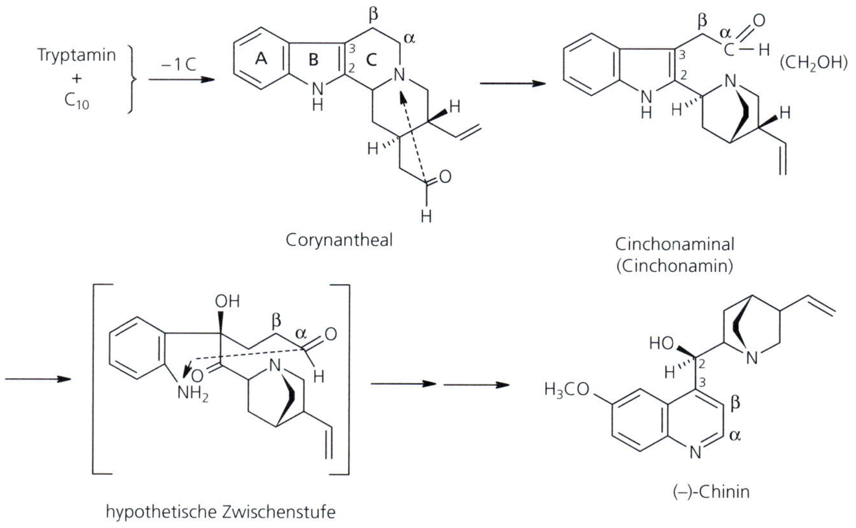

Abb. 2.112   Biosynthese der Indol- und Chinolin-Alkaloide der Chinarinde

(s. Abb. 2.111). Charakteristisch für diese ist ein vinylsubstituierter Chinuclidinkern, der über eine Hydroxylmethylen-Brücke mit dem Chinolingrundgerüst verbunden ist. Die diastereomeren Paare haben unterschiedliche Konfiguration an C-8 und C-9 und zwar 8*S*, 9*R* für (–)-Chinin und (–)-Cinchonidin und 8*R*, 9*S*, für Chinidin und Cinchonin. Die sterische Anordnung am C-4 ist durch den käfigartigen Chinuclidinkern fixiert, sodass hier keine Diasteromerie verwirklicht ist. Die Asymmetriezentren C-3 und C-4 besitzen in allen Cinchona-Alkaloiden die 3*R*, 4*S*-Konfiguration.

Weshalb die Diastereomerenpaare chromatographisch relativ gut trennbar sind, hängt damit zusammen, dass die räumliche Nähe der alkoholischen OH-Gruppe im Chinidin/Cinchonin-Diastereomerenpaar zur Vinylgruppe eine Wasserstoffbrücken- bzw. Etherbildung ermöglicht, sodass sich dieses Paar lipophiler als das Chinin/Cinchonidin-Paar verhält. Die zweite Alkaloidgruppe gehört dem Cinchonan-Typ an, in dem die Monoterpen-Einheit des Corynanthe-Typs noch erkennbar ist. Das Hauptglykosid dieser Alkaloid-Reihe ist die Indolbase Cinchonamin (s. Abb. 2.112).

Die Cinchonaalkaloide sind nicht allein für den bitteren Geschmack der Droge verantwortlich. Mitbeteiligt ist das sehr bittere Chinovin, ein Triterpensäureglykosidgemisch. Chinin-HCL selbst hat einen Bitterwert von 200 000. Die rote Färbung der *Cinchona-succirubra*-Rinde stammt von unlöslichem „Chinarot", das bei der Trocknung und Lagerung enzymatisch aus den Catechingerbstoffen entsteht.

Biosynthese: Die Tatsache, dass in der Chinadroge nebeneinander Alkaloide vom Indol- und Chinolin-Typ vorkommen, legt den Gedanken nahe, dass die Hauptalkaloide vom Chinin-Typ ebenfalls aus einer Tryptamin- und Monoterpenoid-Einheit entstanden sind (s. Abb. 2.112). Tatsächlich verläuft die Biosynthese ausgehend vom Corynantheal zunächst zum Cinchonamin. Das Vinylchinuclidin-System des Chinins wird aus dem Monoterpenteil bereits in einem sehr frühen Stadium gebildet. Durch Öffnung des C-Ringes entsteht das Cinchonamin, gefolgt von einer Oxidation zum Cinchonaminal, Hydroxylierung des Indolringes in Position 3, oxidative Öffnung des B-Ringes und Reaktion der Aldehydgruppe mit der Aminogruppe zum Chinolin-Ring. Es ist bemerkenswert, dass China-Alkaloide mit dem Chinolin-Gerüst in der Rinde und solche mit dem Indolgerüst in den Blättern synthetisiert werden.

Pharmakologie, Anwendung: Pharmazeutische Bedeutung haben von den China-Alkaloiden nur Chinin und Chinidin, allerdings hat Chinin durch die Herstellung synthetischer Antimalariamittel und das aus dem Artemisinin der chinesischen Pflanze *Artemisia annua* weiter entwickelte Derivat Artemether stark an Bedeutung verloren.

Chinin: Es steht heute als Chininsulfat (Chinini sulfas, Ph.Eur.), Chininhydrochlorid (Chinini hydrochloridum, Ph.Eur. 2001) und Chinindihydrochlorid (Chinini dihydrochloridum, DAC, ÖAB) zur Verfügung. Als Drogen-Zubereitung findet man im DAC bzw. ÖAB oder DAB noch Cinchonae tinctura normata, Extractum Chinae fluidum und Cinchonae tinctura composita, Letztere in der Tinktur-Zusammensetzung der Chinarinde, Enzianwurzel, Bitterorangenschale und Zimtrinde.

Folgende Wirkungen sind für Chinin charakteristisch:

Antipyretische und analgetische Wirkung: Wegen des geringen therapeutischen Nutzens und des ungünstigen Nutzen-Risiko-Verhältnisses wird es heute in der symptomatischen Behandlung von Erkältungskrankheiten nicht mehr angewandt.

Muskelrelaxierende Wirkung infolge kompetitiver Hemmung von Acetylcholin an den neuromuskulären Verbindungsstellen: bei Muskelkrämpfen (Limptar®N).

Antimalariawirkung: Protoplasmagiftwirkung gegen die ungeschlechtlichen Formen (Blutschizonten) von *Plasmodium falciparum.* Zwei Wirkungsmechanismen werden diskutiert: Hemmung des Phosphateinbaus in die DNA und RNA und damit Hemmung der Nukleinsäuresynthese in den Plasmodien und Hemmung der Hämpolymerase, die das für die Plasmodien toxische Stoffwechselprodukt Häm (Ferriprotoporphyrin) in das schlecht lösliche, unschädliche Hämazoin („Malariapigment") umwandelt, sodass es in der Nahrungsvakuole kristallin abgelagert werden kann. Häm ist die prostetische Gruppe des Blutfarbstoffes Hämoglobin, aus dem die erythrozytären Formen der Plasmodien durch Abbau des Hämoglobins die für ihr Überleben essenziellen Aminosäuren gewinnen.

Interessanterweise haben sich alle Malariamittel, die sich vom Chinolin ableiten und am C-4 eine Substitution besitzen zusätzlich zu dem synthetischen Phenanthrenderivat Halofantrin, als Hämpolymerase-Hemmer herausgestellt. Chinin ist indiziert zur Therapie schwerer Malariaformen, insbe-

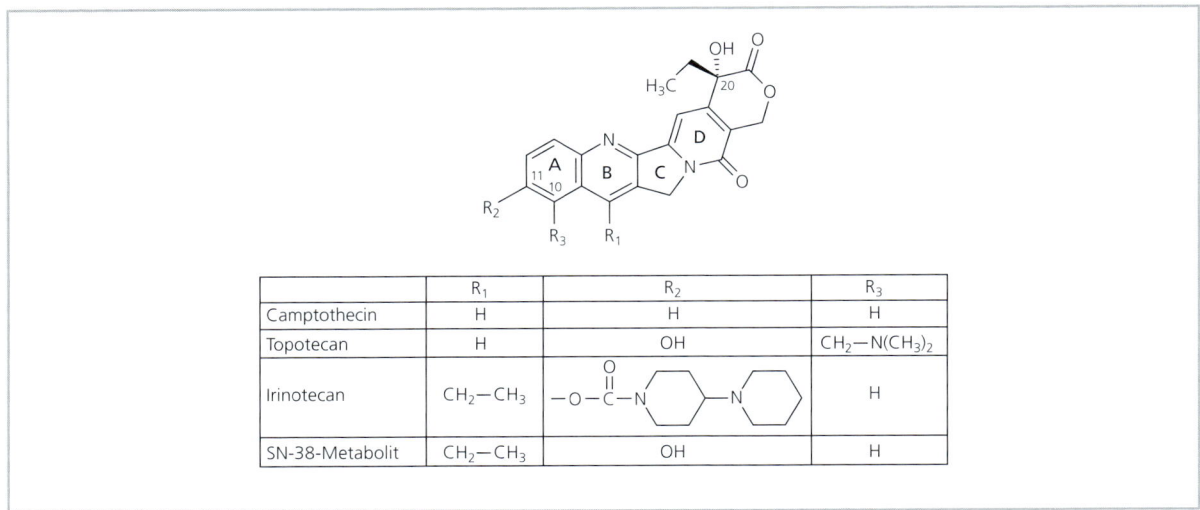

	R₁	R₂	R₃
Camptothecin	H	H	H
Topotecan	H	OH	CH₂—N(CH₃)₂
Irinotecan	CH₂—CH₃	—O—C(=O)—N(piperidine)—N(piperidine)	H
SN-38-Metabolit	CH₂—CH₃	OH	H

Abb. 2.113 Camptothecin und partialsynthetische Strukturabwandlungsprodukte

sondere bei Chloroquin-Resistenz, wobei es zur Wirkungsverstärkung mit Doxycyclin kombiniert wird. Hohe Dosen von Chinin können zum Abort führen, außerdem kann es zu gastrointestinalen Beschwerden, neurotoxischen Reaktionen (Seh- und Hörstörungen), Herzrhythmusstörungen und allergischen Reaktionen kommen.

Bitterstoffwirkung: Chinin-HCl wird gelegentlich anstelle von anderen Bitterstoffdrogen appetitanregenden Getränken (z. B. Schweppes) zugesetzt.

Chinidin: Es steht als Sulfat zur Verfügung (Ph.Eur.). Chinidin besitzt zwar auch eine chemotherapeutische Wirkung, doch steht die Herzwirkung im Vordergrund. Es gehört in die Gruppe der Klasse-I-Antiarrhythmika. Es wirkt antiarrhythmisch durch Hemmung des Natriumtransportsystems der Zellmembran des Herzmuskels und Angriff am Parasympathikus. Die therapeutische Verwendung ist ähnlich wie die des Ajmalins bei Herzarrythmien, hauptsächlich Vorhofflattern, Vorhofflimmern und Tachykardie.

Camptothecin-Alkaloide

Die Camptothecine, ebenfalls Chinolin-Alkaloide, die auch wie die Chinaalkaloide biosynthetisch aus Tryptamin und einer Monoterpenoid-Einheit gebildet werden, sind in verschiedenen Arten der Apocynaceae-, Rubiaceae-, Icacinaceae-, und Nyssaceae-Familie gefunden worden. Erstmals wurde das Hauptalkaloid **Camptothecin** aus der Stammrinde

von *Camptotheca acuminata*, einem zur Nyssaceae-Familie gehörenden Baum des südlichen Chinas, in einer Menge von nur 0,012 % isoliert. Heute wird der Baum zur Alkaloidgewinnung in Kalifornien angebaut. Man wurde auf diese Gruppe von Alkaloiden aufmerksam, nachdem sich beim Screenen des Extraktes eine starke antitumorale Aktivität gezeigt hatte.

Chemie, Biosynthese

Das pentazyklische Ringsystem des Camptothecins (s. Abb. 2.113) setzt sich aus einem Chinolin-Ring (Ring A und B), einem Indolizin-Ring (Ring C und D) und einem α-Pyranring zusammen. Die Biogenese nimmt ihren Anfang bei dem aus Tryptamin und Secologanin gebildeten Strictosidin. Dieses bildet in einer Reaktion der Estergruppierung mit der NH-Gruppe des Ringes C das immer noch als Glucosid vorliegende Strictosamid. Es kommt wieder wie bei den Chinaalkaloiden unter verschiedenen Spaltungs- und Ringschlussreaktionen zu einer Ringerweiterung des Indolrings zum Chinolin und nach Reduktion und Abspaltung der Glucose wird das Camptothecin erhalten. Hiernach kann das Alkaloid zum Corynanthe-Strychnos-Typ gerechnet werden.

Neben dem Hauptalkaloid kommen in der Droge noch einige an den C-Atomen 10, 11 und 20 hydroxylierte Alkaloide mit den entsprechenden Hexanoyl-Derivaten vor.

Partialsynthetische Abwandlungsprodukte des Camptothecins sind: **Topotecan** (Hycamtin®), das

9-Dimethylamino-methyl-10-hydroxy-camptothe-cin und das **Irinotecan** (Campto®, s. Abb. 2.113), ein Prodrug, das im Organismus durch Carboxyles-terasen zu dem Metaboliten SN-38 metabolisiert wird.

Pharmakologie, Anwendung

Während Camptothecin selbst keine Anwendung in der Tumortherapie gefunden hat, waren die beiden partialsynthetischen Derivate die ersten zugelasse-nen Zytostatika mit Hemmwirkung auf die Topoiso-merase I.

Topoisomerase I und II sind Nucleasen, die die Struktur und räumliche Anordnung (Topologie) der DNA kontrollieren und verhindern, dass sich die DNA während der Replikation „verknäueln" kann. Topoisomerasen ermöglichen die Neusynthese von DNA ohne großen Energieaufwand, indem sie DNA-Stränge vorübergehend aufbrechen und sie nach erfolgter Replikation wieder zusammenfügen. Topoisomerase I ergibt einen Einzelstrangabbruch, während die Topoisomerase II einen Doppelstrang-abbruch herbeiführt.

Topotecan bindet selektiv an den Topoisome-rase-I-DNA-Komplex, bewirkt einen Einzelstrang-abbruch und induziert dadurch die Apoptose (pro-grammierter Zelltod). Daneben werden auch die Transkription und die DNA-Reparaturmechanis-men gehemmt. Die beste Wirkung entfaltet Topote-can in der S-Phase. Topotecan wird in einer Kon-zentration von 1,5 mg oder 0,5 mg pro qm und Tag durch Infusion an fünf aufeinander folgenden Tagen verabreicht.

Topotecan ist zugelassen zur Behandlung des metastasierenden Ovarialkarzinoms nach Versagen einer Primär- oder Folgetherapie. Aufgrund einer neuen randomisierten Phase-III-Studie wurde To-potecan (Hycamtin®) zugelassen für Patienten mit rezidiviertem fortgeschrittenem kleinzelligen Lun-gen-Krebs (SCLC), für die eine Wiederholung der Primärtherapie nicht in Frage kommt.

Irinotecan wird zum Metaboliten SN-38 meta-bolisiert, dessen Topoisomerasehemmung stärker ist als die der Ausgangsverbindung. Anwendung von Irinotecan beim fortgeschrittenen Kolon- oder Rektumkarzinom allein oder zusammen mit 5-Fluor-ouracil. Eine synergistische Wirkung von Topote-can besteht mit Platinderivaten und den Topoisome-rase-II-Hemmstoffen (z. B. Anthracycline oder Po-dophyllotoxinderivate).

2.5.8 Taxus-Alkaloide

Unsere heimische Eibe (*Taxus baccata*) und andere Taxusarten (*Taxus brevifolia, T. cuspidata*) enthal-ten in ihren Nadeln, Samen und Rinden hochtoxi-sche Esteralkaloide (Taxin) mit der Diterpen-Grundstruktur des Taxans. Als interessante zytoto-xische Wirkstoffe wurden sie erst im Rahmen eines Screening-Programms des National Cancer Institus (USA) in den 1960er Jahren entdeckt. Heute gehört eine der Hauptverbindungen, das weniger toxische Paclitaxel mit einem Jahresumsatz von 1 Mrd. US $ zu unseren wichtigsten Antitumorwirkstoffen.

Chemie und Biosynthese

Paclitaxel, auch **Taxol** A (Taxol®) genannt, enthält als Diterpengrundstruktur den tetrazyklischen C-20-Polyalkohol Taxan, der mit *N*-benzoylierter-β-Amino-α-hydroxyphenylpropionsäure, einem Mo-lekül Benzoesäure und zwei Essigsäuremolekülen verestert ist. Im strukturanalogen Docetaxel (Taxotere®) ist die Aminosäure des Paclitaxels durch eine Dimethylaminophenyl-Propionsäure er-setzt (s. Abb. 2.114). Taxol und sein Analogon sind keine typischen Alkaloide sondern Säureamide. Biosynthetische Vorstufe beider Verbindungen ist das Geranylgeranyldiphosphat, das zu Taxa-4(5),11,12-dien zyklisiert und anschließend durch eine Cytochrom-P-450-Oxygenase katalysierte Hy-droxylierung in Taxa-4(20),11(12)-dien-5α-ol um-gewandelt wird. Es folgen weitere Hydroxylie-rungsschritte und Veresterungen.

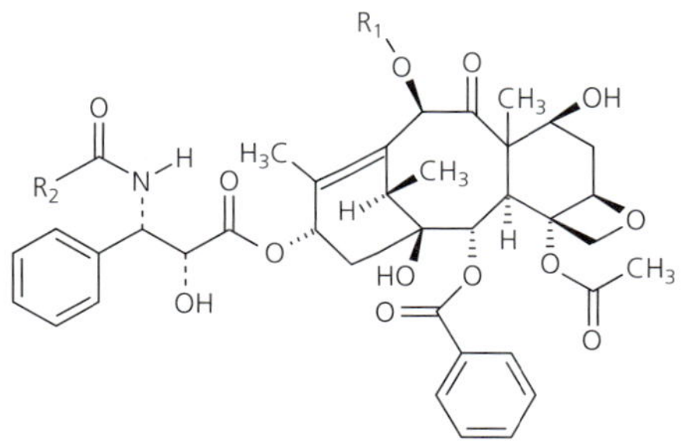

Abb. 2.114 Antitumorale Taxanesteralkaloide Paclitaxel und Docetaxel

Gewinnung

Da die Konzentration an Paclitaxel in der Rinde von *Taxus baccata* nur höchstens 0,06 % beträgt (um 1 kg Paclitaxel zu erhalten wären 6–7 Tonnen Rinde, d. h. 2000–3000 Bäume erforderlich) werden beide Verbindungen semisynthetisch aus dem in den Nadeln von *Taxus baccata* in einer Menge von ca. 1 % vorkommenden 10-Deacetyl-Baccatin III hergestellt. Eine andere Möglichkeit der Gewinnung hat sich seit dem Jahre 2000 durch die Zellkulturtechnik der Firma Phyton in Ahrensburg eröffnet, die das Paclitaxel in einem Fermenter mit einer Kapazität von 130 000 l pro achtmonatigem Produktionszyklus herstellt. Eine weitere Möglichkeit könnte sich sehr bald durch Gewinnung aus Pilzkulturen eröffnen. Es hat sich nämlich herausgestellt, dass im Phloem von *Taxus brevifolia* ein Pilz, *Taxomyces andreanae*, schmarotzt, der ebenfalls Paclitaxel zu bilden in der Lage ist. In der Zwischenzeit wurden weitere Pilze und sogar Bakterien aufgefunden, die Paclitaxel biosynthetisieren können. Die Frage, von welchem der beiden Organismen, vom Pilz oder von der Pflanzenzelle, das Genmaterial zur Biosynthese dieser kompliziert aufgebauten Taxan-Verbindungen ursprünglich stammt, ist bis heute ungeklärt.

Pharmakologie und Anwendung

Beide Taxus-Verbindungen sind wie Colchicin und die Catharanthus-Alkaloide Mitosehemmstoffe der Kern- und Zellteilung. Im Gegensatz aber zu den beiden Alkaloiden, die primär an Tubulin binden und die Polymerisation der Tubuline zu den Mikrotubuli hemmen, stabilisieren die Taxoide die Mikrotubuli durch Hemmung der Depolymerisation. Docetaxel besitzt eine etwa doppelt so hohe Affinität zu den Bindungsstellen der Mikrotubuli wie Paclitaxel.

Die derzeitigen Hauptindikationsgebiete sind das therapieresistente (platinrefraktäre) Ovaria- sowie das Mamma- und Bronchialkarzinom. Die durch die Taxoide hervorgerufenen Nebenwirkungen (Neutropenie, Myalgie, Neurotoxizität, Überempfindlichkeitsreaktionen) können durch eine Begleitmedikation mit Dexamethason, Diphenhydramin oder Cimetidin gemildert werden.

2.5.9   Tropan-Alkaloid-Drogen

Die pharmazeutisch wichtigen Tropan-Alkaloide kommen aus der Solanaceen-Familie und den Gat-

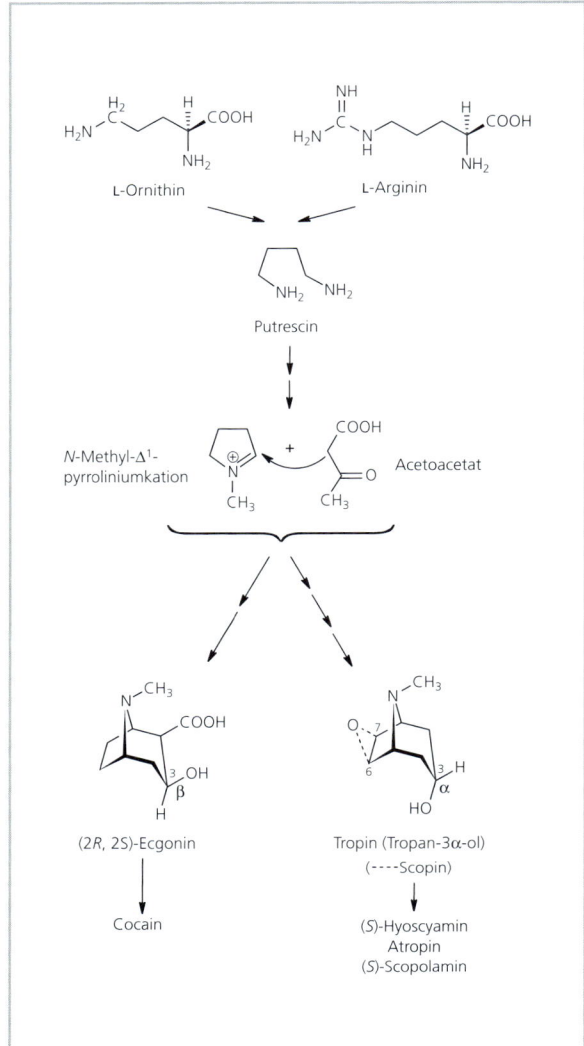

Abb. 2.115 Biosynthese der Tropan-Alkaloide

tungen *Atropa, Hyoscyamus, Datura, Scopolia, Duboisia, Mandragora* und *Withania*. Eine Ausnahme macht die Coca-Pflanze, die zur Erythroxylaceen-Familie und Gattung *Erythroxylum* gehört.

Biosynthese

Ausgangspunkt für den Aufbau des Tropangrundgerüstes in der Wurzel der Tropanalkaloid-Pflanzen ist die Aminosäure L-Ornithin oder L-Arginin (s. Abb. 2.115). Durch Decarboxylierung entsteht Putrescin (Tetramethylendiamin), dann durch Methylierung *N*-Methylputrescin und durch oxidative Desaminierung und Zyklisierung ein *N*-Methyl-Δ¹-pyrrolinium-Kation (Azomethinbildung). An diesen Heterozyklus lagern sich zwei Moleküle Malonyl-(Acetoacetyl-CoA) an und man erhält entweder unter Ringschluss das Grundgerüst der Coca-Alkaloide, das Ecgonin, oder nach Decarboxylierung und Ringschluss das Tropin-Molekül. Veresterung von Tropin mit Tropasäure, die aus Phenylmilchsäure bzw. Phenylalanin und intramolekularer Umlagerung entstanden ist, liefert (*S*)(–)-Hyoscyamin bzw. (±)-Atropin. (–)-Scopolamin entsteht in den Blättern, wohin Hyoscyamin transportiert wird, durch β-Hydroxylierung und anschließende Epoxidierung mit Hilfe einer Hyoscyamin-(6*S*)-dioxygenase an den C-Atomen 6 und 7. (–)-Cocain wird aus dem Ecgoninmethylester durch Veresterung mit Benzosäure erhalten.

Chemie

Hyoscyamin, Atropin und **Scopolamin** gehören der Tropin-Reihe mit α-Stellung der OH-Gruppe (Tropan-3-α-ol) an, während sich **Cocain** vom Tropan-3-β-ol oder φ-Tropin ableitet. Die Ester des Tropins, Pseudotropins bzw. Scopins bezeichnet man als Tropeine. Als Estersäuren fungieren Tropasäure (α-Phenyl-β-hydroxy-propionsäure), die Atropasäure und α-Isatropasäure. Die Letztere ist ein Dimerprodukt der Atropasäure. Da die Tropasäure ein asymmetrisches Kohlenstoff besitzt, existieren (–), (+) und (±)–Formen. In den Pflanzen kommen genuin die L-Formen des Hyosyamins bzw. Scopolamins mit *S*-Absolutkonfiguration vor. Bei der Aufarbeitung der Droge bzw. im schwach alkalischen Milieu entstehen die Razemate. Das Razemat von Hyoscyamin ist das Atropin (s. Abb. 2.116), das Razemat von Scopolamin das Atroscin. Die Epoxygruppe zwischen C-6 und C-7 im Scopolamin ist β-orientiert. In dem Nebenalkaloid Cuscohygrin, das in einigen Solanaceendrogen in geringer Konzentration nachweisbar ist, sind zwei *N*-Methylpyrrolidin-Moleküle über eine Ketodimethylenbrücke miteinander verknüpft. **Atropamin** und **Belladonnin** (s. Abb. 2.116) sind in den Pflanzen genuin nicht vorhanden. Atropamin entsteht erst bei der Aufarbeitung der Drogen oder bei der alkalischen Razemisierung von Hyoscyamin zu Atropin durch Wasserabspaltung. Belladonnin wird u. a. beim Stehenlassen des alkoholischen Extraktes aus zwei Mol Atropamin in einer Art Diels-Alder-Reaktion gebildet. Es ist vor allem in der getrockneten Wurzel von *Atropa belladonna* vorhanden.

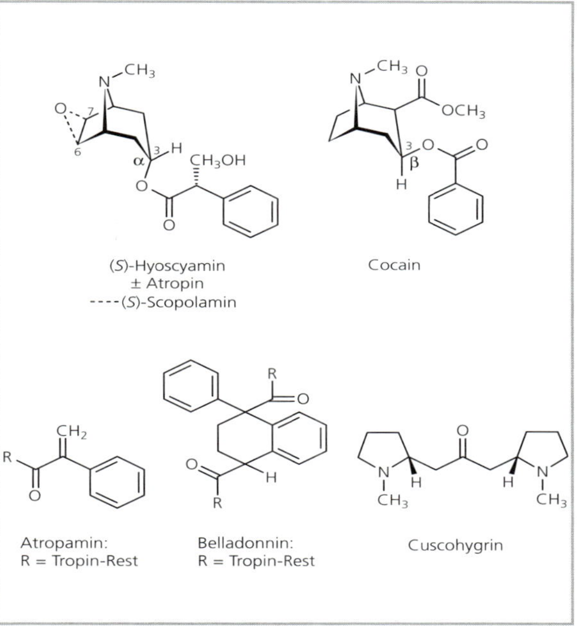

Abb. 2.116 Haupt- und Nebenalkaloide der Belladonna-, Hyoscyamus-, Datura- und Coca-Drogen

Analytik

Die Solanaceen-Alkaloide lassen sich am besten nach ihrer Anreicherung durch Dünnschichtchromatographie und durch Farbreaktionen nachweisen. Hierzu verwendet man die im Ph.Eur. angegebenen Verfahren der kombinierten Lauge/Säure-Behandlung und Extraktion mit organischen Lösungsmitteln (Ether, Chloroform). Verwendet wird am Ende die im organischen Lösungsmittel befindliche angereicherte Mischung freier Basen. Die Detektion und Identifizierung kann mit dem Dragendorff-Reagenz im Vergleich mit Referenzalkaloiden erfolgen. In der angereicherten Lösung können die Alkaloide mit dem Vitali-Morin-Reagenz (Violettfärbung) nachgewiesen werden. Die Gehaltsbestimmung erfolgt in der wiederum angereicherten Lösung alkalimetrisch, oder wie bei der Belladonna-Tinktur nach DAB 2000 auch photometrisch. Nach Ionenpaarextraktion mit Bromkresolgrün wird der Farbstoffkomplex durch Zugabe von Piperidin gespalten und die Lösung bei 590 nm photometrisch bestimmt. Zum sicheren Nachweis und zur quantitativen Bestimmung aller Solanaceen-Alkaloide, Cocain eingeschlossen, wird heute die HPLC-Methode bevorzugt.

Pharmakologie, Anwendung

Die pharmakologischen Wirkungen der Extrakt-Zubereitungen von *Atropa Belladonna, Hyoscyamus* und *Stramonium* decken sich nicht völlig mit denen der Hauptalkaloide der einzelnen Drogen. Dies hängt damit zusammen, dass die Drogen noch Nebenalkaloide und andere Begleitstoffe (z. B. Flavonoide, Cumarine und Phenolcarbonsäuren(ester)) enthalten, die die Wirkung der Hauptglykoside modifizieren können. Da aber heute Extrakte, Tinkturen und Öle dieser Drogen nur noch wenig in der Therapie verwendet werden, nachstehend nur eine kurze Zusammenstellung der Wirkungen von Reinalkaloiden.

Hyoscyamus, Atropin

Beide Alkaloide gehören zur Klasse der *m*-Cholinrezeptor-Antagonisten oder Parasympatholytika. *S*(−)-Hyoscyamin blockiert durch kompetitiven Antagonismus die Acetylcholin vermittelte Erregungsübertragung an den Muscarin-Rezeptoren und hebt damit die Muscarinwirkung von Acetylcholin auf. Atropin als Razemat wirkt nur halb so stark parasympatholytisch wie (−)-Hyoscyamin, da nur dieser Komponente im Razemat diese Wirkung zukommt. Das gleiche Hyoscyamin besitzt als peripher wirkende Substanz auch eine erschlaffende Wirkung auf die glatte Muskulatur und ist daher auch zur Klasse der **neurotropen Spasmolytika** zu rechnen. Es hemmt die Speichel-, Schweiß- und Magensaftsekretion, vermindert Tonus- und Motilität des Magens und Darms sowie der Gallenwege, der Harnwege und der Bronchialmuskulatur. Deshalb werden beide Alkaloide zur Behandlung der Hypersekretion von Magen- Bronchial- und Schweißdrüsen, bei Harninkontinenz, Reizblase, Dysmenorrhoe, sowie bei Koliken im Magen-Darm-Bereich und in den harnableitenden Organen eingesetzt.

Atropin erweitert durch Lähmung des Musculus sphinkter pupillae die Pupillen und wirkt damit **mydriatisch.** Es wird bei Iritis, Ureitis, Keratitis und Schwachsichtigkeit eingesetzt.

Zusammen mit dem Scopolamin findet es auch bei **Reisekinetosen** und Schwangerschaftserbrechen Anwendung. Bei Vergiftungen mit Phosphorsäureestern (Insektizid E-605!) wird seine lebensrettende Antidot-Wirkung ausgenutzt.

Scopolamin und Nebenalkaloide

Scopolamin zeigt ähnliche Wirkungen wie Atropin, allerdings ist die periphere Wirkung schwächer als beim Atropin. Auch in seiner Wirkung auf das ZNS wirkt Scopolamin geradezu als Antagonist zum Atropin. Es wirkt stark zentraldämpfend. Atropamin findet, da toxischer als Atropin, keine Anwendung mehr. Belladonnin wurde früher in Form der „Bulgarischen Kur" (Belladonnae radix) zur Behandlung des Rigors und Tremors beim Parkinson-Syndrom genutzt.

Partialsynthetische Abwandlungsprodukte der Tropan-Alkaloide: Um die Bioverfügbarkeit und Pharmakokinetik zu verbessern und Nebenwirkungen zu minimieren, wurden vor allem in zwei Indikationsbereichen erhebliche Fortschritte erzielt:

***N*-Butylscopolaminbromid** (Buscopan®) ist nahezu frei von zentralen Nebenwirkungen (Mundtrockenheit) und wird als rezeptfreies Oralpräparat zur Behandlung von Spasmen im Magen-, Darm-, Galle-Bereich sowie der weiblichen Geschlechtsorgane verwendet.

Ipratropiumbromid (Atrovent®, Itrop®), ein *N*-Isopropylderivat des Atropins, dem ebenfalls die zentralen Nebenwirkungen fehlen und das sich wegen seiner erhöhten Lipophilie gut als Inhalat zur Asthma-Behandlung eignet.

Toxikologie

Tropan-Alkaloid-Drogen und die reinen Alkaloide unterliegen nicht dem Betäubungsmittelgesetz. Sie führen aber bei Überdosierung und missbräuchlicher Anwendung zu rauschgiftartigen und sogar lebensgefährlichen Zuständen. Die ersten Anzeichen einer Intoxikation sind Rötung des Gesichts, Trockenheit der Schleimhäute, Tachykardie, Mydriasis, zentrale Erregung, starke motorische Unruhe, die sich bis zum Koma und zur Atemlähmung steigern kann. Die Drogen wurden im Mittelalter in verschiedenen Formen zu Kulthandlungen und Riten („Hexensabbat") verwendet. Charakteristisch für die auftretenden Symptome vor allem nach Genuss von Bilsenkraut und Stechapfel sind Halluzinationen und deliriumähnlicher Schlaf. Nach Abklingen der Rauschzustände können sich die Betroffenen wegen Schädigung des Kurzzeitgedächtnisses weder an die Rauscherlebnisse noch an im Rauschzustand vorgenommene Handlungen erinnern. Aus dem gleichen Grund wurde Scopolamin in den früheren kommunistischen Staaten missbräuchlich zur „Gehirnwäsche" und „geistigen Umerziehung" von Systemabweichlern eingesetzt.

Belladonnablätter, eingestellter Belladonnablättertrockenextrakt, eingestelltes Belladonnapulver, Salze der Reinalkaloide Atropin, Hyoscyamin und Scopolamin, Ph.Eur.

Die Belladonnawurzel ist nur noch im ÖAB und DAC offizinell. Die krautige Pflanze ist in Mittel- und Südeuropa heimisch. Die Gewinnung der Drogen erfolgt aus Wildbeständen vor allem in den GUS-Staaten, Ungarn, Bulgarien und Rumänien sowie aus Kulturen Großbritaniens, Frankreichs und den USA (Belladonna-Blätter, Belladonnae folium, *Atropa belladonna*, Solanaceae, Ph.Eur.), Belladonnae pulvis normatus (0,28–0,32 % Alkaloide), Belladonnae folii extractum siccum normatum (0,95–1,05 % Alkaloide).

Belladonnablätter enthalten 0,3–0,9 %, die Wurzeln 0,35–1,2 % Gesamtalkaloide. Hauptalkaloide sind (–)-Hyoscyamin bzw. Atropin und die Nebenalkaloide Atropamin, Belladonnin und (–)-Scopolamin.

Hyoscyamusblätter, eingestelltes Hyoscyamuspulver, Ph.Eur. 3.0, Hyosycaminsulfat, Ph.Eur.

Die Bilsenkrautblätter Hyoscyami folium stammen von *Hyoscyamus niger*, Solanaceae. Diese Pflanze ist in Europa, West- und Nordasien heimisch. Die Hauptdrogenmenge stammt aus Polen und den Balkanländern. Der Mindestgehalt an Gesamtalkaloiden berechnet als Hyoscyamin beträgt 0,05 % bzw. 0,05–0,07 % (Hyoscyami pulvis normatus).

Neben Hyoscyamin sind noch enthalten (–)-Scopolamin, Atropin, Atropamin und Cuskohygrin. Das Hyoscyamus-Öl wird äußerlich zu Einreibungen bei Rheuma- und Gelenk-Schmerzen verwendet.

Stramoniumblätter, Scopolaminhydrobromid, Ph.Eur

Die krautige bis staudenförmige Pflanze (*Datura stramonium* und seine Varietäten, Solanaceae) mit den charakteristischen weißen glockenförmigen Blüten und den stacheligen Früchten ist in Mexiko und im östlichen Nordamerika heimisch. Die Droge (Stramoniumblätter, Stramonii folium) stammt heute aus Kulturen von vier *Datura-stramonium*-Varietäten.

Der Mindestgehalt an Gesamt-Alkaloiden berechnet als Hyoscyamin liegt bei 0,25 % (folium) und 0,23–0,27 % (Stramonii pulvis normatus). Die Hauptglykoside (–)-Hyoscyamin und (–)-Scopolamin sind etwa im Verhältnis 2 : 1 enthalten.

Weitere Tropanalkaloide enthaltende Pflanzen sind:
Duboisia myoporoides, D. leichhardtii – Blätter
Mandragora officinarum – Wurzel
Scopolia carniolica – Wurzel
Datura fastuosa, D. metel – Blätter
Hyoscyamus muticus – Blätter

Die Drogen werden arzneilich nicht mehr verwendet. Sie dienen aber z. T. wegen ihres Alkaloidreichtums zur industriellen Gewinnung von (–)-Hyoscyamin bzw. Atropin und (–)-Scopolamin.

Die Withania-Droge (*Withania somnifera*, Solanaceae) ist eine bedeutende Droge der Ayurvedischen Medizin, deren Hauptwirksamkeit aber nicht auf Tropan-Alkaloide zurückgeführt und bei uns nicht verwendet wird.

Cocablätter

Die Kokapflanze (*Erythroxylum coca* oder *E. novogratense*) wird ausschließlich in den Hochländern Perus, Kolumbiens, Boliviens und Brasiliens angebaut. Die geernteten Blätter (Cocae folium), dienen der Alkaloidgewinnung für den illegalen Drogenhandel und der armen Bevölkerung als Genussmittel in Form des Tees oder mit Pflanzenasche zum Kauen.

Hauptalkaloid ist das **Cocain** (s. Abb. 2.116), der Benzoylester des Ecgoninmethylesters, begleitet von zahlreichen Nebenalkaloiden, die wie das α/β-Truxillin Dimerprodukte des Cimamoylcocains darstellen.

Cocain ist das älteste Lokalanästhetikum, das aber heute wegen seiner hohen Toxizität und suchterzeugenden Wirkung als Arzneimittel nicht mehr Verwendung findet. Die lokal anästhesierende Wirkung beruht auf einer Blockade spannungsabhängiger Natriumkanäle, wodurch die Fortleitung von Nervenimpulsen verhindert wird. Cocain war strukturelle Vorlage für die Entwicklung neuer synthetischer Lokalanästetika wie Procain oder Lidocain, die zwar nicht mehr das ψ-Tropingerüst enthalten aber alle wie Cocain einen aromatischen lipophilen Rest und eine Aminogruppe als hydropilen Rest verbunden durch eine Zwischenkette enthalten.

Während die parenterale Applikation und das Schnupfen von Cocain als **„Kokainismus"** bezeichnet, Euphorie und Sucht erzeugt, wird durch Kauen der Blätter mit Kalk oder alkoholischer Pflanzenasche Cocain zu Ecgonin hydrolysiert, das kaum mehr Sucht machende Eigenschaften besitzt,

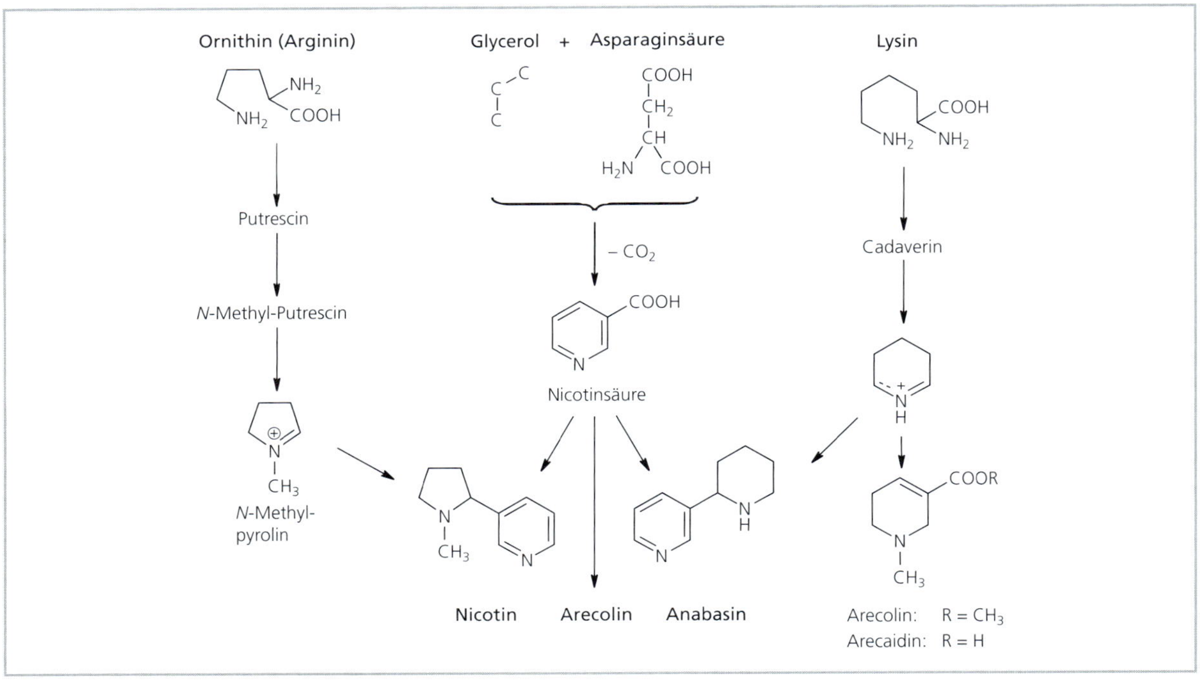

Abb. 2.117 Biosynthese der Nicotiana- und Areca-Alkaloide

aber anregend und leistungssteigernd wirkt und das Hungergefühl unterdrückt (**„Kokaismus"**). Mit Cocatee, in Brasilien und den Andenländern überall offiziell angeboten, kann der Höhenkrankheit und der Reisemüdigkeit entgegengewirkt werden.

Cocain, aus Cocablättern isoliert oder durch Umsetzung von Ecgonin (aus den Blättern durch Mineralsäuren gewonnen) mit Methanol und Benzoylchlorid resynthetisiert, wird geschnupft oder i. v. injiziert. Es ist in der westlichen Welt in der „High Society" zur Modedroge Nr. 1 und im illegalen Handel neben Heroin zu dem Rauschgift mit dem höchsten „Handelswert" geworden.

Unter „Crack" versteht man die grobkörnige Cocainbase, die aus Na- oder NH_4-bicarbonathaltiger wässriger Cocain-HCl-Lösung durch Abkühlen und Erhitzen gewonnen und vornehmlich geraucht wird.

Die euphorische Wirkung des Cocains soll durch Hemmung der Monoaminoxidase und Anreicherung von Noradrenalin und Serotonin in bestimmten Teilen des Gehirns zustande kommen.

Coca-Cola enthält Coca-Extrakt, dem durch Lösungsmittel-Extraktion das Cocain entzogen wurde.

2.5.10 Nicotiana- und Areca-Alkaloide

Die ebenfalls in der Solanaceen-Familie vorkommenden Nicotiana-Alkaloide legen eine biogenetische Verwandtschaft zu den Tropanalkaloiden nahe. Tatsächlich wird ein Teil der **Nicotinstruktur** von *Nicotiana tabacum*, der Pyrrolring, wie beim Hyoscyamin aus Ornithin bzw. Putrescin gebildet. Der zweite Teil, der Pyridin-Ring, wird ausgehend von Asparaginsäure und Glycerol über die Chinolinsäure und Nicotinsäure aufgebaut. Von der Nicotinsäure gelangt man direkt auch zum Hauptalkaloid **Arecolin** der Betelpalme, *Areca catechu*, die allerdings zu der von den Solanaceen fernen Arecaceen-Familie gehört. Ein alternativer Weg zum Arecolin und zum Piperidinring im Nicotiananebenalkaloid **Anabasin** geht von der Aminosäure Lysin aus (s. Abb. 2.117).

Nicotin

Als Stammpflanzen für die Tabakgewinnung gelten *Nicotiana rustica*, *N. tabacum* und *N. latissima* sowie verschiedene Varietäten. (–)-Nicotin ist in der Regel das Hauptalkaloid (0,5–8 %, im Durchschnitt 1,5 %). Begleitet wird es von den Nebenalkaloiden *S*(–)-Nornicotin und *S*(–)-Anabasin. Letzteres unterscheidet sich strukturell von Nicotin durch einen

Piperidin-Ring anstelle des Pyrrolidin-Ringes. Der Piperidin-Ring stammt von der Aminosäure Lysin. Nicotin selbst ist in freier Form eine farblose, ölige und wasserdampfflüchtige Base.

Nicotin hat dosisabhängig multivalente Wirkungen. Es greift an den prä- und postganglionären Nervenfasern an. In geringen Dosen wirkt es anregend auf das Zentralnervensystem und das vegetative Nervensystem. In größeren Dosen wirkt es lähmend (synaptotrope Wirkung). Da es sympathische und parasympathische Ganglien angreift (Ganglienblockade), kann die Wirkung sowohl dem Muscarin als auch dem Adrenalin ähnlich sein. Nicotin führt beim Menschen bereits in einer Dosierung von 50–100 mg durch Atemlähmung zum Tod.

Zu den durch chronischen Nicotinmissbrauch verursachten Schäden zählen Herzstörungen (Angina pectoris), Atherosklerose, Gastritis, Magenulkus, Gefäßspasmen und Gangrän (Raucherbein). Der bei Rauchern häufig beobachtete Bronchialkatarrh und das gehäufte Auftreten von Lungen- oder Magenkarzinom nach jahrzehntelangem Rauchen ist nicht oder höchstens zu einem geringen Teil auf das inhalierte Nicotin zurückzuführen sondern auf die beim Rauchen in der Glimmzone entstehenden aromatischen Kohlenwasserstoffe (Benzpyrene), Kohlenmonoxid, Nitrosamine, Ketone und Aldehyde.

Nicotin dient zur Herstellung von Nicotinkaugummi und -pflaster (2 oder 4 mg Nicotin in NICORETTE®, Nicotinell® und NiQuitin®), um die Raucherentwöhnung zu erleichtern. Die Tabakblätter werden (außer zur Tabakherstellung) noch zur technischen Darstellung von Nicotinsäure und Nicotinamid verwendet.

Arecolin

Arecolin ist das Hauptalkaloid der Arecanuss (Betelnuss), botanisch exakt „Beere", von *Areca catechu*, der Betelpalme. Die Artbezeichnung „catechu" ist irrtümlich, da man früher annahm, dass die Nuss auch den gleichen Catechin-Gerbstoff wie *Acacia catechu* liefert. Neben dem öligen wasserdampfflüchtigen Arecolin (0,2–6,5 %) enthalten die Samen als Nebenalkaloide noch Arecaidin, Guvacin und Guvacolin (s. Abb. 2.117).

Arecolin hat eine parasympathomimetische, pilocarpin- bzw. muscarinartige Wirkung. Es steigert die Speichel- und Schweißsekretion und regt die Darmtätigkeit an. Außerdem wirkt es spezifisch auf die Muskulatur von Eingeweidewürmern, weshalb

Areca-Präparate noch in der Veterinärmedizin Verwendung finden.

Der heute in Südostasien und Ostafrika von der einheimischen Bevölkerung wegen seiner anregenden und entspannenden Wirkung gekaute Betelpfriem besteht aus gepulvertem Arecasamen, 2–3 Blättern des Betelpfeffers (*Piper betle*) und gebranntem Kalk mit aromatischen Zusätzen. Beim Kauen wird durch den Kalkzusatz ein Teil des Arecolins zu Arecaidin gespalten. Dadurch geht die parasympathomimetische Wirkung weitgehend verloren, während die stimulierende Wirkung erhalten bleibt. Chronisches Betelkauen fördert das Mundhöhlenkarzinom. Als auslösende Faktoren vermutet man ein Zusammenwirken von Gerbstoffen und Nitrosamin, das beim Kauprozess entstehen soll.

2.5.11 *Purin-Alkaloide*

Hierzu zählen getrocknete oder fermentierte Produkte folgender Pflanzen:

- *Coffea arabica* und andere Coffea-Arten, Kaffee, Rubiaceae,
- *Camellia sinensis*, Tee, Theaceae,
- *Theobroma cacao*, Kakao, Sterculiaceae,
- *Cola nitida, Cola acuminata*, Kola, Sterculiaceae,
- *Ilex paraguariensis*, Maté, Aquifoliaceae,
- *Paullinia cupana*, Guarana, Sapindaceae.

Die als pharmakologische Hauptverbindungen in diesen Pflanzen vorkommenden Alkaloide **Coffein, Theophyllin** und **Theobromin** (s. Abb. 2.118) sind nicht nur auf diese Arten beschränkt. Sie kommen auch in einer Reihe anderer Pflanzenfamilien vor, was nicht verwundert, da der Grundkörper dieser Alkaloide, das Purin, auch integraler Bestandteil eines Teils der Nucleinsäuren ist, d. h. die Biosynthesewege der Purinalkaloide und Nucleinsäuren müssen eng miteinander verknüpft sein. Dies ist auch der Fall. Der Unterschied besteht nur darin, dass die Alkaloid-Biosynthese dem Sekundärstoffwechsel zugehört und keinem Regelmechanismus unterliegt, während die lebenswichtigen Nucleinsäuren als Endprodukte des Primärstoffwechsels nach einem geregelten Rückkopplungsmechanismus aus Vorstufen im richtigen Verhältnis und in der jeweils notwendigen Menge aufgebaut werden.

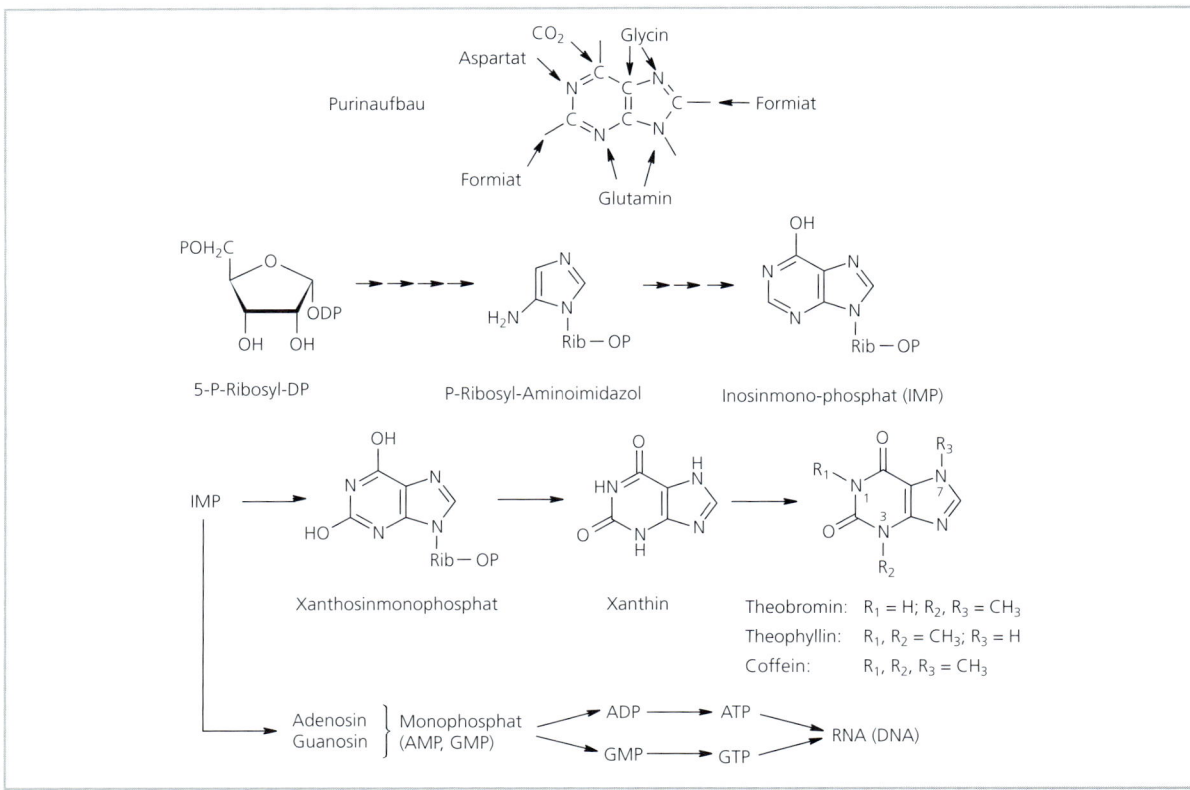

Abb. 2.118 Biosyntheseaufbau der Purin-Alkaloide und Nucleinsäuren

Biosynthese

Im Gegensatz zu den meisten anderen Alkaloiden werden der Imidazol- und Pyrimidin-Ring des Puringerüstes aus zahlreichen kleinen Bausteinen zusammengefügt. Dazu gehören Asparaginsäure, Glutamin und Glycin, Bicarbonat und Formiat.

Als erstes wird der Imidazol-Ring aufgebaut, dann wird der Pyrimidin-Ring ebenfalls in mehreren Teilschritten ankondensiert. Ausgangsverbindung dieser Biosynthese ist das 5-Phosphoribosyldiphosphat. Der fertige Purinkörper erscheint als Inosinmonophosphat (IMP). Von hier verzweigt sich der Weg zu den Purin-Alkaloiden und den Nucleinsäuren der RNA und DNA. Die Purin-Alkaloide unterliegen einem kontinuierlichen Auf- und Abbau. Beim Abbau entsteht u.a. auch **Allantoin,** das gelegentlich in Pflanzen angetroffen wird.

Chemie und Analytik

Coffein, Theophyllin und Theobromin besitzen Säureamidstruktur. Daher reagieren Theophyllin und Theobromin eher schwach sauer, während Coffein neutrale Eigenschaften besitzt und mit Alkalien keine Salze mehr bildet. Deshalb ist auch der Nach-

weis von Coffein mit Dragendorff-Reagenz erschwert und die Isolierung nach der üblichen Methode der Alkaloidanreicherung nicht möglich. Da die Purin-Alkaloide in der Pflanze zumeist an Phenole (Chlorogensäure) bzw. Gerbstoffe gebunden vorliegen, sind sie erst nach Trocknung bzw. Fermentation der Rohdrogen mit Chloroform extrahierbar.

Die **quantitative Bestimmung** von Coffein erfolgt nach Ph.Eur. titrimetrisch mit Perchlorsäure. Theobromin und Theophyllin werden durch Zugabe von Silbernitratlösung in unlösliche Silbersalze übergeführt und die frei werdenden Protonen anschließend durch Titration mit Lauge neutralisiert.

Zur Prüfung auf Xanthine steht die **Murexid-Reaktion** zur Verfügung. Diese beruht auf der oxidativen Spaltung des Puringerüstes mit Wasserstoffsuperoxid in Salzsäure-Lösung zu gelbroter Purpursäure. Durch Zugabe von Ammoniaklösung entsteht das dunkelrot gefärbte Ammoniumsalz der Purpursäure (Murexid von lat. Murex, die Purpurschnecke).

Coffein wird beim Decoffeinisieren von Kaffeebohnen und aus Teepulver, Theobromin durch Isolierung aus Kakaobohnen und Theophyllin ausschließlich durch Synthese gewonnen.

Pharmakologie, Anwendung

Die Pharmakologie der Methylxanthine ist durch drei Primärwirkungen charakterisierbar:

- Blockierung von Adenosinrezeptoren (hauptsächlich A_1 und A_2),
- Hemmung der Phosphodiesterasen und
- Freisetzung von Ca^{2+} aus intrazellulären Speichern ins Zytoplasma.

Die einzelnen Wirkungen sind stark dosisabhängig, auch unterscheiden sich die einzelnen Alkaloide in drei Wirkmechanismen. Sie sind nur zu verstehen, wenn man den komplizierten Regelmechanismus des Adenylatzyklase-Systems mit den einzelnen Interaktionen im ZNS, Herzmuskel und Bronchialsystem kennt (s. hierzu Pharmakologielehrbücher).

Allgemein wirken die Alkaloide zentral erregend, sie steigern die Kontraktionskraft des Herzens, sie wirken peripher vasodilatorisch, aber vasokonstriktorisch auf die Hirngefäße und wirken infolge verbesserter Nierendurchblutung diuretisch.

Während bei Coffein die zentral-analeptische Wirkung im Vordergrund steht, besitzen Theophyllin und Theobromin eine besonders deutliche Herz- und Diurese-Wirkung. Theophyllin wirkt außerdem infolge seiner Phosphodiesterase-Hemmwirkung und Erhöhung des cAMP-Spiegels in den Mastzellen broncholytisch und antiasthmatisch. Ebenfalls durch Hemmung der Phosphodiesterase steigern Coffein und Theophyllin die Lipolyse.

Coffein wirkt in vitro gentoxisch und mutagen, stellt aber in Form des üblichen Kaffee- und Tee-Genusses keinen Risikofaktor für den Menschen dar.

Es wird primär eingesetzt als Stimulans bei Ermüdungserscheinungen und in Kombination mit Analgetika zur Migränebehandlung. Diese Kombination dient zur Verstärkung der analgetischen Wirkung und um eine unerwünschte sedierende Nebenwirkung bestimmter Arzneistoffe (z. B. Antihistaminika) zu kompensieren.

Theophyllin wird heute bei akutem Asthmaanfall und zur Vorbeugung gegen Apnoeanfälle von Frühgeborenen i. v. appliziert. Partialsynthetische Abwandlungsprodukte des Theophyllins z. B. Etophyllin oder Diprophyllin besitzen eine besonders gute Wirksamkeit bei koronaren und zerebralen Durchblutungsstörungen.

Geröstete Kaffeebohnen

75 % der Welterzeugung stammen von Coffeae tostae semen (*Coffea arabica; C. canephora,* syn. *C. Robusta; C. liberica,* Rubiaceae). Hauptausfuhrländer sind Mittelamerika, Brasilien, Kolumbien, Kenia, Angola, Uganda, Elfenbeinküste und Madagaskar.

Die Gewinnung der grünen Kaffeebohnen erfolgt aus den geernteten Steinfrüchten nach dem Nass- oder Trockenverfahren. Die vom Pericarp und der Samenschale (Silberhäutchen) befreiten Samen werden bei 200–250 °C geröstet, wodurch eine Optimierung des typischen Kaffeearomas und Geschmacks erreicht wird.

Der Gehalt an **Coffein** beträgt in der grünen ungerösteten Bohne 0,6–1,7 %, in der gerösteten Bohne etwa 10 % weniger. Enthalten sind noch Spuren von Theophyllin und Theobromin, ferner ca. 3–5 % **Chlorogensäure**, die in der grünen Bohne an Coffein gebunden ist und zusätzlich fettes Öl (Kaffeeöl), Trigonellin, Nicotinsäure, flüchtige und nicht flüchtige Röstprodukte. Unter den nicht flüchtigen befinden sich die pentazyklischen Diterpenoide Cafestol und Kahweol sowie entsprechende Produkte aus der bekannten Maillard-Reaktion. Im flüchtigen Anteil wurden über 600 Verbindungen gaschromatographisch nachgewiesen. Die meisten sind durch Pyrolyse aus aromatischen Säuren, Kohlenhydraten und Proteinen entstanden. Zu den wichtigsten Aromastoffen zählen z. B. Furfurole, Thiophene, Thiazole, Oxazole, Pyrole, Pyrazine, Mercaptane und Phenole.

Normalkaffee (ca. 5 Bohnen) enthält 50–100 mg Coffein, ca. 50 % Kaffeeöl und ca. 0,2 g Chlorogensäure.

Teeblätter

Als engere Heimat von *Camellia sinensis* var. *bohea* (Chinesischer Tee) und var. *assamica* (Assam-Tee), *Theaceae,* gilt das Länderdreieck Südchina, Assam und Kambodscha. Plantagenanbau in Indien, Sri-Lanka, China, Japan, Kaukasus, Türkei und in den Hochländern Südamerikas.

Die Teeblätter (Theae folium) werden von Hand geerntet. Es werden die jungen Triebe mit den noch nicht geöffneten Blattknospen und höchstem Coffeingehalt (Orange-Pekoe-Sorten) und Blätter der unteren Regionen mit niedrigerem Coffeingehalt (Sonchong-Sorten) und minderer Qualität gepflückt. Hochwertige Teesorten stammen aus dem Himalaja-Gebiet (Darjeeling-Sorte) und dem Hochland von Sri-Lanka.

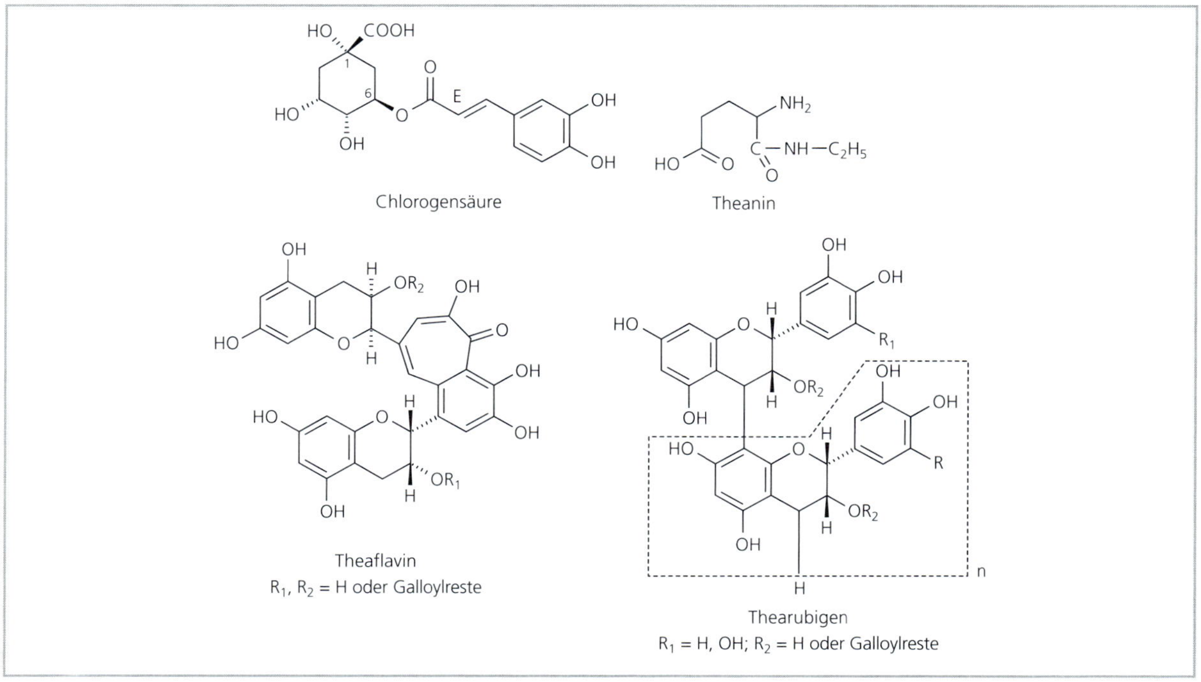

Abb. 2.119 Polyphenole des fermentierten Tees

Schwarzer Tee: Nach dem Anwelken der gepflückten Blätter werden diese in Spezialmaschinen gerollt, wodurch Polyphenoloxidasen freigesetzt werden. Es schließt sich die Fermentation an, die bei 100 % relativer Luftfeuchtigkeit und 23–25 °C abläuft und das Aroma ausbildet. Die Blätter nehmen eine rotbraune Farbe an, die von den gebildeten Catechin-Oxidationsprodukten (z. B. Theaflavine oder Thearubigene, s. Abb. 2.119) stammen. Durch ein maschinelles C.T.C-Verfahren (Crashing, Tearing, Carling) kann der Herstellungsprozess stark verkürzt werden.

Grüner Tee: Die geernteten Blätter werden zur Inaktivierung der Enzymaktivität mit gespanntem Wasserdampf behandelt oder in eisernen Pfannen erhitzt, anschließend gerollt und nach dem Rösten bei höchstens 70 °C getrocknet.

Inhaltsstoffe: Im unfermentierten grünen Tee: 2,5–4,5 % Coffein, ca. 0,15 % Theobromin und 0,0–0,04 % Theophyllin. Polyphenolgehalt 10–25 % (+)-Catechin, (–)-Epicatechin, (–)-Epigallocatechin und (+)-Gallocatechin, 0,3–0,6 % Theanin (Monoethylamid der Glutaminsäure). Das Diethylamid der Glutaminsäure besitzt wie das strukturverwandte teratogen wirkende Thalidomid (Contergan®), eine beruhigende und Schlaf fördernde Wirkung.

Im fermentierten schwarzen Tee: Purin-Alkaloidgehalt etwas geringer als im grünen Tee. Teeextrakte enthalten wechselnde Mengen an Kondensationsprodukten von Phenolen, z. B. das Benzotropolon-Derivat Theaflavin und die Thearubigene, polymere Procyanidine und höher kondensierte Gerbstoffe (s. Abb. 2.119).

Pharmakologie des grünen und schwarzen Tees

Grüner Tee ist offenbar in der Lage, den Gesamtcholesterin- und Triglycerid-Spiegel bei gleichzeitiger Erniedrigung der LDL- und Erhöhung der HDL-Werte zu senken.

Eine kanzeroprotektive Wirkung scheint durch epidemologische Studien bestätigt. Man vermutet, dass diese Wirkung der Teephenole (z. B. Epigallocatechin-3-gallat) dadurch zustande kommt, dass diese die proteolytische Urokinase hemmen, die das Eindringen von Krebszellen in gesunde Zellen fördert (s. auch Kap. 3.4.2).

Grüner Tee soll bei längerer Einnahme auch zur Gewichtsreduzierung beitragen. Auch hierfür dürfte das Epicatechingallat verantwortlich sein. Der genaue Wirkungsmechanismus ist nicht bekannt.

Theanin besitzt eine schwach sedierende Wirkung, die aber wegen der geringen Konzentration, in der diese in einem Teeaufguss vorhanden ist und durch die anregende Wirkung der Purin-Alkaloide nicht zum Tragen kommt. Ob auch das Monoethyl-derivat der Glutaminsäure eine teratogene Wirkung besitzt, ist noch nicht untersucht worden. Das Di-ethylderivat hat wegen seiner erst später bekannt ge-wordenen teratogenen Wirkung in den 70-Jahren zu Missbildungen von Neugeborenen geführt.

Obwohl Tee einen höheren Coffeingehalt als Kaffee besitzt, ist die anregende Wirkung des Tees schwächer als von Kaffee, da ein Großteil des Cof-feins an Gerbstoff gebunden ist und dadurch die Re-sorption aus dem Gastrointestinaltrakt stark verzö-gert wird.

Kolasamen, Ph.Eur.

Die Samenkerne (Embryos) fälschlicherweise Kolanüsse (Colae semen, Bissy- oder Gurunuss von *Cola acuminata, C. nitida, C. verticillata*, Stercula-ceae) genannt, stammen von Balgfrüchten der 15–20 m hohen Bäume, die im tropischen Westafrika beheimatet sind und heute in Südamerika, Afrika, auf Jamaika, Java und Sri-Lanka kultiviert werden.

Inhaltsstoffe: 1,5–1,7% Coffein und Theobromin (Extractum Colae wird auf 10%, Extractum Colae fluid. auf 1,5% Coffein eingestellt), 2–4% Cate-chingerbstoffe (Cola-Tannin, **Colanin**). Coffein liegt in der frisch gesammelten Droge nahezu völlig an Colanin gebunden vor. Durch Trocknung wird die Coffein-Gerbstoff-Bindung enzymatisch gespal-ten. Um Colanin in unveränderter Form zu erhalten, werden die Samen zur Enzyminaktivierung kurz er-hitzt oder mit heißem Alkohol übergossen.

Colanin besitzt eine etwas andere pharmakologi-sche Wirkung als reines Coffein. Es reduziert die unerwünschte Herzbeschleunigung und Blutdruck-erhöhung, verstärkt aber die Herzleistung.

Anwendung der Extrakte wie Kaffee bei geisti-ger und körperlicher Ermüdung. Das Coca-Cola-Getränk enthält 10–30 mg Coffein in 100 ml Flüs-sigkeit.

Guarana

Die einsamigen Kapseln stammen von einem Klet-terstrauch (Guaranae semen, *Paullinia cubana*, Sa-pindaceae), der im Amazonasgebiet beheimatet ist und in Brasilien, Paraguay und Venezuela kultiviert wird. Die von der Samenschale befreiten Kotyledo-nen werden geröstet, gepulvert, mit Wasser zu einer Paste geknetet, in Stangenform gebracht und ge-trocknet (Pasta Guarana). Guarana ist die coffein-reichste Droge mit 2,5–8% Coffein und bis zu 25% Catechingerbstoffen, an die Coffein teilweise ge-bunden ist.

Guarana-Präparate werden bei uns auch als Analgetikum und Antirheumatikum verwendet (z.B. dolor-loges® Tropfen). Guarana-ratiopharma® mit 500 mg Drogenpulver pro Dosis wird bei geisti-gen und körperlichen Ermüdungserscheinungen eingesetzt.

Guarana ist in Südamerika eines der beliebtesten anregenden „Softdrinks". Bei uns ist es auch seit kurzem ähnlich Coca-Cola oft in Kombination mit Ascorbinsäure und Traubenzucker in Mode gekom-men. Die Getränke haben eine leicht aufputschende Wirkung.

Mateblätter, DAC

Mateblätter (Mate folium tostum, *Ilex paraguarien-sis*, Aquifoliaceae) werden von 6–10 m hohen hauptsächlich in Brasilien, Paraguay, Uruguay hei-mischen und z.T. auch dort kultivierten Bäumen ge-wonnen, zur Fermentinaktivierung über offenem Feuer (Zapekieren) erhitzt und getrocknet.

Die hellgrünen fermentierten Blätter enthalten 0,5–1,9% Coffein, bis 0,45% Theobromin, nur Spuren von Theophyllin, bis 12% Chlorogensäure und seine Ester sowie etwa 0,3% Ätherischöl.

Mate ist das Nationalgetränk des südlichen und mittleren Südamerikas. Es wird aus ausgehöhlten Flaschenkürbissen (Mate-Kürbis!) mit metallischen Siebröhren (Bombilla) getrunken. Der Coffeinge-halt eines Teeaufgusses beträgt etwa 20–30 mg pro 100 ml. Wegen des relativ niedrigen Coffeingehaltes besitzt der Tee keine zur Schlaflosigkeit führende Wirkung. Angewendet wird Matepulver in einigen Fertigteepräparaten. Da der Tee appetithemmend wirkt, soll er zur Gewichtsreduzierung geeignet sein.

2.5.12 *Phenylalkylamin-Drogen*

Ephedra-Alkaloide

Ephedrakraut, DAB, Ephedrin, Ph.Eur.

Die Droge (Ephedrae herba, *Ephedra sinica, E. shennungiana* u.a. Arten, z.B. *E. gerardiana* oder *E. equisetina*, Ephedraceae), besteht aus den 1–2 mm dicken blattlosen, knotig gegliederten Zweigen eines xeromorphen Rutenstrauches, des-sen Zweige besenartig von kurzen holzigen Ach-senstückchen entspringen. Die Pflanze stammt ur-

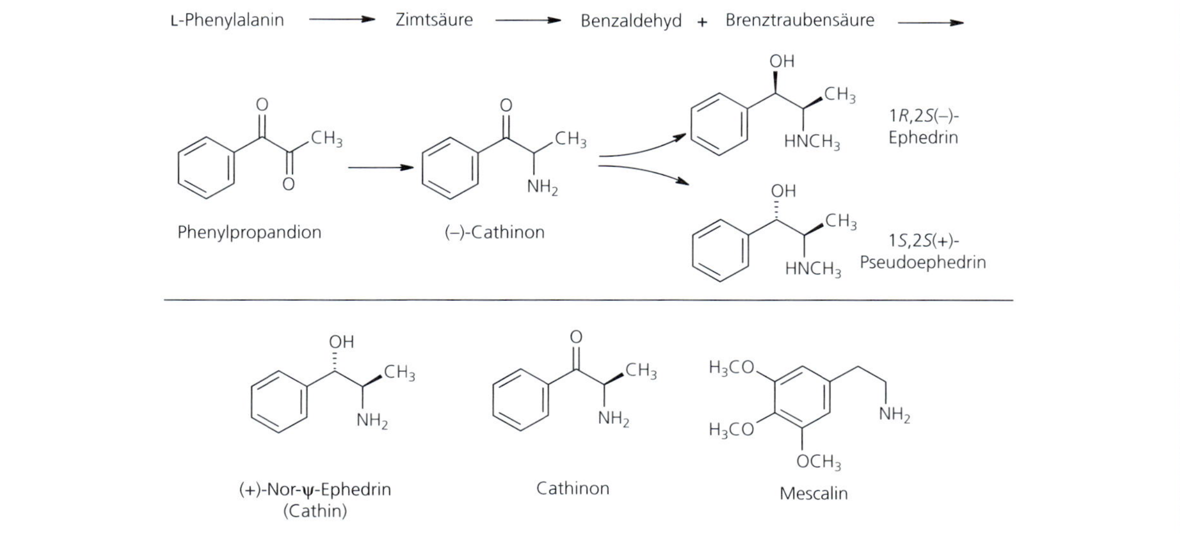

Abb. 2.120 Biosynthese und Strukturen der Ephedra- und Kath-Alkaloide

sprünglich aus China, wo sie als MaHuang in der traditionellen Medizin schon seit 4000 Jahren als Mittel zur Hustenbekämpfung bekannt war. Ephedra ist im Mittelmeergebiet, Orient und Indien heimisch. Die Handelsdroge stammt heute aus Indien, Russland und Südosteuropa.

Das Hauptalkaloid **(–)-Ephedrin** entsteht biogenetisch sehr wahrscheinlich nicht direkt aus Phenylalanin. Es gibt Hinweise, dass Phenylalanin zunächst über Zimtsäure zum Benzaldehyd abgebaut wird und die fehlenden zwei C-Atome und der Stickstoff anschließend durch Ankondensation von Brenztraubensäure, Decarboxylierung und Transaminierung angefügt werden. Wahrscheinlich wird zunächst das 1-Phenyl-2-propandion, dann (–)-Cathinon, ein Alkaloid des Kath-Strauches und schließlich durch *N*-Methylierung Ephedrin gebildet (s. Abb. 2.120).

Von 1–3 % Gesamtalkaloiden der Droge entfallen etwa ¾ auf das 1*R*,2 *S*(–)-Ephedrin, der Rest auf Pseudo-(ψ)-Ephedrin, Norephedrin und Norpseudoephedrin (s. Abb. 2.120). Das (+)-ψ-Ephedrin mit 1*S*,2*S*-Konfiguration ist ein Diastereoisomer des 1*R*,2*S*(–)-Ephedrins. Ephedrin wird heute fast ausschließlich technisch durch ein mikrobiologisch-synthetisches Kombinationsverfahren hergestellt. Ausgehend von Benzaldehyd wird dieses mit Acetaldehyd unter mikrobieller Katalyse (*Saccharomyces cerevisiae*) stereospezifisch in *R-1*-Phenyl-1-hydroxy-2-propanon umgewandelt. Die *R*-Konfiguration am C-1 dieser Verbindung bestimmt die Stereochemie der Methylaminogruppe am C-2, die noch am Schluss eingefügt wird.

Pharmakologie, Anwendung

Das mit dem Adrenalin verwandte Ephedrin ist ein indirekt wirkendes Sympathomimetikum. Seine Wirkung besteht in einer Freisetzung von Noradrenalin aus den Speichervesikeln der sympathischen Nervenendigungen und/oder in einer Hemmung der Wiederaufnahme von Noradrenalin aus dem synaptischen Spalt. Durch die gesteigerte Noradrenalin-Konzentration wird der Sympathikustonus erhöht. Zusätzlich besitzt Ephedrin eine direkte vor allem betaadrenerge Wirkung. Ephedrin fördert am Herzen, im Gehirn und in der Muskulatur die Durchblutung. An den Gefäßen der Haut wirkt es in niedrigen Dosen vasokonstriktorisch, in hohen Dosen dagegen vasodilatorisch. Außer der peripheren Wirkung hat Ephedrin auch eine zentral erregende, amphetaminartige Wirkung und besitzt dadurch ein Abhängigkeits-Potenzial, weshalb seine Anwendung heute nicht mehr uneingeschränkt empfohlen wird. Ephedrin ist in die Dopingliste des IOC des deutschen Sportbundes aufgenommen worden. Ephedrin dient in Nasentropfen und Sprays zum Abschwellen der entzündeten Schleimhaut. Die Anwendung bei Atemwegserkrankungen zur Broncholyse und als Appetitzügler ist heute wegen der Gefahr erheblicher Nebenwirkungen (Tachyphylaxie, Schlafstörungen, Miktionsbeschwerden, Blutdruckanstieg und Gewöhnung) faktisch obsolet.

Khat – „Abessinischer Tee"

Von dem in Arabien, Äthiopien und Somaliland heimischen und dort auch kultivierten zur Celastraceen-Familie gehörenden Strauch werden die frischen Blätter von den Einheimischen wegen ihrer anregenden cocainähnlichen Wirkung gekaut oder als Tee getrunken. Die Blätter enthalten ca. 1% Phenylalkylamine mit dem Hauptalkaloid (+)-Nor-ψ-Ephedrin (Cathin) und den Nebenalkaloiden **Cathinon** (S-(−)-α-Aminopropiophenon) und L-Ephedrin (s. Abb. 2.120). Die Wirkung von Khat differiert etwas von der des Ephedrins, vermutlich wegen des Gehaltes an Cathinon, das wegen seiner stärkeren Lipophilie leichter die Blut-Hirn-Schranke passiert und eine im Vergleich zu Ephedrin ausgeprägtere zentralstimulierende Wirkung besitzt. Im Übrigen verstärkt es als indirekt wirkendes Sympathomimetikum alle Funktionen noradrenerger Neuronen mit einem amphetaminartigen euphorisierendem Wirkprofil. Khatgenuss wirkt gegen Müdigkeit, erhöht die Antriebs- und Leistungsbereitschaft, verringert das Schlafbedürfnis und hemmt den Appetit. Da chronischer Khatkonsum zu einer psychischen Abhängigkeit führt, hat die WHO Khat in die Liste der suchterzeugenden Drogen vom „Khatabhängigkeitstyp" aufgenommen. Das Cathinon selbst untersteht der Betäubungsmittelgesetzgebung.

Mescalin

Die Droge besteht aus den chlorophyllhaltigen Mittelstücken eines in der Wüste Mexikos am Rio Grande del Norte vorkommenden Kaktus *Lophophora williamsii* (syn. *Anhalonium williamsii),* den „mescal buttons". Hauptwirkstoff ist das bitter schmeckende, psychoto-mimetisch bzw. halluzinogen wirkende Trimethoxyphenylethylamin **Mescalin (Peyotl)** (s. Abb. 2.120). Die Nebenalkaloide Anhalonidin, Pellotin u. a., die zur Klasse der Tetrahydroisochinolin-Alkaloide gehören, besitzen keine psychotrope Wirkung. Mescalin muss in relativ großen Mengen (0,2–0,5 g), d. h. einer etwa 10 000-mal höheren Dosis als LSD, gegeben werden, um rauschartige Zustände zu erzeugen. Die halluzinogene Wirkung wird wie beim LSD durch Bindung von Meskalin an den Serotonin-Rezeptor 5-HT$_{2A}$ ausgelöst. Anstelle des heute im Rauschgift-Handel keine Rolle mehr spielenden Mescalins, gibt es in der Zwischenzeit synthetisch hergestellte Analoga wie z. B. das 4-Methyl-2,5-dimethoxy-α-methyl-phenyl-ethylamin STP = Serenity-Tranquillity-Peace = DOM (**D**imeth**o**xy**m**ethylamphetamin), die eine 2,5–50-mal stärkere psychotomimetische Wirkung als Mescalin besitzen.

2.5.13 Säureamid-Drogen

Capsaicinoide

Die Scharfstoffe des Gewürzpaprikas von *Capsicum annuum* und *C. frutescens* sind Säureamide ohne Basencharakter. Sie gehören somit auch nicht zur Gruppe der Alkaloide. Die Capsaicinoide sind biosynthetische Zwitter, entstanden aus Phenylalanin, das durch Decarboxylierung und Verlust des α-C-Atoms zu Vanillylamin abgebaut wurde und dann mit aliphatischen C-8- bis C-13-Fettsäuren säureamidartig verknüpft wurde. Diese Säuren sind nicht wie normale Fettsäuren nur aus Acetat-Einheiten entstanden, sondern aus aliphatischen Aminosäuren (bei Capsaicin z. B. aus Valin), die ihre Carboxyl- und Aminogruppe verloren haben, und Acetat-Einheiten.

Cayennepfeffer, Ph.Eur.

Die scharf schmeckenden **Capsaicinoide** sind in den Drüsenzellen der Epidermis der Fruchtscheidewände und in den Samen einer 2–3 cm langen dunkelrot gefärbten Trockenbeere lokalisiert, fälschlicherweise als „Paprikaschote" bezeichnet. Vom Arzneibuch wird für die getrocknete Droge Capsici acris fructus („Chillies", *Capsicum frutescens* var. *minimum,* Solanaceae) ein Mindestgehalt von 0,4% Capsaicinoide, berechnet als Capsaicin vorgeschrieben. Der Drogenauszug soll noch in einer Verdünnung von 1 : 5000 scharf schmecken. Wegen des geringeren Capsaicin-Gehalts gelten die Früchte von *Capsicum annuum* var. *longum* als Verfälschung.

Die wertbestimmenden Capsaicinoide sind ein Gemisch von mindestens zehn teils miteinander isomeren wasserdampfflüchtigen Säureamiden. Etwa 50% des Gemisches bestehen aus dem **Capsaicin,** dem Vanillylamid der 8-Methyl(*trans*)nonen-6-säure. Die anderen Capsaicinoide ohne eine Doppelbindung in der C-Kette sind: Dihydrocapsaicin (ca. 36%), Nordihydrocapsaicin (ca. 7%) und Homodihydrocapsaicin I und II (ca. 10%) (s. Abb. 2.121). Der Gehalt an Capsaicinoiden wird nach Diazokupplung mit 2,6-Dichlorchinonimid zum blauen Indophenolfarbstoff photometrisch be-

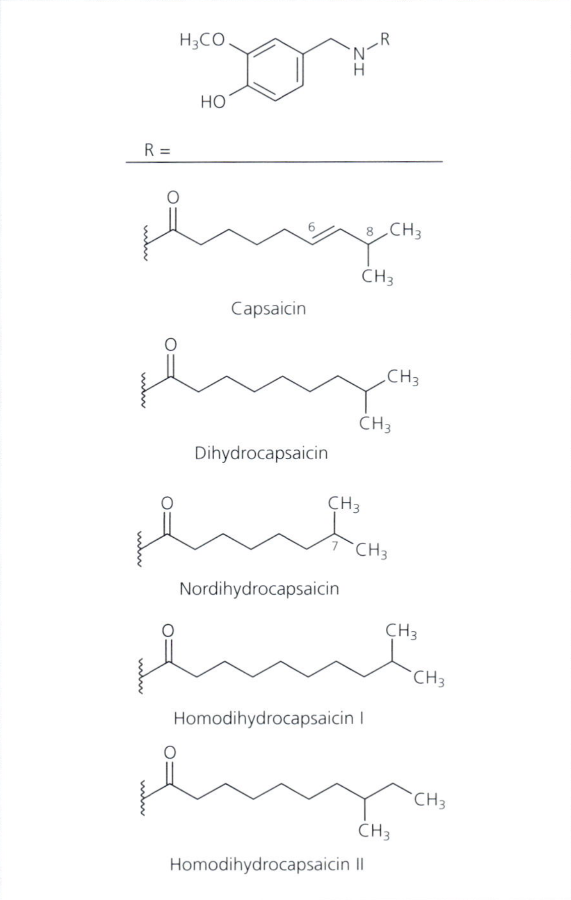

Abb. 2.121 Capsaicinoide des Cayennepfeffers

stimmt. Capsaicin ist geschmacklich noch in einer Verdünnung von 1 : 2 Millionen wahrnehmbar. Weitere Inhaltsstoffe: Carotinoide (0,1–0,35 %) und Ascorbinsäure (ca. 2 %).

Capsaicin hat eine multivalente Wirkung. Es bindet an den **Vanilloid-Rezeptor** und löst durch Erregung von nociceptiven Neuronen in der Haut akut einen Wärme- und Schmerzreiz aus. Durch Freisetzung eines Peptides P, eines Undecapeptides, und anderer Entzündungsstoffe entstehen lokal neurogene Entzündungen und Hyperämien. Als Langzeiteffekt kommt es zu einer Schädigung von Neuronen, die aufgrund einer Verarmung an dem Neuropeptid P (Capsaicin-Desensitivierung) zu einer Analgesie und antiphlogistischen Wirkung führen.

Darüber hinaus inhibiert Capsaicin auch die Cyclooxygenase und 5-Lipoxygenase der Arachidonsäurekaskade, sodass auch über diesen Mechanismus eine antiphlogistische Wirkung ausgelöst wird. Niedrige Capsaicin-Dosen (2,1 µg pro kg KG) hem-

men nach i.p. und s.c. Applikation das Carragenin-Rattenpfotenödem zu 60–80 %.

Die Hauptanwendungsbereiche von capsaicinoidhaltigen Zubereitungen in Form von Salben, Cremes, Tinkturen und Pflastern sind Erkrankungen des rheumatischen Formenkreises, diabetische Neuropathie und postoperative Neuralgie. Die Kommission E nennt als Indikationen: Schmerzhafter Muskelhartspann im Schulter-Arm-Bereich sowie im Bereich der Wirbelsäule bei Erwachsenen und Kindern. Die Capsaicingehalte in den Präparaten sollen eine Konzentration von 0,075 % nicht überschreiten.

Piper-Säureamide

Piperin, die Hauptverbindung der Pfefferfrüchte, enthält zwar einen aus einer Aminosäure gebildeten Piperidin-Ring, doch besitzt es wie die Capsaicinoide keine basischen Eigenschaften. Es gehört chemisch zur Gruppe der Säureamide. Biosynthetisch wird das Piperin aus Lysin, einer Phenylpropanverbindung und einer zusätzlichen Acetat-Einheit aufgebaut. Das aus Lysin stammende Piperidin bildet mit der *N*-freien Piperinsäure unter Wasseraustritt direkt Piperin.

Der schwarze und weiße Pfeffer stammt von *Piper nigrum,* einer Liane, die zur Familie der Piperaceen gehört. Die Steinfrüchte werden unreif geerntet und liefern nach Trocknung den schwarzen Pfeffer (Piperis nigri fructus). Zur Gewinnung des weißen Pfeffers (Piperis albi fructus) werden die Früchte reif geerntet und nach einem Fermentierungsprozess das Fruchtfleisch abgeschält, sodass eine hell gefärbte Droge resultiert. Der scharfe Pfeffergeschmack ist zu 90–95 % auf das **all-trans-Piperin** (s. Abb. 2.122) zurückzuführen, das in einer Konzentration von 2–5 % im schwarzen Pfeffer und ca. 3 % im weißen Pfeffer enthalten ist. Sein Scharfwert liegt bei 1 : 200 000. Die Begleitstoffe des Piperins, ebenfalls Säureamide, unterscheiden

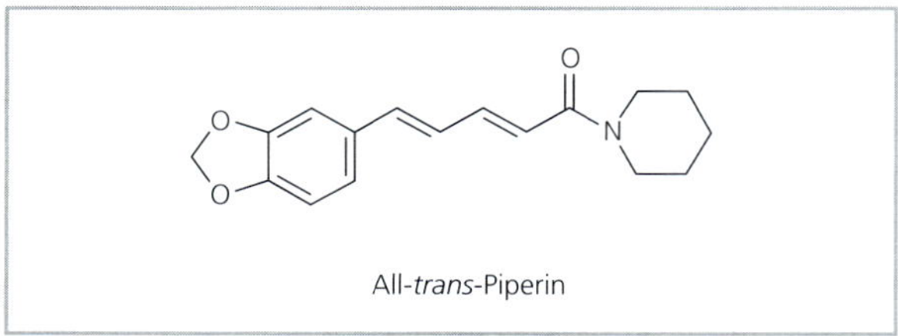

All-*trans*-Piperin

Abb. 2.122 Hauptscharfstoff der Pfefferfrüchte

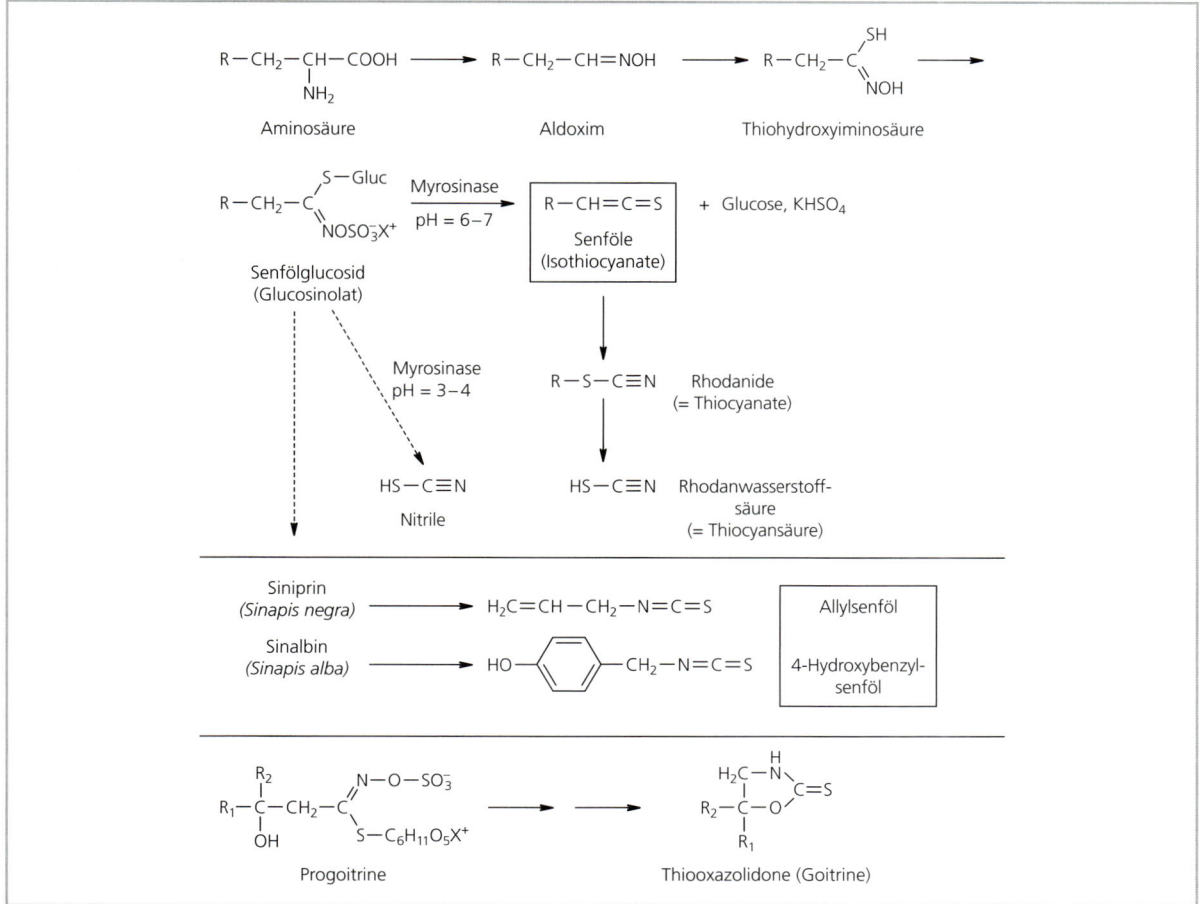

Abb. 2.123 Chemie und Biosynthese der schwefelhaltigen Verbindungen von Senföl-Drogen

sich von Piperin in der Kettenlänge, dem Grad der Ungesättigtheit bzw. einem Pyrrolidinring anstelle des Piperidinringes. Sie schmecken weniger scharf, dafür besitzen einige eine lokalanästhetische Wirkung. Für den aromatischen Geschmack des Pfeffers ist das Ätherischöl (Piperonal, Eugenol und Safrol, 1–2,5%) verantwortlich. Piperin besitzt durch seine Hemmwirkung auf die Prostaglandin-Synthase antiphlogistische Wirkung, doch hat der Pfeffer zurzeit nur als Gewürz Bedeutung.

2.5.14 *Senföl-Drogen, Glucosinolate*

Senföle kommen in der Pflanze immer an Glucose gebunden als sog. Glucosinolate vor. **Glucosinolate**-führende Familien sind die Brassicaceae, Capparidaceae, Resedaceae, Moringaceae und Tropaeolaceae. Die Glucosinolate sind β-*S*-Glykoside (Thioglykoside), die in den Zellvakuolen abgelagert vorliegen. Gebildet werden die Glucosinolate aus

einer Aminosäure, die zunächst unter Decarboxylierung und Oxidation in ein Aldoxim umgewandelt wird. Als Quelle für den Schwefel in der darauf folgenden Thiohydroxyiminosäure ist die Aminosäure Cystein festgestellt worden. In Frage kommt auch das an ein Trägerprotein gebundene Sulfat, das nach Reduktion als Sulfid übertragen wird. Zum Glucosinolat muss noch die Glucose angebunden und der Hydroxyiminoteil mit Schwefelsäure verestert werden (s. Abb. 2.123).

Schwarze und weiße Senfsamen
Durch Zermahlen der Senfsamen (Sinapis nigrae semen, *Brassica nigra, B. juncea;* Erucae semen, *Sinapis alba,* Brassicaceae) und Anrühren des Presskuchens mit Wasser kommt das Enzym Thioglucosidase („Myrosinase"), das an Mitochondrien und an das endoplasmatische Retikulum gebunden vorliegt, mit den Glucosinolaten (**Sinigrin, Sinalbin**) des schwarzen und weißen Senfsamens in

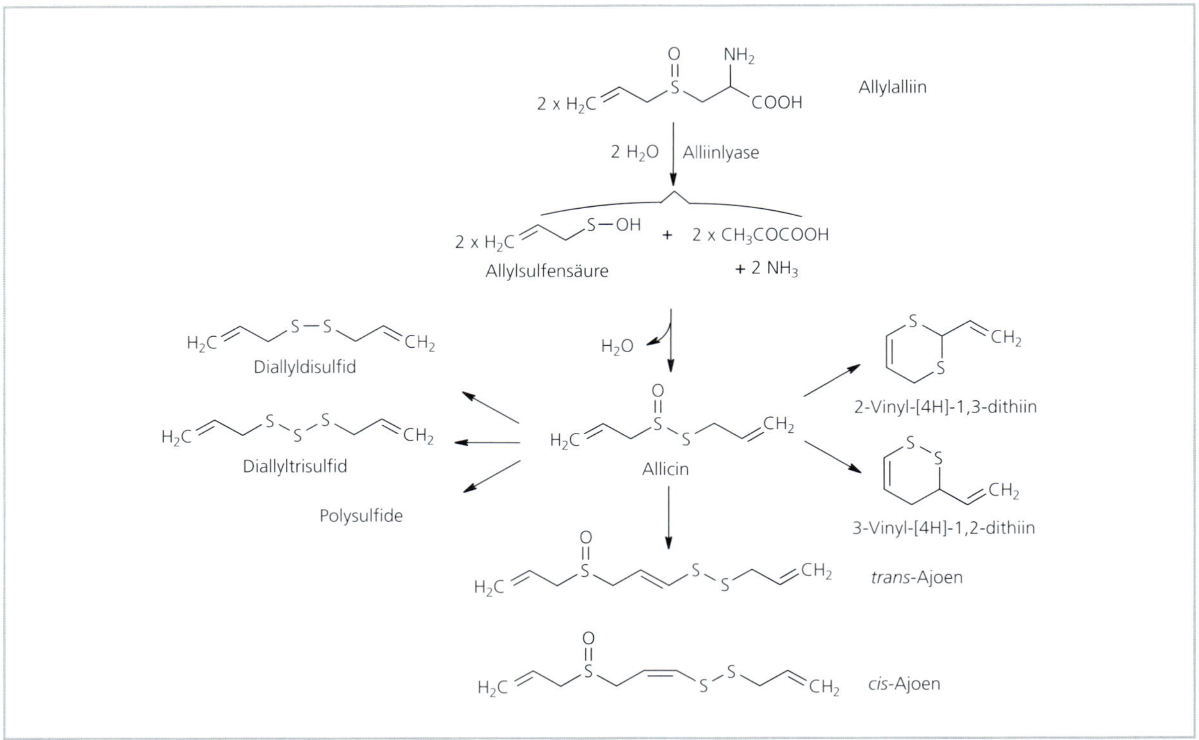

Abb. 2.124 Chemie der Inhaltsstoffe der frischen und fermentierten Knoblauchzwiebel

Kontakt. Unter Spaltung der *S-C*-Bindung wird zuerst die Glucose abgetrennt und dann in einer nicht enzymatischen Lossen-Umlagerung die Senföle (Isothiocyanate) in Freiheit gesetzt. Das Senföl der schwarzen Senfsamen, das Allylsenföl, ist stechend riechend und kann, da wasserdampfflüchtig, abdestilliert werden. Das Senföl, das aus den Samen des weißen Senfs entsteht, das 4-*p*-Hydroxybenzylsenföl, ist geruchlos, von scharfem Geschmack aber nicht wasserdampfflüchtig (s. Abb. 2.123).

Bei einigen Glucosinolat-Pflanzen wurde auch eine Umwandlung in lauchartig riechende Thiocyanate **(Rhodanide)** oder Verseifung zu Thiocyansäuren (Rhodanwasserstoffsäuren) beobachtet. Erfolgt die Spaltung der Glykoside bei pH 3–4, entstehen ohne Lossen-Umlagerung Nitrile und aliphatische Senföle mit einer β-Hydroxy-Gruppe, wie sie z. B. in *Brassica oleracea* oder *B. napus* (Raps) in glykosidischer Form vorliegen. Sie liefern nach ihrer Freisetzung spontan durch Zyklisierung die antithyreotisch wirksamen Thiooxazolidone **(Goitrine).**

Innerlich wird der schwarze und weiße Senf heute nur noch als Gewürz verwendet. Äußerlich dagegen werden beide in der traditionellen Medizin zur Reizkörpertherapie in Form von Senfspiritus,

Senfpflaster, Senfbädern und Senfwickel eingesetzt. Den bekannten Senfwickel stellt man aus Senfmehl her, indem man Senfmehl nach Zugabe von 30–40 °C lauwarmem Wasser zu einem Brei verarbeitet, auf Leinentücher ausstreicht und auf die betreffenden Hautpartien aufträgt. Bewährte Anwendungsgebiete sind: Bronchitis, Bronchopneumonie, Anginen, rheumatische und neuralgische Beschwerden und Ohrenschmerzen. Die Breiauflagen dürfen bei Erwachsenen nicht länger als 10 Min. und höchstens 5 Min. bei Kindern auf der Haut belassen werden, um Entzündungen und Blasenbildung zu vermeiden.

2.5.15 *Allium*-Drogen

Hierzu gehören die **Knoblauchzwiebel** (*Allium sativum bulbus*), das **Bärlauchkraut** (*Allium ursinum*) und die **Küchenzwiebel** (*Allium cepae*). Nur die Knoblauchdroge hat als Industriedroge und in der Selbstmedikation noch eine gewisse Bedeutung. Die Droge wird aber trotz langer Anwendungspraxis und eines bis in die heutige Zeit reichenden großen Forschungsaufwands mit den synthetischen Lipid- und Blutdrucksenkern nicht mehr konkurrieren können. Für eine rationale Therapie sind Knoblauchzubereitungen nicht geeignet.

Chemie: (Abb. 2.124) Die Muttersubstanzen der Allium-Droge sind die geruchlosen Schwefel- und stickstoffhaltigen *S*-Alkyl-cystein-sulfoxide (**Alliine**), die in der Zwiebel aus Cystein mit nachfolgender Oxidation entstanden sind. Neben Allylalliin sind noch die analogen Propenyl-, Propyl- und Methyl-Alliine vorhanden. Wird die Knoblauchzwiebel nach dem Schneiden sofort schonend getrocknet, kann man ein Knoblauchpulver erhalten, das neben **Allicin** und anderen Abbauprodukten noch ca. 1,5 % Alliin enthält. Wesentlich für die therapeutische Wirksamkeit ist, dass solche Präparate noch intakte **Alliinase** (Alliin-Lyase) enthalten, da man annimmt, dass auch nach Einnahme solcher Präparate eine enzymatische Umwandlung von Alliin (Prodrug) in Allicin und die anderen Folgeprodukte Voraussetzung für eine optimale Wirksamkeit ist. Die Alliinase spaltet, wenn sie bei der Zerstörung der Zellen mit den Alliinen in Kontakt kommt, die Moleküle in Brenztraubensäure, Ammoniak und die entsprechenden instabilen Alkylsulfensäuren. So entstehen aus dem Allylallin, der Hauptverbindung, die Allylsulfensäure und hieraus durch Dimerisierung Allicin sowie die *cis*- und *trans*-**Ajoene**, die Vinyldithiine und Di-, Tri- und Polysulfide. Letztere entstehen auch bei Abbauprozessen im menschlichen Organismus, was sich in der Ausatmungsluft durch einen unangenehmen lauchartigen Knoblauchgeruch bemerkbar macht. Man kann sich leicht vorstellen, dass je nach angewendeten Aufarbeitungs- bzw. Extraktionsverfahren die heute im Handel erhältlichen verschiedenen Knoblauchpulver-Präparate, Ölmazerate und Destillationsöle eine sehr unterschiedliche Inhaltsstoffzusammensetzung besitzen, was erhebliche Probleme bei der Standardisierung der Präparate verursacht.

Pharmakologie: Die bisher durchgeführten umfangreichen In-vitro- und In-vivo-Untersuchungen der verschiedenen Knoblauch-Extrakte, -Fraktionen und -Reinsubstanzen lieferten ein weites Spektrum an pharmakologischen Wirkungen, die von wenigen Ausnahmen abgesehen ein auf die kardiovaskuläre Pathophysiologie bezogenes Wirkprofil ergeben. Im Einzelnen wurden folgende Wirkungen beschrieben:

- Hemmung der PAF und ADP induzierten Thrombozytenaggregation,
- fibrinolytisch,
- antiphlogistisch (COX- und 5-LO hemmend),
- ACE inhibierend,
- iNO-Synthase hemmend (Makrophagen),
- schwach blutdrucksenkend, vasodilatierend und kardioprotektiv,
- antioxidativ,
- die Cholesterinbiosynthese hemmend,
- den Hämatokrit senkend.

Die Ausnahmen beziehen sich auf antibakterielle, antifungale und antibiotische Wirkung sowie auf die schon früher festgestellte antitumorale Wirkung von Knoblauch-Extrakten. Erst kürzlich konnte gezeigt werden, dass Ajoen menschliche Promyeloleukämie-Zellen nach einem aufgeklärten speziellen Mechanismus, nicht aber gesunde Zellen abzutöten in der Lage ist.

Anwendung: Die Kommission E (1988) sieht in der Monographie „Knoblauchzwiebel" die folgenden Anwendungsgebiete vor: zur Unterstützung diätetischer Maßnahmen bei Erhöhung der Blutfettwerte und zur Vorbeugung altersbedingter Gefäßveränderungen. Nach den Leitlinien der EAS-Kommission (Europ. Arteriosclerosis Society) ist eine Knoblauchtherapie v. a. bei den Hyperlipidämie-Gruppen A, B und D gerechtfertigt und sinnvoll. Die in der Zwischenzeit durchgeführten über 40 kontrollierten klinischen Studien verteilen sich auf die drei Hauptindikationen:

- Atherosklerose-Prävention bzw. Hemmung ihrer Progredienz,
- Hyperlipidämie und Reinfarktgefährdung,
- Hypertonie.

Literatur

Opium-Alkaloide und Galanthamin

Ammon, HPT. et al. (2002): Morphin. Dtsch. Apoth. Ztg. 142 (17): 2138–2142

Holzgrabe, U. Projahn, H., Ulmer, D. (2003): Suche nach starken Analgetika ohne kritische Nebenwirkungen. Pharm. Ztg. 1345–1351

Maelicke, A., Weichel, C. (2002): Galanthamin und nikotinisch-cholinerge Neurotransmission. Pharm. uns. Zeit 31 (4): 390–393

Müller-Bohn, Th. (1998):Opioide: Neue Möglichkeiten der Schmerztherapie. Dtsch. Apoth. Ztg. 138 (14): 1237–1238 Galanthamin

Wasielewski, S. (2002): Acetylcholinesterasehemmer. Galanthamin nicht nur bei reiner Alzheimer-Demenz. Dtsch. Apoth. Ztg. 142 (34): 4041–4043

Secale-Alkaloide

WENZLAFF, H. (1994): Ergotamin. Dtsch. Apoth. Ztg. 134 (20): 1887–1890

ZIEGLER, A. (1995): Pharmakologische Aspekte der Behandlung eines Migräneanfalls (Mutterkornalkaloide). Pharm. Ztg. 140 (48): 4301–4308

China-Alkaloide

EIDEN, F. (1998): Ausflug in die Vergangenheit: Chinin und andere Chinaalkaloide. Teile 1–3. Pharm. uns. Zeit 27 (6): 257–271; ibid 28 (1): 11–20, ibid. 28 (2): 74–86

HERMANN, J. (2001): Cinchrona-Arten. Z. Phytotherapie 22(4): 205–210

Catharanthus-Alkaloide

CZYGAN, F. C. (1995): Catharanthus roseus (L.) G. DON-Das Madagaskar-Immergrün. Portrait einer Arzneipflanze. Z. Phytotherapie 16 (3): 178–186

Taxus-Alkaloide

DE FURIA (1997): Paclitaxel (Taxol®), A new Natural Product with major anticancer activity. Phytomedicine 4: 273–282

HOLZGRABE, U., JAEHDE, U. (Gast-Hrsg.) (1995): Taxane (Paclitaxel/Docetaxel). Pharmazie in unser Zeit 34: 97–158

Nicotiana-Alkaloide

MÜLLER, C. E. (1995): Nicotin-Genussmittel oder Arzneistoff. Dtsch. Apoth. Ztg. 135 (36): 3253–3268

Purin-Alkaloide

FESSLER, B. (2002): Asthmatherapie. Theophyllin – die „Grand Dame" der Asthmatherapie wird 80. Dtsch. Apoth. Ztg. 142 (35): 4162–4163

HELLWIG, B. (1995): Theophyllin: Eine Substanz mit vielen Wirkungen. Dtsch. Apoth. Ztg. 135 (44): 4143

SCHOLZ, E. (1995): *Camellia sinensis* (L) O. KUNTZE. Der Teestrauch. Z. Phytotherapie 16 (4): 231–250

Colchicum-Alkaloide

GRÖBNER, W., WALTER-SACK I (1991): Gicht und ihre medikamentöse Therapie (Colchicin). Dtsch. Apoth. Ztg. 131 (35) 1789–1797

Ephedra und Khat

BRENNEISEN, R., FISCH, H. U., KOELBING U. GEISSHÜLSER, S., KALIX, P. (1990): Amphetamin-like effects in humans of the Khat alkaloid cathinon. Br. J. Clin. Pharmac. 36: 825–828

Capsaicinoide

CHRUBASIK, S. et al. (2002) : Schmerzbehandlung mit capsaicinhaltigen Externa. Z. Phytotherapie 23 (5): 216–218

FRERICK, H., MÖBIUS, B. (2001): Bericht der Arbeits- und Forschungsgemeinschaft für Arzneimittelsicherheit, Büro Köln, Hermes Keiler-Platz 4, 50935 Köln. Erschienen in Pharm. Ztg. 146: 2836–2839

OEHME, P. (2001): Capsaicin in der lokalen Schmerztherapie. Dtsch. Apoth. Ztg. 141 (38): 4457–4459

Allium sativum

MADER, F. H. (1990): Treatment of hyperlipidaemia with garlic powder tablets. Arzneim.-Forsch. (Drug Res.) 40: 1111–1116

SILAGY, C. A. NEIL, H. A. W. (1994): A meta-analysis of the effect of garlic on blood pressure. J. Hypertens. 12: 463–468

WAGNER, H., WIESENAUER, M. (2003):Phytotherapie (Phytopharmaka und pflanzliche Homöopathika). 2. Aufl., Wiss. Verlagsgesellschaft mbH, Stuttgart

3

Arzneidrogen für spezielle Anwendungsgebiete

Zahlreiche Arzneidrogen werden schon seit langer Zeit in Form verschiedener Zubereitungsformen für spezielle Anwendungsgebiete eingesetzt, ohne dass die für die Wirksamkeit hauptverantwortlichen Inhaltsstoffe genau bekannt sind.

In diesen Fällen ist eine Einteilung nach chemischen Gesichtspunkten wie in dem vorangegangenen Kapitel nicht möglich.

Wir haben daher diese Arzneidrogen in den folgenden Hauptindikationen zusammengefasst und beschrieben:

- Urologika,
- Gynäkologika,
- Immunstimulanzien,
- Chemopräventiva.

In einer Übersichtstabelle am Ende des Kapitels sind alle wichtigen pflanzlichen Arzneidrogen mit Hauptwirkstoffen den therapeutisch wichtigsten Anwendungsgebieten zugeordnet.

3.1 Pflanzliche Urologika

Als Hauptindikation für diese Arzneidrogen gelten:
- Allgemeine dysurische Beschwerden (Blasenkatarrh, Reizblase, Niereninsuffizienz),
- leichte bis mittelschwere Harnweginfektionen und
- Rezidiv-Prophylaxe, Miktionsstörungen und Benigne-Prostata-Hyperplasie (BPH).

3.1.1 Dysurische Beschwerden

Dysurische Beschwerden sind behandelbar durch diuretisch wirkende Arzneidrogen und ihre Zubereitungen (s. Tab. 3.1).

Tab 3.1 Diuretisch wirkende Arzneidrogen und ihre Inhaltsstoffe

Drogen	Hauptinhaltsstoffe
Goldrutenkraut *Solidago gigantea, S. canadensis, S. virgaurea*	Triterpenglykoside, Quercetin-, Kämpferol- und Isorhamnetinglykoside
Birkenblätter *Betula pendula, B. verrucosa, B. pubesens*	Triterpen-Ester und -Saponine, Quercetin- und Kämpferolglykoside
Orthosiphonblätter *Orthosiphon aristatus, O. stamineus*	Ätherischöl, Triterpen-Saponine, Flavone
Wacholderbeeren,-öl *Juniperus comnunis*	Ätherischöl (α, β-Pinen, Terpinen-4-ol)
Petersilienfrüchte, -wurzel, -kraut *Petroselinum crispum*	Ätherischöl (Apiol, Myristicin, Allyltetramethoxybenzol)
Selleriefrüchte, -kraut, -wurzel *Apium graveolens*	Ätherischöl (β-Terpineol, β-Pinen u. a.)
Spargelwurzelstock *Asparagus officinalis*	Steroid-Saponine, Flavonoide, Aminosäuren, Kalium-Salze

Diurese

Als wertbestimmende Verbindungen kommen in erster Linie in Frage Saponine, Flavonoide und Ätherischöle.

Die Diurese kommt bei den Saponinen und Ätherischölen vermutlich über örtliche Reizeffekte und die damit ausgelöste verstärkte Nierendurchblutung und/oder einen osmotischen Wirkmechanismus zustande.

Nach neuesten Untersuchungen hemmen vor allem Flavonolglykoside und seine Metabolite zwei für die Urinbildung (Natriumausscheidung) wichtige Enzyme:

das Angiotensin Converting Enzym (ACE) und die Metalloendopeptidase (Neutrale Endopeptidase,

NEP). ACE-Hemmung bedeutet nicht nur Blutdrucksenkung sondern auch Nephroprotektion und Normalisierung der Natriumionen-Bilanz (s. auch Kap. 2.4.3).

Die ausgelöste Diurese durch diese Verbindungen ist im Wesentlichen eine Wasser-Diurese, daher die Bezeichnung „Aquaretika". Der Anteil der zusätzlichen Natriurese variiert je nach Wirkstoffzusammensetzung der Drogenpräparate.

Pflanzliche Diuretika mit reichlicher Wasserzufuhr dienen in Form einer Durchspültherapie zur Unterstützung des Selbstreinigungsmechanismus bei chronisch rezidivierenden entzündlichen Prozessen der Harnwege, bei der arteriellen Hypertonie, bei Ödemen sowie rheumatischen und entzündlichen Gelenkerkrankungen.

3.1.2 Leichte bis mittelschwere Harnwegsinfektionen

Für die Behandlung unkomplizierter Infekte oder begleitend zu einer Antibiotika- oder Chemotherapie werden pflanzliche Harnantiseptika meistens mit pflanzlichen Diuretika kombiniert. Das klassische Harnantiseptikum ist **Bärentraubenblätter-Tee** (s. Kap. 2.4.2 S. 91).

Als zweite in Deutschland bekannt gewordene Droge haben **Cranberry**-Extrakte von *Vaccinium macrocarpon,* große Bedeutung erlangt (s. Kap. 2.4.4). Die in den Extrakten enthaltenen Polyphenole vom Procyanidin-Typ blockieren die Adhäsion der Bakterien an die Kohlenhydratrezeptoren der Uro-Schleimhautoberfläche und verhindern so die Invasion der Bakterien in das Gewebe. Es gibt mehrere placebokontrollierte präventiv und therapeutisch geführte Wirksamkeitsstudien, die überraschend positive Ergebnisse gebracht haben.

3.1.3 Miktionsstörungen und benigne Prostatahyperplasie

Die heute zur alleinigen Therapie oder in Form von Kombinationspräparaten verwendeten Arzneidrogen bei Miktionsstörungen und BPH sind in der Tab. 3.2 aufgeführt.

Chemie

Die meisten Drogen enthalten **Phytosterole** vom Sitosterin-Typ, sodass man in diesen die wertbestimmenden Wirkprinzipien vermutet, zumal auch mit

Tab. 3.2 Drogen bei Miktionsstörungen und BPH und ihre Inhaltsstoffe

Drogen, Stammpfanze	Hauptinhaltsstoffe
Brennnesselwurzel *Urtica dioica*	Phytosterole (β-Sitosterol, Stigmasterol Campestrol), Lectine, Lignane, neutrale und saure Polysaccharide
Sägepalmenfrüchte *Sabal serrulata*	Phytosterole (β-Sitosterol- und seine Glucoside), Fettsäuren, Hydroxyfettsäuren und Ester, Fettalkahole, Polysaccharide
Afrikanische Pflaumenbaumrinde *Prunus africana*	β-Sitosterin, Ursolsäure, Fettsäuren
Hypoxiswurzel *Hypoxis rooperi*	Phytosterole (β-Sitosterin, Sterolglucosid), Monoterpenglykosid, Pentenynglykoside
Kürbissamen *Cucurbita pepo*	Phytosterole (Spinasterol, Cholestandien- und trien-ole, β-Sitosterin und Glucosid), Cucurbitin (3-Amino-3-carboxy-pyrrolidin)

nur Sitosterin enthaltenden Präparaten in Studien positive Resultate erzielt wurden. Eine Ausnahme macht die Brennnesselwurzel mit ihrem Gehalt an **Lektinen,** Lignanen und Polysacchariden. Das Lektingemisch **UDA** (**U**rtica **D**ioica **A**gglutinin) besitzt eine Molmasse von 9400, es enthält 89 Aminosäuren, bindet spezifisch an *N*-Acetylglucosamin und besitzt eine auffallend große Stabilität gegenüber Säuren und Hitze.

Pharmakologie

Die Phytosterole besitzen zwar eine antiphlogistische, antiödematöse Wirkung und inhibieren das Schlüsselenzym 5α-Testosteronreduktase, können aber nicht allein für die antiprostatische Wirksamkeit der Drogenextrakte verantwortlich sein, da die Sterolmengen bei den angegebenen Dosierungen in der Größenordnung von höchstens 10–20 mg pro Tag liegen. Dem gegenüber nimmt der Mensch mit der Nahrung täglich 100–200 mg (!) Sitosterin auf. Deshalb sollten noch andere Wirkstoffe an der Wirksamkeit beteiligt sein (s. Kap. 2.3.5). Für das Lektingemisch von Urtica (UDA) wurde eine Inhibierung der Bindung des Epidermal-Growth-Faktors an seinen Rezeptor auf dem Prostatagewebe festgestellt, wodurch eine Proliferationsblockade des Prostatagewebes angenommen werden kann. Die Polysaccharide von Urtica und Sabal könnten für die beobachtete antiphlogistische Wirksamkeit mitverantwortlich sein.

Anwendung

Als Ergebnis der zahlreichen vor allem mit Brennnesselwurzel und Sabalfrüchte-Extrakten durchgeführten klinischen Studien ist festzustellen, dass eine deutliche Reduktion von Restharnmenge, eine Erhöhung der Harnflussmenge (Miktionsvolumen) und eine allgemeine Verbesserung der Beschwerden erfolgt war. Die Prostatagröße hatte sich nicht verringert. Bei einer Äquivalenzstudie mit dem synthetischen α-Reduktasehemmer Finasterid schnitt ein Sabal-Hexanextrakt etwa gleich gut ab und die Sexualfunktion hatte sich sogar noch stärker gebessert als unter Finasterid.

3.2 Pflanzliche Gynäkologika

Sieht man von einigen Homöopathika ab, sind mit pflanzlichen Präparaten nachweislich nur die prämenstruellen, dysmenorrhoischen und klimakterischen Beschwerden mit ihren neurovegetativen Begleiterscheinungen effektiv zu behandeln.

Aufgrund neuester Forschungen und einer Vielzahl anerkannter klinischer Studien haben sich nur Zubereitungen aus den Mönchspfefferfrüchten und dem Traubensilberkerzen-Wurzelstock bewährt.

Agnus-castus-Früchte DAC

Die Steinbeeren (Mönchspfefferfrüchte, Agni casti fructus, *Vitex agnus-castus*, Verbenaceae) des im Mittelmeergebiet und in Vorder- bzw. Zentralasien wachsenden Strauches wurden bereits in der Antike bei Erkrankungen der Gebärmutter und im Mittelal-

ter als Galaktagogum und Emmenagogum verwendet.

Chemie: Für die biologischen Wirkungen sind nicht die schon früher isolierten Iridoidglykoside Agnusid und Aucubin sondern vermutlich die erst kürzlich isolierten lipophilen **Diterpene** vom Clerodan- und Labdan-Typ und eine noch strukturell unbekannte wasserlösliche Verbindung mit dopaminartiger Wirkung verantwortlich. Neben den Diterpenen Rotundifuran und Vitexilacton sind kürzlich sechs weitere Clerodadien-13-ol-Derivate isoliert worden (s. Abb. 3.1).

Pharmakologie, Anwendung: Die bisher ermittelten pharmakologischen Wirkungen werden als dopaminerg und damit Prolaktin- sowie cAMP-inhibierend beschrieben. Außerdem wurde in der Droge neben dem Flavon Apigenin noch eine Verbindung aufgefunden, die Phytoestrogeneigenschaften besitzt, interessanterweise aber nur an den ER-β bindet und damit eine selektive SERM-Charakteristik zu besitzen scheint. Das bedeutet, dass keine Wirkung auf den Uterus besteht. Es gibt bisher fünf placebokontrollierte Doppelblindstudien mit der Indikation prämenstruelles Syndrom und Corpus-luteum-Insuffizienz. Da die Hyperprolaktinämie eine der häufigsten Ursachen für Zyklustempoanomalien wie sekundäre Amenorrhoe, Oligomenorrhoe und Polymenorrhoe sowie anovulatorischen Zyklen und die Mastodynie sind, dürfte die Besserung bzw. Normalisierung auch dieser Symptomatik auf die Reduktion des freigesetzten Prolaktins zurückzuführen sein.

Die Arzneimittel-Kommission E hat in der revidierten Monographie-Fassung aus dem Jahr 1992 für die Droge folgende Anwendungsgebiete be-

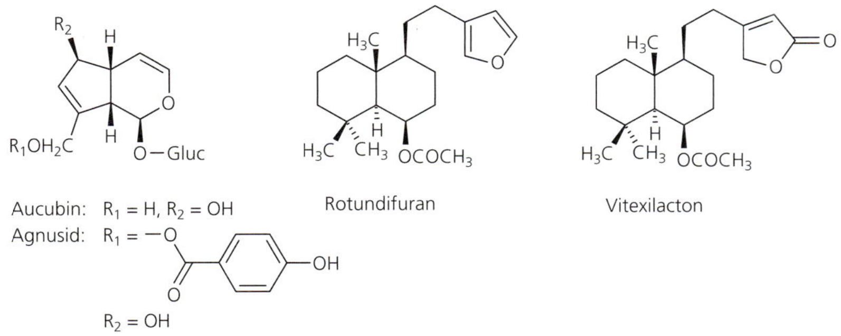

Abb. 3.1 Inhaltsstoffe der Mönchspfefferfrüchte

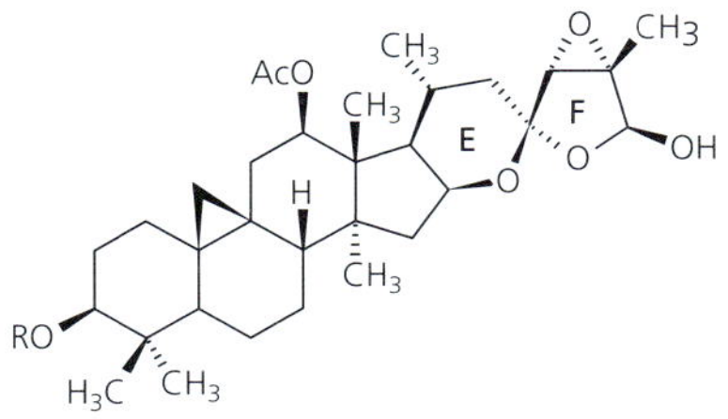

Actein (26S): R = β-D-Xylose 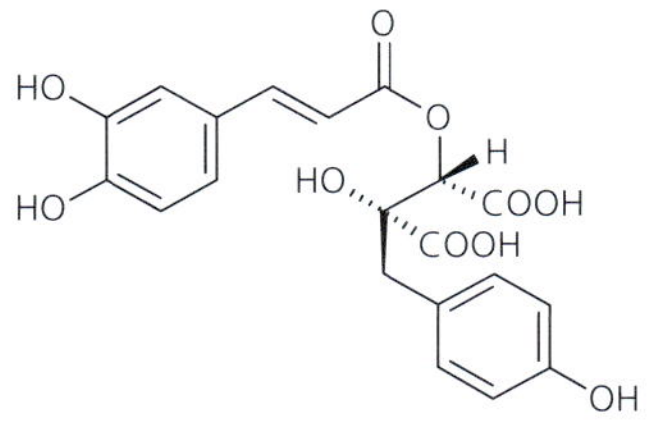   Fukinolsäure

Abb. 3.2   Wirkstoffe aus dem Traubensilberkerzen-Wurzelstock

nannt: prämenstruelle Beschwerden, Regeltempo-
anomalien und Mastodynie.

Cimicifugawurzelstock, EB 6, ESCOP

Die Wurzel (Cimicifuae racemosae rhizoma), der
im östlichen Teil Nordamerikas beheimateten
Pflanze (Traubensilberkerze, *Cimicifuga racemosa,*
Ranunculaceae) wurde von den Indianern gegen die
Folgen von Schlangenbissen und zur Geburtshilfe
verwendet. Ihre heutige Anwendung in der Gynäkologie bei prämenstruellen, dysmenorrhoischen und
vor allem klimakterisch bedingten neurovegetativen
Beschwerden verdankt sie der Arzneimittelprüfung
in der Homöopathie.

Chemie: Bisher wurden aus der Wurzel zahlreiche
Triterpenglykoside u. a. **Actein** und **Cimicifugosid**
und ihre Aglykone Acetylacteol und Cimigenol sowie die der Rosmarinsäure strukturell verwandte
Fukinolsäure, ferner Salicylsäure und das Isoflavon Formononetin isoliert (s. Abb. 3.2). Welche
Verbindungen für die pharmakologische Wirkung
verantwortlich sind, ist bisher noch nicht geklärt.

Pharmakologie: Aufgrund von tierexperimentellen
Arbeiten vermutet man den Angriffspunkt der Ci-
micifuga-Wirkstoffe im Regelkreis von Hypothala-
mus-Hypophyse-Ovar. Der Cimicifuga-Extrakt inhibiert die Prolaktin-Sekretion von Hypophysenzel-
len und führt zu einer Stimulierung der Ovartätig-
keit mit Östruseintritt.

Bei weiblichen Mäusen in Konzentrationen von
25–100 mg pro kg KG kam es zu einer signifikanten
Absenkung der Körpertemperatur, die vermutlich
über den D_2-Rezeptor zustande kam. Dies könnte
eine Erklärung sein für die registrierte Reduktion
von Hitzewallungen (hot flush) bei Menopause-
Frauen durch die Cimicifuga-Extrakt-Anwendung.
Obwohl die Fukinolsäure zu den selektiven SERM-

Verbindungen gehören sollte, besitzt der Cimicifuga-Extrakt nicht die Fähigkeit Estradiol aus den
ER-α- oder ER-β-Bindungen zu verdrängen. Bemerkenswert ist aber, dass Cimicifuga-Extrakt nicht
nur die Proliferation von Brusttumorzellen sondern
auch von Prostatakrebszellen hemmt. Man vermutet, dass diese Hemmung über eine Bindung an
Arylhydrocarbon-Rezeptoren   (AhR)   zustande
kommt. Von polyzyklischen aromatischen Kohlen-
wasserstoffen ist bekannt, dass sie als Umweltgifte
an AhR binden und dadurch antiestrogene bzw. eine
antikanzerogene Wirkung entfalten.

Anwendung: Es gibt eine Reihe von anerkannten
klinischen placebokontrollierten Studien, die die
Wirksamkeit von Cimicifuga-Extrakten beim kli-
makterischem Syndrom belegen. Die nachgewiesene Wirksamkeit war dosisabhängig. Da utero-
trope Effekte nicht beobachtet wurden, erfüllt
Cimicifuga den Anspruch eines Phyto-SERM-(Selektive Estrogen-Rezeptor Modulation)-Präparates
und könnte in Zukunft eine Alternative zur klassischen Hormon-Ersatz-Therapie werden.

3.3   Pflanzliche Immunstimulanzien

Als Immunstimulanzien bezeichnet man Verbindungen oder Präparate, die nach p. o., s. c. oder par-
enteraler Applikation primär eine antigenunspezifi-
sche Steigerung der körpereigenen Immunabwehr
induzieren.

Solche Präparate wurden früher „Reizkörperthe-
rapeutika" oder „Umstimmungsmittel" genannt.
Diese Begriffe sind heue nicht mehr gebräuchlich,
da die meisten der heute auf dem Arzneimittelmarkt
befindlichen Immunstimulanzien nicht die Reizqua-

lität eines Irritans bzw. Entzündungsmittels besitzen und eine Besserung von chronisch entzündlichen nicht infektiösen Erkrankungen auch durch nicht-immunologische Prozesse erreicht werden kann. Ein dritter früher verwendeter Begriff, Paramunitäts-Induktoren, ist heute ebenfalls nicht mehr im Gebrauch. Man wollte damit ausdrücken, dass solche Stoffe wie bestimmte Vakzine nicht nur gegen einen bestimmten Infektionserregertyp Schutz gewähren, sondern aufgrund ihrer unspezifischen Wirkqualität gleichzeitig auch gegen andere Erregertypen wirksam sind.

Aufgrund von In-vitro-Untersuchen und Tierversuchen ist dokumentiert, dass Immunstimulanzien eine Vielzahl von Inducerwirkungen auf das zelluläre und/oder humorale angeborene Immunsystem ausüben. Daraus zu schließen, dass mit Immunstimulanzien auch beim Menschen die erwartete Verbesserung des Immunstatus erreicht werden kann, ist allerdings nicht möglich. Der Grund liegt in der oft sehr unterschiedlichen Abwehrbereitschaft von Menschen und in der Tatsache, dass es aus bisher unbekannten Gründen eine relativ hohe „Non-responder-Rate" innerhalb eines bestimmten Behandlungsklientels gibt. Behandlungserfolge hängen zudem stark von der richtigen Dosierung sowie vom Zeitpunkt und der Dauer der Applikation ab, d. h. dass die Vorgehensweise bei der Behandlung rein empirisch erfolgt.

Anwendungsbereiche

Immunstimulanzien sind sinnvoll und angezeigt:
- zur Behandlung leichter, aber nicht lebensbedrohlicher rezidivierender Infektionserkrankungen des Respirations- und Urogenitaltraktes, z. B. bei allgemeinen Erkältungskrankheiten, rezidivierender Sinusitis, Bronchitis, unspezifischer Prostatitis, Zystitis, Urethritis u. a.,
- als Adjuvanzien in Kombination mit einer notwendigen Chemotherapie oder Antibiotika-Therapie,
- zur Behandlung temporärer oder chronischer Immunmangelzustände (Immunsuppressionen), wie sie z. B. unter veränderten Lebensbedingungen, durch Umweltschäden, Medikamentenabusus, lang dauernde Chemotherapie, Dysstress, Depressionen, erhöhte Leistungsanforderungen oder Mangelernährung entstehen,
- zur prophylaktischen und therapeutischen An-

wendung, obwohl erfahrungsgemäß die Prävention Vorzug hat.

Immunstimulanzien sind nicht angezeigt bei:
- schweren Infektionen und Tumorerkrankungen als alleinige Therapie,
- bei schweren Immunmangelsyndromen (z. B. AIDS, Lupus erythematodes), bei Autoimmunopathien (z. B. schwerer rheumatischer Arthritis), bei allergischer Diathese und progredienten Systemerkrankungen (z. B. Tuberkulose, Leukämie, Diabetes oder Multiple Sklerose) sowie bei Malignomen.

Präparate zur Immunstimulation kann man in drei Gruppen unterteilen:
- mikrobielle und von Pilzen gewonnene Immunstimulanzien,
- pflanzliche Immunstimulanzien,
- homöopathische Immunstimulanzien.

3.3.1 Mikrobielle und von Pilzen gewonnene Immunstimulanzien

Dazu gehören z. B. die Bacillus-Calmette-Guérin-Vakzine von *Mycobacterium bovis*, einige Bakterienextrakte und medizinische Hefe (s. auch Kap. 6.1).

3.3.2 Pflanzliche Extrakt-Präparate zur Immunstimulation

Echinaceawurzel, -kraut, ESCOP

Der Sonnenhut (*Echinacea purpurea, E. angustifolia, E. pallida,* Asteraceae) wurde erstmals auf dem nordamerikanischen Kontinent von den Indianern zur Wundheilung und Behandlung von Infektionen verwendet. Nach Kommerzialisierung des Echinacea-Extraktes in den USA kam die Droge (Echinaceae purpureae, E. angustifoliae und E. pallidae herba, radix) Anfang des letzten Jahrhunderts auch nach Europa. Die fördernde Wirkung auf die Wundheilung wurde als erstes mit einer Hyaluronidase-Hemmung und Fibroblastenaktivierung in Verbindung gebracht. A. Stoll versuchte anschließend den antiinfektiösen Wirkungsmechanismus durch die Isolierung von antimikrobiell wirksamen Verbindungen, z. B. von Echinacosid, zu klären. Da die antibakterielle Wirkung aber zu gering war und sich eine der Verbindungen Echinacosid als sehr instabil erwies und in vielen Extrakten überhaupt nicht

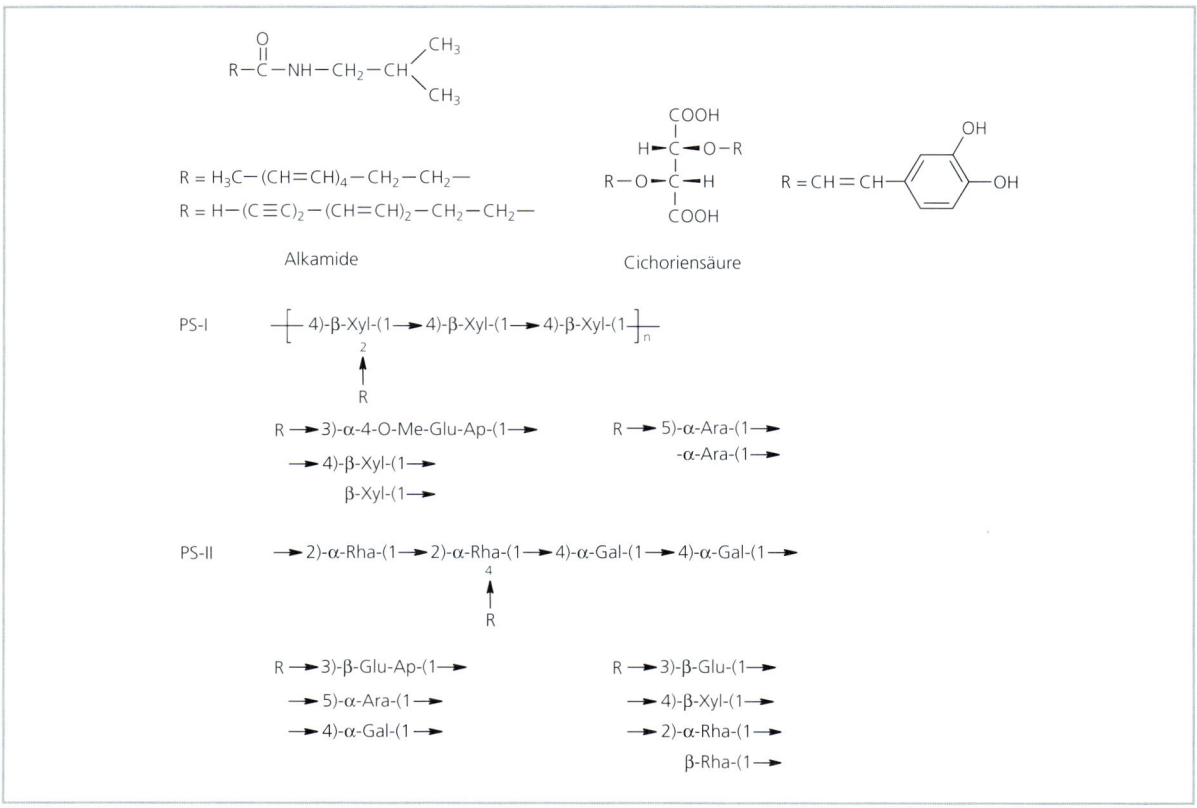

Abb. 3.3 Aus Echinacea-purpurea-Kraut isolierte Wirkstoffe

mehr nachweisbar war, um die antiinfektiöse Wirksamkeit von Echinacea zu erklären, hat man in Deutschland um 1980 die Untersuchungen mit Immunologischen In-vitro- und Tier-Modellen fortgesetzt und wurde fündig.

Aus Echinacea-Kraut und -Wurzeln wurde eine Vielzahl von Verbindungen isoliert und aufgeklärt: **Alkamide,** Kaffeesäurederivate **(Cichoriensäure),** Polyacetylene, Flavonoide und **Polysaccharide** (s. Abb. 3.3). Bei den Haupt-Polysacchariden handelte es sich um ein 4-*O*-Methylglucuronoarabinoxylan (PS-I) und ein saures Arabinorhamnogalactan (PS-II).

Präparate: Frischpflanzen-Presssäfte aus blühendem Echinacea-purpurea-Kraut, alkoholisch-wässrige Auszüge oder Trockenextrakte aus Echinacea-pallida-Wurzel und Kombinationspräparate (z. B. Kombination von Echinacea-purp.-Extr. mit Extrakten von Thujae-occid.-Kraut und Baptisiae-tinct.-Wurzel.

Immunologische Wirkung und Anwendung: Von diesen Verbindungen erwiesen sich vor allem die **Cichoriensäure** und die **Polysaccharide** PS-I und PS-II in verschiedenen Immunmodellen als besonders wirksam. Sowohl die Alkamide und Cichoriensäure als auch die Polysaccharide und der Echinacea-Presssaft steigerten die Makrophagen- und Granulozytenphagozytose und beeinflussten auch das Komplementsystem. Hela-Zellen der Maus, die zuvor mit einer Presssaftzubereitung vorbehandelt worden waren, wurden zu 50–80 % gegen einige Viren resistent, was für einen Interferon-ähnlichen Effekt sprach. Im Carbon-clearance-Modell an der Maus wurde für Echinacea-Extrakte und Polysaccharide und andere Verbindungen die Phagozytose-stimulierende Wirkung bestätigt. In zahlreichen Untersuchungen konnte außerdem die pharmakologische und therapeutische Überlegenheit des Echinacea-Gesamtextraktes gegenüber einzelnen Verbindungen belegt werden.

Es existieren mehr als 26 randomisierte, placebokontrollierte, davon 11 doppelblind geführte, klinische Studien mit den Hauptindikationen grippaler Infekt und chronisch-rezidivierende Atemwegsinfektionen.

Die Hauptergebnisse: ein rasches Abklingen aller relevanten Krankheitssymptome, Abkürzung der Krankheitsdauer und bei den Präventionsstudien eine deutlich niedrigere Erkrankungshäufigkeit als ohne das Echinacinpräparat. In den meisten Studien kam der Echinacea-Presssaft oder ein wässrig alkoholischer Auszug zur Anwendung. Lt. Monographie der Kommission E wird der Echinacea-Presssaft empfohlen bei innerlicher Anwendung: für die „unterstützende Behandlung rezidivierender Infekte im Bereich der Atemwege und der ableitenden Harnwege", bei äußerlicher Anwendung „für schlecht heilende, oberflächliche Wunden".

Mistelkraut, DAB

Das bereits im Mittelalter bekannte und in der Heilkunde gegen verschiedene Krankheiten angewendete Kraut (Visci herba, *Viscum album*, Loranthaceae) wurde von dem Anthroposophen Rudolf Steiner zu Beginn des 19. Jahrhunderts in die Krebstherapie eingeführt. Das aus Misteln von Tannen, Apfelbaum, Kiefer oder Ulme im Sommer und im Winter geerntete Kraut wurde mit Wasser durch Kaltmazeration extrahiert, einem Fermentationsprozess unterworfen, mit „potenzierten Metallen" (Quecksilber, Silber und Kupfer) versetzt und dann verdünnt. Das Präparat wurde s.c. injiziert. Mittlerweile gibt es auch noch weitere Mistelpräparate (Helixor®, ABNOBAviscum®, Vysorel®, Lektinol®, Letzteres standardisiert auf 15 mg Mistellektin-1/0.5 ml Amp. Lsg.) Auch diese hoch verdünnten Präparate kommen in verschiedenen „Stärken" parenteral (s.c. oder i.v.) zur Verwendung. Die bis

1990 existierenden Anwendungsbeobachtungen und die mit dem ersten auf dem Arzneimittelmarkt befindlichen Präparat Iscador® durchgeführten Patientenstudien entsprechen nicht den heutigen Anforderungen an GCP-Studien.

Man sah sich daher nach dem 2. Weltkrieg veranlasst, durch intensive Wirkstoffforschung nach den für die angebliche antitumorale Wirksamkeit verantwortlichen Wirkstoffen zu suchen.

Chemie: Isoliert und untersucht wurden Viscotoxine, Polysaccharide und Lektine.

Bei den **Viscotoxinen** A_2, A_3, B und Ps1 (s. Abb. 3.4) handelt es sich um hochtoxische Polypeptide, die in-vitro humane Tumorzellen im Wachstum hemmten und s.c. injiziert Nekrosen verursachten. Deshalb hat man auf Nekroseeinheiten eingestellte Mistelextrakte in verschiedenen Stärken zur adjuvanten subkutanen Therapie von degenerativen Gelenkerkrankungen eingesetzt.

Bei den erst kürzlich isolierten **Polysacchariden** handelt es sich um saure **Arabinogalactane** und **Galacturonane** mit Wirkung auf das Komplement-System. Ob sie auch noch andere, das Immunsystem stimulierende Wirkungen besitzen, ist noch nicht untersucht worden.

Als die wichtigsten wirksamkeitsbestimmenden Verbindungen der Mistel werden die **Lektine** angesehen. Von den drei bisher isolierten zuckerbindenden Lektinen ML-1, ML-2, ML-3 (= VAA-I, II, III) und drei Chitin bindenden Lektinen scheint das Mistellektin-1 (s. Abb. 3.5) das interessanteste zu sein. Aus diesem Grund hat man seit kurzem einige der auf dem Markt befindlichen Mistelpräparate auf dieses Mistellektin hin standardisiert. Neuerdings

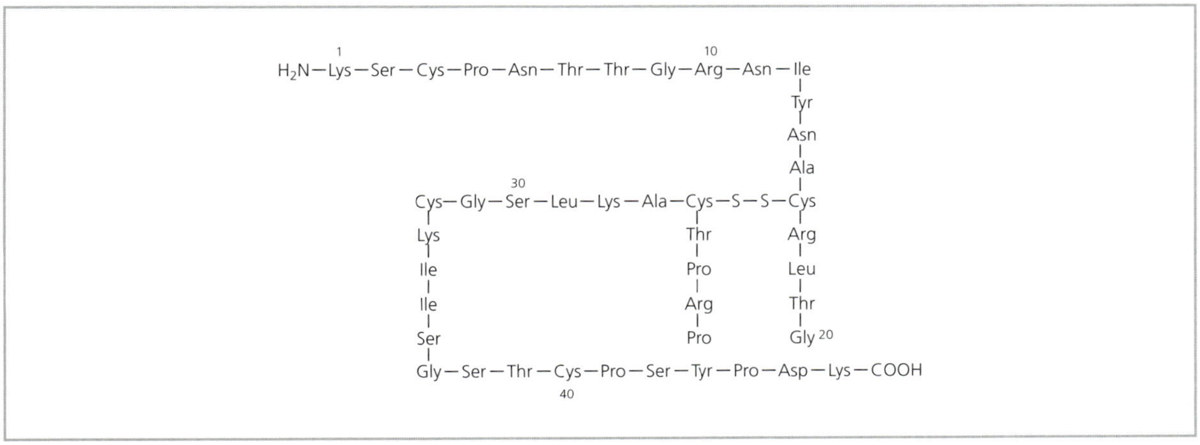

I

Pflanzliche Arzneistoffe

Abb. 3.4 Toxisches Viscotoxin A3

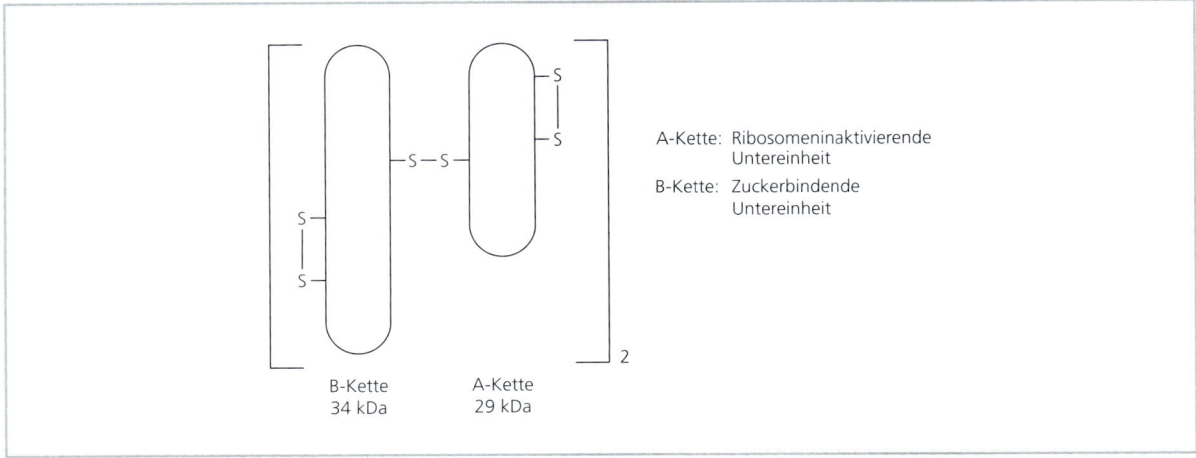

A-Kette: Ribosomeninaktivierende
Untereinheit
B-Kette: Zuckerbindende
Untereinheit

B-Kette
34 kDa

A-Kette
29 kDa

Abb. 3.5 Mistellektin-1

steht auch ein gentechnisch hergestelltes rekombinantes Mistellektin-1 zur Verfügung. Mistellektin-1 bindet spezifisch an Galactose, Mistellektin-2 an Galactose und *N*-Acetylgalactosamin und Mistellektin-3 nur an *N*-Acetylgalactosamin.

Das Mistellektin-1 besitzt Proteinstruktur mit zwei Untereinheiten, einer A-Kette mit 29 kDa und einer B-Kette mit 34 kDa, die über Disulfidbrücken miteinander verbunden sind. Unter physiologischen Bedingungen liegt es als Dimer vor (s. Abb. 3.5).

Pharmakologie: Die A-Kette von Mistellektin-1 entfaltet nach endozytotischer Aufnahme in die Zelle ribosomeninaktivierende (RIPs) Wirkung, während die B-Kette spezifisch an D-Galactoseeinheiten von Oberflächenrezeptoren bindet. Dadurch werden die Phagozytose von Granulozyten, die Produktion von großen granulären T-Lymphozyten sowie die Freisetzung von Cytokinen (TNF-α, Interleukin 1 und 6) stimuliert. In vivo liegen die optimal stimulierend wirkenden Konzentrationen im subtoxischen Bereich bei 0,5–1 ng pro kg Körpergewicht. Während die Mistellektine in hohen Dosen über eine Apoptose-Induktion zytotoxisch wirken, scheint im subtoxischen Konzentrationsbereich nur die immuninduzierte Antitumorwirkung zum Tragen zu kommen. Außerdem war der Mistelextrakt bei Tumor implantierten Mäusen in der Lage die Tumorangiogenese zu hemmen und die Metastasenbildung zu reduzieren.

Anwendung: Es existieren mehrere mit auf ML-1 standardisierten Mistelextrakten durchgeführte randomisierte, doppelblind angelegte klinische Studien mit Mammakarzinom-Patientinnen und anderen Tu-

morpatienten. Das Ergebnis: ein höherer Überlebensvorteil bei guter Verträglichkeit der Behandlung und deutlich verbesserter Lebensqualität im Vergleich zur Chemotherapie. Ein Rückgang des Tumorwachstums gilt allerdings als nicht erwiesen. Die Arzneimittel-Kommission E kam in der Monographie zu dem Votum, dass die Misteltherapie zur Palliativtherapie (symptomatische nicht ursachenbezogene Therapie) geeignet ist. Die immer wieder aufgestellte Behauptung, dass zwischen der Mistelherkunft (Tanne, Apfel, Pappel usw.) und der zu behandelnden Tumorart ein direkter Zusammenhang besteht, ist höchstens auf unterschiedliche Lektin- und Viscotoxingehalte zurückzuführen, hat aber darüber hinaus keine anderen Bezüge. Da seit kurzem reines rekombinantes ML-1 zur Verfügung steht, wird man in Kürze eine Klärung der noch offenen Fragen erwarten dürfen. Vor allem wäre interessant zu erfahren, ob sich standardisierter Mistelextrakt als Adjuvans zu einer chemotherapeutischen Tumortherapie eignet.

Immunstimulanzien der Volksmedizin: Zur Selbstmedikation werden häufig noch folgende Drogen verwendet: Lapachorinde von dem in Südamerika weitverbreiteten Baum *Tabebuia avellanedae* und die Wurzelrinde der aus Peru stammenden Liane *Uncaria tomentosa* (Una de gato). Da validierte klinische Studien fehlen, ist eine rationale Anwendung nicht möglich.

3.3.3 Homöopathische Präparate zur Immunstimulation

Diese enthalten in Verdünnungen (D4–D10) Kombinationen von pflanzlichen Extrakten (z.B. *Euphorbium, Vincetoxicum, Rhus toxicodendron*), tierischen Giften (z.B. *Lachesis*, *Apis mellifica*) und anorganischen Stoffen (z.B. Sulfur, Ferrum phosphoricum, Mercurius cyanatus). Wissenschaftliche Untersuchungen zur Wirksamkeit dieser Präparate liegen nicht vor.

3.4 Chemopräventive Pflanzenstoffe

Hierunter werden Pflanzenstoffe verstanden, von denen man erwartet, dass sie beim Menschen, präventiv verabreicht, Schutz vor Krebs, kardiovaskulären und degenerativen Erkrankungen gewähren.

Die ersten Hinweise erhielt man von in-vitro- und tierexperimentellen Untersuchungen und epidemiologischen Studien am Menschen.

Als Messparameter auf zellulärer Ebene wurden als erstes die einzelnen Stadien der Karzinogenese, die Plaquebildung in kardiovaskulären Zellsystemen und Entzündungskaskaden in der Zelle ausgewählt. Nach den Tierversuchen hat man versucht, diese Ergebnisse auf Krankheitsprozesse beim Menschen zu übertragen. Man untersuchte den Einfluss von pflanzlichen Nahrungsmitteln mit hochangereicherten chemopräventiven Wirkstoffen auf die Krebsentstehung und die Entwicklung der Atherosklerose sowie degenerativer Gelenkerkrankungen.

Die Ernährungsfachleute empfehlen eine Ernährungsumstellung auf Lebensmittel mit hohen Gehalten an Vitamin A, C und E, Carotin und Lycopin sowie Polyphenolen, wie sie vor allem in Gemüsearten (Broccoli) und Früchten vorkommen. Später fand man, dass noch zahlreiche weitere Pflanzenstoffe chemopräventive Eigenschaften besitzen (s. Tab. 3.4).

3.4.1 Was ist bewiesen?

Da es sich bei den ersten Verbindungen, die untersucht wurden, um Verbindungen mit hoher antioxidativer Potenz handelte (Polyphenole, Carotinoide, Vitamin C und E), vermutete man, dass allein die antioxidative Aktivität für die präventive Wirkung

verantwortlich sei. Mittlerweile weiß man aber, dass diese Verbindungen in der Zelle multivalente Wirkungen entfalten können, d.h. die antoxidative Wirkung ist nur eine von vielen.

Als potenzielle Mechanismen für eine Chemoprävention zur Tumor-Rezidiv- und Metastasen-Prophylaxe kommen z.B. in Frage:

- Karzinogen-Hemmung,
- antiproliferative Wirkung,
- antientzündliche Wirkung (COX 1, 5-LO),
- Apoptose-Induktion,
- Induktion der Zelldifferenzierung,
- antimutagene Wirkung,
- Unterdrückung der Onkogen-Expression,
- Inhibierung des Phase-1 u. 2-Metabolismus (Cytochrom-P-450, GSH, ST),
- Hemmung der Karzinogen-DNA-Bindung und Addukt-Bildung,
- Angiogenese-Hemmung.

3.4.2 Carotinoide und andere Antioxidanzien

Carotinoide

Carotinoide haben in der Chemoprävention die erste Präferenz. Sie finden sich als natürliche Pigmente in Bakterien, Algen, Pilzen und Pflanzen. Sie können nicht im tierischen bzw. menschlichen Organismus synthetisiert werden. Daher sind Tiere und Menschen auf die exogene Zufuhr durch die Nahrung angewiesen. Mittlerweile kennt man 600–700 Carotinoide, davon sind ungefähr 60 Carotinoide Bestandteil unserer Nahrung. Man unterteilt sie in die sauerstoffhaltigen Carotinoide, die Xanthophylle, wie das Lutein, Zeaxanthin oder β-Cryptoxanthin, wie sie in grünem Gemüse (Spinat, Grünkohl und Broccoli) in reichlicher Menge vorkommen und die sauerstofffreien Carotinoide. Dominierend sind bei Letzteren, α- und β-Carotin und Lycopin, die vor allem in gelbem und rotem Obst anzutreffen sind.

Carotinoide werden durchschnittlich nur zu 30 % oral resorbiert, wobei die gleichzeitige Anwesenheit von konjugierten Gallensalzen erforderlich ist. Durch fettreiche Nahrung erhöht sich die Bioverfügbarkeit. Transportiert werden die Carotinoide wie das Cholesterol mit den Lipoproteinen LDL und HDL. Als Speicher fungieren Leber und Fettgewebe aber auch Lunge, Niere, Gebärmutterhals und Prostata. Besonders reich an Carotinoiden sind die

LDL-Rezeptoren, ferner das Corpus luteum (Gelbkörper), die Nebennieren und die Retina mit Makula des Auges.

10 % der mit der Nahrung aufgenommenen Carotinoide werden im menschlichen Körper zu Retinol und schließlich in Vitamin A umgewandelt. Außerdem gibt es noch eine Spaltung zu Apocarotenale, zu Apocarotensäuren und weiteren oxidativen Abbauprodukten (kurzkettige Carbonyle, Aldehyde, Epoxide), die unter starken Stresssituationen vermehrt gebildet werden und dann zu negativen Wirkungen führen können (z. B. DNA-Schädigung und erhöhtes Krebsrisiko). An diesem Abbau ist das Cytochrom-P-450-System maßgebend beteiligt.

Abgesehen von ihrem antioxidativem Wirkpotenzial aufgrund ihrer hohen Radikalfängereigenschaft besitzen Carotinoide eine Vielzahl von weiteren Funktionen im Zellgeschehen. Sie sind potente Stimulatoren der zellvermittelten Immunabwehr und Promotoren der interzellulären Kommunikation über die so genannten gap functions. Sie wirken durch Desaktivierung von Singulett-Sauerstoff als Filter für UV-Licht und schützen dadurch die Zellen der Haut. Lutein und Zeaxanthin sind als natürliche Pigmente von Retina und Makula, die besten Protektoren vor schädigenden UV-Strahlen. Carotinoide wirken auf Tumorzellen im Sinne einer Normalisierung (Wachstums- und Teilungsvorgänge), weshalb ihnen auch krebspräventive Eigenschaften zugeschrieben werden.

Es wurden bisher über 30 epidemiologische Interventions- bzw. Supplementstudien mit Normalpersonen, Patienten und Rauchern durchgeführt. Einige Studien davon wurden auch randomisiert, placebokontrolliert und doppelblind durchgeführt. Man hat gefunden, dass z. B. eine Korrelation besteht zwischen den gefundenen Carotinoidkonzentrationen im Blut und dem Risiko an Krebs zu erkranken oder koronare Herz- oder einen retinalen Makulaschaden zu erhalten, d. h. ein erhöhter Verzehr von carotinreichem Obst und Gemüse scheint mit einem verminderten Lungenkrebsrisiko zu korrelieren. Allerdings gibt es auch gegenteilige Befunde. Eindeutig positiv waren die Ergebnisse nur bei der altersbedingten Makuladegeneration, wenn die Supplementierung durch Lutein und Zeaxanthin mit oder ohne Vitamin-C- bzw. -E-Zusätze erfolgte.

Möglicherweise liegen die gegenteiligen Ergebnisse bei den anderen Studien an den unterschiedlichen Carotinmengen bzw. den oft verwendeten verschiedenen Kombinationspräparaten, die bei den Supplementierungs-Studien eingesetzt wurden.

Man kann hieraus den Schluss ziehen, dass noch weitere Studien nötig sind, um konkrete Empfehlungen über die geeignete Carotinzufuhr für eine Präventivintervention geben zu können. Nach dem wissenschaftlichen Lebensmittelausschuss der Europäischen Union liegt die empfohlene Menge an Carotin für alle Personen und Raucher bei 10 mg β-Carotin pro Tag, die auch als absolut sicher angesehen werden.

Lebensmittel und Genussmittel mit chemopräventivem Potenzial

In Tab. 3.3 sind Gemüsearten und Genussmittel aufgeführt, von denen aufgrund von In-vitro-, In-vivo- und epidemiologischen Studien ein chemopräventives Potenzial angenommen wird. In Tab. 3.4 sind die Stoffklassen mit einigen Verbindungen aufgelistet, die vor allem nach den bisherigen tierexperimentellen und molekularbiologischen Untersuchungen für spätere rationale Präventivmaßnahmen in Frage kommen.

Weitere Antioxidanzien

Phenolische Verbindungen: An zweiter Stelle potenter Antioxidanzien stehen die vielen phenolischen Verbindungen, die in allen Gemüsearten weit verbreitet vorkommen (s. auch Kap. 2.4.3). Bekannte Beispiele sind die Polyphenole Catechin, Epicatechin des grünen Tees und die Procyanidine einschließlich der Stilbenverbindung Resveratrol des Rotweins bzw. des Traubensaftes.

Tab. 3.3 Lebensmittel- und Genussmittel mit chemopräventivem Potenzial

Lebensmittel	Genussmittel
(Roh-)Gemüse	Rotwein
Rettich-Arten	Schwarzer Tee
Lauch-Arten	Bier (Hopfen)
Hülsenfrüchte	
Karotten	
Tomaten	
Citrus(Agrumen)früchte	
Kartoffel	

Tab. 3.4 Substanzklassen, in denen chemopräventive Verbindungen gefunden wurden mit Wirkstoffbeispielen

Substanzklasssen	Chemopräventive Verbindung
Pro-Vitamine	Carotinoide (z. B. β-Carotin, Lycopin, Ascorbinsäure (Vitamin C), Vitamin E und D_3
Phenolische Verbindungen	Flavonoide (z. B. Quercetin, Xanthohumol des Hopfens), Gallotannine (z. B. Epicatechin, Ellagsäure), Curcuminoide, Proanthocyanidine (z. B. Pycnogenol)
Organoschwefel-verbindungen	Cysteinsulfoxide (z. B. Alliin), Sulforaphen, Glucosinolate und Senföle (Isothiocyanate)
Terpenoide	Monoterpene (z. B. Limonen, Perillylalkohol), Triterpene (z. B. Urolsäure)
Phytoestrogene	Stilbenverbindungen (z. B. Resveratrol), Lignanverbindungen (z. B. Enterodiol), Isoflavone (z. B. Genistein, Daizein)

Über die Krebs-Chemoprävention durch die Polyphenole des grünen Tees gibt es zahlreiche Studien. Ein Ergebnis war, dass regelmäßiges Teetrinken allgemein ein niedrigeres Risiko zeigte, an Rektal- und Pankreas-Karzinom zu erkranken. Zu ähnlichem Ergebnis kam eine finnische Studie. Die Mengen an Polyphenolen, die für eine Chemoprävention empfohlen werden, liegen bei mind. 100–200 mg pro Tag.

Für die Polyphenole des grünen Tees z. B. wurde als Wirkmechanismus die Hemmung des proteolytischen Enzyms Urokinase ermittelt, denn die Urokinase fördert das Eindringen einer Krebszelle in andere Gewebe und damit die Metastasenbildung.

Organosulfur-Wirkstoffe: Von großem Interesse sind auch die Organosulfur-Wirkstoffe des Knoblauchs und anderer senfölführenden Cruciferen-Pflanzen (Kraut, Broccoli, Wasserkresse und Blumenkohl).

Phytoestrogene: Die Phytoestrogene, wie die Isoflavone wurden bereits im Kap. 2.4.3 ausführlich behandelt.

Literatur

Urologika

Melzig, M. F., Major, H. (2000): Neue Aspekte zum Verständnis der Wirkungsmechanismen der aquaretischen Wirkung von Birkenblättern und Goldrutenkraut. Zeitschr. f. Phytother. 21: 193–196

Nowack, R. (2003): Die amerikanische Cranberry (*Vaccinium macrocarpon*). Zeitschr. f. Phytotherapie 24: 40–46

Wagner, H., Wiesenauer, M. (2003): Phytotherapie (Phytopharmaka und pflanzliche Homöopathika). 2. Auflage, Wiss. Verlagsgesellschaft mbH Stuttgart

Wagner, H., Willer, F. (1990): Altes und Neues zur Chemie und Pharmakologie von Urtica Präparaten. Schweiz. Z. Ganzheits-Medizin 3: 144–148

Gynäkologika

Jarry, H., Thelen, P., Christoffel, V., Spengler, B., Wuttke, W. (2005): *Cimicifuga racemosa* extract BNO 1055 inhibits proliferation of the human prostate cancer cell line LNCaP.Phytomedicine 12: 178–182

Kruse, S.O. et al. (1999): Fukiic and piscidic acid esters from the rhizome of *Cimicifuga racemosa* and the in vitro estrogenic activity of fukinolic acid. Planta med. 65(8): 763–764

Wuttke, W., Jarry, H., Christoffel, V., Spengler, B., Seidlova-Wuttke, X. (2003): Chaste tree (*Vitex agnus castus*) – Pharmacology and clinical indications. Phytomedicine 10: 348–357

Immunstimulantien

Kleijnen, J., Knipschild, R. (1994): Misleotoe treatment for cancer, Review of controlled trials in humans. Phytomedicine 1: 255–260

Mayer, H., Steppkes, R., Roth, R., Richter, C.P. (1996): Mistelextrakte zur Immunmodulation bei Tumorpatienten. Pharm. Ztg. 141: 2483–2493

Vollmar, A., Dingermann, Th. (2005): Immunologie-Grundlagen und Wirkstoffe, Wissenschaftliche Verlagsgesellschaft mbH, Stuttgart

Wagner, H. (1991): Immunmodulatory Agents from Plants (ed. H. Wagner). Birkhäuser Verlag, Basel, Boston, Berlin

Chemopräventiva

N. N. (1998): Veris Research Summary 1997 abgedruckt unter dem Titel „Die Wirksamkeit von Carotinoiden" in Dtsch. Apoth. Ztg. 138(40): 3755–3762 (1998) und die dort aufgeführte Literatur

Rohr, U. D. (2004): Phytooestrogene in der Prävention. Pharm. Ztg. 149: 3948–3958

Sagar, St.M. (2004): Antioxidants during anticancer therapy. Focus on Alternative and Complementary Therapies, Vol. 9(2) June, 96–106

Siems, W., Krämer, K., Sommerburg, O., Grune, T. (2005): Für und Wider einer Supplementation. Pharm. Ztg. 150: 1151–1156

3.5 Indikationen und Wirkstoffe der wichtigsten Arzneidrogen

Indikationen	Drogen, Wirkstoffe	Stoffgruppe	Seite
Herz-Kreislauf-Erkrankungen	Cardiotone Steroide (Herzglykoside)	T	S. 80
	Weißdorn-Extrakt	Ph	S. 98
	Theophyllin	Al	S. 163
Hypertonie	Rauwolfia-Extrakt	Al	S. 148
	Knoblauch-Extrakt	S	S. 170
Rhythmusstörungen	Chinidin	Al	S. 152
	Ajmalin	Al	S. 149
Durchblutungsstörungen			
a) koronar	Visnadin	Ph	S. 110
	Weißdorn-Extrakt	Ph	S. 98
	Theophyllin	Al	S. 163
	Theobromin	Al	S. 161
b) peripher	Ginkgo-Extrakt	T	S. 59
	Secale-Alkaloide	Al	S. 143
	Yohimbin	Al	S. 147
c) zerebral	Ginkgo-Extrakt	T	S. 59
	Vincamin	Al	S. 150
Venenerkrankungen	Rosskastanien-Extrakt (Aescin)	T	S. 72
	Rutinosid	Ph	S. 103
	Buchweizen-Extrakt	Ph	S. 103
	Mäusedorn-Extrakt	T	S. 75
	Weinlaub-Extrakt	Ph	S. 105
	Secale-Alkaloide	Al	S. 143
	Heparinoide	K	S. 41
Thromboseprophylaxe	Heparinoide	K	S. 41
Hypercholesterinämie	ω-3-Fettsäuren (Fischöle)	L	S. 23
	Knoblauch-Extrakt	S	S. 170
	Artischocken-Extrakt	T	S. 58
Neurologische Erkrankungen			
Demenz, Alzheimer-Krankheit	Ginkgo-Extrakt	T	S. 59
	Galanthamin	Al	S. 138
Reise- und Bewegungskrankheit	Scopolamin	Al	S. 158
	Ingwer-Extrakt	T/Ph	S. 93
Migräne, Kopfschmerz	Secale-Alkaloide	Al	S. 143
	Mutterkraut-Extrakt		S. 62
	Pestwurzel-Extrakt	T	S. 60
	Pfefferminzöl (Menthol)	T	S. 51
Atemwegserkrankungen			
Chronische Bronchitis	Efeu-Extrakt	H	S. 71
	Primula-Extrakt	H	S. 70
	Ätherischöl-Drogen, Ätherischöle	T	S. 47
	Schleimdrogen	K	S. 31
Husten	Ipecacuanha-Extrakt, Emetin	Al	S. 139
	Codein, Noscapin	Al	S. 137/138
	Schleimdrogen	K	S. 31
	Thymus-Extrakt	T	S. 53
Asthma	Efeu-Extrakt	T	S. 71

Indikationen	Drogen, Wirkstoffe	Stoffgruppe	Seite
Rheuma- u. Gelenkerkrankungen	Salix-Droge, Salicylsäure	Ph	S. 90
	Teufelskralle-Extrakt	T	S. 63
	Weihrauch-Extrakt	T	S. 66
	Brennnesselblatt-Extrakt	Ph	S. 91
	Hyaluronsäure	K	S. 40
	Glucosamin-SO_4	K	S. 41
	Chondroitin-SO_4	K	S. 41
	ω-3-Fettsäuren	L	S. 23
Gastroenterologische Erkrankungen			
Dyspepsien	Ätherischöl-Drogen, Ätherischöle	T	S. 47
	Senföle	S	S. 169
	Bitterstoffdrogen-Extrakt	T	S. 55
	Iberis-Extrakt	T	S. 69
Gastritis, Ulkuserkrankungen	Süßholzwurzel-Extrakt, Glycyrrhizin	T	S. 72
Lebererkrankungen	Mariendistel-Extrakt (Silymarin)	Ph	S. 100
	Artischocken-Extrakt	Ph	S. 58
	Lecithin	L	S. 24
Galleerkrankung	Schöllkraut-Extrakt	Al	S. 138
	Gelbwurz-Extrakt	Ph	S. 94
	Pfefferminz-Extrakt (Menthol)	T	S. 51
Diarrhöen	Gerbstoff-Drogen (Acid. tannicum)	Ph	S. 113
	Uzara-Extrakt	T	S. 86
	Opium	Al	S. 137
Obstipation	Anthranoid-Drogen	Ch	S. 122
	Schleim-Drogen	K	S. 31
	Agar, Traganth	K	S. 38/35
	Rizinusöl	L	S. 24
Erbrechen	Ingwer-Extrakt	T/Ph	S. 93
Nervenkrankheiten, Depressionen	Baldrian-Extrakt	T	S. 61
	Hopfen-Extrakt	T	S. 62
	Kava-Kava-Extrakt	Ph	S. 128
	Eschscholtzia-Extrakt	Al	S. 138
	Hypericum-Extrakt	Ch	S. 127
Urologische Erkrankungen			
Dysurische Beschwerden	Solidago-Extrakt	T	S. 173
	Birkenblätter-Extrakt	Ph	S. 101/173
Uroinfektionen	Bärentraubenblätter-Tee/Extrakt	Ph	S. 91/174
	Preiselbeer-(Cranberry)-Extrakt	Ph	S. 105/106
Benigne Prostatahyperplasie (BPH)	Brennnesselwurzel-Extrakt		S. 174
	Sägepalme-Extrakt	T	S. 174
	Phytosterol-Drogen	T	S. 78/174
Immunschwäche	Echinacea-Extrakt		S. 177
	Mistel-Extrakt (Lektinol)		S. 179
	Lentinan	K	S. 37
Gynäkologische Erkrankungen (Klimakterisches Syndrom)	Cimicifuga-Extrakt		S. 176
	Mönchspfeffer-Extrakt (Vitex agnus castus)		S. 175
Funktionsstörungen des Alters	Ginseng-Extrakt	T	S. 73
	Eleutherococcus-Extrakt	Ph	S. 113
	Weißdorn-Extrakt	F	S. 98
	Bitterstoff-Drogen	Ph/T	S. 55
Erkältungskrankheiten	Echinacea-Extrakt		S. 177
	Ätherischöl-Drogen, Ätherischöle	T	S. 47

Pflanzliche Arzneistoffe

I

Indikationen	Drogen, Wirkstoffe	Stoffgruppe	Seite
Tumorerkrankungen	Catharanthus-Alkaloide	Al	S. 150
	Camptothecin-Alkaloide	Al	S. 154
	Taxus-Alkaloide	Al	S. 155
	Podophyllum-Präparate	Ph	S. 112
	Mistel-Extrakt (Lektinol)		S. 179
	Lentinan	K	S. 37
Infektionskrankheiten			
Amöbizida	Emetin/Dehydro-Emetin	Al	S. 139
Antimalariamittel	Chinin	Al	S. 153
	Artemisinin	T	S. 64
Virostatika	Melissa-Extrakt	Ph	S. 52/92
Baktericida (Antimykotika)	Allium-sativum-Extrakt	S	S. 170
Hauterkrankungen			
Psoriasis	Ammi-majus-Extrakt	Ph	S. 110
	Psoralene	Ph	S. 109
	Mahonia-Extrakt	Al	S. 138
Neurodermitis	Nachtkerzenöl	L	S. 23
Ekzem	Kamillen-Extrakt	T	S. 52/102
	Hamamelis-Extrakt	Ph	S. 119
Vitiligo	Ammi-majus-Extrakt	Ph	S. 109/110
	Psoralene-PUVA		

L =Lipide; K = Kohlenhydrate; T = Terpenoide; Ph/Ch = Phenole/Chinoide; Al = Alkaloide; S = Säureamide u. a. *N*-haltige Verbindungen

Nicht pflanzliche Arzneistoffe

4

Gewinnung nicht pflanzlicher Arzneistoffe

4.1 Gewinnung von Arzneistoffen aus Bakterien

Mikroorganismen sind für die Produktion von Arzneistoffen von großer Bedeutung. Vor allem zahlreiche im Boden lebende Aktinomyzeten stellen eine Vielzahl von Naturstoffen her, die antibiotische, antimykotische, zytostatische oder andere pharmakodynamische Eigenschaften aufweisen. Die Gattung *Streptomyces* ist als Produzent antibiotisch wirksamer Verbindungen besonders in Erscheinung getreten. Von den zwölftausend bekannten Naturstoffen mit antibiotischer Aktivität stammen 55% aus Streptomyzeten. Eine Zusammenstellung wichtiger Stämme mit antibiotischer Aktivität ist in Tab. 4.1 dargestellt. Aus wirtschaftlicher Sicht gehören biogene Naturstoffe aus Aktinomyzeten zu den bedeu-

tendsten Arzneistoffen. Besonders Erythromycin und Erythromycin-Derivate gehören mit einem Umsatz von ca. 3 Milliarden US-Dollar pro Jahr zu den erfolgreichsten Arzneimitteln. Auch andere Mikroorganismen wie z. B. *Bacillus*-Arten oder Myxobakterien werden zur Produktion von Arzneistoffen herangezogen.

Die Entwicklung von Arzneistoffen aus Mikroorganismen verläuft oft nach einer fast identischen Prozedur. Wird ein Stamm gefunden, der einen potenziellen Arzneistoff produziert, wird dieser einer Reihe von Mutations- und Screeningschritten unterzogen. Durch UV- oder Röntgenstrahlung oder Behandlung des Stammes mit chemischen Mutagenen erzeugt man **Mutanten** eines Stammes, die dann auf die Produktion des gewünschten Antibiotikums getestet werden. Gut

Tab. 4.1 Bedeutende Streptomyces-Stämme als Produzenten wertvoller Arzneistoffe

Antibiotikum	Produzent	Wirkort	Anwendung
A40926	*Nonomuraea* sp.	Zellwand	Antimikrobiell
Amphotericin	*S. nodosus*	Membran	Antimykotisch
Ascomycin (FK520)	*S. hygroscopicus*	FKBP	Immunsuppressiv
Avermectin	*S. avermitilis*	Membran	Antiparasitisch
Avilamycin	*S. viridochromogenes*	Ribosom	Antimikrobiell
Avoparcin	*Amycolatopsis coloradensis*	Zellwand	Antimikrobiell
Bleomycin	*S. verticillus*	DNA	Zytostatisch
Bialaphos (PTT)	*S. hygroscopicus*	Glutaminsynthetase	Herbizid
Candicidin	*S. griseus*	Membran	Antimykotisch
Clavulansäure	*S. clavuligerus*	β-Lactamase	In Kombination antimikrobiell
Chloramphenicol	*S. venezuelane*	Ribosom	Antimikrobiell
Chlortetracyclin	*S. aureofaciens*	Ribosom	Antimikrobiell
Cyclohexamid	*S. griseus*	Ribosom	Antimikrobiell
Dactinomycin	*S. parvulus*	DNA	Zytostatisch

Tab. 4.1 Bedeutende Streptomyces-Stämme als Produzenten wertvoller Arzneistoffe (Fortsetzung)

Antibiotikum	Produzent	Wirkort	Anwendung
Daptomycin	S. roseosporus	Zellwand	Antimikrobiell
Daunorubicin	S. peucetius	DNA	Zytostatisch
Doxorubicin	S. peucetius var. caesius	DNA	Zytostatisch
Erythromycin A	Saccharopolyspora erythraea	Ribosom	Antimikrobiell
Gentamicin	Micromonospora purpurea	Ribosom	Antimikrobiell
Geldanamycin	S. hygroscopicus	Hsp90	Zytostatisch
Kanamycin	S. kanamyceticus	Ribosom	Antimikrobiell
Lincomycin	S. lincolnensis	Ribosom	Antimikrobiell
Milbemycin	S. hygroscopicus	Membran	Antiparasitisch
Mithramycin	S. argillaceus	DNA	Zytostatisch
Mitomycin C	S. lavendulae	DNA	Zytostatisch
Moenomycin	S. ghanaensis	Zellwand	Antimikrobiell
Monensin	S. cinnamonensis	Membran	Anticoccidial
Natamycin	S. nataensis	Membran	Antimykotisch
Neomycin	S. fradiae	Ribosom	Antimikrobiell
Nikkomycin	S. tendae	Chitinsynthase	Antimykotisch
Novobiocin	S. niveus	DNA-Gyrase	Antimikrobiell
Nystatin	S. noursei	Membran	Antimykotisch
Oxytetracyclin	S. rimosus	Ribosom	Antimikrobiell
Pristinamycin	S. pristinaespiralis	Ribosom	Antimikrobiell
Ramoplanin	Actinoplanes sp.	Zellwand	Antimikrobiell
Rapamycin	S. hygroscopicus	FKBP	Immunsuppressiv
Rifamycin	Amycolatopsis mediterranei	RNA-Polymerase	Antimikrobiell
Salinomycin	S. albus	Membran	Anticoccidial
Spinosyn	Saccharopolyspora spinosa	Unbekannt	Insektizid
Spiramycin	S. ambofaciens	Ribosom	Antimikrobiell
Staurosporin	S. staurosporeus	Proteinkinase C	Antimikrobiell
Streptomycin	S. griseus	Ribosom	Antimikrobiell
Tacrolimus (FK506)	Streptomyces sp.	FKBP	Immunsuppressiv
Teicoplanin	Amycolatopsis teicomyceticus	Zellwand	Antimikrobiell
Tetracyclin	S. aureofaciens	Ribosom	Antimikrobiell
Thienamycin	S. cattleya	Zellwand	Antimikrobiell
Tylosin	S. fradiae	Ribosom	Antimikrobiell
Vancomycin	Amycolatopsis orientalis	Zellwand	Antimikrobiell
Virginiamycin	S. virginiae	Ribosom	Antimikrobiell

produzierende Zelllinien werden dann für weitere Optimierungsrunden (erneute Mutagenese, erneutes Screening) ausgewählt. Für die Produktionsoptimierung steht außerdem eine Palette unterschiedlichster Nährmedien zu Verfügung, die meist systematisch ausgetestet werden.

Unter Berücksichtigung aller Parameter können aus Stämmen, die ursprünglich weniger als 1 mg/l produzieren, Produzenten mit Leistungen von mehr als 1 g/l hergestellt werden. Die Produktion wird in großvolumigen Fermentern (mehrere 100 000 l) nach genau festgelegten Protokollen durchgeführt.

4.2 Gewinnung von Arzneistoffen aus Pilzen und tierischen Systemen

Einige Arzneistoffe werden aus Pilzen oder tierischen Zellsystemen gewonnen. Während Pilze ähnlich wie Aktinomyzeten fermentiert werden können, werden Produkte tierischen oder menschlichen Ursprungs oft aus den Organen, der Haut, dem Blut oder dem Gewebe von Tieren bzw. dem Harn oder der Muttermilch von Menschen gewonnen.

4.3 Gewinnung gentechnologisch hergestellter Proteine und Antikörper

4.3.1 Proteine

Für die biotechnologische Herstellung von Proteinen stehen mehrere Systeme zu Verfügung (s. Tab. 4.2), von denen derzeit vor allem vier eingesetzt werden. Da diese Systeme Vor- und Nachteile aufweisen, muss die Auswahl des Systems für die Produktion eines Arzneistoffs im Vorfeld intensiv überlegt werden.

Peptide müssen, damit sie ihre erwünschte Wirkung entfalten können, nach ihrer Biosynthese korrekt gefaltet werden. Auch für diesen Zweck werden sie häufig posttranslational modifiziert. Zu diesen Modifikationen zählen die Ausbildung von Disulfidbrücken zwischen zwei Cysteinresten, die kovalente Verknüpfung mit komplexen Zuckermolekülen, Lipidbausteinen, Sulfat-, Adenosin-, Acetyl- oder Prenylresten. Eine besondere Bedeutung kommt den Zuckermolekülen zu, da sie oft essenziell für die Funktion des Proteins sind. Wird ein Protein an der falschen Stelle glykosidiert oder wird

Tab. 4.2 Eigenschaften verschiedener Systeme, die für die Herstellung gentechnologischer Arzneistoffe eingesetzt werden können. ++ = sehr gut geeignet, + = geeignet, – = nicht geeignet

Eigenschaften	Organismus bzw. Zell-Linie				
	Bakterien	Pilze (Hefen)	Zellkulturen	Pflanzen	Tiere
Überwiegend eingesetzter Organismus	*Escherichia coli*	*Saccharomyces cerevisiae*	CHO-Zellen BHK-Zellen Menschliche Zelllinien	*Nicotiana tabacum*	
Wachstumsgeschwindigkeit	++	++	–	+	–
Eignung für Großproduktion	+	+	–	++	++
Investitionskosten	+	+	–	++	+
Produktionskosten	++	++	–	++	–
Glykosylierung des Proteins	–	+	++	+	++
Faltung des Proteins	–	+	++	+	++
Sicherheitsrisiken (Umwelt)	+	+	++	+	++
Sicherheitsrisiken (Produkt)	++	++	+	++	–
Akzeptanz in der Gesellschaft	++	++	++	–	+
Derzeitige Verwendung in der Industrie	++	++	++	–	–

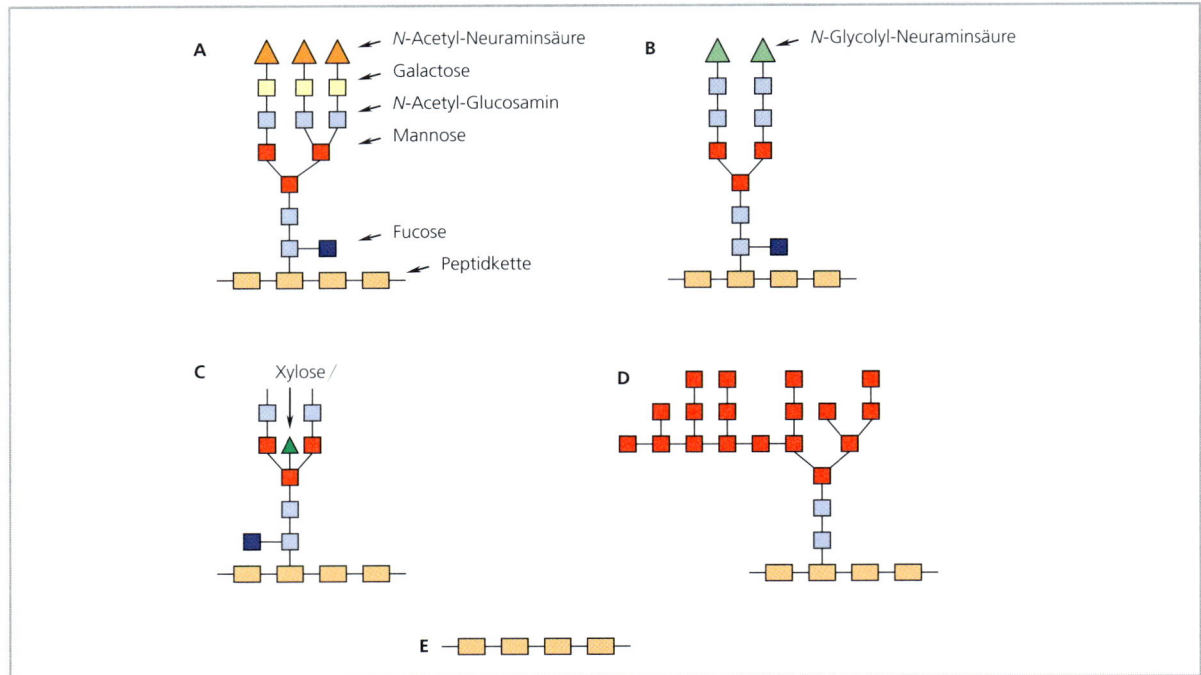

Abb. 4.1 Unterschiedliches Glykosidierungsmuster in Abhängigkeit von den zur Produktion herangezogenen Organismen. **A** natives Protein, **B** Protein hergestellt mit transgenen Tieren oder Zellkulturen, **C** Protein hergestellt mit transgenen Pflanzen, **D** Protein hergestellt mit rekombinanten Hefen, **E** Protein hergestellt mit rekombinanten Bakterien

ein falscher Zucker eingebaut, so kann dies zu einem inaktiven, instabilen oder allergenen Wirkstoff führen. Andererseits kann ein „falsch" glykosidierter Wirkstoff aber auch eine verbesserte Stabilität oder eine verlängerte Halbwertzeit aufweisen.

Die Wahl des geeigneten Produktionssystems hängt somit besonders vom **Glykosidierungsmuster** eines Proteins ab. Da *E. coli* keine Glykosidierung durchführen kann, ist es nur als Produzent für nicht glykosidierte Proteine geeignet. Tierische Zelllinien, Pflanzen und Hefen können Glykosidierungen von Proteinen durchführen, doch unterscheidet sich das Glykosidierungsmuster häufig von dem des humanen Proteins (s. Abb. 4.1).

Bakterienzellen sind vom wirtschaftlichen Standpunkt aus gesehen die beliebtesten Systeme. Neben *E. coli* ist *Bacillus subtilis* für die Herstellung von Proteinen gut geeignet. Beide Bakterien wachsen äußerst schnell bei niedrigen Kosten für Nährmedien etc. Für beide Gattungen wurden zahlreiche Plasmide entwickelt, die eine induzierbare Proteinbiosynthese erlauben. Zusätzlich besteht die Möglichkeit, dass das gewünschte Protein ins Medium sezerniert wird, was die Reinigung des Proteins enorm vereinfacht. Nachteilig ist, dass Bakterien die oft notwendigen Modifikationen nicht durchführen können und das erwünschte Protein nicht korrekt falten.

Hefen stellen häufig einen guten Kompromiss für die Produktion dar. Besonders *Saccharomyces cerevisiae* ist beliebt, da sie sich ähnlich schnell und preiswert wie Bakterien vermehren lässt, in vielen andern Punkten jedoch tierischen Zellen ähnelt.

Saccharomyces cerevisiae ist in der Lage, posttranslationale Modifikationen durchzuführen, doch können die Modifikationen von den erwünschten abweichen.

Für die Produktion menschlicher Proteine sind **kultivierte Säugerzellen** derzeit oft die beste Alternative, da sie die posttranslationalen Modifikationen ähnlich wie menschliche Zellen durchführen können. Enorme Fortschritte bei der Entwicklung von Promotoren, Vektoren, Transformationssystemen und Zelllinien haben dazu geführt, dass sie auch im Großproduktionsbetrieb eingesetzt werden können. Ein noch immer großer Nachteil ist, dass tierische Zellen sehr viel langsamer wachsen als Bakterien oder Hefen und dass die Produktionskosten signifikant höher liegen. Außerdem besteht stets die Gefahr der Zerstörung eines Produktionsansat-

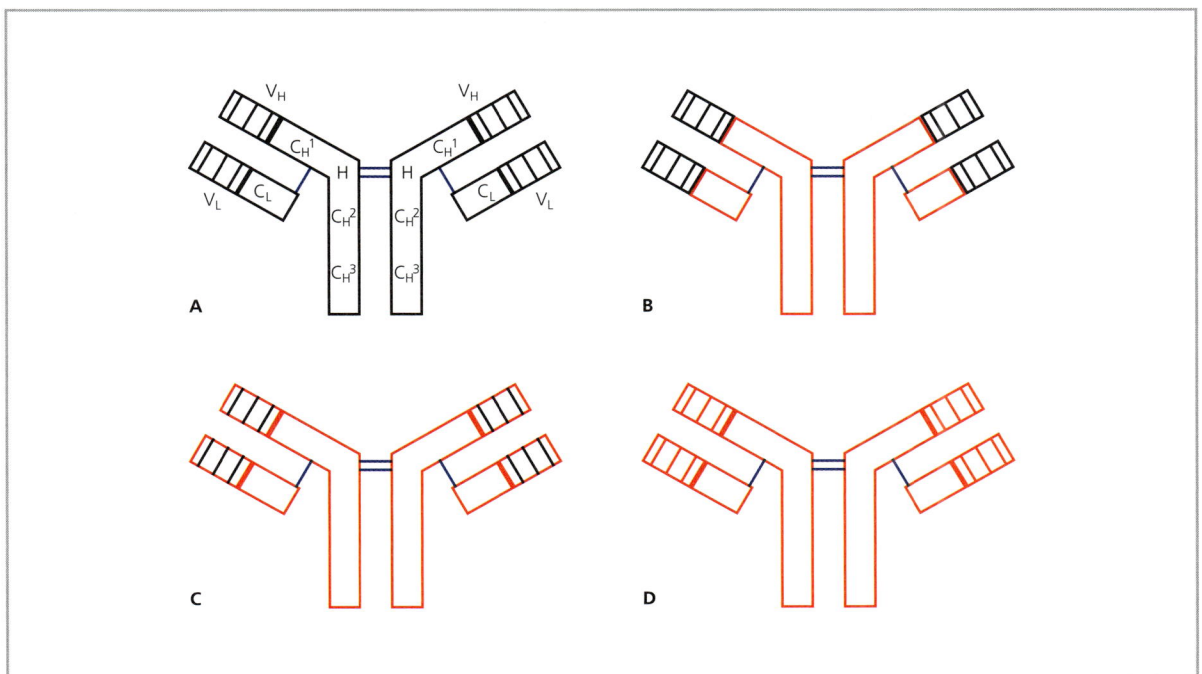

Abb. 4.2 In der Therapie verwendete Antikörper. **A** muriner Antikörper, **B** chimärer Antikörper, **C** humanisierter Antikörper, **D** menschlicher Antikörper (schwarze Bereiche des Antikörpers stammen aus der Maus, rote Bereiche aus dem Menschen)

zes durch mikrobielle Kontamination, besonders durch Mykoplasmen. Als derzeit beliebteste Zellen gelten **CHO-Zellen** (Chinese-Hamster-Ovary-Zellen) und **BHK-Zellen** (Baby-Hamster-Kidney-Zellen). Seit einiger Zeit stehen auch menschliche Zelllinien **(HDC, Humane Diploid Cells)** für die Produktion von Arzneistoffen zu Verfügung.

Weitere prinzipiell geeignete Systeme sind Insektenzellen, Tiere und Pflanzen. Bei der Verwendung von Insektenzellen kann man das gewünschte Gen, dessen Produkt man herstellen will, mit dem Baculovirus in die Insektenzelle einschleusen. Auch wenn die Expressionsraten durch Insektenzellen recht gut sein können, haben sich Insektenzellen als Großproduzenten bis jetzt noch nicht durchsetzen können. Auch Tiere können Produzenten von Arzneistoffen sein. Weltweit werden derzeit etwa zehntausend transgene Tiere – meistens Kühe, Ziegen oder Schafe – für die Produktion therapeutischer Proteine gehalten. Die Herstellung einiger Proteine auf diesem Wege ist bereits technisch realisiert. Kürzlich wurde das erste Arzneimittel aus Tieren (Wachstumsfaktor) zugelassen.

Pflanzen sind prinzipiell für die Produktion von Enzymen einsetzbar. Sie gelten als kostengünstige

Produzenten mit der Fähigkeit zu posttranslationalen Modifikationen. Die nächsten Jahre werden zeigen, ob Pflanzen als Produzenten gentechnologisch hergestellter Arzneistoffe auch politische und gesellschaftliche Akzeptanz finden.

4.3.2 Antikörper

Vom monoklonalen Antikörper zum menschlichen Antikörper

Die Produktion von monoklonalen Antikörpern als Arzneistoffe hat in den letzten zehn Jahren erheblich zugenommen. Basierend auf den 1976 publizierten Arbeiten von Köhler und Milstein, können Antikörper mit Hilfe der Hybridoma-Technik produziert werden. Dabei wird die B-Zelle der Milz einer immunisierten Maus, die die Information zur Produktion eines Antikörpers enthält, mit einer Tumor-Zelle (Myelomazelle) zu einer Hybridoma-Zelle verschmolzen. Diese Zelle produziert den Antikörper in großen Mengen und kann ihn außerdem ins Medium sezernieren. Der bekannteste murine monoklonale Antikörper (s. Abb. 4.2) ist Muromonab-CD3 (Orthoclone® OKT), der zur Vermeidung von Transplantatreaktionen eingesetzt wird. Leider haben sich aufgrund ihres allergenen Potenzials viele murine monoklonale Antikörper als therapeutische Antikörper nicht durchgesetzt.

Fortschritte bei der Generierung transgener Mäuse ermöglichen die Produktion **chimärer Antikörper** (s. Abb. 4.2). Wie im Kap. 8.2 beschrieben, lassen sich beide Ketten des Antikörpermoleküls in variable und konstante Regionen unterscheiden. Die Sequenz der variablen Bereiche beinhaltet die antigenbindende Region und unterscheidet sich von Antikörper zu Antikörper.

Anfang der 1990er Jahre gelang die Herstellung einer transgenen Maus, in der Gene für die Herstellung der konstanten Region eines Antikörpers durch humane Gene ersetzt wurden. Somit erhält ein Antikörper, der nach Immunisierung der Maus mittels **Hybridoma-Technik** produziert wird, seine variablen Regionen von der Maus und seine konstanten Regionen vom Menschen. Chimäre Antikörper enthalten in ihrem Namen die Endung -imab (z. B. Abciximab, Basiliximab, Rituximab, Infliximab).

Für die Herstellung **humanisierter Antikörper** (s. Abb. 4.2) wurden Mäuse entwickelt, bei denen neben den Genen für die konstanten Regionen auch einige Gene der variablen Regionen durch menschliche Gene ersetzt wurden. Dabei wurden die Gene der „Framework Region" (FR) des variablen Bereichs, nicht jedoch Gene der „Complementary Determining Region" (CDR) ersetzt. Insgesamt besteht ein humanisierter Antikörper somit zu mehr als 90 % aus potenziell nicht immunogenen Sequenzen. Humanisierte Antikörper enthalten in ihrem Namen die Endung -zumab (z. B. Alemtuzumab, Daclizumab, Palivizumab, Trastuzumab).

Der Antikörper der Zukunft ist der komplett **humane Antikörper** (s. Abb. 4.2). Zur Produktion humaner Antikörper werden Mäuse generiert, bei denen das gesamte Gen, das für einen Antikörper codiert, durch humane Gensequenzen ersetzt wird. Mit Adalimumab ist bereits ein komplett humaner Antikörper auf dem Markt.

Therapeutisch eingesetzt werden auch **Antikörperfragmente** (z. B. Abciximab). Diese gewinnt man durch Spaltung eines Antikörpers durch Hydrolyse mit Pepsin bzw. Papain. Dabei entstehen F(ab)$_2$- bzw. F(ab)-Fragmente. F(ab)$_2$-Fragmente enthalten beide, F(ab)-Fragmente nur eine Antigenerkennungsdomäne. Die Antikörperfragmente können auch nach Expression der geeigneten Gene in Bakterien oder Hefen produziert werden.

Produktion therapeutischer Antikörper

Für die Produktion therapeutischer Antikörper sind mehrere Verfahren entwickelt worden. Nur noch selten eingesetzt werden darf das Verfahren der Produktion mittels Aszites-Maus. Hierzu wird die Antikörper produzierende Hybridomzelle in das Peritoneum der Maus injiziert. Dort werden die Antikörper unter optimalen Bedingungen gebildet. Zur Erhöhung der Ausbeute wird der Maus das Mineralöl Pristan in die Bauchhöhle injiziert. Das Öl ruft eine Entzündung hervor und dies führt letztendlich zu einer Ansammlung von Cytokinen in der Bauchhöhle. Diese Cytokine bewirken schnelleres Wachstum und Differenzierung der Hybridomazellen.

Derzeit werden Antikörper meist durch Vermehrung von Hybridomazellen in Bioreaktoren produziert. Auch wenn die Produktion in Bioreaktoren methodisch herausfordernd ist, so sind doch weltweit erfolgreich Produktionsverfahren etabliert worden.

Auch die Herstellung von Antikörpern in Tieren und Pflanzen ist wissenschaftlich sehr gut erforscht. So können aus einem Liter Ziegenmilch bereits fünf bis sechs Gramm Antikörper gewonnen werden. Als noch kostengünstiger und effizienter hingegen könnte sich die Produktion der therapeutischen Antikörper in transgenen Pflanzen erweisen. Man geht davon aus, dass die Kosten bei einem Zehntel gegenüber transgenen Tieren und einem Hundertstel gegenüber herkömmlichen Kulturen liegen.

Dennoch: wie bei den Proteinen sind viele Fragen bezüglich Sicherheit, Verträglichkeit, aber auch das öffentliche Vertrauen betreffend noch nicht beantwortet.

4.3.3 Modifizierte Proteine und Antikörper

Als Arzneimittel eingesetzt werden sowohl körperidentische Proteine, als auch Proteine, bei denen eine bis mehrere Aminosäuren durch andere Aminosäuren ersetzt wurden. Der mit molekularbiologischen Verfahren durchführbare Austausch von Aminosäuren kann zur Verbesserung der pharmakokinetischen Eigenschaften eines Proteins führen (z. B. Insulin-Präparate) oder gar einen Agonisten in einen Antagonisten umwandeln (z. B. Pegvisomant). In wenigen Fällen führte auch die Deletion ganzer Domänen dazu, dass neue, besser wirksame Proteine entstanden (z. B. Reteplase).

Zur Verlängerung der Serum-Halbwertszeit eines Proteins sind weitere Verfahren entwickelt worden. So gelang durch Fusion eines Proteins mit humanem Serumalbumin im Falle von Interferon-α eine Erhöhung der Halbwertszeit um den Faktor 13,6 bei subkutaner bzw. um den Faktor 19,8 bei intravenöser Applikation.

Das Verfahren der **Pegylierung** von Proteinen, bei dem man durch Behandlung eines Proteins mit PEG (Polyethylenglykol) oder einem alternativen Polymer Proteine kovalent modifizieren kann, wird zunehmend sehr erfolgreich eingesetzt (z.B. bei Peginterferon alfa-2b). Die Pegylierung führt zu einer Erhöhung der Masse und des hydrodynamischen Radius eines Proteins und damit häufig zur verbesserten Wasserlöslichkeit. Außerdem bewirkt das PEG eine Abschirmung des Polypeptids gegenüber Proteasen und Antikörpern.

Hohe Erwartungen werden an Polypeptide bzw. Antikörper gestellt, die mit anderen Proteinen oder mit niedermolekularen Substanzen fusioniert sind. So sind beim Gemtuzumab-Ozogamicin (Mylotarg®) drei Moleküle eines Calicheamicin-Derivats an eine humanisierte Version eines α-CD33-Antikörpers gebunden. In der Zelle zerfallen die Calicheamicin-Derivate zu Diradikalen, die DNA-Strangbrüche erzeugen und dadurch letztlich die Tumorzelle abtöten.

Besondere Anstrengungen werden derzeit unternommen, um maßgeschneiderte Antikörper zu erzeugen. So ersetzt man die Effektordomäne eines Antikörpers durch die Sequenz, die für ein Toxin codiert. Das Toxin wird gezielt zu den Zellen befördert, die das Zielantigen enthalten.

Bispezifische Antikörper enthalten Erkennungssequenzen für verschiedene Antigene. Enthält z.B. ein Antikörper Erkennungsspezifitäten gegen Tumoroberflächenantigene und gegen Killer-T-Zell-Oberflächenantigene, so führt dieser Antikörper beide Zellen zusammen und ermöglicht die schnelle Abtötung des Tumors.

Literatur

FROKJAER, S., OTZEN, D.E. (2005): Protein drug stability: a formulation challenge. Nat. Rev. Drug Discov. 4(4): 298–306

GRÄFE, U. (1992): Biochemie der Antibiotika. Spektrum Akademischer Verlag, Heidelberg, Berlin, New York

HUDSON, P.J. (2000): Antibody Engineering – Design, production and evaluation of novel diagnostic and therapeutic reagents. IDrugs. 3(3): 262–264

KAYSER, O., MÜLLER, R.H. (2004): Pharmaceutical Biotechnology. Wiley-VCH, Weinheim

KIESER, T., BIBB, M.J., BUTTNER, M.J., CHATER, K.F., HOPWOOD, D. (2000): Practical Streptomyces Genetics. The John Innes Foundation, Norwich

KÖHLER, G., MILSTEIN, C. (1976): Derivation of specific antibody-producing tissue culture and tumor lines by cell fusion. Eur. J. Immunol. 6(7): 511–519

5

Nicht pflanzliche, niedermolekulare Arzneistoffe

5.1 Antibiotika

5.1.1 Einführung

Die Entdeckung der Antibiotika ist wohl die bedeutendste Errungenschaft der pharmazeutischen und medizinischen Wissenschaften. Bereits im 19. Jahrhundert entdeckten Wissenschaftler, dass Krankheitserreger durch Organismen oder Extrakte aus Organismen im Wachstum gehemmt werden können. Anfang des 20. Jahrhunderts waren es Paul Ehrlich und Alexander Fleming, die mit ihren Beobachtungen und Entwicklungen die eigentliche Antibiotika-Forschung ins Leben riefen. Tab. 5.1 fasst die wichtigsten Entdeckungen zwischen 1877 und 1952 zusammen.

Tab. 5.1 Meilensteine der Antibiotika-Forschung

Jahr	Wissenschaftliche Entdeckung
1877	L. Pasteur leitet das Prinzip „Leben zerstört Leben" ab.
1878	R. Koch stellt seine Ätiologie der Wundinfektion auf.
1910	P. Ehrlich findet Salvarsan, ein Mittel gegen Syphilis (P. Ehrlich: Begründer der Chemotherapie).
1928	A. Fleming entdeckt Hemmwirkung einer Schimmelpilzkolonie gegen Staphylokokken.
1935	Domagk entdeckt Sulfonamide.
1941	Einführung des Penicillins.
1944	S. Waksman entdeckt erstes Aminoglykosid-Antibiotikum.
1945	A. Fleming, B. Chain und H.W. Florey erhalten den Nobelpreis für Medizin (Entdeckung des Penicillins).
1952	S. Waksman erhält den Nobelpreis für Medizin (Entdeckung des Streptomycins).

Antibiotika sind nach einer ursprünglichen Definition von Waksman niedermolekulare Stoffwechselprodukte von Mikroorganismen, die in niedrigen Konzentrationen (< 200 µg/ml) das Wachstum anderer Mikroorganismen inhibieren. 1982 definierte Lancini Antibiotika als strukturell verschiedene chemische Verbindungen, die inhibitorische Aktivität gegen Mikroorganismen, Viren und eukaryotische Zellen aufweisen und die, von Ausnahmen abgesehen, dem Sekundärstoffwechsel lebender Organismen entstammen. Abweichend von dieser Definition soll in diesem Buch zwischen Antibiotika (gegen Bakterien wirksame Arzneistoffe), Antimykotika (gegen Pilze wirksame Arzneistoffe) und Zytostatika (gegen eukaryotische Zellen wirksame Arzneistoffe) unterschieden werden. Die meisten Antibiotika werden biotechnologisch mit Hilfe von Mikroorganismen hergestellt. Hauptlieferant wertvoller Antibiotika sind die zu den Aktinomyzeten gehörenden Streptomyzeten, grampositive, in der Erde vorkommende Mikroorganismen (s. Kap. 4.1). In diesem Kapitel werden, eingeteilt nach Wirkorten, die wichtigsten Antibiotika vorgestellt.

5.1.2 Inhibitoren der Zellwandbiosynthese

Aufbau der bakteriellen Zellwand

Die Abb. 5.1 zeigt schematisch den Aufbau der Bakterienzellwand grampositiver und gramnegativer Mikroorganismen. Wichtigste Bestandteile der Zellwände sind Membranen, eine äußere und eine innere bei gramnegativen Bakterien bzw. eine innere bei grampositiven, sowie eine **Mureinschicht**. Die bei gramnegativen Bakterien als Bestandteil der äußeren Membran vorhandene Lipopolysaccharid-

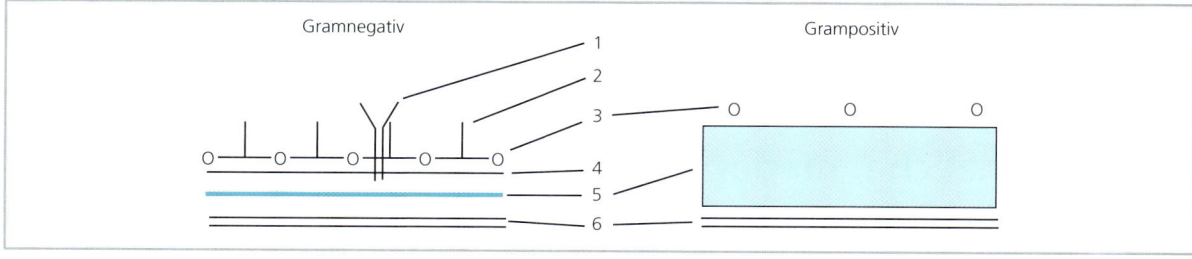

Abb. 5.1 Aufbau der Bakterienzellwand gramnegativer und grampositiver Mikroorganismen. Die Schichten 1 bis 4 bilden bei gramnegativen Bakterien die äußere Ca^{2+}-haltige Membran. Die Zellwand grampositiver Bakterien enthält in der Mureinschicht Teichonsäure (= Polyalkohole, Glycerol oder Ribitol, die mit Phosphorsäure verknüpft sind).
1 Porine (Proteinporen), **2** Lipopolysaccharide, **3** Proteine, **4** Phospholipide, **5** Peptidglykan (Murein), **6** Zytoplasmamembran (Phospholipide + Proteine)

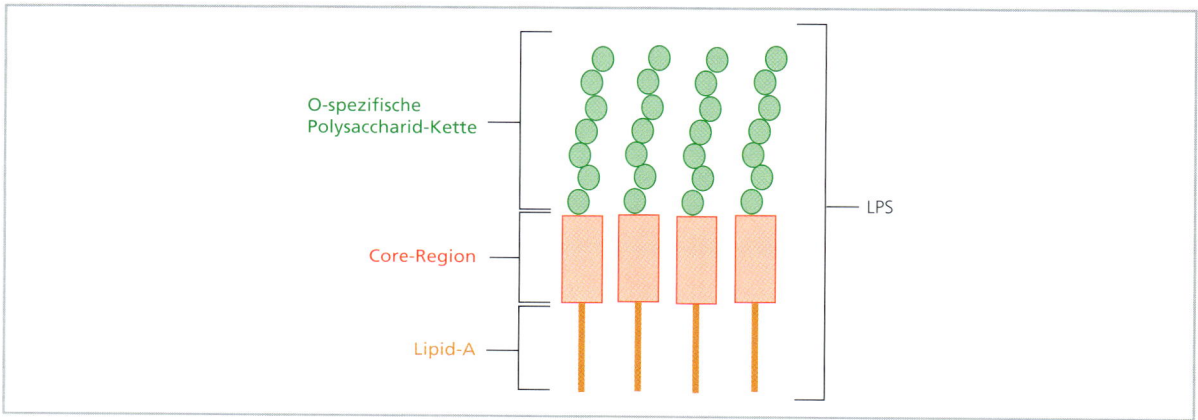

Abb. 5.2 Aufbau der Lipopolysaccharidschicht (LPS) gramnegativer Bakterien

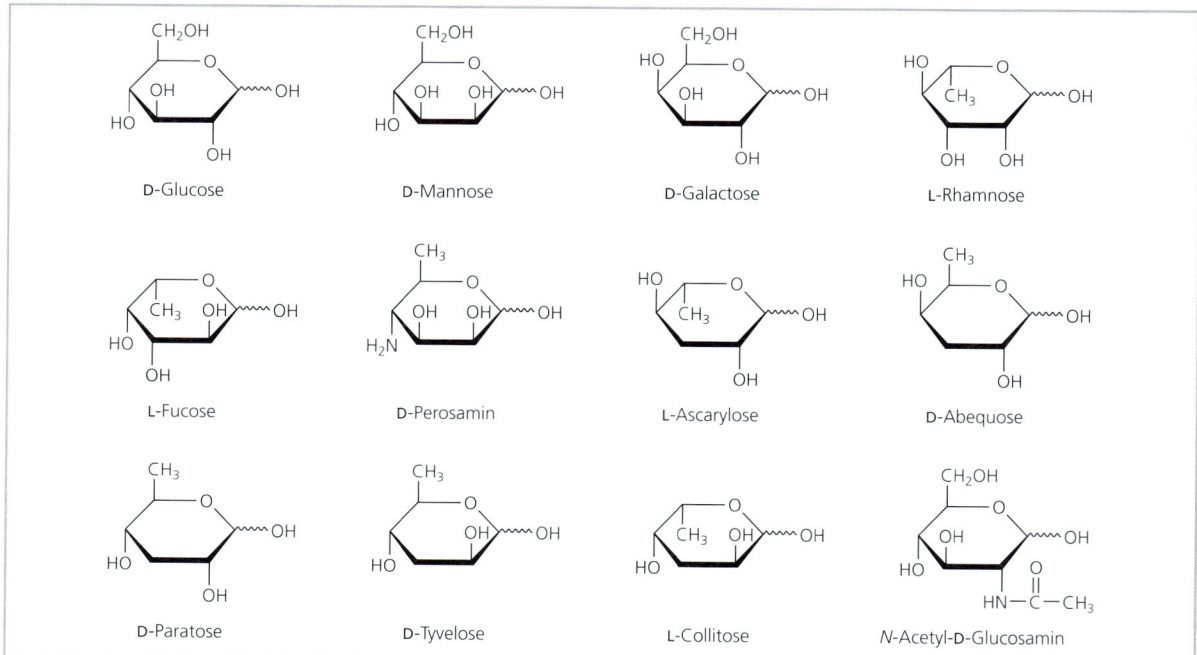

Abb. 5.3 Wichtige Monosaccharide als Bestandteile der Lipopolysaccharidschicht

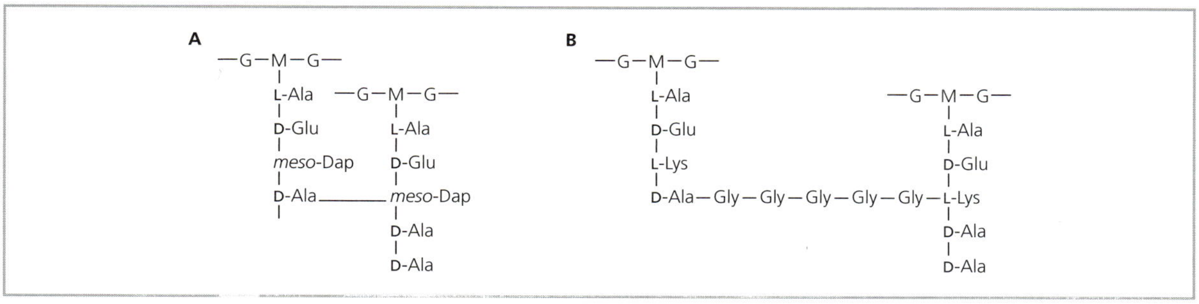

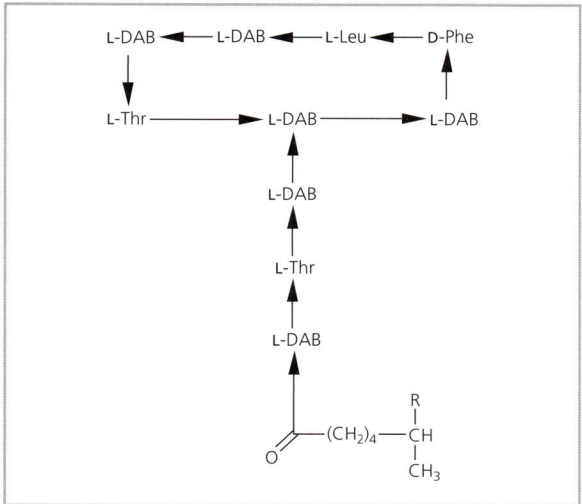

Abb. 5.4 Aufbau des Mureins bei gramnegativen **(A)** und grampositiven **(B)** Bakterien.
G = *N*-Acetylglucosamin, M = *N*-Acetyl-Muraminsäure, Dap = Diaminopimelinsäure, weitere Abkürzungen für Aminosäuren gemäß IUPAC-Regeln

Abb. 5.5 Polymyxin B$_1$ (R = C$_2$H$_5$) und Polymyxin B$_2$ (R = CH$_3$) L-DAB = L-Diaminobuttersäure, Abkürzungen für Aminosäuren gemäß IUPAC Regeln

standteil der Mureinschicht enthalten und dass die Peptidketten der Mureinschicht aus unterschiedlichen Aminosäuren aufgebaut sind (s. Abb. 5.4). Derzeit eingesetzte Antibiotika greifen entweder an den Membranen an oder sie inhibieren die Biosynthese der Mureinschicht.

Inhibitoren der Membranen als Bestandteil bakterieller Zellwände

Die bekanntesten Antibiotika, die an Membranen der bakteriellen Zellwand angreifen, sind **Polymyxine** (s. Abb. 5.5) und **Gramicidin S** (s. Abb. 5.6), zwei Peptidantibiotika, die beide von *Bacillus*-Arten gebildet werden.

Bei den Polymyxinen unterscheidet man die Polymyxine der B-Reihe, der E-Reihe (auch Colistine genannt) und der M-Reihe. Zum Einsatz kommen vor allem das Polymyxin B, ein Gemisch aus Polymyxin B$_1$ und B$_2$, und das Colistin, ein Gemisch aus Colistin A und B. Der Wirkort von Polymyxin B (Polyspectran® Salbe) ist die äußere Membran. Dort konkurriert es mit Mg^{2+} und Ca^{2+} um Bindungsstellen am Lipid A. Als Resistenzmechanismus wurde bei *Salmonella typhimurium* ein modifiziertes Lipid A gefunden. Gramicidin S (Polyspectran® Tropfen) bildet ein Dimer aus, das sich in die Zytoplasmamembran einlagert. Dadurch kommt es besonders zu einem unkontrollierten Kationen-Fluss.

schicht ist in drei Sektoren unterteilt (s. Abb. 5.2). Bestandteile der Polysaccharidschicht sind die in Abb. 5.3 dargestellten Monosaccharide.

Die Mureinschicht besteht bei allen Bakterien aus Polysaccharidketten, die durch Peptidketten quervernetzt sind. Grampositive und gramnegative Bakterien unterscheiden sich darin, dass die Mureinschicht bei grampositiven Bakterien dicker ist, dass grampositive Bakterien Teichonsäuren als Be-

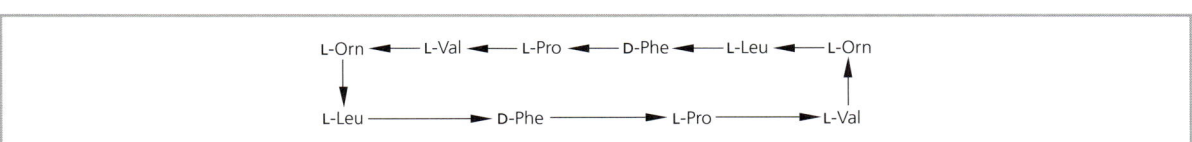

Abb. 5.6 Gramicidin S, Abkürzungen für Aminosäuren gemäß IUPAC-Regeln

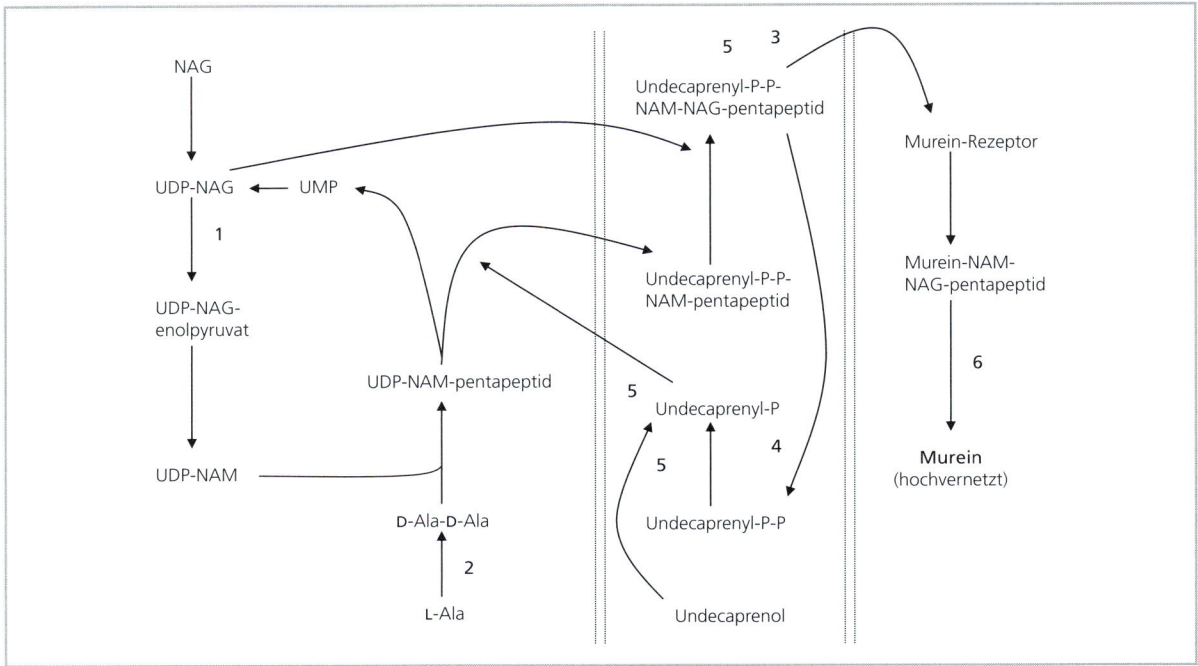

Abb. 5.7 Schematischer Ablauf der Murein-Biosynthese. Die mit Zahlen gekennzeichneten Reaktionen werden durch Antibiotika gehemmt. **1.** Fosfomycin hemmt die Phosphoenolpyruvat-UDP-*N*-Acetylglucosamin-pyruvyltransferase und verhindert somit die Bildung von UDP-*N*-Acetylmuraminsäure. **2.** D-Cycloserin hemmt sowohl die Alaninracemase, die D-Ala in L-Ala unwandelt, als auch die D-Ala-D-Ala- Synthetase und verhindert somit die Bildung des UDP-*N*-Acetylmuraminsäure-Pentapeptids. **3.** Bacitracin bildet einen Komplex mit Undecaprenoldiphosphat und verhindert somit dessen Dephosphorylierung zum Undecaprenolphosphat. **4.** Flavomycin inhibiert die Undecaprenolalkoholkinase und blockiert somit die Bildung des Undecaprenolphopsphat. **5.** Glykopeptid-Antibiotika binden an das D-Alanin-D-Alanin-Ende der Vorläufermoleküle des Mureins und verhindern die Quervernetzung der Peptidoglykanketten. **6.** β-Lactam-Antibiotika sind sterische Analoga des D-Alanin-D-Alanin-Restes und wirken somit als spezifische Hemmstoffe der Transpeptidasen.

Polymyxin B
Verwendung: Polymyxin B kann bei Infektionen mit gramnegativen Bakterien verwendet werden. Lokal eingesetzt wird es zur Darmdekontamination vor Operationen. Zur Behandlung bakteriell infizierter Hautstellen wird Polymyxin B in festen Kombinationen mit anderen Antibiotika wie z. B. Neomycin verwendet. Die Anwendung auf der Haut erfolgt bei bakteriell infizierten Unterschenkelgeschwüren, bei schwer infizierten oberflächlichen Verbrennungen und Wunden. Zusätzlich kann die Anwendung von Polymyxin B (in Kombination mit Neomycin) in Form von Augensalben erfolgen.

Nebenwirkungen: Bei der lokalen Anwendung zur Behandlung von Darmerkrankungen können Übelkeit, Erbrechen, Durchfälle, leichte Magenschmerzen und allergische Reaktionen auftreten. Es kann bei der Anwendung auf der Haut zu allergischen

Kontaktekzemen kommen. Ferner können bei großflächiger Anwendung Nieren- und Hörschäden sowie das Auftreten neurologischer Störungen nicht ausgeschlossen werden. In sehr hohen Dosen wirkt Polymyxin B schädigend auf die Plasmamembran des Menschen.

Wechselwirkungen: Arzneimittel, die eine mögliche nierenschädigende Wirkung besitzen, sollten nicht zusammen mit Polymyxin B verabreicht werden. Arzneimittel, die zu einer neuromuskulären Blockade führen können (z. B. Tubocurarin oder Succinylcholin), werden in ihrer Wirkung verstärkt.

Gramicidin
Verwendung: Gramicidin wird bei bakteriellen Infektionen des äußeren Auges eingesetzt und wirkt gegen grampositive Keime.

Nebenwirkungen: Gramicidin ist stark toxisch und darf deshalb nur lokal eingesetzt werden. Besteht der Verdacht, dass die Augenflüssigkeit mit dem Liquorraum in Verbindung steht, ist der Einsatz kontraindiziert.

Inhibitoren der Mureinbiosynthese

Ein wichtiges Vorläufermolekül des Mureins, das Uridindiphosphat-*N*-Acetylmuramyl-Pentapeptid (UDP-NAM-Pentapeptid) wird im Zytoplasma gebildet. Im weiteren Verlauf wird dieses UDP-NAM-Pentapeptid mit UDP-*N*-Acetylglucosamin verknüpft und gleichzeitig durch die Zytoplasmamembran transportiert. Anschließend erfolgen Einbau und Quervernetzung der Glykopeptidmoleküle, es entsteht der hochkomplexe Mureinsacculus. Hemmstoffe der Mureinbiosynthese inhibieren Reaktionen, die im Zytoplasma ablaufen, verhindern den Transport durch die Membran oder blockieren den Aufbau und die Quervernetzung des Mureins (s. Abb. 5.7).

Zu den im Zytoplasma angreifenden Antibiotika gehören **Fosfomycin** (Monuril®, Fosfocin pro infusione®, s. Abb. 5.8) und **D-Cycloserin** (s. Abb. 5.9). Beide Antibiotika verhindern die Biosynthese des UDP-NAM-Pentapeptids durch Blockade der Biosynthese wichtiger Vorstufen (s. Abb. 5.7).

Fosfomycin aus *Streptomyces fradiae* hemmt die PEP-UDP-*N*-Acetylglucosamin-pyruvyltransferase. Als sehr polare Verbindung kann es die Bakterienzellwand nicht passiv durchdringen und ist auf eine aktive Aufnahme durch Transportsysteme für Glycerol-3-phosphat oder Hexose-6-phosphat angewiesen. Bei resistenten Bakterien ist die Fosfomycinaufnahme gehemmt. D-Cycloserin, aus *Streptomyces orchidaceus*, inhibiert als Strukturanalogon die Alaninracemase und die D-Ala-D-Ala-Synthese.

Fosfomycin

Verwendung: Fosfomycin ist wirksam gegen ein breites Spektrum von Bakterien, wird jedoch wegen seiner Toxizität nur als Reserveantibiotikum eingesetzt. Einsatzgebiete sind Harn- und Atemwegsinfektionen durch Enterobacteriaceae und bei Infektionen durch Staphylokokken. Bakterien entwickeln leider sehr schnell Fosfomycinresistenz.

Nebenwirkungen: Fosfomycin kann Leberfunktionsstörungen und allergische Reaktion hervorrufen. Es führt nach Injektion zu Reizungen an der Einstichstelle.

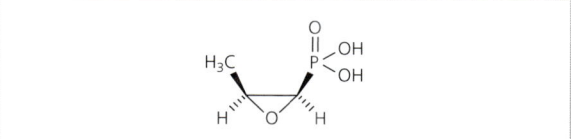

Abb. 5.8 Fosfomycin

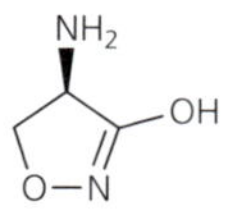

Abb. 5.9 D-Cycloserin

D-Cycloserin

Verwendung: D-Cycloserin ist wirksam gegen grampositive und gramnegative Keime, hat sich jedoch vor allem als Antibiotikum gegen *Mycobacterium tuberculosis* durchgesetzt. Dabei wird es ausschließlich in der Kombinationstherapie mit anderen Antibiotika eingesetzt.

Nebenwirkungen: D-Cycloserin kann zu starken Kopfschmerzen und Psychosen führen. Bei Patienten mit Niereninsuffizienz ist der Einsatz ausgeschlossen.

Um die Vorläufersubstanzen für die Mureinbiosynthese durch die Membran zu transportieren, wird Undecaprenyl-Pyrophosphat benötigt. Dieses wird aus Undecaprenol mit Hilfe zweier Kinasen gebildet. Die beiden Antibiotika **Bacitracin** (in Neobac®, Nebacetin® und Polyspectran®, s. Abb. 5.10) und **Flavomycin** (s. Abb. 5.11) verhindern den Transport durch Komplexbildung mit Undecaprenyl-Pyrophosphat (Bacitracin) oder durch Inhibie-

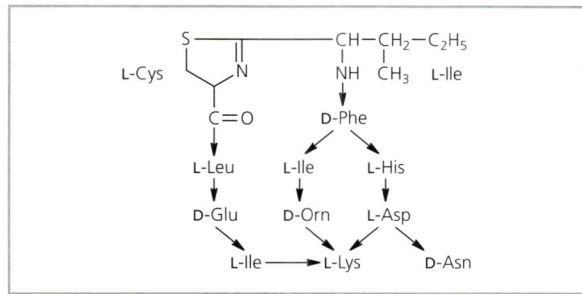

Abb. 5.10 Bacitracin (Abkürzungen beziehen sich auf Aminosäuren)

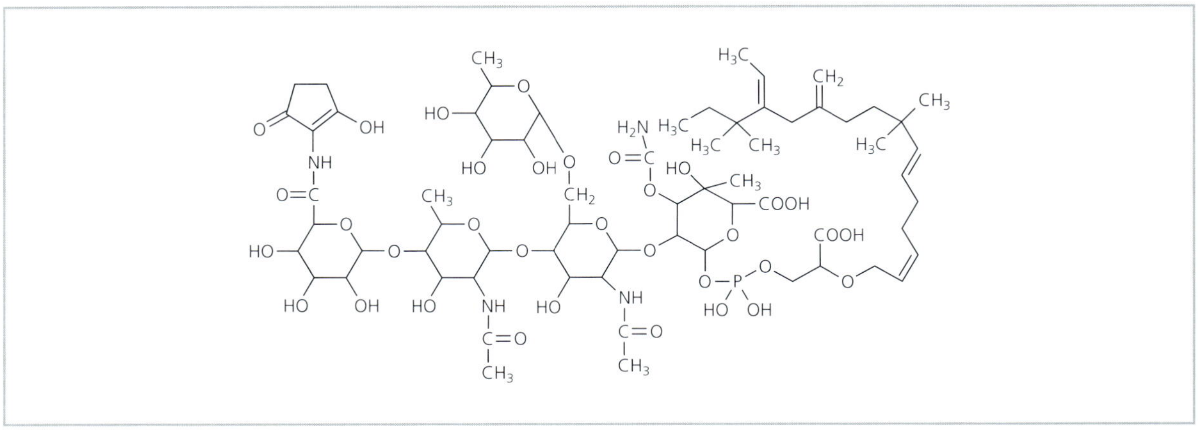

Abb. 5.11   Moenomycin A, Hauptkomponente des Flavomycins

rung der an der Biosynthese beteiligten Kinase (Flavomycin). Während Bacitracin in der Humantherapie eingesetzt wird, ist Flavomycin nur als Arzneimittel zur Anwendung an Tieren zugelassen.

Bacitracin

Verwendung: Bacitracin wirkt gegen ein breites Spektrum an grampositiven Keimen. Es kann bei oberflächlichen Infektionen der Haut eingesetzt werden. Hierbei erfolgt die Anwendung in Form von Pudern oder Salben, die entweder Bacitracin al-

leine enthalten, oder in denen zusätzlich das Aminoglykosid Neomycin enthalten ist.

Weitere Anwendungen von Bacitracin erfolgen in Augensalben, Nasensalben und in Salben zur Anwendung am Ohr. Auch hier werden Kombinationen von Bacitracin mit Neomycin oder mit Neomycin und Polymyxin B verwendet.

Nebenwirkungen: Wegen der Gefahr der starken Nierenschädigung darf Bacitracin nicht systemisch angewendet werden. Beim Einsatz von Bacitracin ist mit Allergien zu rechnen.

Der Aufbau des Peptidoglykans Murein ist ein komplexer Vorgang. Das Wachstum der Bakterienzelle erfordert eine Öffnung des Mureinsacculus an mehreren Stellen gleichzeitig, damit verlängernde Einheiten eingebaut werden können. Die für die Stabilität des Mureins essenzielle Quervernetzung der Glykopeptidpolymere wird durch membranständige Transpeptidasen katalysiert. Der endständige Glycinrest der Pentaglycinkette (bei grampositiven Bakterien) wird mit dem vierten Rest (D-Alanin) des Pentapeptids unter Freisetzung des endständigen D-Alanins verknüpft. Dieser Schritt wird durch zwei bedeutende Antibiotikaklassen inhibiert, durch **Glykopeptid-Antibiotika** des Vancomycintyps, z. B. Vancomycin (Vancomycin-Lilly®, Vancomycin-Abbott®), Teicoplanin (Targocid®) und durch **β-Lactam-Antibiotika** mit zahlreichen Penicillinen und Cephalosporinen. Während die Glykopeptid-Antibiotika des Vancomycin-Typs mit hoher Affinität an den D-Alanin-D-Alanin-Rest der Vorläufermoleküle des Mureins binden (s. Abb. 5.12) und somit die Quervernetzung der Peptidoglykan-

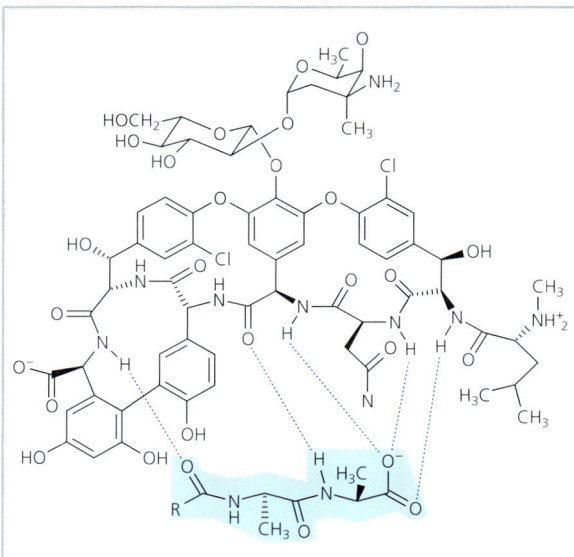

Abb. 5.12   Wechselwirkungen zwischen Vancomycin und dem D-Alanin-D-Alanin-Rest des Pentapeptids

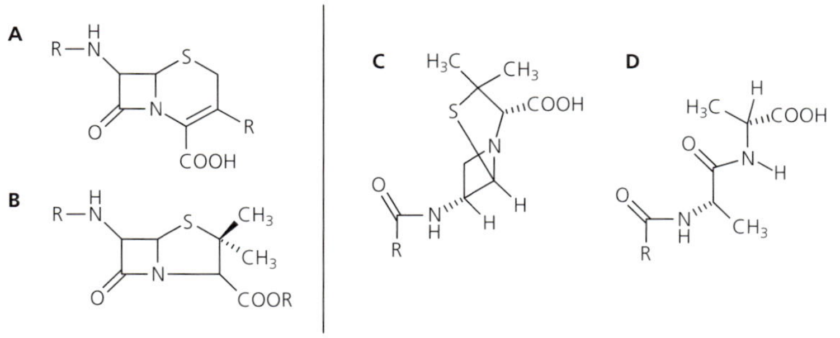

Abb. 5.13 Grundstruktur der Cephalosporine **(A)** und der Penicilline **(B)**; β-Lactam-Antibiotika **(C)** als sterische Analoga des D-Alanin-D-Alanin-Restes des Pentapeptids **(D)**

ketten verhindern, wirken β-Lactam-Antibiotika als sterische Analoga des D-Alanin-D-Alanin-Restes (s. Abb. 5.13) und wirken somit als spezifische Hemmstoffe der Transpeptidasen.

Sowohl gegen Glykopeptid-Antibiotika des Vancomycin-Typs als auch gegen β-Lactam-Antibiotika haben Bakterien Resistenzmechanismen entwickelt. Bei Vancomycin-resistenten Keimen ist bei den Vorläufermolekülen des Peptidoglykans das endständige D-Alanin durch D-Lactat ersetzt. Die Mureinbiosynthese kann ablaufen, da die Vancomycin-

bindung an das Pentapeptid verhindert wird (s. Abb. 5.14).

Gegen β-Lactam-Antibiotika resistente Keime traten bereits kurz nach der Entdeckung der Penicilline auf. Neben der Überexpression von Penicillinbindeproteinen (PBPs) bzw. der Neubildung von resistenten PBPs entwickelten resistente Bakterien eine β-Lactamase, mit der sie die Struktur der Penicilline irreversibel spalten konnten. Die Ausbreitung von resistenten Keimen, aber auch der Versuch, neue Penicilline und neue Cephalosporine mit

Tab. 5.2 Ausgewählte Penicilline und ihre Eigenschaften

Name	Präparat (Beispiele)	Besonderheit
Gruppe 1		
Benzylpenicillin	Penicillin G®	– erstes Penicillin – β-Lactamase-empfindlich
Phenoxymethylpenicillin	Isocillin® Penicillin V®	– säurestabiles Penicillin – β-Lactamase-empfindlich – das am häufigsten verordnete Antibiotikum (1993)
Gruppe 2		
Dicloxacillin	Dichlor-Stapenor®	– „Staphylokokken-Penicillin" – β-Lactamase-stabil
Gruppe 3		
Ampicillin	Binotal®	– großes Wirkungsspektrum
Amoxicillin	Amoxi-Wolff® Amoxypen®	– in vivo höhere Serumspiegel und günstigere Ausscheidungskinetik als Ampicillin
Gruppe 4		
Carbenicillin	–	– großes Wirkungsspektrum, v. a. gegen gramnegative Bakterien
Piperacillin	Tazobac®	
Azlocillin	–	– „Pseudomonas-aeruginosa"-Penicillin
Mezlocillin	Baypen®	– sehr gering toxisch

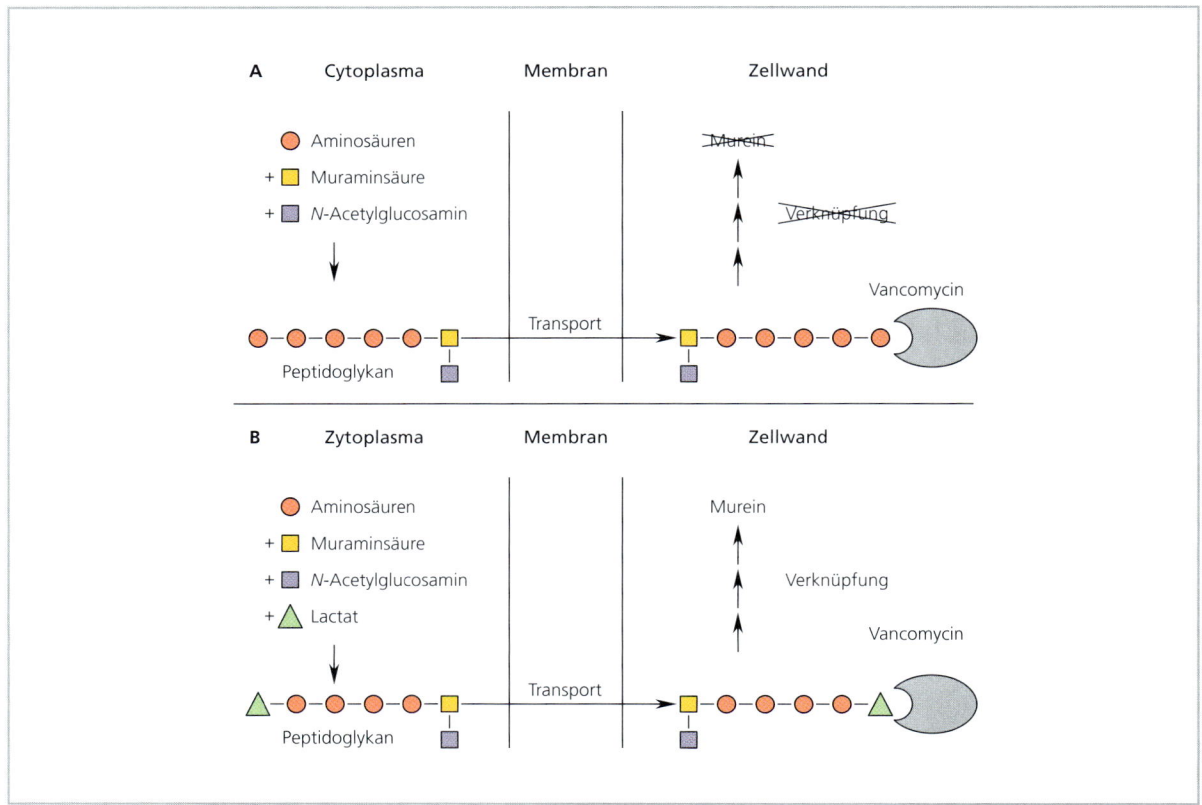

Abb. 5.14 Schematische Darstellung der Peptidoglykanbiosynthese in Vancomycin-sensitiven Bakterien (**A**) und in Vancomycin-resistenten Bakterien (**B**).

verbesserten pharmakokinetischen Eigenschaften zu entwickeln, führte zu zahlreichen Penicillin- und Cephalosporin-Derivaten. In Tab. 5.2 und Tab. 5.3 sind wichtige Penicilline bzw. Cephalosporine und ihre Eigenschaften zusammengestellt.

Weitere β-Lactam-Antibiotika sind die Carbapeneme und Monobactame. 1984 wurde in Deutschland das erste Carbapenem, das Imipenem zugelassen. Es wird zusammen mit Cilastatin, das den metabolischen Abbau von Imipenem in der Niere verhindert, verabreicht. Das erste therapeutisch verwendbare „Monobactam", das Aztreonam, wurde 1985 zugelassen. Beide Antibiotika haben sich zur parenteralen antibiotischen Therapie in der Klinik bewährt.

Vancomycin

Verwendung: Die Anwendung von Vancomycin erfolgt in Form von Infusionen oder Injektionen zur Behandlung von schweren Infektionen, die durch grampositive Erreger verursacht werden, die gegen andere Antibiotika resistent sind. Schwere Infektionen, die mit Vancomycin behandelt werden, sind u. a. Endocarditis, Lungenentzündung und Sepsis. Ferner werden schwere Infektionen der Gelenke und der Weichteile mit Vancomycin behandelt. Die Gabe von Tabletten kann bei einer Behandlung der bakteriell bedingten pseudomembranösen Enterokolitis erfolgen. Diese entzündliche Darmerkrankung kann durch den anaerob wachsenden Erreger *Clostridium difficile* verursacht werden.

Nebenwirkungen: Bei der Anwendung von Vancomycin besteht die Gefahr der Nierenschädigung, die besonders bei bereits bestehenden Nierenerkrankungen verstärkt ist. Ferner können Überempfindlichkeiten (Allergien) gegen Vancomycin auftreten, die sich in Form von Blutdruckabfall und z. T. schweren Hautreaktionen äußern können. Weitere Nebenwirkungen können eine Verschlechterung des Hörvermögens sein. Außerdem kann durch die Gabe von Vancomycin die Anzahl der weißen Blutkörperchen vermindert werden und es besteht die Gefahr einer reversiblen Neutropenie.

Die MRSA-Story

(MRSA: **M**ethicillin-**r**esistenter *Staphylococcus aureus*)

1941 waren alle *Staphylococcus*-Arten sensitiv gegen Penicillin G. 1944 waren die ersten Keime bekannt, die eine β-Lactamase enhielten, mit der Penicillin G inaktiviert wurde. 1992 waren 95 % aller Staphylokokken Penicillin-G-resistent.

Die pharmazeutische Industrie antwortete mit Methicillin, einem β-Lactamase-stabilen Antibiotikum, das gegen alle fünf in *Staphylococcus* vorkommenden PBPs aktiv war. Daraufhin wurden Methicillin-resistente Keime gefunden, die ein zusätzliches PBP bildeten, das nur noch eine geringe Affinität zu Methicillin aufwies. Auf dem Chromosom wurde das Gen *mecA* lokalisiert, das für das neue PBP codiert. Die Methicillin-Resistenz von *Staphylococcus aureus* ist das derzeit größte Problem der antibakteriellen Therapie in Krankenhäusern.

Wechselwirkungen: Bei gleichzeitiger Gabe von Arzneimitteln, die ebenfalls eine schädigende Wirkung auf den Gehörapparat bzw. die Nierenfunktionen haben können (z. B. Aminoglykoside), muss mit verstärkt negativen Auswirkungen gerechnet werden. Narkosemittel können die allergischen Reaktionen von Vancomycin, wie z. B. Hautveränderungen und Blutdruckabfall, verstärken.

β-Lactam-Antibiotika

Verwendung: Allgemein weisen Penicilline und Cephalosporine eine große therapeutische Breite auf. Es wurden zahlreiche Derivate beider Substanzgruppen hergestellt, die spezifische Eigenschaften aufweisen (s. Tab. 5.2 und Tab. 5.3).

Nebenwirkungen: Im Allgemeinen sind die Penicilline sehr gut verträglich. Ihre wichtigsten Nebenwirkungen sind allergische Reaktionen, die in Häufigkeit und Schwere stark variieren können. Die weniger gefährlichen Nebenwirkungen sind Überempfindlichkeitsreaktionen, die sich unterschiedlich äußern können. Recht häufig treten Exantheme der Haut auf. In schwereren Fällen muss mit Erkrankungen wie dem Lyell-Syndrom oder dem Steven-Johnson-Syndrom gerechnet werden. Weitere seltenere Nebenwirkungen betreffen die Blutbildung und die Nierenfunktion. Außerdem muss mit Durchfällen, Übelkeit und Erbrechen, bei anhaltenden Durchfällen mit einer pseudomembranösen Kolitis gerechnet werden.

Wechselwirkungen: Bei gleichzeitiger Einnahme von Antikoagulanzien und Thrombozyten-Aggregationshemmern kann es zu Blutungskomplikationen kommen. Die Wirkung oraler Kontrazeptiva kann vermindert sein.

Ebenfalls in der Antibiotikatherapie eingesetzt werden die β-Lactamaseinhibitoren Clavulansäure (z. B. in Amoclav®, Augmentan®) und Sulbactam (Unacid®, s. Abb. 5.15). Da sie gezielt gegen die

Tab. 5.3 Ausgewählte Cephalosporine und ihre Eigenschaften

Name	Präparat
Gruppe 1	
– Wirkung gegen grampositive und einige gramnegative Keime – instabil gegenüber β-Lactamasen gramnegative Keime	
Cefazolin	Basocef®
Gruppe 2	
– Wirkung nun auch breitspektral gegen gramnegative Keime – Wirkung gegen grampositive Keime ist verbessert – begrenzt stabil gegenüber β-Lactamasen gramnegative Keime	
Cefuroxim	Zinacef®
Cefotiam	Spizef®
Gruppe 3a	
– stark ausgeprägte β-Lactamasestabilität – Wirkung gegen gramnegative Keime ist verbessert – Wirkung bei Problemkeimen (*Staphylococcus, Streptococcus*)	
Cefotaxim	Claforan®
Ceftriaxon	Rocephin®
Gruppe 3b	
– ähnlich wie Gruppe 3a, zusätzlich wirksam gegen *Pseudomonas aeruginosa*	
Cefazidim	Fortum®
Gruppe 4	
– stark ausgeprägte Wirkung gegen gramnegative Keime (v. a. Enterobacteriaceae, auch *Pseudomonas aeruginosa*)	
Cefepim	Maxipime®
Gruppe 5	
– wirksam gegen anaerobe Bakterien	
Cefoxitin	Mefoxitin®

II

Nicht pflanzliche Arzneistoffe

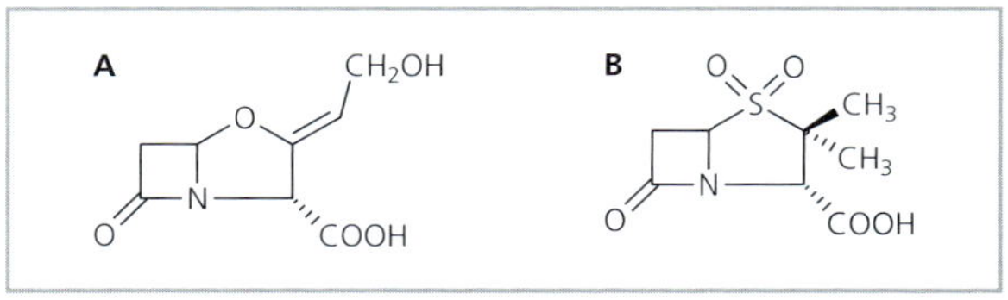

Abb. 5.15 **A** Clavulansäure, **B** Sulbactam

Resistenzproteine wirken, selbst aber keine antibiotischen Eigenschaften aufweisen, werden sie nur in der Kombinationstherapie mit Amoxicillin oder Ampicillin eingesetzt.

Inhibitoren der Lipoteichonsäure-Biosynthese

Ein Inhibitor der Lipoteichonsäure-Biosynthese ist das Daptomycin. Es handelt sich dabei um ein Gemisch zyklischer Lipopeptide, das von *Streptomyces roseosporus* gebildet wird. Die Grundstruktur der **Daptomycine** ist in Abb. 5.16 dargestellt. Daptomycin wirkt gegen grampositive Keime und Vancomycin-resistente Staphylokokken. Daptomycin steht seit April 2006 auch in Deutschland zur Verfügung. Es zeigt bei Weichgewebeinfektionen gute Therapieerfolge.

5.1.3 Gyraseinhibitoren

Um die DNA zu replizieren oder transkribieren, müssen ihre beiden Stränge getrennt werden. Diese Trennung der Stränge würde zu einer Verdrillung (Superspiralisierung) der DNA führen. Um dies zu vermeiden, führt das bakterielle Enzym Gyrase ne-

gative Superhelices in die DNA ein. Unter Verbrauch von ATP katalysiert die Gyrase die Spaltung beider Stränge, den Durchtritt doppelsträngiger DNA durch die Bruchstelle und das sich anschließende kovalente Wiederverknüpfen der DNA. Die bakterielle Gyrase besteht aus zwei 105 kDa-großen A-Untereinheiten und aus zwei 95 kDa-großen B-Untereinheiten und ist Angriffsort für einige Arzneistoffgruppen. Während die Chinolone an den A-Untereinheiten binden, sind die B-Untereinheiten Angriffsorte für Aminocumarine und Cyclothialidine.

Eukaryotische Zellen besitzen keine DNA-Gyrase, haben jedoch die konzeptionell und mechanistisch sehr ähnliche DNA-Topoisomerase vom Typ II. Besonders Chinolone weisen eine viel geringere Affinität zur DNA-Topoisomerase vom Typ II auf, woraus sich die spezifische Wirkung dieser Antibiotika erklären lässt.

Chinolone, Aminocumarine und **Cyclothialidine** binden zusätzlich an die A- (Chinolone) bzw. B-Untereinheiten (Aminocumarine, Cyclothialidine) der Topoisomerase IV, einem Enzym, das die Trennung von Tochterchromosomen katalysiert.

Nalidixinsäure (Nogram®, s. Abb. 5.17) war das erste eingesetzte Chinolon. Aufgrund einer schnel-

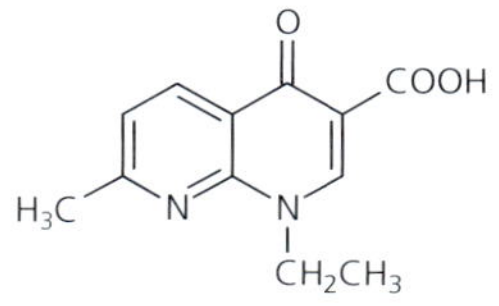

Abb. 5.17 Nalidixinsäure

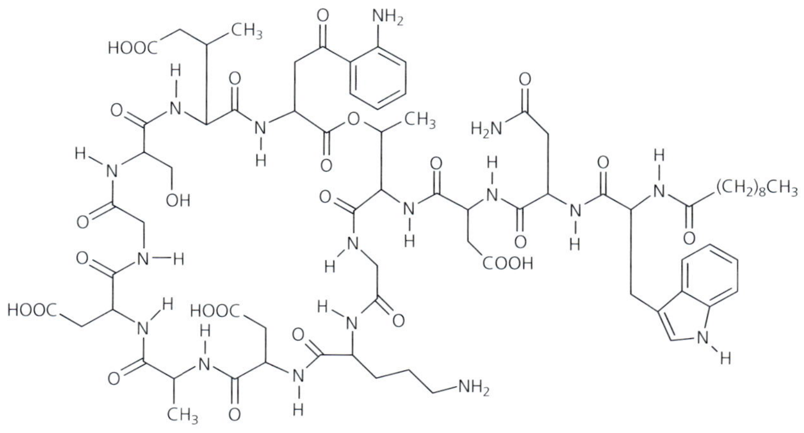

Abb. 5.16 Daptomycin

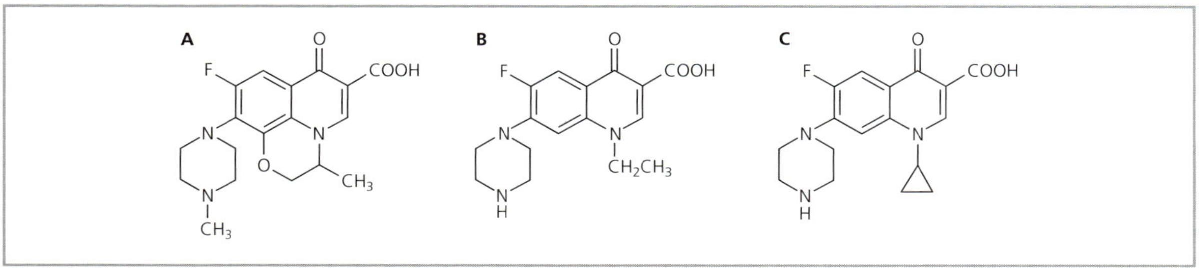

Abb. 5.18 Ausgewählte fluorierte Chinolone: **A** Ofloxacin, **B** Norfloxacin, **C** Ciprofloxacin

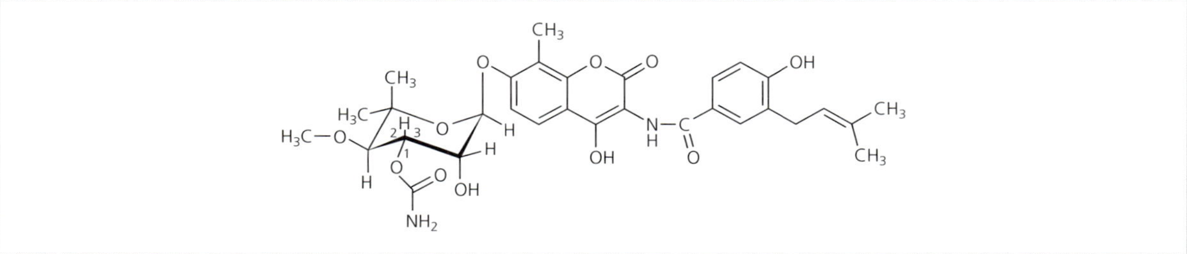

Abb. 5.19 Novobiocin

len Resistenzentwicklung und seines begrenzten therapeutischen Nutzens hat es heute als Arzneimittel kaum noch Bedeutung. Es lieferte jedoch die Leitstruktur für die fluorierten Chinolone (z. B. Ofloxacin, Norfloxacin, Ciprofloxacin, s. Abb. 5.18), die sich in den 1990er Jahren zu einer der wichtigsten Antibiotikagruppen entwickelten. Resistente Keime weisen vor allem Mutation in den Genen *gyrA* und *gyrB* auf, die für die Gyraseuntereinheiten codieren. Dadurch wird die Ausbildung eines ternären Komplexes mit den Gyraseinhibitoren verhindert. Veränderungen an den Membranen können zu einer verminderten Aufnahme der Antibiotika führen.

Fluorierte Chinolone

Verwendung: Die fluorierten Chinolone werden bei Harnwegsinfektionen, Atemwegsinfektionen, Weichteilinfektionen und bei Infektionen des Magen-Darm-Trakts eingesetzt. Ihr Einsatz beschränkt sich nicht nur auf gramnegative Keime.

Nebenwirkungen: Die häufigsten Nebenwirkungen, die bei der Behandlung mit Gyrasehemmern beobachtet werden, sind unerwünschte Reaktionen am Magen-Darm-Trakt. Weitere Nebenwirkungen betreffen das Nervensystem in Form einer erhöhten Erregbarkeit, Unruhe und Schlafstörungen bis hin

zu Krampfanfällen. Zusätzlich werden Verwirrtheit, Benommenheit und die Neigung zu Halluzinationen beobachtet. Fluorochinolone können zu Schädigung der Leberzellen führen.

Wechselwirkungen: Mineralische Antazida, Eisen, Zink und Multivitaminpräparate können die Aufnahme der Gyrasehemmer aus dem Darm vermindern. Die Gyrasehemmer selbst können den Abbau von Theophyllin und Coffein verzögern. Bei gleichzeitiger Einnahme von Chinolonen und Cortisonpräparaten besteht die Gefahr der Entstehung von Sehnenscheidenentzündungen. Werden Gyrasehemmer und Ciclosporin zusammen verabreicht, können sich die toxischen Wirkungen von Ciclosporin verstärken. Bei Kombination von Gyrasehemmern und Fenbuten kann sich die Gefahr von Krampfanfällen erhöhen. Die Wirkung oraler Antikoagulanzien kann sich in Gegenwart von Gyrasehemmern verstärken. Bei gleichzeitiger Gabe von Glibenclamid mit Gyrasehemmern ist die Gefahr einer Hypoglykämie verstärkt.

Das bekannteste Aminocumarin ist das Novobiocin (s. Abb. 5.19). Aufgrund seiner ungünstigen pharmakokinetischen Eigenschaften wurde es in Deutschland nie zu einem Humantherapeutikum entwickelt. In einigen Ländern ist es jedoch als Notfallantibiotikum zugelassen.

5.1.4 Transkriptionsinhibitoren

Die Synthese von mRNA wird durch DNA-abhängige RNA-Polymerasen katalysiert.

RNA-Polymerasen binden an spezielle, nicht codierende Bestandteile der DNA, die sog. Promotoren und kopieren die DNA-Sequenz in eine mRNA, die zu einem späteren Zeitpunkt an den Ribosomen als Matrize für die Proteinbiosynthese dient. RNA-Polymerasen sind sehr komplexe Enzyme. Beispielsweise ist die RNA-Polymerase aus *E. coli* aus einem Core-Enzym aufgebaut, das aus vier Untereinheiten ($\alpha_2\beta\beta'$) besteht. Dieses Core-Enzym ist voll funktionsfähig, wenn es mit einem weiteren Enzym, der σ-Untereinheit, assoziiert.

Die β-Untereinheit bindet an die DNA-Matrize und ist für die Verknüpfung von Phosphodiestern zuständig. Die σ-Untereinheit erkennt den Promotor. Für seine Arbeiten über die molekulare Basis der Transkription erhielt Roger Kornberg (Stanford-Univ. Ca) 2006 den Nobelpreis für Chemie.

Das bekannteste Antibiotikum, das die Transkription inhibiert, ist das **Rifampicin** (Rifa®, Eremfat®, s. Abb. 5.20). Dieses wird partialsynthetisch aus dem von verschiedenen Aktinomyzeten produzierten Rifamycin B hergestellt.

Rifampicin lagert sich an die β-Untereinheit der RNA-Polymerase und hemmt somit die mRNA-Synthese zu einem sehr frühen Zeitpunkt. Die Ausbildung veränderter RNA-Polymerasen kann zu Resistenzen führen

Rifampicin

Verwendung: Rifampicin wir zur Behandlung von Tuberkulose und Lepra und bei schweren Staphylokokken-Infektionen eingesetzt. Es wird stets in Kombination mit anderen Antibiotika verwendet (z. B. mit Isoniazid, Isozid®, oder mit Ethambutol, EMB-Fatol®).

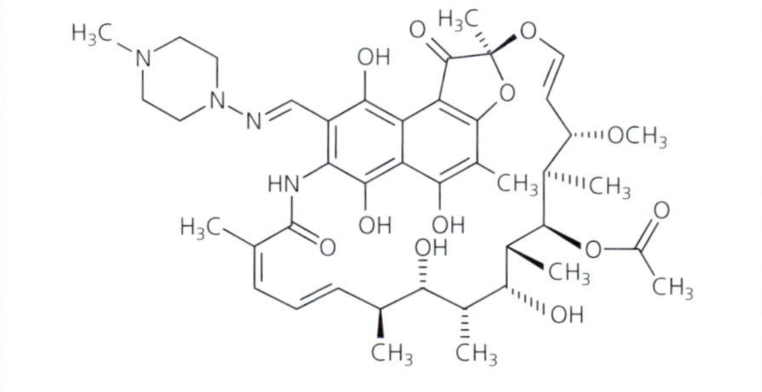

Abb. 5.20 Rifampicin

Nebenwirkungen: Rifampicin ist im Allgemeinen gut verträglich, als wichtigste Nebenwirkung ist seine Hepatotoxizität und seine teratogene Wirkung zu erwähnen. Außerdem können Allergien und gastrointestinale Beschwerden auftreten.

Wechselwirkungen: Rifampicin hat auf das Enzymsystem Cytochrom-P-450 eine aktivierende Wirkung. Dadurch werden die Konzentrationen und damit auch die Wirkungen solcher Pharmaka teilweise stark verringert, die über dieses System abgebaut werden. Bei folgenden Arzneistoffen kann es durch Kombination mit Rifampicin zu verminderten und damit unsicheren Wirkungen kommen: Antiarrhythmika, Barbiturate, Benzodiazepine, Betarezeptorenblocker, Calziumantagonisten, Corticoide, einige Antibiotika und Methadon. Die leberschädigende Wirkung von Isoniazid wird durch Rifampicin erhöht.

5.1.5 Translationsinhibitoren

Die Proteinbiosynthese

Die Übersetzung des genetischen Codes in funktionale Proteine erfolgt in allen Zellen durch das Ribosom, einem zweiteiligen, ubiquitären Ribonukleoprotein-Partikel. Das bakterielle Ribosom besteht aus einer großen (50S) und einer kleinen (30S) Untereinheit (UE). Die große ribosomale UE setzt sich aus einer 23S-rRNA (ca. 2900 nt), einer 5S-rRNA (120 nt) und etwa 30 verschiedenen ribosomalen Proteinen zusammen. Die kleine UE besteht aus 16S-rRNA (ca. 1500 nt) und 21 ribosomalen Proteinen.

Die ribosomale Proteinbiosynthese basiert auf einer Vielzahl individueller Schritte, die durch die entsprechenden Faktoren katalysiert werden. Eingeleitet wird die Proteinbiosynthese durch die Bildung des 30S-Initiationskomplexes bestehend aus der 30S-UE, der mRNA und der Initiator-tRNA. Die Initiator-tRNA wird durch den Initiationsfaktor IF-2 an das 30S-Ribosom gebunden und die korrekte Positionierung der mRNA beziehungsweise die Codon-Anticodon-Treue durch die beiden anderen Initiationsfaktoren IF-1 und IF-3 sichergestellt. IF-3, auch bekannt als Antiassoziationsfaktor, verhindert darüber hinaus eine vorzeitige Assoziation von 30S- und 50S-UE. Die Assoziation der beiden UE zum 70S-Ribosom erfolgt nach Dissoziation der Initiationsfaktoren, wobei spezifische strukturelle Elemente der beiden UE stabile Brücken ausbilden. Damit liegt der funktionsfähige Initiationskomplex mit korrekt positionierter mRNA vor und die Proteinbiosynthese tritt in die Elongationsphase ein. Bei diesem repetitiven Reaktionszyklus wird schrittweise die durch Basen-Triplets (Codons) vorgegebene genetische Information in eine Aminosäuresequenz umgesetzt. tRNA-Moleküle agieren als Aminosäure-Transporter und besetzen sukzessive drei Bindungsstellen im 70S-Ribosomen: die A-Stelle bindet die Amino-acyl-tRNA; die P-Stelle die Peptidyl-tRNA und die E-Stelle die leere tRNA, die das Ribosom verlässt. Der Elongationszyklus wird durch die beiden Elongationsfaktoren EF-Tu und EF-G unterstützt. EF-Tu liefert die passende Amino-acyl-tRNA an die A-Stelle im 70S-Ribosom an und EF-G katalysiert die Translokation der mRNA um präzise ein Codon. Die Codon-Translokation ist mit der Translokation der tRNAs durch ihre drei ribosomalen Bindungsstellen synchronisiert, und zwar von der A- zur P-Stelle und von der P-Stelle zur E-Stelle, so dass die naszierende Proteinkette zu jedem Zeitpunkt der Synthese in der P-Stelle der 50S-UE lokalisiert ist. Bei diesem Prozess ist allein die 30S-UE für die Erkennung der Codon-Anticodon-Paarung verantwortlich, während die 50S-UE die individuellen Aminosäuren zur naszierenden Proteinkette verknüpft. Dieser primäre Prozess, die Peptidyl-Transferase-Reaktion, wird im Peptidyl-Transferase-Zentrum (PTC) der 50S-UE allein durch kompetente Positionierung der tRNAs in der A- und P-Stelle katalysiert. Das Ende des Prozesses wird durch ein mRNA-Stopcodon, zu dem es keine korrespondierende tRNA gibt, signalisiert. Die ribosomalen Release-Faktoren (RF-1 und RF-2) erkennen spezifisch das Stopcodon und beenden den Elongationszyklus durch Hydrolyse, wobei die naszierende Proteinkette von der tRNA in der P-Stelle abgelöst wird. Unter Mitwirkung des Release Faktors RF-3 entsteht ein inaktiver 70S-Ribosomenkomplex mit tRNAs in der P- und E-Stelle sowie der mRNA. Dieser Komplex dissoziiert durch die kombinierte Wirkung des Ribosome Recycling Factors (RRF) und EF-G vollständig, so dass die ribosomalen UE wieder dem Pool freier, aktiver UE zugeführt werden. RRF besetzt sowohl die A-Stelle als auch die P-Stelle und geht Wechselwirkungen ausschließlich mit Nukleotiden sowie den ribosomalen Proteinen L16 und L27 ein, die allesamt ebenfalls für die korrekte Positionierung der Peptidyl-tRNA verantwortlich sind. RRF ist entgegen ursprünglicher Annahmen ein funktionales, aber keineswegs ein strukturelles tRNA-Analogon. Durch die Wechselwirkung mit RRF wird eine Konformationsänderung in den Helices 69 und 71 der 50S-UE, die an der Ausbildung der Bindungsbrücken zur kleinen UE beteiligt sind, induziert und dadurch die Bindung zwischen der 30S- und der 50S-UE destabilisiert, was wesentlich für das eigentliche Recycling der UE ist. Die ribosomale Proteinbiosynthese ist für jede Zelle ein essenzieller Prozess, der auf strukturell und funktional hochgradig konservierten Elementen basiert. Dies macht das Ribosom zugleich zu einem bevorzugten Ziel für klinisch relevante Antibiotika, die naturgemäß direkt die funktionalen Zentren des Ribosoms, das Dekodierungszentrum der 30S-UE, sowie das PTC der 50S-UE angreifen.

Makrolide

Als Makrolide werden zyklische Verbindungen bezeichnet, die eine Lactonstruktur und mehr als zehn C-Atome im Ring aufweisen. Makrolide weisen verschiedenste pharmakologische Eigenschaften auf. Der bekannteste Vertreter ist das **Erythromycin**, das in Deutschland in ca. 50 Fertigarzneimitteln angeboten wird (z.B. Ery-Diolan®, Erythrocin®, Monomycin®). Erythromycin (s. Abb. 5.21) wird aus *Saccharopolyspora erythraea* gewonnen. Erythromycin bindet im Exit-Tunnel durch Ausbildung von Wasserstoffbrückenbindungen zwischen dem Zucker Desosamin und den Nukleotiden A2058 und A2059. Diese Nukleotide liegen in räumlicher Nähe zum Nukleotid U2585, das eine wichtige Rolle in der Positionierung der tRNA in A- und P-Stelle spielt. Eine Modifikation dieses Nukleotids ist letal. Durch diese Bindung versperren Makrolide den Exit-Tunnel und stoppen aufgrund

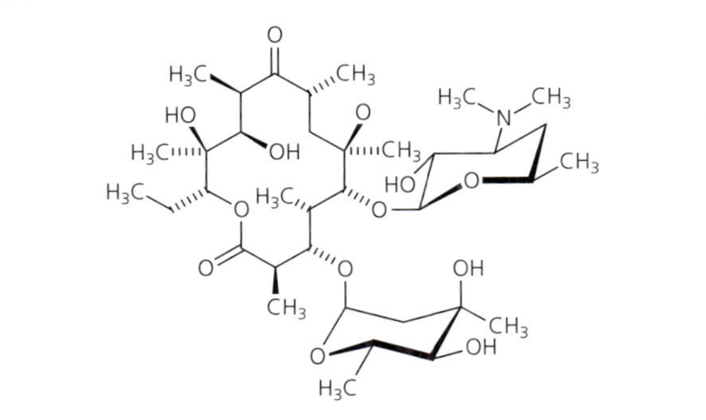

Abb. 5.21 Erythromycin

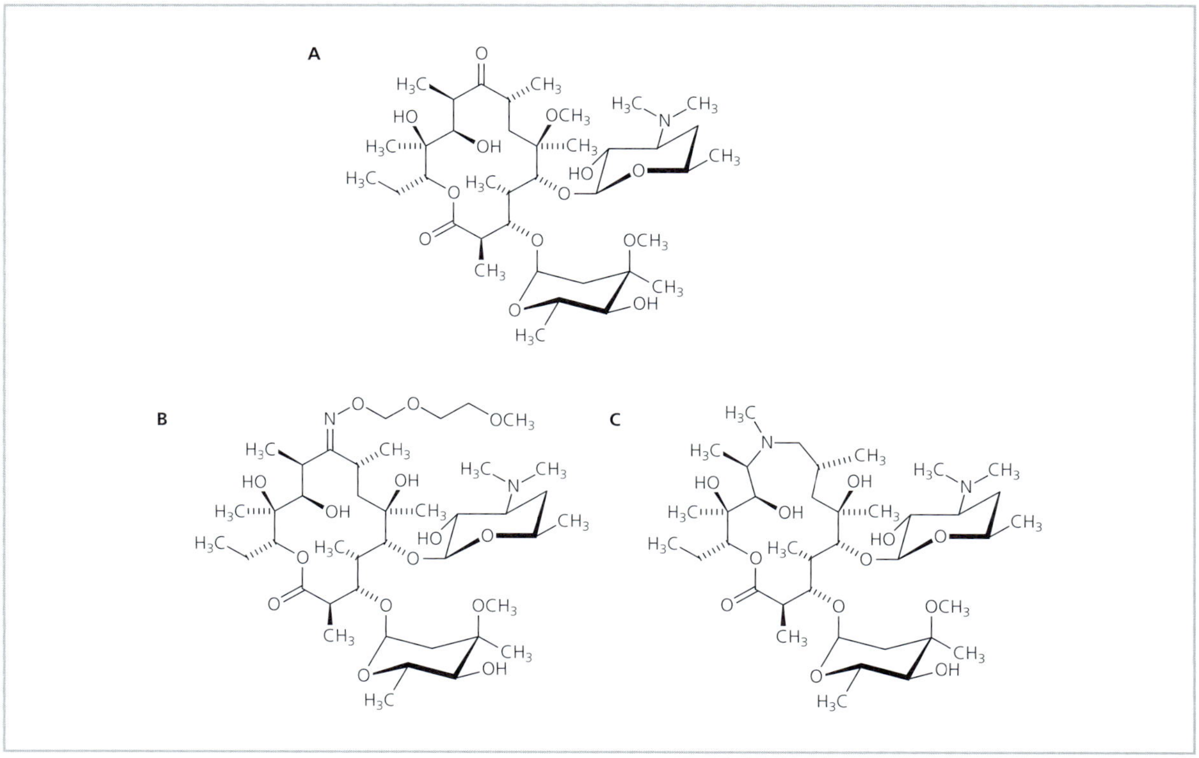

Abb. 5.22 Struktur einiger Makrolide: Clarithomycin (**A**),Roxithromycin (**B**), Azithromycin (**C**)

ihrer Position am Ausgang des PTC die Proteinbiosynthese nach sechs bis acht Aminosäuren. Um die Eigenschaften von Erythromycin zu verbessern, wurden zahlreiche Derivate hergestellt. Eingesetzt werden u. a. **Clarithromycin** (Klacid®, Mavid®), **Roxithromycin** (z. B. in Roxi-Puren®, Rulid®) und **Azithromycin** (Ultreon®, Zithromax®, s. Abb. 5.22). Weitere natürliche vorkommende Makrolide, die beide in Deutschland eingesetzt werden, sind **Spiramycin** (Rovamycine®, Selectomycin®) und **Josamycin** (Wilprafen®). Spiramycin, das bei Toxoplasmose in der Schwangerschaft eingesetzt werden kann, wird wegen seiner schwachen Wirksamkeit heute jedoch kaum noch verwendet.

Mikroorganismen haben unterschiedliche Strategien entwickelt, um sich gegen Erythromycin zu schützen. So werden undurchlässige Membranen gebildet oder Esterasen, die die Grundstruktur des Erythromycins angreifen. Am häufigsten und bekanntesten ist jedoch die Bildung einer rRNA-Methyltransferase, die die Methylierung der Base 2058 (Adenin) der 23S-Untereinheit katalysiert. Durch diese einfache Methylierung wird die Bindung des Erythromycins an das Ribosom verhindert.

MLS-Resistenz

Die MLS-Resistenz wurde 1975 in *Staphylococcus aureus* entdeckt. Es bestand Kreuzresistenz zwischen Makrolid-Antibiotika (Erythromycin), Lincomycin und Streptogramin. Die Methylierung der 23S-rRNA an der Position 2058 scheint für diese Kreuzresistenz verantwortlich zu sein. MLS-resistente Keime treten immer häufiger auf. Die MLS-Resistenz hat sich zu einem großen Problem besonders bei Streptokokken-Infektionen entwickelt.

Erythromycin

Verwendung: Erythromycin wird besonders bei Atemwegserkrankungen und bei Infektionen des Urogenitaltraktes eingesetzt. Empfindlich gegen Erythromycin sind Pneumokokken und Streptokokken, wobei auch die hämolysierenden Streptokokken der Gruppe A (z. B. Erreger des Scharlachs) erfasst werden. Weitere empfindliche Erreger sind z. B. *Corynebacterium diphteriae*, *Bordetella pertussis*, *Bacillus anthracis* und Legionella-Arten.

Nebenwirkungen: Makrolide werden im Allgemeinen gut vertragen. Es können jedoch Herzrhythmusstörungen und als Überempfindlichkeitsreaktionen Hautausschläge, Juckreiz oder Gelenkschwellungen auftreten. Häufiger dagegen treten Nebenwirkungen auf, die den Verdauungstrakt betreffen. Bei lang anhaltenden Durchfällen muss eine pseudomembranöse Kolitis ausgeschlossen werden.

Wechselwirkungen: Die Konzentration von Carbamazepin und Valproinsäure im Blut kann sich bei gleichzeitiger Gabe von Makroliden erhöhen, womit die Gefahr gefährlicher Nebenwirkungen der Antiepileptika ansteigt. Werden Makrolide und Theophyllin zusammen verabreicht, kann sich die Konzentration von Theophyllin im Blut erhöhen. Bei der gleichzeitigen Gabe des Immunsuppressivums Ciclosporin und einem Makrolid erhöht sich dessen nierenschädigende Wirkung. Bei gleichzeitiger Einnahme von Terfenadin, Astemizol und Cisaprid mit Erythromycin besteht die Gefahr von Herzrhythmusstörungen. Erythromycin kann die Konzentration von Digoxin im Blut erhöhen. Außerdem kann die Verweildauer von Methylprednisolon, Triazolam, Midazolam, Alfentanil, Felodipin, CSE-Hemmer und Antikoagulanzien vom Cumarin-Typ durch Erythromycin erhöht werden.

Eine Untergruppe der Makrolide sind die **Ketolide**. Hauptcharakteristikum der Ketolide ist eine Ketogruppe an Position drei des makrozyklischen Lactonrings. Bekanntester Vertreter ist das seit 2002 auf dem Markt befindliche **Telithromycin** (Ketek®). Im Unterschied zu Erythromycin weist es an Position drei statt einer L-Cladinose eine Ketogruppe auf, an Position sechs enthält es eine Methoxyfunktion und an Position C-11 und C-12 eine Carbamatseitenkette (s. Abb. 5.23). Die veränderte Molekülstruktur führt dazu, dass eine zweifache Bindung des Antibiotikums an den Ribosomen möglich wird. Die Folge ist eine stark erhöhte Affinität und dadurch eine verstärkte antibiotische Wirkung. Außerdem besitzt das Molekül eine verbesserte Säurestabilität, so dass die Ketolide unabhängig von der Nahrungsaufnahme gut resorbiert werden. Es wurde nachgewiesen, dass Telithromycin an die 50S-Untereinheit binden kann, weiterhin, dass es mit den Domänen II und V der 23S-rRNA interagieren und die Bildung der ribosomalen 50S- und 30S-Untereinheiten blockieren kann.

Telithromycin

Verwendung: Telithromycin ist zur Behandlung der leichten bis mittelschweren ambulant erworbenen Pneumonie, bei akuten Exazerbationen einer chronischen Bronchitis, bei akuter Sinusitis sowie Tonsillitis und Pharyngitis zugelassen. Es wirkt gegen die meisten Erreger von Atemwegsinfektionen. Zu beachten ist, dass *Staphylococcus-aureus*-Stämme, die ein konstitutiv exprimiertes MLS-Resistenzprotein enthalten, auch eine Resistenz gegen Telithromycin aufweisen. Enterobacteriaceae, *Pseudomonas* und *Acinetobacter* sind nicht Telithromycinsensitiv.

Nebenwirkungen: Telithromycin ist ein recht gut verträgliches Antibiotikum. Es können jedoch gastrointestinale Beschwerden, Leberfunktionsstörungen, Störungen des ZNS, Störungen des Blutes, Augenleiden, Vaginalmykosen und Hautreaktionen auftreten.

Wechselwirkungen: Telithromycin wird überwiegend hepatisch über das Cytochrom-P450-System metabolisiert. Aus diesem Grund sollte es nicht mit Substanzen wie Ergotamin, Pimozid, Astemizol und Terfenadin verabreicht werden.

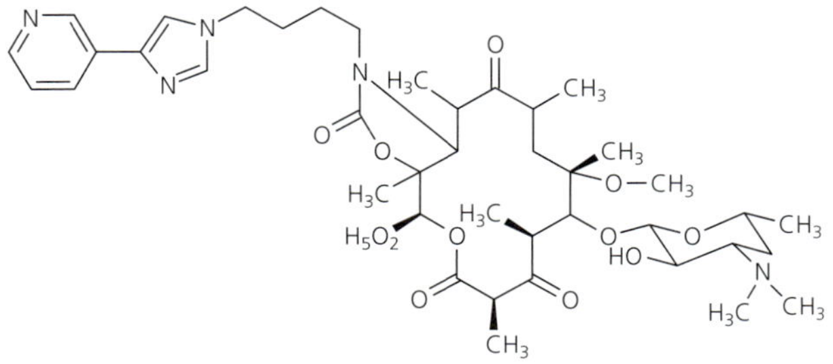

Abb. 5.23 Telithromycin

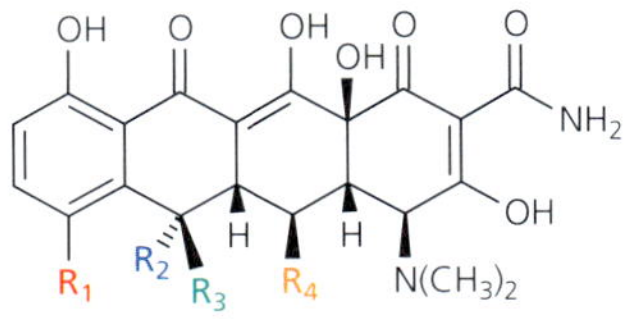

Tetracyclin-Derivat	R_1	R_2	R_3	R_4
Tetracyclin	—H	—OH	—CH_3	—H
Chlortetracyclin	—Cl	—OH	—CH_3	—H
Oxytetracyclin	—H	—OH	—CH_3	—OH
Doxycyclin	—H	—H	—CH_3	—OH
Minocyclin	—$N(CH_3)_2$	—H	—H	—H

Abb. 5.24   Tetracycline

Tetracycline

Tetracycline werden von verschiedenen Aktinomyzeten gebildet. Die bekanntesten Vertreter weisen das gleiche Grundgerüst auf, unterscheiden sich jedoch durch unterschiedliche Substituenten (s. Abb. 5.24). Die bekannten Tetracycline sind **Tetracyclin** (z. B. in Tetracyclin Wolff®), **Chlortetracyclin** (z. B. in Aureomycin®), **Oxytetracyclin** (z. B. in Duratetracyclin®), **Doxycyclin** (z. B. in Doxy-Wolff®) und **Minocyclin** (z. B. in Klinomycin®). Tetracycline greifen bereits zu Beginn der Elongationsphase in die Proteinbiosynthese ein. Sie sind an ihre primäre Bindungsstelle, unter Zuhilfenahme eines Mg^{2+}-Ions, an das Zucker-Phosphat-Rückrat der Helix 34 gebunden. Dadurch verhindern sie nicht die Bindung der Aminoacyl-tRNA, sondern bewirken eine modifizierte Bindung. Die gebundene Aminoacyl-tRNA besitzt auf der Seite der 50S-Untereinheit dann nicht die korrekte Orientierung, um eine Peptidbindung zu ermöglichen und der Prozess der Proteinbiosynthese wird frühzeitig gestoppt. Das Ribosom weist sechs Bindungsstellen für Tetracycline auf. Inwieweit neben der primären Bindungsstelle auch die anderen Bindungsstellen einen Einfluss auf die antibiotische Wirksamkeit der Tetracycline haben, ist nicht bekannt. Tetracyclinresistenz wird häufig durch Transportproteine vermittelt. Diese Transmembranproteine bewirken einen sehr effektiven Efflux der Tetracyclinmoleküle. Resistenz durch verminderten Tetracyclin-Influx in die Zelle wird besonders bei gramnegativen Bakterien beobachtet. Angeregt durch zunehmende Resistenzentwicklungen wurden kürzlich zwei neue Derivate, die **Glycylcycline**, entwickelt. Das **Tigecyclin** (9- t-Butylglycylamido-minocyclin; GAR-936, s. Abb. 5.25) ist seit Mai 2006 unter dem Markennamen Tygacil® in Deutschland zugelassen. Glycylcycline weisen eine höhere Affinität zu den Ribosomen auf als die Tetracycline, außerdem vermögen viele der weit verbreiteten Tetracyclin-Effluxproteine keine Glycylcycline zu pumpen.

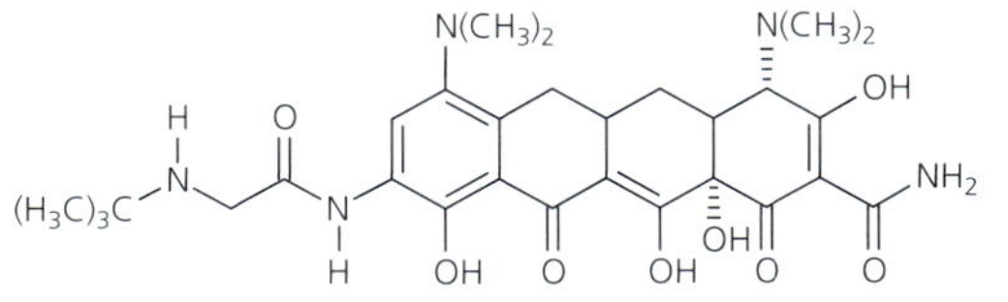

Tetracycline

Verwendung: Tetracycline sind immer noch ein Mittel der ersten Wahl bei Infektionskrankheiten, die durch intrazelluläre Erreger verursacht werden. Dies gilt besonders bei Infektionen der Atemwege durch Mykoplasmen, Rickettsien und Chlamydien. Tetracycline werden aber auch bei Harnwegsinfektionen und bei Infektionen des Magen-Darm-Traktes und des Urogenitaltraktes eingesetzt.

Nebenwirkungen: Tetracycline komplexieren Ca^{2+}-Ionen. Aus diesem Grund sollen Tetracycline nicht bei Infektionserkrankungen von Säuglingen und Kleinkindern eingesetzt werden, da sie das Knochenwachstum beeinträchtigen können. Tetracycline führen bei längerem Gebrauch zu Braunfärbung der Zähne und erhöhter Kariesanfälligkeit.

Wechselwirkungen: Mineralien wie Aluminium, Magnesium, Calcium, Zink und Eisen vermindern die Aufnahme der Tetracycline aus dem Darm. Als Nahrungsmittel müssen während der Einnahme von Tetracyclinen Milch und Milchprodukte gemieden werden, da diese große Mengen an Calcium enthalten.

Abb. 5.25   Tigecyclin

Lincosamide

Lincomycin (s. Abb. 5.26), ein Propylhygrinsäure-Derivat, wird von *Streptomyces lincolnensis* gebildet. Lincomycin besitzt ungünstige pharmakokinetische Eigenschaften, insbesondere ein schlechtes Resorptionsverhalten. Das durch Dehydroxylierung und Chlorierung aus Lincomycin entstandene **Clindamycin** (z. B. in Sobelin®) weist verbesserte Eigenschaften auf und hat deshalb Lincomycin als Therapeutikum vollständig verdrängt. Beide Substanzen binden an die 50S-Untereinheit in der Nähe des Peptidyltransferase-Zentrums und hemmen die Ausbildung der Peptidbindungen während der Elongationsphase. Dabei binden sie wie die Makrolide an A2058, jedoch nicht im Tunnel, sondern im aktiven Zentrum des PTC. Sie interagieren hier mit der P- und A-Stelle und verhindern dadurch die korrekte Positionierung der tRNAs. Lincomycin- bzw. Clindamycinresistenz wird durch Transportproteine oder durch Methylierung der Base 2058 der 23S-rRNA (s. Makrolide) vermittelt.

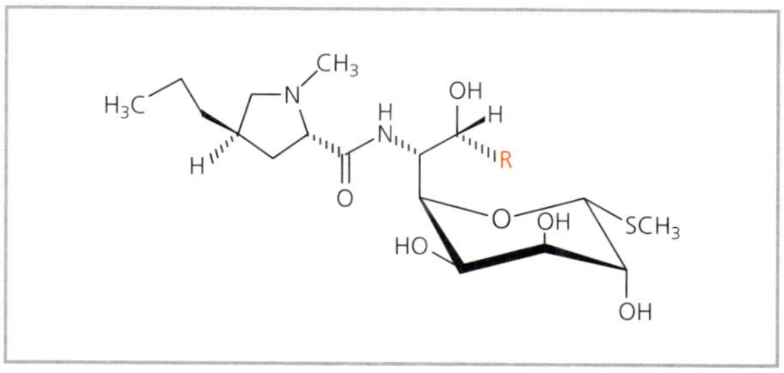

Clindamycin

Verwendung: Angewendet wird Clindamycin bei Infektionen der tiefen Atemwege, bei Infektionen im Becken- und Bauchraum, bei Infektionen der Knochen und Gelenke und bei bakteriellen Erkrankungen im Hals-Nasen-Ohrenbereich sowie im Zahn- und Kieferbereich. Dabei kommt es vor allem bei Infektionen mit Staphylokokken, Streptokokken und anaeroben Keimen zum Einsatz.

Nebenwirkungen: Die häufigsten Nebenwirkungen, die bei der Gabe von Lincosamiden auftreten können, betreffen den Magen-Darm-Trakt. Bei lang anhaltenden Durchfällen sollte die Therapie mit Lincosamiden überdacht werden, weil sich eine pseudomembranöse Kolitis durch *Clostridium difficile* entwickelt haben könnte.

Wechselwirkungen: Die Wirkung von Suxamethoniumchlorid und Tubocurarin als neuromuskuläre Blocker wird durch Clindamycin verstärkt. Werden Lincosamide und Makrolide zusammen angewendet, kann es zu einer gegenseitigen Wirkungsverminderung kommen.

Chloramphenicol

Chloramphenicol (Abb. 5.27, Posifenicol®, Aquapred®), ein Nitrobenzoesäurederivat, das von *Streptomyces venezuelae* gebildet wird, bindet in einer

Abb. 5.26 Struktur der Lincosamide Lincomycin (R: OH) und Clindamycin (R: Cl)

sehr ähnlichen Art und Weise wie Erythromycin oder Clindamycin an die 50S-Untereinheit. Primär wird dadurch die Anlagerung von Aminoacyl-tRNA-Molekülen an die A-Stelle verhindert.

Chloramphenicol ahmt Aminosäuren nach und wird aufgrund dieser Ähnlichkeit von mehreren Nukleotiden (C2452, U2504, U2506) im PTC gebunden. Dadurch verhindert es die korrekte Positionierung der ersten Aminosäure im beginnenden Translationsprozess. Da genetische Modifikationen im PTC für Bakterien häufig letal sind, bestehen die Resistenzmechanismen gegen Chloramphenicol vor allem in seiner Acetylierung bzw. in der Änderung der Membrandurchlässigkeit. Chloramphenicol kann auch die mitochondriale Proteinsynthese in Säugerzellen hemmen. Aus diesem Grund weist Chloramphenicol toxische Eigenschaften auf, die seinen Einsatz auf Infektionen beschränken, bei denen der Nutzen des Wirkstoffs dessen Risiko überwiegt. Die Resistenz grampositiver und gramnegativer Mikroorganismen gegenüber Chloramphenicol ist weit verbreitet. Verursacht wird die Resistenz durch Acetyltransferasen, die das Chloramphenicol an verschiedenen Stellen modifizieren. Acetylierte Derivate binden nicht mehr an bakterielle Ribosomen.

Chloramphenicol
Verwendung: Chloramphenicol wird gegen diverse Keime eingesetzt und hat aufgrund schwerwiegen-

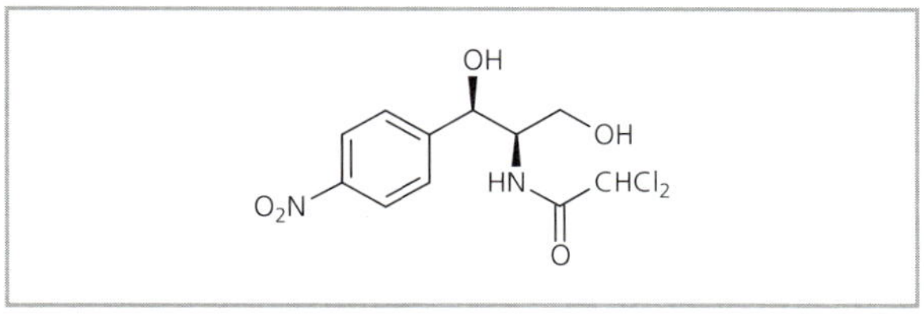

Abb. 5.27 Chloramphenicol

II

Nicht pflanzliche Arzneistoffe

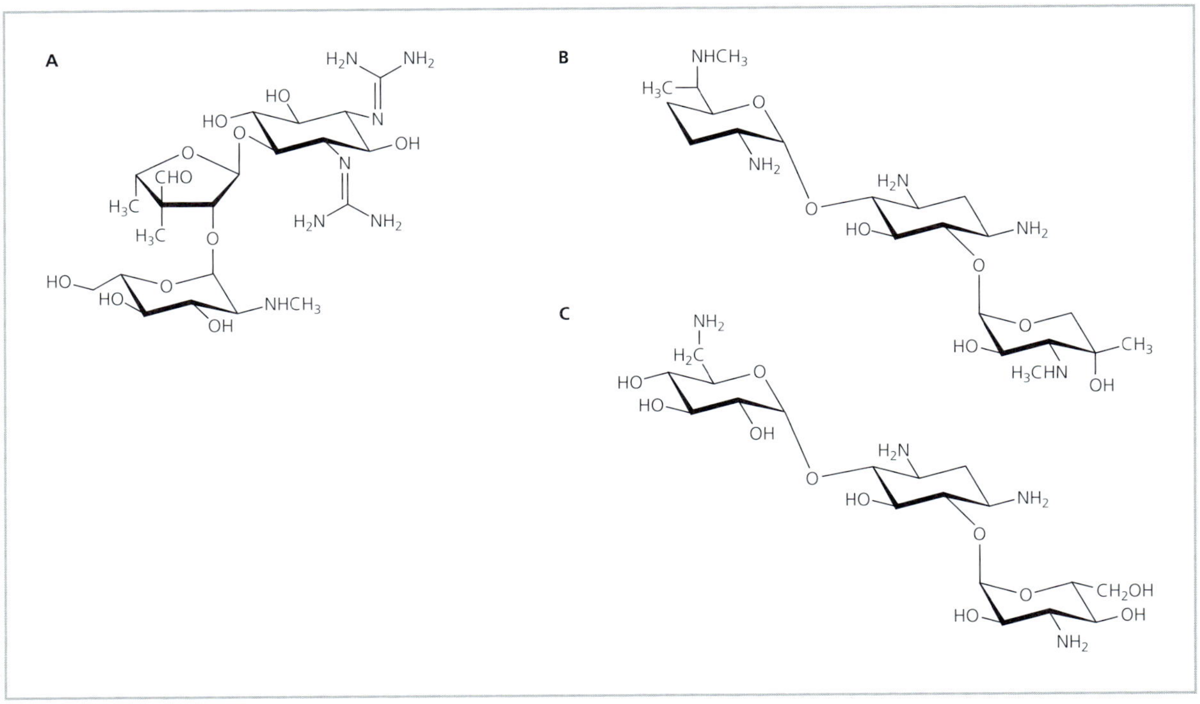

Abb. 5.28 **A** Streptomycin, **B** Gentamicin C1, **C** Kanamycin A

der Nebenwirkungen die Rolle eines Reserveantibiotikums eingenommen. Es wird bei Typhus, Infektionen mit Shigellen, Proteus-Infektionen, bei Rickettsiosen und Meningitis verwendet.

Nebenwirkungen: Chloramphenicol kann zu gefährlichen Knochenmarkschäden führen. Es wirkt neurotoxisch und kann zu einer reversiblen Beeinträchtigung der Sehfähigkeit führen.

Wechselwirkungen: Die Wirkung von Sulfonylharnstoffen und oralen Antikoagulanzien wird verstärkt. Die Wirkung oraler Kontrazeptiva wird verstärkt, außerdem verlängert Paracetamol die Halbwertszeit von Chloramphenicol.

Aminoglykoside

Aminoglykoside bestehen aus zwei oder mehreren Aminozuckern, die mit einem Aminocyclitol-Molekül verknüpft sind. Es sind mehr als 200 Aminoglykoside als Produkte verschiedener Aktinomyzeten gefunden worden, zu den wichtigsten gehören **Streptomycin** (Strepto-Fatol®, Strepto-Hefa®), **Gentamicin C** (Refobacin®, Gentamicin Hexal®), **Kanamycin A** (Kanamycin-POS®-Augentropfen) (s. Abb. 5.28), **Neomycin** (Nebacetin®, Neomycin®), **Amikacin** (Biklin®) und **Tobramycin**

(Tobramaxin®). Zur Herkunft der Namen: -mycin → *Streptomyces*, -micin → *Micromonospora*.

Aminoglykoside stören die Proteinbiosynthese auf zwei unterschiedlichen Wegen. Zum einen verursachen sie bei der Translation Fehlablesungen der mRNA sowie vorzeitigen Kettenabbruch. Außerdem binden Aminoglykoside an die 16S-rRNA und an mindestens drei Proteine der 30S-Untereinheit und beeinträchtigen dadurch die Initiationsphase (Streptomycin) oder die Elongationsphase (Gentamicin, Kanamycin, Neomycin, Tobramycin). Es ist bekannt, dass Streptomycin an verschiedenen Helices der rRNA und an das Protein S12 bindet, die meisten anderen Aminoglykoside binden an die Helix 44 der 30S-rRNA. Bakterien entwickeln gegen Aminoglykoside unterschiedliche Resistenzmechanismen. Klinisch relevant ist die Inaktivierung der Aminoglykoside durch modifizierende Enzyme. Außerdem können Punktmutationen an der 16S-rRNA bzw. am Protein S12 aber auch Permeationsbarrieren zur Resistenz gegen Aminoglykoside führen.

Gentamicin, Tobramycin, Amikacin, Kanamycin

Verwendung: Aminoglykoside werden wegen schneller Resistenzentwicklung nur in Kombination eingesetzt. Streptomycin wird als Tuberkulosetherapeutikum verwendet. Das Wirkungsspektrum von Gentamicin und Tobramycin umfasst vor allem gramnegative Stäbchen. Amikacin wird besonders beim Problemkeim *Pseudomonas aeruginosa* eingesetzt. Beide Antibiotika werden für die systemische Anwendung bei schweren Infektionen der Nieren, Harn- und Geschlechtsorgane und bei Infektionen der Atemwege und des Magen-Darm-Trakts eingesetzt. Weitere Einsatzbereiche sind schwere Infektionen der Haut, der Weichteile und des Zentralnervensystems. Auch bei Sepsis und bei Infektionen, die nach Verbrennungen entstehen, werden Gentamicin und Tobramycin verwendet. Die lokale Anwendung erfolgt in der Augenheilkunde. Das Wirkungsspektrum von Kanamycin umfasst ebenfalls vor allem gramnegative Stäbchen, außerdem *Staphylococcus aureus*. Lokal wird es ebenfalls in der Augenheilkunde eingesetzt. Neomycin wird lokal zur Darmsterilisierung vor Operationen gegeben.

Nebenwirkungen: Bei allen Aminoglykosiden stehen die schädigenden Wirkungen auf den Gehörapparat und die Nieren im Vordergrund.

Wechselwirkungen: Die nierenschädigende Wirkung der Aminoglykoside kann durch die gleichzeitige Anwendung von Cephalosporinen, Methoxyfluran und Halothan verstärkt werden. Vancomycin, Amphotericin B, Colistin, Cisplatin und Schleifendiuretika, die auch den Gehörgang oder die Nieren schädigen können, erhöhen die Gefahr der schädlichen Wirkungen durch Aminoglykoside.

Fusidinsäure

Fusidinsäure, eine tetrazyklische Triterpensäure (Abb. 5.29), wird aus *Fusidium coccineum* gewonnen. Fusidinsäure (Fucidine®) hemmt die Proteinbiosynthese durch Bindung an den mit GTP beladenen Elongationsfaktor-G. Dadurch wird die Translokation gehemmt, zusätzlich jedoch auch die Ablösung des Faktors vom Ribosom.

Fusidinsäure
Verwendung: Fusidinsäure wird nur lokal eingesetzt. Es eignet sich besonders für den Einsatz bei Verbrennungen als Schutz vor Infektionen mit Staphylokokken.

Nebenwirkungen: Nur sehr selten sind Überempfindlichkeitsreaktionen der Haut möglich.

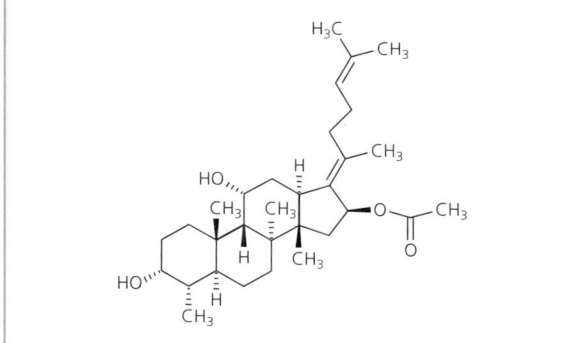

Abb. 5.29 Fusidinsäure

Streptogramine

Streptogramine sind ebenfalls eine von Streptomyzeten produzierte Substanzklasse, wichtiges Beispiel ist das Pristinamycin aus *Streoptomyces pristinaespiralis*. Als Streptogramin wird das Gemisch aus zwei Komponenten bezeichnet, die in Gruppe A- bzw. B-Streptogramine klassifiziert werden. Die Gruppe A umfasst ungesättigte Macrolactone, die Gruppe B zyklische Hexadepsipeptide. Während das ursprünglich gefundene Pristinamycin nur sehr geringe Bedeutung besitzt, hat sich Synercid® in den letzten Jahren als wichtiges Antibiotikum etabliert. Synercid® ist eine Mischung aus 70% **Dalfopristin** (Komponente A) und 30% **Quinupristin** (Komponente B) siehe Abb. 5.30. Beide Komponenten sind wasserlösliche, semisynthetisch hergestellte Derivate des Pristinamycin. Dalfopristin leitet sich vom Pristinamycin II_B (Virginamycin M₂), Quinopristin leitet sich vom Pristinamycin I_A (Streptogramin B) ab.

Beide Komponenten sind Inhibitoren der Proteinbiosynthese und binden an die 50S-Untereinheit. Nach Bindung der Komponente A erfährt das Ribosom eine Änderung der räumlichen Konformation, dadurch erhöht sich die Affinität der Komponenten der Gruppe B. Bekannt ist, dass Dalfopristin an A2058 bindet und aus diesem Grund ebenfalls von der MLSB-Resistenz (**M**akrolide, **L**incosamide, **S**treptogramin Typ **B**) betroffen ist. Dalfopristin und Quinupristin bilden im Exit-Tunnel Wasserstoffbrückenbindungen sowie hydrophobe Wechselwirkungen untereinander aus und interagieren mit A2062, wodurch die Konformation um 90° verändert wird. Dieses Nukleotid ist für die Translokation der tRNA von der A-Stelle zur P-Stelle von

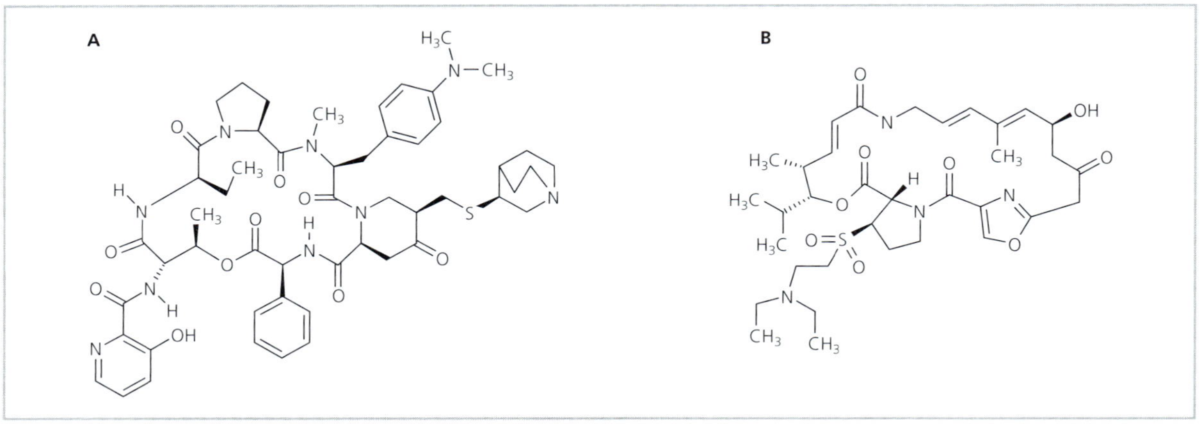

Abb. 5.30 **A** Quinopristin und **B** Dalfopristin, semisynthetisch hergestellte Streptogramine

essenzieller Bedeutung. Zusätzlich führt Dalfopristin zum Umklappen des Nukleotids U2585, das an der korrekten Positionierung der Peptidyl-tRNA beteiligt ist, um 180°. Da Quinupristin diesen Zustand stabilisiert, wirkt die Kombination beider Antibiotika bakterizid.

Quinupristin und Dalfopristin

Verwendung: Das intravenös einsetzbare Synercid® wird bei schweren, potenziell lebensbedrohenden Infektionen mit multiresistenten, grampositiven Keimen eingesetzt. Empfindlich sind vor allem grampositive Kokken, u. a. Methicillin-resistenter *Staphylococcus aureus* und Vancomycin-resistenter *Enterococcus faecium.* Hauptindikationen sind schwere Infekte mit Vancomycin-resistentem *Enterococcus faecium,* nosokominale Pneumonien, sowie komplizierte Haut- und Weichteilinfektionen, wenn andere Antibiotika unwirksam sind. Synercid® wirkt nicht gegen *Enterococcus faecalis*, der 80–90 % aller Enterokokken-Isolate stellt. Resistent sind vor allem *Staphylococcus-aureus*-Stämme, die konstitutiv MLS-Resistenz vermittelnde Proteine exprimieren.

Nebenwirkungen: Synercid® kann zu Reizungen und Entzündungen peripherer Venen führen. Außerdem kann es unter der Therapie mit Synercid® zu Arthralgien und Myalgien kommen.

Wechselwirkungen: Synercid® ist ein Inhibitor der Cytochrom-P-450 abhängigen Oxygenase CYP3A4. Deshalb sollte die gleichzeitige Gabe von Arzneistoffen wie Ciclosporin A, Midazolam, Nifedipin und Terfenadin vermieden werden, da diese mittels CYP3A4 metabolisiert werden.

Oxazolidinone

Mit Linezolid (Zyvoxid® Abb. 5.31) steht ein erster Vertreter der Oxazolidinone zu Verfügung. Es handelt sich um einen vollständig synthetisch hergestellten Wirkstoff. Linezolid verhindert durch Bindung an die 23S-rRNA die Bildung eines funktionellen 70S-Initiationskomplexes und blockiert somit die Proteinbiosynthese. Linezolid ist sehr gut gewebegängig und wird deshalb bei Infektionen eingesetzt, bei denen Vancomycin oder andere Antibiotika wegen schlechterer Gewebegängigkeit nicht eingesetzt werden können (z. B. zur Behandlung von Kniegelenkinfektionen).

5.1.6   *Inhibitoren der Biosynthese von Tetrahydrofolsäure*

Sulfonamide und **Trimethoprim**, die mit zu den wichtigsten Antibiotika gehören, sind keine biogenen Arzneistoffe. Wie in Abb. 5.32 dargestellt, hemmen sie kompetitiv die Biosynthese von Tetrahydrofolsäure, die als Cofaktor für die Biosynthese von Glycin, *S*-Adenosylmethionin, Purinen und Desoxythymidinmonophosphat benötigt wird. In Abb. 5.33

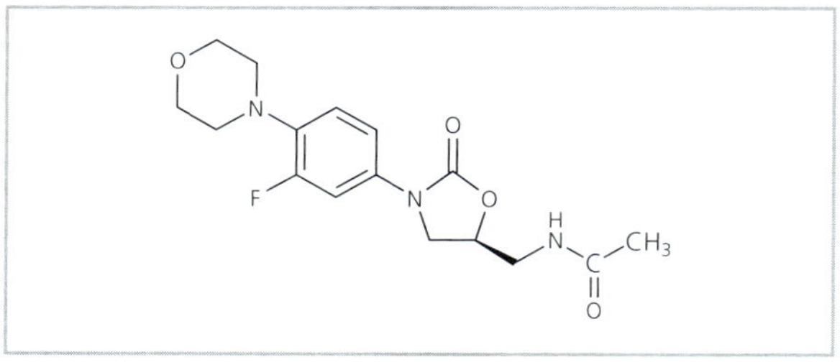

Abb. 5.31 Linezolid

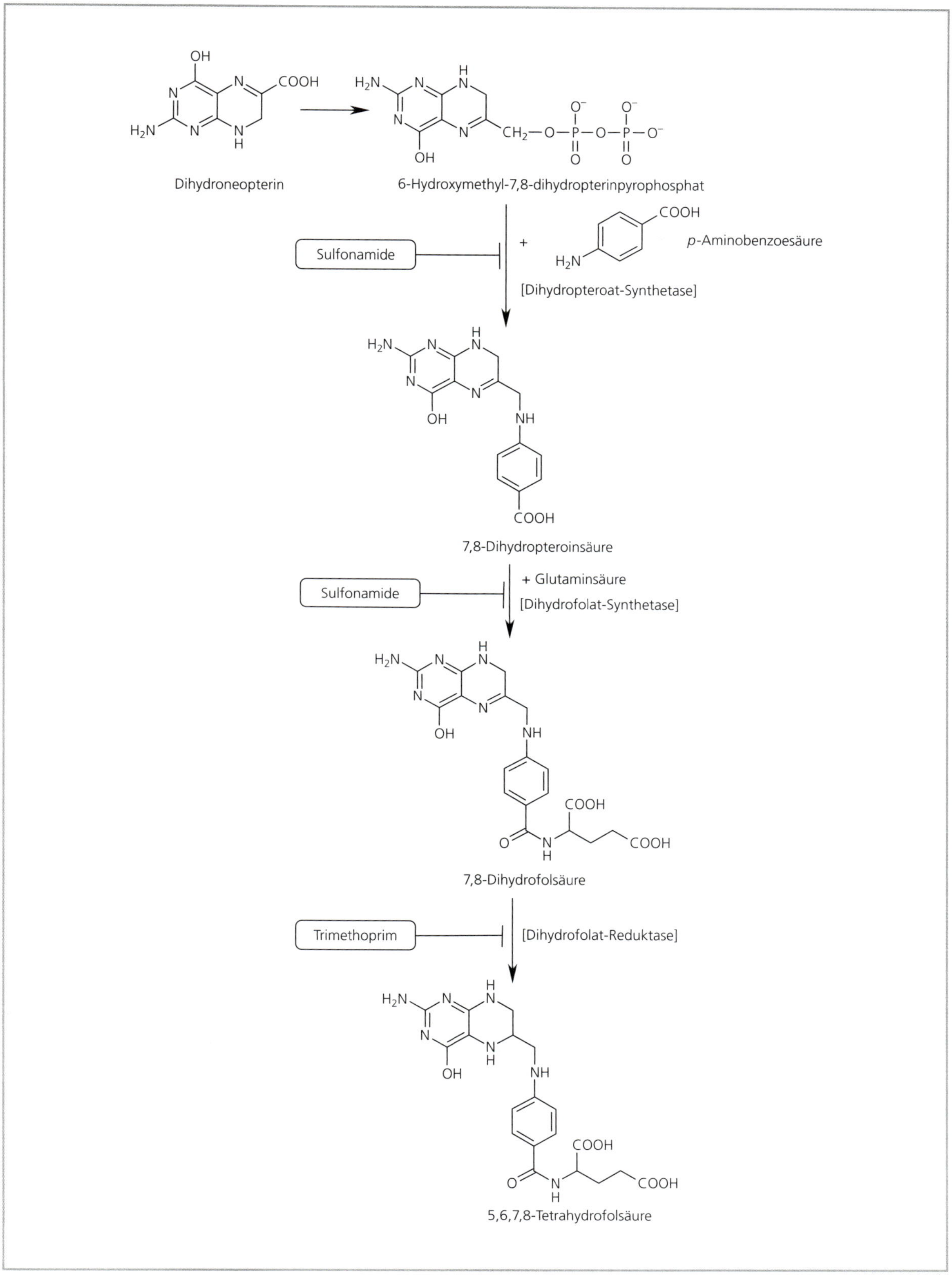

Abb. 5.32 Hemmung der Tetrahydrofolsäurebiosynthese durch Sulfonamide und Trimethoprim

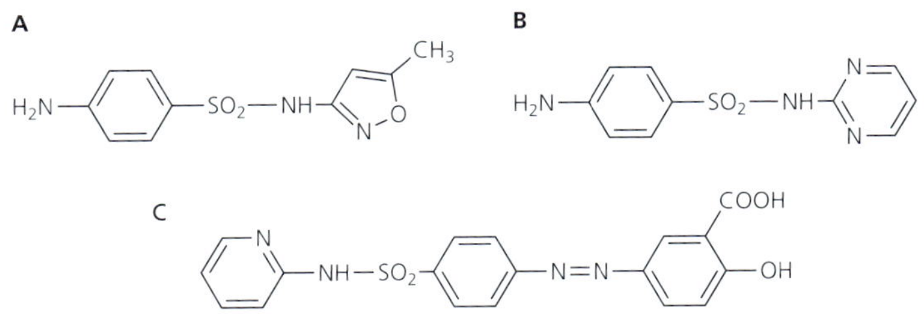

Abb. 5.33 Ausgewählte Sulfonamide. **A** Sulfomethoxazol, **B** Sulfadiazin, **C** Sulfasalazin

sind die Strukturen einiger Sulfonamide dargestellt. Resistenzen gegen Sulfonamide entstehen durch Hochregulation der Produktion von p-Aminobenzoesäure und Überexpression der inhibierten Proteine.

Sulfonamide

Verwendung: Sulfonamide haben sehr an Bedeutung verloren. Sie werden heute im ambulanten Bereich vor allem bei Harnwegsinfektionen eingesetzt.

Nebenwirkungen: Sulfonamide können zu allergischen Hautausschlägen und anderen schweren Hautreaktionen führen. Außerdem kann es zum Auftreten von Muskelschwäche und zu starken Kopfschmerzen kommen.

Wechselwirkungen: Sulfonamide können zur Wirkungsverstärkung einiger Substanzen wie Phenytoin, Methotrexat oder orale Antidiabetika führen. Andere Arzneistoffe wie Antazida beeinflussen die Resorption der Sulfonamide.

5.1.7 Antibiotikaresistenz

So alt wie der Einsatz von Antibiotika zur Behandlung von Infektionskrankheiten ist das Aufkommen **resistenter Keime**. Resistenzen treten natürlicherweise und spontan auf oder sie werden durch Aufnahme von Resistenzgenen erworben. Der Austausch von Resistenzgenen erfolgt nicht nur innerhalb einer Bakterienspezies, sondern auch zwischen verschiedenen Arten.

Seit nun mehr zehn Jahren bedrohen uns Krankheitserreger, die Resistenzen gegen nahezu alle einsetzbaren Arzneistoffe entwickelt haben. Auszüge aus dem WHO-Report 12/2000 geben die weltweite Bedrohung durch multiresistente Erreger eindrucksvoll wieder.

WHO-Report zur Antibiotikaresistenz

Curable diseases – from sore throats and ear infections to TB and malaria – are in danger of becoming incurable. A new WHO report warns that increasing drug resistance could rob the world of its opportunity to cure illnesses and stop epidemics. In Estonia, Latvia, and parts of Russia and China, over 10 % of tuberculosis (TB) patients have strains resistant to the two most powerful TB medicines. Because of resistance, Thailand has completely lost the means of using three of the most common antimalaria drugs.

Approximately 30 % of patients taking lamivudine – a drug recently developed to treat hepatitis B – show resistance to therapy after the first year of treatment. In India, 60 % of all cases of the tropical disease visceral leishmaniasis no longer respond to first-line drugs. A small but growing number of patients are already showing primary resistance to AZT and other new therapies for HIV-infected persons. In much of South-East Asia, resistance to penicillin has been reported in 98 % of gonorrhoea strains. A decade ago in New Delhi, India, typhoid could be cured by three inexpensive drugs. Now, these drugs are largely ineffective in the battle against this life-threatening disease. Likewise, ten years ago, a shigella dysentery epidemic could easily be controlled with cotrimoxazole – a drug cheaply available in generic form. Today, nearly all shigella are non-responsive to the drug. Those admitted to hospital wards are especially vulnerable. In the United States alone, some 14,000 people are infected and die each year as a result of drug-resistant microbes picked up in hospitals. Around the world, as many as 60 % of hospital-acquired infections are caused by drug-resistant microbes.

Besonders gefährlich ist die Ausbreitung multiresistenter pathogener Mikroorganismen. Dabei stehen Krankenhäuser im Vordergrund, insbesondere bei den grampositiven Problemkeimen aus den Gattungen *Enterococcus*, *Staphylococcus* und *Streptococcus*. Das Krankenhaus ist einerseits Sammelplatz für unterschiedlichste Problemfälle, andererseits machen die Fortschritte in der Intensiv- und Transplantationsmedizin oder die Behandlung immunsupprimierter Patienten oft einen wochen- oder gar jahrelangen Antibiotikaeinsatz erforderlich. Dies leistet der Resistenzentwicklung Vorschub.

Die Übertragung von Keimen in Krankenhäusern ist seit vielen Jahren bekannt. Nosokomiale Infektionen werden aber zunehmend durch resistente Keime verursacht.

Antibiotika werden ebenfalls in der Tiermast eingesetzt (s. Abb. 5.34). In Fleisch wurden schon häufig Rückstände von Antibiotika gefunden. Auch dieser unsinnige und falsche Einsatz von Antibiotika fördert die Resistenzentwicklung. Nicht selten sind Tierställe Brutstätten für resistente Keime. Seit 2006 ist EU-weit der Gebrauch von Antibiotika zur Mast von Tieren verboten und es bleibt zu hoffen, dass ein Umdenken bei Fleischproduzenten und Verbrauchern einsetzen wird.

5.2 Antimykotika

Im Vergleich zu den vielfältigen Möglichkeiten der Behandlung von bakteriellen Infektionen sind die Optionen zur Behandlung von **Mykosen** begrenzt. Dies gilt besonders für systemische Pilzinfektionen. Pilze gehören ebenfalls zu den Eukaryoten, daher gleichen sich Zellen von Pilzen und Menschen prinzipiell in Metabolismus und Organisation. Im Unterschied zum Menschen enthalten Membranen von Pilzen jedoch Ergosterol und besitzen eine Chitin-Zellwand. Dadurch ergeben sich wichtige Angriffsmöglichkeiten für Pharmaka.

Zu den pharmazeutisch relevanten Pilzen gehören *Candida albicans,* Erreger von Kandidosen, *Aspergillus fumigatus,* Erreger der Aspergillose, *Mucor-, Rhizopus-* und *Absidia-Arten,* Erreger der Mucormykosen und *Trichophyton-, Microsporum-,* und *Epidermophyton*-Arten, Erreger von Dermatomykosen. Medizinische Relevanz haben auch *Histoplasma capsulatum,* Erreger der Histoplasmose, *Coccidioides immitis* und *Blastomyces dermatitidis.* Beide sind Erreger primärer Systemmykosen.

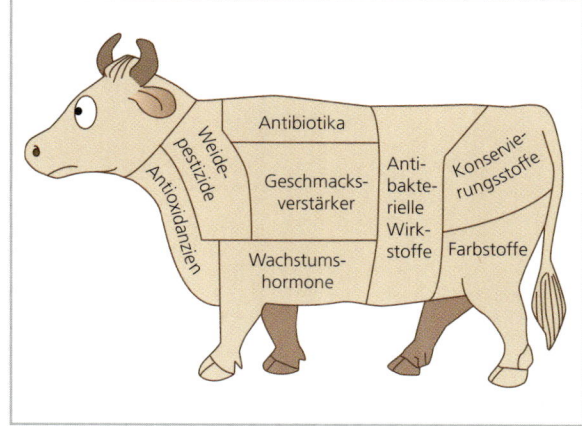

Abb. 5.34 Missbräuchlicher Einsatz von Arzneistoffen bei der Aufzucht und Mast von Tieren

Wirkorte von Antimykotika sind der Zellkern bzw. das mitotische System des Pilzes, die Membranen und die Zellwand, außerdem werden Antimetabolite der RNA- und DNA-Synthese eingesetzt.

5.2.1 Antimykotika mit Wirkung auf das mitotische System

Das aus Kulturfiltraten verschiedener *Penicillium*-Arten isolierte **Griseofulvin** (Fulcin®, Likuden® Abb. 5.35) ist ein Benzofuranderivat. Der Wirkungsmechanismus von Griseofulvin beruht auf einer Störung der Zellwandsynthese der Pilze durch Hemmung der Mitose und des zellulären Stofftransports. Beobachtet wird die Hemmung der Tubulinaggregation zu Mikrotubuli.

Griseofulvin
Verwendung: Griseofulvin wirkt ausschließlich gegen Dermatophyten. Es wird besonders dann eingesetzt, wenn die äußerliche Behandlung von Pilzinfektionen der Haut, Haare und Nägel unwirksam war.

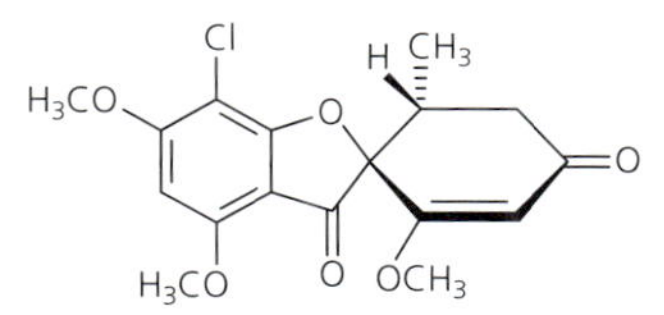

Abb. 5.35 Griseofulvin

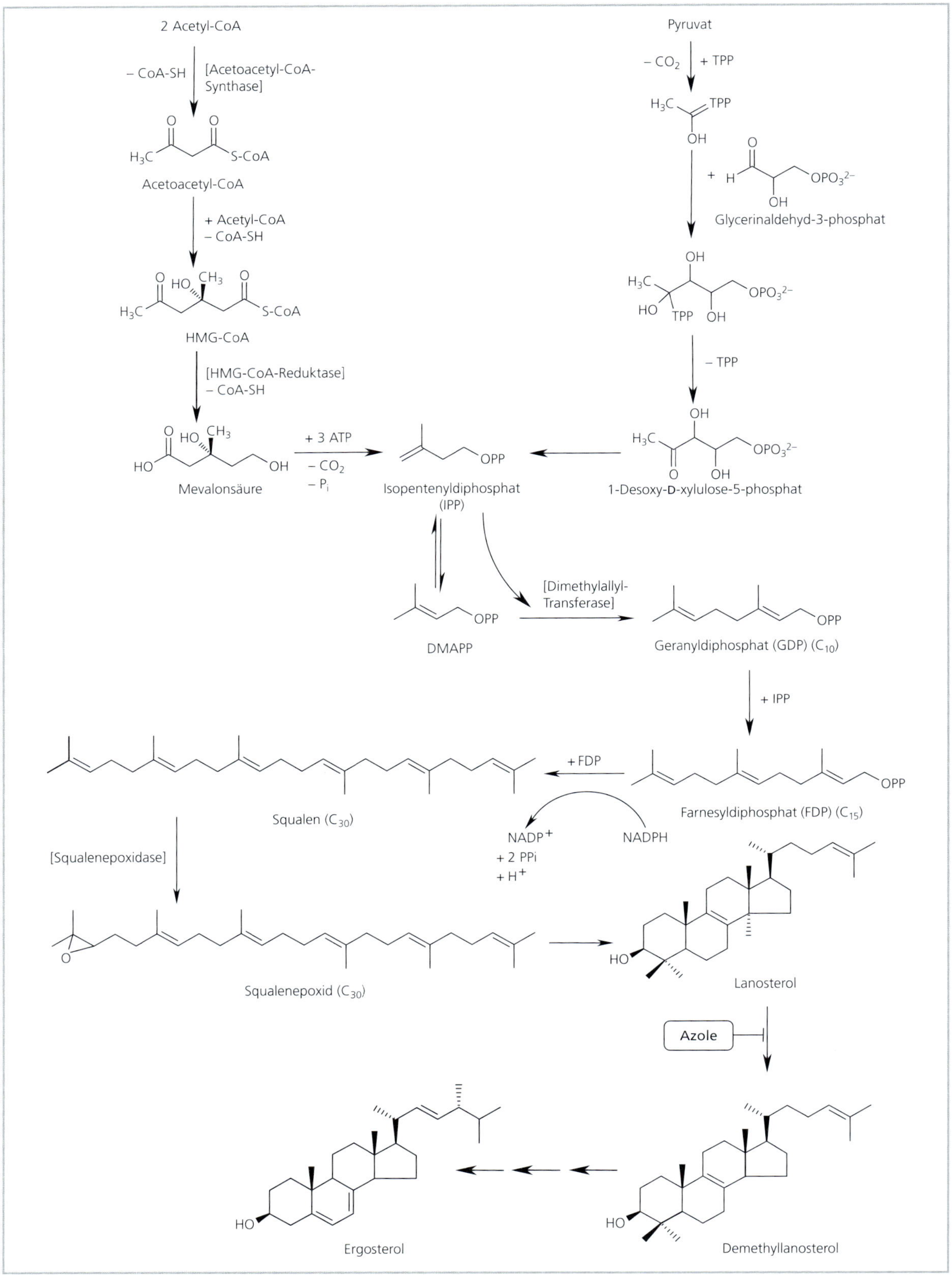

Abb. 5.36 Hemmung der Biosynthese des Ergosterols aus Lanosterol durch Azole

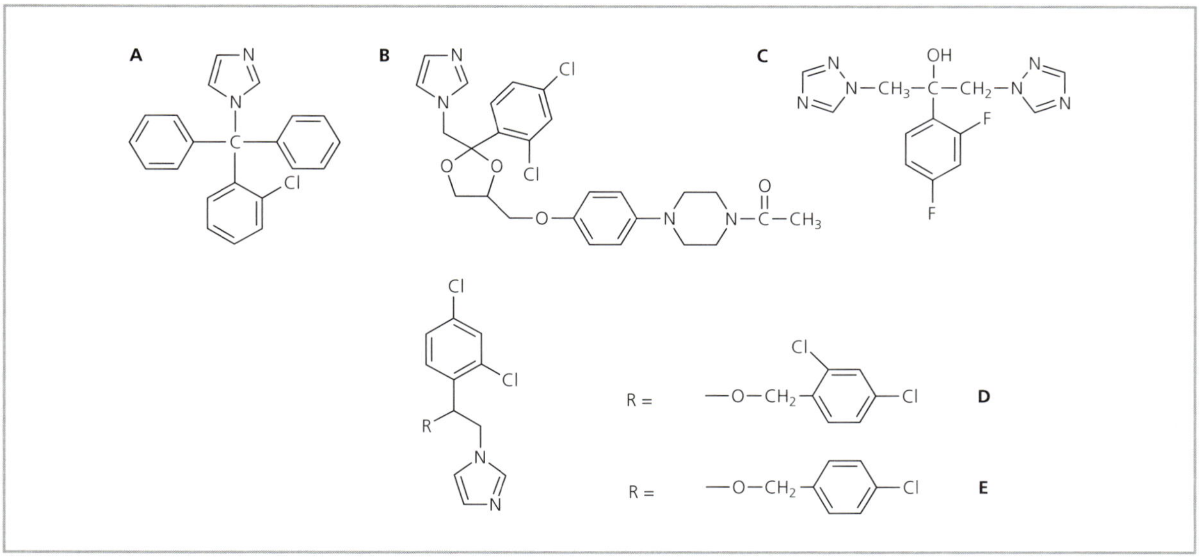

Abb. 5.37 Chemisch synthetisiert Azole: **A** Clotrimazol, **B** Ketoconazol, **C** Fluconazol, **D** Miconazol, **E** Econazol

Nebenwirkungen: Bei der Anwendung von Griseofulvin kann es zu einer Photosensibilisierung der Haut kommen. Als Folge davon können Kollagenosen wie der Lupus erythematodes auftreten. Beobachtet wurde auch das Auftreten von Allergien, bekannt als Stevens-Johnson- oder Lyell-Syndrom. Außerdem kann Griseofulvin Funktionen des ZNS beeinträchtigen und zu Störungen des Magen-Darm-Trakts führen.

Wechselwirkungen: Bei gleichzeitiger Anwendung mit Griseofulvin können die Wirkung von Antikoagulanzien vom Cumarin-Typ und die Wirkung von oralen Kontrazeptiva vermindert sein. Bei einer Anwesenheit von Barbituraten kann die Wirkung von Griseofulvin herabgesetzt sein. Neugeborene und Schwangere dürfen kein Griseofulvin erhalten.

5.2.2 Antimykotika mit Wirkung auf Membranen

Wie bereits beschrieben, enthalten Pilzmembranen Ergosterol, welches für die Fluidität essenziell ist. Wie in Abb. 5.36 dargestellt, wird Ergosterol aus dem Terpenstoffwechsel über Squalen gebildet, einem Intermediat des Isoprenstoffwechsels. Einige Antimykotika greifen in die Biosynthese des Ergosterols ein.

Die rein chemisch hergestellten **Azole** (Abb. 5.37, Clotrimazol (Canesten®), Miconazol (Daktar®), Econazol (Epi-Pevaryl®), Fluconazol (Diflucan®), Itraconazol (Itracol®), Ketoconazol (Nizoral®) und Voriconazol (Vfend®)) hemmen die 14α-Lanosterol-Demethylase. Allylamine (Naftifin®) und Thiocarbamate (Tolnaftat®), die ebenfalls chemisch hergestellt werden, blockieren die Squalenepoxidase. Vertreter beider Substanzklassen wirken fungistatisch.

Die **Polyenantibiotika** Amphotericin B (Ampho Moronal®) und Nystatin (Biofanal®, Candio-Hermal®, Mykoderm®) (s. Abb. 5.38) hingegen wirken fungizid. Ihr Wirkungsmechanismus beruht auf einer Komplexbildung mit den Sterolen der Pilzzellmembranen. Dadurch kommt es zu einer Beeinträchtigung der Membraneigenschaften, wobei auch der Transport von Elektrolyten durch die Membranen gestört wird. Beide Verbindungen weisen auch eine Affinität zu Cholesterol auf, das eine essenzielle Bedeutung für die menschliche Membran aufweist. Aus diesem Grund ist Nystatin für die systemische Anwendung zu toxisch. Amphotericin B, das über intakte Epithelien nicht resorbiert wird, kann hingegen systemisch eingesetzt werden.

Azole

Verwendung: Azole können als Breitbandantimykotika bezeichnet werden. Für die Behandlung von Candida-Infektionen wird häufig Fluconazol benutzt, Voriconazol kann bei pulmonalen Aspergil-

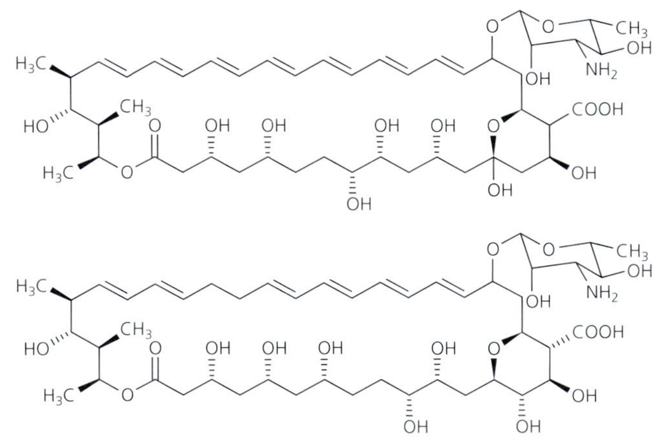

Abb. 5.38 Amphotericin B **(A)** und Nystatin **(B)**

loseinfektion eingesetzt werden und Miconazol eignet sich zur Behandlung von Soor bei Kleinkinden.
Nebenwirkungen: Azole dürfen nicht in der Schwangerschaft eingenommen werden. Ansonsten kann es gelegentlich zur vorübergehenden Rötung der Haut kommen.

Polyen-Antibiotika

Amphotericin B
Verwendung: Amphotericin B wird bevorzugt bei Pilzinfektionen der Haut z. B. verursacht durch *Candida albicans* eingesetzt. Außerdem kommt es bei Soor im Bereich der Mundhöhle und im Magen-Darm-Trakt zum Einsatz.

Darüber hinaus wird Amphotericin B bei Pilzinfektionen der inneren Organe beispielsweise Candidosen, Aspergillosen oder Histoplasmosen eingesetzt. Bei Pilzerkrankungen der Lunge wird Amphotericin B parenteral verabreicht.

Nebenwirkungen: Bei einer systemischen Anwendung von Amphotericin B ist generell mit starken Nebenwirkungen zu rechnen. Neben Fieberschüben kommt es zu Brechreiz und Durchfällen, außerdem treten Anämien und Schmerzen auf. Unter Verwendung von Amphotericin B kann es zu Nierenfunktionsstörungen, Leberfunktionsstörungen und zu Herzrhythmusstörungen kommen. Es ist anzumerken, dass liposomales Amphotericin B weniger nephrotoxisch ist und insgesamt besser vertragen wird.

Wechselwirkungen: Nierenschädigend wirkende Arzneimittel, wie z. B. Cisplatin, Pentamidin, Aminoglykoside, Ciclosporin, Foscarnet, Ganciclovir und Flucytosin verstärken ähnlich wie Diuretika die Nebenwirkungen von Amphotericin B. Die Wirkung von herzwirksamen Glykosiden, Relaxanzien der Skelettmuskulatur und Antiarrhythmika werden durch Amphotericin B verstärkt.

Nystatin
Verwendung: Nystatin wird sehr häufig für die Behandlung von Hefepilzinfektionen auf der Haut oder auf den Schleimhäuten angewendet. Da Nystatin in dieser Anwendung gut vertragen wird, ist es erste Wahl für die Behandlung von Soor. Weitere Anwendungen von Nystatin sind die Behandlung von Hefepilzinfektionen im Mund und im Magen-Darm-Trakt.

Nebenwirkungen: Bei der Anwendung von Nystatin auf der Haut oder den Schleimhäuten kann es zu Überempfindlichkeitsreaktionen kommen. Bei der Anwendung von Nystatin im Magen-Darm-Trakt kann es zu einer Verstärkung von Verdauungsbeschwerden kommen.

5.2.3 Antimykotika mit Wirkung auf die Zellwand

Die von *Streptomyces tendae* produzierten **Nikkomycine** Nikkomycin Z und Nikkomycin X

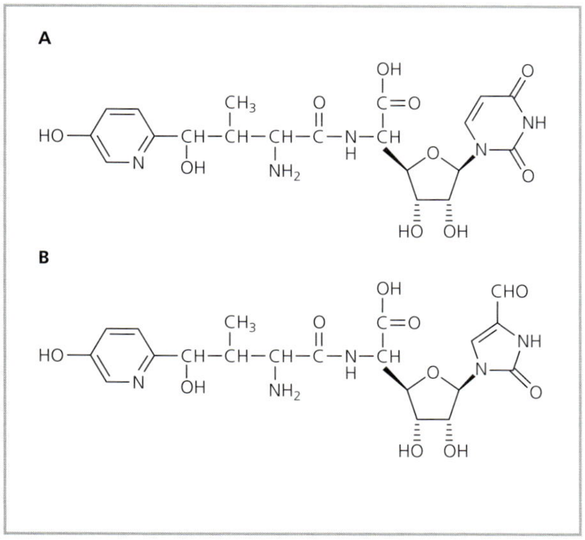

Abb. 5.39 Nikkomycin Z **(A)** und Nikkomycin X **(B)**

(s. Abb. 5.39) sind Inhibitoren der Chitinbiosyn-these. Sie verhindern die Polymerisation von *N*-Acetylglucosamin. Nikkomycine besitzen ein sehr breites Wirkspektrum. Da sich die Resistenzent-wicklung gegen Nikkomycin sehr schnell vollzieht, wurden die Nikkomycine bis heute nicht weiter ent-wickelt.

5.2.4 Antimetabolite

Das ebenfalls synthetisch hergestellte **Flucytosin** wirkt nur gegen Pilze, die das Enzym Cytosindes-aminase besitzen, welches Flucytosin zu 5-Fluor-uracil umbaut. 5-Fluoruracil wird weiter zu 5-Flu-ordesoxyuridin-monophosphat abgebaut, welches die Thymidylat-Synthetase der Pilze blockiert und als falscher Baustein in die DNA der Pilze einge-baut wird. Ferner wird die Substanz 5-Fluoruridin-triphosphat gebildet, die zu einer gestörten RNA- und Proteinsynthese führt.

5.3 Zytostatika

Zwischen den Weltkriegen wurden die chemischen und biologischen Eigenschaften von Stickstofflost-derivaten intensiv untersucht. Die bemerkenswerte zytotoxische Aktivität dieser Verbindungen führte ab 1942 zu ersten klinische Studien – die Ära der modernen Zytostatikatherapie war eingeleitet.

Auch wenn Krebserkrankungen heute noch im-mer zu den Erkrankungen mit den meisten Todes-opfern gehören, sind die Therapieerfolge in den letzten Jahren doch bemerkenswert. 50 % aller Pa-tienten, bei denen ein Tumor diagnostiziert wird, er-liegen dem Krebs bei moderner Behandlung nicht.

Der Erfolg einer Therapie hängt von vielen Fak-toren ab: In welchem Stadium wird der Krebs diag-nostiziert und was für eine Krebserkrankung liegt vor. Dies sind die beiden wichtigsten Parameter, die über eine erfolgreiche Therapie entscheiden.

Zu den potenziell durch Chemotherapeutika heil-baren Tumorerkrankungen gehören u. a. das Chori-onkarzinom der Frau, Hodentumore, lymphatische akute Leukämie oder Hodgkinlymphome III–IV. 50–90 % der Patienten überleben mindestens 5 Jahre. Zu den Tumorerkrankungen, deren Verlauf durch Chemotherapeutika beeinflusst wird, gehören u.a die chronische Leukämie, Prostatakarzinom, Mammakarzinom, Ovarialkarzinom und Karzinome des HNO-Bereichs. Die Überlebenszeit bei 40–100 % der Patienten liegt bei 1–5 Jahren. Durch Chemotherapeutika im Verlauf kaum beeinflusst werden u.a. Magenkarzinome, Bronchialkarzinome, maligne Melanome, Schilddrüsenkarzinome, Leber-karzinome und Nierenkarzinome. Die Chemothera-pie wird als palliativ (begleitend) bezeichnet und dient dazu, die Leiden des Patienten zu reduzieren.

Die Behandlungsmethoden lassen sich in drei Verfahren einteilen, die chirurgischen Verfahren, Bestrahlungen und die Chemotherapie.

Bei den Chemotherapeutika unterscheidet man die chemisch synthetisierten Alkylantien (z. B. Stick-stofflostverbindungen, Ethylenimine und Methylme-lamine, Alkylsulfonate, Nitrosoharnstoffe und Tria-zene), Antimetabolite (z. B. Folsäure-Analoga, Pyri-midin-Analoga und Purin-Analoga), Platinkomplex-verbindungen, Hormone und Naturstoffe.

Bei den Naturstoffen unterscheidet man zwi-schen den aus Pflanzen isolierten Hemmstoffen (s. Tab. 5.4) und den aus Aktinomyzeten isolierten, antibiotisch wirksamen Zytostatika (s. Tab. 5.5). Im folgenden Abschnitt werden nur die Zytostatika aus Mikroorganismen beschrieben.

5.3.1 Bleomycine

Die **Bleomycine** sind eine sehr wichtige Gruppe von Zytostatika. Sie werden von *Streptomyces verti-cillus* produziert. Als Bleomycine bezeichnet man ein Gemisch aus wasserlöslichen basischen Glyko-

Tab. 5.4 Zytostatika liefernde Pflanzen

Zytostatikum (FAM)	Herkunft	Häufiger Einsatz bei:
Colchicin	*Colchicum autumnale* (Colchicaceae)	(Nur historisch interessant)
Paclitaxel (Taxol®)	*Taxus brevifolia* (Taxaceae)	Mammakarzinom, Ovarialkarzinom
Podophyllotoxine: – Etoposid (Vepesid®) – Teniposid (Vumon®)	*Podophyllum peltatum* (Berberidaceae)	Bronchialkarzinom, Chorionkarzinom der Frau, Hodentumor, Ovarialkarzinom
Vinblastin (Velbe®) Vincristin (Vincristin®) Vindesin (Eldisin®)	*Catharanthus roseus* (Apocynaceae)	Tumorerkrankungen des Lymphsystems
Mistelkraut (Iscador®)	*Viscum album* (Loranthaceae)	Inhaltsstoffe: Mistellektine

Tab. 5.5 Zytostatika liefernde Mikroorganismen

Zytostatikum (FAM)	Herkunft	Häufiger Einsatz bei:
Actinomycin D (Lyovac-Cosmegen®)	*Streptomyces antibioticus*	Rhabdomyosarkomen, Wilms-Tumoren, Hodentumoren
Bleomycin (Bleomycinum Mack®)	*Streptomyces verticillus*	Tumoren des Hodens und des Ovars
Doxorubicin (Adriablastin®) Daunorubicin (Daunoblastin®) Epirubicin (Farmorubicin®) Idarubicin (Zavedos®)	*Streptomyces peuceticus*	Leukämie und Tumoren innerer Organe
Mitomycin (Mitomycin C®)	Verschiedene Streptomyzeten	Tumoren innerer Organe

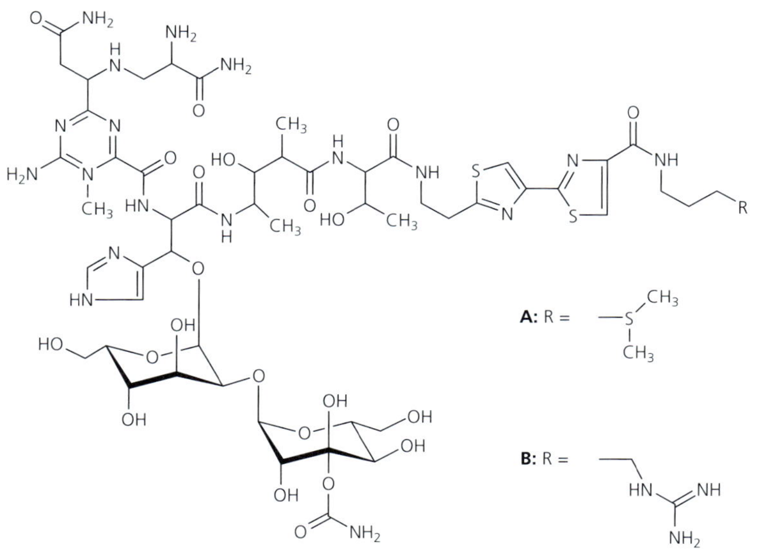

Abb. 5.40 **A** Bleomycin A_2, **B** Bleomycin B_2

peptiden, die aus mehreren Komponenten bestehen. Hauptkomponenten sind Bleomycin A_2 und Bleomycin B_2 (s. Abb. 5.40). Das Pyrimidin-Chromophor bildet zusammen mit Propionamid, der β-Aminoalaninamid-Seitenkette und den Zuckern L-Gulose und 3-O-Carbamoyl-D-Mannose eine komplizierte metallbindende Struktur. An diese Kernstruktur ist eine Tripeptidseitenkette mit einem endständigen Bithiazolcarboxylsäurerest gebunden. Dieser Molekülteil ist für die Bindung der Bleomycine an die DNA verantwortlich. Die zytostatische Aktivität der Bleomycine beruht auf einer Fragmentation der DNA. Nach Bindung an die DNA interagieren die Bleomycine mit Fe^{2+}-Ionen und Sauerstoff unter Bildung von Sauerstoffradikalen. Diese sind verantwortlich für die Spaltung der DNA. Studien haben gezeigt, dass Bleomycine zu einer Anreicherung von Zellen in der G_2-Phase des Zellzyklus führen. Diese Zellen weisen chromosomale Aberrationen auf.

Verwendung: Bleomycine sind hochwirksam gegen Keimzelltumore des Hodens und des Ovars. Sie werden in Kombination mit anderen Zytostatika zur Therapie vieler Tumorerkrankungen eingesetzt, insbesondere bei Plattenepithelkarzinomen der Kopf- und Halsregionen des Oesophagus und des Urogenitaltraktes. Auch bei Morbus Hodgkin finden sie Anwendung.

Nebenwirkungen: Die schwerwiegendsten Nebenwirkungen der Bleomycine betreffen die Lunge. Etwa 1 % aller mit Bleomycin behandelten Patienten sterben an pulmonalen Nebenwirkungen. Weitere Nebenwirkungen sind Kopfschmerzen und Übelkeit, außerdem treten zahlreiche andere Erkrankungen wie rheumatoide Arthritis, Herzkrankheiten und schockähnliche Zustände auf.

5.3.2 Actinomycine

Dactinomycin, das auch als Actinomycin D bezeichnet wird, ist aus einem Phenoxazonactinocin-Chromophor aufgebaut, an das zwei Peptidseitenketten gebunden sind (s. Abb. 5.41). Es wird von verschiedenen Streptomyzeten gebildet. Dactinomycin bindet an doppelsträngige DNA. Der Phenoxazonring interkaliert mit Guanin-Cytosin-Basenpaaren der DNA. Dabei ragen die Peptidketten in die kleinen Furchen der DNA. Es wird ein stabiler Komplex ausgebildet, der in einer Hemmung der RNA-Polymeraseaktivität (Transkription) resultiert. Zu-

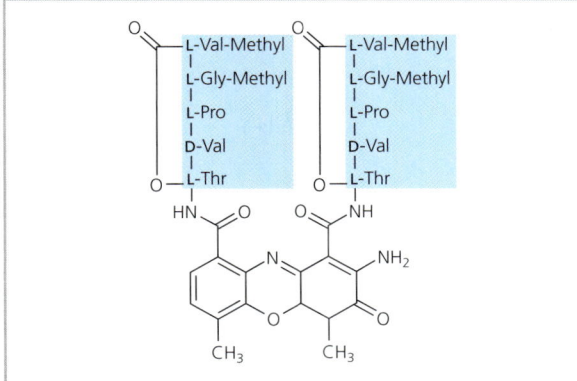

Abb. 5.41 Dactinomycin. Abkürzungen für Aminosäuren gemäß IUPAC Regeln

sätzlich verursacht Dactinomycin Einzelstrangabbrüche.

Dactinomycin

Verwendung: Dactinomycin hemmt schnell proliferierende Zellen und gehört zu den wirksamsten Zytostatika. Die hauptsächliche klinische Indikation für Dactinomycin ist die kurative Behandlung von Rhabdomyosarkomen und Wilms-Tumoren bei Kindern. Es wird außerdem sehr erfolgreich bei Hodentumoren eingesetzt.

Nebenwirkungen: Bei der Behandlung mit Dactinomycin treten die für Zytostatika üblichen Nebenwirkungen wie Haarausfall, Erbrechen und Diarrhö auf.

5.3.3 Anthracycline

Daunorubicin, **Doxorubicin**, **Epirubicin** und **Idarubicin** gehören zu den Anthracyclin-Antibiotika. Die beiden erst genannten Substanzen werden von Streptomyzeten produziert, Epirubicin wird halbsynthetisch aus Doxorubicin und Idarubicin halbsynthetisch aus Daunorubicin gewonnen (s. Abb. 5.42). Die Wirkung der Anthracyclin-Antibiotika beruht zum einen auf einer Interkalation zwischen die Basenpaare der DNA-Doppelhelix, zum anderen hemmen sie die Topoisomerase II. Dadurch wird sowohl die DNA-Replikation als auch die Transkription gehemmt.

Für die Bindung an die DNA ist das planare Ringsystem der Anthracycline verantwortlich. Kristallographische Untersuchungen zeigen jedoch auch, dass der Zucker an der Bindung an die DNA

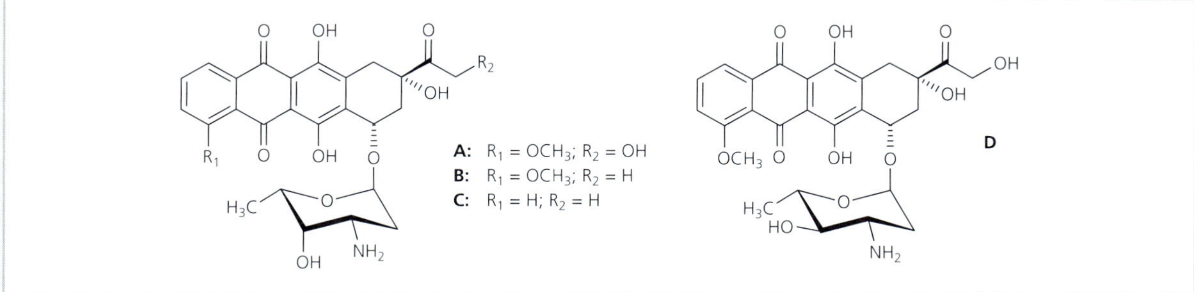

Abb. 5.42 **A** Daunorubicin, **B** Doxorubicin, **C** Idarubicin und **D** Epirubicin

beteiligt ist und auch die Hemmung der Topoisomerase II mitbewirkt.

Daunorubicin, Doxorubicin, Epirubicin und Idarubicin

Verwendung: Anthracyclin-Antibiotika werden häufig, auch in Kombination mit anderen Zytostatika, bei Leukämien eingesetzt. Außerdem findet in Liposomen verkapseltes Daunorubicin Anwendung beim Kaposi-Sarkom. Doxorubicin und Epirubicin werden häufig zur Behandlung von Tumoren innerer Organe (Leber, Lunge, Magen, Ovar, Prostata) verwendet.

Nebenwirkungen: Neben Haarausfall kann es zu Appetitlosigkeit, Erbrechen und Diarrhö kommen. Beobachtet werden außerdem Entzündungsreaktionen und Ulzeration der Mundschleimhaut. Von großer Bedeutung ist die Kardiotoxizität der Anthracyclin-Antibiotika.

5.3.4 Mitomycine

Mitomycine werden neben einer Reihe strukturell ähnlicher Verbindungen von verschiedenen Streptomyzeten-Stämmen gebildet. Sie sind Indolderivate, die einen Aziridinring aufweisen (s. Abb. 5.43). Die Wirkform der Mitomycine ist das Hydrochinon. Nach Öffnung des Azidirinrings und Abspaltung von Carbamat reagiert das Molekül als bisalkylie-

rende Verbindung. Dadurch erfolgen kovalente Quervernetzungen komplementärer DNA-Stränge und infolgedessen Hemmung von Replikation und Transkription.

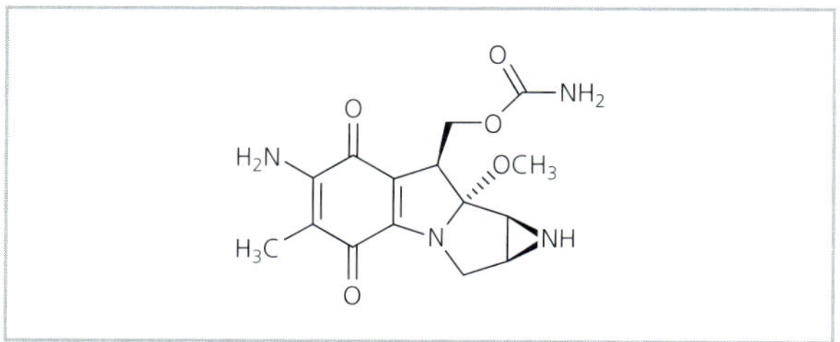

Mitomycin C

Verwendung: Mitomycin C wird therapeutisch eingesetzt bei Karzinomen innerer Organe, wie z.B. bei Karzinomen des Pankreas, des Magens, der Speiseröhre und der Harnblase.

Nebenwirkungen: Neben gastrointestinalen Beschwerden können Schäden an der Leber, an den Nieren und an der Lunge auftreten. Außerdem kann es zu Herzinsuffizienz und allergischen Reaktionen kommen.

5.4 Hormone

Die Geschichte der Erforschung von Sexualhormonen begann bereits vor mehr als 100 Jahren. Ludwig Haberland konnte nachweisen, dass die Menstruation von Hormonen abhängt und dass diese Hormone sowohl im Gehirn als auch in Eierstöcken gebildet werden. Basierend auf Arbeiten von Loewe, Frank, Zondel und Mitarbeitern gelang Adolf Butenandt 1929 die Isolierung des „Estron" und damit des ersten weiblichen Sexualhormons. Schon bald erkannten die Wissenschaftler, dass Hormone zur Behandlung von Krankheiten, aber insbesondere auch zur Schwangerschaftsverhütung eingesetzt werden können und 1959 wird mit Enovid® die erste Antibabypille in den USA eingeführt. Die meisten niedermolekularen Hormone werden chemisch hergestellt, wobei auch Enzyme in den Syntheseprozess integriert sind. Als Ausgangsmaterial für die Synthese von Steroidhormonen wird oft Diosgenin verwendet. Diosgenin wird von einigen Yams-Arten wie *Dioscorea spiculiflora* und *D. flori-*

Abb. 5.43 Mitomycin C

bunda gebildet. Das für die Synthesen benötigte Diosgenin wird aus den Knollen gewonnen.

5.4.1 Estrogene und Gestagene

Oral verabreichte Estrogene und Gestagene zählen zu den am häufigsten eingenommenen Arzneistoffen, sei es zur Schwangerschaftsverhütung oder zur Hormonsubstitutionstherapie. Über die Biosynthese und Wirkung der Estrogene und Gestagene liegen zahlreiche Erkenntnisse vor, besonders gut charakterisiert sind die nukleären Rezeptorsysteme beider Hormonklassen. Im Körper werden Estrogene und Gestagene aus Pregnenolon gebildet, das selbst aus Cholesterol gebildet wird und ein Produkt des Isoprenstoffwechsels ist (s. Abb. 5.44 und Abb. 5.45).

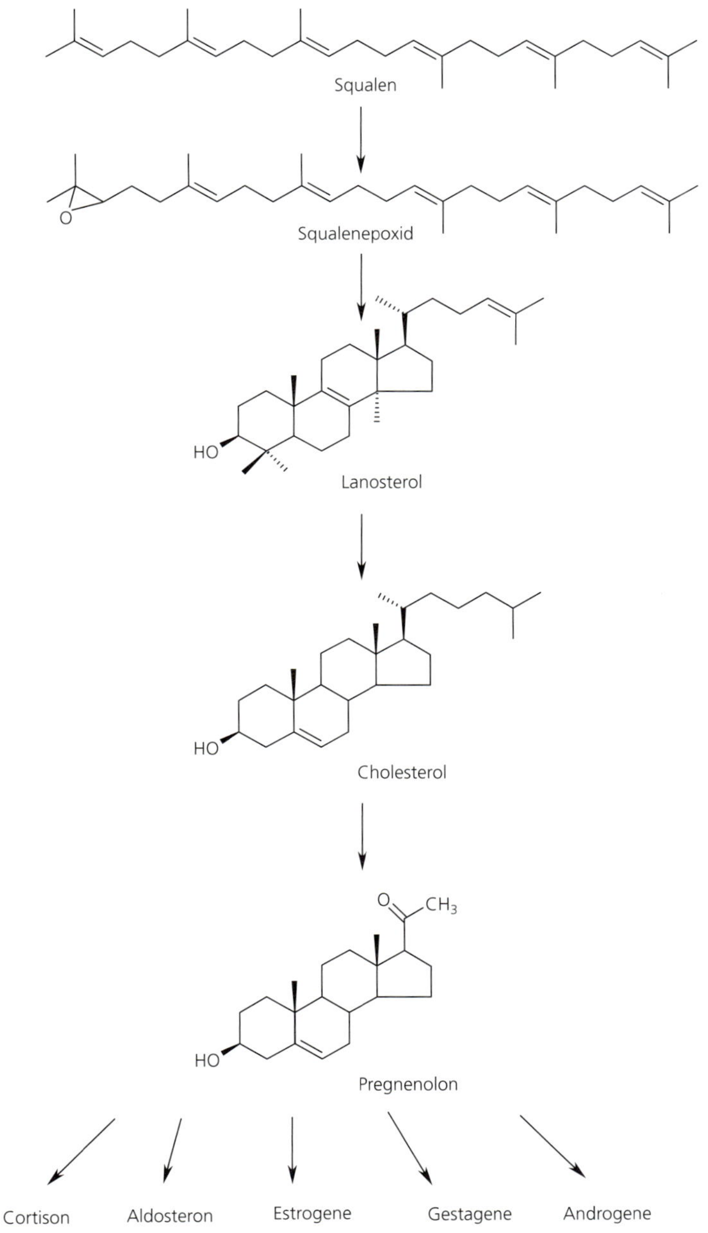

II

Nicht pflanzliche Arzneistoffe

Abb. 5.44 Pregnenolon, Produkt des Isoprenstoffwechsels

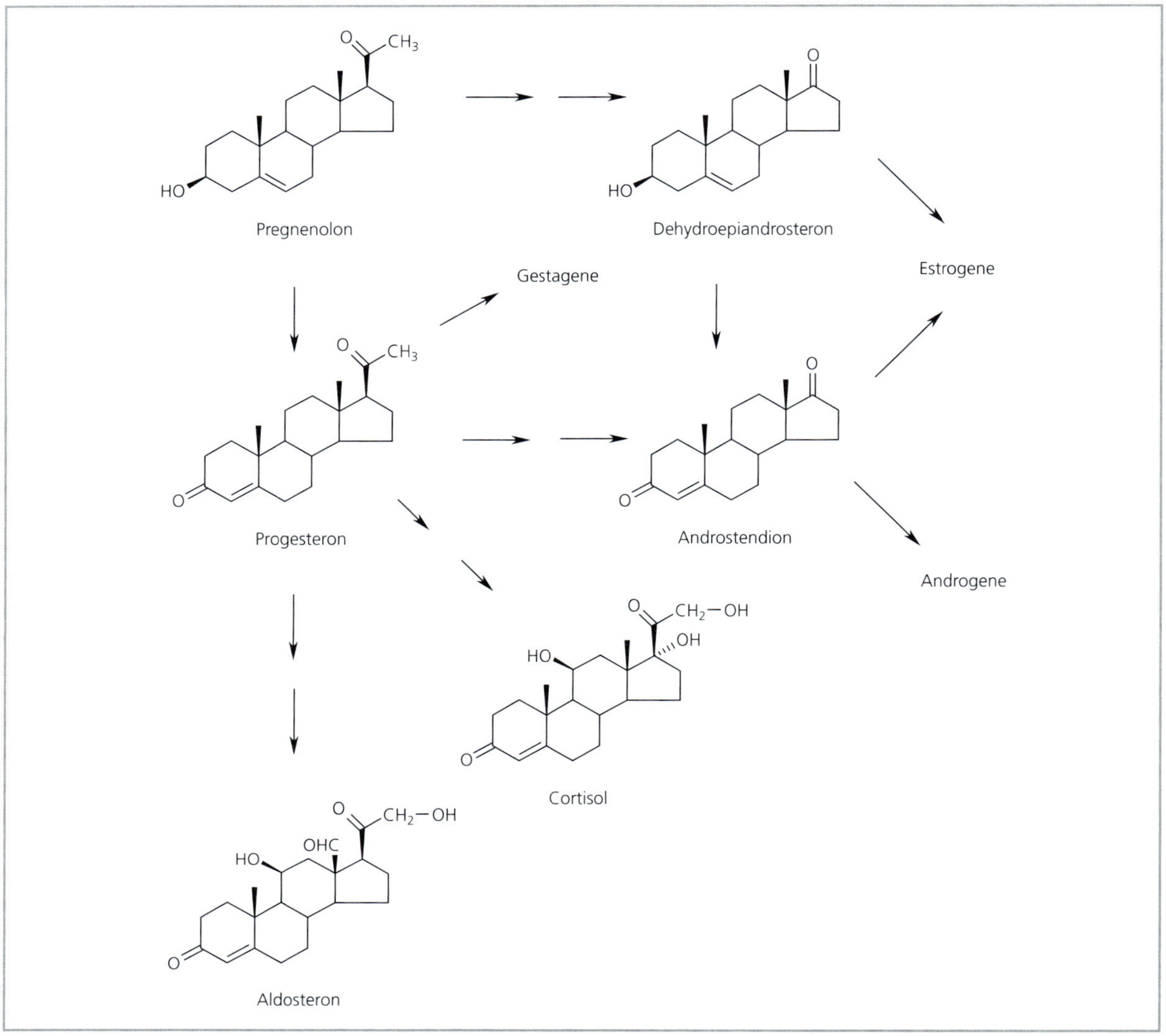

Abb. 5.45 Pregnenolon, zentrales Intermediat der Biosynthese wichtiger Hormone

Estrogene

Das wirksamste natürliche **Estrogen** des Menschen ist das **17β-Estradiol** (Estradiol), bedeutend sind ebenfalls **Estron** und **Estriol**. Estrogene werden im Körper ausgehend von Pregnenolon über Dehydroepiandrosteron (s. Abb. 5.46) gebildet.

Bedeutend für die hochselektive Wirkung der Estrogene ist der phenolische A-Ring. Wichtigste Quelle der Estrogene sind bei der Frau die Eierstöcke bzw. in der Schwangerschaft die Plazenta, beim Mann und bei der postmenopausalen Frau das Fettgewebe. Alle drei Estrogene werden im Urin als Glucuronsäure- und Sulfatkonjugate ausgeschieden. Estrogene sind für die Ausbildung der sekundären Geschlechtsmerkmale der Frau verantwortlich, sie spielen eine Rolle bei der Kontrolle des Menstruationszyklus und haben somit eine entscheidende Wirkung auf die Fortpflanzungssysteme. Außerdem nehmen Estrogene Einfluss auf zahlreiche Gewebearten. Estrogene wirken über die Steuerung der Expression von Genen. Estrogenrezeptoren finden sich in Zellkernen und sind in fast allen Geweben vorhanden. Der Estrogen-Rezeptor-Komplex interagiert mit spezifischen Nukleotidsequenzen, die als „estrogen responsive elements" bezeichnet werden. Diese Interaktion führt zur Aktivierung oder Reprimierung der Transkription von Genen. Die pharmazeutische In-

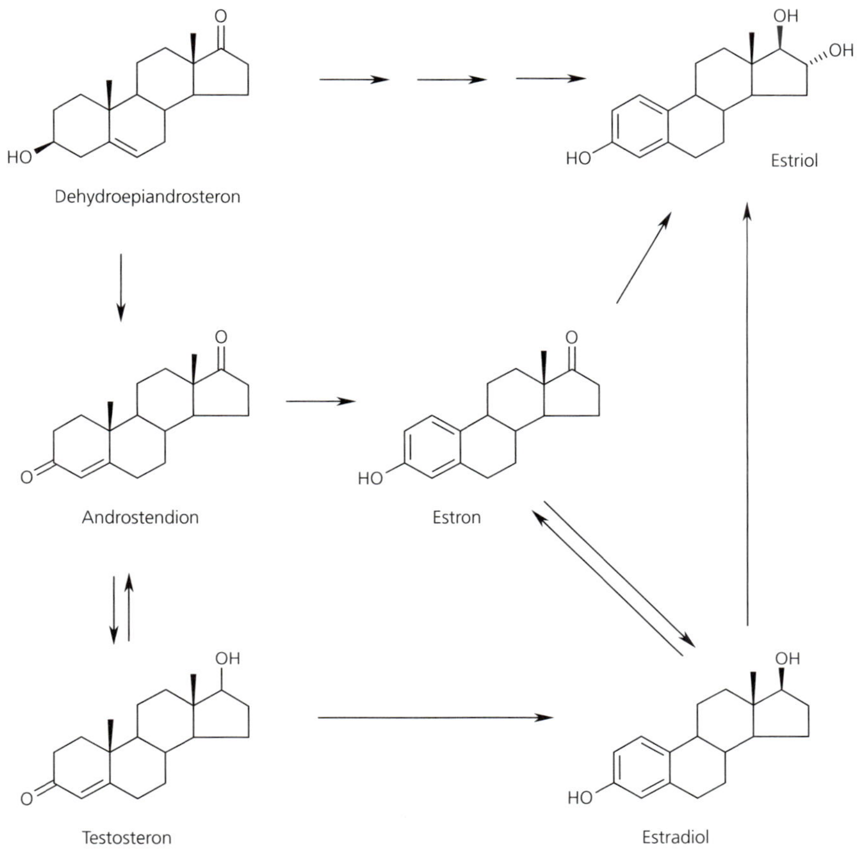

Abb. 5.46 Biosyntheseweg der Estrogene

dustrie hat eine Reihe von Estrogenderivaten entwickelt. Die bedeutendsten sind **Ethinylestradiol** und **Mestranol** (s. Abb. 5.47), wobei Mestranol im Körper sehr schnell zu Ethinylestradiol umgesetzt wird. Ethinylestradiol wird im Vergleich zu den natürlichen Estrogenen langsamer aus dem Körper eliminiert.

Estrogene werden zur postmenopausalen Hormonsubstitution und als orale Antikonzeption eingesetzt. Dabei liegt bei den Substitutionspräparaten die eingesetzte Menge bei 0,625–1,25 mg konjugierte Estrogene/Tag, während in den meisten Kombinationspräparaten oraler Kontrazeptiva 20–35 µg Ethinylestradiol/Tag verwendet werden. Ein weite-

res Indikationsgebiet ist die Osteoporose. Da Estrogene zu einer Verminderung der Knochenresorption führen, können sie den Verlauf der Osteoporose verlangsamen.

In den letzten Jahren wurde der Einsatz der Estrogene sehr häufig kontrovers diskutiert. Es ist bekannt, dass die Gabe von Estrogen zur Entwicklung bestimmter Tumore führen kann. Befürworter der Estrogentherapie weisen jedoch darauf hin, dass der Nutzen der Estrogene in vielen Therapien sehr groß ist und somit das Risiko in Kauf genommen werden sollte, an einem Tumor zu erkranken.

An dieser Stelle sei darauf hingewiesen, dass **Antiestrogene** wie **Tamoxifen** und **Clomifen** zur

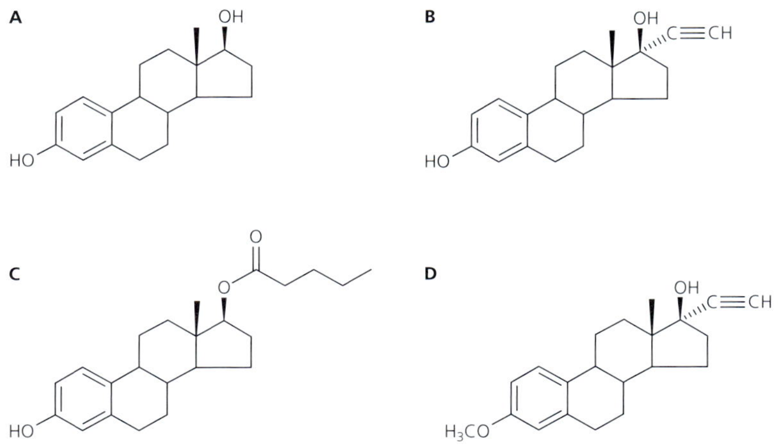

Abb. 5.47   Ausgewählte Estrogene: **A** Estradiol, **B** Ethinylestradiol, **C** Estradiolvalerat, **D** Mestranol

Behandlung von Estrogen-bedingten Krebserkrankungen eingesetzt werden.

Gestagene

Zu den **Gestagenen** gehören das natürlich vorkommende Progesteron und eine Reihe von synthetischen Verbindungen, die sich in zwei Gruppen unterteilen lassen. Die erste beinhaltet Verbindungen, die das Progesteron-Grundgerüst aus 21 Kohlenstoffen enthalten, die zweite Gruppe beinhaltet Verbindungen, denen die Kohlenstoffe C-19, C-20 und C-21 fehlen (z. B. 19-Nortestosteron, Norethisteron, Norgestrel, s. Abb. 5.44 und 5.48). **Progesteron** wird im Körper ebenfalls aus Cholesterol (s. Abb. 5.44) gebildet. Anders als bei den Estrogenen ist Ring A nicht aromatisch. Wichtiges Struk-

turelement ist die Keto-Gruppe am C-3 des Rings A. Progesteron wird im Körper in den Eierstöcken und dort vom Gelbkörper gebildet. Außerdem findet die Bildung des Progesterons in den Hoden, in der Nebennierenrinde und in der Plazenta statt. Progesteron wird in der Leber zu hydroxylierten Metaboliten umgesetzt und dann wie die Estrogene im Urin als Glucuronsäure- und Sulfatkonjugate ausgeschieden.

Progesteron entfaltet zahlreiche physiologische Effekte. Der bedeutendste ist die Aufrechterhaltung der Schwangerschaft durch Hemmung der Menstruation und der Gebärmutterkontraktilität.

Der Progesteron-Rezeptor-Komplex ist ebenfalls ein Transkriptionsfaktor, der mit „progesteron responsive elements" reagiert, um die Transkription bestimmter Gene zu regulieren. Die häufigste An-

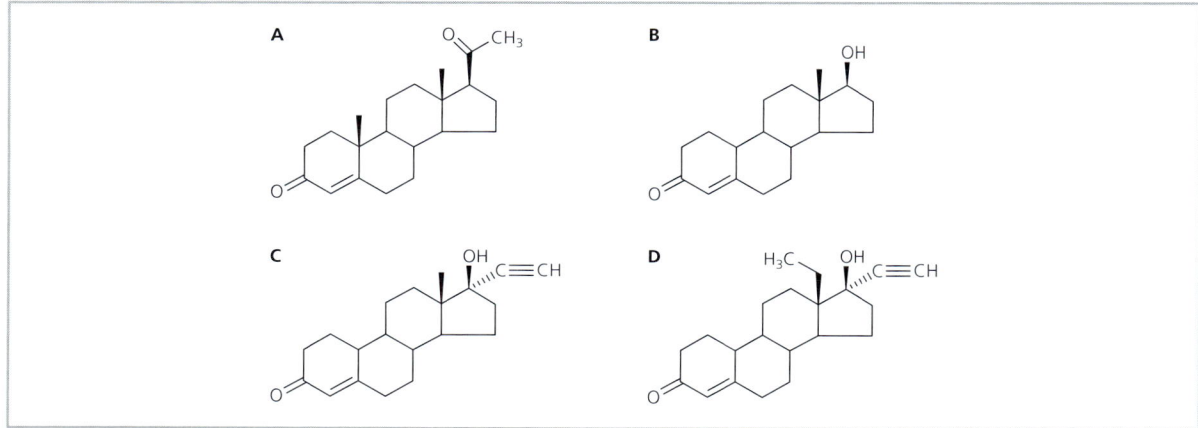

Abb. 5.48   Ausgewählte Gestagene: **A** Progesteron, **B** Nortestosteron, **C** Norethisteron, **D** Norgestrel

Hormonelle Kontrazeptiva

Als 1959 Enovid® in den USA und 1961 Anovlar® in Deutschland auf den Markt kamen, ahnte niemand, dass nach wenigen Jahren bereits Millionen von Frauen Kontrazeptiva einnehmen würden. Doch bald nach Markteinführung in den 1960er-Jahren häuften sich die Berichte über unerwünschte Wirkungen. Die pharmazeutische Chemie reagierte mit der Synthese einer Reihe neuer Estrogen- und Gestagenderivate mit dem Ziel, niedrigdosierte Präparate zu entwickeln. Den Höhepunkt dieser Entwicklung stellt die Minipille Microlut® da, die 1972 auf den Markt kam und nur noch 0,03 mg des Gestagens Levonorgestrel enthält (im Vergleich dazu: Anovlar® enthielt 0,05 mg Ethinylestradiol und 4 mg Norethisteronacetat). Zusätzlich wurde das Verhältnis von Estrogenen zu Gestagenen in den Präparaten dem **Verhältnis** von **Estrogen** zu **Gestagen** im Körper während der Menstruation angeglichen. Weiterhin wurden Ein-, Zwei- und Dreiphasenpräparate entwickelt. Bei den Einphasenpräparaten enthält jede Tablette, die in den ersten 21 Tagen eingenommen wird, die gleiche Menge Arzneistoff. Vom 22.–28. Tag wird entweder keine Tablette oder eine wirkstofffreie Tablette eingenommen. Zwei- und Dreiphasenpräparate enthalten für die ersten 21 Tage zwei bzw. drei verschiedene Arten an Tabletten, die unterschiedliche Mengen an Estrogenen bzw. Gestagenen enthalten. Eine weitere Entwick-lung sind Präparate, die Gestagene mit gering androgenen Eigenschaften enthalten. Dadurch sollen Nebenwirkungen wie Akne oder eine Gewichtszunahme verhindert werden.

Es stehen heute zahlreiche Präparate zu Verfügung, die sich mitunter in ihren Zusammensetzungen erheblich voneinander unterscheiden. Dies ermöglicht die Wahl des für jede Frau am besten geeigneten Präparats. Tab. 5.6 gibt die Zusammensetzung einiger Kontrazeptiva wieder.

wendung für Gestagene ist die Antikonzeption. Aber auch in der Hormonsubstitutionstherapie werden Gestagene eingesetzt.

Das Antigestagen Mifepriston wird in einigen europäischen Ländern zum Schwangerschaftsabbruch eingesetzt.

5.4.2 Androgene

Die bedeutendsten natürlichen **Androgene** sind **Testosteron** und **Dihydrotestosteron**, wobei Dihydrotestosteron, das unmittelbar aus Testosteron durch Reduktion hervorgeht, die stärker wirksame Substanz ist. Testosteron wird im Körper über mehrere Stufen aus Cholesterol gebildet und wird im Körper sehr leicht in estrogene Metabolite umgewandelt (s. Abb. 5.46). Testosteron und andere Androgene werden von der Nebennierenrinde, aber

Tab. 5.6 Orale Kontrazeptiva

Konzept	Präparat	Östrogen (mg)	Gestagen (mg)
Einphasenpräparat	Eve 20®	Ethylestradiol (0,02)	Norethisteron (0,5)
Einphasenpräparat	Monostep®	Ethinylestradiol (0,03)	Levonorgestrel (0,125)
Einphasenpräparat	Cilest®	Ethinylestradiol (0,035)	Norgestimat (0,25)
Dreiphasenpräparat	TriNovum®	Ethinylestradiol (0,035; 7 Tabletten) (0,035; 7 Tabletten) (0,035; 7 Tabletten)	Norethisteron (0,5; 7 Tabletten) (0,75; 7 Tabletten) (1,0; 7 Tabletten)
Dreiphasenpräparat	Triquilar®	Ethinylestradiol (0,03; 6 Tabletten) (0,04; 5 Tabletten) (0,03; 10 Tabletten)	Levonorgestrel (0,05; 6 Tabletten) (0,075; 5 Tabletten) (0,125; 10 Tabletten)
Gestagenpräparat (Minipille)	Microlut®	–	Levonorgestrel (0,03)
„Pille" gegen Akne	Diane®	Ethinylestradiol (0,035)	Cyproteronacetat (2,0)
„Pille" mit antiandrogener Wirkung	Valette®	Ethinylestradiol (0,03)	Dienogest (2,0)
„Pille" mit antiandrogener Wirkung	Yasmin®	Ethinylestradiol (0,03)	Drospirenon (3,0)

auch vom Ovar und von den Hoden sezerniert. Sie werden über den Urin als unwirksame Metabolite wie Etiocholanolon und Androsteron ausgeschieden.

Die Androgene haben je nach Lebensabschnitt unterschiedliche Funktionen. Beim männlichen Embryo bewirken sie die Ausbildung des männlichen Phänotyps, nach der Geburt scheinen sie die Entwicklung des ZNS zu beeinflussen und während der Pubertät bewirken sie die Ausbildung männlicher Merkmale. Außerdem weisen sie anabole Wirkungen auf und fördern die Aktivität von Talgdrüsen. Testosteron und Dihydrotestosteron sind Liganden für den gleichen Rezeptor; wobei der Dihydrotestosteron-Rezeptor-Komplex stabiler ist. Ähnlich wie bei Estrogenen und Gestagenen bewirkt der Androgen-Rezeptorkomplex eine Stimulation der Transkription bestimmter Gene im Zellkern.

Testosteron kann weder oral noch parenteral effizient verabreicht werden, da es in beiden Fällen rasch metabolisiert wird. Aus diesem Grund wurden für beide Darreichungsformen zahlreiche Derivate synthetisiert, die erfolgreich eingesetzt werden.

Therapeutisches Einsatzgebiet für die Androgene ist das Ausbleiben der Pubertät eines Jungen aufgrund eines Hypogonadismus (verminderte oder ausbleibende Aktivität der Hoden). Weitere Indikationsgebiete wie der Aufbau von Muskeln bei geschwächten Patienten oder die Behandlung von Anämien und Mammakarzinomen sind umstritten und nicht von großer Bedeutung. Auch ist die Wirkung von Androgenen auf die sportliche Leistungsfähigkeit von Männern wissenschaftlich nicht eindeutig bewiesen.

Als Nebenwirkung kann bei Frauen eine Maskulisierung, beim Mann eine Feminisierung auftreten. Letzteres ist auf die Umwandlung der Androgene zu Metaboliten mit Estrogen-Eigenschaften zurückzuführen. Häufig kommt es zur Ausbildung von Ödemen.

Verbindungen (z. B. Cyproteronacetat, Chlormadinoacetat), die die Biosynthese des Testosterons bzw. des Dihydrotestosterons inhibieren (Antiandrogene), werden zur Therapie von Prostatahyperplasie und Prostatakarzinomen und andere auf Androgene zurückzuführende Erkrankungen eingesetzt.

5.4.3 Corticosteroide

Corticosteroide werden in der Nebennierenrinde gebildet. Man unterscheidet die **Glucocorticoide** mit dem **Hydrocortison** (Cortisol) und die **Mineralcorticoide** mit dem **Aldosteron**.

Glucocorticoide

Cortisol wird über Progesteron aus Cholesterol gebildet (s. Abb. 5.44 und Abb. 5.45). Es weist eine Doppelbindung an Position C-4–C-5 des Rings A auf und eine Ketogruppe an C-3. Beides ist für die Wirkung essenziell. Die Verstoffwechslung erfolgt über Reduktion der Doppelbindung und die Reduktion der 3-Ketogruppe zu 3-Hydroxyderivaten. Diese werden dann als Sulfate oder Glucuronide ausgeschieden.

Cortisol weist verschiedene Wirkungen auf und beeinflusst fast alle essenziellen Funktionen im Körper. Zu den wichtigsten gehören die Aufrechterhaltung des Flüssigkeit- und Elektrolythaushalts, die Regulation des Stoffwechsels und die Bewahrung der Funktion vieler innerer Organe. Darüber hinaus weist es eine entzündungshemmende und immunsupprimierende Wirkung auf. Corticosteroide wirken über die Bindung an Glucocorticoid-Rezeptoren. Diese Rezeptoren besitzen zinkbindende Domänen, welche für die Wechselwirkung mit spezifischen DNA-Segmenten verantwortlich gemacht werden. Glucocorticoid-Rezeptoren befinden sich überwiegend im Zytoplasma. Dort liegen sie als Komplex mit anderen Proteinen vor. Die Bindung der Corticoide führt zu einer Dissoziation der Enzymkomplexe und einer Translokation des Rezeptors in den Zellkern. Hier findet nun eine Interaktion mit spezifischen DNA-Sequenzen statt und es kommt meist zur Induktion, seltener zu einer Repression der Transkription spezifischer Gene.

Mineralcorticoide

Aldosteron wird ebenfalls über Progesteron aus Cholesterol (s. Abb. 5.44 und Abb. 5.45) gebildet. Es unterscheidet sich vom Cortisol dadurch, dass die Methylgruppe an C-18 zur Aldehydgruppe oxidiert ist, außerdem fehlt die OH-Gruppe am C-17. Aldosteron ist an der Regulation des Elektrolyt- und Wasserhaushalts beteiligt. Letztendlich erhöht Aldosteron die Rückresoption von Natriumionen und die Ausscheidung von Kalium und Wasserstoffionen. Gleichzeitig wird Wasser retiniert. Aldosteronrezeptoren, die vor allem in der Niere, im Kolon, in Speicheldrüsen und in Schweißdrüsen gefunden werden, sind den Glucocorticoid-Rezeptoren sehr ähnlich und weisen eine nahezu identische Funktionsweise auf. Es konnte nachgewiesen werden, dass Cortisol ebenfalls am Mineralcorticoidrezeptor binden kann, dass aber eine 11β-Hydroxysteroiddehydrogenase Cortisol zu Cortison umwandelt, das keine Rezeptorbindung aufweist. Somit schützt die Dehydrogenase den Mineralcorticoidrezeptor vor zu hohen Konzentrationen an Glucocorticoiden und ermöglicht so Aldosteron-spezifische Antworten.

Glucocorticoidderivate

Chemische Modifikationen am Cortisolmolekül haben zu Derivaten geführt, die entweder ausgeprägte glucocorticoide oder ausgeprägte mineralcorticoide Wirkungen aufweisen. Außerdem entstanden Präparate mit größerer entzündungshemmender Wirksamkeit und länger andauernder Wirkung. In Tab. 5.7 sind einige Verbindungen und ihre Eigenschaften angegeben. Sehr viele Erkrankungen werden mit Nebennierensteroidpräparaten behandelt. Glucocorticoidderivate können eingesetzt werden in der Substitutionstherapie bei Mangelzuständen, bei Niereninsuffizienz, bei rheumatischen Erkrankungen, bei Asthma bronchiale und bei allergischen Erkrankungen. Sie sind Bestandteil einiger chemotherapeutischer Behandlungsschemata und werden

bei Hirnödemen bzw. zur Vermeidung von Hirnödemen verwendet. Außerdem werden sie in der Vorgeburtsphase eingesetzt. Da sie einen positiven Effekt auf die Lungenreifung von Ungeborenen aufweisen, werden sie Schwangeren verabreicht, bei denen eine Frühgeburt zu erwarten ist.

5.5 Vitamine

Der Mensch bezieht etwa 40 Nährstoffe aus der Nahrung, darunter auch Vitamine. Vitamine werden als organische Substanzen definiert, die vom Menschen entweder gar nicht oder nur in unzureichender Menge hergestellt werden können und die von der Umwelt in geringen Mengen zur Verfügung gestellt werden. Prinzipiell lassen sich Vitamine in wasserlösliche und fettlösliche Vitamine unterteilen. Zu den **wasserlöslichen Vitaminen** gehören Vitamine des B-Komplexes und Vitamin C. Der Vitamin-B-Komplex umfasste ursprünglich elf Substanzen: Thiamin, Riboflavin, Nicotinsäure, Pyridoxin, Pantothensäure, Biotin, Folsäure, Cyanocobalamin, Cholin, Inositol und *p*-Aminobenzoesäure. Zu den **fettlöslichen Vitaminen** gehören die Vitamine A, D, E und K. Bis auf *p*-Aminobenzoesäure, die für keine Säugetierart ein Vitamin darstellt, sollen alle erwähnten Substanzen in diesem Abschnitt beschrieben werden.

Der Tagesbedarf eines Menschen hängt von Alter, Geschlecht und Gesundheitszustand ab. In

Tab. 5.7 Klassifizierung von Corticosteroiden

Wirkstoff	Entzündungs-hemmende Wirksamkeit	Wirkungsdauer
Cortisol	1	Kurz
Cortison	0,8	Kurz
Prednison	4	Mittel
Prednisolon	4	Mittel
Triamcinolon	5	Mittel
Betamethason	25	Lang
Dexamethason	25	Lang

Tab. 5.8 Vitamine: empfohlene Tagesdosen

Empfohlene Mengen an Vitaminen in mg/Tag für Männer (Frauen)	
Vitamin A	1 (0,8)
Vitamin D	0,005 (0,005)
Vitamin E	10 (8)
Vitamin K	0,08 (0,065)
Vitamin C	60 (60)
Vitamin B_1	1,5 (1,1)
Vitamin B_2	1,7 (1,2)
Niacin	19 (15)
Vitamin B_6	2 (1,6)
Folsäure	0,2 (0,18)
Vitamin B_{12}	0,002 (0,002)

Tab. 5.8 sind Tagesbedarfswerte angegeben, die für einen 40 Jahre alten Mann bzw. eine 40 Jahre alte Frau gelten.

Immer mehr Menschen nehmen regelmäßig Vitamine ein, oft mit überzogenen Vorstellungen vom Nutzen der Einnahme. Es sei darauf hingewiesen, dass in den industrialisierten Ländern die Durchschnittsaufnahme von Vitaminen die Empfehlungen für die Nährstoffzufuhr übertrifft.

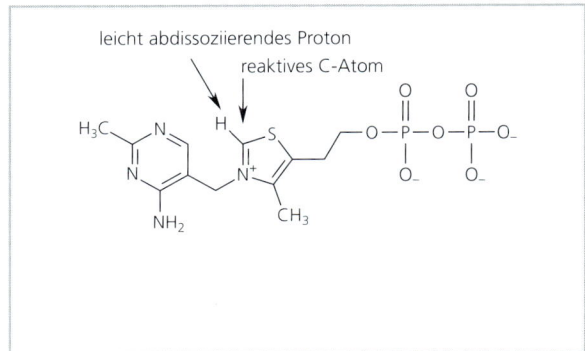

Abb. 5.49 Thiaminpyriphosphat

5.5.1 Wasserlösliche Vitamine

Thiamin

Thiamin (Vitamin B_1) war das erste Vitamin des Vitamin-B-Komplexes, das 1911 (Isolierung) bzw. 1936 (Strukturaufklärung) entdeckt wurde. Der Mangel an Thiamin führt zu Beri-Beri, einer besonderen Form einer Polyneuritis. Symptome betreffen eine gesteigerte Abnahme der Muskulatur mit Sensibilitätsstörungen in den Extremitäten, Herz- und Kreislaufproblemen und Depressionen. Diese Erkrankung war im 19. Jahrhundert in Ostasien weit verbreitet und man weiß heute, dass dies daran lag, dass Reis als Hauptnahrungsbestandteil in vielen Ländern in geschälter Form, also ohne die vitaminreiche Hülse, gegessen wurde. Heute tritt Thiamin-Mangel bei Alkoholikern auf und kann eine Begleiterscheinung der parenteralen Ernährung sein. Thiamin ist als Thiaminpyrophosphat

(s. Abb. 5.49) ein wesentlicher Cofaktor bei der Decarboxylierung von α-Ketosäuren (z. B. Pyruvat) und ist auch Cofakor von Transketolasen, die im Kohlenhydratstoffwechsel bei der Umwandlung von Pentosen in Hexosen eine Rolle spielen. Thiamin, das traditionell aus Leber und Hefe gewonnen wurde, ist in pflanzlichen und tierischen Organismen weit verbreitet. Trotzdem wird es industriell durch Synthese hergestellt.

Riboflavin

1933 wurde die Struktur des auch als „gelbes" Vitamin bezeichneten **Riboflavins** (Vitamin B_2) aufgeklärt. Riboflavin-Mangel äußert sich zunächst in Halsschmerzen und seborrhoeischer Dermatitis,

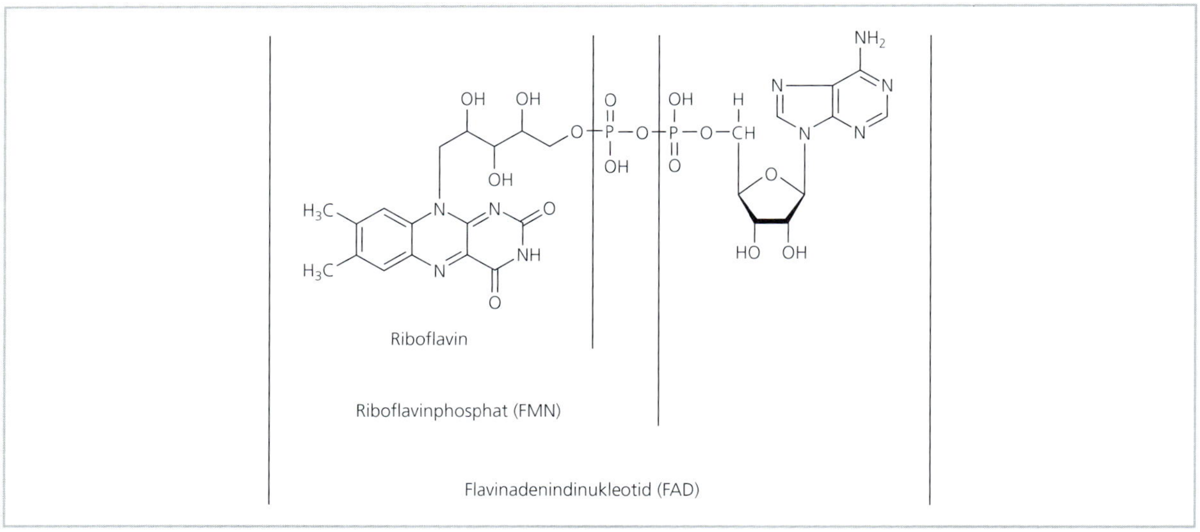

Abb. 5.50 Riboflavin als Bestandteil von FMN und FAD

später treten Anämien und Neuropathien auf. Riboflavin-Mangel tritt oft zusammen mit anderen ernährungsbedingten Mangelzuständen auf und wird deshalb häufig nicht gleich erkannt. In der westlichen Welt leiden sozialschwache Alkoholiker oft an Riboflavin-Mangel, aber auch bei sich falsch ernährenden Kindern wird Riboflavin-Mangel beobachtet. Riboflavin ist Bestandteil der Coenzyme Flavinmononukleotid (FMN) und Flavinadenindinukleotid (FAD) (s. Abb. 5.50). Beide sind essenziell für die Aktivität von respiratorischen Flavoproteinen. Riboflavin kommt in Milch, Käse, Eiern, Vollkornprodukten und Gemüse vor. Es kann biotechnologisch aus dem Pilz *Ashbya gossypii* oder aus Maische gewonnen werden.

Nicotinsäure

Nicotinsäure (Niacin) ist ebenfalls ein Bestandteil des Vitamin-B-Komplexes. 1914 wurde erkannt, dass Pellagra, eine Erkrankung die in Ländern vorkam, in denen hauptsächlich Mais gegessen wurde, die Folge eines Ernährungsmangels war. Doch erst 1958 konnte eindeutig nachgewiesen werden, dass Nicotinsäuremangel zu Pellagra führt. Symptome der Pellagra sind Dermatitis, Diarrhö und Demenz (3D-Krankheit). In Mitteleuropa ist unter gewöhnlichen Ernährungsgewohnheiten ein Mangel an Nicotinsäure nicht zu beobachten. Nicotinsäure wird im Körper zu Nicotinamid-adenin-dinukleotid (NAD) und Nicotinamid-adenin-dinukleotid-phosphat (NADP) (s. Abb. 5.51) umgewandelt. Beide Coenzyme sind essenziell für die Funktion vieler Enzyme, die Redoxreaktionen katalysieren. Nicotinsäure kommt besonders in Leber, Fleisch, Fisch, Geflügel, Vollkornprodukten und Hülsenfrüchten vor.

Pyridoxin

1939 wurde eine weitere Komponente des Vitamin-B-Komplexes identifiziert, das **Pyridoxin**. Es

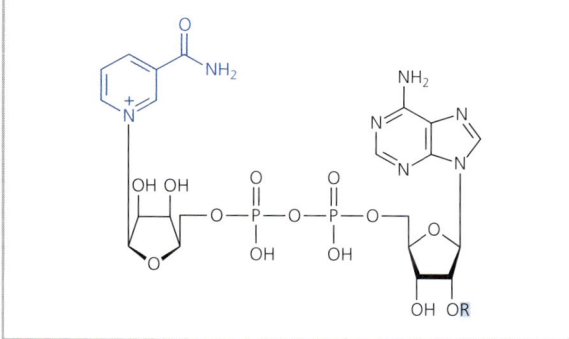

Abb. 5.51 Nicotinsäure als Bestandteil von NAD (R = H) und NADP (R = Phosphat)

wurde als Vitamin B_6 bezeichnet. Da Pyridoxal und Pyridoxamin die gleichen biologischen Wirkungen aufweisen wie Pyridoxin, werden heute alle drei Substanzen als Vitamin B_6 bezeichnet (s. Abb. 5.52). Vitamin-B_6-Mangel führt zu seborrhoeähnlichen Hautläsionen im Gesicht, begleitet von Entzündungen der Zunge und der Mundschleimhaut. Außerdem kann ein Mangel die Krampfanfälligkeit von Patienten erhöhen. Patienten mit Vitamin-B_6-Mangel weisen im Urin erhöhte Konzentrationen an Tryptophanmetaboliten auf. Pyridoxin ist als Coenzym an der Decarboxylierung, Transaminierung und Razemisierung von Aminosäuren beteiligt. Außerdem ist es am Tryptophanstoffwechsel beteiligt. Nahrungsquellen für Vitamin B_6 sind Fleisch, Leber, Soja- und Vollkornprodukte und Gemüse. Für therapeutische Zwecke wird es synthetisch hergestellt.

Pantothensäure

Pantothensäure kommt in fast allen Nahrungsmitteln vor. Pantothensäuremangel, der durch neuromuskuläre Degeneration und Nebennnniereninsuffizienz gekennzeichnet ist, ist daher äußerst selten. Pantothensäure wird im Körper zu 4′-Phosphopan

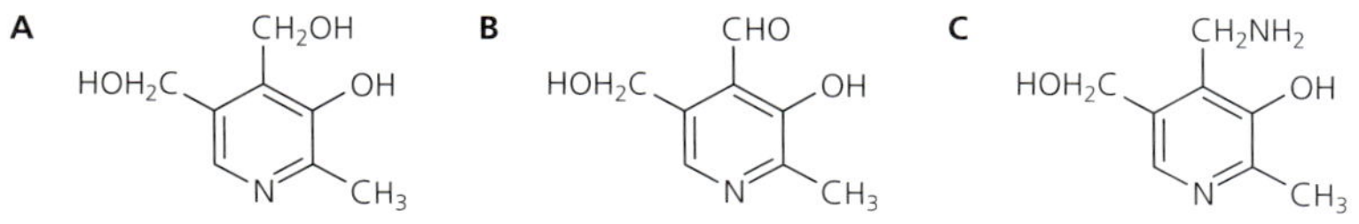

Abb. 5.52 Der Vitamin-B_6-Komplex: **A** Pyridoxin, **B** Pyridoxal, **C** Pyridoxamin

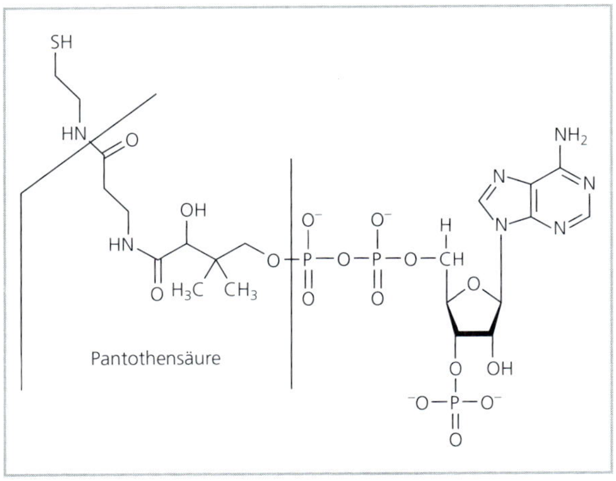

Abb. 5.53 Pantothensäure als Bestandteil von Coenzym A

tethein umgewandelt, welcher Bestanteil des Coenzyms A (s. Abb. 5.53) und des Acyl-Carrier-Proteins ist. Somit ist Pantothensäure an einer Vielzahl von Reaktionen, bei denen ein Transfer von Acetylgruppen stattfindet, beteiligt. Pantothensäure kommt in vielen Vitamin-Präparaten vor, doch kann die Einnahme von Pantothensäure nicht unbedingt empfohlen werden, da keine besonderen Effekte durch die Einnahme erzielt werden.

Biotin

Biotin wurde eigentlich über einen Umweg gefunden. In Tierexperimenten hatte man 1916 herausgefunden, dass Ratten, die als einzige Proteinquelle rohes Eiklar verabreicht bekamen, neuromuskuläre

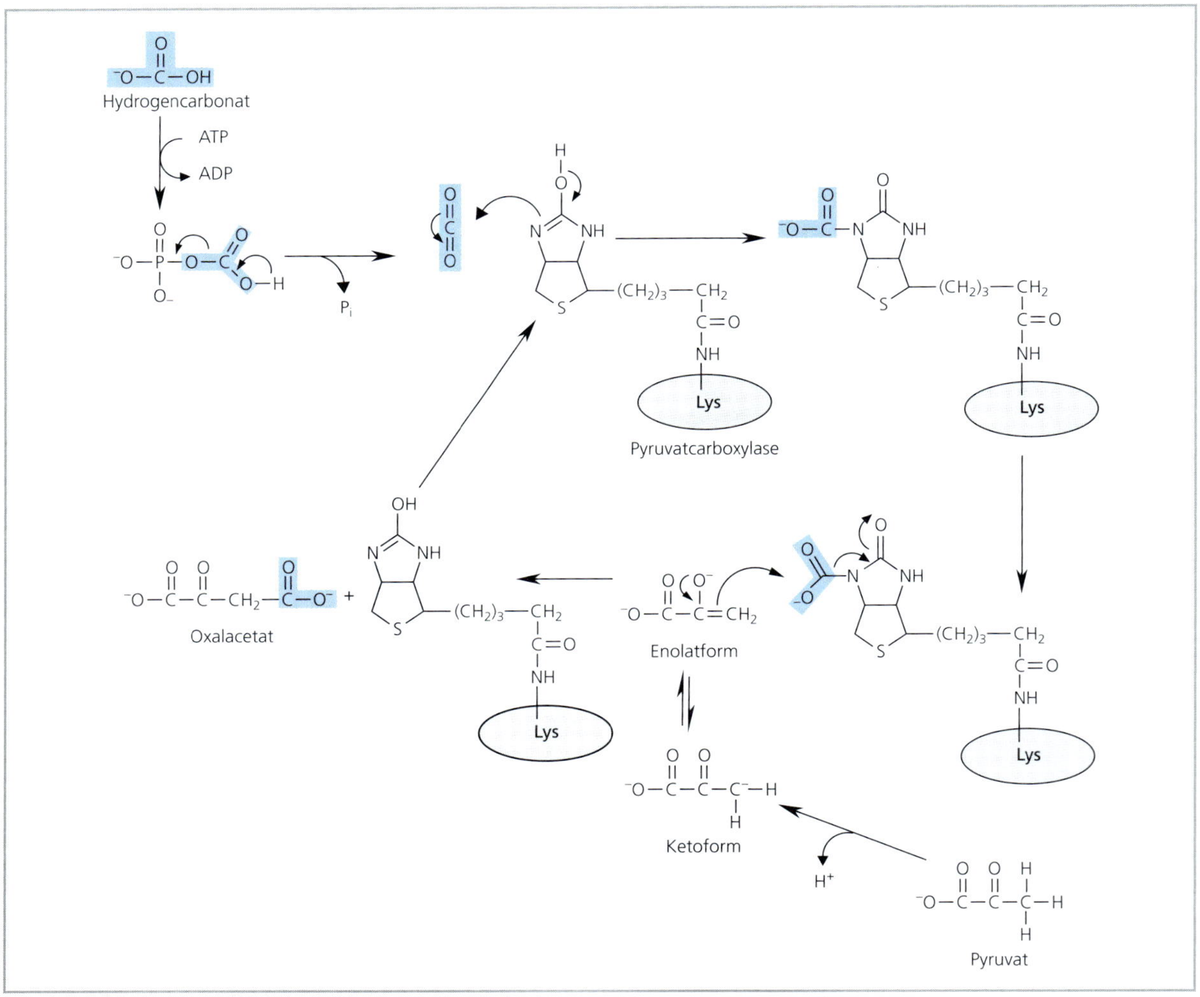

Abb. 5.54 Biotin als Cofaktor enzymatischer Caboxylierungsreaktionen (Beispiel: Carboxylierung von Pyruvat zu Oxalacetat)

Störungen und Dermatiden aufwiesen und unter Haarverlust litten. Keine Symptome traten auf, wenn das Eiklar gekocht wurde und zusätzlich Hefeextrakt verabreicht wurde. Erst viele Jahre später wurde beobachtet, dass Biotinmangel zu den Symptomen geführt hatte und dass das im Eiklar vorkommende Avidin die Resorption von Biotin verhindert hatte. Biotin kommt im Körper frei, an Lysin gebunden oder als D- und L-Sulfoxid vor. Es ist Cofaktor enzymatischer Carboxylierungsreaktionen (s. Abb. 5.54). Nahrungsquellen sind Eingeweide, Eigelb, Milch, Fisch und Nüsse. Außerdem kann das von Darmbakterien synthetisierte Biotin vom Menschen genutzt werden.

Cholin

Cholin wurde in der Vergangenheit zu den Vitaminen des B-Komplexes gezählt. Da jedoch bezweifelt wird, dass der Mensch Cholin mit der Nahrung aufnehmen muss, wird es heute nicht als Vitamin bezeichnet und soll deshalb hier nur kurz erwähnt werden. Cholin ist wichtiger Bestandteil des Phospholipids Lecithin, des Plasmalogens und des Sphingomyelins. Es ist somit ein essenzieller Bestandteil von Membranen und von Plasmalipoproteinen. Im Körper wird es außerdem zu Acetylcholin umgesetzt.

Inositol

Obwohl 1957 gezeigt werden konnte, dass **Inositol**, das in Zellmembranen in Form von Phosphatidylinositol vorliegt, für das Wachstum von Zellen essenziell ist, und obwohl in Tierexperimenten bestimmte Formen des Haarausfalls mit Inositol behandelt werden konnten, wird es nicht als Vitamin bezeichnet. Es konnte bis heute nicht nachgewiesen werden, dass der Mensch Inositol mit der Nahrung aufnehmen muss. Dies liegt wahrscheinlich daran, dass Darmbakterien Inositol produzieren und dass Zellen Inositol speichern. Auffallend ist, dass Muttermilch große Mengen an Inositol enthält. Inositol wird vor allem durch den Verzehr von Obst aufgenommen.

Carnitin

Carnitin spielt bei der Oxidation von Fettsäuren eine wichtige Rolle. Es wird aber nicht als Vitamin bezeichnet, da der Mensch Carnitin in Leber und Niere synthetisieren kann. Bei Frühgeborenen und

einer bestimmten Gruppe von Patienten, bei denen man genetische Störungen annimmt, kann ein zu behandelnder Carnitin-Mangel auftreten. Symptome sind Muskelschwäche, Leberfunktionsstörungen und Kardiomyopathien.

Cyanocobalamin

Vitamin B_{12} wird von allen Zellen, besonders von teilungsaktiven Zellen, benötigt. Da Gewebe mit hohen Zellteilungsraten somit besonders von Vitamin-B_{12}-Mangel betroffen sind, erstaunt es nicht, dass das erste Anzeichen für einen Mangel die perniziöse Anämie ist. Die Struktur des Vitamin B_{12} (s. Abb. 5.55) wurde von Dorothy Hodgkin aufgeklärt, die für diese Arbeiten den Nobelpreis erhielt. Vitamin B_{12} wird auch als **Cyanocobalamin** bezeichnet. Intrazellulär kommt es als Desoxyadenosylcobalamin und Methylcobalamin vor. Desoxyadenosylcobalamin fungiert als Cofaktor bei der Isomerisierung von L-Methylmalonyl-CoA zu Succinyl-CoA, einer wichtigen Reaktion des Fettsäuremetabolismus. Methylcobalamin entsteht im Körper aus Methyltetrahydrofolsäure und ist an der Methylierung von Homocystein zu Methionin beteiligt. Die Cobalamin-Folsäure-Interaktion ist von zentraler Bedeutung für den Purin- und Pyrimidinstoffwechsel einer Zelle. Vitamin B_{12} wird vor allem durch den Verzehr von Fleisch aufgenommen, doch auch Gemüse enthält Spuren von Vitamin B_{12}. Vitamin-B_{12}-Mangel entsteht meist durch eine Resorptionsstörung bedingt durch eine Darm- oder Pankreaserkrankung. Aus diesem Grund ist die intramuskuläre Vitamin-B_{12}-Gabe häufig das Mittel der Wahl. Die Gewinnung von Vitamin B_{12} erfolgt aus *Streptomyces griseus*, *Pseudomonas denitrificans*, *Propionibacterium freudenreichii* oder *P. shermanii*.

Folsäure

Eine durch Folsäuremangel hervorgerufene Anämie lässt sich von einer durch Vitamin B_{12} hervorgerufenen Anämie letztendlich nicht unterscheiden, auffallend ist jedoch, dass Folsäuremangel schneller zu einer Anämie führt. Die Versorgung einer Zelle erfolgt hauptsächlich in Form von Methyltetrahydrofolsäure. Durch Übertragung der Methylgruppe auf Cobalamin entsteht Tetrahydrofolsäure, das Substrat für zahlreiche Stoffwechselreaktionen ist. Bedeutend ist, dass es Akzeptor eines C1-Fragmentes ist, das bei der Umwandlung von Serin in Glycin

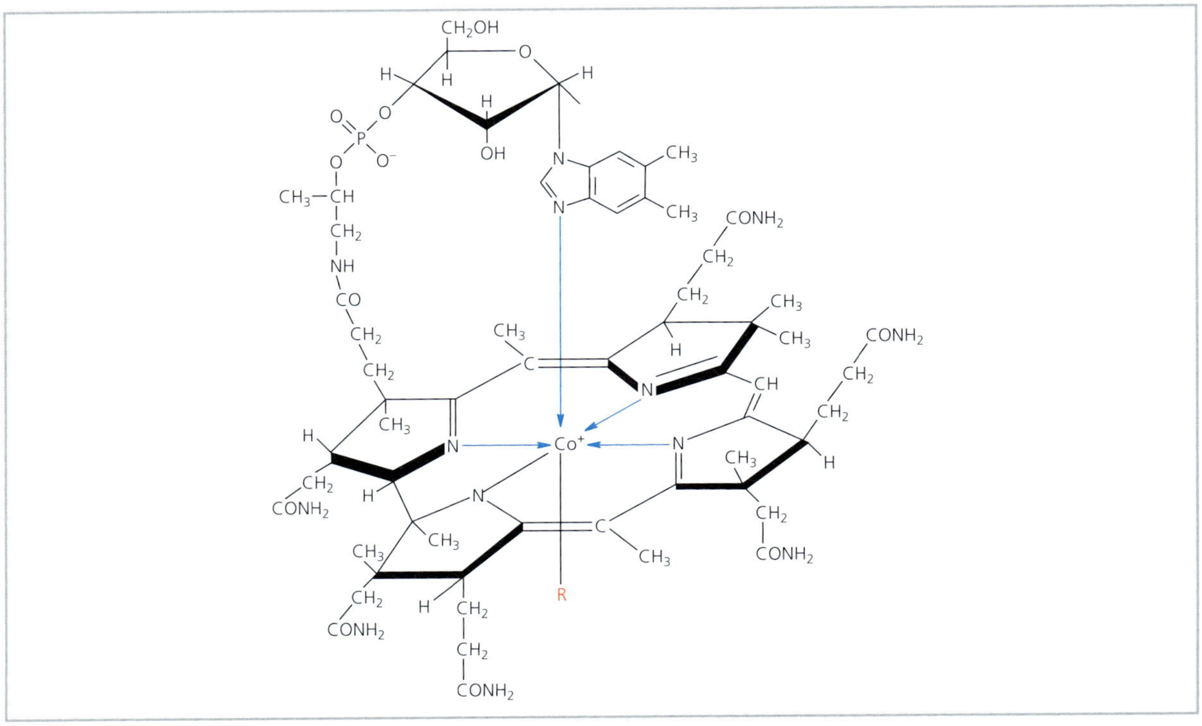

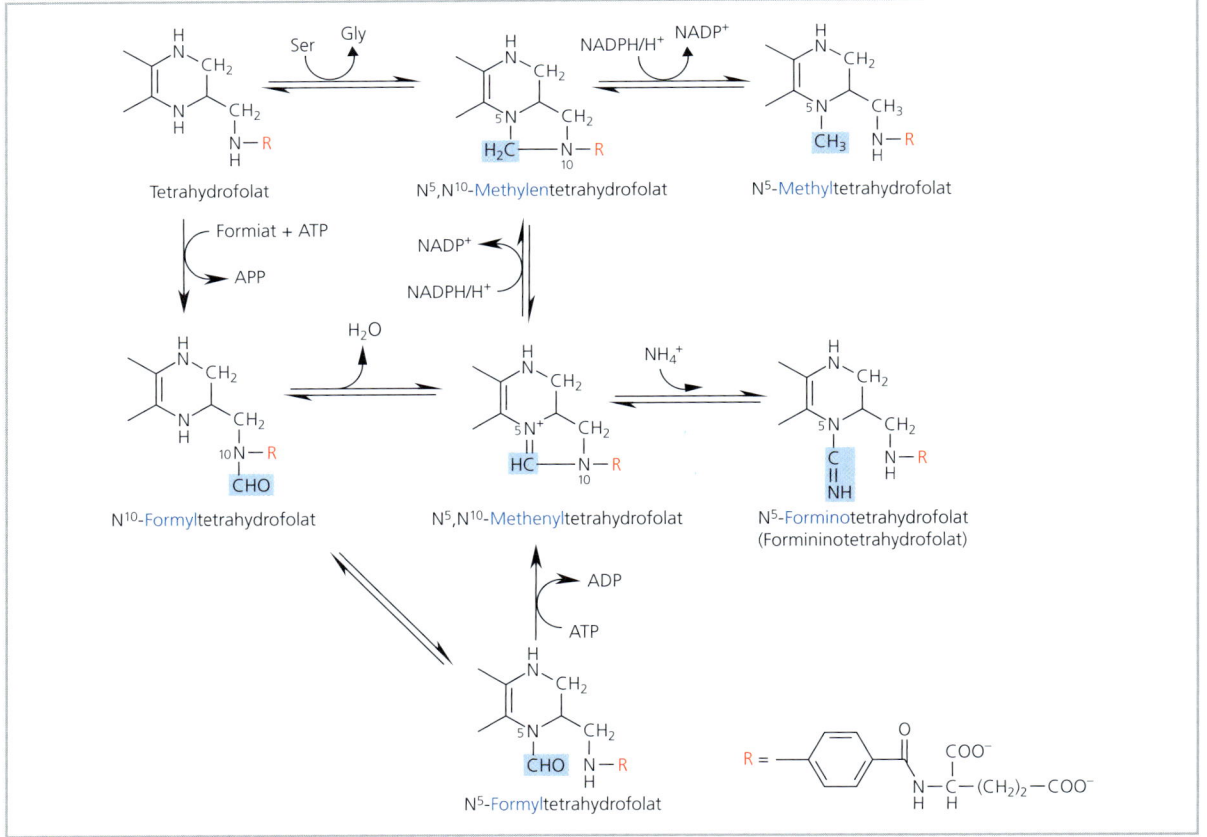

Abb. 5.55 Vitamin-B-Derivate: Cyanocobalamin: R = CN; Hydroxycobalamin: R = OH; Methylcobalamin: R = CH₃; 5´-Desoxyadenosylcobalamin: R = 5´-Desoxyadenosyl

Abb. 5.56 Tetrahydrofolsäure als Akzeptor für verschiedene C-1-Gruppen

entsteht. Entstehende 5,10-Methylentetrahydrofolsäure kann in verschiedene Folsäurederivate umgesetzt werden, so dass im Körper C1-Fragmente mit unterschiedlichen Oxidationsstufen übertragen werden können (s. Abb. 5.56). Dabei überträgt 5,10-Methylentetrahydrofolsäure die Methylgruppe auf Desoxyuridin-Monophosphat bei der Synthese von Desoxythymidin-Monophosphat, einer wichtigen Reaktion bei der DNA Synthese. **Folsäure** bzw. Folsäurederivate kommen besonders in frischem Gemüse, in Obst und in Leber vor. Ähnlich wie beim Vitamin-B$_{12}$-Mangel ist Folsäuremangel meist auf ein Resorptionsproblem zurückzuführen. Auffallend ist, dass Alkoholiker oft an Folsäuremangel leiden. Die Behandlung von akut erkrankten Patienten sollte mit einer intramuskulären Injektion erfolgen.

Vitamin C

Schon viele Jahrhunderte ist den Menschen die Krankheit Skorbut bekannt, die vor allem Seefahrer betraf. Die Symptome der Skorbut sind sehr charakteristisch. Als Folge einer gestörten Bindegewebesynthese kommt es zur Brüchigkeit von Blutgefäßen mit Blutungen, Zahnausfall und verzögerter Wundheilung, letztendlich mit tödlichem Ausgang. 1747 erkannte man, dass Skorbut durch die Einnahme von Zitronen geheilt werden konnte. Um 1933 wurde die Struktur des Vitamins C aufgeklärt (s. Abb. 5.57). **Ascorbinsäure** fungiert als Cofaktor bei vielen Hydroxylierungs- und Amidierungsreaktionen. Hervorzuheben sind die Hydroxylierung von Prolin und Lysin im Verlauf der Kollagensynthese und die Hydroxylierung von Dopamin zu Noradrenalin. Zu erwähnen ist auch die Bedeutung der Ascorbinsäure für die Eisenresorption.

Ascorbinsäure finden sich vor allem in Citrusfrüchten, Kohlgemüse und Kartoffeln. Für die Wirkung von extrem hohen Dosen an Vitamin C zur Vermeidung von Krebserkrankungen fehlen gesicherte Daten. Diskutiert wird, dass Vitamin C aufgrund der erhöhten Oxalatausscheidung zu Nierensteinen führen kann. Vitamin C wird industriell aus D-Glucose gewonnen. Diese wird zunächst hydriert. Das entstehende D-Glucitol wird mit *Acetobacter suboxidans* zu L-Sorbose oxidiert. L-Sorbose wird dann erneut chemisch zu Ascorbinsäure umgesetzt.

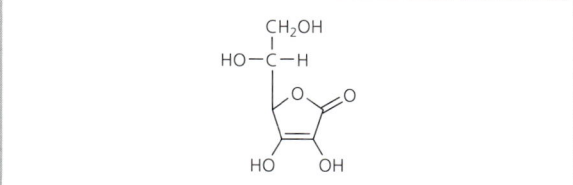

Abb. 5.57 Ascorbinsäure

5.5.2 Fettlösliche Vitamine

Vitamin A

Bereits vor mehr als 3500 Jahren wurde in Ägypten das Phänomen der Nachtblindheit beschrieben und der Verzehr von Leber als Behandlung der Erkrankung. Doch erst zu Beginn des 20. Jahrhunderts wurde Vitamin A gefunden. Das eigentliche Vitamin A ist das **all-*trans*-Retinol**. Doch auch Substanzen, die sich aus Retinol bzw. dessen Ester zusammensetzen und die die gleiche biologische Aktivität aufweisen wie Retinol, können als Mitglieder der Vitamin-A-Familie bezeichnet werden. Zu diesen gehören all-*trans*-14-Hydroxyretinol, 9-*cis*-Retinol und verschiedene Retinal-Derivate (s. Abb. 5.58). Eine bedeutende Ausgangssubstanz für Vitamin A ist das als pflanzliches Vitamin A bezeichnete β-Carotin. Im Körper übernimmt Vitamin A eine Reihe von wichtigen Funktionen. Bedeutend ist seine Beteiligung am Sehprozess und seine Wirkung auf das Wachstum und die Differenzierung von Gewebe und Knochen. Außerdem beeinflusst es unser Immunsystem und verschafft einen gewissen Schutz vor Infektionen und Krebserkrankungen. Vitamin-A-Mangelsymptome äußern sich in Nachtblindheit und in der Beeinträchtigung von sich normalerweise rasch proliferierendem Gewebe. Eine Hypervitaminose äußert sich zunächst in juckender Haut. Bei lang andauernder Intoxikation mit Vitamin A treten eine Vielzahl von Symptomen auf wie z.B. Kopfschmerzen, Ödeme oder Müdigkeit und eine erhöhte Erregbarkeit. Bei einer akuten Retinolvergiftung kommt es bereits nach 24 Stunden zu einer generalisierten Abschälung der Haut.

Nahrungsquellen für Vitamin A bzw. β-Carotin sind Leber, Butter, Käse, Milch und Eigelb bzw. grüne Gemüsesorten und Obst. Früher wurde Vitamin A aus Fischleberölen gewonnen, heute wird es meist synthetisch hergestellt.

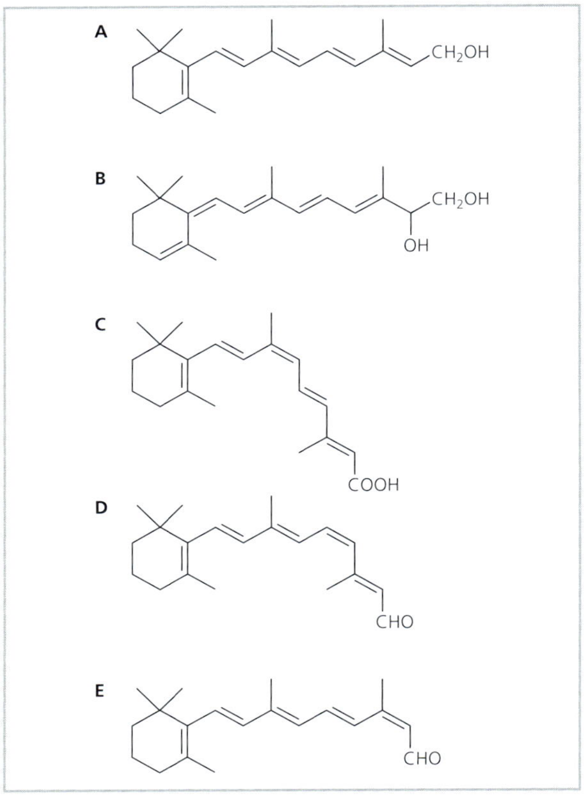

Abb. 5.58 **A** all-*trans*-Retinol,
B all-*trans*-14-Hydroxyretinol, **C** 9-*cis*-Retinolsäure,
D 11-*cis*-Retinal, **E** 13-*cis*-Retinal

Vitamin D

Vor etwa 100 Jahren war die Rachitis eine bedeutende Erkrankung, an der vor allem Kinder in Ballungsgebieten erkrankten. Auch wenn bereits um 1925 erkannt wurde, das zwei Substanzen, **Chole-** und **Ergocalciferol** eine Bedeutung für die Rachitis-Prophylaxe haben, dauerte es bis weit in die 1970er Jahre, bis der genaue Mechanismus der Vitamin-D-Aktivierung im Körper erkannt wurde. Der Körper kann Vitamin D selbst synthetisieren oder es mit der Nahrung aufnehmen. Das körpereigene Provitamin, 7-Dehydrocholesterin, wird in der Haut nach Exposition gegenüber UV-Strahlen zu Provitamin D_3 und anschließend spontan zu Vitamin D_3 (Cholecalciferol) umgebaut (s. Abb. 5.59). Mit der Nahrung aufgenommenes Ergosterin, das sich nur durch eine Doppelbindung zwischen C-22 und C-23 und einer Methylgruppe an Position C-24 vom 7-Dehydrocholesterin unterscheidet, wird im Körper auf ganz ähnliche Weise zu Vitamin D_2 (Ergocalciferol) umgewandelt. Im Körper findet dann eine weitere metabolische Aktivierung statt, die schließlich zu den aktiven Substanzen führt. Wichtigster Meta-

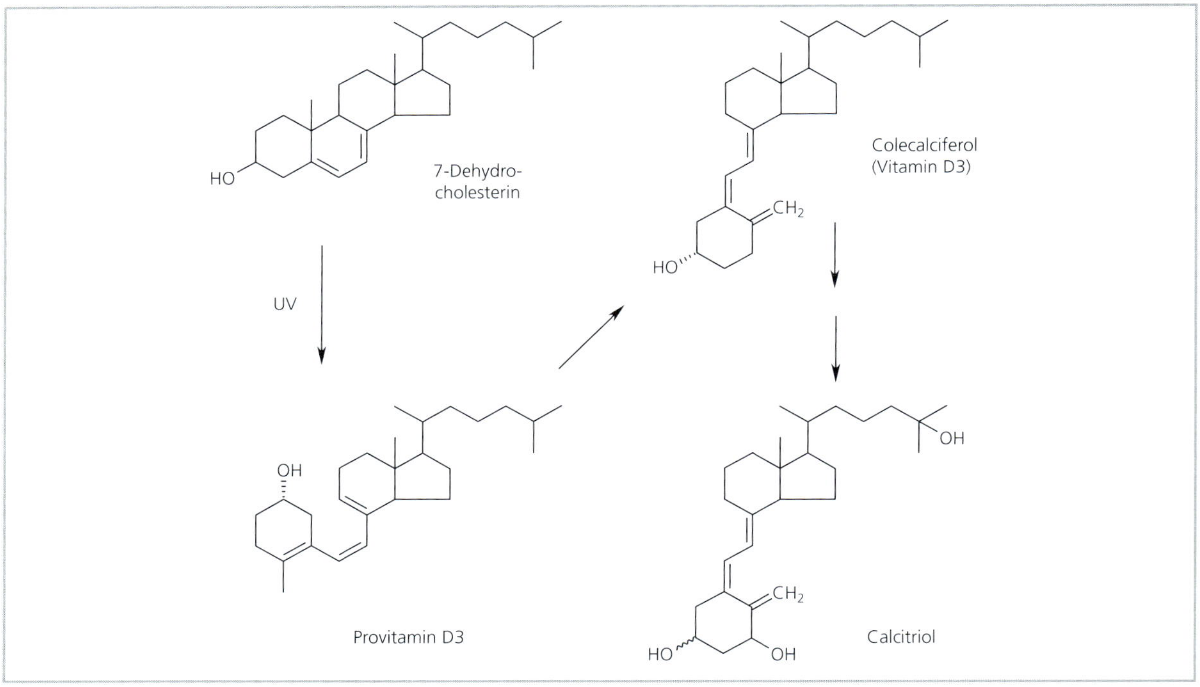

Abb. 5.59 Photobiogenese und Metabolisierung von Vitamin D_3

bolit ist das 1,25-Dihydroxyvitamin D (Calcitriol). Als wichtigste Funktion des Calcitriols wird die Regulation der Konzentration an Ca^{2+} und Phosphat bezeichnet. Eine Vitamin-D-Hypervitaminose äußert sich besonders bei Kindern in einem Stillstand des Körperwachstums. Vitamin-D-Präparate werden zur Rachitis-Prophylaxe und zur Osteoroseprophylaxe eingesetzt.

Vitamin K

Als Mitglieder der Vitamin-K-Familie werden drei Substanzen bzw. Substanzgemische bezeichnet, das **Phytomenadion** (Vitamin K_1), die **Menachinone** (Vitamin K_2) und das **Menadion** (Vitamin K_3). Die Bedeutung dieser Substanzen für die Blutgerinnung wurde in den 1930er Jahren erkannt. Heute weiß man, dass Vitamin K als Cofaktor eines mikrosomalen Enzymsystems funktioniert, das mehrere N-terminale Glutaminsäurereste von Enzymen (Faktor II, Faktor VII, Faktor IX und Faktor X) in γ-Carboxyglutamate umwandelt (s. Abb. 5.60). Dadurch können die Enzyme Komplexe mit Ca^{2+} bilden, an Phospholipidoberflächen binden und damit die Blutgerinnung einleiten. Vitamin-K-Mangel, der beim gesunden Menschen nur selten beobachtet wird, äußert sich in einer erhöhten Blutungsneigung. Vitamin K_1 wird über pflanzliche Nahrungsmittel aufgenommen, Vitamin K_2 wird im Darm durch gramnegative Bakterien synthetisiert.

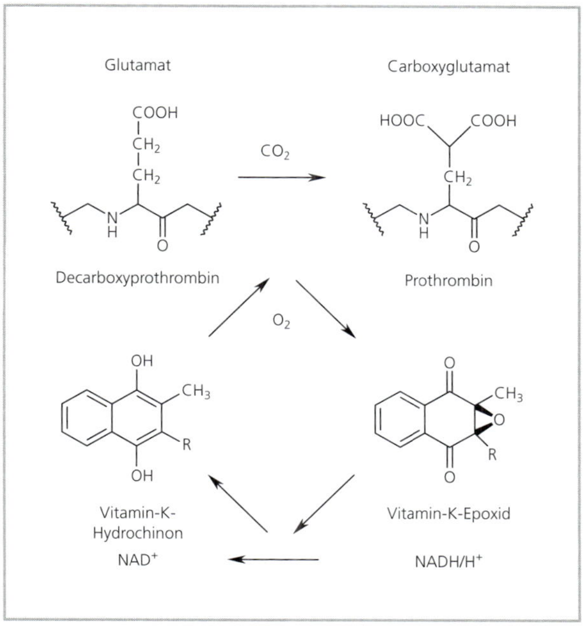

Abb. 5.60 Der Vitamin-K-Zyklus (R = Prenylseitenkette)

Vitamin E

Als Vitamin E wird ein Gemisch aus den D- und L-Isomeren von **α-Tocopherol**, von α-Tocopherolacetat und von α-Tocopherolsuccinat bezeichnet. Die Struktur von α-Tocopherol wurde 1939 aufgeklärt. Vitamin E wirkt als Antioxidationsmittel (Abb. 5.61) und schützt den Körper vor Peroxiden

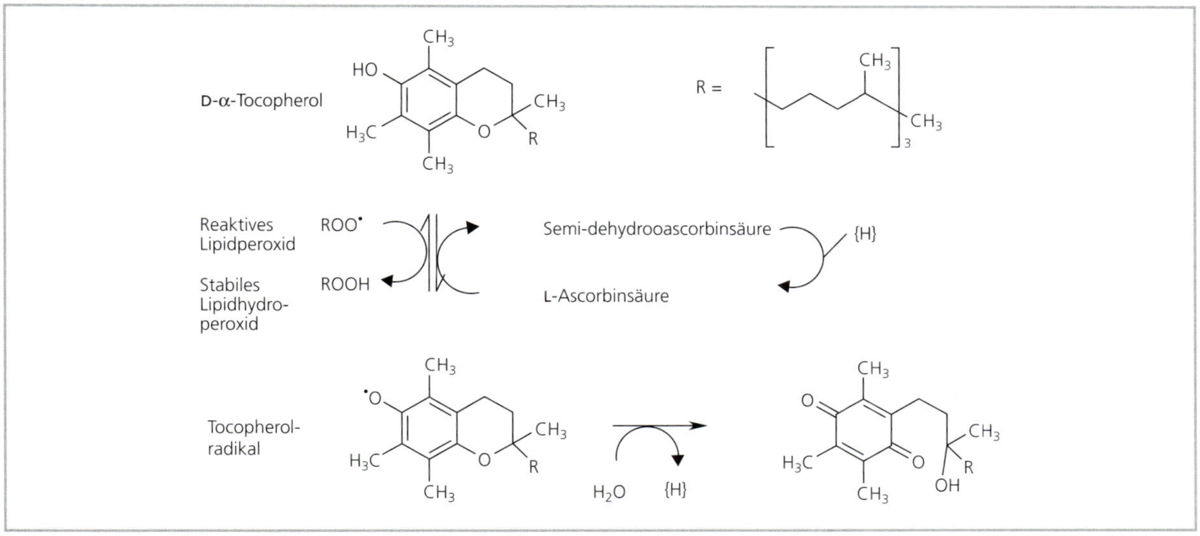

Abb. 5.61 Antioxidative Wirkung des Vitamin E

oder anderen toxischen Oxidationsprodukten. Nachgewiesen wurde, dass Vitamin E zur Aufrechterhaltung einer normalen Schwangerschaft benötigt wird, außerdem gilt als gesichert, dass Vitamin E die Resorption von Vitamin A erhöht. Symptome eines Vitamin-E-Mangels äußern sich in einer Degeneration des Nervensystems, in nekrotisierenden Myopathien und in Herzmuskelproblemen. Außerdem werden Zusammenhänge zwischen Vitamin-E-Mangel und dem Auftreten von Arteriosklerose, Krebs und Anämien diskutiert. Vitamin E kommt besonders in pflanzlichen Ölen (z. B. Weizenkeimöl, Sonnenblumenöl) vor.

5.6 Immunsuppressiva

Immunsuppressiva sind immer dann von Bedeutung, wenn ungewollte Immunantworten im Falle von Autoimmunerkrankungen, Transplantatabstoßung oder Überempfindlichkeitsreaktionen zurückgedrängt werden sollen. Generell ist es viel schwieriger, einer bereits etablierten Immunantwort entgegen zu wirken, als einer sich entwickelnden vorzubeugen. Das macht insbesondere die Behandlung von Autoimmunerkrankungen sehr schwer und die Verhinderung einer Transplantatabstoßung im Verhältnis einfach. Neben chemisch-synthetischen Substanzen finden sich unter den Immunsuppressiva vor allem wichtige Xenobiotika, die von Mikroorganismen produziert werden, sowie seit neuerer Zeit therapeutische Antikörper. Nach ihrem Wirkmechanismus lassen sich verschiedene Kategorien von Immunsuppressiva unterscheiden:

1. Corticosteroide, die entzündungshemmend wirken,
2. antiproliferative und zytotoxische Substanzen, die Immunzellen in ihrem Wachstum hemmen bzw. während ihrer Teilung abtöten,
3. Substanzen, die spezifisch Signalwege der Aktivierung von T-Zellen hemmen wie Ciclosporin, FK 506 (Tacrolimus) und Rapamycin, sowie monoklonale Antikörper und Cytokine,
4. Substanzen mit anderen z. T. nicht vollständig geklärten Wirkmechanismen.

5.6.1 *Corticosteroide*

Corticosteroide (s. auch Kap. 5.4.3) sind stark entzündungshemmende und immunsuppressive Sub-

stanzen, die zur Unterdrückung von gefährlichen Immunreaktionen bei Autoimmunerkrankungen, Allergien oder bei Transplantatabstoßung eingesetzt werden, wenn andere Mittel nicht greifen.

Eine klare Unterscheidung zwischen antiinflammatorischem und immunsuppressivem Potenzial von Corticosteroiden ist schwierig. Corticosteroide binden an intrazelluläre cytosolische Rezeptoren. Als Ligandkomplex binden sie dann an nukleäre DNA-Rezeptoren und sind in der Lage, die Transkription unterschiedlichster Gene zu regulieren. Darin ist das pleiotrope Wirkspektrum von Corticosteroiden begründet. Die Produktion von Entzündungsmediatoren, wie proinflammatorischen Cytokinen, Prostaglandinen und Leukotrienen wird verhindert, in der Folge kommt es zu einer verminderten Einwanderung von Neutrophilen.

Die klonale Expansion von Lymphozyten wird durch Hemmung von IL-2 inhibiert und schließlich wird durch Corticosteroide Apoptose in Lymphozyten und Eosinophilen ausgelöst.

Steroide können sowohl akute wie auch chronische Immunantworten verhindern, haben aber auch eine Reihe schwerwiegender Nebenwirkungen. Es wird daher häufig versucht, die Dosierung von Corticoiden durch Kombination mit anderen Immunsuppressiva zu reduzieren.

5.6.2 *Antiproliferative bzw. zytotoxische Substanzen*

Azathioprin (z. B. Imurek®), **Cyclophosphamid** (z. B. Endoxan®) sowie **Methotrexat** (z. B. Lantarel®, s. Abb. 5.62) und das Naturprodukt **Mycophenolatmofetil** werden eingesetzt um sich teilende Lymphozyten abzutöten. Die Substanzen hemmen die DNA-Synthese über unterschiedliche Mechanismen. Azathioprin wird in vivo in einen Purinantagonisten umgewandelt, der in die DNA-Synthese eingreift. Cyclophosphamid entwickelt sich im Körper zu der DNA-alkylierenden Verbindung Phosphoramidsenföl. Methotrexat ist ein Hemmstoff der Dihydrofolatreduktase und interferiert dadurch mit dem C-1-Stoffwechsel.

Azathioprin
Verwendung: Zur Immunsuppression bei Organtransplantationen; schwerer rheumatoider Arthritis, anderen entzündlichen Autoimmunerkrankungen und bei schubförmiger Multipler Sklerose. Handelspräparate: z. B. Imurek®, Azafalk®, Zytrim®.

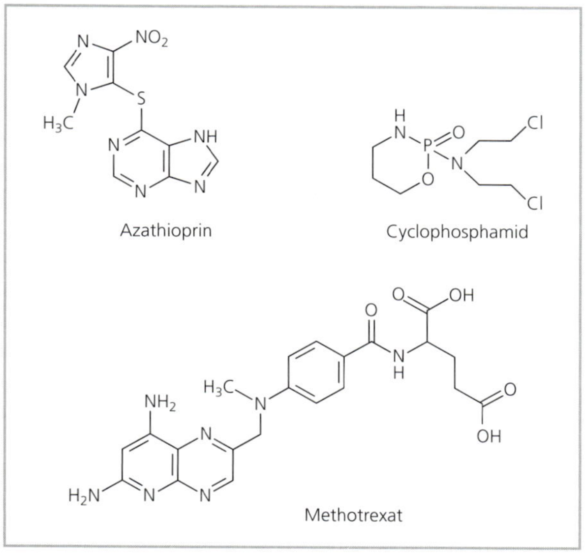

Abb. 5.62 Strukturen einiger antiproliferativer Immunsuppressiva

Nebenwirkungen: Insbesondere Risiko für das Auftreten lymphoider Neoplasien; Knochenmarksdepression, cholestatische Hepatitis.

Methotrexat

Verwendung: Bei chronischer Polyarthritis und Arthritis psoriatica, sowie Psoriasis vulgaris (schwerste Formen). Handelspräparate: z. B. Lantarel®, Metex®.

Nebenwirkungen: Insbesondere erhöhtes Risiko der Entwicklung einer Leberzirrhose und lymphatische Neoplasien.

Cyclophosphamid

Verwendung: Zur Immunsuppression bei Organtransplantationen; bei lebensbedrohlich verlaufenden Autoimmunerkrankungen (z. B. Lupus erythematodes; hämolytische Anämie etc.). Handelspräparate: z. B. Endoxan®, Cyclostin®.

Nebenwirkungen: Insbesondere Risiko für das Auftreten bestimmter Malignome erhöht (z. B. Haut, Blase).

Leflunomid (Arava®) stellt eine Alternative zu Methotrexat dar. Es ist ein kompetitiver Inhibitor der Dihydroorotatdehydrogenase und hemmt damit die Pyrimidinneusynthese. **Mycophenolatmofetil** (CellCept®) hat als kompetitiver Inhibitor der Ino-

sinmonophosphatdehydrogenase antiproliferative und immunsuppressive Wirkung.

Alle diese Substanzen werden eingeschränkt eingesetzt, da sie vielfältige Effekte auf andere Zellen neben der Wirkung auf Immunzellen haben. Sie werden jedoch bei manchen Knochenmarkstransplantationen eingesetzt, wenn alle teilungsfähigen Lymphozyten ausgeschaltet werden sollen. Weiterhin kommen sie bei schweren Fällen von rheumatoider Arthritis oder anderen Autoimmunerkankungen zum Einsatz. Mycophenolatmofetil ist derzeit zur Prophylaxe einer akuten Abstoßungsreaktion nach Nierentransplantation zugelassen. Mittel der Wahl bei anderen Organtransplantationen sind allerdings aufgrund ihrer geringeren Toxizität die so genannten Immunophilin bindenden Substanzen.

5.6.3 Hemmstoffe der T-Zellaktivierung

Die wichtigsten Vertreter sind klassische Naturstoffe, die biotechnologisch produziert werden. Ciclosporin ist ein ringförmiges Dekapeptid aus dem Pilz *Tolypocladium inflatum* Gams, der ursprünglich in norwegischen Böden gefunden wurde. FK 506, auch als Tacrolimus (Prograf®) bezeichnet, ist eine Makrolidverbindung aus dem filamentösen Bakterium *Streptomyces tsukabaensis*, das man in Japan entdeckt hat. Rapamycin oder Sirolimus (Rapamune®) ist ein Makrolid aus *Streptomyces hygroscopicus*. Everolimus (Certican®) wird semisynthetisch aus einem makrozyklischen Lakton, das von *Streptomyces hygroscopicus* gebildet wird, hergestellt. Chemisch unterscheidet es sich nicht wesentlich von Rapamycin/Sirolimus und besitzt auch den gleichen Wirkmechanismus.

Allen Substanzen ist trotz der Strukturheterogenität (Abb. 5.63) gemeinsam, dass sie an intrazelluläre Rezeptoren der Familie der Immunophiline binden. Ciclosporin bindet an die sog. Cyclophiline, Tacrolimus und Rapamycin an die sog. **FK-b**inden**d**en **P**roteine (FKBP). Immunophiline sind Peptidyl-Prolyl-cis-trans-Isomerasen. Diese Isomeraseaktivität scheint aber nichts mit der immunsuppressiven Wirkung zu tun zu haben.

Für Ciclosporin und Tacrolimus ist gezeigt, dass der Immunophilin-Substanz-Komplex bzw. der FKBP-Substanz-Komplex an Calcineurin, eine durch Calcium aktivierbare Phosphatase bindet

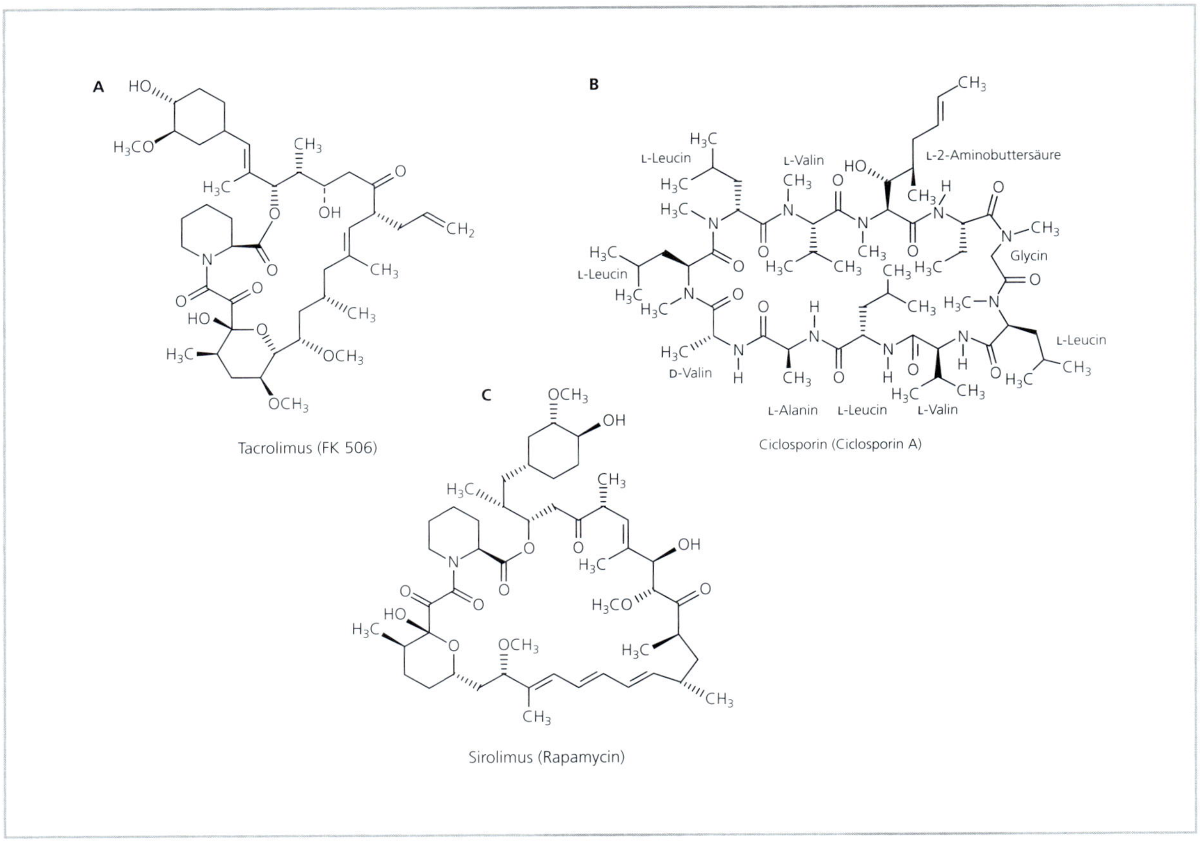

Abb. 5.63 Struktur von **A** Tacrolimus (FK 506), **B** Ciclosporin (Ciclosporin A), **C** Sirolimus (Rapamycin)

und ihre Aktivität hemmt (Abb. 5.64). Aktiviertes Calcineurin ist wichtig für die Aktivierung von Transkriptionsfaktoren der NFATc (**N**uclear **F**actor of **A**ctivated **T**-**c**ells) Familie. NFATc-Transkriptionsfaktoren sind zusammen mit den Transkriptionsfaktoren AP-1 und NF-κB für die Aktivierung von Genen wie IL-2, CD40-Ligand und Fas-Ligand verantwortlich. Diese Genprodukte regulieren die Effektorfunktion von T-Zellen. Durch die Hemmung von Calcineurin durch die beiden Substanzen kommt es zur Inhibierung der Synthese von IL-2 und der Expression von hochaffinen IL-2-Rezeptoren. Ciclosporin bzw. Tacrolimus blockieren damit die klonale Expansion von aktivierten T-Zellen.

Rapamycin bzw. Everolimus zeigen einen anderen Wirkmechanismus (Abb. 5.64). Der Komplex aus Immunophilin und Rapamycin zeigt keinen Effekt auf die Calcineurinaktivität und damit auf die Expression von IL-2 und IL-2R. Es blockiert vielmehr Signalwege, die über IL-2-Rezeptoraktivierung angeschaltet werden. Der Rapamycin-Immu-

nophilin-Komplex bindet an die Proteinkinase mTOR (**m**ammalian **T**arget **O**f **R**apamycin). Ein Synonym für mTOR stellt FRAP dar, welches für **F**KBP-**R**apamycin-**A**ssoziiertes **P**rotein steht. mTOR phosphoryliert zwei weitere Kinasen, die p70S6-Kinase und die PHAS-1-Kinase. Beide Kinasen sind bei der Translation vieler Proteine involviert. Über die Hemmung dieser Kinasen inhibiert Rapamycin die Proliferation von Lymphozyten. Es wirkt ebenfalls proliferationshemmend auf glatte Muskelzellen und Endothelzellen.

Aufgrund der unterschiedlichen Wirkmechanismen, die sich ergänzen könnten, wird untersucht, ob eine Kombinationstherapie aus Rapamycin und Ciclosporin oder Tacrolimus eine effizientere und nebenwirkungsärmere Behandlung darstellen kann, da jeweils die Dosierungen der Einzelstoffe herabgesetzt werden können.

Diese Immunophilen bindenden Substanzen sind erste Wahl zur Prävention einer Transplantatabstoßung, werden aber auch zur Behandlung von Autoimmunerkrankungen eingesetzt.

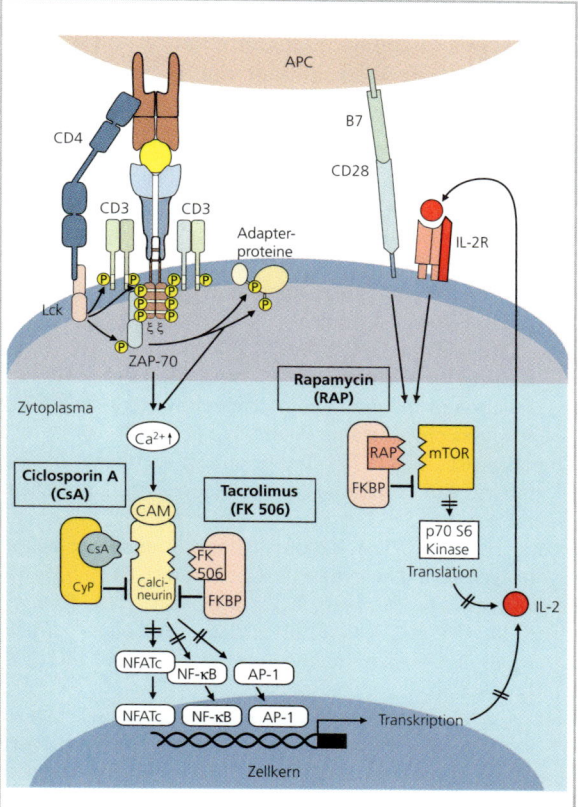

Abb. 5.64 Wirkmechanismus von Ciclosporin, Tacrolimus (FK 506) und Sirolimus (Rapamycin). Nach Aktivierung des T-Zellrezeptors kommt es zu einem Anstieg von Calcium und bedingt über Calmadulin (CAM) zu einer Aktivierung der Phosphatase Calcineurin. Diese bewirkt eine Aktivierung unterschiedlicher Transkriptionsfaktoren, die die Expression T-Zellen spezifischer Gene regulieren. Diese Kaskade wird durch Ciclosporin A (CsA) oder FK 506 blockiert, da diese Substanzen in ihren jeweiligen Komplexen mit Cyclophilin (Cyp) bzw. FK-Bindeprotein (FKBP) Calcineurin hemmen. Rapamycin (RAP) gebunden an FKBP interagiert mit mTOR, was zur Hemmung der p70S6-Kinase führt und damit zur Inhibition von translationellen Prozessen (z. B. von IL-2).

Ciclosporin
Verwendung: Zur Prophylaxe der Transplantatabstoßung, bei therapieresistenter Psoriasis und atopischer Dermatitis, bei schwerer aktiver rheumatoider Arthritis, endogener Uveitis und steroidresistentem nephoroitischen Syndrom. Handelspräparate: z. B. Sandimmun®, Optoral®.

Nebenwirkungen: Nephrotoxizität; Hypertonie; Cholestase u. a.

FK 506/Tacrolimus
Verwendung: Zur Prophylaxe der Transplantatabstoßung in Kombination mit Corticosteroiden und zur Behandlung einer manifesten steroidresistenten Transplantatabstoßung. Handelspräparat: z. B. Prograf®.

Nebenwirkungen: Nephrotoxizität; Hypertonie; Cholestase u. a.

Sirolimus/Rapamycin
Verwendung: Zur Prophylaxe der Transplantatabstoßung insbesondere der Niere. Handelspräparat: z. B. Rapamune®.

Nebenwirkungen: Störung des Blutbildes, erhöhte Blutfette; Hypokaliämie.

5.6.4 Therapeutische Antikörper und Cytokine
Der Einsatz von Antikörpern gegen Oberflächenantigene von Lymphozyten mit dem Ziel bestimmte Lymphozyten zu entfernen bzw. ihre Funktion zu hemmen, sei hier nur kurz erwähnt. Es wird auf Kap. 6.10.4 verwiesen.

Antikörper bieten die Möglichkeit, Immunreaktionen auf selektive und wenig toxische Art zu beeinflussen. Monoklonale Antikörper gegen Oberflächenmoleküle auf Lymphozyten wie CD3 (Muromonab, Orthoclone®), CD4 und CD8, und hochaffine IL-2R (Basiliximab und Daclizumab) können T-Zellen verschiedenen Typs und Aktivitätsgrads eliminieren oder zumindest in ihrer Funktion hemmen. Muromonab und Basiliximab sind zur Therapie der Transplantatabstoßung zugelassen (vgl. Kap. 6.10.4).

Seit langem gibt es ein polyklonales sog. **Anti-Lymphozyten-Globulin** (ATG) auf dem Markt. Dabei handelt es sich um ein Immunglobulinpräparat aus Pferden, das gegen menschliche Lymphozyten gerichtet ist. Es wird seit Jahren zur Behandlung akuter Abstoßungsreaktionen eingesetzt, besitzt aber das Risiko der Entwicklung einer Serumkrankheit.

Antikörper, die eine Blockade costimulierender Signale bei der Aktivierung von T-Zellen herbeiführen, haben ebenfalls ein großes Potenzial immunsuppressiv zu wirken. Gute Ergebnisse wurden diesbezüglich mit einem monoklonalen Antikörper gegen CD40-Liganden erzielt. CD40-L kommt auf T-Zellen vor und bindet an CD40 auf dendritischen Zellen, was dann eine Freisetzung von stimulieren-den T-Zell-Cytokinen bewirkt.

Antikörper gegen Cytokine wie beispielsweise Anti-TNF könnten die Wanderung von Effektormo-lekülen und damit das Ausmaß der Immunantwort hemmen. Antikörper gegen Adhäsionsmoleküle konnten ebenfalls in diese Richtung wirken. Ein **Anti-TNF-α-** oder **IL-1 Antikörper** (s. Kap. 6.10.3) ist bereits zur Behandlung von Autoimmunerkran-kungen wie der rheumatoiden Arthritis zugelassen.

Eine gezielte Veränderung der Cytokinumge-bung wäre ebenfalls ein Ansatz, überschießende Immunreaktionen zu beeinflussen. Allerdings ist es sehr schwierig, in dieses komplexe Netzwerk der Cytokine selektiv einzugreifen. Der IL-1-Rezeptor-antagonist (IL-1RA) **Anakinra** ist bereits zur Be-handlung des septischen Schocks zugelassen und ist ebenfalls zur Behandlung der Symptome der rheu-matoiden Arthritis in Kombination mit Methotrexat indiziert, wenn Patienten auf Methotrexat nur unzu-reichend ansprechen (s. Kap. 6.1).

Drotrecogin alfa (Xigris®) ist eine rekombi-nante Variante des aktivierten Protein C und wird zur Behandlung von Patienten mit schwerer Sepsis mit multiplem Organversagen als Zusatztherapie verwendet (s. Kap. 6.5)

5.6.5 Substanzen mit anderen Wirkmechanismen

Die Antimalariamittel **Chloroquin** und **Hydroxy-chloroquin** (Resochin®, Quensyl®) werden als kos-tengünstige Therapeutika zur antirheumatischen Therapie eingesetzt. Ihr immunsuppressiver Me-chanismus ist nicht geklärt. Diskutiert werden ihre hemmenden Eigenschaften auf Lysosomen und ein Prostaglandinantagonismus.

Ein ähnlicher Mechanismus wird für **Sulfasala-zin** (Azulfidine®, Pleon®) diskutiert, das vor allem bei chronisch entzündlichen Darmerkrankungen und bei rheumatoider Arthritis eingesetzt wird.

Auranofin (Ridaura®) ist ein oral applizierbares Goldpräparat, das Makrophagenfunktionen hemmt und damit wahrscheinlich immunsuppressive Ef-fekte vermittelt. Parenteral verabreichte Goldpräpa-rate werden nur noch selten eingesetzt.

D-Penicillamin (Metalcaptase®) wird nicht zu-letzt wegen ungenügender Compliance und schlecht dokumentierter Wirksamkeit nur noch selten ver-wendet.

Literatur

ANDERSSON, M.I., MACGOWAN, A.P. (2003): Development of the quinolones. Journal of Antimicrobial Chemotherapy 51, Suppl. S1: 1–11

BARON, S. (1996): Medical microbiology, 4th ed. University of Texas medical Branch

CROSS, T.A., TIAN, F., COTTON, M., WANG, J., KOVACS, F., FU, R. (1999): Correlations of structure, dynamics and function in the gramicidin channel by solid-state NMR spectroscopy. Novartis Found Symp. 225: 4–16

DURCKHEIMER, W. (1975): Tetracyclines: chemistry, bioche-mistry, and structure-activity relations. Angew. Chem. Int. Ed. 14:721–734

FLOSS, H.G., YU, T.W. (2005): Rifamycin-mode of action, resistance and biosynthesis. Chem Rev. 105(2): 621–632

HARDMANN, J.G., LIMBITD, L.E., MOLINOFF, P.B., RUDDON, R.W., GILMAN, A.G. (2001): Pharmakologische Grund-lagen der Arzneimitteltherapie, McGraw-Hill Int. (VK) Ltd. 9th ed.

HARMS, J.M., SCHLÜNZEN, F., FUCINI, P., BARTELS, H. AND JO-NATH, A. (2004): Alterations at the peptidyl transferase centre of the ribosome induced by the synergistic action of streptogramins dalfopristin and quinupristin. BMC Biology 2: 4–14

HOLZGRABE, U. (2001): Gyrasehemmstoffe. Pharmazie in un-serer Zeit 5: 376–457

KALE, P. JOHNSON, L.B. (2005): Second-generation azole an-tifungal agents. Drugs Today 41: 91–105

KUFE, D.W., POLLOCK, R.E., WEICHSELBAUM, R.R., BAST, R.C., GANSLER, T.S., HOLLAND, J.F., FREI, E. (2003): Cancer medicine 6, 6th ed. Hamilton, Ontario

LANCINI, G., PARENTI, F. (1982): Antibiotics: An integrated view. Springer, New York, Heidelberg, Berlin, Tokyo

LOCKHART, I.M., NEWTON, G.G., ABRAHAM, E.P. (1954): Structure of bacitracin A. Nature 173: 536–537

MICKLEFIELD, J. (2004): Daptomycin structure and mecha-nism of action revealed. Chem. Biol. 11(7): 887–888

NEU, H.C. (1992): The crisis in antibiotic resistance. Science 21: 1064–1073

NUSSEY, S.S. AND WHITEHEAD, S.A. (2001): Endocrinology: An Integrated Approach. Oxford, UK

POEHLSGAARD, J., DOUTHWAITE, S. (2003): Makrolide antibio-tic interaction and resistance on the bacterial ribosome. Curr Opin Investig Drugs 4: 140–148

SCHLUENZEN, F., ZARIVACH, R., HARMS, J., BASHAN, A., TOCILJ, A., ALBRECHT, R., YONATH, A. AND FRANCESCHI, F. (2001): Structural basis for the interaction of antibiotics with the peptidyl transferase centre in eubacteria. Nature 413: 814–821

STORM, D.R., ROSENTHAL K.S., SWANSON P.E. (1977): Poly-myxin and related peptide antibiotics. Annu. Rev. Bio-chem. 46: 723–763

SUBRAMANIAM-NIEHAUS, B., SCHNEIDER, T., METZGER, J. W., WOHLLEBEN, W. (1997): Isolation and analysis of moenomycin and its biosynthetic intermediates from Streptomyces ghanaensis (ATCC 14672) wildtype and selected mutants. Z. Naturforsch 52: 217–226

TEMPLIN, M. F., HÖLTJE, J-V. (2000): Auf- und Abbau des Mureins begleiten das Wachstum der Bakterienzellwand. Biospektrum 2: 103–108

VAN BAMBEKE, F. (2004): Glycopeptides in clinical development: pharmacological profile and clinical perspectives. Curr. Opin. Pharmacol. 4: 471–478

VOLLMAR, A., DINGEMANN, T. (2005): Immunologie – Grundlagen und Wirkstoffe. Wissenschaftliche Verlagsgesellschaft mbh, Stuttgart

WAKSMAN, S. A. (1956): Definition of antibiotics. Int. Rec. Med. Gen. Pract. Clin. 169(2): 87–88

YONATH, A., BASHAN, A. (2004): Ribosomal crystallography: initiation, peptide bond formation, and amino acid polymerization are hampered by antibiotics. Annu. Rev. Microbiol. 58: 233–251

II

Nicht pflanzliche Arzneistoffe

6

Nicht pflanzliche hochmolekulare Arzneistoffe

Die Entwicklung der molekularen Biotechnologie führte in den letzten Jahren zu einer Revolution auf dem Arzneimittelmarkt. Zwar war schon seit vielen Jahrzehnten bekannt, dass Impfstoffe, Proteine und Antikörper geeignete Arzneistoffe sind, doch war deren Produktion bzw. die Gewinnung dieser Substanzen oft äußerst schwierig. Virale Verunreinigungen führten häufig zu schwerwiegenden Nebenwirkungen der eingesetzten Arzneimittel. Seit einigen Jahren gelingt es, unter Einsatz gentechnologischer Verfahren, die Produktionsprobleme zu lösen und die Reinheit und Allergenfreiheit der Präparate zu garantieren. Seit etwa fünf bis zehn Jahren bringen mehr und mehr Unternehmen gentechnologisch hergestellte Produkte auf den Markt. Nach Angaben des Verbandes Forschender Arzneimittelhersteller e.V. waren Mitte 2005 in Deutschland 115 gentechnologisch hergestellte Arzneimittel bzw. 84 Wirkstoffe zugelassen. Dabei ist zu beachten, dass auf unterschiedlichen Wegen hergestellte Produkte als unterschiedliche Wirkstoffe betrachtet werden, auch wenn sie im Prinzip ähnliche oder gar identische Proteine sind. Die wirtschaftliche Bedeutung dieser Arzneistoffe lässt sich mit folgenden Zahlen verdeutlichen. Im Jahr 2003 lag der Umsatz mit gentechnisch erzeugten Produkten bei etwa 10 % des Gesamtumsatzes mit Pharmazeutika, allein der Umsatz mit Erythropoetin-Derivaten lag bei über 9 Milliarden US-Dollar. In Tab. 6.6 sind Informationen über wichtige gentechnologisch hergestellte Wirkstoffe zusammengestellt.

Es handelt sich bei den 115 gentechnologisch hergestellten Arzneimitteln um Proteine, die entweder in der Substitutionstherapie (bei Mangelerkrankungen) oder als Hemmstoffe verwendet werden. Bei aller die neuen Arzneistoffe betreffenden Euphorie sollte nicht vergessen werden, dass diese Proteine immunogene Eigenschaften aufweisen können. Dies liegt daran, dass viele therapeutische Proteine Sequenzvarianten des ursprünglichen Proteins sind und dass sie häufig ein anderes Glykosilierungsmuster aufweisen. Ein weiterer Faktor für die potenzielle Immunogenität therapeutischer Proteine ist, dass Kontaminationen mit Proteinen aus dem Produzenten nie ausgeschlossen werden können.

Das folgende Kapitel stellt, nach Indikationsgruppen gegliedert, gentechnologisch und nicht gentechnologisch hergestellte Arzneistoffe vor.

6.1 Impfstoffe

6.1.1 Allgemeines

Die wichtigsten Beiträge zur Verbesserung des Gesundheitszustandes im letzten Jahrhundert waren die Einführung hygienischer Maßnahmen und aktiver Impfungen.

Aktiv Impfen bedeutet durch eine adaptive Immunantwort gegen einen spezifischen Krankheitserreger einen Schutz gegen erneute Infektion zu bewirken. Neben einer Aktivimpfung besteht auch die Möglichkeit einer Passivimpfung, wobei Antikörper von immunen auf nicht immune Spender übertragen werden.

Jenner war der Pionier dieser Maßnahmen. Seine große Leistung war die Erkenntnis, dass eine Infektion mit dem Erreger der Kuhpocken (Vaccinia von *vacca* = Kuh) einen Immunschutz gegen den menschlichen Pockenerreger ohne das Risiko einer ernsten Erkrankung erbrachte. Jenner zu Ehren wurde der Begriff Vakzinierung auch für Impfungen mit anderen Krankheitserregern verwendet. Die Entwicklungsarbeiten nach Jenner und Pasteur sind geprägt von dem wesentlichen Ziel, Erreger oder Bestandteile von Erregern zu verwenden, die eine genügend starke Immunantwort bedingen, um einen möglichst langen Schutz zu erhalten und auf der anderen Seite eine minimale Pathogenität besitzen.

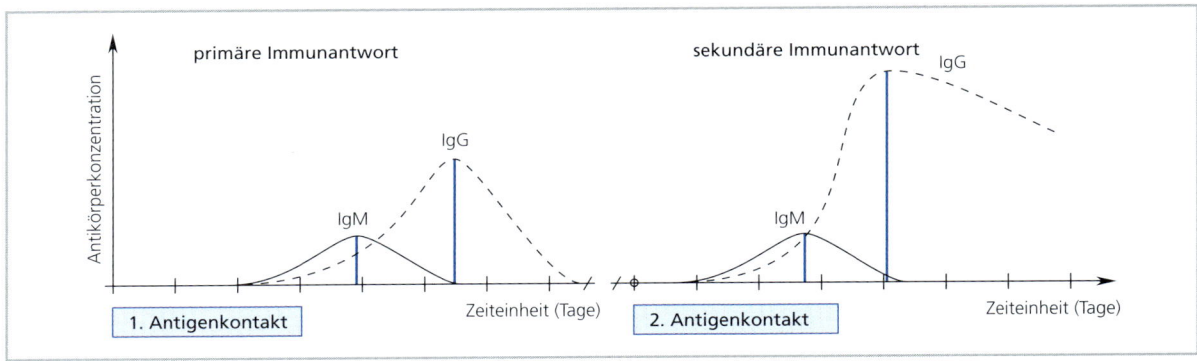

Abb. 6.1 Kinetik einer primären und sekundären Immunantwort

Um eine so genannte Grundimmunisierung zu erreichen, muss nach der Erstimmunisierung, die nach 10–14 Tagen eintritt, eine Zweitimmunisierung (Boosterinjektion) folgen. Die Antikörper, die nach dem ersten Antigenkontakt entstehen, sind mäßig affin und in geringer Menge im Blut vorhanden. Die Immunreaktion nach dem zweiten Antigenkontakt ist schneller, höher und zeigt affinere Antikörper (Abb. 6.1).

Ist einmal eine solche Grundimmunisierung erfolgt, so muss später nur eine einmalige Auffrischimpfung gegeben werden, selbst wenn die letzte Impfung Jahrzehnte zurückliegt.

Sicherheit und Schutz sind die wesentlichsten Anforderungen an einen wirksamen Impfstoff.

Beide Kriterien hängen in hohem Maße von der Art des infizierenden Organismus ab.

Generell lässt sich sagen, dass ein Schutz gegen intrazelluläre Organismen wie Viren eine effektive Reaktion von CD8-T-Zellen erforderlich macht, wogegen für extrazelluläre Erreger bzw. ihre Toxine Antikörper den wichtigsten Schutz darstellen. In jedem Fall wäre die Schutzmaßnahme am effektivsten die schon den Eintritt der Erreger verhindert. Das heißt, eine Impfung sollte idealerweise die Immunantwort in den Schleimhautepithelien stattfinden lassen (vgl. Kap. 8.3, angeborene Immunantwort).

Aufgrund der unterschiedlichen Bedürfnisse einer effektiven Immunantwort gibt es auch verschiedenste Arten von Impfstoffen, die sich auch unterschiedlich einteilen lassen (Tab. 6.1).

Im Folgenden wird ein genereller Überblick über Impfstoffe und Strategien zur Impfstoffentwicklung gegeben ohne spezifisch zugelassene Präparate zu besprechen. Dazu sei auf weiterführende Literatur verwiesen.

Im Europäischen Arzneibuch (Ph.Eur.) ist die Monographie „Impfstoffe für Menschen" aufgeführt. Diese sind als Zubereitungen definiert, die antigene Stoffe enthalten, die in der Lage sind eine spezifische, aktive Immunität beim Menschen gegen das infizierende Agenz oder das von ihm gebildete Toxin oder Antigen zu induzieren. Nach dieser Definition können Impfstoffe Folgendes enthalten:

- Lebende Organismen, die avirulent sind, jedoch antigene Eigenschaften bewahrt haben.
- Organismen, die durch geeignete Verfahren abgetötet wurden, deren antigene Wirksamkeit aber erhalten ist.
- Antigenextrakte, die entweder aus den Organismen oder gentechnisch gewonnen wurden. Sie können durch entsprechende Verfahren entgiftet werden.

Zur Erhöhung der Immunogenität können Impfantigene aggregiert, polymerisiert oder an Träger konjugiert werden.

Ständige Impfkommission

Es gibt in Deutschland keine generelle Impfpflicht. Es gibt jedoch Impfempfehlungen, die sehr hilfreich und wichtig sind. Diese werden von der Ständigen Impfkommission (STIKO) am Robert-Koch-Institut ausgesprochen und basieren auf epidemiologischen Daten, die vom Robert-Koch-Institut erhoben und ausgewertet werden. Die Empfehlungen sind als so genannter Impfkalender publiziert und werden laufend aktualisiert (www.rki.de).

Grundsätzlich kann man „lebende Antigene" **(Lebendimpfstoffe)** oder „tote Antigene" **(Totimpfstoffe)** für eine aktive Immunisierung verwenden.

Tab. 6.1 Einteilungsmöglichkeiten von Impfstoffen und Beispiele

Kategorie	Beispiel
Lebendimpfstoffe	
Viral	Polio-Virus (Sabin)** Masern-Virus Mumps-Virus Röteln-Virus Varizella-Zoster-Virus Gelbfieber-Virus
Bakteriell	Bacillus Calmette-Guérin* *Salmonella typhi*
Totimpfstoffe	
Viral	Polio-Virus (Salk) Typ I, II und III Tollwut-Virus Hepatitis-A-Virus FSME-Viren
Bakteriell	*Bordetella pertussis* *Vibrio cholerae*
Subunit-Impfstoffe	
Viral	Influenza-Virus-A und -B Hepatitis-B-Virus
Bakteriell	*Haemophilus influenzae Typ b* (Hib) *Bordetella pertussis* *Neisseria meningitidis* *Streptococcus pneumoniae*
Toxoide	*Corynebacterium diphtheriae* *Clostridium tetani*

* wird nicht mehr als Impfstoff eingesetzt
** von der EU nicht mehr empfohlen

6.1.2 Virale Impfstoffe

Derzeit verfügbare Virusimpfstoffe lassen sich in drei Kategorien einteilen: die lebenden attenuierten, die inaktivierten und die so genannten Subunit-Impfstoffe. Bei Lebendimpfstoffen wird den Viren ihre Pathogenität genommen. Bei inaktivierten Impfstoffen wird das Virus abgetötet und Subunit-Impfstoffe stellen Spaltprodukte abgetöteter Viren bzw. rekombinant hergestellte immunogene Bestandteile des Erregers dar (Subunit-Vakzine). Tab. 6.2 zeigt wichtige Beispiele viraler Lebend-Vakzine.

Virusimpfstoffe müssen zumeist Lebendimpfstoffe darstellen, da zu einem ausreichenden Schutz gegen das Virus häufig Gedächtniszellen des CD8-T-Zelltyps notwendig sind, die nur entstehen, wenn es zu einer Produktion von viralem Protein im Cytosol einer Zelle kommt und dieses durch MHC-I-Moleküle präsentiert wird (vgl. Kap. 8.4.1). Das heißt, das Virus muss infektiös und vermehrungsfähig sein. Die Viren müssen natürlich hinsichtlich ihrer Pathogenität attenuiert werden. Darunter versteht man eine, durch aufwändige Zellkulturschritte erreichte, verminderte Vermehrungsfähigkeit in menschlichen Zellen bei weiterhin vorhandener Immunogenität.

Die Wirksamkeit attenuierter Lebendimpfstoffe ist gut. Die Sicherheit von attenuierten Impfstoffen ist aber nicht ideal – es kann durch Rückmutationen der Erreger zu gefährlichen Mutationen kommen. Beispiele für herkömmlich attenuierte virale Lebendimpfstoffe sind Impfstoffe für Masern, Mumps, Röteln und Windpocken (s. Tab. 6.2).

Das aufwändige empirische Verfahren der herkömmlichen Attenuierung wird zunehmend durch gentechnische Methoden verdrängt. Wenn das Gen des Virus identifiziert ist, welches für die Virulenz codiert, kann dieses durch In-vitro-Mutagenese verändert werden. Ziel der Veränderungen ist es, dass der Stamm seine Virulenz verliert, nicht aber seine Vermehrungsfähigkeit und Immunogenität in menschlichen Zellen.

Tab. 6.2 Virale Lebendimpfstoffe

Erreger	Erkrankung	Vakzine
Masern	Exanthem bis hin zur Enzephalitis, Lungenentzündung	Auf humanen diploiden Zellen und embryonalen Hühnerzellen attenuierte Viren, Teil eines Kombinationsimpfstoffes gegen **M**asern, **M**umps und **R**öteln (MMR)
Mumps-Virus	Entzündung von Speicheldrüsen (Ohr-, Bauch-, Schilddrüse), Hoden und Eierstöcke	Auf humanen diploiden Zellen und embryonalen Hühnerzellen attenuierte Viren, Teil eines Kombinationsimpfstoffes gegen **M**asern, **M**umps und **R**öteln (MMR)
Röteln-Virus	Lymphdrüsenschwellung, Fehlgeburt oder Fehlbildungen bei Schwangerschaft	Auf humanen diploden Zellen attenuierte Viren
Varizella-Zoster-Virus	Windpocken	Attenuierter Virus

Tab. 6.3 Virale Totimpfstoffe und Subunit-Impfstoffe

Erreger	Erkrankung	Impfstoff
Totimpfstoffe		
Polio-Virus	Kinderlähmung	Spritzimpfung (IPV), mit Formaldehyd inaktivierte Viren
Tollwut-Virus	Herz- und Atemlähmung, Tod	In Zellkultur vermehrte Viren werden durch unterschiedliche Behandlung inaktiviert.
Hepatitis-A-Virus	Leberentzündung, Hepatitis A	Mit Formaldehyd inaktivierte Viren des RG-SB-Stammes sind an Virosomen gebunden (Adjuvans).
FSME-Virus	Frühsommer-Meningo-enzephalitis	Mit Formaldehyd inaktivierter Adsorbat-Impfstoff
Subunit-Impfstoffe		
Influenza-Virus	Grippe	Viren durch Tween-Ether gespalten und mit Formaldehyd inaktiviert, meist Komponenten aus Influenza-A- und Influenza-B-Stämmen
Hepatitis-B-Virus	Leberentzündung, Leberzirrhose, Lebertumor	Rekombinantes HbsAg aus Hefe- oder Säugerzellen

Eine andere Möglichkeit Gleiches zu erreichen, ist das gesamte Virulenzgen zu entfernen. Die gentechnische Attenuierung hat den Vorteil, dass die Gefahr einer Revertierung zum Wildtyp sehr unwahrscheinlich ist.

Häufig ist aufgrund von Sicherheitsrisiken eine Abtötung der Viren erforderlich. Beispiele für inaktivierte Virusvakzine (Totimpfstoffe) und virale Subunit-Vakzine sind in Tab. 6.3 dargestellt.

Impfstoffe gegen das **Polio-** und das **Tollwut-Virus** sind klassische virale Totimpfstoffe.

In Deutschland ist zur Impfung gegen Kinderlähmung (Polio) nur ein inaktiver Impfstoff, bestehend aus drei verschiedenen Stämmen zugelassen. Diese Impfung ist im Gegensatz zum Lebendimpfstoff ohne jedes Risiko, muss aber, um eine ausreichende Immunität aufrecht zu erhalten, wiederholt werden (Auffrischungsimpfung).

Auf dem Markt ist ein Hepatitis-A-Impfstoff auf Virosomen-Basis (HAVpur®), der effizient sowohl eine B- als auch eine T-Zellantwort induziert. Die kugelförmigen, synthetischen Virosomen bestehen aus einer Lecithin/Kephalin-Doppelmembran, in die die Glykoproteine Hämagglutinin und Neuraminidase aus inaktivierten Grippeviren (H1N1) eingebettet sind (Abb. 6.2). Die Virosomen-Hepatitis-A-Komplexe binden an Makrophagen und werden phagozytiert. In der Folge kommt es zu einer verstärkten Antigenpräsentation und T-Zellaktivierung, die ihrerseits die Produktion von Hepatitis-A-Antikörpern durch B-Lymphozyten stimulieren.

Man verwendet auch häufig nur Spaltprodukte abgetöteter Viren (Subunit-Vakzine). Ein wichtiges Beispiel sind Influenza-Impfstoffe. Es werden unterschiedliche Typen (zumeist A, seltener B) bzw. Subtypen der Influenza-Viren zur Vakzine-Herstellung verwendet. Diese unterscheiden sich in den Oberflächenantigenen Hämagglutinin und Neuraminidase. Spaltimpfstoffe inaktivierter Viren beinhalten Oberflächenantigene, die die Immunogenität bestimmen. Die Impfstoffe werden jedes Jahr entsprechend den vorherrschenden Virusstämmen neu zusammengestellt. Nachteilig ist, dass diese viralen Impfstoffe häufig nicht zu einer ausreichenden Schutzrate führen (bei Influenza-Impfung ~ 50 %–60 %, vgl. Monographie Ph.Eur.).

Ein anderer Weg Sicherheit mit Effizienz zu verbinden liegt in der Methode möglichst stark immunogene Antigene gentechnologisch herzustellen und diese dann in genügend hoher Konzentration zu verabreichen, um eine ausreichende Immunantwort zu induzieren. Gegenüber herkömmlichen Impfstoffen zeichnen sie sich dadurch aus, dass die Anzüchtung und Aufbereitung des infektiösen Materials entfällt und damit Verunreinigungen seltener sind.

Bisher gibt es nur einen Impfstoff, der auf dieser Basis hergestellt wurde. Es handelt sich um die gentechnologisch hergestellte Hepatitis-B-Vakzine. Das immunogene Oberflächen-Antigen (HBsAg) wird in Hefezellen und Säugerzellen produziert.

Trotz des großen Erfolgs, den die Impfung mit gentechnologisch hergestelltem Hepatitis-B-Impfstoff hat, gibt es auch hier nicht selten „non responder". Es werden u. a. neue Adjuvanzien und liposomale Verpackungen erprobt. Es gibt einen weiteren

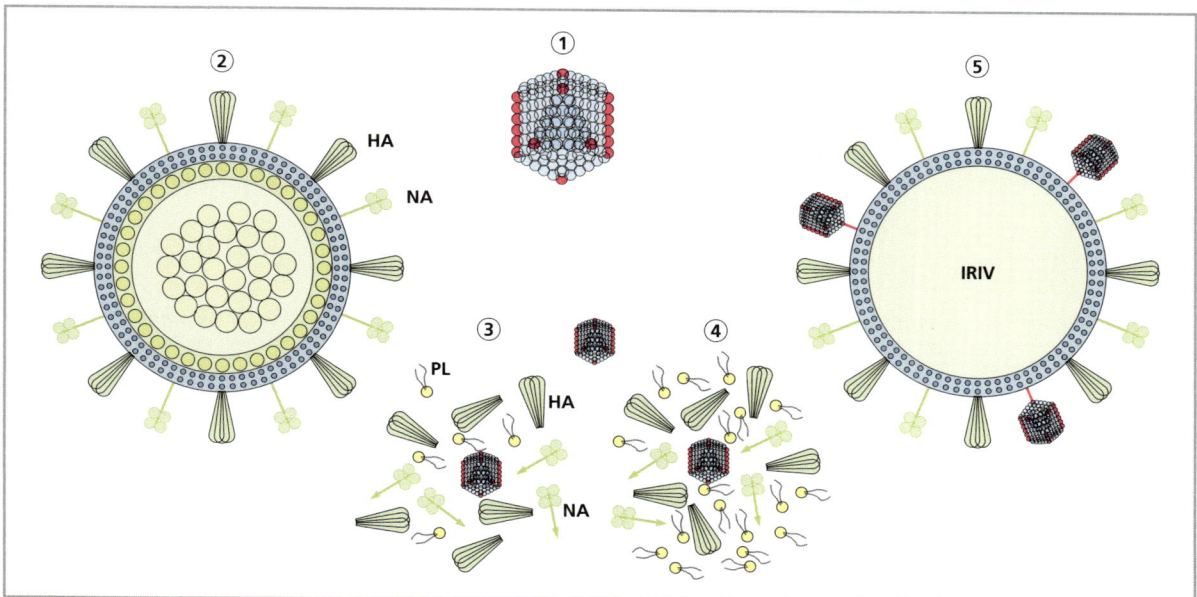

Abb. 6.2 Prinzip eines Impfstoffes auf der Basis von Virosomen. Beispiel: Hepatitis-A-Impfstoff (HAVpur®) Hepatitis A-Virus (1), Influenza-Virus (2). Zur Herstellung von Virosomen werden Bestandteile des Influenza-Virus-Hämaglutinin (HA), Neuramidase (NA) und Phospholipide (PL) mit Hepatitis-A-Virus gemischt (3) und unter Beimischung von Lecithin und Kephalin (4) entstehen so genannte IRIV (**I**mmunopotentiating **R**econstituted **I**nfluenza **V**irosome) (5).

Hepatitis-Impfstoff der neben dem HBs-Antigen auch die Pre-S1- und Pre-S2-Antigene enthält.

Es laufen klinische Studien, die untersuchen ob durch simultane Gabe von GM-CSF vgl. Kap. 6.10.1 (steigert die Produktion von Leukozyten), die Wirksamkeit der Hepatitis-Impfstoffe zu verbessern ist.

6.1.3 Bakterielle Impfstoffe

Bei den bakteriellen Impfstoffen findet man wenig Lebendimpfstoffe. Tab. 6.4 zeigt gebräuchliche bakterielle Impfstoffe. Lebendimpfstoffe sind meist nicht notwendig, da durch das hauptsächlich extrazelluläre Vorkommen der Erreger eine T_c- bzw. T_{H1}-vermittelte Immunantwort nicht im Vordergrund steht (vgl. Kap. 8.4.2). Eine Ausnahme stellt der Erreger von Typhus (*Salmonella typhi*) dar, der sich intrazellulär in Phagozyten vermehrt. Die bakteriellen Totimpfstoffe, die ganze Bakterien als Impfantigen verwenden, sind selten und in ihrer Verwendung rückläufig. Der Ganzkeim-Pertussis-Impfstoff beispielsweise, der den Keuchhustenerre-

Tab. 6.4 Bakterielle Lebend- und Totimpfstoffe

Erreger	Erkrankung	Vakzine
Bakterielle Lebendimpfstoffe		
Salmonella typhi	Typhus	Attenuiertes Bakterium Stamm Ty21a, Schluckimpfung, Auffrischungsimpfung nötig
Bakterielle Totimpfstoffe		
*Bordetella pertussis**	Keuchhusten	Ganzkeim-Pertussis-Vakzine bestehend aus hitzeinaktivierten Bakterien, Impfnebenwirkungen hoch
Salmonella typhi	Typhus	Inaktivierte Bakterien, Reiseimpfung
Vibrio cholerae	Cholera	Inaktivierte Bakterien unterschiedlicher Typen in Kombination mit rekombinanter Cholera-Toxin-B-Untereinheit
* ist weitgehend durch Toxoid-Impfstoff ersetzt		

Tab. 6.5 Bakterielle Toxoidimpfstoffe und Subunit-Vakzine

Erreger	Erkrankung	Vakzine
Bordetella pertussis	Keuchhusten	Azellulärer Mono-Impfstoff besteht aus detoxifiziertem Pertussis-Toxin (Formaldehyd); azelluläre bivalente Impfstoffe bestehen aus einer Kombination von detoxifiziertem Pertussis-Toxin und filamentösem Hämagglutinin.
Neisseria meningitidis	Eitrige Meningitis	Hochmolekulare Kapselantigene, sich wiederholende Oligosaccharide, die an Trägerprotein (aus *Corynebacterium diphtheriae*) gekoppelt sind (Konjugatimpfstoff)
Haemophilus influenzae Typ b (HiB)	Eitrige Meningitis	Kapsel-Polysaccharid ist das essenzielle Antigen, Zucker wird an ein Trägerprotein (*Neisseria meningitidis*) gekoppelt (Konjugat-Impfstoff), monovalenter HiB-Impfstoff, DPT-HiB-Kombinationsimpfsstoff (Diphtherie, Pertussis, Tetanus, HiB)
Corynebacterium diphtheriae	Diphtherie	Mono-Impfstoff, mit Formaldehyd inaktiviertes Toxoid an Aluminiumhydroxid adsorbiert, zumeist jedoch Kombinationsimpfstoff mit Tetanus-Toxin
Clostridium tetani	Wundstarrkrampf	Mit Formaldehyd inaktiviertes Toxin an Aluminiumhydroxid adsorbiert, meist in Kombination mit Diphtherie-Impfstoff

ger in Hitze-inaktivierter Form enthält, ist dafür bekannt, dass er nicht selten unangenehme Nebenwirkungen wie Schreikrämpfe und schockähnliche Phänomene bis hin zu Impfenzephalopathien verursacht. Dies führte zu einer Einschränkung der Impfempfehlung für Säuglinge. Heute wird für Säuglinge und Kinder nur noch eine azelluläre Vakzine eingesetzt, die neben gereinigtem Pertussistoxin gereinigtes Hämagglutinin und nur noch Spuren von Lipopolysacchariden enthält.

Diese Vakzine ist ein Vertreter der Subunit-Vakzine, die ein oder mehrere ausgewählte Antigene, die Schutz gegen den pathogenen Keim induzieren können, enthalten. Antigene, die heute in Subunit-Vakzinen eingesetzt werden, sind wie schon besprochen virale Proteine (Hepatitis-B) oder bakterielle Polysaccharide oder Proteine. Handelt es sich bei den bakteriellen Proteinen um Toxine, spricht man auch von sog. Toxoidimpfstoffen.

Dieser Vakzinetyp ist besser definiert und homogener als Lebend- oder Totganzkeimimpfstoffe und zeigt in der Regel weniger Nebenwirkungen. Allerdings sind sie nicht so immunogen wie Ganzkeim-Vakzine (s. Tab. 6.5).

Polysaccharide als Antigenstrukturen haben den Nachteil ihrer T-Zell-Unabhängigkeit. Vakzine auf Polysaccharid-Antigenbasis sind also nicht in der Lage T-Zell-Memory-Effekte zu induzieren. Sie verursachen meist eine unzureichende Immunantwort insbesondere bei Kindern. Beispiel hierfür sind die Kapsel-Polysaccharid-Vakzine gegen Meningokokken und Pneumokokken, sowie die Haemophilus-influenza-Typ-b-Vakzine.

Die mäßige Immunogenität dieser reinen Polysaccharide kann durch deren Kopplung an ein Trägerprotein verbessert werden. Das Trägerprotein trägt T-Zellepitope, wodurch nicht nur die Immunität steigt, sondern auch ein Memory-Effekt induziert wird. Solche Impfstoffe werden als **Konjugat-Impfstoffe** bezeichnet. Insbesondere Vakzine gegen *Haemophilus influenzae* und *Neisseria meningitidis* wurden nach diesem Prinzip entwickelt (Abb. 6.3).

Anzumerken ist weiterhin, dass bei Infektionen, deren klinische Auswirkung auf ihre stark wirkenden Toxine zurückzuführen ist, ein Immunschutz nur dann gegeben ist, wenn die entsprechenden Antikörper gegen diese Toxine im Blut vorhanden sind. In diesen Fällen müssen Impfantigene verwendet werden, die inaktive Toxine darstellen, wie z. B. im Diphtherie- und Tetanus-Impfstoff. Die Toxine sind wasserlösliche Proteine, die zumeist durch Vernetzung mittels Formaldehyd entgiftet werden. Um die dann meist mäßige Immunogenität dieser Aggregate zu erhöhen, werden sie an Aluminiumhydroxid adsorbiert.

Im Falle des Pertussis-Toxins wurde eine Mutation in das Gen für das Toxin eingeführt. Die resultierende Toxinvariante ist nicht toxisch und sogar noch immunogener als der Wildtyp. Die hier ebenso durchgeführte Formaldehyd-Vernetzung dient der besseren Stabilität.

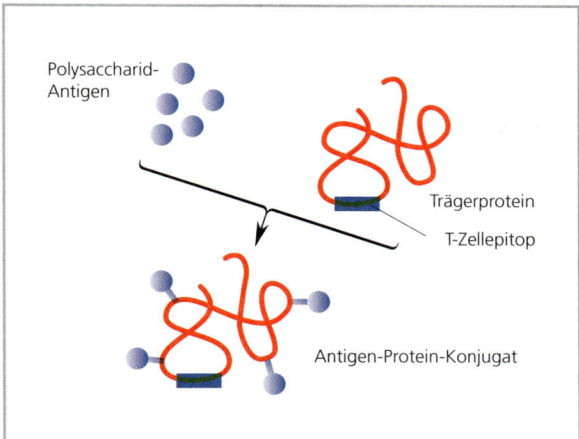

Abb. 6.3 Prinzip eines Konjugat-Impfstoffes. Das Polysaccharid-Antigen wird an ein Trägerprotein mit T-Zellepitop gekoppelt

6.1.4 Adjuvanzien

Um eine Immunantwort gegen ein Impfantigen zu verstärken, kommen häufig Adjuvanzien zum Einsatz. Unter Adjuvanzien versteht man Substanzen, die bei gleichzeitiger Verabreichung mit einem Antigen eine spezifische Immunantwort gegen dieses Antigen ermöglichen, verstärken oder modifizieren.

Klassische Adjuvanzien sind nicht infektiöse Bestandteile von Bakterien, z. B. Muramyldipeptid aus Mykobakterien oder abgetötete *Bordetella-pertussis*-Bakterien. Diese können z. T. selektiv bestimmte Arten von Immunreaktionen stimulieren. Pertussis-Toxin z. B. aktiviert insbesondere die Immunreaktion der Schleimhäute.

Aluminiumhydroxid oder sog. Mikroemulsionen (MF59) werden ebenfalls als Adjuvanzien eingesetzt. Diese Materialien adsorbieren Antigene und vergrößern damit ihre Oberfläche (Beispiele Influenza-Impfstoffe).

Virosomen stellen Neuentwicklungen der Adjuvanzien dar. **Virosomen** sind Phospholipid-Partikel, auf deren Hülle beispielsweise virale Antigene aufgebracht werden können. Die Virosomen dienen zum Transport und vor allem einer effizienten Präsentation von Antigenen. Virosomen können mit Antigen-präsentierenden Zellen fusionieren (vgl. Abb. 6.2).

6.1.5 Neuere Entwicklungen auf dem Impfstoffsektor

Neue Applikationswege

Ein weiterer wichtiger Aspekt für die Wirksamkeit eines Impfstoffes ist der Verabreichungsweg. Die Akteure des Immunschutzes sollten an der ersten Front der Infektion greifen. Die meisten Krankheitserreger infizieren Schleimhäute. Es ist daher wichtig, Impfstoffe zu entwickeln, die insbesondere die Immunantwort in der Schleimhaut induzieren. Man hat in diesem Zusammenhang beobachtet, dass Erreger wie *Vibrio cholerae* oder *Bordetella pertussis* eine stärkere Reaktion der Schleimhäute als andere Erreger bedingen. Deshalb sind Proteine dieser Erreger von besonderem Interesse. Ein Pertussis-Toxin, das so verändert wurde, dass es seine Toxizität verloren hat, zeigte sich als potentes Adjuvans zur Induktion von IgA-Antworten.

Gentechnologie

Die Gentechnologie ermöglicht noch eine Reihe von weiteren Entwicklungen auf dem Impfstoffsektor. Hier sollen nur einige der möglichen Fortschritte kurz beleuchtet werden.

Es gibt die Technologie der so genannten **Vektor-Vakzine**. Dabei werden nicht pathogene oder attenuierte Organismen als Träger für heterologe Protein-Antigene verwendet. Diese Vakzine werden auch als rekombinante Lebend-Vakzine bezeichnet. Die Eigenschaften dieser neuartigen Lebend-Vakzine entsprechen im Prinzip den Vorteilen der herkömmlichen Lebendimpfstoffe, besitzen aber eine deutlich größere Sicherheit mit hohem Schutz.

Durch gentechnologische Methoden kann die Präsentation des Impfstoffes verbessert werden. Die Verwendung so genannter Virosomen, die die Antigene in Antigen-präsentierende Zellen (APC) einschleusen, ist schon erwähnt worden. Eine weitere Möglichkeit besteht darin, die Antigene mit Mannose zu umhüllen, um so zu gewährleisten, dass sie von APC-Zellen über Mannoserezeptoren aufgenommen werden.

Die Herstellung von Fusionsproteinen, die zum Einen aus dem Antigen bestehen, zum Anderen aus einem Protein, das an Rezeptoren von Antigen-präsentierenden Zellen bindet (vgl. Kap. 8.4.1), stellt eine weitere Möglichkeit dar. Solche Fusionsproteine werden gentechnologisch durch Fusion der entsprechenden Genabschnitte hergestellt.

Es gibt auch experimentelle Ansätze, die versuchen durch Kopplung von Antigen an Signalpeptiden die intrazellulären Prozessionswege innerhalb der Zelle zu beeinflussen, z. B. kann ein Antigen durch Anheftung eines Signalpeptides direkt in Lysosomen/Endosomen gelenkt werden und dann am MHC-II-Klasse-Molekül gebunden werden (vgl. Kap. 8.4.1). Dies hat man für ein Antigen des menschlichen Papillon-Virus zeigen können.

Antiidiotyp-Antikörper stellen eine neue Möglichkeit der Impfung dar. Als Antiidiotyp-Antikörper bezeichnet man Antikörper, die gegen das Idiotop eines bestimmten Antikörpers gerichtet sind. Das Idiotop eines Antikörpers ist die Antigen-erkennende Strukturdomäne. Da der Antiidiotyp-Antikörper also ein Abbild des eigentlichen Antigens darstellt, könnten diese zur Immunisierung eingesetzt werden. Insbesondere die bessere Verträglichkeit und Sicherheit dieser Art von Impfung ist attraktiv.

Peptid-Vakzine werden ebenfalls erprobt. Hierbei werden chemisch synthetisierte Peptide verwendet, deren mangelnde Immunogenität durch Konjugation an Trägerproteine und Lipide gesteigert werden kann. Häufig werden ganz verschiedene Peptide, die unterschiedlichste Epitope eines Antigens wiedergeben sollen (Multi-Antigenpeptide), verwendet.

Die jüngste Entwicklung auf dem Gebiet der Impfung ist die Impfung mit Nukleinsäuren (**DNA-Vakzine**). Hier werden nicht Proteine als Impfstoff eingebracht, sondern DNA oder RNA, die die intrazelluläre Synthese des entsprechenden Antigens bedingen sollen. Man konnte im Tiermodell in der Tat zeigen, dass ein virales Antigen, das als Bakterienplasmid in Muskelzellen infiziert wurde, eine Antikörperantwort sowie eine zytotoxische T-Zellantwort hervorruft. Dieses Verfahren bezeichnet man auch als genetische Immunisierung. Der Vorteil dieser Methode besteht darin, dass die Synthese des Antigens in Zellen sowohl MHC-I- als auch MHC-II-Immunantworten induzieren kann und sie somit eine sehr sichere Methode der Impfung darstellen könnte. Die Herstellung des Impfstoffes wäre zudem recht billig. Allerdings gibt es noch sehr viele ungelöste Probleme (s. auch Kapitel Gentherapie), die sich im Wesentlichen mit dem effektiven und sicheren Einbringen von DNA in menschliche Zellen beschäftigen (Abb. 6.4).

Therapeutisches Impfen

In diesem Zusammenhang muss angemerkt werden, dass der Begriff Impfen heute eine über den Schutz vor Infektionen hinausgehende Bedeutung hat. Dies spiegelt sich im Begriff des „therapeutischen Impfens" wieder und wird insbesondere bei der Bekämpfung von Autoimmunerkrankungen (Diabetes mellitus Typ I, Multiple Sklerose und rheumatoide Arthritis) und von Tumoren als hoffnungsvoll angesehen.

Eine Autoimmunerkrankung ist durch chronische Entzündungsreaktionen geprägt. Diese chronische Entzündung kann dadurch bedingt sein, dass der verantwortliche Erreger nicht eliminiert werden kann. Das trifft für Hepatitis B und C zu. Es gibt auch Erreger wie Herpes simplex Typ 2, der vom Immunsystem nicht erkannt wird. Der Sinn einer therapeutischen Impfung, d. h. der Immunisierung des Individuums mit Erreger und Adjuvans, liegt darin, eine Überreaktion des Immunsystems im Wirt auszulösen und so die Ursache der chronischen Entzündung zu eliminieren. Im Rahmen dieses noch experimentellen Ansatzes werden beispielsweise auch bestimmte Cytokine verabreicht, die eine Immunantwort verstärkend modulieren können. Im Falle der Tumorvakzinierung gründet das Konzept auf die Vorstellung, dass das Immunsystem durch Gabe von Tumorantigenen in dem Ausmaß aktiviert werden kann, dass es Tumorzellen selektiv eliminiert (vgl. Kap. 8.5.5).

6.1.6   Immunseren, Immunglobuline, Antitoxine

Die Idee Antikörper therapeutisch einzusetzen geht auf Emil von Behring und Shibasaburo Kitasato zurück, die vor über 100 Jahren heterologe Serum-Präparationen, von mit Diphtherie- und Tetanus-Toxin immunisierten Tieren am Menschen als passive Impfstoffe einsetzten. Diese Seren bezeichnet man als **Antitoxine.** Beide Wissenschaftler erhielten für das Konzept der so genannten **Serum-Therapie** 1901 den Nobelpreis für Physiologie und Medizin.

Obgleich der Einsatz von Antitoxinen, insbesondere von Diphtherie-Antiserum, häufig lebensrettend war, rufen heterologe Immunseren schwere Nebenwirkungen hervor, die man als Serum-Krankheit zusammenfasst und die durch Reaktionen gegen (tierisches) Fremdprotein verursacht werden (s. Kap. 8.5.1).

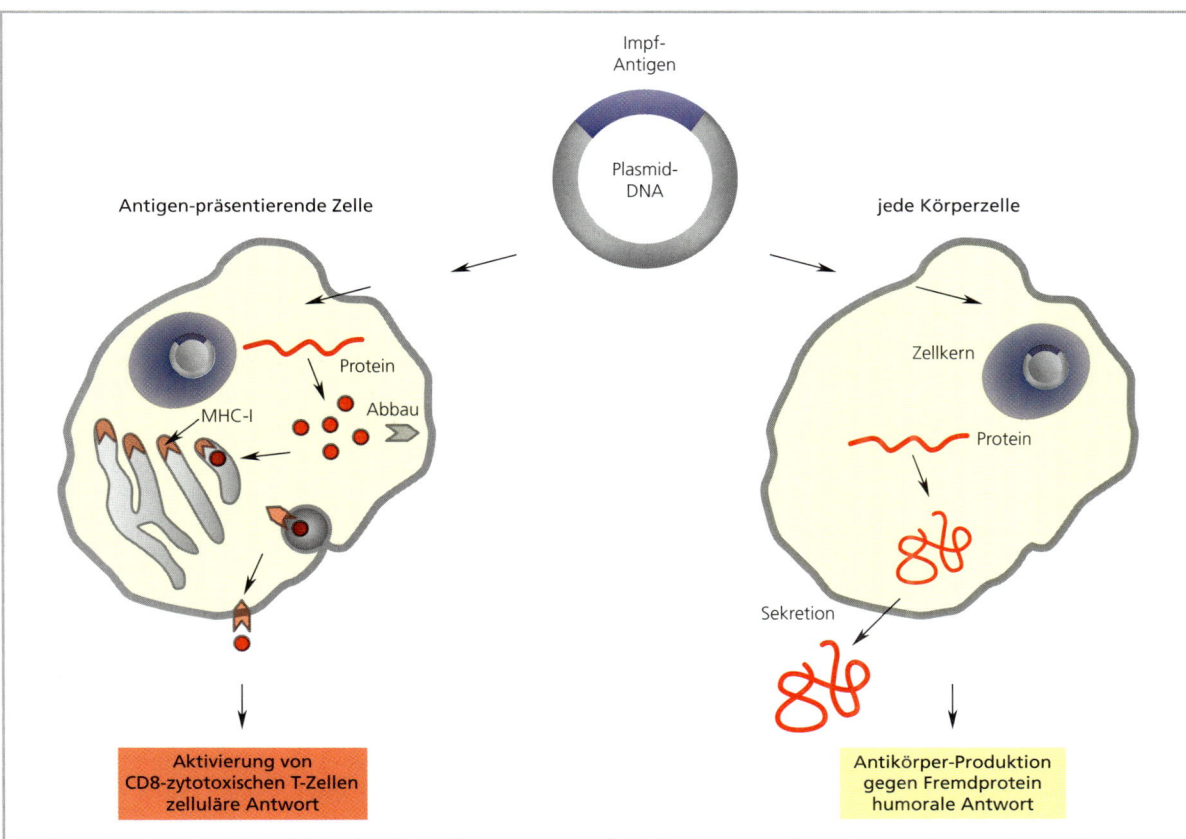

Impf-
Antigen

Plasmid-
DNA

Antigen-präsentierende Zelle

jede Körperzelle

Protein

MHC-I   Abbau

Zellkern

Protein

Sekretion

Aktivierung von
CD8-zytotoxischen T-Zellen
zelluläre Antwort

Antikörper-Produktion
gegen Fremdprotein
humorale Antwort

Abb. 6.4 Prinzip eines DNA-Impfstoffes. Den Impfstoff stellt ein Plasmid dar, das eine Antigensequenz des Erregers beinhaltet. Das Antigen wird in körpereigenen Zellen produziert. In Antigen-präsentierenden Zellen führt es zur Induktion einer CD8-T-Zellantwort. In anderen Körperzellen induziert es durch Sekretion des Proteins eine humorale Antwort.

In der Folge wurde durch enzymatische Behandlung versucht den Hauptanteil von Fremdprotein abzubauen. Immunglobuline haben die günstige Eigenschaft gegen Enzyme wie Pepsin, Trypsin oder Papain deutlich resistenter zu sein als die übrigen Serumproteine. Durch diese fermentative Behandlung wurden die allergischen Reaktionen wesentlich verringert, aber nicht gänzlich abgeschaltet. Solche proteolytisch behandelten tierische Seren werden **Fermo-Seren** genannt.

Die Serum-Krankheit zu umgehen gelang letztlich mit der Möglichkeit, humane Immunglobulin-Präparationen einzusetzen. Hierbei muss man zwischen Immunglobulin-Päparaten mit einer „Normalspezifität" und Präparaten, die spezielle Immunglobuline (z. B. IgA, Anti-Toxin-IgG etc.) angereichert haben, unterscheiden.

Eine normale Immunglobulin-Päparation vom Menschen besteht aus über 95 % IgG, bis zu 2,5 % IgA und bis zu 2 % IgM. Es gibt Präparationen für die i. m.-Applikation, die sich von denen für die i. v.-Applikation durch eine höhere Protein-Konzentration unterscheiden (16,5 % i. m. versus 5–10 % i. v.). Als Ausgangsmaterial für humane Immunglobulin-Präparationen dienen große Serum-Pools von mindestens 1000 gesunden, freiwilligen Spendern um ein möglichst breites Spektrum von Immunglobulinspezifitäten zu garantieren. Die verwendeten Plasmen müssen der **Arzneibuchmonographie „Plasma vom Menschen zur Fraktionierung"** entsprechen.

Im Wesentlichen existieren drei unterschiedliche **Herstellungsverfahren** für humane Immunglobuline:

1. Partiell (durch Proteasen) hydrolysierte Immunglobulin-Päparationen: Eine partielle Pepsin-Proteolyse führt neben intakten 7S-Molekülen mit reduzierter Komplementbindung zur Gewinnung von F(ab')-2-Molekülen. Trypsin-Proteolyse führt zu Präparaten, die neben intakten IgG auch Fab- und Fc-Fragmente enthalten.

2. Chemisch veränderte Immunglobulin-Präparate: Immunglobuline mit reduzierter Komplement-Bindung lassen sich durch Modifikation der Aminosäuren Cystein, Histidin und Lysin mittels β-Propiolacton erreichen. Eine weitere Möglichkeit die Komplementbindung zu verringern besteht in der Reduktion der Disulfidbrücken mit DTT und Iod-Acetamid.

3. Anreicherung bestimmter Fraktionen durch unterschiedliche Trennungsverfahren: Präzipitations-, Adsorptions und Chromatographieverfahren werden eingesetzt, um bestimmte Fraktionen (z.B. IgG oder IgA) anzureichern und unerwünschte Bestandteile abzutrennen.

Bei allen Herstellungsverfahren wird dem Problem der **Virus-Kontamination** Rechnung getragen. Virus-Sicherheit, insbesondere Sicherheit vor HIV und HCV wird durch unterschiedliche Verfahren wie Pasteurisieren, Behandlung mit Detergenzien oder Nanofiltration gewährleistet. Seren, die dem Spenderpool zugeführt werden, werden mit sehr empfindlichen Tests (PCR) auf Abwesenheit von HCV oder HIV getestet.

Wie oben schon erwähnt, unterscheidet man zwischen allgemeinen Immunglobulin-Präparaten (z.B. Beriglobin® u.a.) die im Wesentlichen zur Substitutionstherapie eingesetzt werden, und spezifischen Immunglobulin-Präparaten. Diese lassen sich wiederum in Anti-Virus- (z.B. Hepatitis A/B, Röteln, Tollwut, Varicella-Zoster, Cytomegalie-Virus, FSME) und Anti-Toxin- (Tetanus, Botulinus, *Staphylococcus aureus*, Digitalis) Immunglobulin-Präparate unterscheiden.

Immunglobuline werden im Wesentlichen bei folgenden **Indikationen** eingesetzt:

- bei Agamma- und Hypogammaglobulinämie als Substitution,
- bei IgG- und/oder IgA-Subklassen-Defizienzen,
- zur Prophylaxe und Behandlung viraler Infektionen (Hepatitis, Masern, Poliomyelitis),
- zur Neutralisierung bakterieller Toxine und tierischer bzw. pflanzlicher Gifte.

In neuerer Zeit werden Immunglobuline auch zur Behandlung von **Antikörper vermittelten Autoimmunerkrankungen** und systemischen Infektionen eingesetzt (vgl. Kap. 8.5.2.). Dem Therapieansatz liegt die Tatsache zugrunde, dass bei einem starken Anstieg der IgG-Konzentration, wie er durch Gabe von Immunglobulinen erreicht wird, es zu einer Hemmung der B-Zell-Differenzierung und damit der endogenen Immunglobulin-Produktion kommt. Durch diesen negativen Feedbackmechanismus kann die Produktion autoreaktiver Antikörper zurückgedrängt werden, ohne auf die physiologischen Funktionen der Immunglobuline verzichten zu müssen.

6.2 Antianämika

Unter einer Anämie versteht man eine Verminderung der Erythrozytenzahl oder eine Reduktion der Hämoglobinkonzentration und/oder des Hämatokrits. Anämien werden hervorgerufen durch übermäßigen Blutverlust, durch ineffektive Erythropoese oder durch beschleunigten Erythrozytenabbau. **Erythropoetin** (EPO) ist ein wesentlicher Wachstumsfaktor, der die Bildung neuer Blutkörperchen (Hämatopoese) reguliert. EPO beeinflusst vor allem die Proliferation der determinierten Vorläuferzellen BFU-E und CFU-E, die zu Erythrozyten ausgebildet werden.

EPO wird im Körper zunächst als Vorläuferprotein, bestehend aus 193 Aminosäuren, gebildet. Dieses Protein wird anschließend durch Abspaltung von 27 Aminosäuren und mehrfacher Glykosidierung modifiziert. Die Molmasse des reifen EPO beträgt 30,4 kDa. Wirksam sind sowohl die glykosidierte als auch die nicht glykosidierte Form, wobei jedoch die nicht glykosidierte Form eine sehr viel kürzere Lebensdauer aufweist. Die Wirkung des EPO ist eisenabhängig und wird durch andere Mineralien und Vitamine beeinflusst.

EPO kann neben Insulin als das bedeutendste biotechnologisch hergestellte Protein angesehen werden. Derzeit befinden sich drei EPO-Produkte auf dem Markt, **Epoetin alfa** (Erypo®), **Epoetin beta** (NeoRecormon®) und **Darbepoetin alfa** (Aranesp®). Epoetin alfa und -beta unterscheiden sich in ihrem Glykosylierungsmuster, doch scheint diese Unterscheidung ohne klinische Signifikanz zu sein. Darbepoetin unterscheidet sich von Epoetin alfa dadurch, dass es an fünf Positionen Mutationen aufweist. Die dadurch eingeführten Aminosäuren stellen zwei zusätzliche Glykosidierungsstellen dar. Der Kohlenhydratanteil im Molekül steigt von 40 % auf etwa 52 % an, dadurch erhöht sich die Halbwertzeit von 8 auf etwa 25 Stunden. Ein viertes Derivat, **Epoetin delta** (Dynepo®) steht vor der Zulassung, ein fünftes Derivat, **Epoetin omega**, wird derzeit klinisch getestet.

Die unterschiedlichen EPO-Derivate werden auf unterschiedlichen Wegen hergestellt. Epoetin alfa, Epoetin beta und Darbepoetin werden durch Expression des EPO-Gens in CHO-Zellen, Epoetin delta wird in einer humanen Zelllinie und Epoetin omega durch Expression eines Genes in BHK-Zellen produziert.

EPO-Derivate werden bei verschiedenen Anämien, besonders bei Anämien chronisch nierenkranker Patienten, eingesetzt. Außerdem können Anämien, die während einer Chemotherapie auftreten, durch EPO-Derivate günstig beeinflusst werden.

In den letzten Jahren wurde mehrfach von unerwünschten Nebenwirkungen während der Anwendung von EPO-Derivaten berichtet. Besonders bedeutsam scheint das Aufkommen von „pure red-cell aplasia" zu sein. Es wurde beobachtet, dass Antikörper, deren Synthese durch eine EPO-Therapie induziert wurde, sich auch gegen endogenes EPO richteten. Bemerkenswerterweise treten die Nebenwirkungen nicht bei Formulierungen auf, die Albumin enthalten, außerdem sind sie bei intravenöser statt intramuskulärer Applikation nicht beobachtet worden. Eine weitere bekannte Nebenwirkung des EPO ist die Steigerung des Blutdrucks bei nierenkranken Patienten. Außerdem wird EPO weltweit – leider – als Dopingmittel im Leistungssport eingesetzt.

Tab. 6.6 Zusammenstellung gentechnologisch hergestellter Arzneimittel

Protein	Wirkstoff	Arzneimittel (Beispiele)	Firma	Indikation	Patienten in Deutschland
Proteine					
BMP-Protein	Dibotermin alfa	Inductos®	Wyeth	Wundbehandlung	k.A
Calcitonin		Forcaltonin®	Unitene	Osteoporose, Hyperkalzämie	k.A
Chorin-gonadotropin	r-Chorin-gondo-tropin alpha	Ovitrelle®	Ares Serono	Fertilitätsstörung	Jedes zehnte Ehepaar
DNase	Dornase alpha	Pulmozyme®	Genentech	Mukoviszidose	8000
Erythropoetin	Darbepoetin	Aranesp®	Amgen	Anämie	60000
	Epoetin alfa	Erypo®	Johnson & Johnson		
	Epoetin beta	NeoRecormon®	Roche		
	Epoetin delta	Dynepo®	Aventis/TKT		
Faktor VII	Eptacog alfa	Novoseven®	Novo Nordisk	Bluterkrankheit	8000
Faktor VIII	Moroctocog alfa	Recombinate®	Baxter		
		Kogenate®	Bayer		
		Helixate®	Aventis		
		Refacto®	Wyeth		
Faktor IX	Nonacog alfa	Benefix®	Genetics Institute of Europe		
Follikelstimmulie-rendes Hormon	Follitropin alpha	Gonal-f®	Ares Serono	Fertilitätsstörung	Jedes zehnte Ehepaar
	Follitropin beta	Puregon®	Organon		
α-Galactosidase	Agalsidase alfa	Replagal®	TKT Europe-5S AB	Fabry-Syndrom	60
	Agalsidase beta	Fabrazyme®	Genzyme		
G-CSF	Filgrastim	Neupogen®	Amgen	Neutropenie	330000
	Lenograstim	Granocyte®	Chugai		
GM-CSF	Molgramostim	Leukomax®	Schering-Plough	Neutropenie	330000
Glucagon		GlucaGen®	Novo Nordisk	Diabetes	400000
Glucosecerbrosidase	Imiglucerase	Cerezyme®	Genzyme	Morbus gaucher	100

Tab. 6.6 Zusammenstellung gentechnologisch hergestellter Arzneimittel (Fortsetzung)

Protein	Wirkstoff	Arzneimittel (Beispiele)	Firma	Indikation	Patienten in Deutschland
Hirudin	Desirudin	Revasc®	Aventis	Antithrombotikum	k.A
	Lepirudin	Refludan®	Aventis/Behring		
Humanes Wachstumshormon	Somatotropin	Saizen®	Ares Serono	Minderwuchs	100 000
		Humatrope®	Eli Lilly		
		Norditropin®	Novo Nordisk		
		Zomacton®	Ferring		
Humanes Wachstumshormon-Antagonist	Pegvisomant	Somavert®	Pharmacia	Akromegalie	k.A
Iduronidase	Laronidas	Aldurazyme®	Genzyme Europe		Weltweit 4000
Insulin (s. auch Tab. 6.8)	Insulin aspart	NovoRapid®	Novo Nordisk	Diabetes	400 000
	Insulin glargin	Lantus®	Aventis		
	Insulin human	Ultratard®	Novo Nordisk		
	Insulin lispro	Liprolog®	Eli Lilly		
Interferon alfa-1		Infergen®	Amgen	Hepatitis B und C, Krebs	240 000
Interferon alfa-2a		Roferon®	Genentech/Roche		
Interferon alfa-2b		Intron®	Schering-Plough		
Interferon beta-1a		Avonex® Rebif®	Biogen/ Ares Serono	Multiple Sklerose, Leukämie	120 000
Interferon beta-1b		Fiblaferon® Betaferon®	Schering AG		
Interferon gamma-1b		Imukin®	Boehringer	Granulomatose, Osteopetrosis	k.A
Interleukin-1 Rezeptoren	Anakinra	Kineret®	Amgen	Rheumatoide Arthritis	800 000
Interleukin-2	Aldesleukin	Proleukin®	Chiron	Nierentumore	9000
	Reteplase	Rapilysin®	Roche		k.A
	Tenecteplase	Metalyse®	Boehringer-Ingelheim		
Luteinisierendes Hormon	Lutropin alpha	Luveris®	Ares Serono	Fertilitätsstörung	Jedes zehnte Ehepaar
Parathormon	Teriparatid	Forsteo®	Eli Lilly	Osteoporose	k.A
PDGF	Becalpermin	Regranex®	Janssen-Cilag	Geschwüre bei Diabetes-Patienten	400 000
Protein C	Drotrecogin alpha	Xigris®	Eli Lilly	Sepsis	k.A
t-Pa	Alteplase	Actilyse®	Boehringer-Ingelheim	Akuter Herzinfarkt	130 000
	Reteplase	Rapilysin®			
	Tenecteplase	Metalyse®			
Tumor-Nekrose-Faktor-alpha	Tasonermin	Beromun®	Boehringer-Ingelheim	Weichteilsarkom	k.A
Urat-Oxidase	Rasburicase	Fasturtec®	Sanofi	Hyperurikämie	k.A

Tab. 6.6 Zusammenstellung gentechnologisch hergestellter Arzneimittel (Fortsetzung)

Protein-Target des Antikörper	Antikörper	Arzneimittel (Beispiele)	Firma	Indikation	Patienten in Deutschland
Antikörper					
CD3	Muromonab	Orthoclone® OKT3	Janssen-Cilag	Transplantationen	2500/Jahr
CD11	Elfalizumab	Raptiva®	Serono	Psoriasis	k.A.
CD20	Ibritumomab	Zevalin®	Schering	Non-Hodgkins-Lymphom	140 000
CD20	Rituximab	Mabthera®	Roche	Lymphome	140 000
CD25	Basiliximab	Simulect®	Novartis	Prophylaxe der Nierentransplantat-Abstoßung	2500/Jahr
	Daclizumab	Zenapax®	Roche Registration Ltd. (UK)		
CD52	Alemtuzumab	MabCampath®	Schering	Leukämie	10 000
EGF-Rezeptor	Cetuximab	Erbitux®		Darmkrebs	50 000
F-Protein des RSV	Palivizumab	Synagis®	Abbott	RSV-Erkrankungen bei Kleinkindern	k.A.
GpIIb/IIIa	Abciximab	ReoPro®	Eli-Lilly/ Centocor Europe®	Angina pectoris	130 000
HER2	Trastuzumab	Herceptin®	Roche	Mammakarzinom	50 000 Neuerkrankungen pro Jahr
IGE	Omalizumab	Xolair®	Novartis Pharma	Asthma	k.A.
TNF-α	Etanercept	Enbrel®	Wyeth	Rheumatoide Arthritis, Morbus Crohn	1 000 000
	Infliximab	Remicade®	EssexPharma		
	Adalimumab	Humira®	Abbott	Rheumatoide Arthritis	
VEGF	Bevacizumab	Avastatin®	Roche	Darmkrebs	50 000

Die Analytik von EPO-Derivaten basiert auf modernen elektrophoretischen Trennverfahren und der Chemolumineszenzdetektion. EPO bzw. EPO-Derivate weisen geringfügige Variabilitäten in ihren Kohlenhydratstrukturen auf. Diese führen dazu, dass die Proteine in unterschiedlichen Ladungszuständen vorliegen können. Da diese jeweilige Nettoladung vom pH-Wert abhängig ist, ist die Trennung der EPO-Derivate von EPO möglich.

6.3 Antidiabetika und Antihypoglykämika

Die Zahl der Diabetiker in Deutschland steigt jährlich enorm an. Nach einer kürzlich in Deutschland durchgeführten Studie leiden 8 % der Bevölkerung an einer bekannten Diabetes-Erkrankung und 16 % zeigen Auffälligkeiten hinsichtlich ihres Kohlenhydratstoffwechsels, die mit einem hohen Risiko für die Entwicklung eines Diabetes einhergehen. Die Ursachen für viele Diabetesformen liegen nicht nur in erblichen Belastungen, sondern auch in der ungesunden Lebensführung, die von falscher Kost, also letztlich von Übergewicht und Fettleibigkeit, sowie von Bewegungsmangel geprägt ist.

6.3.1 Insulin

1869 beobachtete ein junger Medizinstudent, dass das Pankreas zwei unterschiedliche Gruppen von Zellen enthält, Azinuszellen, die Verdauungsenzyme sezernieren, und Zellen mit bis dahin unbekannter Funktion. 1889 wurde gezeigt, dass diese Zellen mit Diabetes mellitus in Verbindung zu bringen sind. Weiterführende Arbeiten zahlreicher Ar-

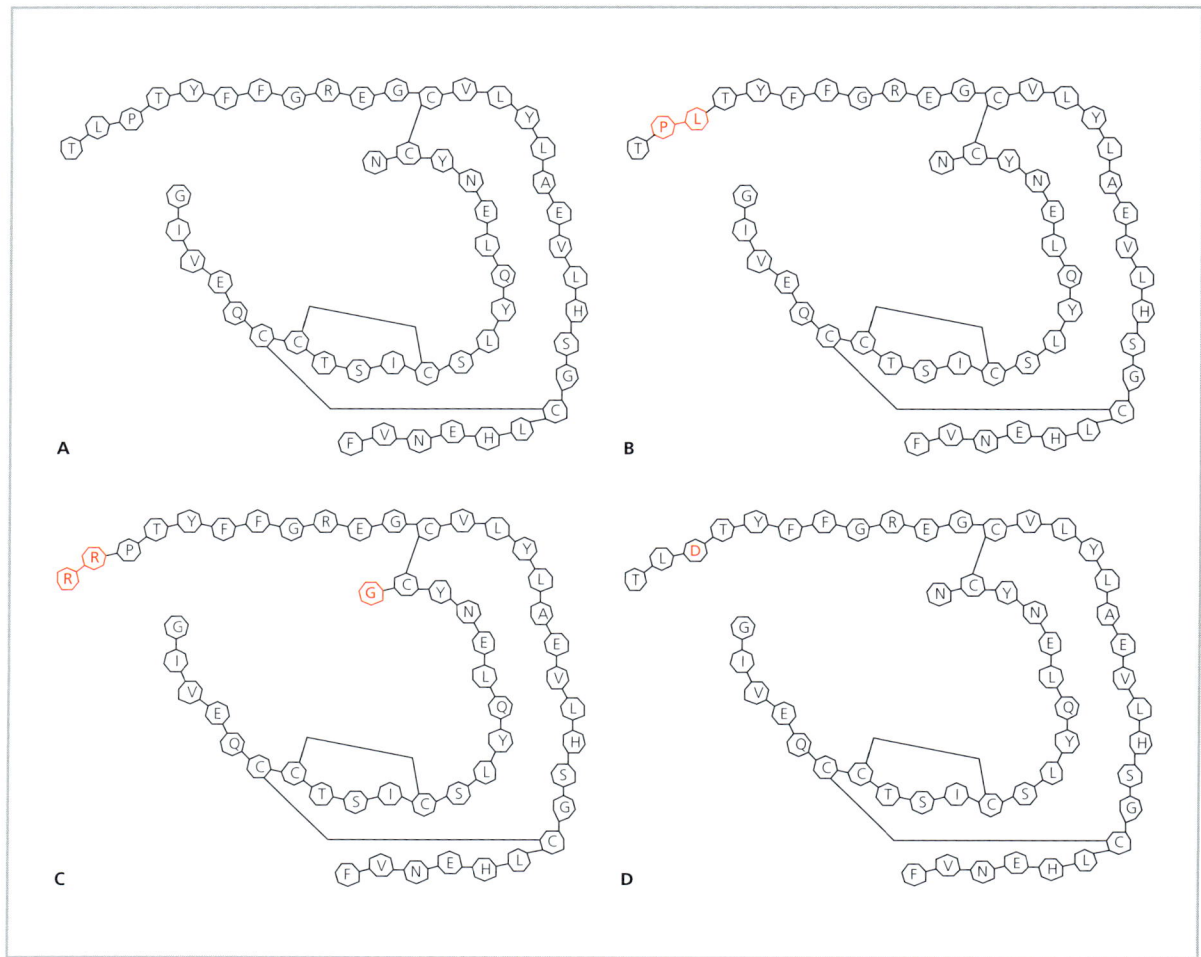

Abb. 6.5 **A** Humaninsulin, **B** Insulin lispro, **C** Insulin glargin, **D** Insulin aspart

beitsgruppen (u. a. bekamen Banting und Macleod 1923 den Nobelpreis für die Herstellung von Pankreasextrakten und deren Einsatz) führten in den 1950er Jahren zur Aufklärung der Aminosäuresequenz und 1963 zur Synthese des Insulins. Im Körper wird zunächst das aus 110 Aminosäuren bestehende **Präproinsulin** gebildet. Nach Abspaltung der *N*-terminalen 24 Aminosäuren und der Ausbildung der drei Disulfidbrücken entsteht das **Proinsulin**. Erneut durch proteolytische Spaltung werden vier basische Aminosäuren und ein so genanntes C-Peptid entfernt. **Insulin** besteht folglich aus einer A-Kette mit 21 Aminosäuren und einer B-Kette mit 30 Aminosäuren, die Molmasse beträgt 5800 Da (s. Abb. 6.5).

Insulin erzeugt ein bemerkenswert breites Spektrum von physiologischen Reaktionen und ist das wichtigste Hormon zur zellulären Aufnahme, Ver-

wertung und Speicherung von Nährstoffen. Im Mittelpunkt steht die Steuerung der Glucosehomöostase in der Leber, im Skelettmuskel und im Fettgewebe, außerdem reguliert es eine Reihe anaboler und kataboler Vorgänge im Körper.

Insulin ist das wichtigste Behandlungsprinzip bei nahezu allen insulinabhängigen Diabetes-mellitus- (IDDM) und vielen nicht insulinabhängigen Diabetes-mellitus-Erkrankungen (NIDDM) (s. Tab. 6.7). Ursachen für Diabetes mellitus können Mutationen im Glucokinasegen, im Insulinrezeptorgen, in Insulinbiosynthesegenen oder Erkrankungen des Pankreas sein.

Insulinpräparationen können entsprechend ihrer Herkunft und Wirkungsdauer in Human-, Schweine-, Rinderinsuline bzw. kurz-, intermediär- und lang wirksame Insuline eingeteilt werden. Die subkutane Gabe von Schweine- und Rinderinsulin

Tab. 6.7 Verschiedene Formen des Diabetes mellitus und ihre Ursachen

Erkrankung	Ursachen
Nicht insulin-abhängiger Diabetes	Verminderte Insulinsekretion, häufig bei adipösen Patienten; Inzidenz steigt mit dem Alter, Defekt im Glucokinasegen
Schwangerschafts-diabetes	Verminderte Insulinwirkung aufgrund hormoneller Veränderungen
Insulinabhängiger Diabetes mellitus	Defekt im Insulinrezeptorgen, Defekt im Insulingen, chronische Pankreatits, sekundärer Diabetes nach Pankreasoperation, sekundärer Diabetes bei Endokrinopathien

führt zu einer zum Teil stark ausgeprägten Antikörperproduktion. Da diese Antikörperproduktion bei der Gabe von Humaninsulin schwächer oder gar nicht ausgeprägt ist, kommen heute fast nur noch die rekombinant hergestellten Derivate zum Einsatz.

Seit der Einführung von Humaninsulin®, dem ersten durch das Unternehmen Eli Lilly im Jahr 1982 gentechnologisch hergestellten Polypeptid, wurden weitere Fertigarzneimittel entwickelt. So befinden sich mit Humaninsulin®, Berlinsulin® Insuman® und Actrapid® vier fast identische Insuline auf dem europäischen Markt.

Um die Bioverfügbarkeit der Insulinpräparate steuern zu können, wurden einerseits verschiedene Formulierungen entwickelt, z.B. an das Chinolon-Harnstoff-Derivat Surfen gebundenes Insulin, Protamin-Insulin-Suspension, NPH-Insulin (Neutrales-Protamin-Hagedorn-Insulin), NPL-Insulin (Neutrales-Protamin-Lispro), Isophaninsulin (Protamin und Insulin liegen in gleichen Mengen vor), Insulin-Zink-Suspension (Lente-Insulin, Ultralente-Insulin) und Protamin-Zink-Insulin, andererseits wurden Insulinderivate mit verschiedenen Mutationen hergestellt.

Es war bekannt, dass sich Insulin nach Injektion zu Dimeren oder Hexameren zusammenlagern kann und dass für diese Zusammenlagerung der C-terminale Bereich der B-Kette mit den Aminosäuren 28 (Prolin) und 29 (Lysin) verantwortlich ist. Um diese Aggregation zu vermeiden, wurden Insulin lispro (Humalog®), das an Position 28 ein Lysin und an

Position 29 ein Prolin aufweist, und Insulin aspart (NovoRapid®) mit einer Asparaginsäure an Position 28 entwickelt (s. Abb. 6.1). Beide Insuline zeichnen sich durch eine schnelle Bioverfügbarkeit aus. Ein Insulin mit verzögerter Bioverfügbarkeit wurde entwickelt, indem das C-terminale Asparagin der A-Kette durch Glycin ausgetauscht wurde und die B-Kette C-terminal mit zwei zusätzlichen Arginin-Resten versehen wurde (Insulin glargin, Lantus® s. Abb. 6.5). Diese Modifikationen bewirken, dass die Löslichkeit des Proteins im leicht sauren Bereich erhöht und im physiologischen pH-Bereich des Subkutangewebes gesenkt ist. Nach subkutaner Injektion von Insulin glargin bildet sich ein Mikropräzipitat, dessen verzögerte und lang anhaltende Resorption zu einer weitgehend konstanten Insulinzufuhr führt. 48 Stunden nach Injektion sind noch ca. 20% des injizierten Insulins glargin am Wirkort nachweisbar. Tab. 6.8 fasst die wichtigsten Insulinderivate und ihre Eigenschaften zusammen.

Die meisten gentechnologisch hergestellten Insuline werden durch *E. coli* produziert, ein einziges durch Hefen (z.B. Actrapid®). In dem Verfahren der Firma Genentech werden über zwei getrennte *E.-coli*-Stämme die A-Kette und die B-Kette des Insulins separat erzeugt. Diese beiden Ketten werden dann durch oxidative Kopplung der Schwefelbrücken zu Humaninsulin verknüpft. Die Firma Novo Nordisk stellt Insulin mit Hilfe von Hefen her. Zunächst wird ein dem Proinsulin sehr ähnliches Protein gebildet, da das eigentliche Proinsulin von der Hefe hydrolysiert würde. Bei dem hergestellten Protein sind die A- und B-Kette bereits durch Disulfidbrücken verbunden und hängen noch mit vier Aminosäuren zusammen. Diese werden dann enzymatisch abgespalten. Ein Vorteil der Produktion mit Hefen ist, dass sie ihr Insulinprodukt ins Kulturmedium abgeben und somit die aufwändige Lyse der Zellen entfällt. Die Firma Aventis produziert das Proinsulin vollständig über einen *E.-coli*-Stamm. Dabei wird zunächst ein Fusionsprotein aus Insulin und β-Galactosidase gebildet, das nach Rückfaltung unter Oxidation der Disulfidbindungen und mehreren proteolytischen Schritten zu Insulin umgewandelt wird. Die Bildung des Fusionsproteins ist deshalb vorteilhaft, weil die Produktionsausbeute dadurch erheblich gesteigert werden kann.

Die Nebenwirkungen von Insulinpräparaten können u.a. allergische Reaktionen sein. Beim Insulin glargin wird häufig über ein erhöhtes Krebsrisiko diskutiert. Osteosarkom-Zellen teilen sich

Tab. 6.8 Verschiedene Insulinderivate und ihre Eigenschaften

Insulin	Präparat	Besonderheit
Ultrakurzwirksame Insuline (2–5 Stunden)		
Insulin lispro	Humalog®	Gentechnologisch hergestelltes Insulin mit Mutation
Insulin aspart	NovoRapid®	Gentechnologisch hergestelltes Insulin mit Mutation
Kurzwirksame Insuline (2–8 Stunden)		
Insulin human	Actrapid®Human	Gentechnisch hergestelltes Insulin
Insulin human	Berlinsulin®H Normal	Gentechnisch hergestelltes Insulin
Insulin human	Huminsulin®Normal	Gentechnisch hergestelltes Insulin
Insulin human	Insuman®Rapid	Gentechnisch hergestelltes Insulin
Insulin vom Schwein	Insulin S Berlin Chemie®	Tierisches Insulin
Intermediärwirksame Insuline (maximal 24 Stunden)		
Insulin lispro	Humalog Mix25®	Gentechnologisch hergestelltes Insulin mit Mutation; 25 % des Insulins in gelöster Form, 75 % des Insulins als Protamin-Kristallsuspension
Insulin human	Actraphane®	Gentechnisch hergestelltes Insulin als Isophan-Insulin
Insulin human	Berlinsulin®H Basal	Gentechnisch hergestelltes Insulin als Protamin-Kristallsuspension
Insulin human	Huminsulin® Basal	Gentechnologisch hergestelltes Insulin als Protamin-Kristallsuspension
Insulin human	Insuman®Basal	Gentechnologisch hergestelltes Insulin als Protamin-Kristallsuspension
Insulin vom Schwein	Insulin Novo Semilente®	Surfenverzögertes Insulin
Langwirksame Insuline (24–36 Stunden)		
Insulin glargin	Lantus®	Gentechnologisch hergestelltes Insulin mit Mutation
Insulin human	Ultratard®	Gentechnisch hergestelltes Insulin; Zink-Insulin Suspension

durch Insulin schneller und nähren daher das Gerücht. Doch gibt es bis heute keinen stärkeren Hinweis auf eine krebsfördernde Eigenschaft des Insulins glargin.

6.3.2 Glucagon

Glucagon wird auch als der natürliche Gegenspieler des Insulins bezeichnet. Es ist ein nicht glykosidiertes Peptid aus 29 Aminosäuren, das im Körper als Präpropeptid gebildet wird. Rekombinates Glucagon wird in *Saccharomyces cerevisiae* (GlucaGen®) produziert und zur Behandlung der schweren Hypoglykämie und bei insulinabhängigen Tumoren eingesetzt.

6.4 Antihämorrhagika

Die Aktivierung der Blutgerinnung ist ein hochkomplexer und gleichzeitig faszinierender Vorgang. In zwei verschiedenen Wegen (intrinsischer- und extrinsischer Weg) werden inaktive Proteine durch Proteasen aktiviert, die dann ebenfalls als aktive Proteasen ein weiteres Blutgerinnungsprotein aktivieren, bis schließlich ein Netz aus Fibrinmolekülen entsteht (s. Abb. 6.6).

6.4.1 Faktor VIII

Ein bedeutender Gerinnungsfaktor ist das **Faktor-VIII-Protein**. Dieses Protein wird im Körper zunächst als Primärpeptid gebildet, das dann durch hydrolytische Spaltung in ein Heterodimer aus ins-

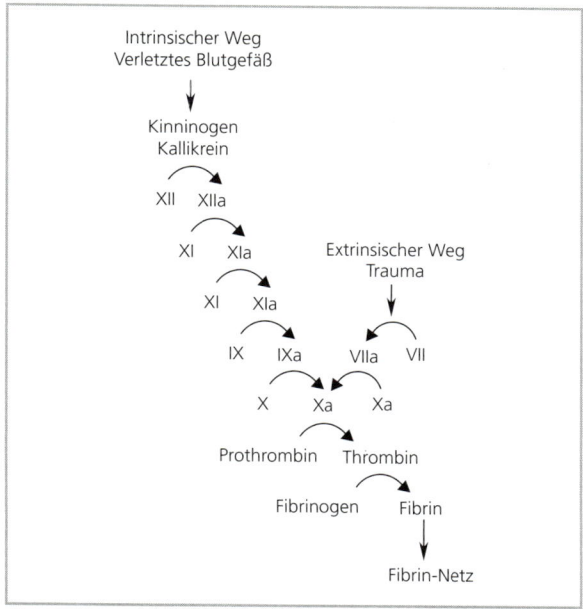

Intrinsischer Weg
Verletztes Blutgefäß

Kinninogen
Kallikrein

XII XIIa

XI XIa

XI XIa   Extrinsischer Weg
                 Trauma

IX IXa   VIIa VII

X Xa Xa

Prothrombin Thrombin

Fibrinogen Fibrin

Fibrin-Netz

Abb. 6.6 Die wichtigsten Reaktionen der Blutgerinnung

gesamt 2351 Aminosäuren umgewandelt wird. Bei diesem Vorgang wird unter anderem auch ein als Domäne B bezeichneter interner Bereich des Proteins entfernt. Nach Glykosidierung entsteht ein Glykoprotein mit einer Größe von etwa 300 kDa. Bei der Hämophilie A fehlt Faktor VIII oder er liegt nicht in ausreichenden Mengen vor. Patienten müssen mit Faktor-VIII-Präparaten behandelt werden. In den 1980er Jahren traten bei mehreren Patienten HIV- und Hepatitis-Infektionen auf, die mit aus Plasmaeiweiß gewonnenem Faktor VIII behandelt worden waren. Dies war der Anlass für intensive Forschung, die 1990 zu einem ersten Präparat mit rekombinantem Faktor VIII führte. Derzeit sind in Europa vier Präparate, Recombinate®, Kogenate®, Helixate® und Refacto® (Moroctocog alfa) zugelassen.

Während die ersten drei Präparate die identische Aminosäuresequenz wie das Primärpeptid aufweisen, ist das vierte Präparat bereits um die Aminosäuren der Domäne B verkürzt. Die Prozessierung des letztgenannten Proteins im Körper ist nicht gestört, es wird sogar ein etwas stabileres Endprodukt gebildet.

Für die methodisch anspruchsvolle gentechnologische Herstellung der Faktor-VIII-Präparate stehen unterschiedliche Verfahren zu Verfügung. Recombinate® und Refacto® werden mit CHO-Zellen, Kogenate® und Helixate® mit BHK-Zellen produziert.

6.4.2 Faktor IX

Als Hämophilie B wird eine Erkrankung bezeichnet, bei der **Faktor IX** in nicht ausreichender Menge oder überhaupt nicht gebildet wird. Auch hier können Patienten mit einem rekombinanten Wirkstoff, Nonacog-alfa (BeneFix®), behandelt werden, der in Säugerzellen hergestellt wird.

6.4.3 Faktor VII

Faktor-VII-Präparate werden an Patienten mit Faktor-VII-Mangel verabreicht. Außerdem werden Patienten mit Faktor-VII-Präparaten behandelt, die Antikörper gegen Faktor-VIII- oder Faktor-IX-Präparate entwickeln. Faktor VII liegt im Körper zunächst als Glykoproteinen mit 406 Aminosäuren vor, das zur Aktivierung in 2 Ketten gespalten wird, die jedoch über eine Disulfidbrücke miteinander verbunden bleiben. Rekombianter Faktor VII, Eptacog alfa (Novoseven®), stellt die bereits aktivierte Form dar. Eptacog alfa wird in BHK-Zellen produziert.

6.5 Antikoagulanzien

6.5.1 Protein C

Das septische Krankheitsgeschehen ist gekennzeichnet durch einen meist dramatischen Verlauf. Innerhalb weniger Stunden können Patienten nach einem Unfall oder einer Operation so schwer erkranken, dass sie meist einem Organversagen erliegen. Ausgelöst wird Sepsis durch eine systemische inflammatorische Reaktion auf pathogene Mikroorganismen. Gleichzeitig werden pro- und antiinflammatorisch wirkende Mediatoren freigesetzt. Es kommt zur massiven Einschwemmung gerinnungsaktivierender Substanzen in die Blutbahn, was zu einem Ungleichgewicht zwischen Aktivatoren und Inhibitoren führt. In der Folge wird das hämostatische Potenzial verbraucht. Dies führt zum einen zu Blutungen, zum anderen zu thrombischen Gefäßverschlüssen. Aktiviertes **Protein C** ist ein in die Hämostase eingreifendes Protein. Es inaktiviert die Faktoren Va und VIIIa und wirkt dadurch antithrombisch, es inaktiviert PAI-I und wirkt dadurch profibrinolytisch und blockiert die Leukozyten-Adhäsion sowie die Freisetzung von IL-1 und TNF-α und wirkt dadurch antiinflammatorisch. Rekombinantes aktiviertes Protein C (Drotrecogin alfa, Xigris®) ist ein Glykoprotein (Molmasse 55 kDa), das in einer menschlichen Zelllinie produziert wird. Nach Reinigung wird es mit Thrombin behandelt und somit in seine aktivierte Form gespalten. Xigris® wird bei schwerer Sepsis eingesetzt, doch ist sein Einsatz wegen der hohen Kosten und einer gesteigerten Blutungsneigung der Patienten umstritten.

6.5.2 Hirudin

Im Speichelsekret des Blutegels kommt ein Gemisch an Peptiden mit einer Größe von 64–66 Aminosäuren vor (durchschnittliche Molmasse: 7 kDa), das als **Hirudin** bezeichnet wird. Alle Peptide sind durch jeweils drei Disulfidbrücken quervernetzt. Hirudin bildet mit Thrombin einen stabilen Komplex. Dadurch wird verhindert, dass Thrombin die Umwandlung von Fibrinogen zu Fibrin katalysiert, was schließlich die Blutgerinnung verhindert. Derzeit befinden sich zwei rekombinante Proteine auf dem Markt. Lepirudin (Refludan®) wurde aus einem der Hirudin-Peptide abgeleitet, es besteht aus 65 Aminosäuren, enthält im Unterschied zum ursprünglichen Peptid N-terminal ein Leucin statt eines Isoleucin und es ist an Position 63 nicht sulfatiert.

Desirudin (Revasc®), abgeleitet aus einem anderen Hirudin-Peptid, ist ebenfalls an Position 63 nicht sulfatisiert. Beide Proteine werden mittels *Saccharomyces cerevisiae* produziert.

Beide Derivate sind als Antithrombotika, besonders zur Verhinderung von Thrombosen, während einer Operation zugelassen.

6.5.3 Antithrombin III

Als **Antithrombin III** bezeichnet man eine Glykoproteinfraktion aus Humanplasma. Antithrombin III hemmt die Faktoren XII$_a$, XI$_a$, und IX$_a$ der Blutgerinnung durch Bildung inaktiver Komplexe. Antithrombin III (Atenativ®, Kybernin®), das aus Blutplasma gewonnen wird, wird zur Prophylaxe und Therapie thromboembolischer Komplikationen und bei Antithrombin-III-Mangel eingesetzt.

6.6 Antirheumatika

Nach der Weltgesundheitsorganisation (WHO) ist Rheuma der Überbegriff für Erkrankungen, die an den Bewegungsorganen auftreten und fast immer mit Schmerz und häufig mit Bewegungseinschränkungen verbunden sind. Man unterscheidet entzündlich-rheumatische Erkrankungen (z.B. Arthritis), degenerative Gelenk- und Wirbelsäulenerkrankungen (z.B. Arthrose), Weichteilrheumatismus (z.B. Fibromyalgie) und Stoffwechselerkrankungen mit rheumatischen Beschwerden (z.B. Gicht). Etwa 450 Erkrankungen werden dem rheumatischen Formenkreis zugeordnet.

6.6.1 Anakinra

Interleukin-1 ist ein Cytokin, das eine wichtige Funktion bei Entzündungsprozessen einnimmt. Es bindet an zwei unterschiedliche Typen von Rezeptoren, die auf unterschiedlichen Zelltypen vorkommen und induziert dadurch proinflammatorische Antworten. Patienten mit rheumatoider Arthritis haben in aktiven Krankheitsphasen eine erhöhte Konzentration von IL-1 im Plasma und in der Synovialflüssigkeit.

Im Menschen kommt auch ein natürlicher Interleukin-1-Rezeptoranatgonist, IL-1Ra, vor. Er besteht aus 152 Aminosäuren mit einer Molmasse von etwa 17 kDa. Der rekombinante **Interleukin-1-Rezeptorantagonist Anakinra** (Kineret®) ist eine nicht glykosidierte Form von IL-1Ra und unterscheidet sich außerdem durch ein zusätzliches Methionin am N-terminalen Ende. Produziert wird Anakinra mittels *E. coli*. Anakinra wird zur symptomatischen Therapie der rheumatoiden Arthritis eingesetzt.

Es wurde beobachtet, dass Anakinra das Risiko erheblich erhöht, an einer Infektion zu erkranken. Aus diesem Grund darf es bei Patienten mit Infektionen nicht eingesetzt werden.

6.6.2 Etanercept

Der Tumor-Nekrose-Faktor (TNF) besteht aus zwei eng verwandten Proteinen, aus dem reifen TNF (TNF-α) und dem Lymphotoxin (TNF-β). Beide erkennen die gleichen Zelloberflächenrezeptoren, einen 75 kDa großen Typ I und einen 55 kDa großen Typ II. TNF verursacht viele proinflammatorische Antworten, darunter die Induktion von Fieber, Schlaf und Anorexie und die Aktivierung einiger Komponenten des Immunsystems. Ein **gegen TNF-α gerichteter Antikörper** ist das **Etanercept** (Enbrel®). Etanercept besteht aus zwei extrazellulären Domänen des TNF-α-Rezeptors (TNFRII) und zwei modifizierten schweren Ketten der konstanten Region eines humanen IgG-Moleküls (IgG1-Fc). Produziert wird es in tierischen Zellkulturen (CHO-

Zellen). Die Wirkung beruht auf der Bindung der extrazellulären Domänen an TNF-α. Enbrel® wird zur Behandlung der rheumatoiden Arthritis eingesetzt.

6.6.3 Adalimumab

Ebenfalls ein **TNF-α-Blocker** ist das **Adalimumab** (Humira®). Er besteht nur aus humanen Sequenzen und weist deshalb nur noch ein sehr geringes immunogenes Potenzial auf. Im Unterschied zu anderen TNF-Blockern wird er mit menschlichen Zellkulturen produziert. Adalimumab wird zur Behandlung der rheumatoiden Arthritis eingesetzt, wenn die Patienten auf andere Antirheumatika nur unzureichend angesprochen haben.

6.6.4 Infliximab

Zur Behandlung der rheumatoiden Arthritis ist auch **Infliximab** zugelassen (s. Kap. 6.10.3).

6.7 Antitussiva

Für die Bekämpfung des Hustens stehen viele niedermolekulare Verbindungen zu Verfügung. Die in diesem Abschnitt aufgeführten Proteine bzw. Antikörper werden bei schwerwiegenden Erkrankungen eingesetzt.

6.7.1 DNase

DNase ist ein für jedes Lebewesen essenzielles Enzym, das in der Lage ist, DNA hydrolytisch zu spalten. Humane DNAse ist ein Glykoprotein bestehend aus 260 Aminosäuren, mit einer Molmasse, je nach Glykosylierungsmuster, von 30–40 kDa. Rekombinante DNase, Dornase alfa (Pulmozyme®), wird in CHO-Zellen produziert. Der Einsatz des Enzyms beschränkt sich auf die zystische Fibrose (Mukoviszidose), einer rezessiv-autosomalen Erkrankung, bei der es durch Hydrolyse extrazellulärer DNA zu einer Viskositätsverringerung des Schleims kommt.

6.7.2 Anti-IGE-Antikörper

IgE-Antikörper besitzen eine Schlüsselrolle bei der Immunabwehr. Bei einer Ausschüttung im Körper kann es zu schwerwiegenden Allergien, oft begleitet von Asthma, kommen. Der **Anti-IgE-Antikörper Omalizumab** (Xolair®) bindet am IgE und verhindert dadurch die IgE-Bindung an Mastzellen. Omalizumab wurde in den USA zur Therapie von mittlerem bis schwerem Asthma bronchiale zugelassen.

6.8 Fibrinolytika

Unter Fibrinolytika werden Substanzen zusammengefasst, die durch eine Aktivierung der Fibrinolyse Thromben auflösen können. Ein natürlich vorkommendes Fibrinolytikum ist der **Gewebeplasminogenaktivator** (tissue Plasminogen activator, t-Pa) der zunächst als ein Propeptid gebildet wird. Nach Abspaltung eines Signalpeptids entsteht ein an zwei oder drei Aminosäuren glykosidiertes 527 Aminosäuren großes Protein. t-Pa ist eine Serinprotease; sie bindet über eine Lysinbindungsstelle an seinem *N*-terminalen Ende an Fibrin und aktiviert gebundenes Plasminogen. Das entstehende Plasmin spaltet t-Pa, jedoch ist die gespaltene Form ebenfalls fibrinolytisch aktiv. Die rekombinante Form des t-Pa ist die Alteplase (Actilyse®). Alteplase wird in CHO-Zellen hergestellt. Eine Weiterentwicklung der Alteplase ist die Reteplase (Rapilysin®). Sie besteht aus den Aminosäuren 1–3 und 176–527 des ursprünglichen Proteins. Da es in *E. coli* hergestellt wird, ist es nicht glykosidiert. Reteplase ist stabiler als Alteplase und gesteigert in seiner lytischen Aktivität. Ein weiteres rekombinantes Protein ist die Tenecteplase (Metalyse®). Im Vergleich zum humanen t-Pa weist es ein Asparagin (statt Threonin) an Position 103 auf, ein Glutamin (statt Asparagin) an Position 117 und die Aminosäuren Alanin-Alanin-Alanin-Alanin an den Positionen 296–299 (statt Lysin-Histidin-Arginin-Arginin).

Die Mutation an Position 103 erweist sich als neue *N*-Glykosylierungsposition, die Mutation an Position 117 verhindert eine *N*-Glykosylierung. Das Protein weist eine erhöhte Spezifität für Fibrin auf und ist außerdem stabiler als t-Pa. Tenecteplase wird ebenfalls in CHO-Zellen hergestellt. Alle drei Präparate werden zur Behandlung eines akuten Myokardinfarkts eingesetzt. Reteplase und Tenecteplase können als Bolusgabe verabreicht werden. Als Nebenwirkungen können Blutungen, besonders im Gehirn, auftreten.

6.9 Hypophysen- und Hypothalamushormone

Wichtige Funktionen unseres Körpers werden durch Peptidhormone gesteuert. Dabei sind die Hormone des Hypophysenvorderlappens wesentlich für die Regulation von Wachstum und Fortpflanzung verantwortlich. Die Synthese dieser Hormone

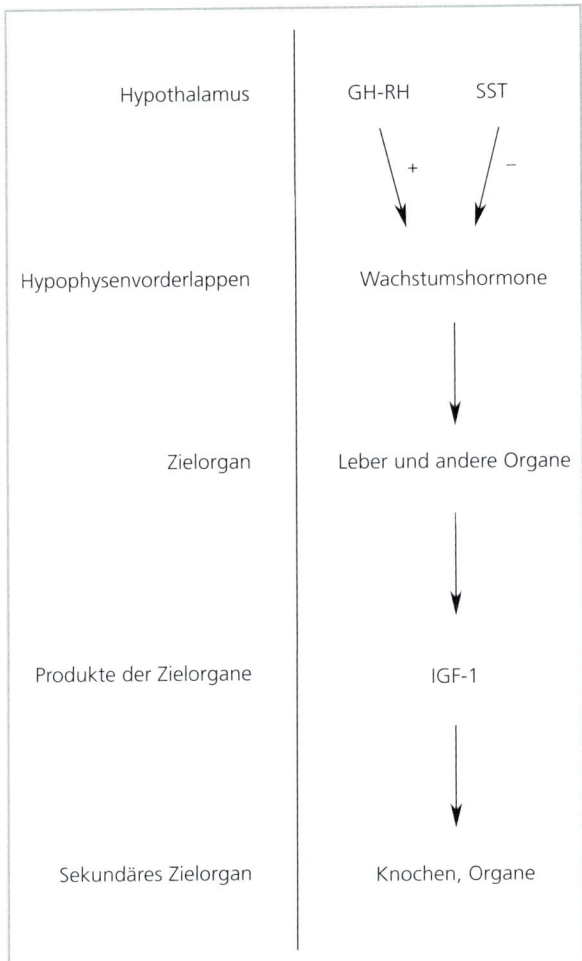

Abb. 6.7 Regulation der Freisetzung und Funktion des Wachstumshormons

wird von Hormonen des Hypothalamus und Hormonen peripherer endokriner Drüsen gesteuert. Dieses Kapitel behandelt den therapeutischen Verwendungszweck einiger Hypophysenvorderlappenhormone und einiger hypothalamischer Wirkstoffe, die die Freisetzung regulieren.

6.9.1 Wachstumshormone

Das menschliche **Wachstumshormon**, ein Hypophysenvorderlappenhormon, besteht aus einer heterogenen Mischung von Peptiden. Hauptkomponente ist ein nicht glykosidiertes Peptid aus 191 Aminosäuren mit zwei Disulfidbrücken (Molmasse: 22 kDa). Die Sekretion des Wachstumshormons wird durch das **Wachstumshormon-Releasinghormon (Somatoliberin, GHRH)** stimulierend und

durch das **Somatostatin (SST)** hemmend gesteuert (s. Abb. 6.7). Die Effekte des Wachstumshormons sind Ergebnisse der Bindung an Rezeptoren, die in allen Körperabschnitten verteilt sind. Physiologische Effekte können in direkte oder indirekte unterteilt werden. Direkte Effekte sind z. B. die Stimulation von IGFs in der Leber und in anderen Organen, die Stimulation der Triglyzeridhydrolyse und die Stimulation der Gluconeogenese. Unter indirekten Effekten, die eigentlich von IGF-1 vermittelt werden, werden anabole und wachstumsfördernde Effekte zusammengefasst.

6.9.2 Humanes Wachstumshormon

Rekombinantes humanes Wachstumshormon (hGH, INN: Somatotropin) wird derzeit von verschiedenen Firmen angeboten (Genotropin®, Humatrope®, Norditropin®, Zomacton®, Saizen®). Die ersten drei werden in *E. coli,* Saizen® in Mäusezelllinien produziert. Alle weisen überwiegend identische Aminosäuren auf, nur im *N*-terminalen Bereich liegen Unterschiede vor. Bei der Herstellung des hGH in *E. coli* werden unterschiedliche Verfahren eingesetzt. So wird für die Herstellung von Genotropin® zunächst das Peptid Met-Ala-Glu-GH gebildet, das anschließend enzymatisch prozessiert wird. Bei der Herstellung von Humatrope® wird ein Präprotein gebildet, das ins bakterielle Periplasma sezerniert wird. Nach osmotischem Schock kann ein prozessiertes, aktives Protein isoliert werden.

Als eine erfolgreiche technologische Weiterentwicklung erscheint Nutropin® Depot, bei dem das Protein mit einem **Polymilchsäurecoglykolid** mikroverkapselt vorliegt. Eine derartige Formulierung muss nur etwa alle 14 Tage verabreicht werden.

Das humane Wachstumshormon wird gegen Minderwuchs bei Kindern eingesetzt und hat sich hier als ein wichtiges Arzneimittel etabliert. Es ist zusätzlich zugelassen bei chronischer Niereninsuffizienz und beim Turner-Syndrom.

Forschungen zur Funktion des humanen Wachstumshormons hatten gezeigt, dass ein Glycin an Position 120 essenziell für die Aktivität des Hormons ist. Mutationen an dieser Position hatten zu einer Reihe von Peptiden geführt, die kein Wachstum mehr im Menschen induzieren konnten. Es wurde beobachtet, dass einige dieser Mutanten sogar die Funktion des humanen Wachstumshormons inhibieren konnten. Aus dieser Erkenntnis heraus wurde der erste Wachstumshormonantagonist, das Pegvisomant, entwickelt. Pegvisomant (Somavert®) enthält an Position 120 ein Arginin, außerdem weitere Mutationen an Position 18, 21, 167, 168, 171, 172, 174 und 179. Es liegt durch die Anlagerung von 4–5 Polyethylenglykolresten als pegyliertes Molekül vor. Durch die Anlagerung der Polyethylenglykolreste wird die Halbwertszeit des Proteins erheblich gesteigert. Pegvisomant wird zur Behandlung der Akromegalie eingesetzt. Es handelt sich dabei um eine Wachstumsstörung, bei der ein vermehrtes Wachstum, vor allem der Gesichtsweichteile, zu beobachten ist.

6.9.3 Somatostatin und Somatoliberin

Somatostatin und **Somatoliberin** sind Hormone des Hypothalamus. Wachstumshormon produzierende Adenome behalten ihre Sensitivität für Somatostatin häufig bei. So konnte gezeigt werden, dass Octreotid (Sandostatin®), ein synthetisch hergestelltes Somatostatinanalogon, die Wachstumshormonfreisetzung aus den Tumoren hemmen kann. Es wird zur Behandlung metastasierender Karzinome und Tumore, die Wachstumspeptide sezernieren, eingesetzt. Somatoliberin (GHRH) wird nicht als Therapeutikum eingesetzt. Es kann jedoch in der Diagnostik verwendet werden, da durch eine Somatoliberin-Injektion der Grund eines Wachstumsmangels bestimmt werden kann.

6.9.4 Prolaktin

Prolaktin ist als Mitglied der Familie der somatotropen Hormone ebenfalls ein Hypophysenvorderlappenhormon und strukturell mit den Wachstumshormonen verwandt. Humanes Prolaktin besteht aus 199 Aminosäuren (23 kDa) mit drei Disulfidbindungen. Im menschlichen Körper liegt Prolaktin zum Teil glykosidiert, zum Teil nicht glykosidiert vor. Außerdem hat man neben der monomeren Form auch dimere und polymere Formen gefunden.

Auch wenn für Prolaktin kein eigener Releasingfaktor gefunden wurde, so ist bekannt, dass die hypothalamische Kontrolle der Prolaktinfreisetzung von Dopamin negativ, vom thyreotropen Releasinghormon (TRH) positiv gesteuert wird (s. Abb. 6.8).

Prolaktinrezeptoren werden vor allem in Milchdrüsen, jedoch auch in anderen Geweben gefunden. Hauptfunktion ist die Regulation der Milchproduktion nach der Geburt eines Kindes. Prolaktin besitzt als Therapeutikum keine Bedeutung, bei Hyperprolaktinämien kommt jedoch der Dopaminantagonist Bromocriptin zum Einsatz.

6.9.5 Gonadotrope Hormone

Das **luteinisierende Hormon (LH)**, das **follikelstimulierende Hormon (FSH)** und das verwandte **plazentare Hormon Choriogonadotropin (CG)** werden wegen ihrer Wirkung auf Keimzellen als gonadotrope Hormone bezeichnet. Wegen ihrer

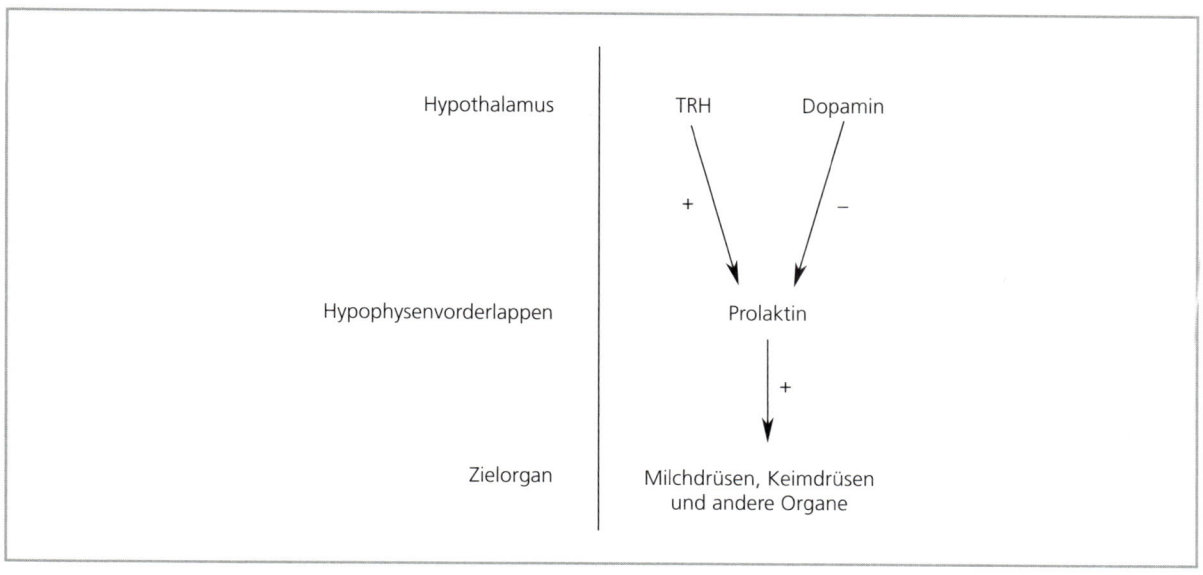

Abb. 6.8 Regulation der Freisetzung des Prolaktins

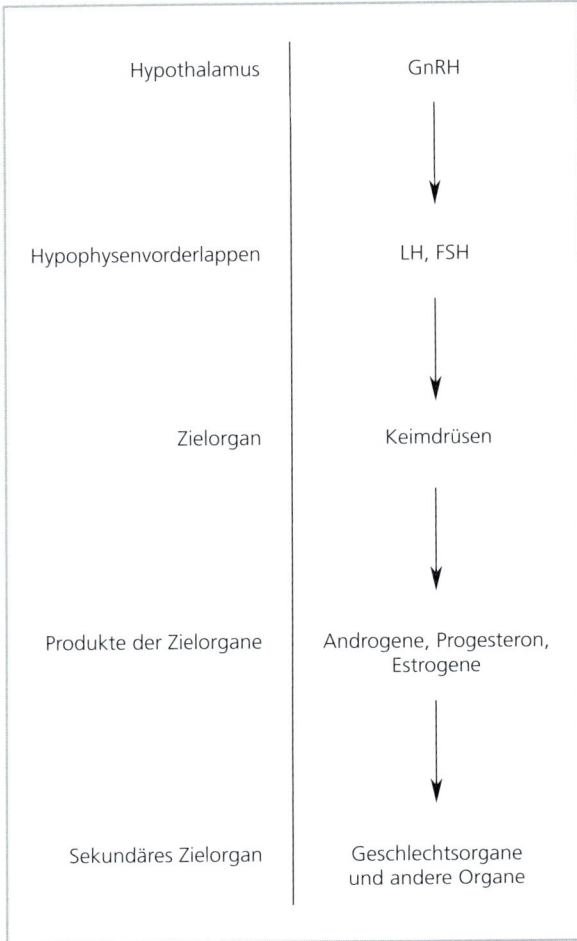

Hypothalamus	GnRH
Hypophysenvorderlappen	LH, FSH
Zielorgan	Keimdrüsen
Produkte der Zielorgane	Androgene, Progesteron, Estrogene
Sekundäres Zielorgan	Geschlechtsorgane und andere Organe

Abb. 6.9 Regulation der Freisetzung und Funktion des luteinisierenden Hormons (LH) und des follikelstimulierenden Hormons (FSH)

ähnlichen Zusammensetzung und ihrer Verknüpfung mit Zuckerresten werden sie auch als Glykoproteinhormone bezeichnet. Alle drei Proteine sind Heterodimere. Während CG aus 237 Aminosäuren (α-92, β-145) aufgebaut ist, bestehen LH und FSH aus je 207 Aminosäuren (α-92, β-115). Bei allen drei Proteinen ist die β-Untereinheit für die Bindungsspezifität an den Rezeptor verantwortlich. Bemerkenswert ist, dass die meist *N*-verknüpften Kohlenhydrate keinen Einfluss auf die Bindung der Proteine an den Rezeptor haben. Die Kohlenhydrate sind aber essenziell für die Fähigkeit, den Rezeptor zu aktivieren.

LH und FSH werden bei Männern und Frauen zeitlebens von Zellen des Hypophysenvorderlappens gebildet. Gesteuert wird ihre Sekretion durch das hypothalamische Peptid Gonadotropin-Relea-

singhormon (GnRH) (s. Abb. 6.9). Dagegen wird CG nur während der Schwangerschaft von Blastozyten gebildet.

Viele Jahre lang wurden gonadotrope Hormone aus menschlichen Hypophysen gewonnen. Wegen möglicher Verunreinigungen mit dem Erreger des Creutzfeld-Jacob-Syndroms wurden später die Gonadotropine aus Urin isoliert. Seit einigen Jahren stehen rekombinant hergestellte Arzneistoffe zur Verfügung, so dass die alten Herstellungsverfahren bedeutungslos geworden sind. Rekombinantes LH (Lutropin alfa, Luveris®) wird in Hefezellen hergestellt, rekombinates FSH (Follitropin alfa, Gonal-f® und Follitropin beta, Puregon®) und rekombinates CG (r-Choriogonadotropin alfa, Ovitrelle®) werden in CHO-Zellen produziert. Alle drei Gonadotropine werden zunehmend zur Behandlung der Unfruchtbarkeit bei Männern und Frauen eingesetzt.

6.9.6 Gonadoliberin

Das reife **Gonadoliberin** aus dem Hypothalamus **(GnRH)** besteht nur aus zehn Aminosäuren und kann folglich leicht synthetisch hergestellt werden. Als Gonadorelin (Kryptocur®, Lutrelef®) wird es bei einer Vielzahl von Erkrankungen, die auf GnRH-Mangel zurückzuführen sind (z. B. Minderwuchs der Testes, zur Induktion der Spermatogenese, zur Auslösung der Menstruation und Ovulation, zur Behandlung hormonabhängiger Tumore), eingesetzt. Im Handel befindliche GnRH-Analoga (Buserelin, Leuprorelin, Nafarelin, Tryptorelin, s. Abb. 6.10) weisen längere Halbwertzeiten auf und können als Depotpräparate eingesetzt werden.

6.9.7 Adrenocorticotropes Hormon

Das **adrenocorticotrope Hormon (Corticotropin, ACTH)** ist ein aus 39 Aminosäuren bestehendes Peptid. Es wird im Körper als ein großes Vorläuferprotein gebildet (Pro-Opiomelanokortin), das gleichzeitig Vorläuferprotein für Endorphine, Lipoproteine und das melanozytenstimulierende Hormon ist. ACTH stimuliert die Adenylatcyclase der Nebennierenrindenzellen, dies fördert die Bildung von Cholesterin und somit von Corticosteroiden (s. Abb. 6.11). Da ACTH Antigeneigenschaften besitzt, wird Tetracosactid ein synthetisches Peptid aus 24 Aminosäuren (Synacthen®) verwendet. Tetracosactid wird eingesetzt, um die Ausschüttung von Cortisol im Körper zu messen. Nur noch in sel-

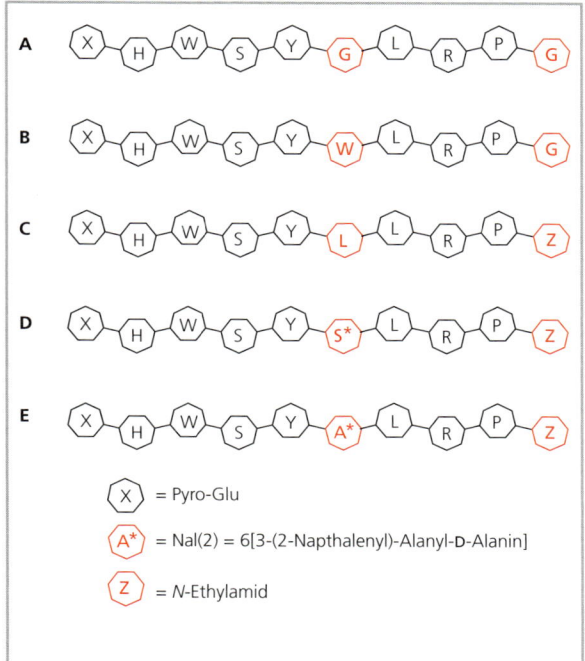

Abb. 6.10 Struktur einiger Analoga des Gonadoliberins (GnRH) **A** RnRH, **B** Tryptorelin, **C** Leuprorelin, **D** Buserelin, **E** Nafarelin

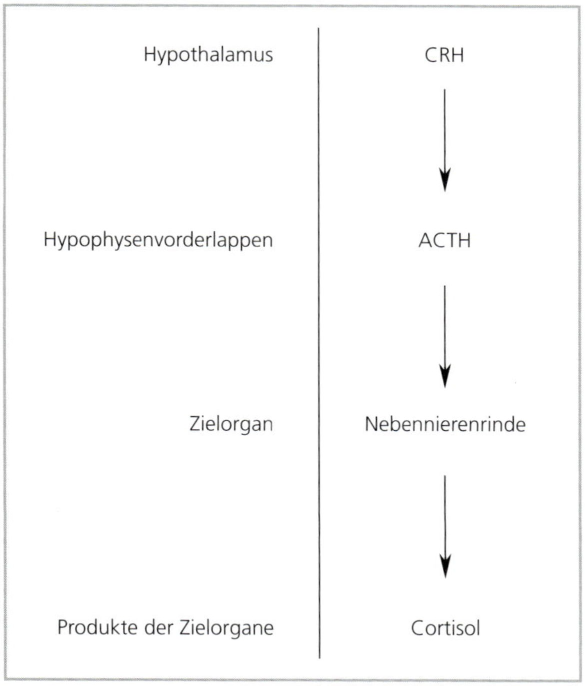

Abb. 6.11 Regulation der Cortisol-Freisetzung

tenen Fällen wird Tetracosactid therapeutisch verwendet, da es in fast allen Anwendungen durch Steroidhormone ersetzt wurde.

6.9.8 Vasopressin

Vasopressin wird im Hypophysenhinterlappen gebildet und wird als antidiuretisches Hormon des Menschen **(ADH)** bezeichnet. Es ist das zentrale Hormon bei der Regulation der Osmolalität der Körperflüssigkeit. Beim Menschen wird zunächst ein aus 168 Aminosäuren aufgebautes Prä-Pro-Hormon gebildet, das zunächst in ein Pro-Hormon umgewandelt wird. Aus diesem entsteht das neun Aminosäuren große Vasopressin, das eine Disulfidbrücke aufweist. Vasopressin des Menschen wird auch als Argipressin oder Arginin[8]-Vasopressin bezeichnet, da es an Position 8 ein Arginin aufweist. Die Wirkung von Vasopressin beruht auf der Interaktion mit den G-Protein gekoppelten Rezeptoren: V_{1a}-Rezeptoren, V_{1b}-Rezeptoren und V_2-Rezeptoren. Durch die Interaktion werden eine Reihe enzymatischer Reaktionen ausgelöst, die letztlich zur Vasokonstriktion, Glykogenolyse, Plättchenaggregation und ACTH-Freisetzung führen und das

Wachstum vaskulärer glatter Muskelzellen bewirken (V_1-Rezeptoren) bzw. die zu einer Erhöhung der Wasserpermeabilität apikaler Membranen und zu einer Erhöhung der Harnstoffpermeabilität in der Niere (V_2-Rezeptoren) führen. Die bekannteste Krankheit, die das Vasopressinsystem betrifft, ist der Diabetes insipidus. Diabetes-insipidus-Patienten scheiden große Volumina verdünnten Urins aus. Zur Behandlung des Diabetes insipidus werden besonders die synthetischen Analoga von Vasopressin, Desmopressin (Minirin®, Desmogalen®) und Terlipressin (Glycylpressin®, Haemopressin®), eingesetzt.

6.9.9 Oxytocin

Oxytocin, ebenfalls ein Hypophysenhinterlappenhormon, wird aus dem Vorläufermolekül Oxytocin-Neurophysin gebildet, welches besonders in der Neurohypophyse gespeichert wird. Reize, die von der Vagina oder vom Gebärmuttermund ausgehen, können die Sekretion von Oxytocin auslösen. Oxytocin fördert die Kontraktilität der Gebärmutter und die Milchejektion. Oxytocin wird synthetisch hergestellt und als „Geburtshelfer" bei nicht normal verlaufenden Wehen (Oxytocin®, Syntocinon®) eingesetzt. Es kommt zum Einsatz zur Linderung der Brustschwellung bei stillenden Müttern (Syntocinon®-Nasenspray).

6.10 Immunmodulatoren

Ziel der pharmazeutischen Forschung ist seit vielen Jahren, die körpereigene Abwehr zu stärken, anzuregen oder zu stabilisieren. Derartige Substanzen werden als Immunmodulatoren bezeichnet.

6.10.1 Koloniestimulierende Faktoren

Die **koloniestimulierenden Faktoren G-CSF** und **GM-CSF** sind wesentlich an der Regulation der Reifung und Differenzierung von Progenitorzellen im Knochenmark und an der Freisetzung von reifen, neutrophilen Granulozyten in das periphere Blut beteiligt. GM-CSF reguliert zusätzlich die Reifung von Makrophagen und eosinophilen Granulozyten.

G-CSF ist ein aus 174 Aminosäuren aufgebautes Glykoprotein (Molmasse: 19,6 kDa) mit zwei Disulfidbrücken. GM-CSF besteht aus 127 Aminosäuren, weist ebenfalls zwei Disulfidbrücken auf und kann unterschiedlich stark glykosidiert vorliegen (Molmasse zwischen 18 und 30 kDa).

G-CSF wird derzeit in zwei verschiedenen Formen angeboten. **Filgrastim** (Neupogen®) ist ein in *E. coli* hergestelltes Protein, das an Position 1 zusätzlich ein Methionin aufweist (r-met-G-CSF), zwei Disulfidbrücken besitzt und nicht glykosidiert ist (Molmasse: 18 800 Dalton). **Lenograstim** (Granocyte®) ist ein humanidentisches, glykosidiertes Protein, das aus CHO-Zellen hergestellt wird, die das humane G-CSF-Gen enthalten. Bei einem weiteren Produkt handelt es sich um eine mit PEG behandelte Formulierung des Filgrastim (Pegfilgrastim, Neulasta®), das eine erheblich verbesserte Halbwertzeit aufweist.

GM-CSF ist als **Molgramostim** (Leukomax®) in den USA im Handel. Es handelt sich dabei um eine nicht glykosidierte Variante des GM-CSF, die in *E. coli* hergestellt wird (Molmasse: 16,1 kDa). Das derzeit noch in klinischen Studien untersuchte Sargramostim (Leukine®) ist ebenfalls ein GM-CSF-Derivat. Es enthält an Position 23 ein Leucin und ist, da es mit Hefezellen produziert wird, glykosidiert, wobei das Glykosylierungsmuster nicht dem des humanen Proteins entspricht.

Während einer Chemotherapie kann es zu einer erheblichen Reduktion der Anzahl an neutrophilen Granulozyten kommen (30 % aller Chemotherapie-Patienten sind betroffen). Symptome dieser als Neutropenie bezeichneten Erkrankung sind hohes Fieber und eine Anfälligkeit für häufig lebensbedrohende Infektionen (Sepsis, Magen-Darm-Infektionen, Infektionen der Atemwege).

Koloniestimulierende Faktoren werden erfolgreich zur Behandlung der Neutropenie eingesetzt. Filgrastim führt hier den Markt an. Da G-CSF in der hämatopoetischen Entwicklungskaskade andere Schritte reguliert als GM-CSF und somit eine höhere Spezifität für Granulozyten aufweist, können G-CSF-Derivate auch in der Neutropenie-Prophylaxe eingesetzt werden. Derzeit wird getestet, ob GM-CSF-Derivate in der Therapie von Morbus Crohn eingesetzt werden können.

6.10.2 Interferone

Interferone sind potente Cytokine, die antivirale, antiproliferative und immunmodulierende Wirkungen besitzen. Je nach zellulärem Ursprung lassen sie sich in drei Kategorien einteilen: IFNα, IFNβ und IFNγ.

IFN-α

IFN-α, früher auch als Leukozyten-IFN bezeichnet, kommt im Körper in verschiedenen Formen vor. Es sind 23 Gene beim Menschen bekannt, die für IFN-α codieren. Am bekanntesten sind **IFN-α-2a** und **IFN-α-2b**, deren nicht glykosidierte Formen gentechnologisch hergestellt werden. Das humane IFN-α-2a ist ein Glykoprotein bestehend aus 165 Aminosäuren mit zwei Disulfidbrücken (Molmasse: 19,6 kDa). Humanes IFN-α-2b unterscheidet sich vom IFN-α-2a nur durch ein Arginin an Position 23 (statt Lysin). Beide in *E. coli* gentechnologisch hergestellten Produkte enthalten 166 Aminosäuren mit einem zusätzlichen Methionin an Position 1. IFN-α-2a wird als Roferon®, IFN-α-2b als Intron A® vermarktet. Ein drittes Produkt, **IFN-α-1**, IFN-alfacon-1 (Infergen®), besteht ebenfalls aus 166 Aminosäuren, enthält jedoch einige durch Mutationen eingeführte neue Aminosäuren. Alle drei Präparate sind bei einer Reihe von Tumorerkrankungen zugelassen, hauptsächlich werden sie jedoch bei der Behandlung der chronischen Hepatitis B und C eingesetzt. Besonders bei der Therapie der chronischen Hepatitis C wurden Ende der 1990er Jahre weitere

Fortschritte gemacht. Zunächst wurde IFN-α-2b mit Ribavirin kombiniert (Rebetol®), was zu einer erheblichen Therapieverbesserung führte. Es folgte Peginterferon alfa-2b (PEG-Intron®), ein mit einem linearen Polethylenglykol vernetztes IFN-α-2b, das eine verlängerte In-vivo-Halbwertzeit aufweist und klinisch sehr wirksam ist. Im Wettlauf um Patentrechte und Marktbeherrschung folgte als nächstes Peginterferon alfa-2a (Pegasys®), ein mit einem verzweigten Polethylenglykol vernetztes IFN-α-2a, das auch in Kombination mit Ribavin zugelassen ist.

IFN-β

Humanes **IFN-β**, früher als Fibroblasten-IFN bezeichnet, ist ein Glykoprotein bestehend aus 166 Aminosäuren mit zwei Disulfidbrücken. Derzeit gibt es drei rekombinante Produkte auf dem Markt, **IFN-β-1b** als Betaferon® und Fiblaferon® und **IFN-β-1a** als Avonex® und Rebif®. IFN-β-1b unterscheidet sich vom humanen Protein durch ein Serin (statt Cystein) an Position 17. Es wird in *E. coli* produziert und ist somit nicht glykosidiert. Die beiden IFN-β-1a Derivate werden in CHO-Zellen, jedoch in unterschiedlichen Zelllinien hergestellt, sie sind *N*-glykosidiert und weisen leichte Unterschiede im Glykosylierungsmuster auf.

IFN-β-Derivate werden besonders bei Multipler Sklerose und einigen Leukämieerkrankungen eingesetzt. Über den Wirkmechanismus, der den Verlauf der Multiplen-Sklerose-Erkrankung positiv steuert, ist nichts bekannt. Sehr intensiv wurde in den letzten drei Jahren debattiert, ob die in CHO-Zellen gebildeten Proteine dem in *E. coli* produzierten Derivat nicht überlegen seien. Glaubt man jedoch einer kürzlich durchgeführten, scheinbar unabhängigen Studie aus Italien, so ist dies nicht der Fall, denn in der Studie war Betaferon® dem Avonex® ebenbürtig oder sogar überlegen.

IFN-γ-1b

Humanes **IFN-γ-1b** ist ein Glykoprotein aus 146 Aminosäuren (Molmasse: 22 kDa). Es liegt in aktiver Form als Homo-Dimer vor. Rekombinantes IFN-γ-1b (Imukin®), das in *E. coli* produziert wird, besteht aus 140 Aminosäuren. *N*-terminal sind Cystein, Tyrosin und Cystein durch ein Methionin ersetzt, *C*-terminal fehlen die letzten vier Aminosäuren. Es wird bei chronischer Granulomatose und maligner Osteopetrosis eingesetzt. Auch hier ist der genaue Wirkmechanismus nicht bekannt, doch liegt es nahe, dass die Aktivierung von Makrophagen durch IFN-γ-1b ein wesentlicher Faktor bei der Behandlung der Granulomatose ist.

6.10.3 Infliximab

Infliximab (Remicade®) ist ein chimärer monoklonaler Antikörper, der sich gegen TNF-α richtet. Infliximab leitet sich aus dem murinen monoklonalen Antikörper IgG1-κ ab. Es wird in Maus-Myelom-Zelllinien produziert. Durch Bindung an löslichen TNF-α verhindert Infliximab dessen biologische Aktivität. Durch Bindung an membrangebundenen TNF-α induziert es die Lyse der entsprechenden Zelle. Remicade® wird eingesetzt bei schweren Fällen von Morbus Crohn und ist ebenfalls zugelassen zur Behandlung der rheumatoiden Arthritis (s. Kap. 6.6.4)

Als Nebenwirkungen werden vor allem Infektionskrankheiten beobachtet. Mit Remicade® behandelte Patienten erkranken besonders häufig an Tuberkulose.

6.10.4 Basiliximab und Daclizumab

Die Transplantation von Organen induziert eine Abwehrreaktion des Körpers. Diese Reaktion wird durch Antigene auf der Oberfläche der Organe eingeleitet, es kommt zu einer Aktivierung von T-Zellen, die sich gegen das Spenderorgan richten. Die Immunantwort wird durch Interleukin-2 (IL-2) verstärkt. IL-2 bindet an die aktivierte T-Zelle. Diese Bindung bewirkt, dass der Rezeptor auf der T-Zelle verändert wird. An den zunächst aus zwei Untereinheiten (β-Untereinheit (CD122), γ-Untereinheit (CD132)) bestehenden Rezeptor lagern sich zwei α-Untereinheiten (CD25) an. Diese Rezeptorveränderung bewirkt, dass die Affinität des Rezeptors zu IL-2 erheblich gesteigert wird. Als Folge kommt es zu einer klonalen Expansion von T-Zellen (Vermehrung der T-Zellen) und einer Abstoßung des Organs.

Die gentechnologisch hergestellten Antikörper **Basiliximab** (Simulect®) und **Daclizumab** (Zenapax®) binden an CD25 und blockieren somit die aktivierten T-Zellen. Basiliximab ist ein chimärer monoklonaler Antikörper, Daclizumab ein humanisierter Antikörper. Produziert werden beide mittels muriner Hybridoma-Zellen. Zugelassen sind beide Antikörper zur Prophylaxe der Transplantatabstoßung nach einer Nierentransplantation.

In den USA ist Denileukin diftitox (Ontak®) zugelassen. Es handelt sich um ein Fusionsprotein aus

IL-2 und dem Diphtherietoxin. Es wird eingesetzt zur Bekämpfung von T-Zell-Lymphomzellen mit überexprimiertem CD25. Nach Bindung an den Rezeptor wird das Toxin freigesetzt, das dann die Tumorzelle angreifen kann.

6.10.5 Muromonab-CD3

Ein in Deutschland bereits seit 20 Jahren verfügbarer muriner monoklonaler Antikörper ist **Muromonab-CD3** (Orthoclone® OKT). Er ist gegen das T_3-Antigen humaner T-Zellen gerichtet, das sowohl Bestandteil von CD4- als auch von CD8-Zellen ist. Muromonab ist zugelassen zur immunsuppressiven Therapie bei Patienten nach einer Organtransplantation.

6.11 Osteoporosemittel

6.11.1 Parathormon

Das **Parathormonmolekül** besteht aus 84 Aminosäuren und weist eine Molmasse von 9500 Dalton auf. Im Körper entsteht es aus **Präproparathormon** nach Abspaltung von 25 Aminosäuren. Parathormon wird von den Nebenschilddrüsen produziert und steuert die Anpassungsreaktionen des Organismus zur Aufrechterhaltung einer konstanten Ca^{2+}-Konzentration im Extrazellulärraum. Dies gelingt durch Mobilisierung von Ca^{2+} aus den Knochen, die intestinale Ca^{2+}-Resorption und die Exkretion von Ca^{2+} in Urin, Stuhl und Schweiß. Außerdem ist Parathormon für die Sekretion von Ca^{2+} in die Muttermilch verantwortlich. Es ist auch bekannt, dass Parathormon Knochen aufbauende Osteoblasten anzuregen vermag. Das rekombinante humane Parathormon-Fragment **Teriparatide** (Forsteo®) entfaltet eine osteoanabole Wirkung durch Anregung der Bildung und Aktivität von Osteoblasten. Zugelassen ist Forsteo® zur Therapie von Osteoporose besonders bei hohem Frakturrisiko. Es ist anzumerken, dass die Bildung von Osteosarkomen als Nebenwirkung nicht auszuschließen ist.

6.11.2 Calcitonin

Calcitonin ist ein Peptid, das die Freisetzung von Calciumionen und Phosphaten aus den Knochen hemmt und gleichzeitig den Einbau beider Ionen in den Knochen fördert. Humanes Calcitonin besteht aus 32 Aminosäuren mit einer Disulfidbrücke. Es weist eine charakteristische Struktur mit einer amphiphatischen Helix auf, außerdem ist es am C-Terminus mit einem Prolinamidrest verknüpft. Die meisten der gegenwärtig angebotenen Präparate (z. B. CalciHexal®, Calcitonin®, Karil®, Osteos®) enthalten Calcitonin, das aus dem Lachs isoliert wird, da dieses eine besonders hohe biologische Aktivität im Menschen aufweist. Zur Produktion des rekombinanten Proteins (Forcaltonin®) wird in *E. coli* ein Peptid hergestellt, das C-terminal ein Glycin aufweist. Anschließend wird dieses Protein mit einer Peptidylglycin-α-amidierenden-Monooxygenase, das ebenfalls in CHO-Zellen biotechnologisch gewonnen wird, zu Calcitonin umgesetzt. Die Sequenz des gentechnologisch hergestellten Proteins entspricht der Sequenz des Lachscalcitonin. Calcitonin wird bei Osteoporose, bei Hypercalzämie und der Paget-Krankheit eingesetzt.

6.12 Präparate bei Enzymmangel

Es sind etwa 40 genetisch bedingte lysosomale Speicherkrankeiten bekannt. Sie sind charakterisiert durch die Akkumulation oder Speicherung von Substraten, die wegen eines Enzymmangels nicht abgebaut werden können. Gentechnologisch hergestellte Arzneimittel spielen bei der Behandlung dieser Krankheiten eine zunehmend bedeutende Rolle.

6.12.1 Iduronidase

Mukopolysaccharidose I (MPS I, Hurler-Syndrom) ist eine lebensbedrohliche Erkrankung, die durch Mangel des Enzyms **α-ʟ-Iduronidase** hervorgerufen wird. Der Enzymmangel führt zur Akkumulation von Glykosaminoglykanen. Typische Symptome sind Veränderung des Skeletts mit plumpen Händen, Versteifung von Gelenken und geistige und körperliche Spätentwicklungen. **Laronidase** (Aldurazyme®), eine rekombinante humane α-ʟ-Iduronidase ist ein 628 Aminosäuren großes Protein (Molmasse: 70,1 kDa). Es wird aus CHO-Zellen gewonnen.

6.12.2 Glucosecerebrosidase

Glucosecerebrosidase kommt in Lysosomen der Makrophagen und in anderen phagozytierenden Zellen vor. Es katalysiert die Hydrolyse von Glucocerebrosiden zu Glucose und Ceramid. Das humane Enzym (β-D-Glykosyl-*N*-Acylsphingosin-Glykohydrolase) ist ein stark glykosidiertes Enzym bestehend aus 497 Aminosäuren (Molmasse: 70 kDa). Rekombinante Glucosecerebrosidase, Imiglucerase (Cerezyme®), unterscheidet sich auf Aminosäureebene vom humanen Enzym nur durch ein Histidin (statt Arginin) an Position 495. **Imiglucerase** wird in CHO-Zellen produziert. Anschließend wird es mit Neuraminidase, β-Galactosidase und β-*N*-Acetylglucosaminidase behandelt. Diese Glykosidasen entfernen endständige Sialinsäure-, Galactose- und *N*-Acetylglucosamin-Moleküle aus den Zuckerketten der Glucosecerebrosidase. Dies führt zu einer Häufung von endständigen Mannoseresten im Molekül. Imiglucerase wird bei Morbus Gaucher Typ I eingesetzt. Morbus-Gaucher-Patienten leiden an einem genetisch bedingten Glucosecerebrosidase-Mangel. Die Symptome sind vielfältig, charakteristisch sind Anämien, eine vergrößerte Milz und das Auftreten von vergrößerten Makrophagen, den so genannten Gaucher-Zellen.

Imiglucerase gelangt wegen seiner endständigen Mannosereste über Endozytose in die Makrophagen und kann dort die akkumulierten Glucocerebroside spalten.

6.12.3 α-Galactosidase

α-Galactosidasen sind am Abbau von neutralen Glykosphingolipiden, wichtigen Bestandteilen von Membranen, beteiligt. Die seltene Fabry-Krankheit beruht auf dem genetisch bedingten Ausfall der α-Galactosidase. Es kommt bei Patienten mit der Fabry-Krankheit zur Ansammlung eines bestimmten Glykosphingolipids (Ceramid-Trihexosid) im Endothel von Gefäßen, in den Epithelien vieler Organe (besonders der Nieren) und in Zellen der glatten Muskulatur. Die Symptome der seltenen Krankheit sind gravierend und betreffen vor allem die Nieren, Augen und die Blutgefäße. Die im Handel befindlichen Produkte **Agalsidase alpha** (Replagal®) und **Agalsidase beta** (Fabrazyme®) unterscheiden sich u. a. durch ihre Herstellung. Agalsidase alpha wird aus transgenen menschlichen Zelllinien gewonnen; Agalsidase beta produziert man mittels CHO-Zelllinien. Beide Enzyme weisen unterschiedliche Glykosylierungsmuster auf.

6.12.4 Hyaluronidase

Die physiologische Aufgabe der **Hyaluronidase**, die im Hoden gebildet wird, ist den Spermien das Eindringen in die Eizelle zu ermöglichen. Das Enzym spaltet Hyaluronsäure, liegt sehr häufig mit Proteinmolekülen verbunden vor und bildet große Aggregate als wesentliche Bestandteile von Bindegewebe. Hyaluronidase (Hylase®) wird aus den Hoden von Tieren gewonnen und wird eingesetzt zur Behandlung von Gewebeschäden bei versehentlich paravasal verabreichten Zytostatika, als Resorptionsbeschleuniger bei Infusionen und zur Unterstützung der Punktion zähflüssiger Gelenk- und Pleuraergüsse.

6.12.5 Pankreas-Enzyme

Die Bauchspeicheldrüse produziert eine Reihe wichtiger Enzyme, die Verdauungsvorgänge im Körper katalysieren. Zu den wichtigsten gehören **Lipasen**, **Cholesterolesterhydrolasen**, **Phospholipasen** und **Glykosidasen**. Pankreas-Lipasen spalten die äußeren beiden Esterbindungen von Triacylglycerolen unter Bildung von freien Fettsäuren und 2-Monoacylglycerolen. Cholesterolesterhydrolasen spalten Cholesterolester und Phospholipasen Glycerophospholipide. Bei den Glykosidasen sind besonders Amylasen zu erwähnen, die Stärke letztendlich zu Maltose oder gar Glucose spalten. Alle Enzyme werden in Form eines Pankreas-Pulvers (z. B. in Cotazym®, Enzym-Lefax®, Kreon®), das aus Pankreata von Säugetieren stammt, bei Pankreasinsuffizienz eingesetzt.

6.12.6 Peptidhydrolasen

Peptidhydrolasen spalten Peptide oder Proteine zu einzelnen Aminosäuren. Je nach Aufbau des katalytischen Zentrums differenziert man Proteinasen in **Serin-Proteinasen**, **Cystein-Proteinasen**, **Asparaginsäure-Proteinasen** und **Metallo-Proteinasen**. Es werden Peptidhydrolasen aus Pflanzen (z. B. aus *Carica papaya*, Papain), aus *Ananas comosus* (Bromelain in Proteozym®, Traumanse®), aus *Ficus carica* (Ficin) und aus Pilzen (z. B. aus *Aspergillus oryzeae* und *A. niger*) zur peroralen Substitution bei unterschiedlichen Erkrankungen eingesetzt, z. B. Papain bei Befall mit Würmern, Bromelain bei traumatischen Schwellungszuständen.

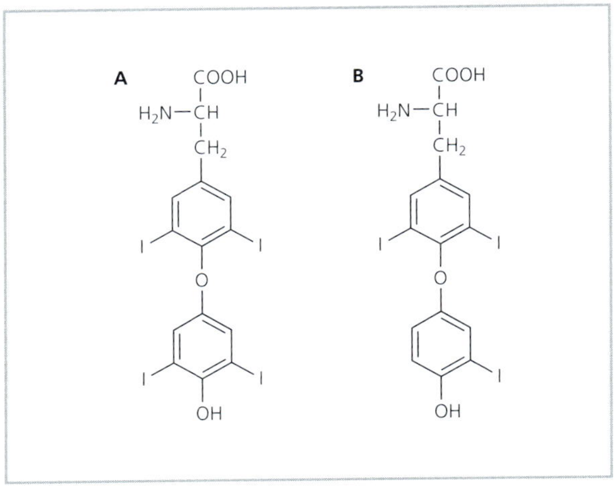

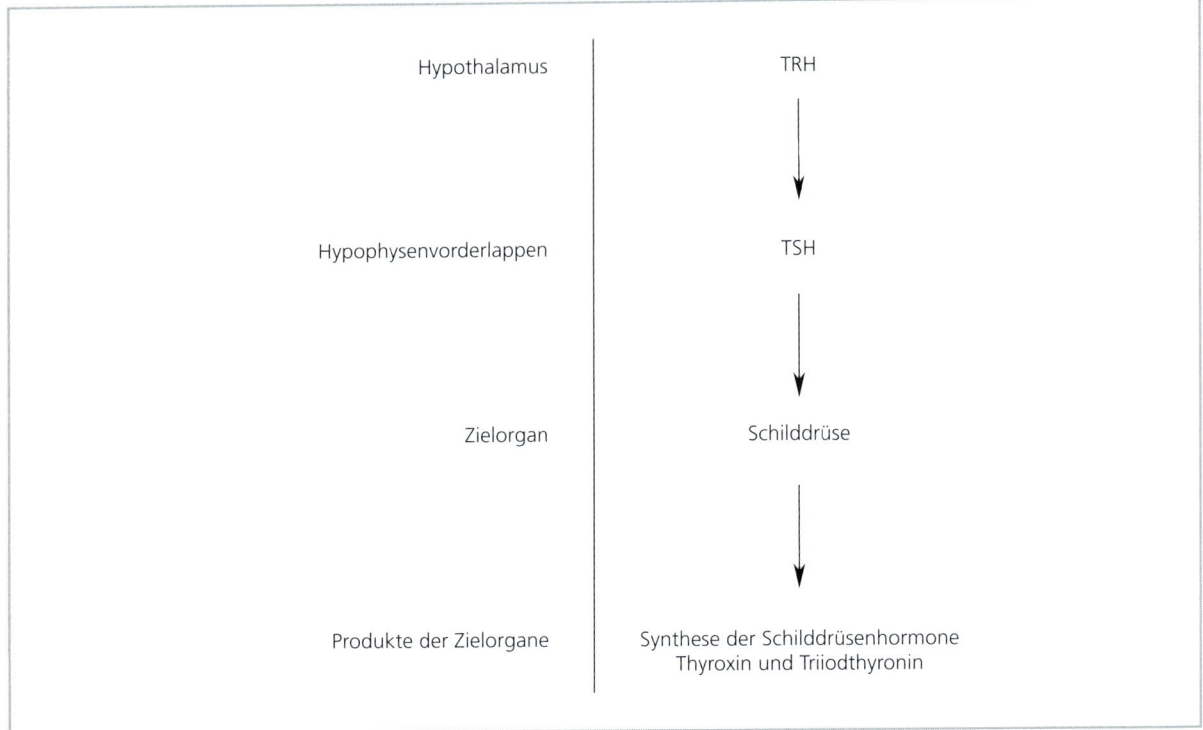

Abb. 6.12 **A** L-Thyroxin (T$_4$) und **B** 3,5,3'-Triiodthyronin (T$_3$)

Zu den Peptidhydrolasen des Verdauungstraktes gehören Pepsin, Trypsin und Chymotrypsin. Alle drei Enzyme werden aus Mägen bzw. Pankreata von Säugetieren gewonnen. Pepsin und Trypsin werden u. a. bei Verdauungsstörungen eingesetzt, Chymotrypsin wird zur Säuberung von Wunden verwendet.

6.13 Schilddrüsentherapeutika

Neben Calcitonin produziert die Schilddrüse die beiden Hormone **Thyroxin** und **3,5,3'-Triiodthyronin** (s. Abb. 6.12), die einzigen bekannten biologisch aktiven Substanzen, die Iod enthalten.

Die Bildung von Thyroxin und 3,5,3'-Triiodthyronin im Körper ist ein komplexer Vorgang. Nach Aufnahme von Iodid im Körper und dessen Oxidation werden zunächst Iodotyrosin und Diiodotyrosin gebildet. Anschließend folgt eine oxidative Kopplung zweier Diiodtyrosin- bzw. eines Iodtyrosin- und eines Diiodtyrosinrestes zu den aktiven Hormonen. Triiodthyronin, das etwa fünfmal stärker wirksam ist als Thyroxin, wird im peripheren Gewebe zusätzlich durch Umwandlung aus Thyroxin gebildet. Die Bildung der Schilddrüsenhormone wird durch das hypothalamische Thyrotropin-Releasing-Hormon (Thyroliberin, TRH) und das im Hypophysenvorderlappen gebildete thyreotrope Hormon (Thyrotropin, TSH) gesteuert (s. Abb. 6.13). Die Wirkung der Schilddrüsenhormone wird über nukleäre Rezeptoren vermittelt.

Diese Rezeptoren binden an „thyroid response elements", spezifische DNA-Sequenzen, die oft in

Hypothalamus   TRH

Hypophysenvorderlappen   TSH

Zielorgan   Schilddrüse

Produkte der Zielorgane   Synthese der Schilddrüsenhormone Thyroxin und Triiodthyronin

Abb. 6.13 Regulation der Freisetzung von Schilddrüsenhormonen

Promoterregionen bestimmter Gene liegen. Die Bindung des Triiodthyronin an die Rezeptoren verhindert die Interaktion des Rezeptors mit der DNA. Dadurch kann die Transkription bestimmter Gene ungestört und folglich auch die Bildung der entsprechenden Proteine ablaufen. Thyroxin und 3,5,3'-Triiodthyronin sind für Wachstum und Entwicklung von großer Bedeutung. Außerdem besitzen sie kalorigene und kardiovaskuläre Wirkungen.

Schilddrüsenerkrankungen können durch eine Überfunktion (z. B. Basedow'sche Krankheit) oder durch eine Unterfunktion (z. B. Hashimoto-Syndrom) der Schilddrüse hervorgerufen werden. Für die Therapie der Schilddrüsenunterfunktion ist Thyroxin (Levothyroxin; L-T_4: Euthyrox®) Mittel der Wahl. 3,5,3'-Triiodthyronin (Liothyronin-Natrium; L-T_3: Thyrotardin®) sollte nur bei seltenen Erkrankungen wie dem hypothyreoten Koma eingesetzt werden. Beide Hormone werden synthetisch hergestellt. Thyrotropin und Thyroliberin werden in der Diagnostik verwendet (s. Kap. 6.17.2).

6.14 Thrombozyten-Aggregationshemmer

Glykoproteinrezeptoren GPIIb/IIIa befinden sich vor allem auf Thrombozytenoberflächen. Fibrinogen und der Von-Willebrand-Faktor binden an die Rezeptoren und induzieren dadurch die Quervernetzung von Blutplättchen. Besonders nach Auftreten von Verletzungen von Blutgefäßen kommt es dadurch zur Ausbildung eines Thrombus. Der gentechnologisch hergestellte **Anti-GPIIb/IIIa-Rezeptorantikörper, Abciximab** (ReoPro®) wird als Fab-Fragment hergestellt. Zunächst wird der komplette AK in murinen Myeloma-Sp2/0-Zellen produziert. Nach Spaltung mit Papain entsteht das Fab-Fragment. ReoPro® ist zugelassen bei perkutaner Koronarintervention, zur Vermeidung ischämischer Komplikationen und zur Behandlung von Patienten mit instabiler Angina pectoris. Nebenwirkungen sind Blutungen, außerdem leiden Patienten häufig an Kopf-, Brust- oder Rückenschmerzen.

6.15 Wundbehandlungsmittel

6.15.1 Proteine aus der BMP-Familie

Proteine der **BMP-Familie** kommen in sehr geringen Konzentrationen im Knochen vor und stimulieren dort die Entwicklung von Knochen und Knorpel.

Dibotermin-alfa ist ein rekombinant gewonnenes, humanes Knochen-Morphogeneseprotein vom Typ 2, auch rhBMP-2 genannt. Es bindet an Rezeptoren auf der Oberfläche von Mesenchymzellen und regt dadurch die Entstehung von Osteoblasten, also knochenbildenden Zellen an. Als Inductos® wird es zur Behandlung von Frakturen eingesetzt, wobei es direkt auf die Frakturoberfläche aufgebracht wird.

6.15.2 PDGF

Das Cytokin **PDGF** (**P**latelet **D**erived **G**rowth **F**actor = Plättchenwachstumsfaktor) stimuliert die Proliferation von Zellen, die an der Wundheilung beteiligt sind. Das Molekül besteht aus zwei Peptidketten (A und B), die über Disulfidbrücken miteinander verbunden sind. Im menschlichen Organismus hat man drei Isoformen mit unterschiedlich langen Peptidketten gefunden, PDGF-AB, PDGF-AA und PDGF-BB. Das Homodimer PDGF-BB wird durch Expression des B-Ketten Gens in Hefe als Becaplermin gentechnologisch hergestellt. Als Regranex® wird es zur Behandlung von neuropathischen, durch Diabetes hervorgerufene Ulzera eingesetzt.

6.15.3 Streptodornase

Streptodornase, eine Desoxyribonuklease, wird aus Kulturfiltraten von *Streptococcus*-Arten gewonnen. Streptodornase wird zusammen mit Streptokinase, die ebenfalls aus *Streptococcus*-Arten isoliert wird, oder Plasmin zur Beseitigung von Eiteransammlungen eingesetzt.

6.15.4 Kollagen und Gelatine

Kollagen ist ein Skleroprotein und wichtiger Bestandteil des Bindegewebes. Es macht etwa 25 % der Gesamtproteine des Menschen aus. Kollagen besteht aus Tropokollagenmolekülen, die aus glykosidierten Peptidketten aufgebaut sind.

Kollagen wird aus tierischen Häuten gewonnen. Als Arzneimittel eingesetzt (Promogram®) fördert es die Wundheilung bei oberflächlichen und tiefen chronischen Wunden, wenn diese frei von nekrotischem Gewebe und von sichtbaren Infektionszeichen sind. Aus dem Kollagen der Darmwand von Säugetieren wird Catgut hergestellt, das in der Chirurgie als resorbierbares Nahtmaterial verwendet wird.

Auch **Gelatine** wird aus tierischem Kollagen hergestellt, durch partielle saure oder partielle alkalische Hydrolyse. Es enstehen unterschiedliche Gelatine-Typen, Gelatine Typ A und Gelatine Typ B, die sich im isoelektrischen Punkt unterscheiden.

Gelatine (Gelaspon®, Spongostan®) wird u. a. zur Wundbehandlung bei oberflächlichen Wunden eingesetzt.

6.15.5 Alefacept

Bei der Schuppenflechte ist der Hauterneuerungsprozess durch den Angriff des Immunsystems massiv beschleunigt und gesteigert. Erneuert sich die Haut des gesunden Menschen innerhalb von ca. 26–27 Tagen, ist diese Zeitspanne beim Psoriatiker auf 6–7 Tage verkürzt. Insgesamt ist die Haut trocken, häufig bilden sich schmerzhafte Risse oder Blasen. **Alefacept**, ein dimeres Fusionsprotein aus der extrazellulären CD2-Binderegion des leukozytenfunktionsassoziierten Antigens LFA-3 und einer Immunglobulin-F_c-Region greift T-Lymphozyten in der Haut an und reduziert deren Anzahl. Dabei richtet sich die Wirkung ganz spezifisch gegen jene T1-Lymphozyten, die die Schlüsselrolle in der Entstehung der Psoriasis spielen. Dadurch bleibt das übrige Immunsystem weitgehend unbeeinträchtigt. In den USA ist Alefacept (Amevive®) für die Behandlung von erwachsenen Patienten mit mittelschwerer bis schwerer Psoriasis vulgaris seit Januar 2003 zugelassen.

6.15.6 Efalizumab

Efalizumab (Raptiva®) ist ein humanisierter, spezifisch gegen die an Oberflächen von T-Zellen vorkommende CD11a-Kette des LFA-1-Antigen (Leukocyte Function-Associated Antigen) gerichteter Antikörper.

Durch seine Bindung verhindert Efalizumab, dass die T-Lymphozyten an ihren Liganden ICAM-1 an der Oberfläche des Blutgefäß-Endothels binden. Dadurch wird der Übertritt von T-Zellen in die Haut erschwert. Zusätzlich hemmt Efalizumab die sekundäre T-Zell-Aktivierung und damit die Ausschüttung von proinflammatorischen Cytokinen. Die der Psoriasis zugrunde liegende Entzündungsreaktion wird dadurch deutlich reduziert.

6.16 Zytostatika

Wie bereits im Kapitel 5 aufgeführt, gehören Krebserkrankungen zu den Erkrankungen mit der höchsten Mortalität. Neben den niedermolekularen Zytostatika werden seit einigen Jahren auch einige Proteine bzw. Antikörper zur Behandlung der Krebserkrankungen eingesetzt.

6.16.1 Tumor-Nekrose-Faktor-alfa

Der **Tumor-Nekrose-Faktor-alfa (TNF-alfa)** hat eine große Bedeutung bei der Regulation von Entzündungen, besitzt aber auch einen zytotoxischen Effekt auf Tumorzellen.

Der Tumor-Nekrose-Faktor-alfa ist ein nicht glykosidiertes trimeres Protein. Jedes Monomer besteht aus 157 Aminosäuren mit einer Disulfidbrücke (Molmasse: 17,4 kDa). Rekombinanter TNF-alfa, Tasonermin, wird in *E. coli* hergestellt. Die Zulassung des Tasonermin (Beromun®) beschränkt sich auf die Behandlung von Weichteilsarkomen der Extremitäten zur palliativen Behandlung.

6.16.2 Interleukin-2

Interleukin-2 (IL-2) wurde ursprünglich T-Zell-Wachstumsfaktor genannt, da es die Produktion von T-Helferzellen und zytotoxischen T-Zellen anregen kann.

Es ist ebenfalls bekannt, dass IL-2 die Proliferation von B-Zellen induziert, die Makrophagenaktivität stimuliert und die Toxizität natürlicher Killerzellen steigert.

Die aktive Form des IL-2 ist ein aus 133 Aminosäuren aufgebautes Glykoprotein mit einer Disulfidbrücke (Molmasse: 15 kDa). Rekombinantes IL-2, Aldesleukin (Proleukin®) genannt, enthält einige Mutationen. Ein *N*-terminales Alanin fehlt und an Position 125 liegt ein Serin statt eines Cystein vor. Es wird gentechnologisch in *E. coli* produziert und ist folglich nicht glykosidiert. Es findet Anwendung als Mittel zur Behandlung von metastasierenden Tumorerkrankungen der Niere.

6.16.3 Urat-Oxidase

Bei Tumorpatienten, bei denen bedingt durch eine Chemotherapie oder bedingt durch den Verlauf ihrer Erkrankung große Zellmengen absterben, kann es zu einem Anstieg der Konzentration von Harnsäure im Plasma und als Folge zum Nierenversagen kommen. *Aspergillus flavus* ist in der Lage, Harnsäure mittels seiner **Urat-Oxidase** zum wasserlöslichen Allantoin umzubauen. Rekombinate Urat-Oxidase (Rasburicase, Fasturtec®), die in *Saccharomyces cerevisiae* hergestellt wird, wird zur Behandlung und zur Prophylaxe der Hyperurikämie und bei akutem Nierenversagen eingesetzt.

6.16.4 Asparaginase

Einige Krebszellen, vor allem bei Leukämien und manchen Lymphomen, können selbst nicht genügend Asparagin bilden, ein überlebensnotwendiger Proteinbaustein. Der notwendige Asparagin-Nachschub aus dem Blut kann durch Gabe von **Asparaginase** vermindert werden, welche das vorhandene Asparagin in Asparaginsäure und Ammoniak spaltet. Asparaginase (Asparaginase®) wird aus *E. coli* oder *Erwinia chrysanthemi* gewonnen. Pegylierte Asparaginase (Oncaspar®) weist eine verringerte Immunität und eine längere Halbwertszeit auf.

6.16.5 Rituximab

Das Antigen CD-20 ist ein Protein, das von malignen Non-Hodgkin-Lymphomen der B-Zellreihe exprimiert wird. Es tritt bereits bei Prä-B-Zellen auf und ist für die B-Zellreifung essenziell.

Rituximab (MabThera®) ist ein monoklonaler chimärer Antikörper, der sich spezifisch an das CD-20 Antigen bindet. Dadurch werden die zellvermittelte Zytotoxizität und die komplementabhängige Zytolyse induziert, es kommt zu einem Absterben der malignen B-Zellen. Rituximab wird in CHO-Zellen produziert. Es war in Deutschland zunächst nur zugelassen bei follikulären Lymphomen im Stadium III und IV, die gegen eine Chemotherapie resistent sind. 2001 empfahl die EMEA, Rituximab auch bei Patienten mit einem früheren Stadium der Erkrankung einzusetzen.

Rituximab gehört zu den erfolgreichsten gentechnologisch hergestellten Arzneistoffen. 1991 wurde die Struktur des gegen das Antigen-CD20 gerichteten Antikörpers aufgeklärt. Damals war nicht zu ahnen, dass im Jahr 2002 Rituximab einen Umsatz von etwa 1,3 Milliarden US-Dollar haben wird. Eine Reihe von klinischen Studien hat gezeigt, dass Rituximab besonders in der Kombinationstherapie mit andern Arzneistoffen, z. B. CHOP, (Cyclophosphamid, Doxorubicin, Vincristin, Prednison) Interferon, Zevalin sehr erfolgreich eingesetzt werden kann. Es ist zu erwarten, dass der Einsatz von Rituximab weltweit noch enorm gesteigert wird.

Weiterentwicklungen von Rituximab sind **Tositumomab** (Bexxar®) und **Ibritumomab** (Zevalin®). Beide Antikörper sind an radioaktive Isotope gekoppelt (Tositumomab an ^{131}Iod, Ibritumomab an ^{90}Yttrium). Die spezifische Bindung des Antikörpers bewirkt, dass die radioaktive Strahlung nur die Tumorzellen abtötet.

6.16.6 Alemtuzumab

Das **Glykoprotein CD-52**, ein Oberflächenantigen, wird auf praktisch allen B- und T-Lymphozyten, Monozyten, Thymozyten und Makrophagen im peripheren Blut exprimiert. **Alemtuzumab** (Mab-Campath®) bindet an CD-52 und leitet dadurch die Lyse der Lymphozyten durch zellvermittelte Zytotoxizität und komplementabhängige Zytolyse ein. Bei Lymphomen vom B-Zell-Typ wird CD-52 in hoher Dichte gebildet. Alemtuzumab ist ein humanisierter Antikörper, der aus einem monoklonalen Antikörper aus der Ratte abgeleitet wurde. Produziert wird er in CHO-Zellen. Der Antikörper wird zur Behandlung von an chronischer lymphatischer Leukämie erkrankten Patienten eingesetzt, bei denen eine Behandlung mit Alkylanzien keine komplette Remission erbracht hat.

6.16.7 Trastuzumab

Das Protein **HER2** ist eine extrazelluläre Domäne des humanen EGF-Rezeptors, der bei vielen gynäkologischen Tumoren vermehrt auf der Oberfläche vorkommt.

Der Antikörper **Trastuzumab** (Herceptin®) erkennt das Protein HER2 und induziert nach Bindung an das Antigen eine zellvermittelte Immunantwort. Herceptin® ist zugelassen als „Second-

Line-Wirkstoff" zur Behandlung von metastasierendem Mammakarzinom. Dies bedeutet, dass das Medikament nur dann bei erkrankten Patienten eingesetzt wird, wenn diese zuvor erfolglos mit einem Chemotherapeutikum behandelt wurden.

6.16.8 Gemtuzumab-Ozogamicin

In den USA ist mit **Gemtuzumab-Ozogamicin** (Mylotarg®) ein humanisierter Antikörper zugelassen, der gegen das bei Patienten mit akuter myeloischer Leukämie vermehrt exprimierte CD33-Antigen gerichtet ist. An den Antikörper ist über einen Linker Ozogamicin (Calicheamicin) gebunden, das nach Hydrolyse seine antitumorale Wirksamkeit entfalten kann.

6.16.9 Cetuximab

Cetuximab ist ein monoklonaler Antikörper vom Typ IgG1, der gezielt EGF-Rezeptoren (Epidermal Growth Factor Receptor) blockiert. EGF-Rezeptoren befinden sich in großer Zahl an der Oberfläche von Tumorzellen und sind am Wachstum und der Ausbreitung des Tumors beteiligt. Cetuximab ist zunächst bei Darmkrebserkrankungen zugelassen und soll das Wachstum der Tumore hemmen.

6.16.10 Bevacizumab

Angiogenese ist die Neubildung von Blutgefäßen und ist wichtig beim Wachstum und bei der Metastasen-Bildung von Tumoren. Folgerichtig sind Angiogenese-Hemmer Hemmstoffe der Blutgefäß-Neubildung. Proteine der **VEGF** (**V**ascular **E**ndothelial **G**rowth **F**actor)-Familie sind essenzielle Regulatoren des normalen und abnormalen Blutgefäßwachstums. Sie binden an die **Rezeptoren VEGFR1** und **VEGFR2**, die von Endothelzellen, hämatopoetischen Stammzellen, Makrophagen und Monozyten exprimiert werden. Beinahe alle Tumore produzieren erhöhte Mengen an VEGF-Molekülen. Der monoklonale **IgG1-Antikörper Bevacizumab** (Avastin®) bindet sich an VEGF-Moleküle, dadurch wird dem Tumor die Versorgung mit Sauerstoff und Nährstoffen entzogen. Avastin® wurde zur Behandlung von Darmkrebserkrankungen zugelassen. In der Entwicklung befindet sich VEGF Trap, ein Fusionsprotein, das aus Domänen der Rezeptoren VEGFR1 und VEGFR2 und einem Fc-Segment des IgG1 besteht. VEGF-Trap weist eine hohe Affinität zu VEGF auf und verhindert dessen Bindung an die Rezeptoren. Eine erste klinische Studie der Phase I mit VEGF-Trap bei Patienten mit bösartigen, soliden Tumoren und bei Patienten mit Non-Hodgkin-Lymphomen konnte erfolgreich abgeschlossen werden.

6.17 Diagnostika

6.17.1 Corticorelin, Somatorelin, Gonadorelin

Einige Proteine werden verwendet, um die Funktion von Organen zu testen. So wird das **Corticorelin** vom Menschen (CHR Ferring®, Cortirel®) verwendet, um die corticotrope Partialfunktion des Hypophysenvorderlappens zu überprüfen. Humanes **Somatorelin** (CGHRH Ferring®) wird bei Wachstumshormonmangel zur Überprüfung der somatotropen Partialfunktion des Hypophysenvorderlappens eingesetzt. Zur Diagnose von Fertilitätsstörungen der Hypophyse und Keimdrüsen wird **Gonadorelin** (Relefact®) verwendet.

6.17.2 Thyrotropin und Thyroliberin

Schilddrüsenkarzinom-Patienten müssen auch noch Jahre nach einer Operation regelmäßig auf Restgewebe oder Krebszellen untersucht werden. Früher war es üblich, dass Patienten ihre Schilddrüsenhormone absetzten, damit im Körper TSH vermehrt gebildet wird. TSH sollte dann die noch vorhandenen Zellen zur Produktion von Hormonen anregen. Falls Zellen vorhanden waren, konnte der Gehalt an Thyreoglobulin bestimmt werden. Das Absetzen der Schilddrüsenhormone war für die Patienten mit vielen Nebenwirkungen verbunden. Seit Entwicklung des rekombinanten humanen **TSH** (**Thyrotropin alfa**, Thyrogen®) können die Patienten auf ein Absetzen der Hormone verzichten. **Thyroliberin** (**Protirelin**, Antepan®, Relefact®) wird bei Schilddrüsenerkrankungen zur Überprüfung der Fähigkeit zur Bildung von Thyrotropin eingesetzt.

6.17.3 Arcitumomab, Sulesomab, Votumumab

Antikörper werden besonders in der Diagnostik von Tumorerkrankungen eingesetzt.

So wird das **Fab-Fragment Arcitumomab** (Cea-Scan®) zur Detektion von metastasierenden Karzinomen verwendet, **Sulesomab** (Leuoscan®) kann einen Entzündungsherd nachweisen und **Votumumab** (Humaspect®) dient der Früherkennung von Colonkarzinomen. Im Prinzip reagiert der Antikörper spezifisch mit einem für den jeweiligen Tumor charakteristischen Oberflächenprotein.

Literatur

AITKEN, M. G. (2004): Recombinant factor VIIa. Emergency Medicine Australasia 16: 446–455

BARANOVSKII AG, BUNEVA VN, NEVINSKY GA. (2004): Human deoxyribonucleases. Biochemistry (Mosc). 2004 Jun;69(6):587–601

BERTHOLD, G. D., BOEDEKKER, B. G. (2001): Production processes of licensed recombinant factor VIII preparations. Semin. Thromb. Hemost. 27: 385–94

BRYSON, H. M., SORKIN, E. M. (1994): Dornase alfa. A review of its pharmacological properties and therapeutic potential in cystic fibrosis. Drugs. 48: 894–906

CHURCH, A. C. (2003): Clinical advances in therapies targeting the interleukin-2 receptor. Q.J.Med 96: 91–102

DE JONGE, E. (2002): Drotrecogin alfa Eli Lilly. IDrugs. 5: 363–368

FISCHER, K. G. (2004): The role of recombinant hirudins in the management of thrombotic disorders. BioDrugs. 18: 235–68

FURST, D. E. (2004): Anakinra: review of recombinant human interleukin-I receptor antagonist in the treatment of rheumatoid arthritis. Clin. Ther. 26: 1960–75

FUTERMAN, A. H., SUSSMAN, J. L., HOROWITZ, M., SILMAN, I., ZIMRAN, A. (2004): New directions in the treatment of Gaucher disease. Trends Pharmacol. Sci. 25: 147–51

GATTO, B. (2004): Monoclonal antibodies in cancer therapy. Curr. Med. Chem. AntiCancer Agents. 4: 411–4

GOFFE, B., CATHER, J. C. (2003): Etanercept, an overview. J. Am. Acad. Dermatol. 49 (supp. 2): S105–11

HIRSCH, I. B. (2005): Insulin Analog. The New Englan Journal of Medicine 352: 174–183

HUSSAR, D. A. (2003): New drugs of 2003. J. Am. Pharm. Assoc. (Wash DC) 44: 168–206

KAYSER, O., MÜLLER, R. H. (2004): Pharmaceutical Biotechnology. Wiley-VCH

KHAN, S. N., LANE, J. M. (2004): The use of recombinant human bone morphogenetic protein-2 (rhBMP-2) in orthopaedic applications. Expert. Opin. Biol. Ther. 4: 741–748

LAURENT TC, FRASER JR. (1992): Hyaluronan. The FASEB journal 6: 2397–2404

MEASE, P. J. (2005): Psoriatic arthritis therapy advances. Curr. Opin. Rheumatol. 17: 426–432

MIGNANI, R., CAGNOLI, L. (2004): Enzyme replacement therapy in Fabry's disease: recent advances and clinical applications. J Nephrol. 17: 354–63

MUTSCHLER, E. (2001): Arzneimittelwirkungen. Wissenschaftliche Verlagsgesellschaft mbH, Stuttgart

NABHAN, C., DYER, M. J., ROSEN, S. T. (2003): Current status of monoclonal antibody therapy for chronic lymphocytic leukemia. Oncology (Williston Park) 17: 253–262

NAGAI, M. K., EMBIL, J. M. (2002): Becaplermin: recombinant platelet derived growth factor, a new treatment for healing diabetic foot ulcers. Expert Opin Biol Ther. 2002 Feb;2(2): 211–8

NUMEROF, R., DINARELLO, C. A., ASADULLAH, K. (2006): Cytokines as potential therapeutic targets for inflammatory skin diseases. Ernst Schering Research Foundation Workshop 56, Springer

NUSSEY, S. S. AND WHITEHEAD, S. A. (2001): Endocrinology: An Integrated Approach. Oxford, UK: BIOS Scientific Publishers, Ltd.

PERLER, B. (2005): Thrombolytic therapies: the current state of affairs. J. Endovasc. Ther. 12: 224–232

PRADHANANGA S, WILKINSON I, ROSS RJ. (2002): Pegvisomant: structure and function. J. Mol. Endocrinol. 29: 11–14

RAY MV, MEENAN CP, CONSALVO AP, SMITH CA, PARTON DP, STURMER AM, SHIELDS PP, MEHTA NM. (2002): Production of salmon calcitonin by direct expression of a glycine-extended precursor in Escherichia coli. Protein Expr. Purif. 26: 249–59

RUFFIN, C. G., BUSCH, B. E. (2004): Omalizumab: a recombinant humanized anti-IgE antibody for allergic asthma. Am. J. Health Syst. Pharm. 15: 1449–59

RUSSEL, C. S., CLARKE, L. A. (1999): Recombinant proteins for genetic disease. Clin. Genet. 55: 389–94

TUTRONE, W. D., SAINI, R., WEINBERG, J. M. (2004): Biological therapy for psoriasis: an overview of infliximab, etanercept, efalizumab and alefacept. IDrugs. 7: 45–49

VOLLMAR, A., DINGERMANN, T. (2005): Immunologie. S. Hirzel Verlag, Stuttgart

WHITE, G. C., BEEBE, A., NIELSEN, B. (1997). Recombinant factor IX. Thromb. Haemost. 78: 261–265

WU KK, MATIJEVIC-ALEKSIC N. (2005): Molecular aspects of thrombosis and antithrombotic drugs. Crit Rev Clin Lab Sci. 42: 249–77

Gentechnik und Immunologie

7

Grundlagen der Gentechnologie

7.1　Grundlagen

Die Gentechnologie hat in kurzer Zeit weite Bereiche der Biologie, Pharmazie, Biochemie und Medizin durchdrungen und Möglichkeiten in der Arzneistoffforschung eröffnet, die zwei Jahrzehnte zuvor wohl in den Bereich von Science-Fiction verwiesen worden wären. Die Mächtigkeit der Gentechnologie beruht prinzipiell auf gezieltem Schneiden und Wiederverknüpfen von DNA aus unterschiedlichen Arten, sowie der Erhaltung und Vermehrung dieser allgemein als **rekombinante DNA** bezeichneten Konstrukte in lebenden Zellen. Dadurch ist es möglich, biologische und biochemische Prozesse in vitro oder in einfachen Modellorganismen, d. h. außerhalb ihres natürlichen zellulären Kontextes zu erforschen und zu verstehen. Die Entschlüsselung ganzer Genome ist Realität, fast Alltag geworden, 500 Arzneimittel werden weltweit bereits auf der Basis gentechnologischer Verfahren produziert, und wohl kein neu entwickelter Arzneistoff kommt ohne die Methoden der Gentechnologie aus. Aus der Grundlagenforschung ist sie nicht mehr wegzudenken. So ergänzen gentechnologische Methoden die klassische Pharmazeutische Biologie ideal und stellen sie auf eine moderne Basis. Auf der angewandten Seite fügte die Gentechnologie der Pharmazie insofern eine neue Dimension hinzu, als die Produktion humaner Proteine und Peptide außerhalb humaner Zellen und in jeder gewünschten Menge möglich wurde, auch können diese Proteine optimiert oder unnatürliche Proteine hergestellt werden. So besteht Rituximab, ein zur Behandlung bestimmter Lymphome erfolgreich eingesetzter Antikörper, aus murinen und humanen Anteilen – der Umsatz dieses Präparates wird zwischenzeitlich in Milliarden US-Dollar angegeben.

Gentechnologie reicht aber auch in Gebiete wie Viehzucht und Ackerbau hinein, beschäftigt Juristen und wirft ethische Fragen bezüglich Patentierbarkeit von Erbgut auf oder auch, wenn die Diagnostik dank Gentechnologie stürmische Fortschritte macht, die Arzneimittelentwicklung aber hinterherhinkt und der Patient letztlich mit einer präzisen Diagnose konfrontiert wird, jedoch ohne Aussicht auf adäquate Therapie bleiben muss.

Gentechnologie ist eine Methodensammlung, der sich viele wissenschaftliche Fachrichtungen bedienen, die selbst aber keine eigene Disziplin darstellt. Gentechnologie ist ein Werkzeug, ein Mittel zum Zweck, kein Selbstzweck. Für die pharmazeutischen Wissenschaften hat sie auf vielfältige Weise völlig neue Möglichkeiten geschaffen:

- Entwicklung und Produktion von Arzneistoffen in jedem Stadium – von der Grundlagenforschung bis zur Qualitätskontrolle.
- Verfügbares Repertoire an Arzneistoffen: Die Gentechnologie macht die Anwendung von Peptiden und Proteinen, also Makromolekülen, sicher und risikoarm, z. B. durch Herstellung von humanem Insulin, Gerinnungs- und Wachstumsfaktoren, Vakzinen und Antikörpern in transgenen Organismen. Mit einer aus 21 Basen aufgebauten Nucleinsäure zur Retinitis-Behandlung bei AIDS-Patienten hat die Gentechnologie erstmals die DNA als neue Klasse von Arzneistoffen dem traditionell aus „kleinen" Molekülen bestehenden Arzneistoff-Schatz hinzugefügt. Die Einführung der Gentherapie wird in absehbarer Zukunft erfolgen und den Stellenwert der DNA als Therapeutikum unterstreichen.
- Entdeckung bislang unbekannter Ziele für Arzneistoffe. Zum Beispiel ergeben sich durch die immer größer werdende Anzahl sequenzierter bakterieller Genome mehr potenzielle – und bislang übersehene – Ansatzpunkte für die Antibiotika-Forschung.
- Pharmakogenetik, also das Verständnis individuell unterschiedlicher Wirksamkeiten oder un-

Meilensteine der Gentechnologie

Die Gentechnologie, wie sie uns gegenwärtig zur Verfügung steht, ist das Resultat vieler einzelner Entdeckungen. Einige Beispiele:

1972: Im Labor von Paul Berg an der Stanford University in Stanford, Kalifornien, wird die erste Rekombination von Erbgut unterschiedlicher Herkunft erfolgreich durchgeführt, in dem die Gene des Galactosestoffwechsels aus dem Bakterium *Escherichia coli* mit Teilen des Erbgutes eines Bakterienvirus (Phagen) verknüpft werden. Paul Berg erhält 1980 den Nobelpreis für Chemie (zusammen mit Walter Gilbert und Frederick Sanger). Das Schneiden und Wiederverknüpfen von Erbgut aus unterschiedlichen Quellen ist eine der wesentlichen Gründe für den Erfolg der Gentechnologie, da sich so Artgrenzen mühelos überschreiten lassen, und z. B. menschliches Erbgut in Mikroorganismen erhalten, vermehrt und analysiert werden kann.

1973: Stanley Cohen (ebenfalls an der Stanford University) und Herbert Boyer (University of California in San Francisco) gelingt die Konstruktion eines funktionellen Plasmids, also eines extrachromosomalen bakteriellen Erbgutes in vitro und die Herstellung des ersten transgenen Organismuses. Sie legen damit den zweiten Grundstein für die Handhabung von Erbgut in einem fremden Wirtsorganismus.

1977: Walter Gilbert (Harvard University) bzw. Frederick Sanger (Cambridge, UK) entwickeln unabhängig und prinzipiell unterschiedliche Methoden zur DNA-Sequenzierung, um die DNA Base für Base zu analysieren. Sie erhalten (zusammen mit Paul Berg) 1980 den Nobelpreis für Chemie.

1985: Kary Mullis, Wissenschaftler bei Cetus Inc., Emeryville, Kalifornien, publiziert die Polymerase-Kettenreaktion (PCR). Sie ermöglicht innerhalb Stunden die exponentielle Vervielfältigung einer DNA-Sequenz aus einer minimalen Menge Erbgut. Die PCR entwickelt sich in kurzer Zeit zur Standardmethode fast jeglicher gentechnologischen Arbeit und wird zwischenzeitlich in einer fast unüberschaubaren Vielzahl von Varianten eingesetzt. Kary Mullis erhält für seine Arbeiten zur PCR 1993 den Nobelpreis für Chemie.

1995: Das erste Genom eines frei lebenden Organismus, des pathogenen Bakteriums *Haemophilus influenzae* wird publiziert. Damit bricht das Zeitalter der Genomik an, begleitet vom rapiden Aufstieg leistungsfähiger Rechner als Werkzeug in den biologischen Wissenschaften.

2001: Das menschliche Genom wird publiziert.

erwünschter Wirkungen des gleichen Arzneistoffes. Im Idealfall wird zukünftig die Möglichkeit bestehen, nicht „nur" nach Indikation, sondern auch gemäß der individuellen genetischen Konstitution des Patienten (und den damit verbundenen Konsequenzen für die Pharmakokinetik) Arzneimittel auszuwählen oder zu dosieren.

■ Erforschung der genetischen Ursachen von Krankheiten, als Beispiele sollen Cystische Fibrose, Chorea Huntington, Duchenne-Muskeldystrophie sowie Krebs dienen.

Der Begriff und das Gebiet der Gentechnologie sind nicht synonym mit Biotechnologie. Während Letztere eine wissenschaftliche Disziplin darstellt und allgemein Stoffwechselleistungen lebender Zellen einer Art ausnutzt, ohne jedoch notwendigerweise deren genetische Ausstattung zu beeinflussen, beinhaltet Gentechnologie stets den gezielten Eingriff in das Erbgut eines Organismus und oft das Überschreiten von Artgrenzen, wenn eine Art zusätzlich mit Erbgut aus einer anderen Art ausgestattet wird.

In den folgenden Abschnitten werden die Werkzeuge, Methoden, Modellorganismen und Anwendungen der Gentechnologie in der modernen pharmazeutischen Biologie beispielhaft erörtert.

7.2 Werkzeuge der Molekularbiologie

Der Einsatz gentechnologischer Methoden dient der Beantwortung einer beeindruckenden Vielfalt wissenschaftlicher Fragestellungen. Trotz der damit verbundenen strategischen Diversität können die zur Durchführung der gentechnischen Arbeiten benötigten „Werkzeuge" in den meisten Fällen auf ein relativ kleines Repertoire von Enzym-Kategorien und DNA-Molekülen zurückgeführt werden.

7.2.1 Restriktionsendonucleasen

Unter den wichtigsten Werkzeugen in der Gentechnologie sind zweifellos die Restriktionsendonucleasen, da mit ihnen doppelsträngige DNA (selten auch einzelsträngige DNA) gezielt fragmentiert werden kann. Allgemein hydrolysieren (schneiden) Restriktionsendonucleasen die kovalente Bindung zwischen der 3'-OH-Gruppe und dem folgenden 5'-Phosphat im Rückgrat doppelsträngiger DNA in-

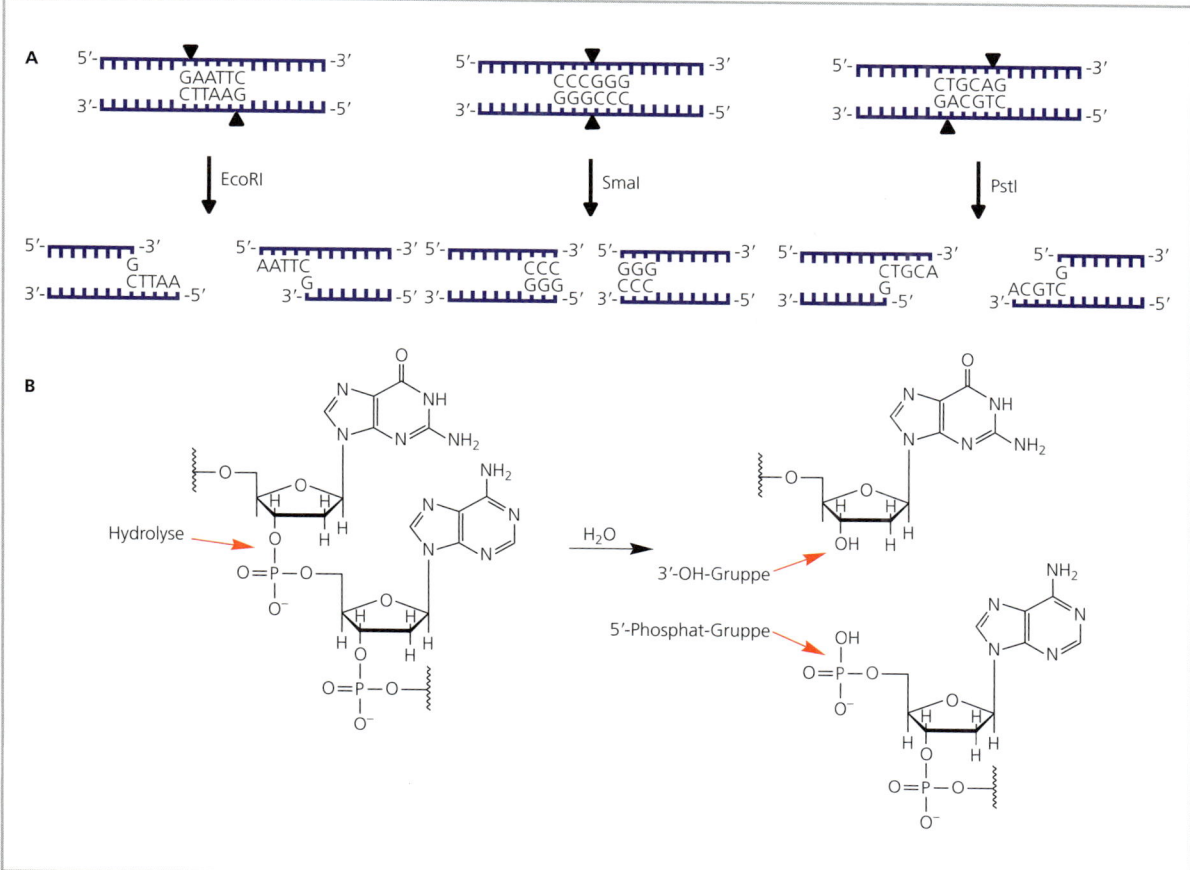

Abb. 7.1 **A** Unterschiedliche Schnittmodi am Beispiel von *Eco*RI (klebrige Enden mit 5′-Überhang), *Sma*I (glatte Enden), und *Pst*I (klebrige Enden mit 3′-Überhang). Die schwarzen Dreiecke geben die Schnittstelle im Zucker-Phosphat-Rückgrat der DNA an. Nur die Basen der Erkennungssequenzen sind dargestellt. **B** Chemische Struktur der Schnittstelle von *Eco*RI auf der DNA. Die Hydrolyse einer Phosphodiester-Bindung trennt das DNA-Rückgrat und erzeugt je eine freie 3′-OH-Gruppe und ein 5′-Phosphat. Zur Vereinfachung sind nur zwei Nucleotide (G und A) eines DNA-Stranges dargestellt.

nerhalb oder außerhalb der für das jeweilige Enzym spezifischen DNA-Erkennungssequenz. Der Name **Endonuclease** bezeichnet die Hydrolyse im Strang- innern (im Gegensatz zu **Exonucleasen**, welche endständige Nucleotide abspalten). Der Zusatz „Restriktion" geht auf frühe Beobachtungen aus der mikrobiellen Genetik zurück; damals wurde er- kannt, dass Bakterien resistent gegen Infektionen durch Bakteriophagen waren. Diese Restriktion der Virenvermehrung war, wie sich später herausstellte, bedingt durch Endonucleasen, die das virale Erbgut zerstörten, das der Wirtszelle aber intakt ließen. Die Unterscheidung zwischen eigenem und fremdem Erbgut erfolgt über die spezifische Methylierung des bakterieneigenen Erbgutes. Im zellulären Ge- schehen bilden Restriktionsenzyme zusammen mit

speziellen methylierenden Enzymen daher eine Art bakterielles Immunsystem.

Drei verschiedene Großgruppen von Restrikti- onsendonucleasen wurden beschrieben, die in der Gentechnologie benutzten gehören zur Gruppe II, weil sie (im Gegensatz zu den anderen) gezielt in- nerhalb oder nahe ihrer spezifischen Erkennungsse- quenz schneiden (s. Abb. 7.1). Diese Erkennungsse- quenz ist eine meist aus 4–6(–8) Basen aufgebaute, oft kontinuierliche und palindromische DNA-Se- quenz, d. h. die Sequenz auf einem DNA-Strang in 5′- 3′-Richtung gelesen ist identisch mit ihrer kom- plementären Sequenz auf dem Gegenstrang, eben- falls in 5′- 3′-Richtung. In einer zufälligen DNA- Sequenz, gleiche Häufigkeit der einzelnen Basen vorausgesetzt, wäre eine aus sechs Basen aufgebaute Erkennungssequenz im Schnitt alle $4^6 = 4096$ Basenpaare zu erwarten. Da DNA-Sequenzen aber nicht zufällig und die Häufigkeiten der einzelnen Nucleotide nicht gleich verteilt sind, weichen die durchschnittlichen Fragmentlängen in der Realität oft deutlich ab.

Es sind drei verschiedene Schnittmodi möglich (s. Abb. 7.1). Erfolgt der Schnitt des Zucker-Phosphat-Rückgrates beider DNA-Einzelstränge exakt gegenüber, entstehen so genannte stumpfe Enden (**blunt ends**), erfolgen sie versetzt, entstehen kurze einzelsträngige Überhänge, sog. kohäsive Enden (**sticky ends**). Wird vor der Mitte der Erkennungssequenz geschnitten, endet der einzelsträngige Überhang mit einer Phosphatgruppe an der 5'-Position der Deoxyribose, man spricht von einem 5'-Überhang. Erfolgt der Schnitt nach der Mitte, endet der Überhang mit der 3'-Hydroxylgruppe des Zuckers, daher 3'-Überhang. Der Schnittmodus ist eine feste Eigenschaft des Enzyms. Viele Restriktionsendonucleasen können in vitro eine so genannte **Sternaktivität** aufweisen, d. h. unerwünschterweise außerhalb ihrer spezifischen Sequenz schneiden, wenn die Reaktion nicht unter optimalen Bedingungen erfolgt, beispielsweise bezüglich pH-Wert, Temperatur, Ionenart und -konzentration oder molarem Verhältnis von Substrat zu Enzym.

Die Nomenklatur der Restriktionsendonucleasen folgt festen Prinzipien. Der erste Buchstabe kürzt den Gattungs-, der zweite und dritte den Artnamen der Organismen ab, aus denen das Restriktionsenzym isoliert wurde, ggf. gefolgt von einer Bezeichnung eines Stammes. *Bam*HI steht für das erste Restriktionsenzym aus *Bacillus amyloliquefaciens* H. Werden aus einem Organismus mehrere Restriktionsendonucleasen isoliert, werden diese in römischen Ziffern durchnummeriert. Bislang wurden ca. 3500 Typ-II-Restriktionsendonucleasen entdeckt. Eubakterien und Archaea sind die Organismengruppen, die Restriktionsenzyme besitzen. Ausgewählte Beispiele für Restriktionsenzyme sind in Tab. 7.1 aufgeführt. Für die enzymatische Aktivität erfordern Typ-II-Enzyme Mg^{2+} als Cofaktor. Ist die Erkennungssequenz und der Schnittmodus zweier Restriktionsenzyme identisch, spricht man von **Isoschizomeren**. Ist die Erkennungssequenz identisch, erfolgt jedoch der Schnitt unterschiedlich (glatt oder versetzt), werden diese Enzyme als **Neoschizomere** bezeichnet.

Tab. 7.1 Ausgewählte Restriktionsendonucleasen. Die genaue Schnittposition innerhalb der Erkennungssequenz ist mit einem Schrägstrich gekennzeichnet. Ein „N" steht für eine beliebige Base

Enzym	Erkennungssequenz	Ursprungsorganismus	Schnittmodus	Eigenschaft der Erkennungssequenz
*Bam*HI	G/GATCC	*Bacillus amyloliquefaciens* H	5'-Überhang	Kontinuierlich, kompatibel zu *Bgl*II
*Bgl*II	A/GATCT	*Bacillus globigii*	5'-Überhang	Kontinuierlich, kompatibel zu *Bam*HI
*Bsm*I	GAATGCN/	*Bacillus stearothermophilus*	3'-Überhang	Nicht palindromisch, Schnitt außerhalb Erkennungssequenz
*Eco*RI	G/AATTC	*Escherichia coli* RY 13	5'-Überhang	Kontinuierlich
*Hind*III	A/AGCTT	*Haemophilus influenzae* Rd	5'-Überhang	Kontinuierlich
*Nde*I	CA/TATG	*Neisseria denitrificans*	5'-Überhang	Kontinuierlich
*Not*I	GC/GGCCGC	*Nocardia otitidis-caviarum*	5'-Überhang	Acht Basen lang
*Pfl*MI	CCA(N)$_4$/NTGG	*Pseudomonas fluorescens*	3'-Überhang	Diskontinuierlich
*Pst*I	CTGCA/G	*Providencia stuartii*	3'-Überhang	Kontinuierlich
*Sau*3A I	/GATC	*Staphylococcus aureus* 3A	5'-Überhang	Vier Basen lang
*Sma*I	CCC/GGG	*Serratia marcescens*	Stumpf	Neoschizomer zu *Xma*I
*Xba*I	T/CTAGA	*Xanthomonas badrii*	5'-Überhang	Kontinuierlich
*Xma*I	C/CCGGG	*Xanthomonas malvacearum*	5'-Überhang	Neoschizomer zu *Sma*I

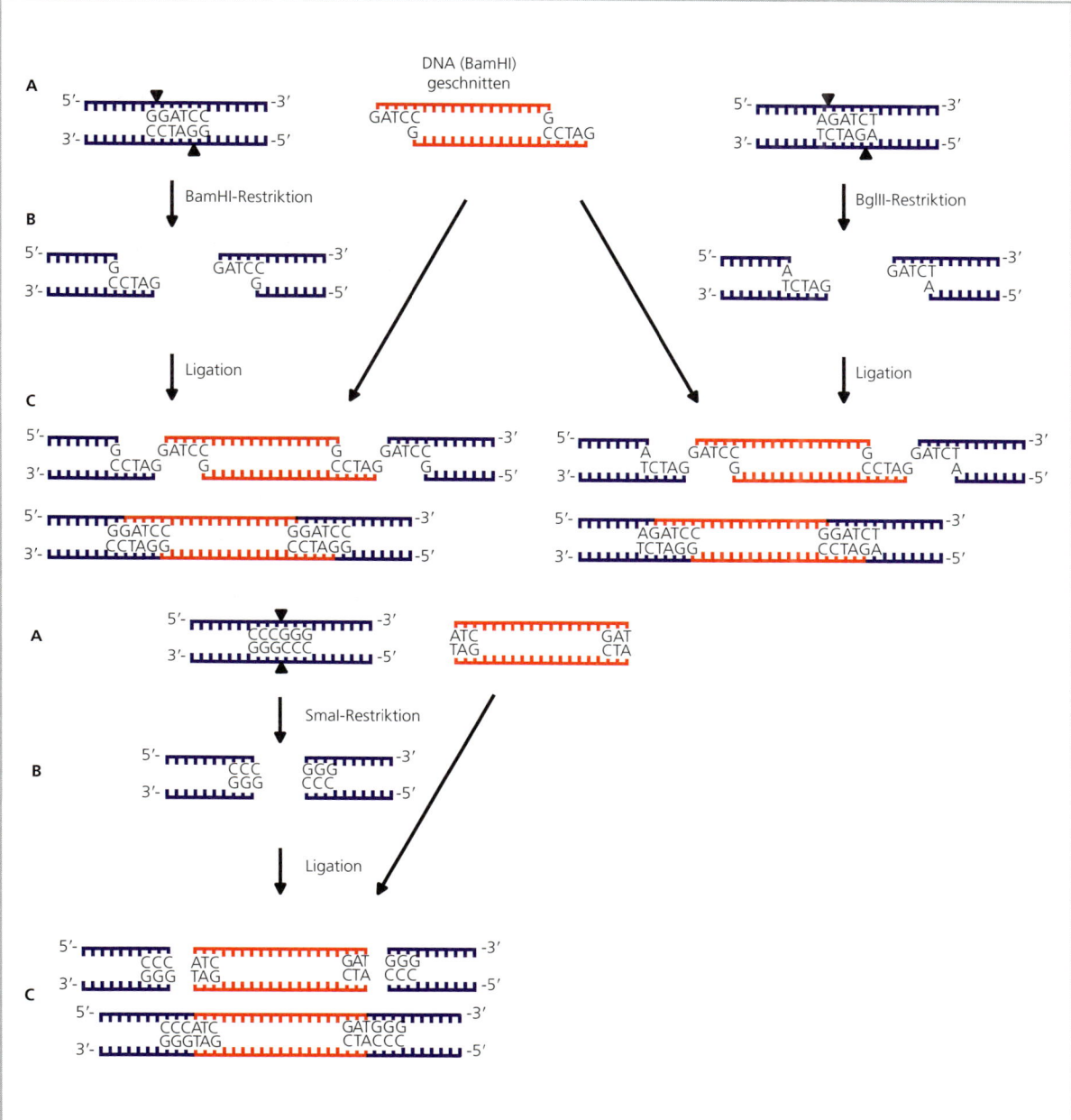

Abb. 7.2 Oben: Schematische Darstellung der Klonierung mit identischen oder kompatiblen Überhängen. Schwarze Dreiecke geben die Schnittstelle im Zucker-Phosphat-Rückgrat der Ziel-DNA an. Nur die Basen der Erkennungssequenzen sind dargestellt. **A** Ziel-DNA (z. B. ein Klonierungsvektor) ist blau dargestellt, Insert-DNA ist ein *Bam*HI-Fragment und rot dargestellt. **B** Restriktion der Ziel-DNA mit *Bam*HI (identisches Enzym) oder *Bgl*II (kompatibles Enzym zu *Bam*HI) erzeugt identische Einzelstrang-Überhänge (GATC). **C** Das Insert wird mit der Ziel-DNA ligiert. Im Fall identischer Enzyme wird die ursprüngliche Erkennungssequenz wiederhergestellt (GGATCC bei *Bam*HI), während im Fall kompatibler Enzyme beide ursprünglichen Erkennungssequenzen zerstört werden. **Unten:** Schematische Darstellung der Klonierung mit stumpfen Überhängen. **A** Ziel-DNA (z. B. ein Klonierungsvektor) ist blau dargestellt, Insert-DNA ist ein beliebiges DNA-Fragment mit stumpfen Enden (rot dargestellt), als Beispiel wurde ein *Eco*RV-Fragment gewählt. **B** Restriktion der Ziel-DNA mit *Sma*I (identisches Enzym) erzeugt stumpfe Überhänge. **C** Das Insert wird mit der Ziel-DNA ligiert: Alle stumpfen Enden sind zueinander kompatibel und können miteinander ligiert werden.

Typ-II-Restriktionsendonucleasen sind extrem nützlich, weil mit ihrer Hilfe DNA gezielt geschnitten werden kann. Die verbreitetste Anwendung der Endonucleasen ist die Klonierung: Ein DNA-Abschnitt von Interesse wird in eine handhabbare und vervielfältigbare, ggf. exprimierbare Form gebracht (s. Kap. 7.2.8). Zwei physisch getrennte DNA-Moleküle können leicht miteinander verbunden werden, wenn ihre Enden durch Behandlung mit Restriktionsendonucleasen identische einzelsträngige Überhänge erhalten haben. Die Ausbildung einer kovalenten Bindung (die Umkehrung der Restriktion) erfolgt ebenfalls enzymatisch durch DNA-Ligasen (s. Kap. 7.2.2). Identische einzelsträngige Überhänge werden durch Behandlung mit dem identischen Restriktionsenzym hergestellt. Zwei jeweils mit z. B. *Bam*HI restringierte DNA-Moleküle können problemlos verknüpft werden. In diesem Fall wird die Erkennungssequenz des Enzyms wieder hergestellt. Möglich (und häufig angewendet) ist auch die Behandlung der beiden DNA-Moleküle mit unterschiedlichen Enzymen, sofern diese kompatible Überhänge produzieren (z. B. *Bam*HI und *Bgl*II). In diesem Fall wird aber keine der beiden ursprünglichen Erkennungsstellen wieder hergestellt. Eine kovalente Verknüpfung zweier DNA-Moleküle ist – wenngleich mit etwas geringerer Effizienz – auch möglich, wenn die Enden stumpf, also ohne Einzelstrang-Überhang sind. Stumpfe Enden sind immer miteinander kompatibel und werden entweder mit entsprechend schneidenden Restriktionsenzymen erzeugt (z. B. *Sma*I), oder aber Einzelstrang-Überhänge werden enzymatisch durch Abbau des Überhangs oder Ergänzung des zweiten Stranges stumpf gemacht, wie im Kap. 7.2.3 beschrieben. Abb. 7.2 zeigt Möglichkeiten zur Klonierung von DNA-Fragmenten.

Eine weitere Anwendung von Restriktionsendonucleasen ist die **Kartierung**, d. h. Charakterisierung eines DNA-Moleküls durch Inkubation mit Restriktionsendonucleasen einzeln und/oder mit zwei Enzymen gleichzeitig (s. Abb. 7.3). Die entstehenden Fragmente werden anschließend elektrophoretisch gemäß ihrer Größe getrennt, durch Färbung, z. B. mit Ethidiumbromid, visualisiert und – gelegentlich einem Puzzle gleich – ausgewertet. Auf diese Weise erhält man Referenzpunkte in einem unbekannten DNA-Molekül. Eine Kartierung ist naturgemäß bei weitem nicht so genau wie eine DNA-Sequenzierung, jedoch sehr günstig und schnell, daher erste Wahl zur Kontrolle, z. B. bei ei-

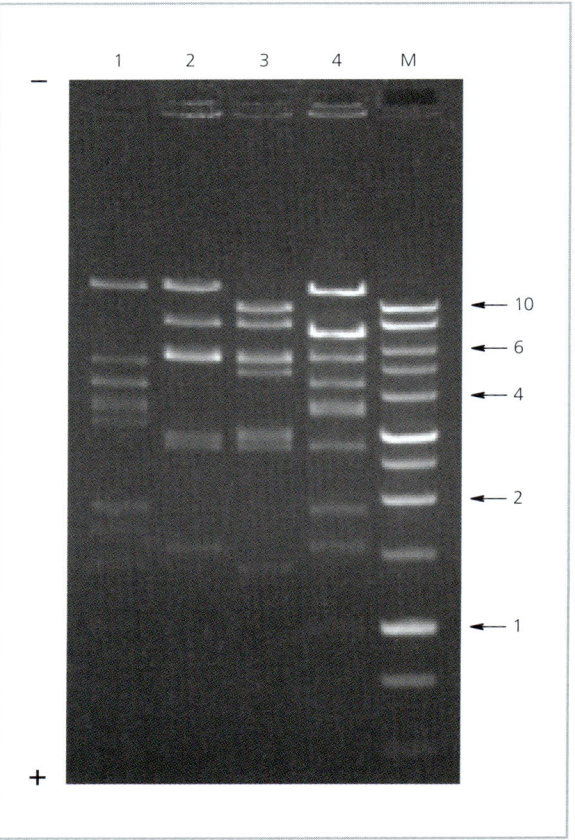

Abb. 7.3 Abbildung einer Gelelektrophorese zur Kartierung von vier unterschiedlichen Cosmid-Klonen (1–4). Diese wurden mit *Bam*HI restringiert und in einem 1%-Agarose-Gel elektrophoretisch getrennt, das Gel mit Ethidiumbromid gefärbt und unter UV-Licht aufgenommen. M bezeichnet einen Längenstandard. Einige Fragmentgrößen sind rechts angegeben (in kb). Durch das Auftreten von Fragmenten gleicher Größe in unterschiedlichen Klonen werden überlappende Klone detektiert. In diesem Fall überlappt 1 und 4, 4 und 2, 2 und 3. (Die abgebildeten Fragmente in 1–4 decken zusammen die komplette DNA-Sequenz ab, die in *Streptomyces verticillus* für die Biosynthese des Zytostatikums Bleomycin (Bleomedac®) codiert. Nach U. Galm, University of Wisconsin

ner Klonierung. Kartierungen eignen sich gut, um über ein teilweise übereinstimmendes Bandenmuster verschiedener rekombinanter DNA-Konstrukte überlappende Bereiche klonierter DNA zu identifizieren und so Nachbarklone zu finden, die zusammen einen größeren zusammenhängenden Chromosomen-Abschnitt (einen so genannten **„contig"**) repräsentieren.

Eine Variante der Kartierung ist die Analyse eines **Restriktionsfragment-Längenpolymorphismus** (RFLP). Eine RFLP-Analyse weist beispielsweise für menschliche „Krankheitsgene" chromosomale Unterschiede nach, in dem sie durch die Mutation – Insertionen oder Deletionen – entstandene Längenunterschiede zwischen zwei Restriktionsstellen (Polymorphismen) aufdeckt, verglichen zum gleichen Gen eines gesunden Individuums. Ein Nachweis von Punktmutationen über die RFLP-Analyse ist möglich, wenn diese Punktmutation eine Restriktionsstelle schafft oder zerstört.

7.2.2 DNA-Ligasen

DNA-Ligasen katalysieren die Ausbildung einer kovalenten Bindung zwischen dem 5′-Phosphatende eines DNA-Moleküls und einer benachbarten freien 3′-OH-Gruppe (s. Abb. 7.4). Ihre zentrale Bedeutung als Werkzeug in der Gentechnologie liegt in ihrer Fähigkeit, zwei getrennte DNA-Moleküle miteinander zu verknüpfen, um so rekombinante DNA herzustellen. DNA-Ligasen sind NAD^+ oder ATP-abhängige Enzyme. In der Gentechnologie wird in der Regel die **T4-DNA-Ligase** aus dem Bakteriophagen T4 verwendet. Sie ist ATP-abhängig, ligiert stumpfe oder überstehende Enden, und vermag auch RNA mit DNA oder RNA zu ligieren, sofern sich beide Ligationspartner in einer Duplex-Struktur befinden.

7.2.3 DNA-Polymerasen

DNA-Polymerasen katalysieren in Anwesenheit von Mg^{2+} als Cofaktor und gemäß der Vorgabe eines einzelsträngigen DNA-Moleküls als Matrize die Polymerisation von Deoxynucleosid-Triphosphaten in eine DNA-Duplex-Struktur unter Freisetzung von Pyrophosphat. Die Polymerisation beginnt an einem freien 3′-OH-Ende und schreitet in 5′-3′-Richtung fort (s. Abb. 7.5). DNA-Polymerasen sind prozessiv, d. h. sie katalysieren mehrere aufeinander folgende Polymerisationsschritte, also Nucleotideinbauten, ohne zwischenzeitlich vom Matrizenstrang abzudissoziieren. Die natürliche zelluläre Funktion der DNA-Polymerasen ist die Replikation und die Reparatur von DNA. Auch die Vermehrung viraler DNA in der Wirtszelle erfolgt durch DNA-Polymerasen. DNA-Polymerasen besitzen oft **Exonuclease-Aktivität** (5′-3′-Exonuclease, 3′-5′-Exonuclease, oder beide).

Für gentechnologische Zwecke werden überwiegend DNA-Polymerasen aus Eubakterien, Archaea oder Viren verwendet. Für den extrem wichtigen Prozess der Polymerase-Kettenreaktion (PCR, s. Kap. 7.3.3) eignen sich wegen der während des Prozesses auftretenden thermischen Belastung DNA-Polymerasen aus thermophilen Archaea oder Bakterien, deren enzymatisches Temperaturoptimum bei 72–75 °C liegt, und die selbst Temperaturen von 95 °C für begrenzte Zeit ohne nennenswerten Aktivitätsverlust überstehen. Bei 37 °C besitzen

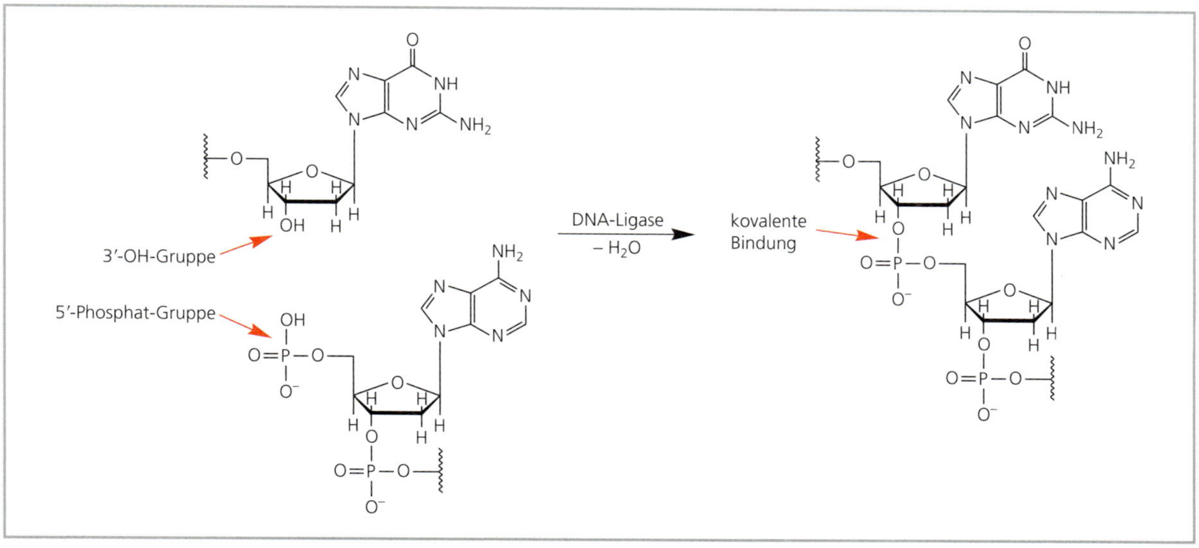

Abb. 7.4 Enzymatische Reaktion einer DNA-Ligase

diese DNA-Polymerasen nur geringe Aktivität (< 10 %). Einige der thermostabilen DNA-Polymerasen sind gleichzeitig 3′-5′-Exonucleasen und korrigieren somit ihre eigenen Fehler, wenn ein Nucleotid nicht gemäß den Watson-Crick-Regeln in den wachsenden Strang inkorporiert wurde. Weiterhin besitzen einige thermostabile Polymerasen in Anwesenheit von Mn^{2+} als Cofaktor auch **Reverse-Transkriptase-Aktivität** auf gentechnologisch nutzbarem Niveau. In diesen Fällen kann die DNA-Polymerisation auch an einem RNA-Strang als Matrize erfolgen, ein Prozess, der „reverse Trankription" genannt wird. Einige Polymerasen zeigen auch **Terminale-Nucleotidyltransferase-Aktivität**: Diese katalysiert den matrizenunabhängigen Einbau von Nucleotiden an das 3′-OH-Ende einzel- oder doppelsträngiger DNA, d. h. ohne einen DNA- oder RNA-Gegenstrang zu benötigen. Im Falle der *Taq*-DNA-Polymerase wird an etwa 75 % aller Polymerisationsprodukte noch ein Deoxyadenosin-Phosphat angefügt. Bei Polymerasen mit 3′-5′-Exonucleaseaktivität ist die terminale Transferaseaktivität sehr gering oder fehlt. Tab. 7.2 fasst die Eigenschaften einiger DNA-Polymerasen zusammen.

Für die DNA-Sequenzierung wird häufig eine rekombinante *Taq*-DNA-Polymerase verwendet, welche durch gezielte Mutationen keine 5′-3′-Exonuclease-Aktivität mehr besitzt und außerdem Dideoxynucleosid-Triphosphate mit gleicher Wahrscheinlichkeit als Substrat akzeptiert und einbaut.

Neben der PCR und DNA-Sequenzierung erfordern viele andere gentechnologische Anwendungen ebenfalls die Aktivität von DNA-Polymerasen, ohne allerdings auf Thermostabilität angewiesen zu sein. Im Folgenden sind eine Auswahl

weiterer Enzyme und Einsatzfelder zusammengestellt:

DNA-Polymerase I aus *E.coli*: Dieses Enzym besitzt neben seiner Polymerase-Aktivität auch 5′-3′- und 3′-5′-Exonuclease-Aktivität und wird unter anderem eingesetzt, um nach einer reversen Transkription den neu entstandenen DNA-Einzelstrang zu einem cDNA-Doppelstrang zu vervollständigen. Beliebt ist dieses Enzym auch für die Herstellung radioaktiv oder anders markierter DNA-Sonden (s. Southern-Blot, Kap. 7.3.2). Wird in die zu markierende DNA durch DNase I (s. Kap. 7.2.7, Nucleasen) ein Einzelstrangbruch („nick") eingeführt, baut die DNA-Polymerase I durch ihre 5′-3′-Exonuclease-Aktivität ausgehend von diesem Bruch diesen DNA-Strang ab und synthetisiert ihn neu. Dieser Prozess wird **Nick-Translation** genannt (nicht zu verwechseln mit der Translation im Sinne ribosomaler Proteinbiosynthese!). Werden für die Nick-Translation dem Enzym radioaktiv markierte Deoxynucleosid-Triphosphate als Substrate angeboten, werden diese Markierungen in den neuen DNA-Strang eingebaut.

Weit verbreitet ist auch das **Klenow-Fragment** der DNA-Polymerase I, welches Polymerase- und 3′-5′-Aktivität besitzt, durch proteolytische Spaltung fehlt dem Enzym jedoch der *N*-terminale Bereich, der für die 5′-3′-Exonuclease-Aktivität verantwortlich ist. Das Klenow-Fragment ist geeignet, durch Restriktionsverdaue entstandene einzelsträngige, überhängende Enden zu glätten und in stumpfe Enden zu verwandeln. Diese Modifikation ist für Klonierungen oft erforderlich.

Handelt es sich um 5′-überstehende Enden, werden diese in Anwesenheit von Deoxynucleosid-Tri-

Tab. 7.2 Die Eigenschaften einiger ausgewählter thermostabiler DNA-Polymerasen, die häufig in der Gentechnik verwendet werden.

Name	*Taq*-DNA-Polymerase	*Tth*-DNA-Polymerase	*Tli*-DNA-Polymerase	*Pfu*-DNA-Polymerase
Organismus	*Thermus aquaticus YT-1*	*Thermus thermophilus HB-8*	*Thermococcus litoralis*	*Pyrococcus furiosus*
5′-3′-Exonuclease	Ja	Ja	Nein	Ja
3′-5′-Exonuclease	Nein	Nein	Ja	Ja
Terminale Transferase	Ja	Ja	Sehr gering	Nein
Funktionelle Halbwertszeit (bei 95 °C)	40 min	20 min	7 Stunden	12 Stunden
Reverse Transkriptase	Schwach	Ausgeprägt	Schwach	Nein

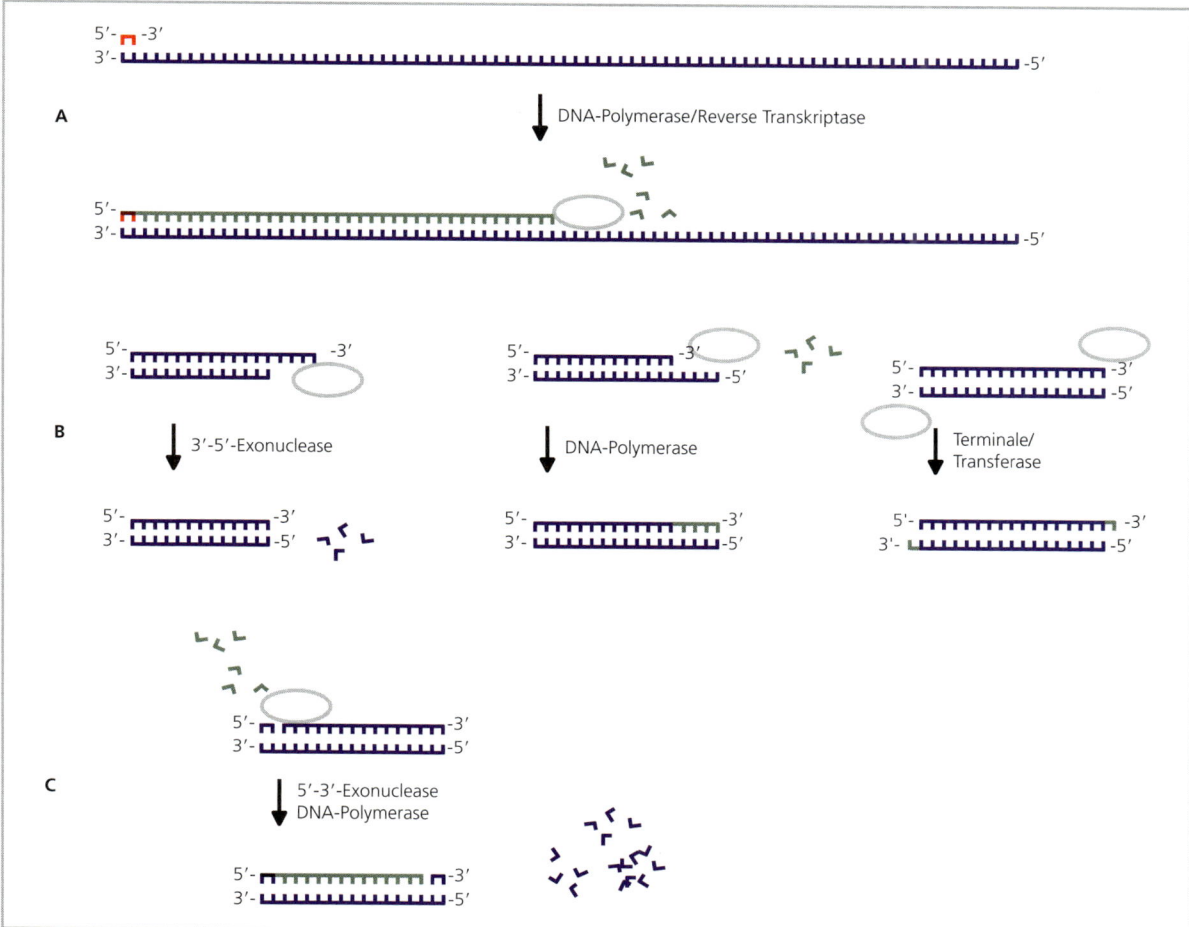

Abb. 7.5 Schematische Darstellung der enzymatischen Reaktion einer DNA-Polymerase. Andere, ebenfalls von DNA-Polymerasen ausgeführte enzymatische Aktivitäten wie Exonuclease, reverse Transkriptase und terminale Deoxynucleotidyltransferase sind ebenfalls schematisch dargestellt. **A** Ausgehend von einem freien 3′-OH-Ende (rot) erfolgt durch die DNA-Polymerase (graues Oval) die Polymerisation von dNTPs (grün) zu einem DNA-Strang. Der Matrizenstrang ist blau, der neu synthetisierte Strang grün dargestellt. Wenn RNA als Matrize dient, handelt es sich um eine reverse Transkription. **B** Eine 3′-5′-Exonuclease entfernt hydrolytisch einen einzelsträngigen 3′-Überhang (freigesetzte Nucleotide blau), während die DNA-Polymerase einen einzelsträngigen 5′-Überhang zu einer Duplexstruktur ergänzt (grün). Auf diese Weise können Restriktionsfragmente geglättet werden. Durch die terminale Deoxynucleotidyltransferase werden stumpfe Enden matrizenunabhängig mit Einzelstrang-Überhängen versehen (grün). **C** Nick-Translation: Von einem Einzelstrangbruch (nick, im oberen Strang) ausgehend entfernt die 5′-3′-Exonuclease hydrolytisch den DNA-Strang (freigesetzte Nucleotide blau), während die DNA-Polymerase-Aktivität für seine Neusynthese sorgt. Freie dNTPs und neu synthetisierter Strang grün. Werden markierte dNTPs als Substrate angeboten, kann die resultierende DNA als Sonde z.B. in Hybridisierungen verwendet werden.

phosphaten durch Gegenstrangsynthese aufgefüllt. Handelt es sich hingegen um 3′-überstehende Enden, werden diese durch die 3′-5′-Exonuclease abgebaut (s. Abb. 7.5).

Das Klenow-Fragment übt prinzipiell auch auf doppelsträngige DNA 3′-5′-Exonuclease-Funktion aus, würde also nach dem (erwünschten) Abbau des einzelsträngigen Überhanges unerwünschterweise noch weitere Nucleotide entfernen. De facto kommt der Abbau jedoch (bei Anwesenheit von Deoxynucleosid-Triphosphaten) am Beginn der doppelsträngigen DNA zum Stillstand, da sich ein Gleichgewicht zwischen Abbau und Neusynthese einstellt. Soll für die Herstellung einer Sonde DNA radioaktiv markiert werden, kann dafür auch die beschriebene Auffüllreaktion 5′-überstehender Enden angewandt werden.

Für die gleichen Anwendungen geeignet wie das Klenow-Fragment ist auch die **T4-DNA-Polymerase** des Bakteriophagen T4. Auch sie besitzt keine 5′-3′-Exonuclease-Aktivität. Insbesondere für den Abbau 3′-überstehender Enden wird sie aufgrund ihrer etwa 250-fach stärkeren 3′-5′-Exonuclease dem Klenow-Fragment häufig vorgezogen.

7.2.4　RNA-Polymerasen

RNA-Polymerasen erfüllen in der Zelle die Funktion der Transkription. RNA-Polymerasen sind DNA-abhängige Enzyme, die die Polymerisation von Nucleosid-Triphosphaten in einen RNA-Strang, entsprechend der Vorgabe der DNA-Matrize, katalysieren. In der Gentechnologie werden RNA-Polymerasen aus Bakteriophagen eingesetzt, meist die **T3-RNA-Polymerase** oder **T7-RNA-Polymerase**. Es können so von einem gewünschten Gen in vitro RNA-Transkripte hergestellt werden, ggf. gekoppelt an die gleichzeitige Translation in ein Protein durch Inkubation in Zell-Lysaten. Durch In-Vitro-Transkription/Translation können z. B. Proteine hergestellt werden, die sonst für den Wirt toxisch wären.

7.2.5　Reverse Transkriptase

Reverse Transkriptasen schreiben RNA in DNA um, polymerisieren also Deoxynucleosid-Triphosphate als Monomere unter Freisetzung von Pyrophosphat in eine RNA-DNA Heteroduplexstruktur mit RNA als Matrize und DNA als Produkt der enzymatischen Reaktion – genau entgegen dem ursprünglichen Dogma des Flusses genetischer Information in der lebenden Zelle. Eine Reverse Transkriptase wurde bereits erwähnt: die thermostabile *Tth*-DNA-Polymerase. Zwei weitere, häufig verwendete sind die reversen Transkriptasen aus dem Moloney Murine Leukemia Virus (**M-MLV**) und die aus dem Avian Myeloblastosis Virus (**AMV**). Sie werden eingesetzt, um aus mRNA den ersten Strang einer cDNA herzustellen. Dieser wird anschließend mit der DNA-Polymerase I zur doppelsträngigen cDNA komplementiert oder dient in einer RT-PCR als Matrize. Viele Fragestellungen erfordern cDNAs: Einzelne cDNAs werden eingesetzt, um eukaryotische Gene zu untersuchen und

zu exprimieren, da sie als cDNA in ihrer funktionellen, intronlosen Form vorliegen. cDNA-Bibliotheken, die das Transkriptom, also die Gesamtheit aller transkribierten Gene eines Gewebes repräsentieren, werden eingesetzt, um gewebs- oder organspezifische Unterschiede in der Genexpression (z. B. in Abhängigkeit eines Medikamentes) zu untersuchen. Eine andere Anwendung ist, das Genexpressionsmuster von gesundem und erkranktem Gewebe (z. B. Tumorgewebe) zu vergleichen, um so die molekularen Mechanismen der Krankheitsentstehung zu verstehen und ggf. unbekannte Ziele für die Arzneistoffentwicklung zu entdecken (s. a. Kap. 7.3.2, Northern-Blot und Microarray).

7.2.6　Alkalische Phosphatase

Alkalische Phosphatasen, z. B. die alkalische Phosphatase aus Kälberdarm (CIAP), sind wichtig für Klonierungen. Soll ein gewünschtes DNA-Fragment mit einem Vektor (s. Kap. 7.2.8) ligiert werden, werden sowohl Vektor als auch Insert mit geeigneten Restriktionsenzymen behandelt, so dass der Vektor nun linear und damit aufnahmebereit für das Insert vorliegt. Sehr viel wahrscheinlicher als die erwünschte Ligation des Inserts mit dem Vektor ist aber die unerwünschte Selbstligation des linearen Vektors, sofern dessen Enden kompatibel oder stumpf sind. Wird der linearisierte Vektor jedoch mit einer Phosphatase behandelt, werden von seinen 5′-Enden die Phosphatgruppen entfernt, es entstehen 5′-OH-Enden (s. Abb. 7.6). Diese werden von DNA-Ligasen nicht als Substrat akzeptiert – eine Selbstligation des Vektors ist ausgeschlossen. Das zu ligierende DNA-Fragment trägt jedoch noch seine 5′-Phosphate und kann daher noch ligiert werden. Bei dieser Methode der Klonierung bleiben im fertigen Konstrukt zwei versetzte Einzelstrangbrüche (Nicks) zurück, sie werden jedoch in vivo durch DNA-Polymerasen und Ligasen geschlossen, wenn *E.coli* oder ein anderer Wirt mit einem solchen Konstrukt transformiert wird.

7.2.7　Nucleasen

Neben den Restriktionsenzymen (s. oben) finden weitere Nucleasen Anwendung in gentechnischen Protokollen: Die **Deoxyribonuclease I (**DNase I) aus bovinem Pankreas baut einzel- und doppelsträngige DNA durch Hydrolyse der Phosphodiesterbindungen zu Oligonucleotiden ab und findet An-

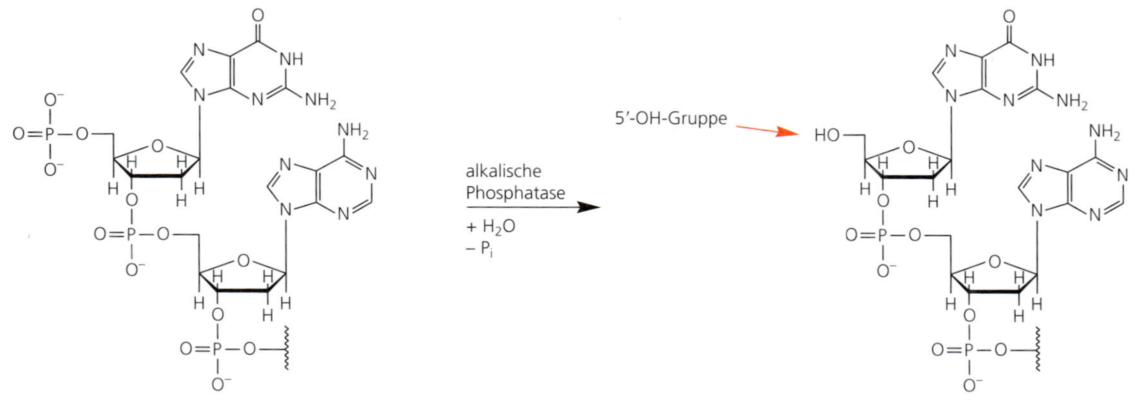

Abb. 7.6 Enzymatische Reaktion der alkalischen Phosphatase

wendung, um Einzelstrangbrüche zur Vorbereitung einer Nick-Translation zu setzen. Neben der Anwendung für gentechnische Arbeiten hat die humane DNase (Pulmozyme®, eine wässrige Lösung zur Inhalation) Bedeutung in der Behandlung der cystischen Fibrose erlangt, da sie durch DNA-Hydrolyse die Viskosität des Bronchialsekrets reduziert (s. Kap. 6.7).

Die **Ribonuclease H** (z. B. aus *E.coli*) hydrolysiert selektiv den RNA-Strang einer RNA-DNA-Heteroduplex-Struktur. Diese Eigenschaft wird für die cDNA-Herstellung ausgenutzt, um den mRNA-Strang zu entfernen und damit die Bedingungen für die Synthese des zweiten DNA-Strangs zu schaffen. Die **Ribonuclease A** schließlich ist für die Präparation von Plasmid-DNA erforderlich, um DNA zu säubern, indem selektiv nur die RNA aus der Präparation hydrolysiert wird.

7.2.8 Vektoren

Klonierungsvektoren

DNA-Moleküle stellen die zweite, wichtige Gruppe der Werkzeuge in der Gentechnologie, vor allem in Form von **Vektoren**. Sie sind die Basis zur Herstellung rekombinanter DNA-Moleküle und dienen der **Klonierung,** d. h. Aufnahme, Vervielfältigung und ggf. Manipulation eines gewünschten DNA-Abschnittes, der Gegenstand einer Untersuchung ist. Die Herkunft dieses DNA-Abschnittes – bakteriell oder eukaryotisch – ist unerheblich, ebenso, ob es sich um ein Fragment chromosomaler DNA handelt, um ein Produkt einer PCR, oder um cDNA.

Vektoren stellen gewissermaßen einen allgemeinen molekularen Griff dar, um DNA handhaben zu können.

Plasmid-Vektoren sind zirkuläre, doppelsträngige, extrachromosomale DNA-Moleküle, die in Bakterien – im Standardfall *E.coli* – durch **Transformation** eingeführt und unabhängig vom Chromosom erhalten und repliziert werden. So genannte High-copy-Vektoren können in 500 oder mehr Kopien in einer einzigen Bakterienzelle vorliegen. Als Standardausstattung enthalten Vektoren eine multiple Klonierungsstelle, einen Selektionsmarker, sowie einen Replikationsursprung. Klassiker unter den Klonierungsvektoren und auch nach 20 Jahren immer noch oft benutzt sind die Vektoren pUC18 und pUC19 (s. Abb. 7.7). Sie sind außerdem Basis für eine unübersehbare Anzahl von Derivaten.

Eine **multiple Klonierungsstelle ("polylinker")** ist eine enge Abfolge von zehn oder mehr verschiedenen Restriktionsstellen, die nur einmal im Vektormolekül vorkommen und daher geeignet sind, dieses durch Restriktionsverdau zu linearisieren und damit für die Aufnahme von DNA in vitro vorzubereiten. Außerhalb des Polylinkers befinden sich oft Bindestellen für in der DNA-Sequenzierung häufig verwendete Standardprimer. Oft ist der Polylinker Teil des *lacZ'*-Gens. Dieses codiert für das funktionslose α-Fragment der β-Galactosidase. Exprimiert der für die Plasmidpropagation verwendete *E.-coli*-Stamm das alleine ebenfalls funktionslose ω-Fragment, bilden beide Fragmente zusammen eine funktionelle β-Galactosidase. Dieser Vorgang wird **α-Komplementation** genannt. Er hat insofern große Bedeutung für Klonierungen, als er für eine

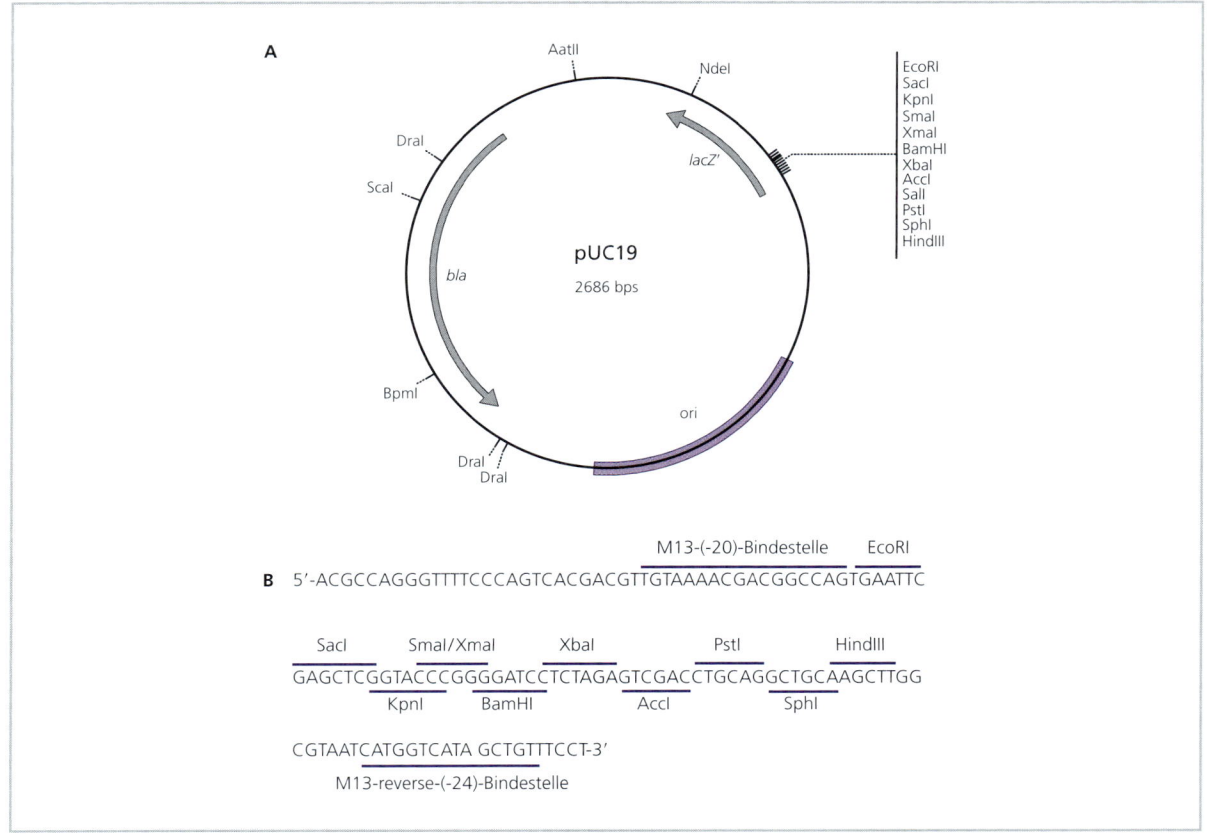

Abb. 7.7 Plasmidkarte des Klonierungsvektors pUC19. **A** Der Kreis symbolisiert die aus 2686 Basenpaaren aufgebaute, zirkuläre DNA. Die Positionen ausgewählter einfach oder mehrfach vorkommender Erkennungsstellen für Restriktionsenzyme sind mit deren Bezeichnung markiert. Beachte die dichte Abfolge singulärer Schnittstellen (Polylinker). Die innenliegenden Pfeile symbolisieren Gene in Transkriptionsrichtung; *bla:* β-Lactamase, *lacZ'* β-Galactosidase (α-Fragment), ori ist der Replikationsursprung. **B** DNA-Sequenz der Nucleotide 350–500 von pUC19. Sie enthält den Polylinker. Ausgewählte Schnittstellen für Restriktionsenzyme sind eingezeichnet, ebenso die Bindestellen der Primer M13 forward und M13 reverse zur DNA-Sequenzierung.

bequeme Vorselektion für eine erfolgreiche Herstellung eines rekombinanten Plasmides ausgenutzt werden kann. Bei einer Insertion eines DNA-Fragmentes in den Polylinker wird dadurch gleichzeitig das *lacZ'*-Gen zerstört und somit keine funktionelle β-Galactosidase mehr gebildet. Die Unterscheidung zwischen funktioneller (kein Insert im Polylinker) und funktionsloser Form (Insertion erfolgreich) der β-Galactosidase ist leicht möglich, da dieses Enzym hinreichend unspezifisch ist, um auch das Substratanalogon 5-Brom-4-Chlor-Indolyl-β-D-Galactosid („X-Gal") umzusetzen und einen blauen Farbstoff als Produkt freizusetzen. Blaugefärbte Bakterienkolonien zeigen also eine funktionelle Galactosidase (misslungene Insertion) an, während weiße Kolonien auf eine gelungene Insertion von Fremd-DNA

in den Vektor hindeuten (s. Abb. 7.8 und 7.9). In Abb. 7.10 ist der Ablauf einer Klonierung dargestellt.

Weiterhin benötigt ein Vektor ein Gen für einen **Selektionsmarker**. Meist wird über ein Antibiotika-Resistenzgen selektiert, damit erfolgreich transformierte Zellen durch Inkubation auf antibiotikumhaltigem Medium herausselektiert werden können. Häufig findet sich dafür in Vektoren das Gen der β-Lactamase, die die Wirtszelle resistent gegen Ampicillin oder Carbenicillin macht. Andere, gelegentlich verwendete Selektionsmarker verleihen Resistenz gegen Kanamycin oder Chloramphenicol. Pilze werden oft über Auxotrophien selektiert, indem der Selektionsmarker des Vektors den chromosomalen Defekt, z. B. eine defekte Aminosäure-Biosynthese, komplementiert. Bei Kultivierung auf Minimalmedium überleben nur transformierte Zellen, da durch den Vektor der unterbrochene Biosyntheseweg wiederhergestellt wurde.

Zusätzlich ist ein für den jeweiligen Wirtsorganismus geeigneter **Replikationsursprung** erforderlich, damit das Plasmid autonom in der Wirtszelle repliziert werden kann. Enthält ein Vektor Replikationsursprünge für zwei verschiedene Arten, spricht man von einem **Shuttle-Vektor.** Gegebenenfalls benötigen Shuttle-Vektoren zwei unterschiedliche Selektionsmarker. Manche Plasmid-Vektoren enthalten zusätzlich einen Replikationsursprung für bestimmte Bakteriophagen. Dadurch kann nach Phagen-Infektion der Wirtszelle einzelsträngige DNA für die Arbeit mit diesem Phagen erzeugt werden. Solche Plasmidvektoren werden auch als **Phagmide** bezeichnet.

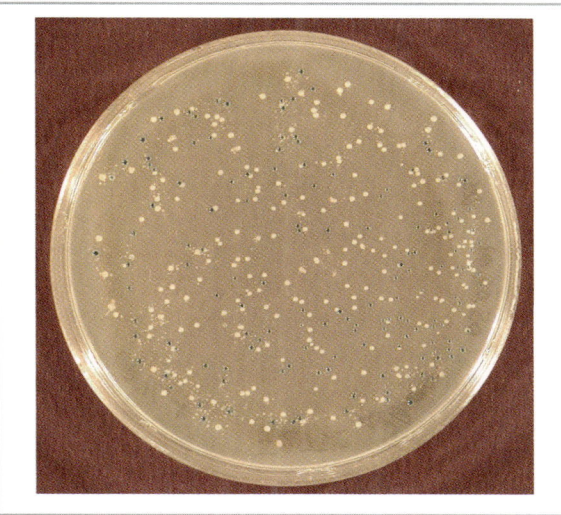

Abb. 7.9 Blau-Weiß-Selektion: Petrischale mit Nährmedium, auf dem sich blaue und weiße *E.-coli*-Kolonien befinden. Nach U. Galm, University of Wisconsin

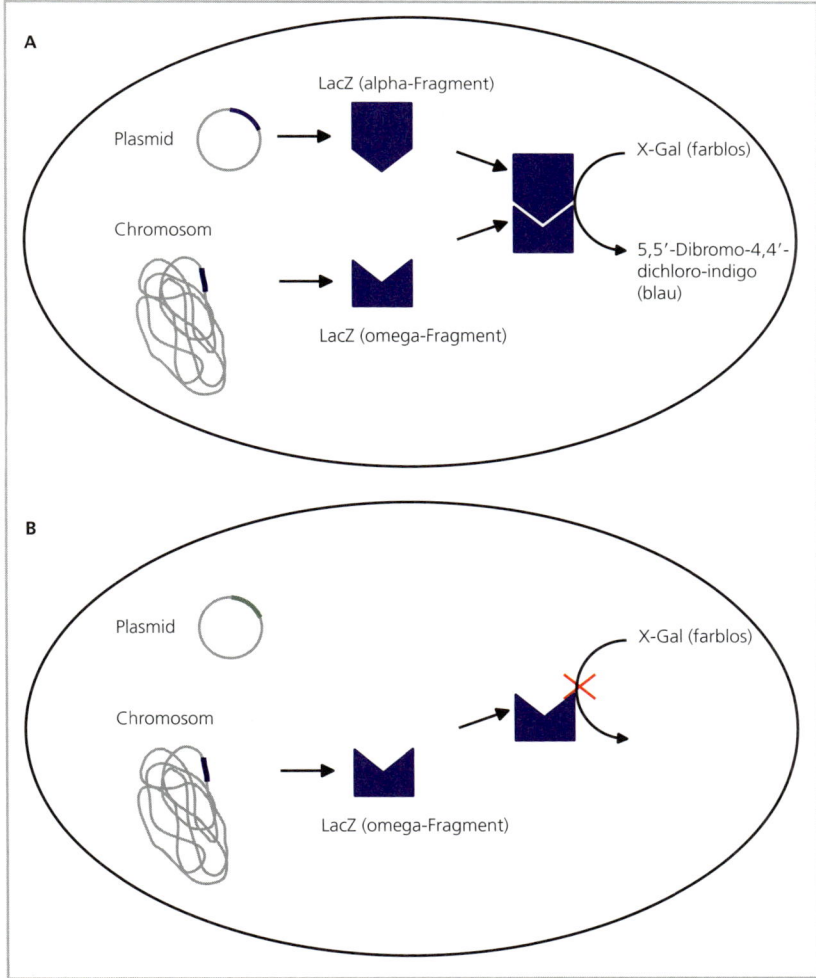

Abb. 7.8 Prinzip Blau-Weiß-Selektion: **A** Eine *E.-coli*-Zelle enthält einen Vektor ohne Insert. Sowohl das lacZ'-Gen des Vektors ist intakt, als auch das Gen für das ω-Fragment auf dem Chromosom (blau), es wird funktionelle β-Galactosidase exprimiert, daher wird X-Gal zu einem blauen Indigo-Farbstoff umgesetzt. **B** Das Plasmid enthält ein Insert (grün), daher ist das lacZ'-Gen zerstört. Es wird keine funktionelle β-Galactosidase mehr gebildet, die Kolonie bleibt weiß.

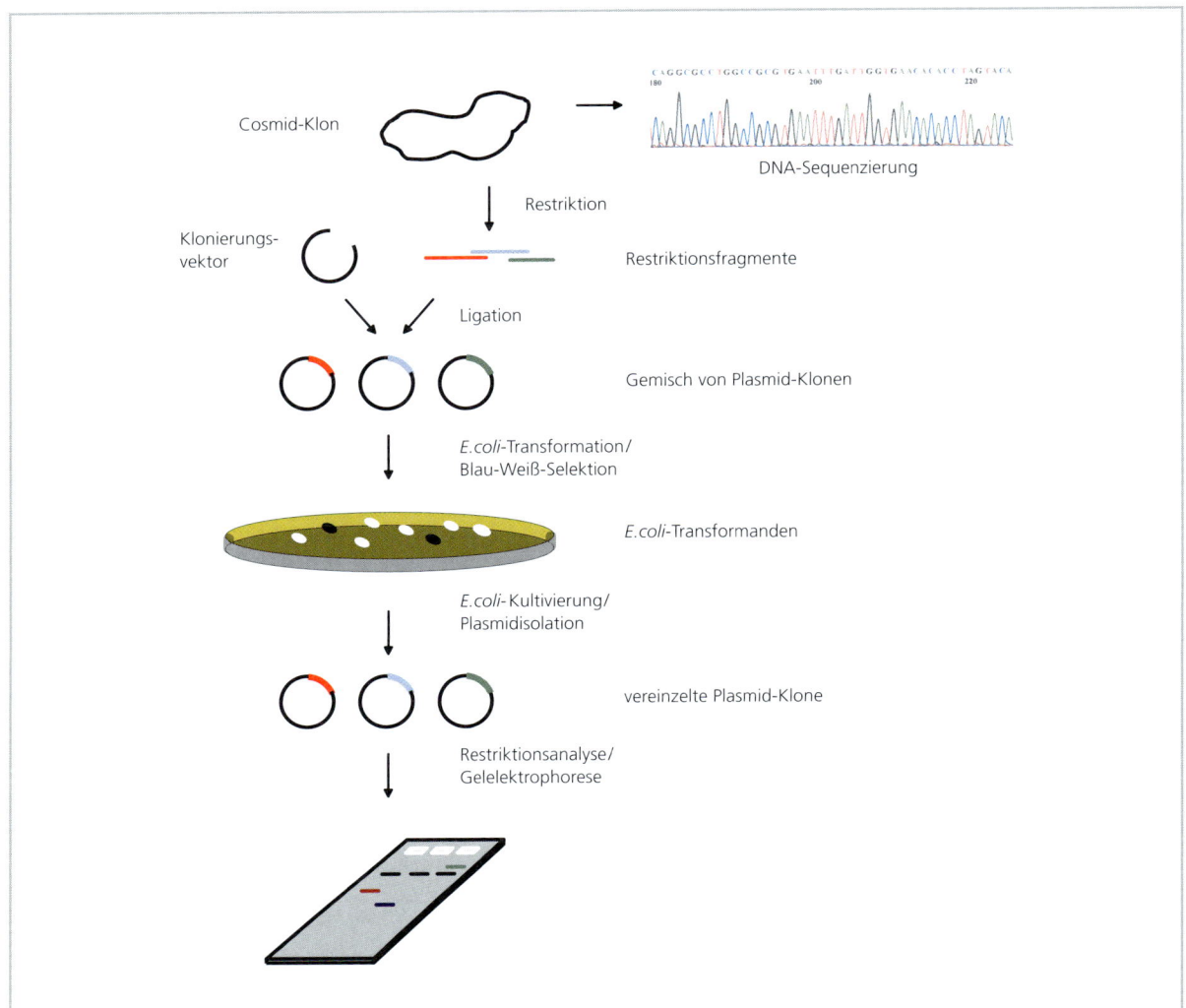

Abb. 7.10 Schematisierter Ablauf einer Klonierung, um ein gewünschtes Gen zu erhalten. Es steht ein Cosmid-Klon zur Verfügung, der vermutlich das gewünschte Gen enthält. Er wird durch DNA-Sequenzierung analysiert. Durch Restriktion entstehen mehrere lineare Restriktionsfragmente (verschiedenfarbig gekennzeichnet). Je nach verwendetem Restriktionsenzym müssen ggf. überhängende Enden durch Abbau oder Auffüllreaktion geglättet werden (z.B. mit T4-DNA-Polymerase). In jedem Fall sollte eine Dephosphorylierung des Klonierungsvektors erfolgen (durch alkalische Phosphatase). Durch Ligation mit einem Klonierungsvektor entsteht ein Gemisch von Plasmid-Klonen. Zur Vermehrung dieser Klone wird *E. coli* mit diesem Gemisch transformiert. Während der Transformation nimmt eine einzelne *E.-coli*-Zelle nur einen Plasmid-Klon dieses Gemisches auf. Durch Blau-Weiss-Selektion der resultierenden *E.-coli*-Transformanden werden erfolgreiche Ligationen identifiziert und einige weiße Transformanden getrennt kultiviert und aus ihnen Plasmid-DNA isoliert. Die Plasmide werden per Restriktionsanalyse und Agarose-Gelelektrophorese analysiert. Es steht nun ein einzelner Klon für vielfältige Anwendungen zur Verfügung, z.B. Mutagenese-Experimente oder Proteinexpression und biochemische Untersuchungen. Je nach Planung und Ziel des Experiments sind Abweichungen von diesem Schema erforderlich oder es können verschiedene Vorgehensweisen zum gleichen Ziel führen.

Einbringen von DNA in einen Organismus

Ziel vieler gentechnologischer Experimente ist das Einbringen von DNA mit Hilfe eines Plasmides in eine prokaryotische oder eukaryotische Zelle, wozu unterschiedliche Methoden verwendet werden.

Transformation: Unter Transformation versteht man die Aufnahme von DNA durch die Zellwand/ Membran eines Bakteriums, ohne dass dabei zwei Zellen miteinander in Kontakt treten. Im Labor wird vor allem die Transformation eingesetzt, um DNA in einen Organismus einzubringen. In einem $CaCl_2$-haltigen Medium wird die Membran des Wirtes porös gemacht (den Vorgang bezeichnet man als „kompetent machen"), um dann mit Hilfe eines Hitzeschocks (rasche Temperaturerhöhung von $4\,°C$ auf $42\,°C$) die gewünschte DNA in die Wirtszelle zu bringen.

Konjugation: Unter Konjugation versteht man den Austausch genetischen Materials zwischen Bakterien. Die Übertragung der DNA erfolgt über Pili, durch die DNA von einem Bakterium zum anderen gelangen kann. Im Labor verwendet man *E.-coli*-Stämme (Donor), die den zu übertragenden Vektor enthalten. Diese mischt man mit dem zu konjugierenden Organismus (Rezipient) unter definierten und je nach Donor und Rezipient festzulegenden Bedingungen.

Transduktion: Bei der Transduktion wird virale DNA auf eine andere Zelle übertragen. Dabei können sowohl prokaryotische als auch eukaryotische Zellen infiziert werden.

Transfektion: Die Übertragung proteinfreier DNA in eine Zelle wird als Transfektion bezeichnet. Zur Abgrenzung von der Transformation wird der Begriff „Transfektion" häufig nur für die Aufnahme von DNA durch eukaryotische Zellen verwendet.

Präparation von Plasmid-DNA

Die transformierten Bakterienzellen, aus denen die Plasmid-DNA gereinigt werden soll, werden lysiert und das Lysat alkalisiert. Dadurch denaturiert sämtliche doppelsträngige DNA in Einzelstränge, bei der anschließenden Neutralisierung renaturiert Plasmid-DNA rasch wieder zum Doppelstrang, chromosomale bakterielle DNA jedoch nur langsam, dadurch fällt sie aus und kann zusammen mit den Resten der lysierten Bakterienzellen durch Zentrifugation entfernt werden. Das durch Zentrifugation gereinigte Lysat wird dann durch Anionenaus-

tauscher, die als fertig gepackte Säulen verschiedener Größen und Bindekapazitäten kommerziell erhältlich sind, weiter aufgereinigt. Die traditionelle, heute weitgehend verdrängte Methode war die Reinigung im Cäsiumchlorid-Dichtegradienten während einer Ultrazentrifugation. Den Nachteilen wie lange Dauer und hoher apparativer Aufwand steht eine sehr hohe Sauberkeit der Plasmid-DNA gegenüber sowie die Möglichkeit, große DNA-Mengen zu reinigen.

Expressionsvektoren

Zur gezielten Proteinherstellung durch Überexpression eines Gens stehen ebenfalls Plasmid-Vektoren zur Verfügung. Solche Vektoren besitzen in ihrer DNA-Sequenz vor dem Polylinker eine Ribosomen-Bindestelle, einen Promotor und eine Operatorsequenz zur Regulation der Proteinexpression (s. Abb. 7.11). Oft codieren sie auch für zusätzliche Aminosäuren, um das Protein mit einer Hexahistidin-Sequenz („**his-tag**") oder anderen Sequenzmodifikationen auszustatten. Auf diese Weise können auch so genannte **Fusionsproteine** hergestellt werden, indem das gewünschte Gen direkt an den Leserahmen eines zweiten Gens kloniert wird, sodass nach Expression ein bifunktionales Protein entsteht. Das zweite Gen codiert oft für einen so genannten **Reporter**, beispielsweise die Luciferase aus dem Leuchtkäferchen *Photinus pyralis*, oder das „green fluorescent protein" (GFP) aus der Leuchtqualle *Aequorea victoria,* um qualitativ oder quantitativ durch Fluoreszenz oder colorimetrische Expression die Lokalisation eines Proteins zu verfolgen.

Geninaktivierungsvektoren

Die Inaktivierung eines Gens im Genom eines Organismus ist ebenfalls von großer Bedeutung und wird besonders bei Bakterien sehr häufig durchgeführt. Die Inaktivierung dient dazu, die Funktion eines Gens nachzuweisen, eine bestimmte enzymatische Reaktion im Organismus zu verhindern oder ein Gen durch ein anderes zu ersetzen.

Für die Experimente wird ein Vektor verwendet, der in dem zu bearbeitenden Organismus nicht repliziert wird. Der Vektor enthält ein Antibiotikaresistenzgen, das zu inaktivierende Gen sowie dessen benachbarte Bereiche. Dieses Gen wird durch Einführung einer Deletion oder durch Einführung einer anderen Mutation zerstört. Nach Einbringen dieses Inaktivierungskonstruktes in Bakterienzellen selek-

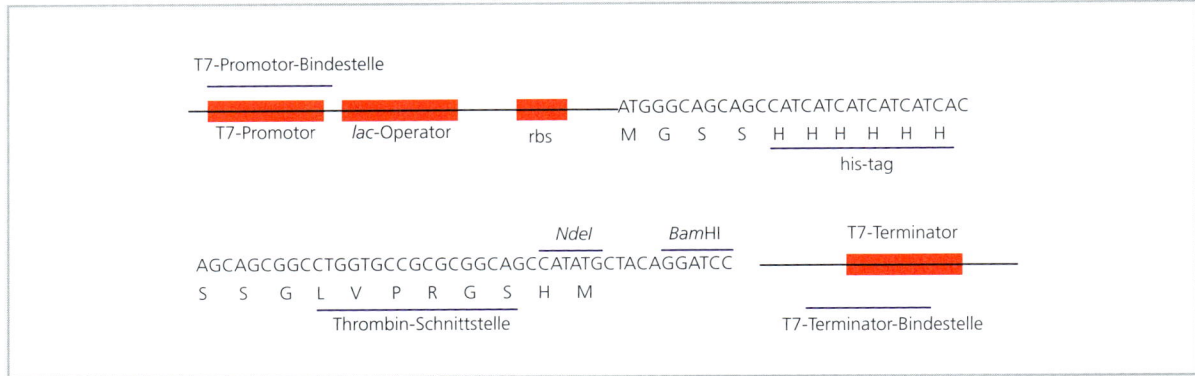

Abb. 7.11 Schematische Darstellung der Klonierungsregion eines Expressionsvektors. Nur der translatierte Bereich ist als DNA-Sequenz dargestellt, andere Bereiche als schwarze Linie. Am T7-Promotor beginnt die T7-RNA-Polymerase mit der Transkription, diese endet am T7-Terminator. Im uninduzierten Zustand wird durch Bindung eines Repressors an den *lac*-Operator die Transkription verhindert, durch Induktion wird der Repressor entfernt und die Transkription freigegeben. rbs: Ribosomen-Bindestelle. Die DNA-Sequenz codiert u.a. für eine Folge von sechs Histidinen („his-tag"), um das Protein später per Metall-Affinitätschromatographie reinigen zu können, außerdem für eine Erkennungssequenz, an der Thrombin proteolytisch spaltet, um den his-tag wieder vom eigentlich gewünschten Protein zu entfernen, wenn erforderlich. Das überzuexprimierende Gen wird unter Wahrung des Leserahmens zwischen *Nde*I und *Bam*HI kloniert. Die Bindestellen für Primer zur DNA-Sequenzierung (T7-Promotor-Primer und T7-Terminator-Primer) sind gekennzeichnet.

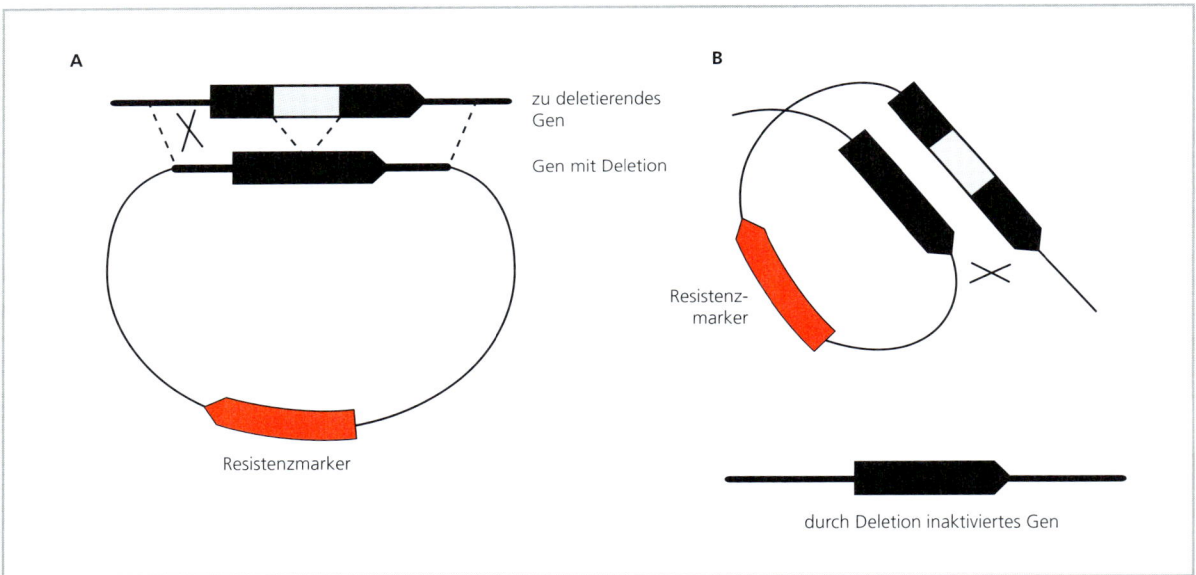

Abb. 7.12 Geninaktivierung. **A** Das zu deletierende Gen wird zusammen mit flankierenden DNA-Bereichen in einen Vektor ligiert, der in dem Organismus, in dem das Gen deletiert werden soll, nicht replizierbar ist. Das Gen wird durch die Einführung einer Deletion (beispielsweise der grau dargestellte Bereich) oder einer Frame-shift-Mutation verändert, so dass sein Genprodukt enzymatisch nicht mehr aktiv ist. Anschließend erfolgt das Einbringen des Konstruktes in den Organismus. Nach Anzucht auf antibiotikahaltigem Medium wachsen nur die Zellen, die das Konstrukt zusammen mit dem Antibiotikaresistenzmarker ins Genom integriert haben. Die Integration erfolgt über homologe Rekombination (mit X dargestellt), es entstehen Single-crossover-Mutanten. **B** Der Austausch des intakten Gens durch das funktionslose Gen erfolgt nach Selektion auf Nährmedien ohne Antibiotika durch eine zweite homologe Rekombination. Die so gebildeten Stämme werden als Doppel-crossover-Mutanten bezeichnet.

tiert man auf antibiotikahaltigen Platten. Antibiotikaresistente Zellen enthalten das Plasmid, das durch homologe Rekombination in das zu deletierende Gen integriert ist. Man spricht von Single-crossover-Mutanten. Sie enthalten neben der zerstörten auch noch eine intakte Kopie des Gens. Diese Mutanten werden nun ohne Antibiotikum angezogen und so ausplattiert, dass man erneut Einzelkolonien erhält. Kolonien, die dann nicht mehr antibiotikaresistent sind (Double-crossover-Mutanten), werden mittels PCR und/oder Southern-Hybridisierung auf die Anwesenheit des deletierten Gens untersucht. Das Prinzip einer Geninaktivierung ist in Abb. 7.12 dargestellt. Eine alternative Strategie der Geninaktivierung in Eukaryoten wird in Kap. 7.3.6 vorgestellt.

Plasmid-Vektoren besitzen trotz ihrer vielfältigen Anwendungen einen entscheidenden praktischen Nachteil: sie sind schlecht geeignet zur Aufnahme langer DNA-Fragmente (> ca. 8 kb). Zur Aufnahme von Fragmenten in der Größenordnung 40–50 kb dienen **Cosmid-Vektoren**. Sie besitzen neben den typischen Merkmalen der Plasmid-Vektoren sog. **cos sites**, ursprünglich im Bakteriophagen λ gefundene, zwölf basenlange Sequenzmotive, die für dessen Replikationsmechanismus notwendig sind. Werden große DNA-Fragmente mit einem Cosmid-Vektor ligiert, erfüllen dessen cos sites die gleiche Funktion, und die zwischen ihnen befindliche DNA (sie muss etwa die Größe des λ-Genoms besitzen, daher die Limitation auf ca. 40–50 kb) wird wie Phagen-DNA prozessiert und zu infektiösen Phagenpartikeln verpackt. Wird diese rekombinante DNA aber nach einer Phagen-Infektion wieder in ein Bakterium eingeschleust, verhält sie sich dort wie ein Plasmid. Zur Klonierung noch größerer DNA-Fragmente (mehrere 100 kb bis 1Mb) stehen künstliche Chromosomen-Vektoren (**Bacterial Artifical Chromosomes**, **BACs** oder **Yeast Artifical Chromosomes, YACs**) zur Verfügung. Für manche Modell-Organismen und menschliches Erbgut können bereits fertige BAC- oder YAC-Bibliotheken oder -Klone erworben werden.

7.3 Methoden der Molekularbiologie

Jede Fragestellung und jeder Organismus, der gentechnologisch bearbeitet werden soll, erfordert individuell angepasste Protokolle. Dennoch existiert ein allgemeines Repertoire an Methoden, das vielen Protokollen gemeinsam ist. Der folgende Abschnitt stellt die wichtigsten Methoden vor und zeigt deren Anwendung in verschiedenen Bereichen der pharmazeutischen Wissenschaften auf.

7.3.1 *Gelelektrophorese*

Die Gelelektrophorese dient der Trennung von Makromolekülen und wird bei der molekularen Analyse von DNA eingesetzt (s. Abb. 7.13). Da bei DNA das Verhältnis von Ladung pro Masseneinheit praktisch konstant ist, findet in dem dreidimensionalen Maschenwerk der Gelmatrix die Auftrennung entsprechend der Länge und Topologie statt. Für kleinere DNAs (und Proteine) werden für die Elektrophorese Gele aus polymerem Acrylamid verwendet. Solche Gele erlauben die Trennung von DNAs, die sich lediglich in einem Nucleotid in ihrer Länge unterscheiden. Diese Gele werden für die DNA-Sequenzierung verwendet (s. Kap. 7.3.4).

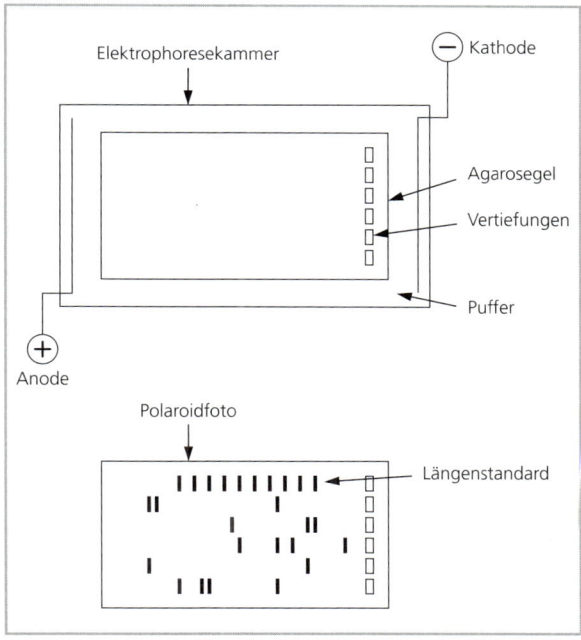

Abb. 7.13 Gelelektrophorese (Erklärungen siehe Text)

Die Analyse von etwa 0.2–10 kb langen DNA-Molekülen erfolgt mit Agarose-Gelen. Soll z. B. eine Klonierung überprüft werden, wird etwas Plasmid-DNA (Vektor und Insert) mit Restriktionsenzymen behandelt und die entstehenden Fragmente auf dem Gel getrennt, um zu bestätigen, dass die gefundenen Fragment-Längen mit den erwarteten übereinstimmen. Die Agarose-Gelelektrophorese ist sehr verbreitet als Standardmethode in der rekombinanten DNA-Technologie – von ihrem Stellenwert etwa vergleichbar mit der Dünnschicht-Chromatographie in der Phytochemie. Zur Durchführung einer Agarose-Gelelektrophorese wird die Agarose in einem Elektrodenpuffer aufgekocht (üblicherweise Tris-Acetat-EDTA oder Tris-Borat-EDTA) und in eine Kammer gegossen. Ein beim Gießen aufgesetzter Kamm sorgt für kleine taschenartige Vertiefungen. Ist das Gel erstarrt, wird es in Elektrodenpuffer untergetaucht, der Kamm entfernt, die zu trennenden Proben werden in einem Ladepuffer gelöst, der eine höhere Dichte besitzt als der Elektrodenpuffer. Dadurch sinken die Proben bei der Beladung des Gels rasch auf den Boden der Taschen. Weiterhin wird ein Standard mit linearen DNA-Fragmenten bekannter Länge auf das Gel aufgetragen. Für die Elektrophorese werden Spannungen (je nach verwendetem Puffer) von etwa 5 V/cm Elektrodenabstand verwendet. Die Laufstrecke der Fragmente ist – innerhalb eines bestimmten Bereiches – umgekehrt proportional zum Logarithmus der Fragmentlänge. Die kleinsten Fragmente wandern am schnellsten zur Anode, da sie sich am schnellsten im elektrischen Feld ausrichten und ihnen die Gelmatrix nur wenig Widerstand bietet. Ist die Elektrophorese beendet (etwa 1–2 Stunden), wird das Gel mit Ethidiumbromid gefärbt. Dieses bindet an DNA und fluoresziert im UV-Licht. Dadurch werden die DNA-Fragmente sichtbar und können photographisch dokumentiert werden (s. Abb. 7.3). Die Auswertung geschieht durch Vergleich mit dem Längenstandard. RNA kann prinzipiell ebenfalls auf Agarose-Gelen getrennt werden, jedoch erfordert der Umgang mit RNA große Sorgfalt, um Proben, Puffer und Geräte frei von RNasen zu halten.

Für die Auftrennung großer DNA-Fragmente (> 15 kb) eignet sich die **Pulsfeld-Gelelektrophorese**. Sie unterscheidet sich von der Standardmethode durch die Änderung der Richtung des elektrischen Feldes in regelmäßigen Zeitintervallen. Dadurch wird eine ständige Neuausrichtung der großen DNA-Moleküle erzwungen, bevor eine weitere Wanderung durch die Maschen der Agarose-Matrix stattfindet. Je größer das Molekül, umso länger dauert diese Neuausrichtung. Dadurch können Moleküle bis über 2000 kb getrennt werden (z. B. die DNA der Chromosomen eukaryotischer Mikroorganismen). Pulsfeld-Gelelektrophoresen dauern oft 24 h oder länger und erfordern allgemein eine aufwändigere Handhabung, um diese großen DNA-Moleküle vor mechanischer Beschädigung zu schützen.

7.3.2 Hybridisierung

Der Grundgedanke der Hybridisierung ist, ein DNA- oder RNA-Molekül aufzuspüren, das eine gesuchte Sequenz enthält. Das Aufspüren geschieht, indem (im Falle von DNA) diese zuvor einzelsträngig gemacht und mit einer ebenfalls einzelsträngigen und radioaktiv oder anders markierten DNA – der **Sonde** – inkubiert wird. Findet die Sonde eine zu ihr komplementäre Sequenz, wird sie sich an diese anlagern, sie hybridisiert. Dieser Prozess besitzt hohe Genauigkeit und Empfindlichkeit.

Southern-Hybridisierung

Die Trennung von DNA-Fragmenten mittels Gelelektrophorese, wie oben beschrieben, hat keine Aussagekraft bezüglich An- oder Abwesenheit einer bestimmten DNA-Sequenz. Ist also der Nachweis einer bekannten, definierten Sequenz auf einem durch Elektrophorese getrennten DNA-Fragment erwünscht, geschieht dies mit Hilfe eines Transfers der DNA (**blot**) auf eine Nylon- oder Nitrocellulose-Membran und anschließender Detektion (Hybridisierung) mit einer DNA-Sonde. Da diese Methode erstmals von Edwin Southern beschrieben wurde, spricht man vom **Southern-Blot** oder der Southern-Hybridisierung oder, einer halbsystematischen Nomenklatur folgend, vom **Northern-Blot**, wenn nach dem grundsätzlich gleichen Prinzip RNA transferiert und detektiert wird.

Ein Southern-Blot wird durchgeführt, indem das Gel nach erfolgter Elektrophorese in einer alkalischen Lösung inkubiert und dadurch die DNA in ihre Einzelstränge getrennt wird. Der eigentliche Transfer auf eine Membran erfolgt, indem ein Hochsalzpuffer langsam durch das Gel und die eng auf ihm aufliegende Membran gesogen wird. Angetrieben wird der Flüssigkeitsstrom durch Kapillarkräfte einer der Membran aufliegenden dicken

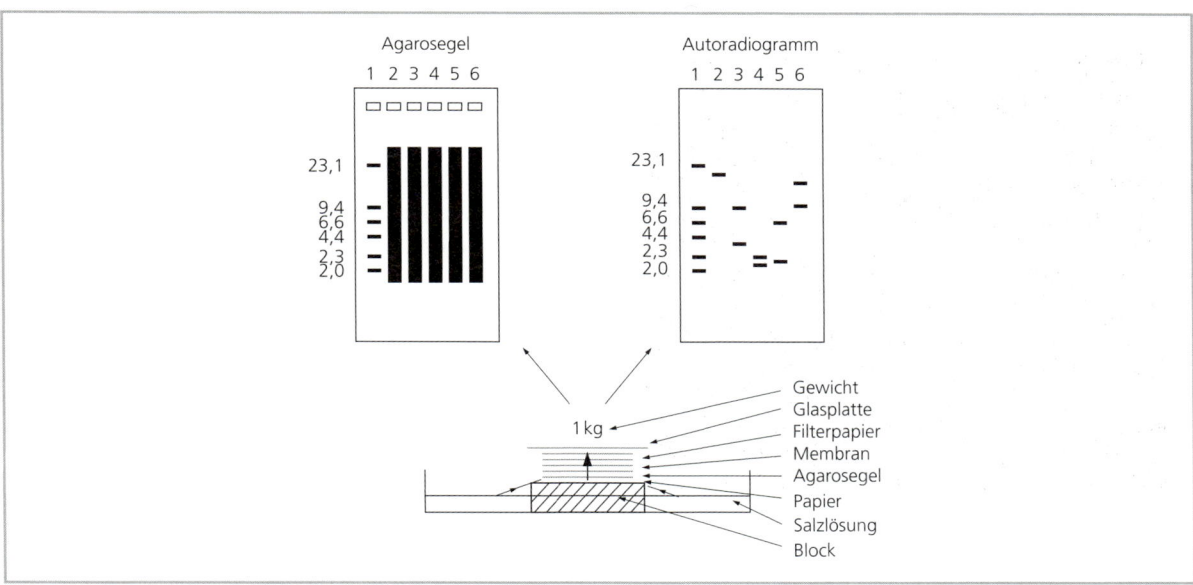

Abb. 7.14 Southern-Blot (Erklärungen siehe Text)

Schicht Filterpapier. Die einzelsträngige DNA geht dabei vom Gel auf die Membran über. Nach dem Blot wird die DNA auf der Membran durch UV-Licht kovalent gebunden.

Nun wird eine einzelsträngige, radioaktiv markierte DNA bekannter Sequenz (die Sonde) hergestellt, wie in Kap. 7.2.3 beschrieben, und mit dem Blot inkubiert. Sie lagert sich nur dort an, wo sie ihre komplementäre Sequenz auf der Membran findet. Überschüssige oder unspezifisch gebundene Sonde wird in einem folgenden Waschschritt entfernt. Durch Auflegen eines Röntgenfilms oder Auswertung in einem speziellen Gerät (Phospho Imager®) zeigt die geschwärzte Stelle die Position auf dem Blot, an der die radioaktive Sonde gebunden hat, d. h. die Position der DNA, die die gesuchte Sequenz enthält (s. Abb. 7.14). Zwischenzeitlich existieren viele methodische Abwandlungen für den Southern-/Northern-Blot, z. B. bezüglich bequemerem Transfer mit speziellen Blot-Apparaturen, aber auch hinsichtlich der Vermeidung radioaktiver Markierungen der Sonde.

Zwei Anwendungsbeispiele für Southern- bzw. Northern-Hybridisierung:

■ Das klassische Verfahren der forensischen Medizin, um die Identität eines Menschen festzustellen (der so genannte **genetische Fingerabdruck),** beruht auf dem Southern-Blot (s. a. Kap. 7.4.4).

■ Der Northern-Blot eignet sich hervorragend, um die Expression einzelner Gene auf mRNA-Ebene zu untersuchen. So können gewebsspezifische Unterschiede (gesundes Gewebe versus Tumorgewebe) festgestellt werden oder der Einfluss eines Medikamentes (Wirkstoff versus Placebo) etc., wenn RNA aus den verschiedenen Proben verwendet und auf das fragliche Gen bzw. Transkript sondiert wird.

Dot-Blot und Kolonie-Blot

Ist eine elektrophoretische Auftrennung der DNA nicht erforderlich, kann die zu untersuchende DNA auch direkt auf die Membran pipettiert und wie beschrieben mit der Sonde hybridisiert werden (**dot blot**). Eine weitere Variante ist der **Kolonie-Blot**, er dient dem Auffinden einer bestimmten gesuchten Sequenz bzw. Klons aus einer Cosmid-basierten DNA-Bibliothek. Durchgeführt wird der Kolonie-Blot, indem viele einzelne Bakterienkolonien, jede einen anderen Teil der Bibliothek enthaltend, von einer Agarplatte auf die Membran transferiert und dort lysiert werden. Anschließend erfolgt die Hybridisierung auf die während der Bakterienlyse freigesetzten DNA wie beschrieben.

Microarray

Eine wichtige Hybridisierungsmethode, die in den letzten Jahren vor allem für die Gen-Expressions-

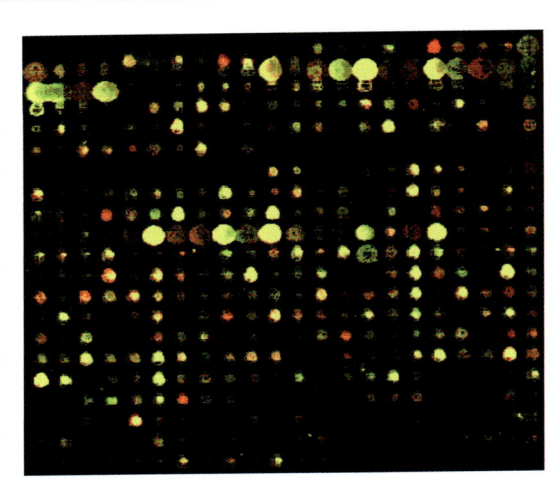

Abb. 7.15 cDNA Microarray nach Behandlung von humanen Epithelialzellen mit dem Sesquiterpenlacton Parthenolid und anschließender Stimulierung mit TNF-α. Ein rotes Signal deutet auf ein herunterreguliertes Gen, während ein grünes Signal auf ein heraufreguliertes Gen schließen lässt. Ein gelbes Signal bedeutet, dass kein Unterschied in der Genexpression vorhanden ist. Nach I. Merfort, Albert-Ludwigs-Universität Freiburg

analyse enorm an Bedeutung gewonnen hat, ist die Hybridisierung von **Microarrays** oder Gen-Chips. Ein Microarray besteht aus einem festen Trägermaterial, meist speziell beschichtetes Glas, in Größe und Form etwa einem Objektträger für die Lichtmikroskopie vergleichbar. Auf das Trägermaterial werden entlang eines X-Y-Koordinatensystems maschinell extrem geringe Mengen (ca. 20 nl) von 10 000 oder mehr unterschiedlichen DNAs nebeneinander aufgetragen und kovalent an die Beschichtung des Trägers gebunden. Diese DNA-Moleküle sind z. B. eine cDNA-Bibliothek eines Organismus. Noch dichtere (und planbare!) Arrays werden durch die Synthese von Oligonucleotiden (Oligos) direkt auf dem Trägermaterial erzielt. Möglich sind hier Arrays mit bis zu 500 000 Oligos. Da diese jedoch relativ kurz (ca. 20 Nucleotide) und daher Fehlhybridisierungen wahrscheinlich sind, wird ein Gen stets von etwa 20 unterschiedlichen, spezifischen Oligos auf dem Array repräsentiert. Jedes Oligo erhält zur Kontrolle außerdem direkt benachbart ein zweites, leicht abweichendes Oligo, was die Zahl der repräsentierbaren Gene pro Array auf etwa 10 000 senkt.

Zur Transkriptionsanalyse mit einem Microarray wird aus dem zu untersuchenden Organismus oder Gewebe mRNA isoliert und durch reverse Transkription in cDNA umgeschrieben. Dabei werden Fluoreszenzmarkierungen in die DNA eingebaut. Nun erfolgt die Hybridisierung zwischen dieser zu untersuchenden DNA-Population (dem sog. target) und den auf dem Array repräsentierten Genen. Die Auswertung erfolgt durch Bestimmung der Fluoreszenz pro Punkt auf dem Array (pro Gen oder Oligo). Ist eine cDNA im target häufig vorhanden, führt dies zu starker Bindung an die ihr komplementäre Sequenz auf dem Array und zu hoher Fluoreszenz an dieser Stelle (s. Abb. 7.15).

Eine Stärke der Microarrays sind genomweite vergleichende Transkriptions-Analysen, z. B. für ein Gewebe mit oder ohne Gabe eines Wirkstoffs, wie bereits beim Northern-Blot beschrieben. Dazu wird wiederum mRNA isoliert und in cDNA umgeschrieben, jedoch werden für die unterschiedlichen cDNA-Populationen unterschiedliche Fluoreszenzmarker verwendet. Ist die Expression eines Gens (oder ganzer Gruppen von Genen) herauf- oder heruntergeregelt, verglichen zur Kontrolle, dominiert einer der beiden Fluoreszenzmarker auf der entsprechenden Stelle auf dem Array. Eine weitere Stärke von Oligonucleotid Arrays ist die Untersuchung von **Single Nucleotide Polymorphisms (SNPs,** gesprochen „snips"), also individuelle Unterschiede einzelner Nucleotide, wie sie etwa alle 1–10 kb im menschlichen Genom auftreten und in der Pharmakogenetik große Bedeutung besitzen, um individuelle Unterschiede von Arzneimittelwirkungen und -verträglichkeiten zu verstehen.

Anwendungsbeispiel: Seit Ende 2004 steht erstmals für pharmakogenetische Routinediagnostik ein Microarray (Amplichip®) zur Verfügung. Er dient der Untersuchung der Genexpression bestimmter Cytochrom-P-450-Enzyme. Diese Enzyme spielen eine zentrale Rolle beim Abbau vieler Pharmaka. Ein Patient kann mit Hilfe dieses Microarrays nun rasch untersucht werden, ob er die fraglichen Medikamente schnell oder langsam metabolisieren wird. Arzt und Apotheker können daher individuell die Dosis anpassen, um im therapeutischen Bereich zu bleiben und Fehldosierungen zu vermeiden.

7.3.3 Polymerase-Kettenreaktion

Klassische PCR

Die Polymerase-Kettenreaktion (PCR) ist eine In-vitro-Methode zur gezielten Vervielfältigung eines beliebigen DNA-Abschnitts. Gerade in Medizin und Pharmazie ist Gentechnologie ohne PCR nicht mehr vorstellbar. Prinzipiell dient die PCR zur exponentiellen Vervielfältigung eines beliebigen DNA-Abschnittes in vitro. Diese Vervielfältigung erfolgt innerhalb weniger Stunden enzymatisch durch eine bakterielle DNA-Polymerase. Das Prinzip der PCR ist einfach. Doppelsträngige DNA dient als Matrize (**Template**), und wird in einem geeigneten Enzympuffer, zusammen mit allen vier Deoxynucleosid-Triphosphaten, einer thermostabilen DNA-Polymerase und zwei kurzen einzelsträngigen Oligonucleotiden (**Primer**) inkubiert, welche entgegengesetzt, also aufeinander zu orientiert und komplementär zum Beginn bzw. Ende des zu vervielfältigenden Bereichs sind. Ein typischer Inkubationszyklus umfasst drei Abschnitte unterschiedlicher Temperaturen für Denaturierung, Anlagerung der Oligonucleotide an die denaturierten DNA-Stränge und Elongation. Der Zyklus wird 25–35-mal durchlaufen und läuft vollautomatisch in einem so genannten **Thermocycler** ab, der einen genau temperierbaren Heizblock besitzt und 96 PCR-Reaktionsgefäße gleichzeitig aufnehmen kann (s. Abb. 7.16).

- Schritt 1: Zunächst wird auf ca. 95 °C erhitzt, um sämtliche doppelsträngige DNA thermisch durch Öffnung der Wasserstoffbrücken in ihre Einzelstränge zu trennen (**Denaturierung**).
- Schritt 2: Dann wird auf etwa 55–60 °C abgekühlt, damit die Oligonucleotid-Primer spezifisch an ihre komplementäre Sequenz auf dem einzelsträngigen Template binden (Anlagerung, **Annealing**).
- Schritt 3: Dann wird auf 72 °C, dem Temperaturoptimum thermostabiler DNA-Polymerasen, erwärmt. Die DNA-Polymerase synthetisiert ausgehend vom 3'-Ende des am Template angelagerten Primers den Komplementärstrang, entsprechend der Vorgabe des Templates, durch Einbau der jeweiligen Nucleotide unter Freisetzung von Pyrophosphat (**Elongation**). Jeder der beiden Einzelstränge aus dem Denaturierungsschritt wird wieder zur doppelsträngigen DNA vervollständigt. Die Enden des jetzt duplizierten Bereichs wurden von den Primern festgelegt, da an ihnen die Polymerisation der Monomere zu einem DNA-Strang begann. Eine erneute Temperaturerhöhung auf 95 °C beendet die Elongation und beginnt den nächsten Zyklus, den zweiten von insgesamt etwa 25–35. Mit jedem neuen Zyklus verdoppelt sich (zumindest theoretisch) die Zahl der Templatemoleküle, so dass eine exponentielle Vervielfältigung des durch beide Primer definierten Bereichs stattfindet (s. Abb. 7.17).

Praktisch limitiert ist die exponentielle Vervielfältigung durch mehrere Faktoren, daher findet im Durchschnitt eine etwa 1,7-fache Zunahme pro Zyklus statt. In den ersten Zyklen einer PCR ist es eher unwahrscheinlich, dass alle Substrate und das Enzym interagieren, daher wird nicht jedes Template-Molekül dupliziert. Während der letzten Zyklen einer PCR limitieren diverse Faktoren das exponentielle Wachstum:

- die Abnahme der dNTP-Konzentration, entweder durch Einbau in DNA oder durch thermische Zerstörung,
- Pyrophosphat, das zwangsweise als zweites Produkt der DNA-Polymerase akkumuliert, inhibiert das Enzym,
- anstelle mit Primern hybridisieren die PCR-Produkte mit sich selbst und sind damit für eine erneute Duplikation verloren. Dieser Prozess ist

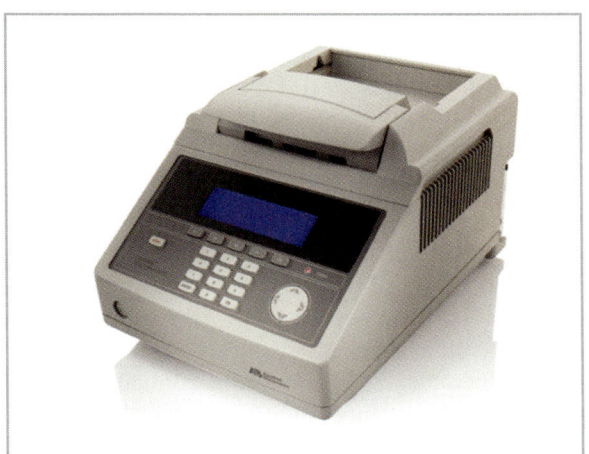

Abb. 7.16 Moderner Thermocycler. Der Heizblock befindet sich auf der Oberseite des Gerätes und kann 96 Reaktionen gleichzeitig durchführen. Mit freundlicher Genehmigung durch Applied Biosystems (ein Applera Corporation Unternehmen).

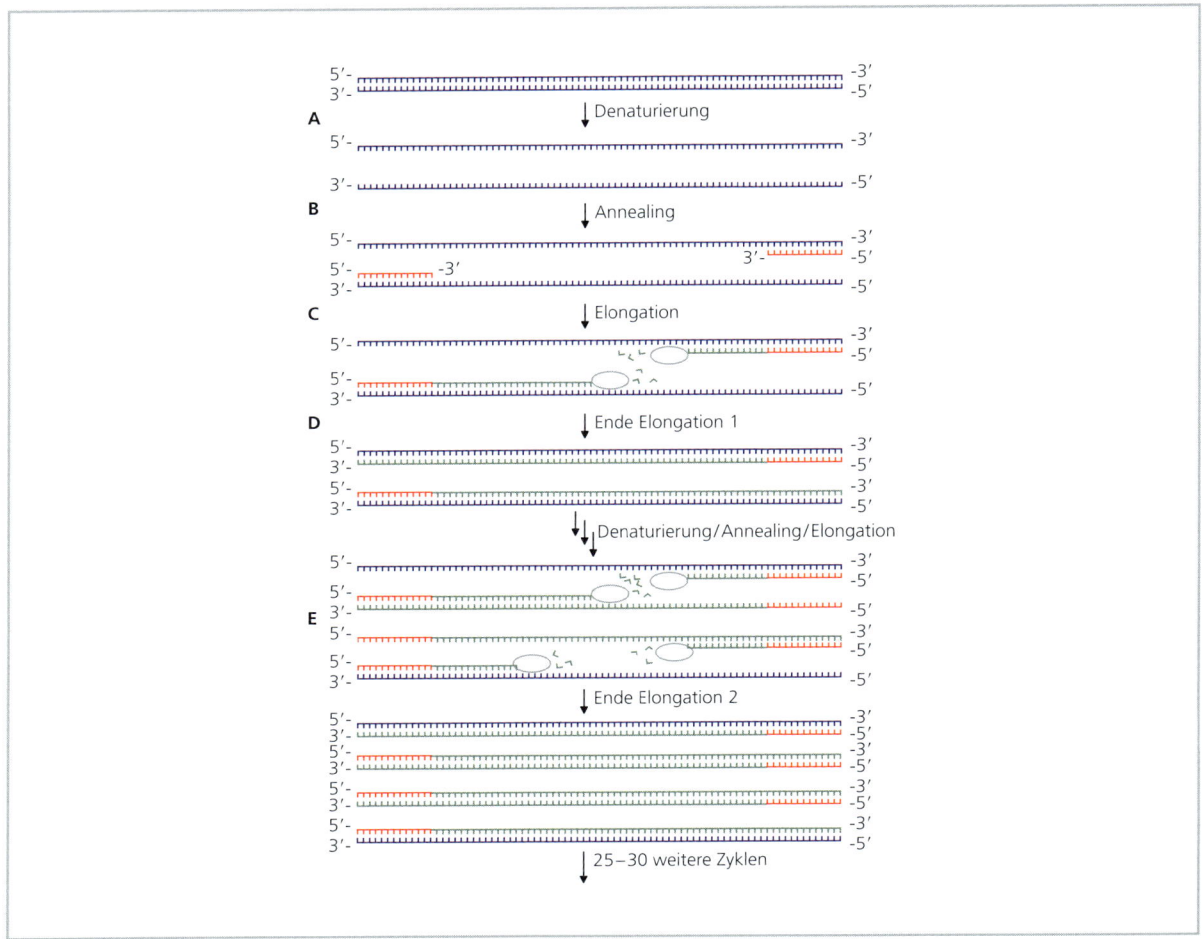

Abb. 7.17 Prinzip der PCR. Zu Beginn der PCR eingesetzte DNA ist blau, synthetische Oligonucleotid-Primer rot, und durch PCR neu synthetisierte DNA grün dargestellt. **A** Durch Wärmebehandlung wird die Matrizen-DNA in ihre Einzelstränge denaturiert. **B** Nach Temperaturabsenkung lagern sich die Oligonucleotid-Primer an komplementäre Sequenzen der Matrize an. **C** Nach Temperaturerhöhung verlängert eine thermostabile DNA-Polymerase (Oval) jeden der Primer zu doppelsträngiger DNA gemäß der Vorgabe des Matrizenstranges. **D** Am Ende der Elongation ist der Bereich zwischen den Primern dupliziert. **E** Ein erneuter Zyklus aus Denaturierung, Annealing und Elongation führt zu einer erneuten Verdoppelung dieses Bereiches. Insgesamt werden ca. 25–30 weitere Zyklen durchlaufen.

mit steigender Produktkonzentration zunehmend wahrscheinlich.

Obwohl das genannte Beispiel (s. Kasten) typisch ist, erfordert jede PCR eine individuelle Optimierung der Parameter hinsichtlich Spezifität und Ausbeute.

Annealingtemperatur: Großen Einfluss auf Gelingen und Spezifität einer PCR hat die Wahl der Annealingtemperatur. Sie muss individuell ermittelt werden, ausgehend von einer Temperatur etwa fünf Grad unterhalb der kalkulierten Schmelztemperatur (T_m) des Primers. Bequem und schnell geschieht dies mit Gradientencyclern. Sie erzeugen während des Annealingschrittes entlang des Heizblocks einen Temperaturgradienten. Somit können synchron viele Annealingtemperaturen ausgetestet werden. Der T_m ist definiert als die Temperatur, bei der die Hälfte des Primers nicht mehr an das Template angelagert ist. Ist die Annealingtemperatur zu hoch, d. h. zu nahe am Schmelzpunkt, findet kein Annealing statt; ist sie zu tief, lagern sich die Primer unspezifisch an. Der Schmelzpunkt ist für kurze

Beispiel einer selektiven Amplifikation

Ein Beispiel für eine PCR zur selektiven Amplifikation eines 1,3 Kilobasen langen Bereiches aus dem 8,7 Megabasen großen Genom des Bodenbakteriums *Streptomyces coelicolor*, dem Produzenten des Antibiotikums Actinorhodin:

Template: ca. 100 ng chromosomale DNA aus *Streptomyces coelicolor*,

Enzympuffer: 10 mM Tris-HCl (pH = 9.0 bei 25 °C), 50 mM KCl, 0.1 % (v/v) Triton X-100.

Enzym-Cofaktor: 2,0 mM $MgCl_2$,

Deoxynucleosid-Triphosphate: je 150 µM dATP, dCTP, dGTP und dTTP,

Oligonucleotide: jedes in einer Menge von 50 pmol

Enzym: 3 Einheiten *Taq*-DNA-Polymerase,

Volumen: 50 µL in einem 200 µL Reaktionsgefäß,

PCR-Programm:

Einmalige Denaturierung zu Beginn bei 98 °C (3 min), gefolgt von 28 Zyklen,

Denaturierung bei 96 °C (30 sec),

Annealing bei 62 °C (45 sec),

Elongation bei 72 °C (70 sec),

einmaliger Elongationsschritt nach Ende des letzten Zyklus bei 72 °C (5 min).

Nach Beendigung der PCR kühlt der Thermocycler die Reaktion auf 4 °C herunter.

Oligonucleotide (< 20 nt) in grober Näherung durch die Formel

$T_m = 4 \times (aC + bG) + 2 \times (cA + dT)$ °C

zu berechnen (a, b, c, d sind die Anzahl der jeweiligen Basen in der Primersequenz). Eine etwas präzisere Gleichung, die auch für längere Primer Gültigkeit besitzt, berücksichtigt die Konzentration monovalenter Kationen in der Reaktion.

$T_m = 100.5 + (41 \times (aG+bC)/(cA+dT+aG+bC)) - (820/(cA+dT+aG+bC)) + 16.6 \times \log_{10}([M^+])$ °C

a, b, c, d sind die Anzahl der jeweiligen Basen in der Primersequenz, $[M^+]$ ist die Konzentration monovalenter Kationen in mol/l.

Weitere komplizierte Formeln berücksichtigen auch die gegenseitigen Wechselwirkungen zwischen benachbarten Basen. Diese Formeln sind Grundlage für entsprechende Rechnerprogramme zur DNA-Analyse.

Einfluss auf das Gelingen einer PCR hat auch das **Primerdesign**. Die Primersequenz legt der Wissenschaftler selbst fest und beauftragt ein kommerzielles Labor mit der Synthese. Für manche Standardanwendungen sind Primer „von der Stange" erhältlich. Prinzipiell muss ein Kompromiss zwischen Spezifität und Effektivität gefunden werden. Die Primersequenz soll möglichst 15–35 Basen lang sein bei etwa gleicher Häufigkeit der Basen, spezifisch für die zu amplifizierende Sequenz sein, aber keine Sequenzen enthalten, die zur Ausbildung so genannter „hair pins" (interner, schleifenartiger Sekundärstrukturen) führen oder ein gegenseitiges Annealing der Primer ermöglichen. Wünschenswert ist außerdem ein G oder C als letzte Base am 3′-Ende, weil der Primer dann dort über drei Wasserstoffbrücken relativ fest an das Template bindet und die Polymerase so optimale Bedingungen für den Beginn der Elongation vorfindet.

Zur Vermeidung unspezifischer Amplifikate kann auch ein **Hotstart** durchgeführt werden, bei der die für den Beginn der PCR notwendigen Komponenten erst dann aufeinander treffen, wenn der Temperaturbereich überschritten ist, in dem unspezifisches Annealing vorkommen könnte. Praktisch durchgeführt wird der Hotstart, in dem eine Komponente (meist die DNA-Polymerase) erst zugegeben wird, wenn der Heizblock die Denaturierungstemperatur erreicht hat. Die bequemere Methode bedient sich einer in Wachs verkapselten DNA-Polymerase, die bei Hitze durch das Abschmelzen des Wachses freigesetzt wird oder Polymerase-Antikörper-Konjugate, in denen der Antikörper durch die Hitze selbst denaturiert wird und so die Polymerase freigibt.

Ein nicht zu unterschätzender Nachteil der PCR sind **Fehler** während der Amplifikation: Die für PCR geeigneten thermostabilen DNA-Polymerasen fallen prinzipiell in zwei Kategorien: solche ohne und solche mit 3′-5′-Exonucleaseaktivität, die dafür sorgt, dass fehleingebaute Nucleotide vom Enzym wieder entfernt und durch die korrekten Basen ersetzt werden (**Proofreading**). Die Fehlerwahrscheinlichkeit mit dieser Korrekturfunktion beträgt, abhängig vom angewandtem Test und der gewählten DNA-Polymerase, etwa $1 : 10^6$ bis $5 \times 1 : 10^7$, ohne liegt sie bei etwa $1 : 10^5$. Das wohl am meisten verwendete Enzym ist die *Taq*-DNA-Polymerase, (aus dem thermophilen Bakterium *Thermus aquaticus*). Ihr günstiger Preis und die hohe Syntheserate wird mit ihrer Fehleranfälligkeit erkauft, da sie keine Korrekturfunktion besitzt. Beispiel für ein Enzym mit 3′-5′-Exonucleaseaktivität ist die *Pfu*-DNA-Polymerase aus *Pyrococcus furiosus*. Dem Vorteil der erheblich fehlerärmeren Amplifikation stehen Nachteile wie niedrigere Syntheserate, der mögliche Abbau von Primern und ein deutlich höherer Preis gegenüber. Weil PCR eine extrem sensitive Methode ist, spielen auch geringfügige DNA-Kontamination eine Rolle, beispielsweise durch Verschleppung anderer DNA-Präparationen und sorgen ggf. für Fehlamplifikationen und damit falsch positive Ergebnisse. Umgekehrt kann eine PCR niedrige Ausbeuten liefern oder scheitern, wenn mit der Template-DNA Inhibitoren (z. B. SDS) eingeschleppt werden.

Seit ihrer Erfindung ist die PCR fest mit medizinischer und pharmazeutischer Forschung verknüpft. Die erste Publikation aus dem Jahr 1985 durch Kary Mullis und Mitarbeiter berichtet ihre Anwendung auf die Amplifikation des menschlichen β-Globin-Gens aus genomischer DNA, um schnell und effektiv pränatal Mutationen zu detektieren, die letztlich zur Sichelzell-Anämie führen. Aus einem riesigen methodischen Repertoire nachfolgend einige ausgewählten Anwendungen der PCR in den pharmazeutischen Wissenschaften.

Die klassische PCR wie sie weiter oben bereits im Detail beschrieben wurde, kommt immer dann zum Einsatz, wenn ein bestimmter DNA-Bereich amplifiziert werden soll, z. B. um ein Gen zu klonieren. Zumindest Beginn und Ende dieses Fragmentes muss als DNA-Sequenz bekannt sein, um davon Primer ableiten zu können.

Multiplex-PCR

Die **Multiplex-PCR** hat große Bedeutung bei genetischen Untersuchungen von krankheitsassoziierten Genen erlangt, etwa in der frühzeitigen Diagnose von Krebs. Eine Multiplex-PCR unterscheidet sich prinzipiell nicht von der oben beschrieben Methode. Die Reaktion enthält aber mehrere Primerpaare, die für die Amplifikation verschiedener, nicht überlappender Abschnitte vom gleichen Template sorgen. Eine Multiplex-PCR erfordert hohen Aufwand zur Optimierung von Reaktionsbedingungen und Primerdesign. Erstmals durchgeführt wurde eine Multiplex-PCR zur pränatalen Diagnose der Duchenne Muskeldystrophie, um simultan viele der möglichen krankheitsauslösenden Deletionsmutationen im humanen Dystrophin-Gen detektieren zu können.

Reverse-Transkription-PCR

Die **Reverse-Transkription-PCR** (RT-PCR) kann auch dazu eingesetzt werden, RNA zu detektieren, z. B. Kontaminationen durch RNA-Viren. Dazu muss der eigentlichen PCR eine reverse Transkription vorausgehen, die die RNA in cDNA umschreibt, welche dann als eigentliches Template dient. Eine RT-PCR erfolgt entweder unter Verwendung einer DNA-Polymerase, die auch ausreichende Reverse-Transkriptase-Aktivität besitzt (*Tth*-DNA-Polymerase), oder man trennt die reverse Transkription, ausgeführt durch effizientere virale reverse Transkriptasen, vollständig von einer nachgeschalteten regulären PCR.

Eine interessante Variante ist die **quantitative PCR** (qPCR). Durch Fluoreszenzfarbstoffe (**reporter**), Fluoreszenzlöscher (**quencher**) und Anregung mit Licht geeigneter Wellenlänge kann der Fortschritt der PCR in Echtzeit über eine CCD-Kamera im Deckel des Thermocyclers überwacht und letztlich auf eingesetzte Templatemengen geschlossen werden. Ein Beispiel: Wird die qPCR mit der RT-PCR gekoppelt, kann der Verlauf und Erfolg einer antiviralen Therapie bei Infektionen mit RNA-Viren (HIV- oder Hepatitis-C-Virus) überwacht werden, indem die Menge viraler RNA detektiert wird.

Gezielte Mutagenese

Die PCR eignet sich gut zur Einführung von gezielten Mutationen in ein Gen. Experimentell geschieht dies über Primer, die an der zu mutierenden Position die gewünschte(n) Base(n) oder Insertionen/Deletionen aufweisen. Mutagenese und anschließende Expression des mutierten Gens ist eine schnelle Methode, um die Funktion einer bestimmten Aminosäure in einem Enzym nachzuweisen, oder im rationalen Proteindesign einen als wichtig erkannten Aminosäureaustausch vorzunehmen (s. Kap. 7.4.2). Arbeitet man mit einem entsprechenden Primergemisch, kann in einer einzigen PCR das natürlicherweise vorkommende Codon einer Aminosäure gegen Codons für alle anderen Aminosäuren ausgetauscht werden (**Saturationsmutagenese**) um so alle 19 Varianten mit dem Wildtyp-Enzym zu vergleichen.

Error-prone-PCR

Weiter oben wurde bereits die Fehleranfälligkeit der PCR beschrieben, insbesondere bei Verwendung der *Taq*-DNA-Polymerase. Der mutagene Effekt ist in manchen Situationen erwünscht, und die Mutationsrate kann weiter gesteigert werden. Experimentell wird diese erhöhte Fehleranfälligkeit erzwungen durch eine Erhöhung der Magnesiumkonzentration und durch Zugabe von Mn^{2+} (0,1–0,5 mM), sowie durch unbalancierte dNTP-Konzentrationen (häufig werden die Pyrimidinnucleosid-Triphosphate dCTP und dTTP in einer Endkonzentration von jeweils 1mM eingesetzt, während die Purine dATP und dGTP in einer Endkonzentration von 0.2 mM gehalten werden).

Der prinzipielle Nachteil der Error-prone-PCR (epPCR), die ungleiche Wahrscheinlichkeit des Auftretens aller möglichen Mutationen kann teilweise durch spezielle DNA-Polymerasen oder weitere Optimierung der nichtäquimolaren Nucleosid-Triphosphatkonzentrationen ausgeglichen werden. epPCR ist eine wertvolle Methode zur Optimierung von Enzymen über die gerichtete Evolution (s. Kap. 7.4.1), um diese z.B. für die industrielle Herstellung von Pharmaka oder deren Vorstufen brauchbar zu machen. Dazu werden mit epPCR große Genbibliotheken mit vielen tausend Varianten erzeugt, die sich in den während der epPCR zufällig erfolgten Mutationen unterscheiden, gefolgt von einem Ausleseprozess auf die gewünschte Eigenschaft.

7.3.4 Cycle-Sequencing/DNA-Sequenzierung

In einer methodisch abgewandelten Variante dient die PCR der DNA-Sequenzierung nach dem weit verbreiteten Sanger'schen **Kettenabbruchverfahren**. Beim Cycle-Sequencing wird im Gegensatz zur PCR nur ein Primer eingesetzt. Außerdem enthält die Reaktion neben den üblichen 2'-Deoxynucleosid-Triphosphaten (dNTPs) auch 2'-3'-Dideoxynucleosid-Triphosphate (ddNTPs). Deren Einbau führt durch das Fehlen einer 3'OH-Gruppe zum Abbruch der Polymerisation, da DNA-Polymerasen zwingend auf diese 3'-OH-Gruppe als Substrat für eine Kettenverlängerung angewiesen sind. Da die ddNTPs in einem etwa 100fachen Unterschuss vorhanden sind, ist ihr Einbau recht unwahrscheinlich, meist wird eine Kettenverlängerung

stattfinden. Außerdem sind die ddNTPs mit fluorophoren Gruppen versehen, d.h. Kettenabbruch bedeutet gleichzeitig Markierung des DNA-Moleküls. Jedes der vier verschiedenen ddNTPs (ddATP, ddCTP, ddGTP, ddTTP) besitzt ein anderes Fluorophor mit charakteristischer Wellenlänge bzw. Emission. Das Produkt eines Cycle-Sequencing ist daher eine Population unterschiedlich langer DNA-Fragmente, die mit vier verschiedenen Fluorophoren ausgestattet sind. Diese Fragmente werden dann in einer gelgefüllten Kapillare oder einem planaren Polyacrylamidgel elektrophoretisch entsprechend ihrer Länge getrennt, wobei das kürzeste Fragment am schnellsten zur Anode bzw. zum Ende des Gels oder der Kapillare migriert. Mit jedem zusätzlichen Nucleotid fallen die DNA-Moleküle entsprechend der größeren Retention in der Gelmatrix weiter zurück, brauchen also länger, um das Ende zu erreichen. Am Ende des Gel oder der Kapillare werden die (durch die Abbruchreaktion gleichzeitig fluoreszenzmarkierten) und durch die Gelmatrix separierten DNA-Moleküle mit Laser angeregt, und die Emission mit einer Photozelle gemessen. und durch einen Rechner ausgewertet (s. Abb. 7.18 und Abb. 7.19). Mit modernen Kapillarsequenzierern

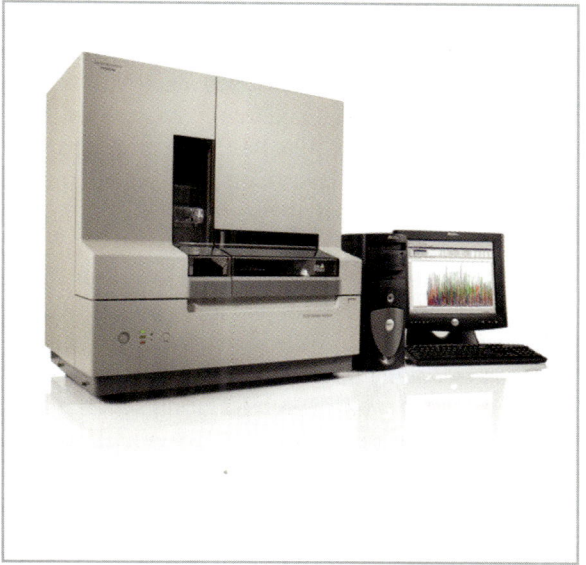

Abb. 7.18 Moderner Kapillar-DNA-Sequenzierer. Das Gerät führt vollautomatisch 16 Sequenzierungen gleichzeitig durch und erstellt die entsprechenden Fluorogramme. Abbildung copyright und mit freundlicher Genehmigung durch Applied Biosystems (ein Applera Corporation Unternehmen). Alle Rechte vorbehalten.

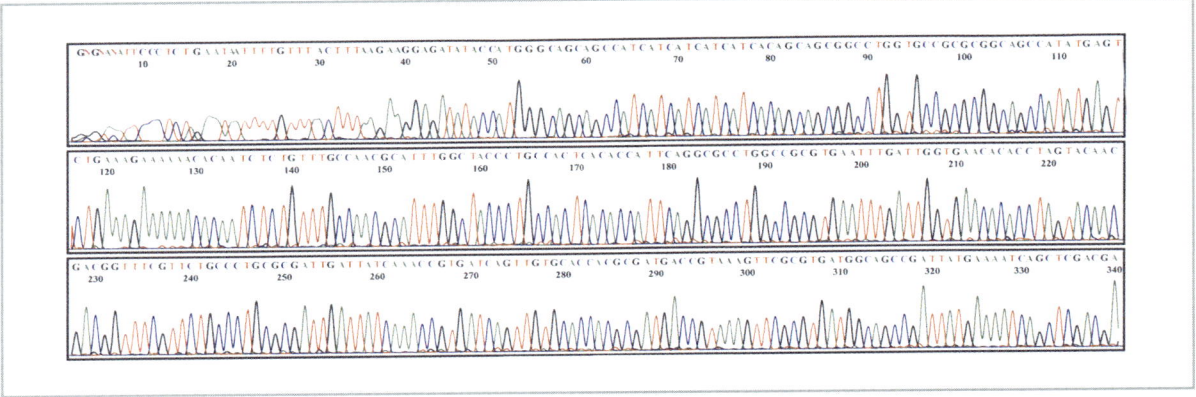

Abb. 7.19 Ausschnitt aus den Fluorogramm einer DNA-Sequenzierung. In der oberen Zeile ist die DNA-Sequenz in 5′-3′-Richtung angegeben. Die vier Farben symbolisieren die vier unterschiedlichen Basen der DNA. Darunter in korrespondierenden Farben das Fluorogramm, die Höhe der Signale ist proportional zu ihrer Intensität während der Detektion im Sequenzierer. Typischerweise werden die ersten 20–30 Nucleotide eines Laufes nur unscharf aufgelöst, gefolgt von einem langen Bereich optimal getrennter Signale. In diesem Beispiel sind die Nucleotide 1–110 Bestandteil eines Gen-Expressionsvektors, die Nucleotide 111–340 codieren für den aminoterminalen Teil der Galactokinase aus *E. coli*.

lassen sich Leseweiten von > 1000 Basen erzielen, jedoch können GC-reiche DNA-Templates diesen Wert senken oder durch Sekundärstrukturen kurze unlesbare Abschnitte verursachen.

Die DNA-Sequenzierung nahm bezüglich ihrer Handhabung und Automatisierung mit den Genomprojekten enormen Aufschwung. Die leistungsfähigsten Hochdurchsatz-Sequenzierer für Genomprojekte sind mit 96 Kapillaren ausgerüstet (d.h. 96 unabhängige Sequenzierungen erfolgen synchron) und lesen über 500 000 Nucleotide pro Tag. Das Prinzip der DNA-Sequenzierung mittels ddNTPs ist in Abb. 7.20 dargestellt.

Anwendungsbeispiel: Serotonin (5-Hydroxytryptamin, 5-HT) ist ein wichtiger Neurotransmitter, der mit einer großen Familie von postsynaptischen Rezeptoren interagiert. Ein Mitglied dieser Familie ist der 5-HT$_{2C}$-Rezeptor. Durch Isolation seiner humanen mRNA, Herstellung der cDNA durch reverse Transkription und anschließende Sequenzierung wurde bewiesen, dass die 5-HT$_{2C}$-mRNA an fünf Nucleotid-Positionen einem sog. RNA-editing unterworfen wird, d.h. einer gezielten, von der Zelle selbst initiierten Veränderung codierender Bereiche der mRNA. Während das chromosomale 5-HT$_{2C}$-Rezeptor-Gen des Menschen auf den relevanten Positionen für Isoleucin/Asparagin/Isoleucin codiert, trägt die 5-HT$_{2C}$-Rezeptor-mRNA (nach Editing aller fünf Stellen) die Codons für Valin/Glycin/Valin.

Teilweise editierte Isoformen sind ebenfalls beschrieben.

Mit der klonierten cDNA in Händen war der Weg bereitet, den 5-HT$_{2C}$-Rezeptor und seine durch RNA-Editing entstehenden Isoformen überzuexprimieren und deren biochemische Eigenschaften zu untersuchen. Die Rezeptor-Isoformen unterschieden sich dramatisch in ihren Fähigkeiten, die ihnen nachgeschalteten intrazellulären Signaltransduktionswege zu aktivieren. Weitere Forschung, ebenfalls unter Nutzung gentechnischer Methoden, muss zeigen, ob und wie sich das Ausmaß des RNA-Editing zeitlich und räumlich, also in Abhängigkeit von Zell-Zyklus und Lokalisation der Zelle im ZNS ändert und wie die Coexistenz verschiedener Isoformen möglicherweise einen feinmodulierten Regelmechanismus darstellt, ebenso inwiefern Störungen des Editing am Entstehen von Krankheiten (Schizophrenie, Depressionen) beteiligt sind.

7.3.5 Phagen-Display

Phagen-Display ist eine wichtige In-vitro-Selektionsmethode für das rasche Durchsuchen großer Peptid-/Proteinbibliotheken (bis > 10^{11} Varianten), die auf der Präsentation der Bibliothek auf der Oberfläche von Bakteriophagen beruht. Zweck eines Phagen-Displays ist es, Interaktionen von Mitgliedern der Proteinbibliothek (codiert von einer Genbibliothek) mit einem bestimmten Ziel zu detektieren. Dieses Ziel kann ein anderes Protein sein, etwa ein Rezeptor oder Antikörperepitop, oder aber ein kleines organisches Molekül, z. B. ein Arzneistoff. So können für ein gewünschtes Ziel die minimalen Anforderungen an den Proteinliganden hinsichtlich Länge und Zusammensetzung der Sequenz bestimmt werden. Daher hat das Phagen-Display herausragende Bedeutung in der Arzneistoff-Entwicklung. Der technisch mögliche Durchsatz bewegt sich in der Größenordnung von Milliarden Varianten pro Woche. Die zugrunde liegende Genbibliothek kann natürlicher Herkunft sein (cDNAs aus einem Organismus) oder aber synthetische

DNAs, die für eine kombinatorische Bibliothek kurzer Peptide codieren. Im Falle einer cDNA-Bibliothek ist deren Komplexität auf natürlich vorkommende Sequenzen beschränkt, während die synthetischen Sequenzen lediglich durch die Permutationsmöglichkeiten der Basentripletts bzw. Aminosäuren limitiert und daher sehr komplex sind. Jeder Phage enthält und exprimiert dabei die genetische Information für ein Mitglied der Bibliothek. Eindeutige methodische Stärke des Phagen-Display ist die mögliche Größe der Bibliothek und die direkte Kopplung des Genotyps (DNA-Sequenz) zum Phänotyp (Protein-Interaktion). Zu beachten ist jedoch,

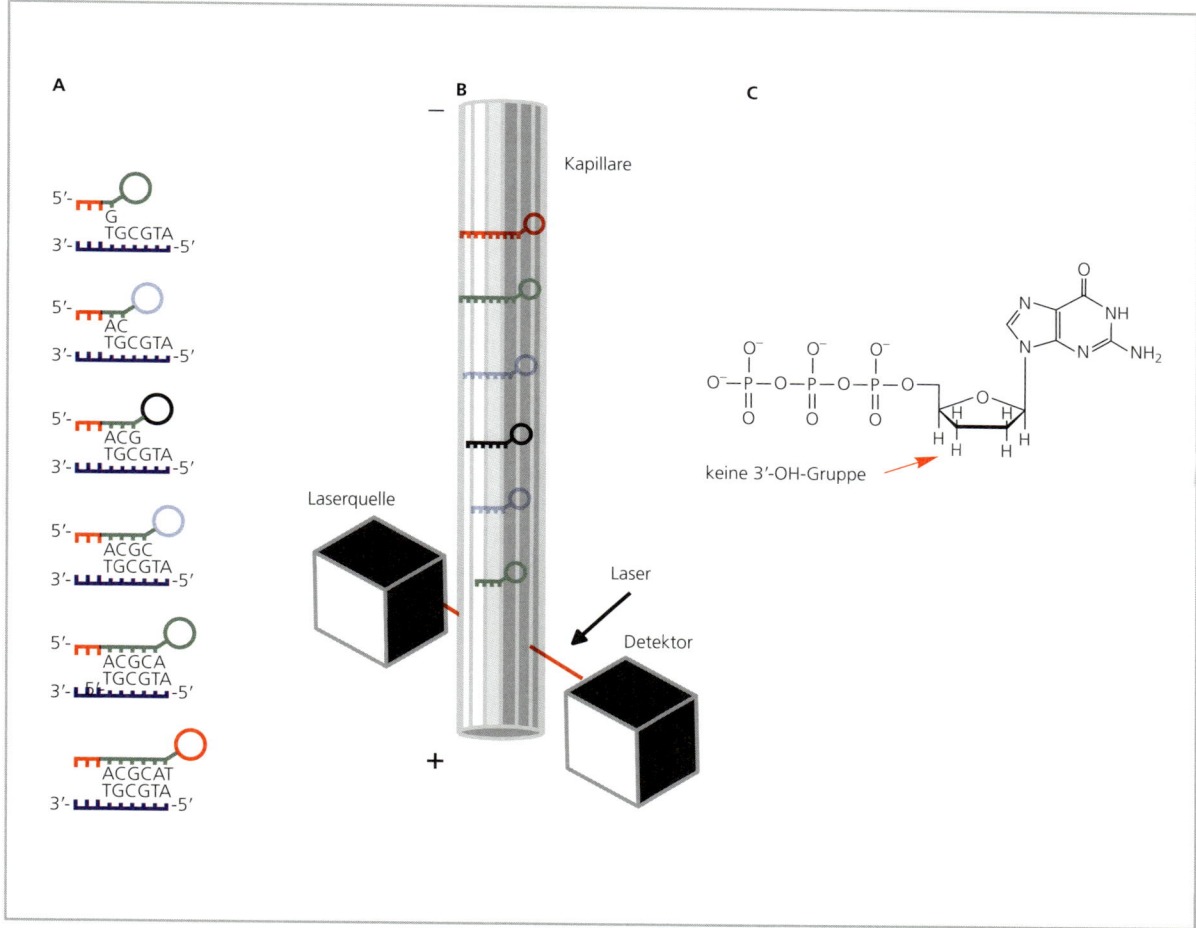

Abb. 7.20 Prinzip des Cycle-Sequencing. **A** Template DNA blau, Sequenzierprimer in rot, neusynthetisierte DNA grün dargestellt. Die fluorophore Gruppen der Dideoxynucleotide sind als farbige Kreise dargestellt (ddATP grün, ddCTP blau, ddGTP schwarz, ddTTP rot). Mit dem Abbruch der Polymerisation ist eine terminale Fluoreszenzmarkierung verbunden. **B** Das Gemisch der Abbruchprodukte (in der Farbe ihres Fluorophors dargestellt) wird in einer gelgefüllten Kapillare getrennt. Das kleinste Fragment bewegt sich am schnellsten im elektrischen Feld zur Anode und passiert den Laserstrahl zuerst. Der Außendurchmesser der Kapillare beträgt in Wirklichkeit etwa 1 mm. **C** Die chemische Struktur eines 2'-3'-Dideoxynucleosid-Triphosphates am Beispiel des ddGTP.

dass ein Phagen-Display stets nach Funktion selektiert, d. h. auf eine Interaktion. Die herausselektierten Peptidsequenzen sind daher nicht notwendigerweise identisch mit den Aminosäuresequenzen, die natürlicherweise in die fragliche Interaktion involviert sind.

Die praktische Durchführung erfolgt, indem in das Genom von Phagen zusätzliche Erbinformation (entweder eine cDNA-Bibliothek, Antikörperbibliothek oder zufällig kombinierte Codons für kleine Peptide) eingeführt wird. Dies geschieht üblicherweise als Fusion an Gene für die Oberflächen-Hüllproteine des filamentösen Phagen M13, für cDNA-Bibliotheken eignet sich der Phage T7. Die Phagen exprimieren die Fusionsproteine, daher werden sie auf dessen Oberfläche exponiert. Dabei repräsentiert jeder Phage ein Mitglied der Bibliothek. In einer **Biopanning** genannten Affinitäts-Selektion werden die Phagen mit dem immobilisierten Ziel (ein organisches Molekül oder Protein) in Kontakt gebracht. Nicht interagierende Phagen werden in einem folgenden Waschschritt entfernt. Anschließend werden die interagierenden Phagen eluiert, vermehrt und die Selektion mehrmals wiederholt, um die „Gewinner" schrittweise anzureichern und schließlich DNA einzelner Phagen zu sequenzieren. So können die am stärksten bindenden Peptide/Proteine identifiziert werden. Erfolgreich eingesetzt wird das Phagen-Display auch durch Selektion der Bibliotheken in vivo auf natürlichen Epithelien. Abb. 7.21 gibt das Prinzip eines Phagen-Display wieder.

Aus einer Vielzahl von Anwendungen werden drei pharmazeutisch relevante Beispiele aufgeführt. Eine kombinatorische Peptidbibliothek wurde in vivo mittels Phagen-Display darauf untersucht, ob Bindung an Proteine auf den Epithelien von Speicheldrüsen und Mitteldarm der Anophelesfliege erfolgt, dem Überträger der Malariaerreger. Es wurde ein Dodecapeptid entdeckt, welches in der gleichen Region bindet, in der die *Plasmodium*-Sporozoiten die Epithelien penetrieren. Die Anwesenheit dieses Peptids unterbrach den Entwicklungszyklus von *Plasmodium*, möglicherweise konkurrieren Pathogen und das Peptid um das gleiche (noch nicht identifizierte) molekulare Ziel. Somit wird das Phagen-Display zum Verständnis beitragen, wie der Malariaerreger mit seinem Vektor auf der molekularen Ebene interagiert, langfristige Perspektive ist die Identifikation neuer molekularer Ziele für Antiinfektiva.

Das Phagen-Display eignet sich hervorragend, um Antikörper-Bibliotheken auf Interaktion mit einem gewünschten Antigen zu durchsuchen. Bereits etwa ein Drittel der in der klinischen Entwicklung befindlichen therapeutischen Antikörper wurde im Phagen-Display gefunden. Ein Beispiel ist Adalimumab (Humira®), ein Anti-TNF-α monoklonaler Antikörper zur Behandlung rheumatoider Arthritis (s. Kap. 6.6.3).

Durch Phagen-Display wurde die Interaktion einer zufälligen Peptidbibliothek mit Paclitaxel (Taxol®) untersucht, um dessen zelluläre, antimitotischen und Apoptose induzierenden Effekte besser zu verstehen. Die aus der Bibliothek selektierten Peptide ähnelten stark einer Aminosäuresequenz, die in dem humanen Protein Bcl-2 (ein Apoptose-Inhibitor) vorkommt. Dies legt nahe, dass das Bcl-2 Protein ein zelluläres Ziel von Paclitaxel darstellt.

7.3.6 RNA-Interferenz

Eine noch junge, aber bereits sehr erfolgreich eingesetzte Methode der Geninaktivierung ist die **RNA-Interferenz**, kurz RNAi. Sie basiert auf posttranskriptionaler Gen-Stilllegung, einem evolutiv sehr alten zytoplasmatischen Prozess, der in Eukaryoten vorkommt und wahrscheinlich dem Schutz vor viraler Infektion und mobilen genetischen Elementen (z. B. Transposons) dient, außerdem der entwicklungsabhängigen Genregulation. Auslöser einer RNAi ist doppelsträngige RNA (**dsRNA**), welche von einer RNase III (**Dicer**) erkannt und je nach Organismus zu 20–26 Basen langen Fragmenten, so genannten „small interfering" RNAs (**siRNA**s) hydrolysiert wird. Die siRNAs werden in einen als „**R**NA-**I**nduced **S**ilencing **C**omplex" (**RISC**) genannten Enzymkomplex eingebaut und leiten ihn zu solchen mRNAs, die perfekt komplementäre Sequenzen zu den siRNAs aufweisen. Vermutlich unter Beteiligung einer Helicase wird die siRNA entwunden, so dass der Antisense-Strang nun exponiert ist und mit der mRNA eine Duplexstruktur ausbildet. RISC schneidet durch seine Nuclease-Aktivität mRNAs etwa in der Mitte dieser Duplexstruktur. Solche mRNAs sind damit für die Proteintranslation verloren. Dieser Prozess geschieht hochspezifisch: weicht die siRNA nur in einer einzigen Base von der mRNA-Sequenz ab, schneidet RISC die mRNA nicht oder nur in geringem Umfang. Am Prozess außerdem beteiligt sind

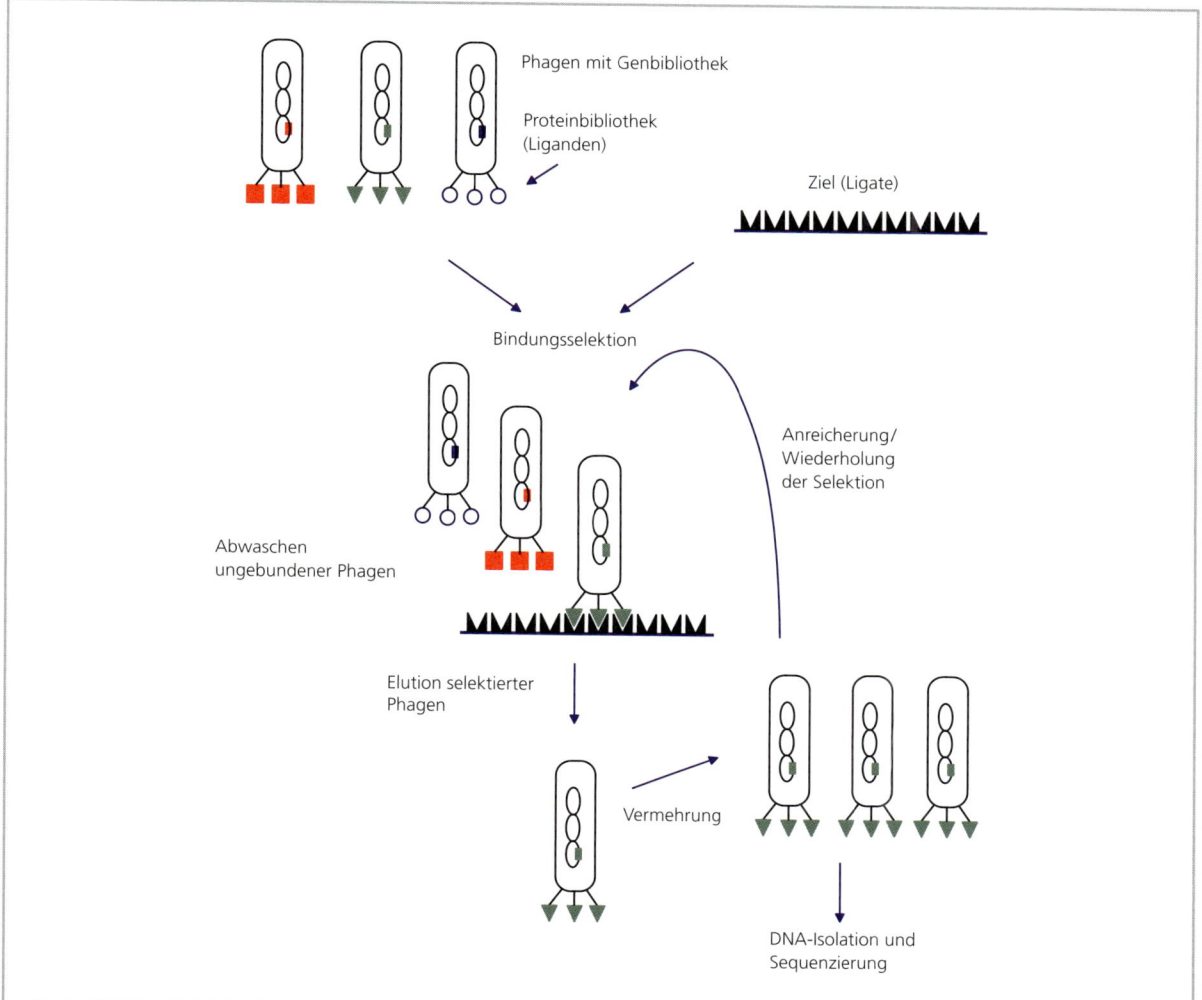

Abb. 7.21 Prinzip des Phagen-Displays. Eine Phagenpopulation enthält eine Genbibliothek (durch verschiedene Farben symbolisiert). Die entsprechende Protein/Peptidbibliothek wird auf der Phagen-Oberfläche exponiert (durch verschiedene Farben und Formen symbolisiert). Das Ziel ist ein festphasengebundenes, organisches Molekül oder Protein. Das Ziel wird mit der Phagenpopulation inkubiert, nicht gebundene Phagen entfernt und gebundene Phagen eluiert, in einem bakteriellen Wirt vermehrt und erneut einer Bindungsselektion unterzogen. Schließlich wird aus den angereicherten, spezifisch mit dem Ziel interagierenden Phagen die DNA isoliert und sequenziert, um auf die Aminosäuresequenz des interagierenden Proteins zu schließen.

RNA-abhängige RNA-Polymerasen (**RdRP**s), die siRNA als Primer benutzen und von ihnen ausgehend aus mRNA neue dsRNAs herstellen, welche ihrerseits in einer Art Autokatalyse neue RNAi hervorrufen.

Weil zu jedem Gen dsRNA erzeugt werden kann, auch ohne dessen genauen Anfang und Ende zu kennen, und weil Kopienzahl des Gens und der Ploidiegrad der Zelle für die RNAi keine Rolle spielen, kann mittels siRNA-Bibliotheken relativ leicht jedes gewünschte Gen eines Organismus aus-

geschaltet werden. Dies wird z. B. in der Tumorforschung ausgenutzt, um im Hochdurchsatz mehrere Tausend Gene, eines nach dem anderen, stillzulegen und so deren Beteiligung an der Tumorentstehung zu untersuchen, oder in der Genomforschung, um überhaupt jedes Gen eines Organismus zu inaktivieren.

RNAi wurde bei *Coffea arabica* erfolgreich eingesetzt, um ein Gen des Coffein-Biosynthesewegs stillzulegen – der entkoffeinierte Kaffee wächst wohl zukünftig am Strauch.

RNAi hat enormes Potenzial für die pharmazeutischen Wissenschaften und die Medizin und könnte prinzipiell zur Behandlung jeder Krankheit eingesetzt werden, die mit der Erhöhung einer bestimmten mRNA assoziiert ist, oder, wie im Fall viraler Infektionen, mit der Anwesenheit viraler RNAs an sich. In Gewebekulturen konnten durch siRNAs die Gene verschiedener Viren (z. B. HIV, Poliomyelitis-Virus, Hepatitis-C-Virus) mittels RNAi stillgelegt werden. Im Tierversuch wurde bei Mäusen durch RNAi die Expression eines Proteins des Hepatitis-B-Virus unterdrückt. Eines der großen ungelösten Probleme der RNAi als Therapieform der Zukunft ist derzeit die Formulierung und gezielte Verabreichung der siRNAs in die gewünschten Gewebe bzw. die Erzeugung der dsRNA im zu behandelnden Gewebe. Für die Entdeckung der RNAi wurde Andrew Fire (Standford University, Standford, Kalifornien) und Craig Mello (University of Massachusetts, Worcester) der Nobelpreis für Medizin 2006 verliehen.

7.4 Anwendungen gentechnologischer Methoden

7.4.1 *In-vitro-Evolution von Enzymen*

Enzyme scheinen ideal für die Durchführung chemischer Reaktionen: Sie sind enantioselektiv, aktiv in wässriger Lösung, oftmals sehr spezifisch, vermeiden organische oder schwermetallhaltige Lösungsmittelabfälle und erfordern lediglich moderate Temperaturen. Dennoch sind sie für bestimmte Prozesse nicht geeignet, da z. B. pH-Wert oder Temperaturen ungeeignet sind oder aber in der Natur kein Enzym für die gewünschte Reaktion vorkommt. Gentechnologische Methoden wurden erfolgreich angewandt, um Enzyme in vitro auf gewünschte Eigenschaften zu evolvieren. Methodische Grundlage ist die PCR, um entweder zufällig oder gezielt Enzyme zu verbessern. Die zufallsbasierten Evolutionsprozesse durch **Error-prone-PCR** und/oder **Gen-shuffling** erfordern stets die Untersuchung einer sehr großen Anzahl an Gen-Varianten (ca. 10^3–10^6 Varianten). Daher ist eine schnelle und unkomplizierte Untersuchungsmethode zwingende Voraussetzung für In-vitro-Evolution. In einer alternativen Strategie des **rationalen Enzymdesigns** werden Enzyme gezielt verbessert, indem aufgrund

einer Proteinstruktur gezielt einzelne Aminosäureaustausche vorgenommen werden. Dies geschieht ebenfalls auf DNA-Ebene durch entsprechende Mutagenese des zugehörigen Gens.

Jede der beiden Strategien besitzt Vor- und Nachteile und ist a priori nicht der anderen überlegen, oft ergänzen sie sich sogar. In-vitro-Evolution erfordert Hochdurchsatz-Screening, kommt jedoch ohne jegliche strukturelle Information über das zu optimierende Enzym aus, und entdeckt auch solche Aminosäurepositionen, deren Beitrag zur Verbesserung aus einer Kristallstruktur nicht offensichtlich ist. Das rationale Design erfordert zwar strukturelle Information, ermöglicht anschließend jedoch gezieltes Vorgehen und kommt ohne große Screening-Kampagnen aus. Während rationales Design bereits häufig erfolgreich eingesetzt wurde, um Enzymaktivität, Thermostabilität oder Resistenz gegen Oxidation zu erhöhen, scheint tendenziell die gerichtete Evolution überlegen, wenn verbesserte oder veränderte Enantioselektivität angestrebt wird.

Die semisynthetische Herstellung von Cephalosporin-Antibiotika basiert auf der Vorstufe 7-Aminodesacetoxycephalosporansäure (7-ADCA). Das konventionelle Produktionsverfahren geht von Penicillin G aus und beinhaltet dessen synthesechemische Ringöffnung und -erweiterung. Eine gentechnische Alternative ist die Herstellung von Adipyl-7-ADCA durch einen rekombinanten *Penicillium*-Stamm. Die in der Natur vorkommenden Acylasen sind jedoch ungeeignet, um Adipyl-7-ADCA in 7-ADCA zu deacylieren. Durch **Error-prone-PCR** wurde eine Glutaryl-Acylase in eine Adipyl-Acylase evolviert, welche effizient genau diesen Prozess katalysiert. Damit entfallen, verglichen mit dem herkömmlichen Verfahren, aufwändige Synthesechemie und umweltbelastende Rückstände.

Das **Gen-Shuffling** ist eine zuerst 1994 publizierte Methode, um Gene in vitro zu rekombinieren und damit Enzyme mit gewünschten Eigenschaften zu erhalten (s. Abb. 7.22). Die Gene können der Natur entnommen sein (z. B. Mitglieder einer Genfamilie aus einer Art oder aus unterschiedlichen Arten), oder eine durch Error-prone-PCR künstlich erzeugte Population aus minimal unterschiedlichen DNA-Sequenzen umfassen. Prinzipielles Ziel ist, die in den einzelnen Genen vorhandenen Polymorphismen, also Sequenzunterschiede, zufällig zu rekombinieren, die Gene zu exprimieren und, begleitet von einem Ausleseprozess im Hochdurchsatz,

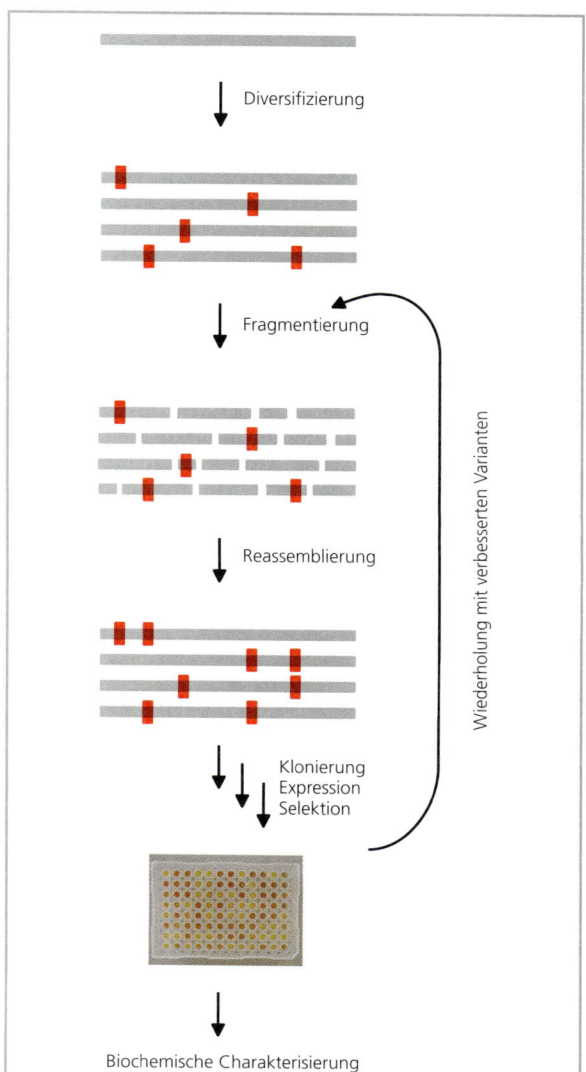

Diversifizierung

Fragmentierung

Reassemblierung

Klonierung
Expression
Selektion

Wiederholung mit verbesserten Varianten

Biochemische Charakterisierung

Abb. 7.22 Schematische Darstellung der gerichteten Evolution durch DNA-Shuffling. Der Prozess beginnt mit der Herstellung einer Gen-Bibliothek durch Diversifizierung eines Gens (grau dargestellt) beispielsweise durch Error-prone-PCR. Mutationen sind rot dargestellt. Anschließend wird die Genfamilie enzymatisch fragmentiert und die Fragmente zufällig reassembliert. In diesem Schritt findet die eigentliche Rekombination der Polymorphismen statt. Die nun durchmischte Gen-Bibliothek wird kloniert, exprimiert und die Eigenschaften der einzelnen Mitglieder der Bibliothek durch einen Assay überprüft. Als Beispiel dargestellt ist ein colorimetrischer Assay im 96-well-Format. Wenn erforderlich, wird der Evolutionsprozess wiederholt, um negative Mutationen zu eliminieren und positive zu akkumulieren. Wird ein Gen/Enzym gefunden, welches die erwünschten Eigenschaften besitzt, wird es im Detail biochemisch charakterisiert (Kinetik, Substratspezifität etc).

diejenigen Enzyme zu finden, die die gewünschten verbesserten Eigenschaften besitzen. Letztlich findet eine Imitation der meiotischen Rekombinationsereignisse in vitro statt, gewissermaßen eine sexuelle PCR, um den Zeitrahmen natürlicher Evolution (Millionen Jahre) im Zeitraffer während einer PCR, also auf etwa 3–4 Stunden zu verkürzen. Ein wesentlicher Unterschied zur natürlichen Evolution ist freilich, dass das Evolutionsziel von vornherein feststeht, Evolution ist hier also ein gerichteter Prozess (**Directed Evolution**), der eher den Charakter von Züchtung besitzt. Außerdem sind die Enzyme von ihrer ursprünglichen Umwelt abgekoppelt, sie können also für Substrate oder Reaktionen evolviert werden, die unter natürlichen Bedingungen nicht vorkommen.

Prinzipiell besteht das Gen-Shuffling aus den Schritten Diversifikation, Durchmischung und Selektion. Praktisch bedeutet dies:

1. Zu Beginn wird das Evolutionsziel sowie die Gen-Population definiert, die durchmischt und rekombiniert werden soll, z. B. eine Genfamilie oder eine durch epPCR erzeugte Population von Varianten eines Gens. Sie dient als Substrat für die nachfolgenden enzymatischen Schritte.
2. Nächster Schritt ist die Fragmentierung der Gene. Hierzu existieren unterschiedliche Protokolle, jedes mit Vor- und Nachteilen behaftet. Das ursprüngliche Protokoll sieht eine Fragmentierung mit DNase I (s. Kap. 7.2.7) in Bruchstücke von ca. 50 bp Länge vor.
3. Im nächsten Schritt werden die erzeugten Fragmente durch eine PCR zu einer Population kompletter Gene reassembliert. Auf die Zugabe von PCR-Primern wird verzichtet, vielmehr fungieren die Fragmente gleichzeitig als Primer, wenn sie sich aneinander anlagern. Auf diese Weise entstehen im Laufe der PCR wieder Gen-Sequenzen der vollen Länge, jedoch mit Bestandteilen unterschiedlicher Herkunft. Dieser Prozess ist der eigentliche, zufällige Rekombinationsschritt.
4. Die erhaltenen PCR-Produkte werden in einer zweiten PCR-Reaktion vervielfältigt, ohne jedoch weitere Veränderungen einzuführen. Diese zweite PCR folgt dem Standard-Protokoll, enthält also zwei Primer, und dient der gezielten Vervielfältigung von Produkten der korrekten Länge (also solchen, die möglicherweise ein funktionelles Gen repräsentieren).

5. Die Produkte der zweiten PCR werden in einen Genexpressionsvektor kloniert, exprimiert, und auf die gewünschte Eigenschaft selektiert bzw. untersucht.

In der Praxis wird der Shuffling-Prozess mit den „Gewinnern" einer Runde erneut durchlaufen, um positive Mutationen zu akkumulieren und negative zu eliminieren. Dies wird wiederholt, bis ein Gen evolviert wurde, das für ein Enzym der angestrebten Eigenschaft codiert. Methodische Schwierigkeiten, aber auch patentrechtliche Überlegungen haben für das Gen-Shuffling eine Reihe unterschiedlicher Verfahrensweisen und methodischer Abwandlungen hervorgebracht, die aber stets auf die erwähnten Schritte Diversifikation, Durchmischung und Selektion zurückgeführt werden können.

Für die erste Demonstration des Gen-Shufflings wurde das Gen einer β-Lactamase diesem Prozess unterworfen. Die daraus resultierende β-Lactamase erhöhte die minimale inhibitorische Konzentration (MIC) gegen Cefotaxim um den Faktor 32 000, verglichen mit dem unveränderten Enzym.

Ein prominentes Beispiel, welches Potenzial Directed Evolution für die pharmazeutischen Wissenschaften besitzt, ist die gerichtete Evolution von α-Interferonen. Sie besitzen durch ihre antiviralen und antiproliferativen Eigenschaften großen therapeutischen Wert (s. Kap. 6.10.2), dennoch sind ihre Eigenschaften durch Toxizität, und dadurch limitierte Dosen, oder zu unselektive Rezeptor-Bindung nicht optimal. Nach zwei Runden Gen-Shuffling von 20 humanen α-Interferon-Genen wurden jedoch Interferone erhalten, die in einem antiviralen Assay basierend auf murinen Zellen 285 000-fach aktiver waren als humanes α-Interferon-2a und 185-fach aktiver als α-Interferon-1. Damit schützten die evolvierten humanen Interferone murine Zellen besser als das aktivste natürlich vorkommende murine Interferon, während native humane Interferone nur sehr schwache Wirksamkeit zeigten. Dieses Beispiel zeigt die mögliche Aktivitätssteigerung und Veränderung der Rezeptorselektivität alleine durch Rekombination der natürlich vorhandenen Sequenzen. Directed Evolution ist also eine wertvolle Methode, den Arzneistoff-Schatz zu erweitern bzw. zu optimieren, ohne jedoch durch die Eigenschaften natürlich vorkommender Enzyme limitiert zu sein.

Zukünftig wird die Directed Evolution Bedeutung in der Gentherapie besitzen. So sind Szenarien in der Krebstherapie denkbar, in denen Enzyme auf die Aktivierung von Prodrugs hin optimiert und deren Gene transient im erkrankten Gewebe exprimiert werden. So kann die Wirksamkeit von Chemotherapeutika im Tumorgewebe verstärkt und daher selektiver therapiert werden. Ähnlich gelagert sind Strategien, in vitro evolvierte Enzyme zum Schutz vor unerwünschten Wirkungen auf gesundes Gewebe, z. B. auf das Knochenmark, zu verwenden, in dem diese Enzyme auf die Deaktivierung von Zytostatika hin evolviert wurden.

Darüber hinaus ist Directed Evolution für chemoenzymatische Prozesse in industriellen Prozessen bedeutend. Enzyme besitzen Eigenschaften, die sie für viele Anwendungen ideal erscheinen lassen, vor allem in Bezug auf Stereo- und Regioselektivität. Oft sind Enzyme trotzdem ungeeignet, weil die vorgegebenen Prozessbedingungen (pH, Temperatur, organische Lösungsmittel etc.) das Enzym inaktivieren. Directed Evolution wurde erfolgreich angewendet, um auch unter unphysiologischen Bedingungen technische Prozesse enzymatisch zu katalysieren. Beispiel ist die Evolution einer para-Nitrobenzol-Esterase, um eine Vorstufe des Cephalosporins Loracarbef während seiner Totalsynthese zu entschützen und dadurch Lösungsmittelverbrauch und schwermetallhaltige Abfälle zu minimieren. Es wurde eine Variante evolviert, die in 30 % Dimethylformamid noch so aktiv ist wie das Wildtyp-Enzym in wässriger Lösung.

7.4.2 Rationales Proteindesign

Rationales Proteindesign beinhaltet den gezielten Austausch einer (oder mehrerer) Aminosäure(n) basierend auf der Kenntnis der Struktur des Proteins durch Kristallstrukturen oder rechnergestützte Struktursimulationen. Dies geschieht, um die Eigenschaften eines Proteins für seine Anwendung als Therapeutikum oder aber als Katalysator in einem industriellen Prozess zu verbessern. In der Pharmazie hat das rationale Proteindesign große Bedeutung für therapeutisch genutzte Proteine erlangt, um diese vom pharmakologischen Standpunkt aus (Halbwertzeiten, Selektivität, Glykosylierung etc.) zu optimieren, Kap. 6 nennt zahlreiche Beispiele. Praktisch durchgeführt werden die Veränderungen auf DNA-Ebene, in dem durch einen PCR-basierten Mutationsprozess das fragliche Codon ausgetauscht wird (s. Kap. 7.3.3). Rationales Proteindesign zielt z. B. darauf ab, ein aktives Zentrum räumlich zu erweitern oder sterische oder elektrostatische Hindernisse zu beseitigen, um das Enzym für andere Substrate zu öffnen oder, wie im Fall einer Tyrosin-Phenol-Lyase durch gezielten Umbau des aktiven Zentrums eine enzymatische Funktion zu schaffen, die in der Natur nicht vorkommt (Dicarboxylsäure-β-Lyase).

7.4.3 Aufklärung und Beeinflussung der Stoffwechselwege bioaktiver Naturstoffe

In der pharmazeutischen Forschung werden gentechnische Methoden genutzt, um Zugang zu komplexen Naturstoffen zu erhalten. Auf diese Weise werden langwierige synthesechemische Protokolle oder der Raubbau an natürlichen Vorkommen vermieden, wenn der Produzent (z. B. eine Pflanze) nicht kultivierbar oder langsamwüchsig ist.

Durch die Verfügbarkeit gentechnischer Methoden wurde es möglich, vor allem die mikrobielle Sekundärstoffproduktion auf genetischer Ebene zu verstehen und sie zu beeinflussen, um einerseits neuartige Naturstoff-Derivate in situ zu erzeugen oder einzelne Enzyme aus den Stoffwechselwegen überzuexprimieren, um dadurch chemoenzymatisch neuartige Naturstoffe herzustellen.

Zunächst wurden von vielen mikrobiellen Produzenten diejenigen Gene aufgespürt, die die Enzyme der entsprechenden Stoffwechselwege codieren. Dabei war hilfreich, dass in der Regel alle Gene eines Stoffwechselweges hintereinander angeordnet am gleichen chromosomalen Locus, in einem **cluster** liegen und gemeinsam reguliert und exprimiert werden. Einige ausgewählte Beispiele sind in den Tabellen 7.3 und 7.4 aufgelistet. Das methodische Vorgehen besteht in der Regel aus:

- Herstellung einer genomischen Bibliothek, in dem Genom-Fragmente in Cosmid-Vektoren kloniert werden,
- Hybridisierung auf bekannte Gene oder Genabschnitte oder PCR zur Identifikation eines Klons, der das Gen-Cluster ganz oder teilweise enthält,
- Restriktionskartierung und DNA-Sequenzierung des gesuchten Klons,
- Rechnerunterstützte Sequenzauswertung, um Genanfänge und -enden, Ribosomen-Bindestellen, Introns (im Falle eukaryotischer Organismen) etc. zu identifizieren und über Sequenzho-

mologien die Enzymfunktionen vorauszusagen und so eine erste Hypothese über die Abfolge der einzelnen Biosyntheseschritte zu erstellen.

Nun ist die Basis für detaillierte biochemische und molekularbiologische Untersuchungen zu einzelnen Genen/Enzymen/Stoffwechselschritten geschaffen. Einzelne Gene werden gezielt kloniert, durch heterologe Expression werden Enzyme hinsichtlich ihrer Kinetik und Substratspezifitäten in vitro untersucht, Gene werden inaktiviert, um ihre Beteiligung an einem bestimmten Stoffwechselschritt zu verifizieren etc. Mit diesem Wissen wird begonnen, die Biosynthese zu beeinflussen.

Zwei Beispiele, wie durch den gentechnischen Eingriff die Stoffwechselleistungen in einem Produzenten verändert werden kann, ohne auf die natürlicherweise vorkommenden Stoffwechselwege beschränkt zu sein, bzw. wie ein gut handhabbarer und robuster Wirt völlig neuartige Stoffwechselleistungen erbringen kann, sind im Folgenden beschrieben:

Doxorubicin ist ein Zytostatikum aus *Streptomyces peucetius* gegen bestimmte Formen von Brust- und Lungenkrebs. Sein semisynthetisches Derivat, das 4′-epi-Doxorubicin (Epirubicin, Pharmorubicin®) ist hinsichtlich der unerwünschten Wirkungen überlegen, unterscheidet sich aber lediglich in der Konfiguration des C-4 Atoms von L-Daunosamin, dem Zuckerbestandteil des Doxorubicins. Im Doxorubicin ist diese OH-Gruppe axial angeordnet, im 4′-epi-Doxorubicin hingegen äquatorial.

Die herkömmliche Methode der Darstellung von 4′-epi-Doxorubicin bestand in der partialsynthetischen Modifikation von Doxorubicin. Durch das Verständnis der genetischen Grundlagen seiner Biosynthese konnte ein neuartiger Ansatz verfolgt werden: Im Produzentenstamm wurde das Gen aufgespürt, das für das Enzym TDP-4-keto-Hexose-Reduktase codiert. Dieses Enzym katalysiert während der Doxorubicin-Biosynthese die Reduktion eines Ketons zu einer axialen OH-Gruppe am C-Atom 4′. Dieses Gen wurde inaktiviert und durch das Gen einer Ketoreduktase aus dem Erythromycin-Produzenten *Saccharopolyspora erythraea* ersetzt, welche jedoch die Reduktion zu einer äquatorialen OH-Gruppe katalysiert. Dieser Austausch zweier Gene modifiziert die Doxorubicin-Biosynthese so, dass der Produzent nur 4′-epi-Doxorubicin herstellt, gewissermaßen ein unnatürlicher Naturstoff. Langwierige Synthesechemie und deren Nachteile wie nied-

Tab. 7.3 Ausgewählte pharmazeutisch eingesetzte Naturstoffe und ihre Produzenten, aus denen die Gen-Cluster für die jeweiligen Biosynthesewege ganz oder teilweise kloniert und charakterisiert wurden. Die Gattungen *Penicillium, Aspergillus, Acremonium, Tolypocladium, Claviceps* sind den Ascomycetes zugehörig, alle anderen Organismen den Actinomycetales.

Stoff (INN)	Beispiel für Markenname	Wirksamkeit	Stoffklasse	Produzent	Anmerkungen
Penicillin G Penicillin V Cephalosporin C Cephamycin C	Isocillin®	Antibiotisch	β-Lactam	*Penicillium chrysogenum, Aspergillus nidulans, Acremonium chrysogenum, Streptomyces clavuligerus*	Diverse Gencluster für β-Lactam-Antibiotika sind beschrieben, u.a. aus den nebenstehenden Organismen. Allen Clustern gemeinsam sind die Gene für die L α-Aminoadipyl-L-Cysteinyl-D-Valin-(ACV)-Peptidsynthetase und die Isopenicillin-N-Synthase.
Lovastatin	Mevinacor®	Antihyper-cholestämisch	Polyketid	*Aspergillus terreus*	Das Cluster umfasst 18 Gene auf 64 kb.
Ciclosporin	Sandimmun®	Immunsuppres-siv	Oligopeptid	*Tolypocladium niveum*	Mindestens 3 Gene, darunter ein auf 45.8 kb langes Gen für eine Peptid-Synthetase, eines der größten jemals gefundenen Gene.
Ergotamin	Ergo-Kranit®	Peripherer Vasokonstiktor (Migräne-therapie)	Tryptophan-Alkaloid/Peptid	*Claviceps purpurea*	Das Cluster enthält 11 Gene.
Erythromycin	Erythrocin®	Antibiotisch	Glykosidiertes Polyketid	*Saccharopoly-spora erythraea*	
Vancomycin	Vancomycin Lilly®	Antibiotisch	Glykosidiertes Oligopeptid	*Amycolatopsis mediterranei*	Das Cluster des Vancomycin-Derivats Chloroeremomycin enthält 39 Gene auf 72 kb.
Doxorubicin	Adriblastin®	Zytostatisch	Glykosidiertes Polyketid	*Streptomyces peucetius*	Das Cluster umfasst 37 Gene.
Bleomycin	Bleomedac®	Zytostatisch	Glykosidiertes Oligopeptid-Polyketid-Hybrid	*Streptomyces verticillus*	Das Cluster umfasst mindestens 40 Gene in einem ca. 80 kb locus.
Nystatin	Candio-Hermal®	Antimykotisch	Glykosidiertes Polyketid	*Streptomyces noursei*	Das Cluster umfasst 22 Gene und 123 kb.
Amphotericin B	Ampho-Moronal®	Antimykotisch	Glykosidiertes Polyketid	*Streptomyces nodosus*	Das Cluster umfasst 17 Gene und 113 kb.

rige Ausbeuten, aufwändige Reinigungen und toxische Lösungsmittel-Abfälle entfallen.

Artemisinin ist ein Sesquiterpen-Lacton mit ausgeprägter antiplasmodialer Wirksamkeit, auch gegen multiresistene Erreger. Die Verbindung wird aus *Artemisia annua* (Asteraceae) gewonnen. In *E. coli* wurde durch gemeinsame heterologe Expression von acht Genen, entnommen aus unterschiedlichen pro- und eukaryotischen Organismen, ein Biosyntheseweg vom Acetyl-CoA zum Farnesyldiphosphat aufgebaut, dem universellen Intermediat auf dem Weg zu Sesqui- und Triterpenen. Durch Überexpression eines weiteren Gens für die Amorphadien-Synthase konnte in guter Ausbeute Amorphadien, der spezifische Vorläufer des Artemisinins, hergestellt werden. *E. coli* dient also als zelluläre Synthesemaschinerie, um durch simple Fermentation in preiswertem Nährmedium einen komplexen Naturstoff (bzw. dessen Vorläufer) herzustellen. Damit ist dessen Produktion kalkulierbar und Nachteile des Freilandanbaus der produzierenden Pflanze (wechselnde Erträge, Wetterabhängigkeit, Schädlingsbefall, Arbeitsaufwand) werden vermieden.

Die Aufklärung der Biosynthesen pharmazeutisch relevanter pflanzlicher Sekundärstoffe mittels

Tab. 7.4: Auswahl anderer wichtiger mikrobieller Naturstoffe, deren Biosynthese ganz oder teilweise auf DNA-Ebene aufgeklärt ist. *Aspergillus*-Arten sind den Ascomycetes zugehörig, *Sorangium cellulosum* den Myxobacteriales, alle anderen genannten Arten den Actinomycetales.

Stoff (INN)	Beispiel für Markenname	Wirksamkeit	Stoffklasse	Produzent	Anmerkungen
Rifamycin	–	Antibiotisch	Polyketid	*Amycolatopsis mediterranei*	Das Cluster umfasst 40 Gene und 90 kb. Das partialsynthetische Derivat Rifampicin (Rifa®) ist ein bedeutendes Antituberkulotikum.
Novobiocin	Albamycin®	Antibiotisch	Cumarin-Glykosid	*Streptomyces sphaeroides*	Als Antibiotikum zugelassen in den USA. Cluster umfasst 23 Gene auf 26 kb.
Calicheamicin	Mylotarg®	Zytostatisch	Glykosidiertes Polyketid	*Micromonospora echinospora*	Als Konjugat mit einem Anti-CD33-Antikörper in den USA zugelassen zur Behandlung der akuten myeloischen Leukämie. Das Cluster umfasst 74 Gene auf 90 kb.
Avermectin	Vertimec®	Antiparasitisch	Glykosidiertes Polyketid	*Streptomyces avermitilis*	Avermectin, natürliche und semisynthetische Derivate werden in der Veterinärmedizin und Landwirtschaft als Akarizide, Antihelmintika und Pestizide verwendet. Ivermectin, ein semisynthetisches Gemisch verschiedener Derivate wird in der Humantherapie der im Rahmen des WHO Programms zur Bekämpfung der Oncocerciasis verwendet. Das Cluster hat 18 Gene auf 90 kb.
Avilamycin	Maxus G®	Antibiotisch	Oligosaccharid	*Streptomyces viridochromogenes*	In der Viehzucht eingesetztes Antibiotikum und Ergotropikum. Gencluster umfasst 60 kb und mind. 46 Gene.
Tylosin	Tylan®	Antibiotisch	Glykosidiertes Polyketid	*Streptomyces fradiae*	In der Tierhaltung verwendetes Antibiotikum. Das zugehörige Gencluster umfasst 43 Gene und 85 kb.
Epothilon	–	Zytostatisch	Oligopeptid	*Sorangium cellulosum*	Die semisynthetischen Epothilon B-Derivate KOS-862 und BMS-247550 zur Behandlung bestimmter Formen von Lungen- und Brustkrebs befinden sich derzeit in Phase II der klinischen Prüfung. Das Cluster umfasst 56 kb mit 7 Genen.
Aflatoxine	–	Kanzerogen	Polyketid	*Aspergillus flavus* und andere	Gruppe sehr starker Mycotoxine und Kanzerogene. Das Cluster des direkten Vorläufers Sterigmatocystin enthält 25 Gene auf ca. 60 kb.

gentechnologischer Methoden vollzieht sich langsamer als bei mikrobiellen Naturstoffen. Grund sind die ungleich größeren und komplexeren pflanzlichen Genome sowie die Tatsache, dass Pflanzen in aller Regel keine Gen-Cluster besitzen, was das Auffinden der beteiligten Gene langwierig und mühsam gestaltet. Eine herausragende wissenschaftliche Leistung ist daher die Klonierung von fünf cDNAs codierend für Gene des Benzylisochinolin-Stoffwechsels aus *Papaver somniferum*, dem Produzenten des Morphins. Davon sind zwei Gene (für die Salutaridinol-7-*O*-Acetyltransferase und Codeinon-Reduktase) für späte, d. h. spezifisch der Morphin/Codein-Biosynthese zugehörige Stoffwechselschritte verantwortlich. Außerdem von großer Bedeutung ist die auf genetischer Ebene weitge-

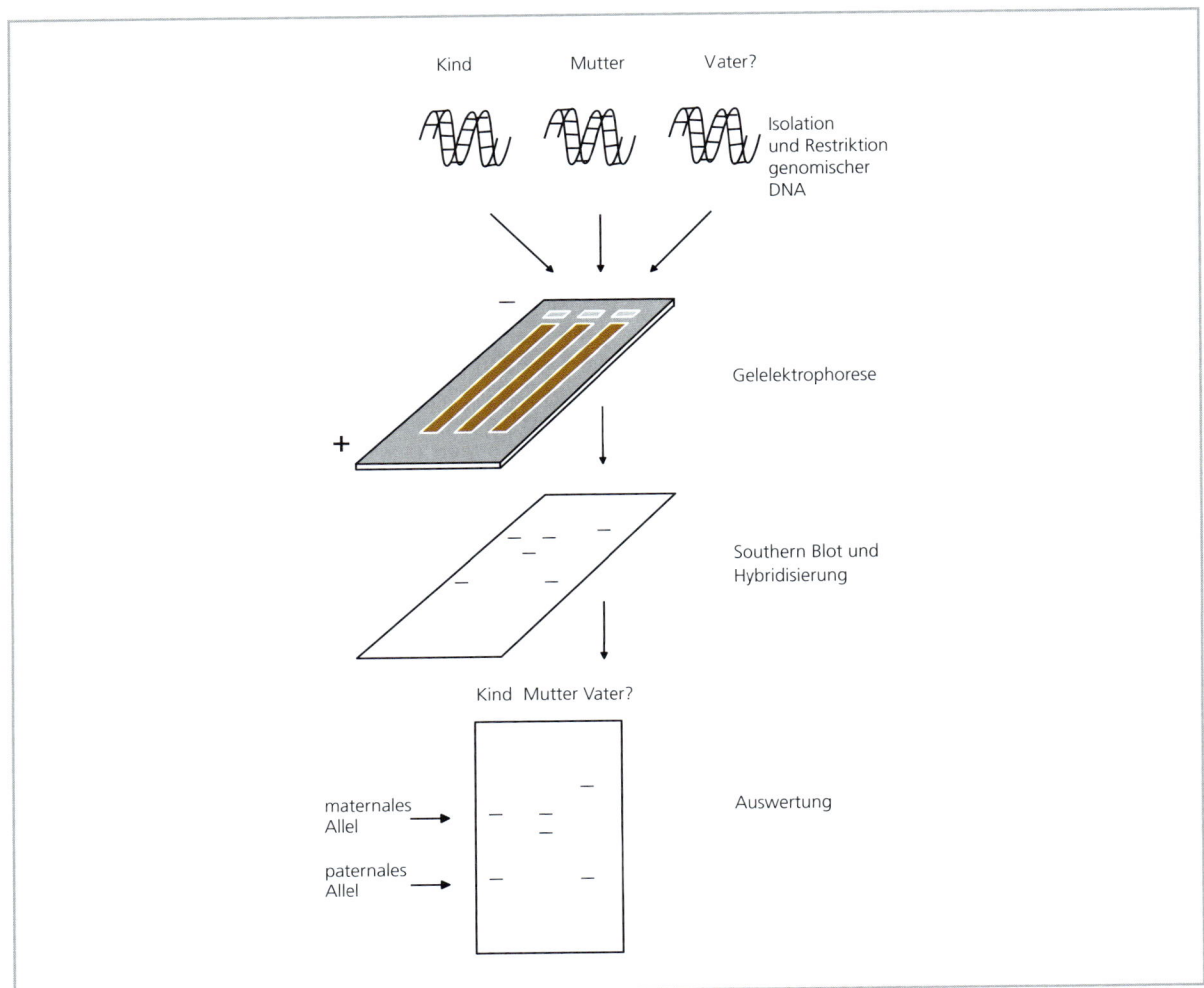

Abb. 7.23 Schematische Darstellung einer uniloculären VNTR-Analyse zum Vaterschaftsnachweis. Aus biologischen Proben, z. B. Blut, wird die genomische DNA des Kindes, seiner Mutter und des fraglichen Vaters isoliert und mit einem Restriktionsenzym fragmentiert. Durch Gelelektrophorese werden die Fragmente gemäß ihrer Größe getrennt. Durch Southern-Blot, Hybridisierung mit einer markierten VNTR-Sonde (z.B. Chemolumineszenz oder Radioaktivität) und folgender Auswertung wird die Lage der Allele dieses VNTR in dem Fragmentgemisch auf dem Blot (und damit ihre relative Länge) sichtbar. Das Kind zeigt in je einem VNTR-Allel Übereinstimmung mit einem maternalen und einem paternalen Allel, damit ist der Vaterschaftsnachweis positiv.

hend aufgeklärte Biosynthese des Paclitaxel (Taxol®) aus *Taxus cuspidata*. Da die Taxol-Produktion im Wesentlichen auf aufwändiger Gewinnung seiner Vorläufersubstanzen aus Eibennadeln beruht, gefolgt von einer Partialsynthese, könnte in Zukunft auf gentechnologischem Wege die Biosynthese gezielt erhöht oder z. B. Zellkulturen mit hoher Produktionsrate hergestellt werden. Gentechnologie erweist sich daher als unverzichtbares Werkzeug in der Pharmazie zur Produktion strukturell komplexer Pharmaka, insbesondere wenn diese aufgrund lang-

sam wachsender Produzenten schwer zugänglich sind.

7.4.4 Forensische Medizin

Gentechnologische Methoden spielen in der forensischen Medizin und kriminaltechnischen Untersuchungen eine wichtige Rolle. Sie dienen zum Erstellen eines so genannten **genetischen Fingerabdrucks**, um die Identität eines Individuums zweifelsfrei festzustellen. Sie werden vor allem eingesetzt, um die Verwandtschaft zweier Menschen zu verifizieren, etwa im Rahmen eines Vaterschaftstests (s. Abb. 7.23). Eine zweite wichtige Anwendung ist der Vergleich, ob biologische Materialien von ein und demselben Individuum stammen, z. B. Material vom Tatort eines Verbrechens und einer Probe, die einem Tatverdächtigen entnommen wurde. Es ist zu beachten, dass die Analysen der forensischen Medizin meist auf nicht codierenden Bereichen des menschlichen Genoms basieren, während sich klinische und pharmazeutische Genetik in den meisten Fällen mit codierenden Bereichen beschäftigt. Zur DNA-Analyse werden zwei Gruppen von repetitiven Sequenzen in Introns des Humangenoms herangezogen. Das Kernmotiv der so genannten „**Variable Number of Tandem Repeat**" (**VNTR**)-DNA ist einige hundert Basen lang und kann in einer von Individuum zu Individuum hochvariablen Anzahl in bis zu 100 hintereinander liegenden Sequenzwiederholungen vorkommen. Ein Individuum kann homo- oder heterozygot bezüglich der Anzahl an Wiederholungen sein. Mehrere hundert dieser VNTRs sind im Humangenom bekannt. Die Analyse der VNTRs ist letztlich auf die Methoden RFLP und Hybridisierung zurückzuführen. Chromosomale DNA wird isoliert und mit Restriktionsendonukleasen (z. B. *Hae*III oder *Hin*dIII) behandelt. Die Längenpolymorphismen rühren dabei nicht von den Positionen der Restriktionsschnittstellen her, sondern von dem Unterschied in der VNTR-Kopienzahl zwischen ihnen. Per Gelelektrophorese werden die chromosomalen DNA-Fragmente getrennt und das Bandenmuster per Southern-Hybridisierung untersucht. Entweder wird spezifisch auf einen einzigen VNTR-locus sondiert (unilokuläre Analyse, bei Vaterschaftsnachweisen), oder aber multilokulär auf mehrere verschiedene VNTRs beim Vergleich zweier DNA-Proben und dadurch Identifikation eines Täters (s. Abb. 7.23). VNTR-Analysen sind außerordentlich akkurat, erfordern jedoch relativ viel intaktes Ausgangsmaterial (mindestens 5 µg DNA). Dieses ist vor allem bei der Untersuchung von Straftaten nicht immer verfügbar, da am Tatort oft nur minimale Mengen DNA verbleiben, die außerdem noch zerstörerischen Einflüssen wie UV-Strahlung, Feuchtigkeit etc. ausgesetzt ist. Außerdem sind die VNTR-Loci recht lang (bis 10 kb) und damit die Wahrscheinlichkeit einer Fragmentierung hoch.

Die Analyse von **Small Tandem Repeat (STR)-DNA** umgeht diese Nachteile, indem sie auf

Identifizierung der Zarenfamilie

Eine molekularbiologische Arbeit von herausragendem Stellenwert – sowohl vom naturwissenschaftlichen als auch vom historischen Blickwinkel – war 1994 die DNA-basierte Identifikation von Skeletten, die 1991 in einem Grab in Jekaterinburg/Russland gefunden wurden. Es wurde vermutet, dass sie die sterblichen Überreste des Zaren Nikolaus II. von Russland und seiner Familie darstellen. Die Zarenfamilie Romanov wurde 1918 Opfer eines kommunistischen Exekutionskommandos. Nach den Morden wurden die Leichen hastig in eine Grube geworfen und stark beschädigt, als die Schergen diese durch Überfahren mit einem Lastwagen planierten. Klassisch anthropologische Untersuchungen gestalteten sich daher extrem schwierig. Durch Isolation von DNA aus Knochenresten und einer Kombination von STR-, Amelogenin-, und mtDNA-Analyse wurde bestätigt, dass die gefundenen sterblichen Überreste vom Zaren Nikolaus II., der Zarin Alexandra, und dreier Töchter stammen, außerdem wurden Skelettteile von weiteren, nicht verwandten Individuen identifiziert. Sie stammen vermutlich vom Arzt und Dienern der Familie. Die Proben für Referenz-mtDNA von lebenden Verwandten der Zarenfamilie stammten von Prinz Philip, Herzog von Edinburgh (Großneffe der Zarin) sowie dem Ur-Ur-Enkel und der Ur-Ur-Urenkelin von Louise von Hessen-Kassel (der Großmutter Nikolaus II.).

extrem kurze repetitive Sequenzen in nicht codierenden Bereichen sondiert, deren Kernmotiv 2–7 bp lang ist und ebenfalls individuell unterschiedlich oft wiederholt vorkommt. Ein STR-Locus erstreckt sich typischerweise über 100–400 bp. STRs werden per Multiplex-PCR analysiert, indem mehrere (meist acht oder neun) verschiedene STR-loci amplifiziert werden, gefolgt von Gelelektrophorese und ggf. DNA-Sequenzierung. Die Wahrscheinlichkeit, dass zwei Individuen sich in diesen untersuchten STRs gleichen, beträgt etwa $1:10^{15}$. Die Weltbevölkerung umfasst etwa 5×10^9 Individuen. Übereinstimmung besteht aber selbstverständlich bei eineiigen Zwillingen. Die STR-Analyse erfordert nur sehr geringe Mengen DNA (etwa 50 pg, d. h. der chromosomalen DNA aus etwa acht menschlichen Zellen) und ist wegen der kurzen Loci relativ insensitiv gegenüber DNA-Degradation. Erfolgreiche PCRs mit DNA einer einzelnen

Zelle (meist Spermien) sind in der Literatur beschrieben.

Zur Geschlechtsbestimmung wird das auf den Geschlechts-Chromosomen lokalisierte **Amelogenin**-Gen herangezogen. Es unterscheidet sich geschlechtsspezifisch in zwei Codons. In einer standardisierten PCR wird ein 106bp Produkt für das X-chromosomale und ein 112bp Produkt für das Y-chromosomale Allel erhalten und durch Gelelektrophorese analysiert.

Für die Verwandtschaftsanalyse über mehrere Generationen hinweg eignen sich hypervariable Bereiche der **mitochondrialen DNA** (mtDNA). Diese wird stets maternal vererbt. Ist also ein durchgehend maternal verwandter Nachkomme (gleich welchen Geschlechtes) verfügbar, kann die Abstammung zweifelsfrei festgestellt werden. mtDNA besitzt den Vorteil einer hohen Kopienzahl in einer Zelle und degradiert im Allgemeinen langsamer als chromosomale DNA. mtDNA wird durch DNA-Sequenzierung analysiert.

Literatur

CROMMELIN, D. J. A., SINDELAR, R. D. (eds.) (2002): Pharmaceutical Biotechnology, 2nd edition, CRC Press, Boca Raton, FL, USA

DOWNWARD, J. (2004): RNA interference. British Medical Journal 328: 1245–1248

FARINAS, E. T., BULTER, T., ARNOLD, F. H. (2001): Directed enzyme evolution. Curr. Op. in Biotechnol. 12: 545–551

FLEISCHMANN, R. D. et al. (1995): Whole-genome random sequencing and assembly of Haemophilus influenzae Rd. Science 269: 496–512

GILL, P. IVANOV, P. L., KIMPTON, C., PIERCY, R., BENSON, N., TULLY, G., EVETT, I., HAGELBERG, E., SULLIVAN, K. (1994): Identification of the remains of the Romanov family by DNA analysis. Nature Genetics 6: 130–135

GOLDSTEIN, D. B., TATE, S. K., SISODIYA, S. M. (2003): Pharmacogenetics goes genomic. Nat. Rev. Genetics 4: 937–947

JACKSON, D. A., SYMONS, R. H., BERG, P. (1972): Biochemical method for inserting new genetic information into DNA of simian virus SV40: circular SV40 DNA molecules containing lambda phage genes and the galactose operon of Escherichia coli. Proc. Natl. Acad. Sci USA 69: 2904–2909

KAYSER, O., MÜLLER, R. H. (Hrsg.) (2004): Pharmaceutical Biotechnology, 1. Auflage, Wiley-VCH, Weinheim

KNIPPERS, R. (2006): Genetik, 9. Auflage, Thieme, Stuttgart

MADDURI, K. et al. (1998): Production of the antitumor drug epirubicin (4′-epidoxorubicin) and its precursor by a genetically engineered strain of Streptomyces peucetius. Nat. Biotechnol. 16: 69–74

MARTIN, V. J., PITERA, D. J., WITHERS, S. T., NEWMAN, J. D., KEASLING, J. D. (2003): Engineering a mevalonate pathway in Escherichia coli for production of terpenoids. Nat. Biotechnol. 21: 796–802

SAIKI, R. K., SCHARF, S., FALOONA, F., MULLIS, K. B., HORN, G. T., ERLICH, H. A., ARNHEIM, N. (1985): Enzymatic amplification of beta-globin genomic sequences and restriction site analysis for diagnosis of sickle cell anaemia. Science 230: 1350–1354

SAMBROOK, J., RUSSELL, D. W. (2001): Molecular Cloning: A Laboratory Manual (3-Volume Set) 3rd edition, Cold Spring Harbor Laboratory Press

SANGER, F. (2001): The early days of DNA sequences. Nature Medicine 7: 267–268

SIDHU, S. S., FAIRBROTHER, W. J., DESHAYES, K. (2003): Exploring protein-protein interactions with phage display. Chembiochem 4: 14–25

SNUSTAD, D. P., SIMMONS, M. J. (2002): Principles of Genetics, 3rd edition, Wiley, Hoboken, NJ, USA

STEMMER, W. P. (1994): Rapid evolution of a protein in vitro by DNA shuffling. Nature 370: 389–391

The International Human Genome Sequencing Consortium (2001): Initial sequencing and analysis of the human genome. Nature 409: 860–921

VENTER, J. C. et al. (2001): The sequence of the human genome. Science 291: 1304–1351

WICK, I., HARDIMAN, G. (2005): Biochip platforms as functional genomics tools for drug discovery. Curr. Opin. Drug Discov. Devel. 8: 347–354

WILLIAMS, G. J., NELSON, A. S., BERRY, A. (2004): Directed evolution of enzymes for biocatalysis and the life sciences. Cell. Mol. Life Sci. 61: 3034–3046

8

Grundlagen der Immunologie

8.1 Einführung

Die Aufgabe des Immunsystems besteht darin ein Individuum vor Infektionen zu schützen und bestehende Infektionen zu beseitigen. Dazu muss das Immunsystem zum einen fähig sein „Eigen" und „Fremd" zu unterscheiden, d. h. Fremdstoffe zu erkennen. Zum anderen muss es diese Fremdstoffe effektiv beseitigen und Schutz gegen erneuten Kontakt bieten.

Diese Aufgaben werden vom **angeborenen** (unspezifischen) Immunsystem und vom **erworbenen** (spezifischen) Immunsystem, zwei unterschiedlich organisierten Abwehrsystemen, bewerkstelligt. Synonym werden auch die Begriffe nichtadaptive und adaptive Immunantwort oder Immunität verwendet.

Der Begriff angeborene Immunantwort bezieht sich auf die Tatsache, dass dieser Abwehrmechanismus im gesunden Individuum immer präsent ist um Krankheitserreger vom Eindringen in den Körper abzuhalten bzw. die bereits eingedrungenen rasch zu eliminieren. Dabei werden die Erreger nicht spezifisch erkannt und auch kein gezielter Schutz (immunologisches Gedächtnis) gegen eine erneute Infektion hergestellt. Die angeborene Immunantwort hat die vornehmliche Aufgabe, die Entstehung einer Infektion zu verhindern, oder zumindest ihrer Verbreitung Einhalt zu gebieten.

Der Begriff erworbene Immunantwort leitet sich von der Tatsache ab, dass diese Art der Abwehr durch den Erreger, der in den Körper eingedrungen ist, stimuliert bzw. ausgelöst wird. Das bedeutet, die Immunanwort richtet sich spezifisch nach dem Erreger. Eine adaptive Immunantwort ist daher durch die Spezifität der Pathogenerkennung gekennzeichnet, entwickelt sich langsam und vermittelt durch das immunologische Gedächtnis einen verstärkten Schutz gegen eine erneute Infektion.

8.2 Bestandteile des Immunsystems

Unterschiedlichste **Immunzellen** und **lösliche Faktoren** gewährleisten eine erfolgreiche Immunabwehr. In lymphatischen Geweben entstehen und differenzieren sich die Immunzellen. Lymphatische Organe stellen ebenfalls Orte dar, in denen adaptive Immunantworten initiiert werden.

8.2.1 Zellen des Immunsystems

Alle immunkompetenten Zellen haben ihren Ursprung im Knochenmark in einer pluripotenten hämatopoetischen Stammzelle. Aus ihr können sich über eine lymphatische Vorläuferzelle Lymphozyten, natürliche Killerzellen und dendritische Zellen bzw. über eine myeloische Vorläuferzelle Monozyten, Makrophagen, Granulozyten (neutrophile, eosinophile und basophile), Mastzellen und dendritische Zellen entwickeln (s. Abb. 8.1).

Zellen des angeborenen Immunsystems: Epithelzellen, Phagozyten und natürliche Killerzellen (NK-Zellen) stellen die essenziellen zellulären Komponenten des angeborenen Immunsystems dar.

Epithelien wie z. B. das mehrschichtige Plattenepithel oder das einschichtige Epithel der Schleimhäute bilden die Grenze zwischen innen und außen unseres Körpers. Sie übernehmen die erste Abwehrfunktion indem sie eine chemische, mechanische und mikrobielle Barriere gegen Infektionen darstellen. Gelingt es einem Krankheitserreger die Abwehrmechanismen der Oberflächenepithelien zu überwinden, wird er in der Regel von einkernigen **Phagozyten** (Makrophagen) im Gewebe erkannt und aufgenommen. **Makrophagen** reifen kontinuierlich aus den im Blut zirkulierenden Monozyten. Aktivierte, d. h. phagozytierende Makrophagen locken durch Freisetzung chemotaktischer Faktoren

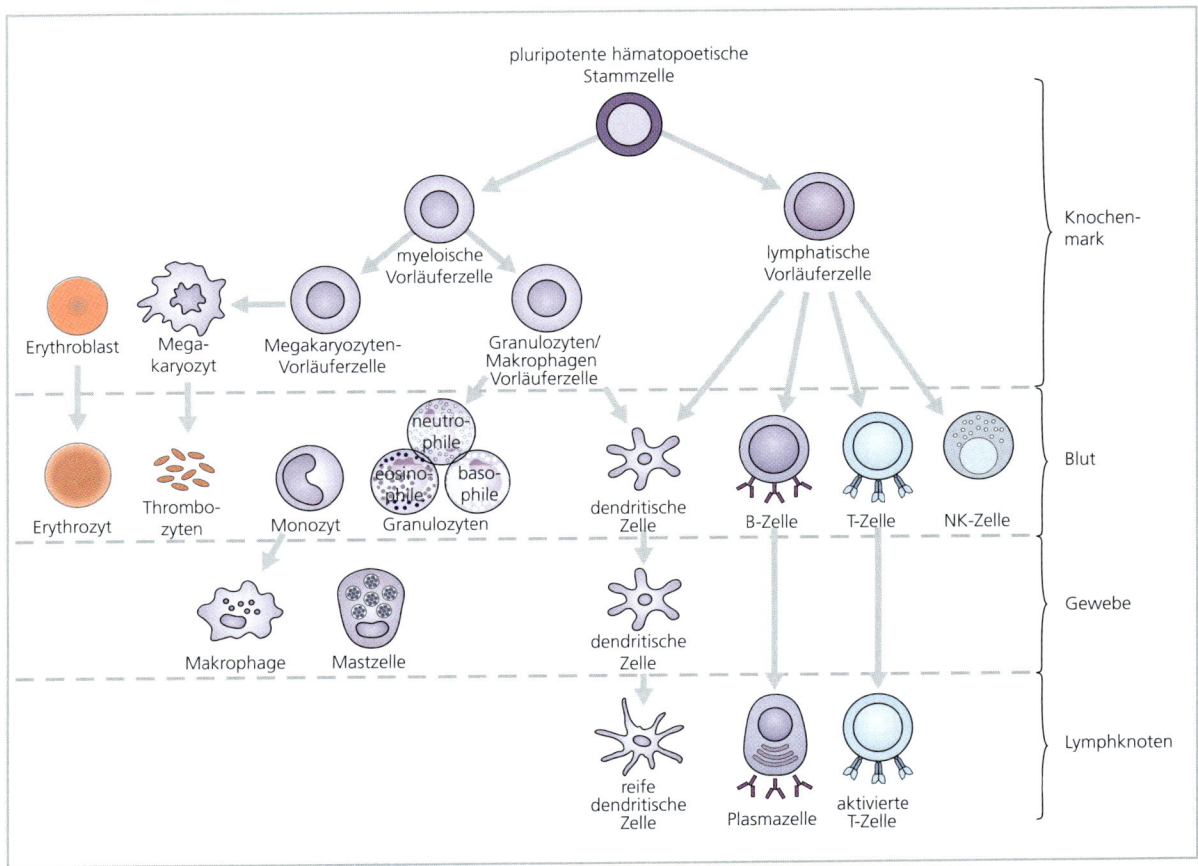

Abb. 8.1 Hämatopoese. Selbsterneuernde pluripotente hämatopoetische Stammzellen lassen myeloische und lymphoide Vorläuferzellen entstehen. Aus diesen Vorläuferzellen entstehen Lymphozyten und myeloische Zellen, die sich dann weiter differenzieren und letztlich das zelluläre Arsenal des Immunsystems darstellen.

weitere wichtige Phagozyten, die neutrophilen Granulozyten oder die **p**oly**m**orphkernigen **n**eutrophilen Leukozyten (PMN) aus dem Blut durch die Gefäßwand zum Infektionsherd. Neutrophile **Granulozyten** sind kurzlebig und sterben bald nach der Phagozytose ab. Makrophagen hingegen sind langlebig und wieder aktivierbar. Phagozyten sind nicht nur in ihrer Funktion als Fresszellen von Bedeutung. Sie spielen auch als sekretorische Zellen eine wichtige Rolle. Sie produzieren Cytokine und Lipidmediatoren, die für die angeborene wie auch adaptive Immunantwort von Bedeutung sind.

Natürliche Killerzellen (NK) sind eine Klasse von Lymphozyten, die auf intrazelluläre Erreger reagieren und die infizierte Zelle abtöten können. Sie entwickeln sich aus lymphatischen Vorläuferzellen und zirkulieren im Blut. NK-Zellen spielen auch für die Aktivierung von Makrophagen eine bedeutende Rolle. Sie produzieren nämlich Interfe-

ron-γ, das Makrophagen aktiviert aufgenommene Erreger abzutöten.

Zellen des adaptiven Immunsystems: **A**ntigen-**p**räsentierende-**Z**ellen (APC) und Lymphozyten sind die essenziellen Zellen einer adaptiven Immunantwort. Haut und Schleimhäute, die generellen Eintrittsorte für Krankheitserreger, enthalten spezialisierte Zellen, die eingedrungene Erreger aufnehmen, ihre Antigene prozessieren, an ihrer Oberfläche präsentieren und zu peripheren Lymphorganen transportieren. Diese Zellen nennt man Antigen-präsentierende-Zellen. APC präsentieren in den peripheren lymphatischen Organen unreifen Lymphozyten Erreger-Antigene, damit diese zu Effektorzellen ausdifferenzieren. Dendritische Zellen, wie Langerhans-Zellen der Haut oder **i**nterdigitierende **d**endritische **Z**ellen (IDC) sind die wichtigsten und potentesten APC. Dendritische Zellen kommen in Geweben in unreifer Form vor und können Viruspartikel oder Bakterien über unspezifische Rezeptoren, oder rezeptorunabhängig aufnehmen. Durch diese Erregeraufnahme werden sie aktiviert, wandern ins lokale Lymphgewebe und reifen zu hochspezialisierten APC. Reife dendritische Zellen exprimieren neben MHC-II-Molekülen so genannte costimulierende Moleküle (B7-Proteine) an ihrer Zelloberfläche, die für eine Aktivierung von T-Zellen notwendig sind (s. Abb. 8.2).

Als Antigen-präsentierende Zellen können auch aktivierte Makrophagen und B-Zellen fungieren, jedoch nicht so effizient wie dendritische Zellen.

Lymphozyten stellen neben den APC die wesentlichen Akteure der adaptiven Immunantwort dar. Sie exprimieren eine Reihe von Markerproteinen auf ihrer Zelloberfläche, anhand derer sich Lymphozytenpopulationen und -subpopulationen unterscheiden lassen (s. Abb. 8.3 A). Generell kann man T-Lymphozyten anhand des T-Zell-Antigenrezeptors (TCR) von B-Lymphozyten, die Immunglobuline (IgM, IgD) als Antigenrezeptor (BCR) an ihrer Zelloberfläche tragen, differenzieren. B-Lymphozyten können im Verlauf einer Immunantwort zu Plasmazellen differenzieren, die lösliche Antikörper produzieren, die die gleiche Antigenspezifität besitzen wie die entsprechenden BCR.

T-Lymphozyten lassen sich weiter unterteilen. Die überwiegende Anzahl von T-Zellen trägt den TCR-2 (TCRα/β) auf ihrer Oberfläche. Die Rolle der in geringem Ausmaß vorkommenden TCR-1-(TCRγ/δ)-positiven T-Zellen ist nicht genau bekannt. TCR-2-Zellen lassen sich funktionell und auf Grund von Markerproteinen in zwei Gruppen einteilen, die T-Helfer-Zellen (T_H) oder CD4-positiven Zellen und die zytotoxischen T-Zellen (Tc), die CD8-positiv sind.

Die Helferzellen, die B-Zell- bzw. T-Zellantworten unterstützen, lassen sich aufgrund ihres Musters an freigesetzten Cytokinen in T_{H1}- und T_{H2}- Zellen unterteilen. (s. Abb. 8.3 B). T_{H1}-Zellen setzen Makrophagen-stimulierende Faktoren, insbesondere IFN-α frei. T_{H1}-Zellen vermitteln eine zelluläre Immunantwort gegenüber intrazellulären Krankheitserregern und induzieren Entzündungsreaktionen.

T_{H2}-Zellen setzen insbesondere IL-4, IL-5 und IL-10 frei und stimulieren damit die B-Zellproliferation und Antikörperproduktion. Sie sind damit im Wesentlichen für die humorale Immunantwort gegen extrazelluläre Erreger verantwortlich.

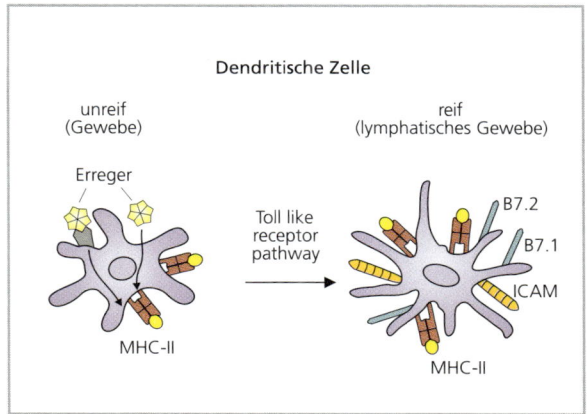

Abb. 8.2 Antigen-präsentierende Zellen und deren Reifung. Professionelle dendritische Zellen können im unreifen Stadium (wenig MHC-Proteine und keine costimulierende B7-Moleküle) im Gewebe rezeptormediert oder über Makropinozytose Erreger-Antigene aufnehmen, jedoch noch keine naiven T-Zellen aktivieren. Beim Prozess der Erreger-Antigenaufnahme werden Signale der angeborenen Immunantwort (Toll-like-Rezeptor-Pathway) aktiviert. Es kommt zur Expression von costimulatorischen B7-Molekülen und Produktion von Cytokinen, die eine Wanderung der dendritischen Zellen in den Lymphknoten bedingen. Dort verliert sich die Phagozytosefähigkeit der dendritischen Zellen, stattdessen werden neben B7-Proteinen vermehrt MHC-II-Moleküle, sowie große Mengen an Adhäsionsmolekülen (z.B. ICAM) exprimiert. Diese nun reifen dendritischen Zellen können naiven T-Zellen Antigene präsentieren, die viraler wie auch bakterieller Herkunft sind.

Lymphozyten sind Immunzellen, die essenzielle Merkmale einer adaptiven Immunantwort repräsentieren, die Spezifität und das immunologische Gedächtnis. Unser Organismus kann auf jedes mögliche Antigen über einen ganz spezifischen Lymphozytenklon und eine spezifische Immunantwort reagieren. Dies ist dadurch möglich, dass jeder Lymphozyt einen Antigenrezeptortyp von einmaliger Spezifität aufweist. Dies wiederum wird durch den Vorgang der klonalen Selektion in der Entstehung von Lymphozyten gewährleistet, was letztlich das Hauptprinzip der adaptiven Immunantwort darstellt. Jede antigene Determinante reagiert nur mit der Zelle, die den dazu passenden Rezeptor besitzt und aktiviert diese zur Vermehrung (**klonale Proliferation**). Der Kontakt mit körpereigenen Strukturen in der fötalen Lymphogenese führt zur Beseitigung, oder zur Blockierung dieser Lymphozytenklone **(klonale Deletion).**

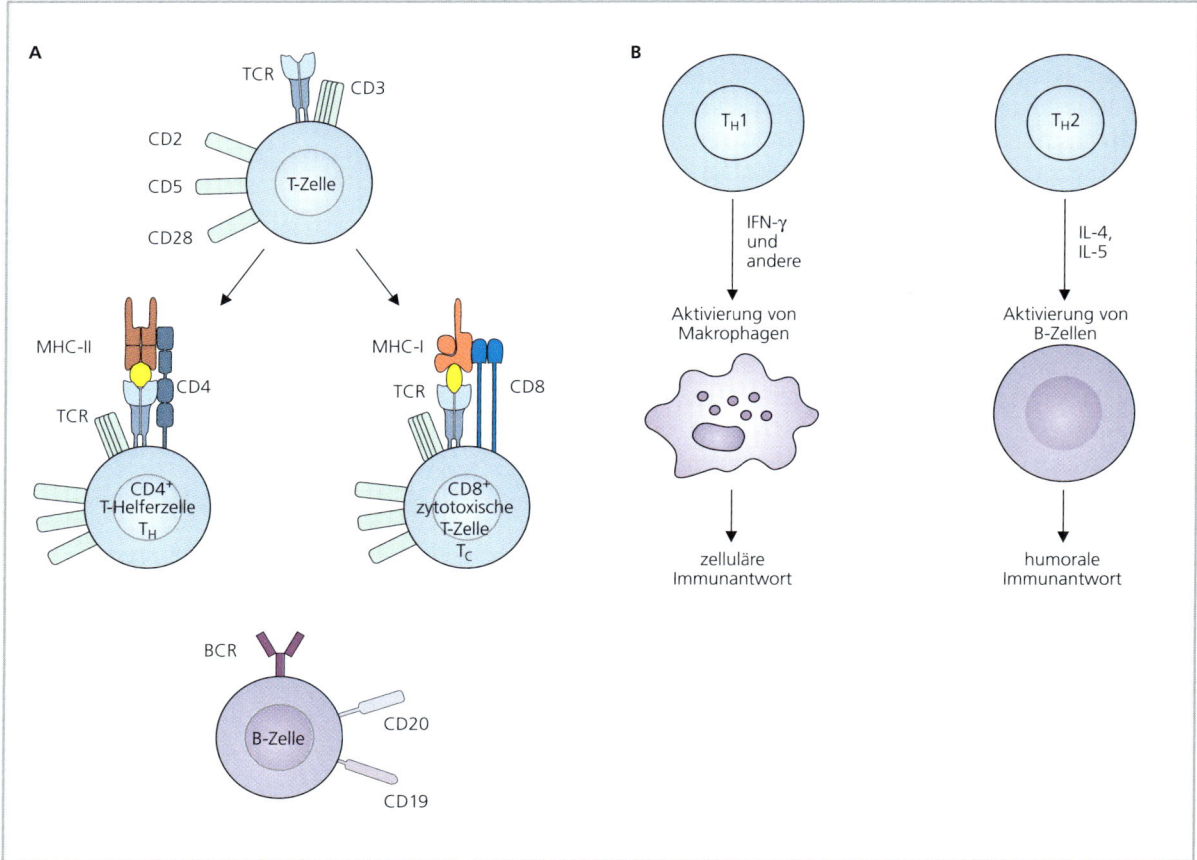

Abb. 8.3 Lymphozyten: Unterteilung aufgrund von Oberflächenmarkern. **A** T-Lymphozyten tragen den T-Zellrezeptor (TCR), CD3 als Cofaktor, sowie CD2, CD5 und CD28 auf ihrer Oberfläche. Diese T-Zellpopulation lässt sich weiter in CD4-positive und CD8-positive T-Zellen unterteilen. CD4-positive T-Zellen werden auch T-Helfer- Zellen (T_H) genannt. Sie erkennen Antigene, die an MHC-II-Moleküle auf Antigen-präsentierenden Zellen (APC) gebunden sind. CD8-positive T-Zellen können Zellen, die MHC-I-assozierte Antigene auf ihrer Oberfläche tragen abtöten und werden daher auch zytotoxische T-Zellen (T_C) genannt. B-Lymphozyten tragen den B-Zellrezeptor BCR (Immunglobulin) auf ihrer Oberfläche und die Markerproteine CD20 und CD19. **B** Untergruppen der CD4-positiven T-Zellen und ihre Funktionen: T_{H1}-Zellen sezernieren Cytokine, die antibakterielle Mechanismen von Makrophagen aktivieren. T_{H1}-Zellen sind daher für die Bekämpfung intrazellulärer Bakterieninfektionen von Bedeutung (zelluläre Immunantwort). Sie werden bevorzugt durch Antigenfragmente aktiviert, die von dendritischen Zellen oder Makrophagen präsentiert wurden. T_{H2}-Zellen sind für eine Stimulierung von B-Zellen von großer Bedeutung und werden bevorzugt durch B-Zell-präsentierte, lösliche Antigene aktiviert. Die unterschiedliche Funktion von T_{H2}-Zellen wird durch Freisetzung spezifischer Cytokine gewährleistet. T_{H2}-Zellen sind für die Beseitigung extrazellulärer Erreger von Bedeutung (humorale Immunantwort).

8.2.2 Lösliche Immunmodulatoren

Eine Immunantwort wird durch eine Vielzahl von löslichen Molekülen moduliert. Drei wichtige Gruppen an löslichen Faktoren werden in diesem Kapitel näher beschrieben.

- **Komplement**, ein komplexes Enzymsystem, spielt sowohl bei der angeborenen, wie auch adaptiven Immunantwort eine wichtige Rolle.

- **Cytokine**, eine große Gruppe von Proteinen, bewerkstelligen die Kommunikation unterschiedlicher immunkompetenter Zellen im Vorlauf einer Immunantwort und sind wichtig in adaptiver und angeborener Immunität (s. Kap. 8.3 und 8.4).

- **Antikörper** fungieren als wesentliche Werkzeuge der adaptiven Immunantwort (s. Kap. 8.4).

Komplement. Komplement ist ein System von Plasmaproteinen, das Krankheitserreger sofort, direkt, oder an Antikörper gebunden, erkennt und wirksam eliminieren kann. Es ist damit für die angeborene Immunantwort von großer Bedeutung. Komplement kann grundsätzlich auf **drei Arten** aktiviert werden (s. Abb. 8.4):

1. durch die direkte Bindung an Pathogen oder Antikörper/Pathogenkomplex (**klassischer Weg**),
2. über ein Lektin das an Mannose auf der Pathogenoberfläche bindet (**Lektin-Weg**) und
3. über die Bindung eines spontan aktivierten Komplementproteins an die Oberfläche des Pathogens (**alternativer Weg**).

Nach einer Kaskade von Spaltungsreaktionen münden alle drei Wege in die Bildung der so genannten **C3-Konvertase-Aktivität**. Diese Enzymaktivität bewirkt über die Generierung spezifischer Komplement-Faktoren drei Haupteffekte, nämlich (s. Abb. 8.4):

1. **Phagozytose:** durch Komplementfaktoren (C3b) opsonisierte Pathogene/bzw. Immunkomplexe werden durch Phagozytose wirksam entfernt.
2. **Mobilisierung von Effektorzellen**: über bestimmte Komplementspaltprodukte (C5a, C3a) werden Immunzellen angelockt. Diese kleinen Komplementfaktoren können Entzündungsreaktionen auslösen.
3. **Lyse**: über die Bildung von membranangreifenden Komplexen (C5b, C6-C9) kommt es zur direkten Lyse von Pathogenen.

Die Effekte von Komplementfaktoren werden über spezifische Rezeptoren (CR) vermittelt. CR1 (CD 35) und CR3 (CD11b:CD18) spielen eine wichtige Rolle für die Aktivierung der Phagozytose

III

Gentechnik und Immunologie

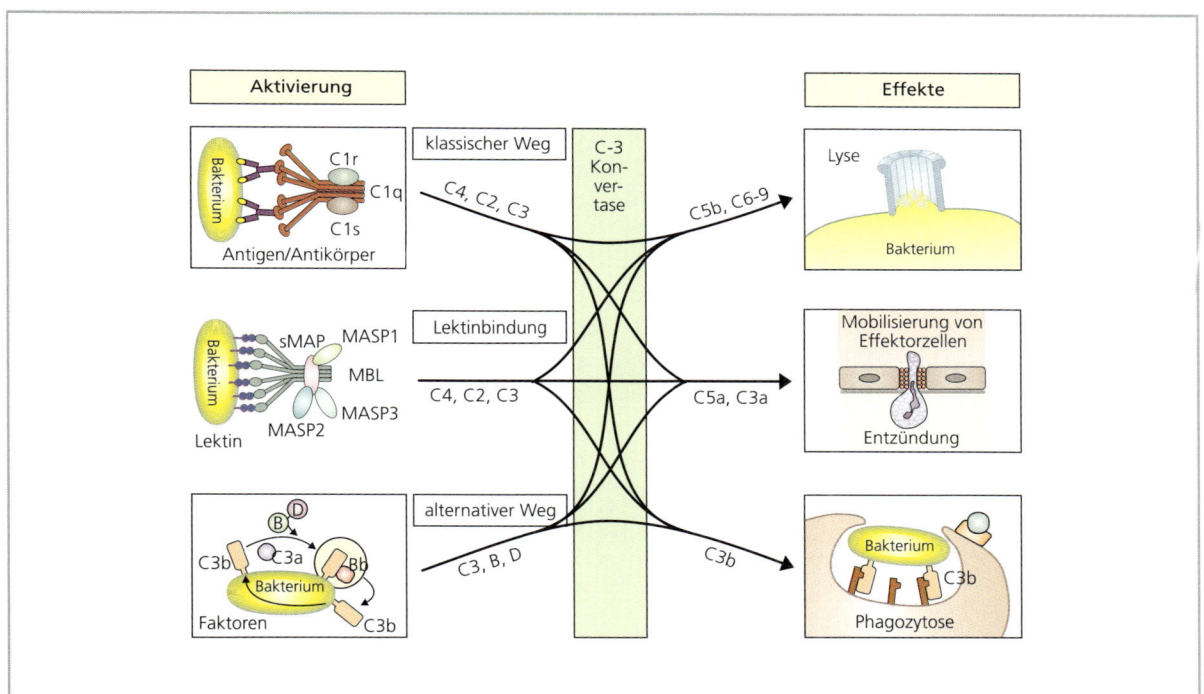

Abb. 8.4 Aktivierung und Effekte des Komplementsystems. Komplement kann auf drei Arten aktiviert werden. Der klassische Weg beinhaltet die Bindung von Antikörper an ein Pathogen. Beim Lektin-Weg startet die Bindung eines Mannose bindenden Lektins (MBL) an das Pathogen die Komplementaktivierung. Der alternative Weg ist durch eine spontane Spaltung von Komplementfaktoren und deren Bindung an den Erreger gekennzeichnet. Alle Aktivierungswege führen zur Ausbildung der C3-Konvertase-Aktivität, die zur Entstehung von Komplementfaktoren führt, die entweder als Opsonine (C3b), die Phagozytose des Erregers erleichtern oder im Falle von kleinen Komplementfaktoren (C5a, C3a) Entzündungsreaktionen vermitteln. Schließlich kann die Bildung der membranangreifenden Faktoren C6-C9 zur Lyse des Bakteriums führen.

Komplement-opsonisierter Pathogene. Kleine aktivierte Komplementfaktoren (C3a und C5a) binden an spezifische Rezeptoren (C3a/C4a-R bzw. C5a-R) und können lokale Entzündungsreaktionen auslösen. Neben Phagozyten aktivieren sie Mastzellen bzw. eosinophile und basophile Granulozyten. Diese werden angeregt Granula freizusetzen, die Entzündungsmediatoren wie Histamin enthalten. In großer Menge erzeugt lösen diese kleinen Komplementfaktoren ein schockähnliches Syndrom aus (anaphylaktischer Schock), in dem sie auf Blutgefäße wirken. Es kommt zur erhöhten Gefäßpermeabilität und vermehrtem Austritt von Flüssigkeit.

Die Aktivität des Komplementsystems wird durch ein System von endogenen regulatorischen/ inhibitorischen Proteinen kontrolliert (s. Tab. 8.1). So wird eine Gewebeschädigung durch zufällige Bindung von Komplement an eine Wirtszelle bzw. eine spontane Aktivierung im Plasma verhindert. Erbliche Defekte in diesen inhibitorischen Proteinen (z. B. C1INH) führt zu lebensbedrohlichen Zuständen durch die übermäßige Produktion von Komplementfaktoren.

Cytokine: Das sind kleine Proteine, die im Körper von verschiedenen Zellen auf Stimuli freigesetzt werden und über Bindung an spezifische Rezeptoren Reaktionen auslösen. Sie gewährleisten auf autokrinem oder parakrinem Wege Kommunikation zwischen Zellen. Cytokine werden von Zellen des adaptiven wie angeborenen Immunsystems freigesetzt und vermitteln adaptive wie angeborene Effektormechanismen. Die Cytokine sind sowohl funktionell wie auch strukturell eine sehr große und

Tab. 8.1 Einige Komplement-regulierende Proteine

Bezeichnung	Funktion
C1 Inhibitor = Serpin = C1 INH	Bindet aktiviertes C1 und verhindert den klassischen Aktivierungsweg
C4-bindendes Protein = C4BP	Bindet C4b und verhindert C-3-Konvertase
CR 1	Bindet C4b und verhindert C-3-Konvertase
Faktor H	Bindet C3b und verhindert C-5-Konvertase
Faktor I	Spaltet C3b und C4b und verhindert C-5-Konvertase
CD 59	Verhindert die Bildung des membranangreifenden Komplexes

Targeting IL-1 bei entzündlichen Erkrankungen: Neue therapeutische Wege

Interleukin-1 spielt eine wichtige Rolle in chronischen entzündlichen Erkrankungen, wie der rheumatoiden Arthritis, Osteoarthritis, des Asthmas, Morbus Crohn oder auch Colitis ulcerosa, Multipler Sklerose sowie Alzheimer oder Schlaganfall. Patienten mit rheumatoider Arthritis oder Morbus Crohn zeigen beispielsweise erhöhte Plasmaspiegel an IL-1ß und endogen vorkommendem IL-1-Rezeptor-Antagonist. Anakinra ist ein rekombinanter humaner IL-1-Rezeptorantagonist und ist bereits zur Behandlung der Symptome der rheumatoiden Arthritis in Kombination mit Methotrexat bei Patienten indiziert, die auf Methotrexat alleine nur ungenügend ansprechen. Anakinra scheint hinsichtlich der Nebenwirkungen mit denen anderer antirheumatischer Arzneistoffe vergleichbar zu sein, allerdings scheint es sicherer als Anti-TNF-Therapeutika, vor allem hinsichtlich bestimmter Arten von Infektionen. Weitere noch nicht zugelassene Entwicklungen umfassen das so genannte IL-1-trap (RGN-303), ein rekombinantes Fusionsprotein bestehend aus einer Kette, die die extrazellulären Bindungsdomänen des IL-1Rezeptors (IL-1RI) und des IL-1Rezeptor-Accessorischen-Proteins (IL-1RacP) beinhaltet und an das Fc-Fragment des humanen IgG gekoppelt ist.

In der Phase 1 der klinischen Prüfung befindet sich ein löslicher IL-1R vom Typ II sowie ein pegylierter Antikörper gegen IL-1. Kleine Inhibitoren werden ebenfalls entwickelt, die die Produktion oder posttranslationale Prozesse von IL-1 inhibieren. Hier sind Produkte mikrobiellen Ursprungs wie z.B. einige Pyridin-2-Carboxylate aus dem Basidiomyceten *Marasmiellus* spp. zu nennen. Für weiterführende Information ist der Übersichtsartikel von Braddock und Qinn (Nature Reviews Drug Discovery, 2004; 3: 1–10) zu empfehlen.

sehr heterogene Familie. Es gibt die Familie der Interferone, der Interleukine, die TNF-Familie, die Chemokine und hämatopoetischen Wachstumsfaktoren. Funktionell lassen sich die Cytokine sinnvoller Weise in fünf Gruppen einteilen:

- Cytokine, die Funktionen von Lymphozyten regulieren. IL-2, IL-4, IL-10 oder TGF-β regulieren beispielsweise die Aktivierung, Differenzierung und das Wachstum von Lymphozyten.

- Cytokine, die Entzündungzellen aktivieren. Hierzu zählen die Makrophagen-aktivierenden Cytokine wie IFN-γ, TNF-α, IL-5, IL-10 und IL-12.
- Chemokine, wie IL-8 und MCP-1, die durch ihre chemotaktische Aktivität charakterisiert sind.
- Cytokine, die die Hämatopoese stimulieren, wie z. B. IL-3, G-CSF, M-CSF, GM-CSF.
- Cytokine, die in der angeborenen Immunantwort von Bedeutung sind. Hier sind zwei wesentliche Gruppen zu nennen: TNF-α und IL-1 sowie IFN-α und IFN-β.

Die Verfügbarkeit von gentechnisch hergestellten Cytokinen und deren lösliche Rezeptoren öffnete in den letzten Jahren die Möglichkeit Cytokine und deren Antagonisten therapeutisch einzusetzen (s. Kap. 6.10.2). Insbesondere Interferone aber auch Kolonie-stimulierende Faktoren wie z. B. GM-CSF-, oder lösliche Rezeptoren des Tumor-Nekrose-Faktors werden in der Therapie unterschiedlicher Erkrankungen eingesetzt. Des Weiteren ist die Entwicklung von Cytokin-Antagonisten von wachsender Bedeutung (s. Kasten S. 328).

Lösliche Immunglobuline oder Antikörper: Antikörper werden im Rahmen einer adaptiven Immunantwort von B-Lymphozyten, die sich nach Antigenkontakt zu Plasmazellen ausdifferenzieren, produziert. Eine Plasmazelle synthetisiert einen einzigen spezifischen Antikörper. Die notwendige Diversität der Antikörper ist durch den Prozess der somatischen Rekombination (s. Kap. 8.4.1) gewährleistet. Grundsätzlich sind zirkulierende Antikörper hochspezifische, lösliche Antigenrezeptoren und werden diesbezüglich im Kap. 8.4.1 nochmals besprochen.

Ein Antikörper (IgG) ist aus zwei identischen schweren und zwei identischen leichten Ketten aufgebaut. Die beiden schweren Ketten (H-Ketten/je 50 kDa) sind aus 3 konstanten Domainen (CH1–CH3) und einer variablen Domaine V_H aufgebaut. Die leichten Ketten (L-Ketten/je 25 kDa) bestehen aus einer variablen (V_L) und einer konstanten Domäne (C_L) (s. Abb. 8.5).

Die Antigenbindungsstelle ist im variablen Bereich der schweren bzw. leichten Kette zu suchen. Die konstanten Bereiche der Ketten sind wichtig für Signaltransduktionen und Effektorfunktionen von Antikörpern. Antikörper sind also **bifunktional**, indem ein Teil der Struktur das Antigen erkennt und

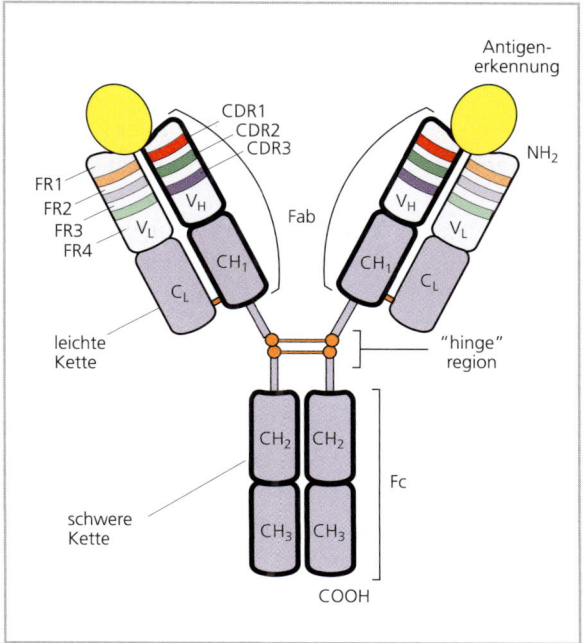

Abb. 8.5 Struktur eines Antikörpermoleküls (IgG). Drei globuläre Bereiche bedingen die Y-förmige Struktur. Die schweren Ketten sind jeweils aus drei konstanten Domänen (C_{H1-3}) mit ähnlichem Faltungsmuster und einer variablen (V_H) Domäne aufgebaut. Die leichten Ketten bestehen aus einem konstanten (C_L) und einem variablen Teil (V_L). Die Ketten sind durch Disulfidbrücken miteinander verbunden. Im Bereich zwischen Fab- und Fc-Teil besteht durch eine bewegliche Gelenkregion (hinge region) eine hohe Beweglichkeit.
Die variablen Bereiche weisen sog. CDR-Regionen (**C**omplementarity **D**etermining **R**egions) auf. Eingerahmt werden diese von sog. **F**rame-work **R**egions (FR). Die CDR-Regionen bilden die Antigenerkennungs- und -bindungsstelle aus. Der konstante Teil (Fc) der schweren Kette dient als Effektordomäne.

ein anderer struktureller Teil für Wirkungs- und Effektormechanismen verantwortlich ist.

Mit Hilfe von Proteasen lassen sich funktionell unterschiedliche Fragmente spalten. Papain spaltet Antikörpermoleküle in drei Fragmente: zwei Fab-Fragmente (Fab, Fragment Antigen Binding), die Antigen bindende Aktivität enthalten und ein Fc-Fragment, das keine Antigen-bindende Aktivität besitzt (Fc, Fragment Crystallizable). Pepsin spaltet das Immunglobulin in ein F(ab)$_2$-Dimer-Fragment. Dieses Fragment besitzt genau die gleiche Bindungseigenschaft wie das ursprüngliche Immunglobulin, kann aber nicht mit Effektorzellen/Molekülen (Makrophagen, Komplement) in Wechselwir-

Tab. 8.2 Eigenschaften der Immunglobulin-Isotypen

Isotypen	Eigenschaften	Vorkommen	Funktion
IgG1 IgG2 IgG3 IgG4 γ-Kette	Hauptimmunglobulin (70 %–75 %); Monomer; lange Halbwertzeit (7–20 Tage); plazentagängig; Bindung an Makrophagen	Intra- und extravaskulär	Wichtigster Antikörper der sekundären Art, Komplement-aktivierung
IgM μ-Kette	10 % der Immunglobuline; Pentamer; keine Gelenkregion, vier C_H-Domänen	Intravaskulär und auf zirkulierenden B-Zellen	Vorherrschende „frühe" Antikörper, Komplement-aktivierung
IgA1 IgA2 α-Kette	15 %-20 % der Immunglobuline; meist als Monomer beim Menschen; auch als Dimer möglich; als sekretorisches IgA, Transport durch Epithel	Sekrete wie Speichel, Muttermilch, Bronchial-sekrete, Urogenitalsekrete	Abwehr in Schleimhäuten
IgD δ-Kette	< 1 % der Gesamtglobuline	Oberfläche von B-Lympho-zyten	Evtl. Rolle bei der antigen-induzierten Differenzierung von Lymphozyten
IgE ε-Kette	Ähnlich wie IgM, keine Gelenkregion, vier C_H-Domänen	In Spuren im Blut; auf der Oberfläche von Basophilen und Mastzellen	Rolle bei Überempfindlichkeit; Reaktion vom Soforttyp: Asthma/Heuschnupfen

kung treten. F(ab)2-Fragmente können aufgrund ihrer pharmakokinetischen Eigenschaften für die therapeutische Anwendung wichtig sein.

Wie schon erwähnt befindet sich am *N*-terminalen Ende des Antikörpermoleküls, d. h. am Ende der Fab-Arme die Antigenbindungsstelle. Die Antigenbindungsstelle setzt sich aus jeweils drei Regionen zusammen, deren Variabilität besonders hoch ist. Man nennt sie **H**yper**v**ariable Regionen HV1, HV2, HV3 (**H**igh **V**ariability) oder auch komplementär-bestimmende Regionen (**C**omplementary **D**etermining **R**egions) CDR1, CDR2 und CDR3, da dies Oberflächenstrukturen sind, die zum Antigen komplementär sind. Die Regionen um diese hypervariablen Sequenzen zeigen weniger Variabilität und werden Gerüstregionen (**F**ramework **R**egion) FR1, FR2, FR3 und FR4 genannt (s. Abb. 8.5).

Es gibt verschiedene Klassen und Subklassen von Immunglobulinen, die durch den Typ ihrer schweren Kette festgelegt sind. IgG beispielsweise liegt beim Menschen in vier Subklassen vor, definiert durch die γ1-, γ2-, γ3-, γ4-Typen von schweren Ketten. In der Tab. 8.2 sind die wichtigen Eigenschaften der menschlichen **Immunglobulinklassen** zusammengefasst.

Antikörper sind von zentraler Bedeutung in der humoralen Antwort (s. Kap. 8.4.2). Sie haben die Fähigkeit Krankheitserreger oder ihre toxischen Produkte abzufangen bevor sie Wirtszellen schädigen. Dies wird als Neutralisation bezeichnet. Eine Bindung von Antikörper an das Bakterium sorgt hier dafür, dass ein Makrophage über die Erkennung des Fc-Teils des Antikörpers den Pathogen-/Antikörper-Komplex erkennt und aufnimmt. Diese Markierung des Pathogens durch den Antikörper nennt man Opsonisierung. Eine weitere sehr wichtige Funktion von Antikörpern ist die Aktivierung von Komplement.

Antikörper werden aufgrund ihrer hohen Spezifität und Selektivität auch gezielt therapeutisch eingesetzt und stellen eine sehr schnell wachsende Gruppe von Arzneimitteln dar (vgl. Kap. 5.6.4). Therapeutische Antikörper werden i. d. R. durch Kombination von Methoden der Gentechnologie und der Hybridomatechnologie hergestellt (vgl. Methoden Kap. 7 und 9). Insbesondere in der Tumortherapie, aber auch für den Einsatz bei Organtransplantationen oder bei chronischen entzündlichen Erkrankungen werden Antikörper therapeutisch eingesetzt.

8.2.3 Lymphatisches Gewebe

Die Gewebe des Immunsystems kann man in zwei funktionell unterschiedliche Gruppen einteilen (s. Abb. 8.6.):

Primäre oder zentrale lymphatische Organe sind die Hauptorte der Lymphopoese. Hierzu zählen der Thymus und das Knochenmark. Im Thymus reifen T-Lymphozyten, im Knochenmark B-Lymphozyten.

Die **sekundären** oder peripheren lymphatischen Organe sind die Orte an denen eine adaptive Immunantwort ihren Anfang nimmt. Die Milz, die Lymphknoten und das so genannte mukosaassoziierte lymphatische Gewebe (MALT, **M**ucosa **A**ssociated **L**ymphoid **T**issue) zählen zu den peripheren Immunorganen. Erreger-Antigene werden nach der ersten Runde der Infektabwehr (angeborene Immunantwort) durch Makrophagen oder dendritische Zellen aus den Infektionsherden über Blut oder Lymphflüssigkeit abtransportiert und im peripheren Lymphgewebe festgehalten, um den zirkulierenden Lymphozyten präsentiert zu werden. Die Milz antwortet hauptsächlich auf Antigene, die aus dem Blut kommen, die Lymphknoten geben Immunantworten auf Antigene, die aus dem Gewebe absorbiert wurden. Zu dem mukosaassoziierten lymphatischen Gewebe zählen die Tonsillen, die Peyer'schen Plaques des

Darmes sowie die Schleimhäute der Lunge oder des Urogenitaltraktes. Diese Gewebe präsentieren Antigene, die Schleimhautbarrieren passiert haben.

Die verschiedenen sekundären Immunorgane sind ähnlich aufgebaut. Im Lymphknoten beispielsweise sind T-Zell-Bereiche von B-Zell-Bereichen und proliferierenden B-Zellen (Keimzentren) getrennt. Nachdem antigenspezifische Lymphozyten Proliferations- und Differenzierungsphasen in den peripheren Lymphorganen durchlaufen haben, verlassen sie und/oder ihre Produkte (Antikörper, Cytokine) die Organe über efferente lymphatische Gefäße oder das Blut.

8.3 Angeborene Immunantwort

Die angeborene Immunantwort lässt sich beschreiben als ein Zusammenspiel von Schutzmechanismen gegenüber Krankheitserregern, die schon **vor einer Infektion existieren** und **sofort** auf den Pathogenbefall reagieren. Die angeborene Immunantwort verfährt bei einer erneuten Infektion in gleicher Art und Weise. Wie schon erwähnt sind bei dieser initialen Immunantwort insbesondere Epithelien als erste Barriere gegen den Krankheitserreger, Phagozyten und natürliche Killerzellen als Effektorzellen und das Komplementsystem wie auch bestimmte Cytokine als lösliche Effektoren von Bedeutung.

8.3.1 Erkennung von Erregern durch das angeborene Immunsystem

Das angeborene Immunsystem besitzt **keine Spezifität** wie das adaptive Immunsystem, kann aber „körperfremd" von „körpereigen" unterscheiden. Phagozyten, NK-Zellen und Komplement, die essenziellen Effektoren, müssen also über ein Repertoire an **Erkennungsstrukturen (Rezeptoren)** verfügen, die es ermöglichen Krankheitserreger **breit** zu erkennen und die Mechanismen der angeborenen Immunantwort zu aktivieren. Diese Rezeptoren, die Pathogene in genereller Weise erkennen, bezeichnet man auch als **Mustererkennungsmoleküle**, da sie die Fähigkeit haben, regelmäßig sich wiederholende Strukturmuster von Makroorganismen zu erkennen und zu binden. Beispiele hierfür sind:

■ Mannoserezeptoren, die zellgebundene Lektine darstellen und Pathogene aufgrund von Mannoseresten in ihrer Zellwand erkennen.

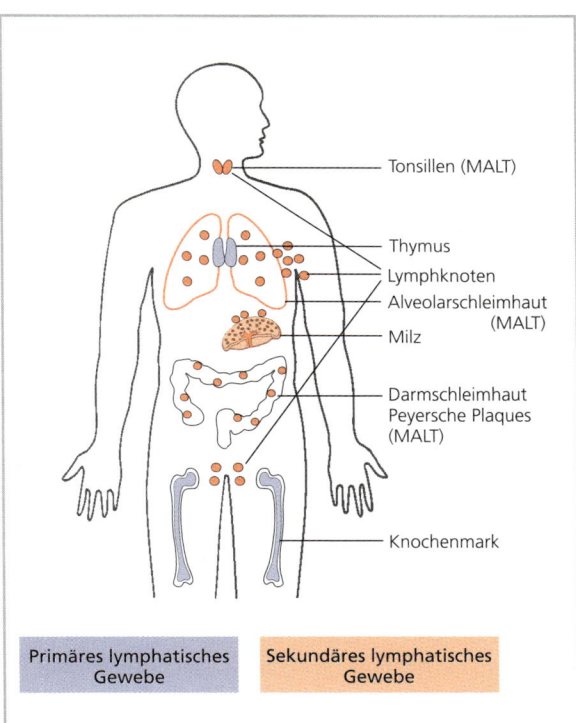

Abb. 8.6 Lymphatisches Gewebe. Thymus und Knochenmark sind primäre Immunorgane in denen T- bzw. B-Zellen entstehen und reifen. Zum sekundären Immungewebe gehören Lymphknoten, Milz, und Mukosa-assoziierte Gewebe (MALT, **M**ucosa-**A**ssociated-**L**ymphoid-**T**issue). In diesen laufen adaptive Immunantworten ab: Antigene werden dort Lymphozyten präsentiert, die dann durch klonale Selektion zu Effektor- und Gedächtniszellen differenzieren.

- Scavenger-Rezeptoren, die bestimmte anionische Polymere oder acetylierte Lipoproteine auf Krankheitserregern erkennen.
- Das **M**annan-**b**indende **L**ektin (MBL), das bei der Erkennung von Pathogenen durch das Komplement von Bedeutung ist, stellt einen löslichen Rezeptor dar.
- Das **LPS-b**indende **P**rotein (LBP) ist ein weiterer löslicher Rezeptor. Er enthält leucinreiche Strukturmotive und bindet an Lipopolysaccharide (LPS), Bestandteile der Zellwand von gramnegativen Bakterien. Der LPS-LBP-Komplex kann dann an CD14 binden, das löslich bzw. auf der Oberfläche von Makrophagen vorkommt. In der Folge kommt es zur Aktivierung des Toll-like-Rezeptors-4 (s. u.).

Rezeptoren der angeborenen Immunantwort haben zum einen die Aufgabe durch die Erkennung des Pathogens dieses zu binden und dessen Phagozytose bzw. Lyse zu bewerkstelligen. Daneben gibt

Bedeutung der Toll-like-Rezeptoren als therapeutische Targets

Die Entdeckung der Toll-like-Rezeptoren hat entscheidend für das Verständnis der essenziellen Rolle der angeborenen Immunantwort beigetragen. Die Identifikation dieser Rezeptoren stellt auch eine Basis für neue Therapiestrategien dar. Es sei ein Beispiel herausgegriffen, die Behandlung der Sepsis. TLR spielen die Schlüsselrolle in der Erkennung von Bakterien, es ist daher verständlich, dass fehlgesteuerte TLR-Antworten zu überschießenden Reaktionen, wie sie bei einer Sepsis zu beobachten sind, führen. Eine viel versprechende Strategie ist es daher die Aktivierung der TLR durch Neutralisation der Liganden zu verhindern. In der Entwicklung sind diesbezüglich beispielsweise lösliche TLR, TLR-Antagonisten oder auch Stoffe die den TLR vermittelten Signalweg hemmen. Eine gute Übersicht dieser Entwicklungen gibt Zuany-Amorim et al. 2002.

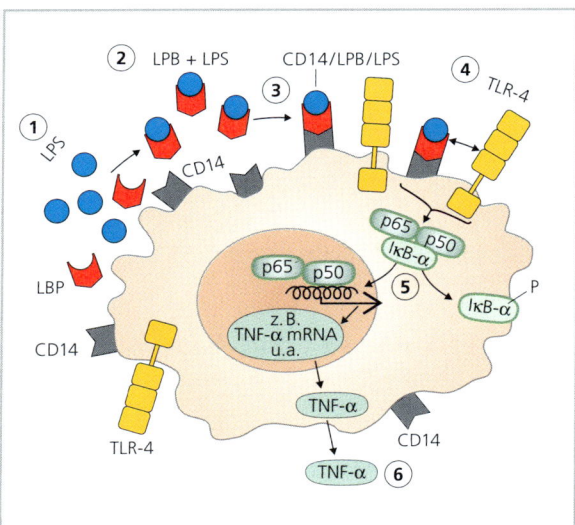

Abb. 8.7 Erkennungssysteme der angeborenen Immunantwort. Beispiel: Toll-like-Rezeptor-System. Bakterielles Lipopolysaccharid (LPS), ① als Bestandteil einer gramnegativen Bakterienzellwand, bindet an seinen löslichen Rezeptor, das LPS-bindende Protein (LBP) ②. Dieser Komplex (LPS/LBP) bindet dann an das CD14-Protein auf Makrophagenmembranen ③. Diese Bindung aktiviert das Membranprotein Toll-like-Rezeptor-4 (TLR-4) ④ den Transkriptionsfaktor NF-κB zu stimulieren ⑤. Nach Abspaltung von phosphoryliertem IκB-α transferiert das NF-κB p50/p65 Dimer in den Zellkern und bindet an Promotorsequenzen. Nach transkriptioneller Aktivierung werden proinflammatorische Faktoren wie z. B. TNF-α synthetisiert und freigesetzt ⑥.

es auch Rezeptoren, deren Rolle in der **Signalübertragung** der induzierten angeborenen Immunantwort (Auslösung einer lokalen Entzündung) liegt. Die wichtigsten, ausschließlich signalgebenden Rezeptoren sind die Toll-like-Rezeptoren (z. B. TLR-4, TLR-2). Bisher sind für den Menschen 9 verschiedene Toll-like-Rezeptoren beschrieben. Der **Toll-like-Rezeptor-4** (TLR-4) ist wesentlich an der Weitergabe von Signalen beteiligt, wenn LPS, d. h. gramnegative Bakterien, vorhanden sind. LPS wird über das LBP und CD14 erkannt und an die Phagozytenoberfläche gebunden. TLR-4 assoziiert in der Folge an den CD14/LBP/LPS-Komplex und gibt Signale an den Zellkern, den **Transkriptionsfaktor NF-κB** zu aktivieren. Die Aktivierung von NF-κB durch den Toll-like-Rezeptor-Signalweg führt zur Produktion von Cytokinen, Chemokinen und Zelladhäsionsmolekülen (s. Abb. 8.7). Diese Moleküle vermitteln wesentliche Effektormechanismen der angeborenen Immunantwort, die sich als **akute lokale Entzündungsreaktion** äußert (s. Kap. 8.3.2). Der Toll-like-Rezeptor-2 (TLR-2) reagiert auf mikrobielle Proteoglykane. Seine Signaltransduktionswege sind weniger gut studiert. Generell ist der Toll-like-Rezeptor-Signalweg ein alter Mechanismus, der bei der angeborenen Immunität wahrscheinlich aller vielzelligen Organismen vorkommt. Über den Toll-like-Rezeptor-Weg werden aber auch Moleküle freigesetzt, die für die Induktion der

adaptiven Immunantwort unabdingbar sind. Gemeint sind z. B. costimulierende Moleküle (B7.1; B7.2), die an der Oberfläche einer Antigen-präsentierenden Zelle vorhanden sein müssen (vgl. Abb. 8.2) um in Kombination mit dem Antigen-MHC-Komplex, T-Zellen zu aktivieren und eine adaptive Immunantwort auslösen zu können. Über das Toll-like-Rezeptor-Signalsystem ist das angeborene Immunsystem also befähigt die Induktion geeigneter adaptiver Immunantworten zu unterstützen und zu steuern. Darauf beruht beispielsweise auch der Einsatz von so genannten Adjuvantien, die aus Bakterienbestandteilen zusammengesetzt sind und zusammen mit einem Antigen/Impfstoff verabreicht werden um über den Toll-like-Rezeptor-Signalweg die spezifische Immunantwort zu steigern.

8.3.2 Abwehrmechanismen der angeborenen Immunantwort

Effektormechanismen der angeborenen Immunantwort haben die Aufgabe Erreger sofort zu beseitigen oder zumindest die Infektion einzudämmen und eine adaptive Immunantwort, wenn nötig zu unterstützen. Eine angeborene Immunantwort kann gegen extrazelluläre oder intrazelluläre Erreger gerichtet sein.

Abwehrmechanismen gegen extrazelluläre Erreger

Die angeborene Immunantwort kann in einer Sofortreaktion oder in einer frühen induzierten Abwehrreaktion mit dem Krankheitserreger umgehen.

Überwindet ein Erreger die epitheliale Barriere, die die erste Abwehrfront des Immunsystems dar-

stellt, reagiert das angeborene Immunsystem nach Erkennen eines Krankheitserregers mit einer Komplement-Aktivierung und Phagozytose durch Granulozyten oder Monozyten/Makrophagen. Komplement wie auch Phagozyten sind konstitutiv vorhandene Effektoren der angeborenen Immunantwort. Damit kann es zu einer schnellen Entfernung des Pathogens kommen. Diese Sofortreaktion, die innerhalb weniger Stunden abläuft, wird in der Regel vom betroffenen Individium gar nicht wahrgenommen.

Sind die Sofort-Effektormechanismen nicht erfolgreich gewesen, werden Mechanismen induziert, die sich in einer **lokalen Entzündungsreaktion** äußern. Es werden dabei zusätzliche Phagozyten ins infizierte Gewebe gelockt und in der Folge aktiviert, um den Erreger effektiv zu eliminieren. Der Austritt von Leukozyten aus der Blutbahn ins Gewebe wird **Diapedese** genannt und setzt ein Zusammenspiel unterschiedlicher Faktoren voraus:

Chemokine, wie IL-8 oder MCP-1 sind notwendig um Leukozyten aus dem Blut an den Infektionsherd zu locken. Diese Mobilisierung von Phagozyten zu Infektionsherden ist eine der wichtigsten Effektorfunktionen der angeborenen Immunantwort, um Erreger zu eliminieren bzw. einzudämmen. Chemokine werden von Makrophagen, die Kontakt mit Erreger hatten, freigesetzt.

Neben den Chemokinen sind die so genannten **Zelladhäsionsmoleküle** für die Auswanderung von Leukozyten ins entzündete Gewebe von entscheidender Bedeutung. Es spielen mehrere strukturell unterschiedliche Familien eine Rolle: Selektine, Integrine und Proteine der Immunglobulin-Superfamilie (s. Tab. 8.3).

Cytokine, insbesondere **TNF-α**, sind für die Initiierung der Diapedese von Bedeutung. TNF-α

Tab. 8.3 Zelladhäsionsmoleküle

Gruppe	Vertreter	Bindungspartner	Gewebeverteilung
Selektine	P-Selektin E-Selektin	Kohlehydrate Sialyl-Lewis Einheit	Aktiviertes Endothel
Integrine	$\alpha_L\beta_2$ (LAF-1)	ICAM	Phagozyten, T-Zellen
	$\alpha_M\beta_2$ (CR-3)	ICAM, iC3b	Dendritische Zellen
	$a_x\beta_2$ (CR-4)	LiC3b	Dendritische Zellen, Makrophagen, Neutrophile
Immunglobulin-Superfamilie	ICAM-1	LFA-1	Aktiviertes Endothel
	VCAM-1	VLA-4/5	Aktiviertes Endothel
	PECAM (CD31)	CD31 (PECAM)	Aktivierte Leukozyten; endotheliale Zell-Zell-Verbindung

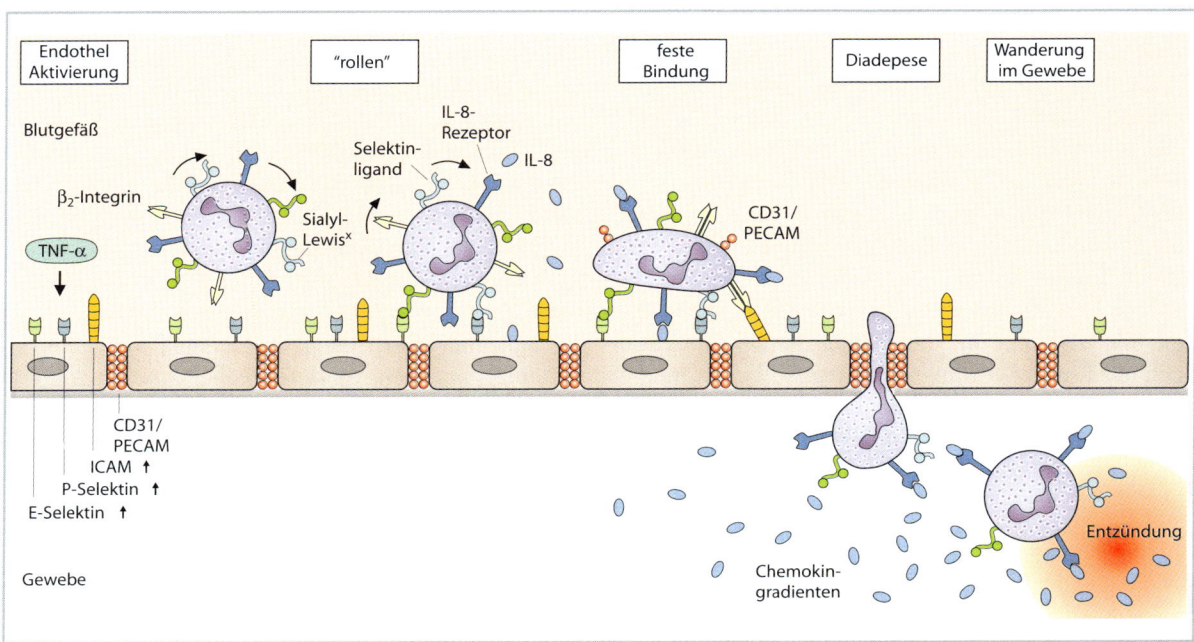

Abb. 8.8 Mobilisation von Effektorzellen: Mechanismus der Extravasation von Leukozyten. **Endothelaktivierung:** Durch Entzündungsmediatoren (insbesondere TNF-α) werden Adhäsionsmoleküle wie E- und P-Selektin, sowie ICAM auf dem Endothel vermehrt exprimiert. **„Rollen":** Endotheliale E- und P- Selektine binden Sialyl-Lewis-Reste an Integrinen auf Leukozytenoberflächen. Dadurch werden Leukozyten abgestoppt und rollen an der Endothelzellschicht entlang. **Feste Bindung:** Chemokine, wie IL-8 aktivieren Leukozyten mit der Folge, dass die Avidität der β2-Integrine für eine Bindung mit ICAM ansteigt und eine feste Bindung des Leukozyten an das Endothels erfolgt. **Diapedese:** Mit Hilfe von PECAM (CD31) und anderer Moleküle migriert der Leukozyt zwischen zwei Endothelzellen hindurch. **Wanderung im Gewebe:** Durch einen Chemokingradienten geleitet wandert der Leukozyt an den Infektionsort.

wird aus phagozytierenden Makrophagen freigesetzt und aktiviert das Endothel der Blutgefäße. Dabei kommt es zu einer vermehrten Expression von Selektinen (z. B. E-Selektin, P-Selektin) auf dem Endothel. Leukozyten starten nun Endothel-Wechselwirkungen, indem sie mit ihren Integrinen Kontakt mit den endothelialen Selektinen aufnehmen (s. Abb. 8.8). Dieser zunächst leichten Bindung, die ein „Rollen" der Leukozyten entlang des Gefäßendothels bewirkt, folgt eine festere Adhäsion des Leukozyten an das Endothel. Unter Einfluss von Chemokinen kommt es zur Ausbildung einer festen Bindung von endothelialen ICAM (**I**ntra **C**ellular **A**dhesions **M**olecule; Ig-Familie) an Leukozytenintegrine (β2-Integrine wie z. B. LAF-1). Die eigentliche Durchquerung des Endothels wird durch die Integrine und durch die dem Immunglobulin ähnlichen Moleküle PECAM (CD31), welche sowohl am Endothel wie an Leukozyten exprimiert werden, bewerkstelligt. Die Basalmembran des Gewebes wird mit Hilfe von freigesetzten proteolytischen Enzy-

men zerstört und lässt schließlich die Leukozyten entlang eines Chemokin-Gradienten, der durch unterschiedliche Bindung von IL-8 an extrazelluläre Matrixproteine bedingt ist, gezielt einwandern.

Unter dem Einfluss von **IL-8,** das von Makrophagen produziert wurde, wandern zunächst Neutrophile massiv ins Gewebe ein. Monozyten werden erst später durch **MCP-1** angelockt und differenzieren im Gewebe zu Makrophagen.

Die vermehrt an den Infektionsort eingewanderten Zellen werden in der Folge aktiviert um den Erreger abzutöten bzw. zu beseitigen. Auch hier spielt das Cytokin **TNF-α** die essenzielle Rolle. TNF-α bedingt in diesem Zusammenhang:

- Eine Aktivierung von Makrophagen und Granulozyten, verstärkt zytotoxische Faktoren (wie ROS, NO, etc.) zu produzieren. Dies trägt zur effizienten Beseitigung aufgenommener Pathogene bei.
- Eine Stimulation der Produktion von Leukozyten aus dem Knochenmark.

■ Eine Freisetzung von sog. Akute-Phase-Proteinen (C-reaktives Protein, Surfactant Protein A und D) aus Hepatozyten. Diese können als induzierbare lösliche Rezeptoren fungieren, die das angeborene Immunsystem benutzt, um Erreger zu erkennen und deren Phagozytose zu stimulieren.

TNF-α spielt jedoch nicht nur in der Auslösung von Entzündungsreaktionen (Mobilisierung und Aktivierung von Effektorzellen) eine wesentliche Rolle, sondern auch in ihrer lokalen **Eindämmung**, was ja eine essenzielle Aufgabe der angeborenen Immunantwort darstellt, um einen Schutz bis zum Anlaufen der adaptiven Antwort sicher zu stellen. TNF-α bedingt neben einer Endothelzellaktivierung auch die Produktion von Proteinen, die zur lokalen Blutgerinnung und damit Abkapselung des Infektionsherdes von der systemischen Zirkulation beitragen.

Abwehrmechanismen gegen intrazelluläre Erreger

Die bisher dargestellten Effektormechanismen bezogen sich im Wesentlichen auf die Abwehr von extrazellulären (bakteriellen) Krankheitserregern. Grundsätzlich können diese auch bei einer Virusinfektion als klassisches Beispiel einer **intrazellulären Infektion** aktiv werden. Hierbei spielen jedoch die **Interferone-α und -β** und die **natürlichen Killerzellen (NK)** eine wesentlichere Rolle. Die durch NK und Interferone mediierten Effektormechanismen bewirken im Wesentlichen zwei Dinge:

■ Die virusinfizierte Zelle wird getötet und die Vermehrung des Virus unterdrückt,
■ Nachbarzellen werden gegen eine Virusinfektion resistent.

Natürliche Killerzellen entwickeln sich aus dem Knochenmark, aus der lymphatischen Vorläuferzelllinie und zirkulieren im Blut. NK-Zellen können virusinfizierte Zellen, von nicht infizierten Zellen unterscheiden. Wie ihnen dies gelingt, ist noch nicht ganz geklärt. Man weiß jedoch, dass NK-Zellen verschiedene Rezeptoren besitzen, die das Signal zum Abtöten vermitteln bzw. inhibieren können. Das Töten geschieht über die Freisetzung zytotoxischer Granula, die Proteine (z.B. Perforin) enthalten, die Apoptose induzieren. Es gibt die sog. aktivierenden Killerrezeptoren, die lektinähnliche Strukturen haben und die sog. Killer hemmenden Rezeptoren (KIR). Wenn KIRs die MHC-I Moleküle an den Zielzellen erkennen, wird ein inhibitorisches Signal ausgesandt, das die Freisetzung apoptotischer Faktoren verhindert. Da MHC-I-Moleküle an der Oberfläche aller kernhaltigen Wirtszellen exprimiert werden, gewährleistet dieser Mechanismus einen **Schutz** körpereigener **nicht infizierter Zellen** gegenüber einer NK-Aktivität. Wenn die Wirtszelle sehr wenig oder keine MHC-I-Moleküle oder in der Konformation veränderte MHC-I-Moleküle exprimiert (häufig bei infizierten Zellen), bleibt die Bindung von KIR an die infizierte Zelle aus, was zur Aktivierung der Killeraktivität der NK führt.

Interferone-α und -β sind **antivirale Proteine,** die von virusinfizierten Zellen freigesetzt werden. IFN-α und -β hemmen zum einen die Virusreplikation und bedingen in nicht infizierten Zellen eine Resistenz gegenüber Virusbefall indem sie in nicht infizierten Zellen die Produktion von antiviralen Proteinen auslösen. Die Interferone bedingen weiterhin eine Hochregulierung der MHC-Moleküle in nicht infizierten Zellen und bewirken dadurch einen Schutz gegenüber NK-Aktivität (s.o.). Durch IFN-α und -β werden autokrin bzw. parakrin schnelle angeborene Immunreaktionen ausgeführt, die die Virusinfektion und Ausbreitung in Schach halten, bis in der Folge ebenfalls über IFN-α und -β vermittelt eine gesteigerte Präsentation des intrazellulären Antigens an der Zelloberfläche der befallenen Zelle (über Steigerung der MHC-1-Moleküle) und eine T-Zell-vermittelte spezifische Abtötung von infizierten Zellen durch das adaptive Immunsystem statt findet.

8.4 Adaptive Immunantwort

8.4.1 Erkennungsprinzipien

Grundsätzlich gibt es **zwei** unterschiedliche **spezifische** Antigenrezeptorstrukturen. Die **B**-Zellen tragen **membrangebundene Antikörper (Immunglobuline)** an ihrer Oberfläche, die in sezernierter Form als humorale Antikörper lösliche Antigenrezeptoren darstellen. **T**-Lymphozyten besitzen spezifische **T-Zell-Antigenrezeptoren (TCR)** an ihrer Oberfläche.

BCR und TCR besitzen strukturelle Ähnlichkeiten, sie gehören zur Immunglobulin Superfamilie.

Der BCR ist aus zwei identischen schweren und zwei identischen leichten Ketten aufgebaut. Die **Antigenbindungsstelle** ist im **variablen Bereich**

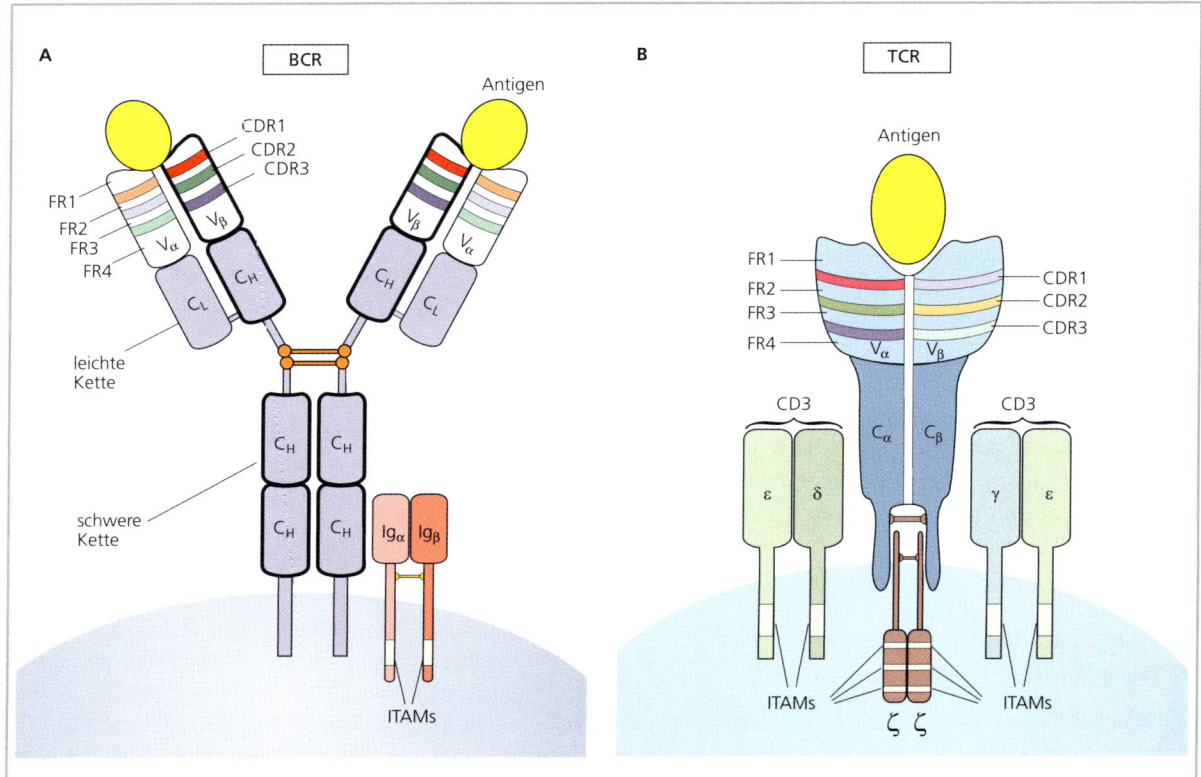

Abb. 8.9 Strukturelle Ähnlichkeiten von B-Zell-Rezeptor-Komplex (BCR) und T-Zell-Rezeptor-Komplex (TCR). **A** Der BCR besteht aus einem Immunglobulin, das aus zwei Ketten (schwere und leichte) aufgebaut ist. Jede Kette enthält eine konstante (C) und variable (V) Domäne. Die nebeneinander liegenden variablen Domänen bilden die Antigenbindungsstelle. An den konstanten Teil der schweren Kette sind Corezeptorproteine assoziiert, die nicht für das Antigen spezifisch sind: Igα und Igβ. Diese besitzen ein sog. ITAM-Motiv über welches Signale in den Kern übertragen werden können. **B** Der TCR ist ebenfalls ein Heterodimer. Jede Kette enthält wie ein Immunglobulin eine konstante (C) und eine variable (V) Fraktion. Die aneinander liegenden variablen Domänen bilden auch hier die Antigenbindungstelle aus. Um der Zelle zu signalisieren, dass Antigen gebunden hat, sind auch hier antigenunabhängige Corezeptorproteine notwendig. Vier Signalketten (zwei ε-, eine δ- und eine γ-Kette) die man als CD3 zusammenfasst, werden zur Signalgebung benötigt. Zusätzlich ist der TCR-Komplex mit einem Homodimer aus ζ-Ketten assoziiert. Diese Signalmoleküle sind ebenso mit ITAMs, die Zielstrukturen der Signaltransduktion durch Tyrosinkinasen darstellen, ausgestattet.

der schweren bzw. leichten Kette zu suchen. Zirkulierende Antikörper unterscheiden sich von den membranständigen BCR durch Fehlen von transmembranären und intrazytoplasmatischen Abschnitten (s. Abb. 8.9 A).

Beim **TCR** ist die Antigenerkennungdomäne ebenfalls durch variable Regionen in der α- und β-(TCR-2) (bzw. γ und δ beim TCR-1) Kette gegeben (s. Abb. 8.9 B). Neben den variablen Bereichen, die die eigentlichen Erkennungsstrukturen darstellen, besitzen die Rezeptoren so genannte **konstante Bereiche (C-Regionen),** die eine geringe strukturelle Variabilität aufzeigen. Die konstanten Bereiche der Ketten sind sowohl beim BCR als auch beim TCR

wichtig für **Signaltransduktionen** und **Effektorfunktionen** der Rezeptoren. Neben den konstanten Bereichen im BCR bzw. TCR sorgen sog. unveränderliche Corezeptorproteine wie Igα und Igβ (BCR) oder CD3 (TCR) für die Signalübertragung von oberflächengebundenem Antigen in den Zellkern. Diese Corezeptorproteine besitzen alle so genannte Tyrosinaktivierungssequenzen von Immunrezeptoren (ITAMs, **I**mmunoreceptor **T**yrosine-based **A**ctivation **M**otifs). Wenn ein Antigen bindet, phosphorylieren rezeptorständige Tyrosinkinasen der Scr-Familie die ITAMs. Über eine Kaskade von Kinasenaktivierung werden entsprechende Signale in den Kern weitergeleitet.

Die antigenspezifischen Rezeptoren sind also **bifunktional,** indem ein Teil ihrer Strukturen das Antigen erkennt und ein anderer struktureller Teil für Wirkungs- und Effektormechanismen verantwortlich ist.

Wie schon erwähnt besitzt jeder T- bzw. B-Lymphozyt genau eine spezifische variable Struktur, die ihm erlaubt, ein ganz bestimmtes Antigen zu erkennen. Die Erkennungsstrukturen des adaptiven Immunsystems zeichnen sich also durch eine enorme Diversität aus. Diese Diversität ist durch Genrekombination möglich. Die Gene, die für die variablen Bereiche der Antigenrezeptoren codieren, sind in zahlreichen Gensegmenten (V-, J- und D-Segmente) organisiert. Während der Entwicklung, beispielsweise einer T-Zelle, im Knochenmark/Thymus werden bestimmte Genabschnitte durch **somatische Rekombination** irreversibel zu einer DNA-Sequenz zusammengefügt, die dann beispielsweise für die variablen Regionen der α-Kette oder β-Kette des TCR codiert (s. Abb. 8.10).

Die durch Genumlagerung erreichte Vielfalt an Rezeptorproteinen wird noch durch die Tatsache erhöht, dass sich jeder Rezeptor aus zwei unterschiedlichen, variablen Ketten zusammensetzt, die jeweils durch einen anderen Satz an Gensegmenten codiert sein können und zufällig kombiniert werden können (**kombinatorische Diversität**). Ausgehend von einer relativ geringen Menge an genetischem Material besitzt ein Lebewesen so zu jedem Zeitpunkt ungefähr 10^8 unterschiedliche Lymphozyten-Spezifitäten.

Wie dargestellt wurde, unterscheiden sich BCR und TCR strukturell wenig und sind auch hinsichtlich des genetischen Mechanismus, der ihre Variabilität erzeugt, sehr verwandt. Sie unterscheiden sich jedoch gravierend in der Art der Antigenerkennung. **Immunglobuline** erkennen Antigene **direkt,** wogegen **TCR** nur kurze Peptidfragmente von Antigenen erkennen, die an sog. **MHC-Moleküle** von Wirtszellen gebunden sind.

Erkennungsstrukturen der B-Lymphozyten

Der Aufbau und die unterschiedlichen Klassen von Immunglobulinen (Antikörper) wird in Kapitel 8.2.2. erläutert.

Zur Erkennung von Antigenen sind jeweils die drei hypervariablen Regionen (CDR) der leichten und der schweren Kette verantwortlich. Diese bil-

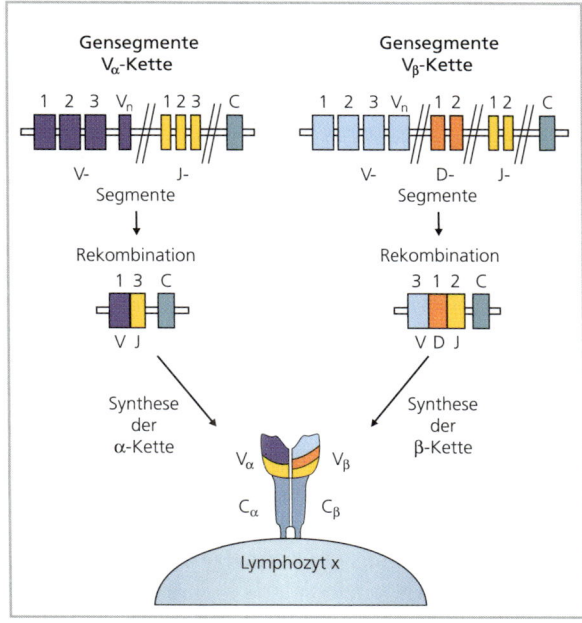

Abb. 8.10 Somatische Genumlagerung: Grundlage der Diversität von Antigenrezeptoren (z. B. TCR). In Keimbahnzellen befinden sich multiple Gensegmente, die für die variablen Regionen der α- (V, J Segmentsätze) und β-Kette (V, D, J Segmentsätze) des TCR kodieren können. Während der Entwicklung eines T-Lymphozyten werden zufällig Gensegmente, die für die variablen Bereiche der α- und β-Kette kodieren, ausgewählt und durch irreversible DNA-Rekombination zu einem Gen zusammengefügt (somatische Rekombination). Das zusammengesetzte Gen, das noch eine c-Domäne für die konstanten Bereiche beinhaltet, codiert dann z. B. für die α-Kette bzw. β-Kette des TCR des Lymphozyten x.

den eine Antigenbindungstasche aus. Die Struktur, die von den CDR's erkannt wird, nennt man Antigendeterminante oder **Epitop**. Diese stellt nur einen kleinen Teil des Antigens dar. Die Strukturen der Antigenbindungsoberfläche hängen von der Größe und der Form eines Antigens ab. Kleine Antigene können in Taschen oder Furchen gebunden werden, große werden an eine ausgedehntere Oberfläche der CDR's gebunden.

Die Bindung von Antigenen an Antikörper ist grundsätzlich eine reversible und eine nicht kovalente Wechselwirkung, an der elektrostatische Kräfte, Wasserstoffbrückenbindung, van-der-Waal'sche Kräfte und hydrophobe Kräfte beteiligt sind. Die Kraft einer einzelnen Antigen-Antikörper-Bindung nennt man **Affinität**. Die Summe der Kräfte, die bei multivalenten Bindungen zwischen Antikörper und Antigen eintreten nennt man **Avidi-**

tät oder **funktionale Affinität**. Beispielsweise hat ein IgM, das als Pentamer vorliegt (multivalenter Antikörper), eine größere Avidität als ein bivalenter IgG-Antikörper.

Die enorme Vielfalt des Repertoires an Immunglobulinen entsteht durch mehrere Mechanismen. Am bedeutendsten ist. wie weiter oben beschrieben, der Mechanismus der **somatischen Rekombination.**

Des Weiteren gibt es die **kombinatorische Diversität** durch die Kombinationsmöglichkeiten der beiden Ketten. Nach der Expression eines entsprechenden Immunglobulins kann es bei der Stimulation der entsprechenden B-Zellen durch ein Antigen zu einer weiteren Modifikation durch die sog. **somatische Hypermutation** im V-Regionbereich kommen. Die Kombination all dieser Mechanismen führt zur Erzeugung eines riesigen Repertoires an Antikörpern aus einer relativ begrenzten Anzahl von Genen.

Ein B-Lymphozyt kann ein Immunglobulin in **membrangebundener** (BCR) und in **sezernierter** Form produzieren. Dies ist auf unterschiedliches Splicen von mRNA zurückzuführen.

Mit Hilfe der Molekularbiologie ist es heute möglich sog. **Designer-Antikörper** zu entwickeln. Man kann Antikörper produzieren, die die variablen Domänen (V-Region) von der Maus besitzen und die konstante Region (C-Region) vom Menschen. Man spricht dann von **chimären Antikörpern**. Man kann auch nur die CDR-Regionen aus der Maus verwenden und die restlichen Domänen vom

---

Strategien zur Herstellung von bispezifischen Antikörpern

Bispezifische Antikörper haben die Fähigkeit an zwei unterschiedliche Antigene zu binden und werden genutzt um verschiedene Zellen oder/und Moleküle zusammenzubringen. Man kann beispielsweise bestimmte Effektorzellen (z.B. NK-Zellen, Tc-Zellen) zu Zielzellen (z.B.Tumorzellen) bringen und damit gewünschte Reaktionen in Gang setzen (z.B. Lyse von Tumorzellen). Besonders effizient werden solche bispezifischen Antikörper durch Expression von bispezifischen einzelkettigen variablen Domänen der leichten und schweren Ketten sog. Fv-Fragmenten (s. Kap. Gentechnik) hergestellt. Durch Einbau eines geeigneten Linker-Moleküls entstehen dimere Fv-Fragmente, die man Diabodies nennt.

Menschen. Dann spricht man von einem **humanisierten Antikörper** (s. Kap.5.6.4 Therapeutische Antikörper). Inzwischen ist man auch in der Lage Antikörper mit ausschließlich humanen Domänen herzustellen (**humane Antikörper**). Durch gezielte Sequenzveränderungen in der Bindungsstelle lassen sich auch die Affinitäten von Antikörpern erhöhen.

Erkennungsstrukturen von T-Lymphozyten

Der strukturelle Aufbau des TCR ist dem des BCR sehr ähnlich.

Der T-Zell-Rezeptor unterscheidet sich aber auch von den Immunglobulinen der B-Zellen in mehrfacher Hinsicht. Ein wesentlicher, auch funktioneller Unterschied liegt in der Tatsache, dass es keine sezernierte Form des Rezeptors gibt. Während **B-Zellen** über die Produktion von Antikörpern darauf spezialisiert sind, ein Pathogen das zirkuliert, abzufangen und durch das sezernierte Antikörpermolekül eine lösliche Waffe zu haben, die den gesamten **extrazellulären** Raum nach Pathogenen absuchen kann, sind **T-Zellen** hingegen auf Wechselwirkungen zwischen Zellen spezialisiert, d.h. es werden Krankheitserreger erkannt, die sich **intrazellulär** befinden.

Die Antigenerkennung wie auch die folgenden Effektormechanismen sind daher bei TCR der T-Lymphozyten im Gegensatz zum BCR der B-Zellen immer an ein Wechselspiel von zwei Zellen gebunden.

Der TCR auf T-Zellen erkennt nur Antigene, die von körpereigenen Zellen als Fragmente präsentiert werden. Es können Krankheiterreger erkannt werden, die sich im Zytoplasma einer Zelle befinden oder in Phagolysosomen aufgenommen wurden. Die Wirtszelle hat spezialisierte Glykoproteine, die nach Abbau des Pathogens Antigenfragmente an die Zelloberfläche transportieren. Man nennt diese Proteine MHC-Moleküle. Diese membrangebundenen Glykoproteine werden von einer Gruppe von Genen codiert, die man **Haupthistokompatibilitätskomplexe (MHC; Major Histocompatibility Complex)** nennt. MHC-Glykoproteine sind hochpolymorph und entscheidend für die Verträglichkeit (Kompatibilität) bzw. Unverträglichkeit von Gewebetransplantaten. Man bezeichnet sie daher auch als **Histokompatibilitätsantigene**.

Es gibt drei Klassen von MHC-Molekülen, MHC-I, MHC-II und MHC-III. MHC-I und MHC-

II sind Moleküle, die im Dienste der Antigenpräsentation stehen. MHC-I und MHC-II unterscheiden sich in ihrer Struktur nicht sehr voneinander, aber in der Art und Weise wie und welche Peptide in der Zelle von ihnen aufgenommen und transportiert werden. Beide MHC-Moleküle sind Membranproteine, deren extrazelluläre Domänen eine Vertiefung aufweisen, in der ein Peptidfragment gebunden werden kann. An welches MHC-Molekül sich ein Antigenfragment anlagert und an die Zelloberfläche transportiert wird, hängt davon ab, ob ein Antigen von der Zelle synthetisiert wird und sich im **Zytoplasma** befindet (z. B. virale Proteine) oder ob das Antigen vom Verdau eines extrazellulären Pathogen herrührt und sich in **spezifischen Vesikeln** (Phagolysosomen) befindet (s. Abb. 8.11). Diese Differenzierung in der Antigenbindung, die die MHC-Moleküle bewerkstelligen, ist durch unterschiedliche Kompartimentierungsstrukturen während des Transports an die Zelloberfläche bedingt. MHC-I Moleküle können im ER mit cytosolischem Antigen beladen werden und wandern direkt über Transportvesikel an die Zelloberfläche. MHC-II-Moleküle sind nach Synthese im ER für die Aufnahme von Peptiden durch ein inhibitorisches Protein gesperrt und können erst in einem sauren Milieu, wie z. B. in Phagolysosomen mit Proteinfragmenten, die von aufgenommenen Krankheitserregern stammen, eine Bindung eingehen und diese an die Zelloberfläche transportieren.

Sobald die MHC-Moleküle mit ihren gebundenen Peptiden die Zelloberfläche erreicht haben, werden sie von funktionell unterschiedlichen T-Lymphozyten erkannt. Zytotoxische T-Zellen (T$_c$) erkennen Zellen mit MHC-I/Peptid-Komplex auf der Oberfläche, wogegen T$_{H1}$- oder T$_{H2}$-Helferzellen mit MHC-II/Peptid-Molekülen in Kontakt treten. Das heißt, dass Tc-Zellen zumeist Antigene viraler Herkunft erkennen und T$_{H1}$- und T$_{H2}$-Helferzellen Antigene von Krankheitserregern erkennen, die in Vesikeln aufgenommen wurden.

Die antigenspezifische Aktivierung dieser T-Zellen wird durch Corezeptoren unterstützt, die zwischen den beiden MHC-Molekülklassen unterscheiden können. Zytotoxische T-Zellen exprimieren **CD8**-Corezeptor, der **MHC-I** restriktiert ist. T$_{H1}$- und T$_{H2}$-Zellen besitzen den **CD4**-Corezeptor, der **MHC-II**-Klasse-Moleküle erkennt.

Jede T-Zelle hat also einen einzigartigen TCR, der ein bestimmtes Peptid im Komplex mit einem bestimmten MHC-Molekül erkennen kann.

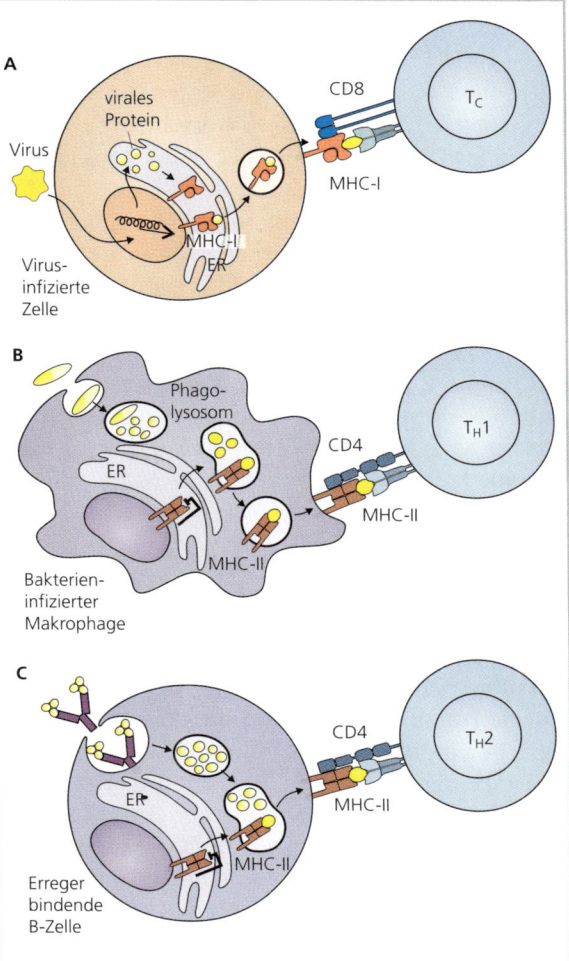

Abb. 8.11 Antigenerkennung durch T-Lymphozyten. **A** MHC-I-Moleküle präsentieren Antigene, die aus cytosolischen Proteinen stammen. Werden beispielsweise Zellen von Viren infiziert, produzieren sie virale Proteine, die im ER an MHC-I-Moleküle binden und als Komplex an die Zelloberfläche gebracht werden. Eine zytotoxische T-Zelle erkennt mit Hilfe des TCR und des Corezeptors CD8 den MHC-I-Peptidkomplex auf den infizierten Zellen und kann diese abtöten. **B** Ein Makrophage hat ein Bakterium aufgenommen bzw. wurde von diesem infiziert. In Vesikeln werden bakterielle Proteine fragmentiert. MHC-II-Moleküle, die vom ER ins Phagolysosom gelangen, können erst im sauren Milieu des Phagolysosoms bakterielle Antigene binden und an die Zelloberfläche bringen. Diese Zellen werden von T$_{H1}$-Zellen erkannt, die den Corezeptor CD4 exprimieren. **C** MHC-II-Moleküle binden und transportieren auch Peptide, die von einem Antigen stammen das von einem BCR gebunden in intrazelluläre Vesikel aufgenommen wurde. Diese MHC-II-Antigenkomplexe auf B-Zellen werden von T$_{H2}$-Zellen mittels CD4 und TCR erkannt.

8.4.2 Abwehrmechanismen der adaptiven Immunantwort

Die unterschiedlichen Lebensweisen der einzelnen Krankheitserreger erfordern verschiedene Erkennungsmechanismen und in der Folge verschiedene Effektormechanismen, die zu ihrer Zerstörung führen. Im vorigen Abschnitt haben wir gehört, dass die beiden unterschiedlichen Antigenrezeptoren von B- (BCR) und T-Zellen (TCR) auf unterschiedliche Erkennungsmerkmale spezialisiert sind. B-Zellen erkennen Antigene außerhalb von Körperzellen, wo z. B. die meisten Bakterien zu finden sind. Sie vermitteln eine humorale Antwort. Im Gegensatz dazu können T-Zellen Antigene entdecken, die innerhalb einer Zelle gebildet werden. Sie vermitteln eine zelluläre Antwort.

Humorale Antwort

Adaptive Effektormechanismen, die über Immunglobuline bewerkstelligt werden, werden auch **humorale Immunantwort** genannt, da hierbei Pathogene beseitigt werden, die sich in extrazellulären Flüssigkeiten befinden.

Wie im vorigen Kapitel beschrieben, kann ein Antigen/Pathogen an ein spezifisches Immunglobulin einer spezifischen B-Zelle binden. In der Folge wird es von der B-Zelle als MHC-II/Antigenfragment-Komplex an der Oberfläche präsentiert. Eine T-Helferzelle vom Typ 2 bindet über Signale, die von unterschiedlichen Adhäsionsmolekülen an den Oberflächen der beiden Zellen herrühren, an den MHC-II-Peptidkomplex. Durch das Zustandekommen dieses Kontaktes werden Signalwege in der T_{H2}-Zelle ausgelöst, die dazu führen, dass B-Zellen aktivierende Cytokine von der T-Zelle freigesetzt werden. Dies sind vor allem IL-4, IL-5 und IL-6. Aktivierte T_{H2}-Zellen exprimieren weiterhin den B-Zellen stimulierenden CD40-Liganden (CD40-L). Durch Bindung von CD40-L an CD40 und der Cytokine an die Cytokinrezeptoren der B-Zelle kommt es zur **Proliferation der B-Zelle** und Differenzierung zu **Antikörper-sezernierenden Plasmazellen (klonale Expansion)** (s. Abb. 8.12).

Für die Aktivierung eines B-Lymphozyten sind also immer **zwei Signale** notwendig: Erstens die Bindung von Pathogen an den BCR bzw. seiner MHC-II vermittelten Präsentation und zweitens die Rekrutierung und stimulierende Effekte von T_{H2}-Zellen (s. Abb. 8.12).

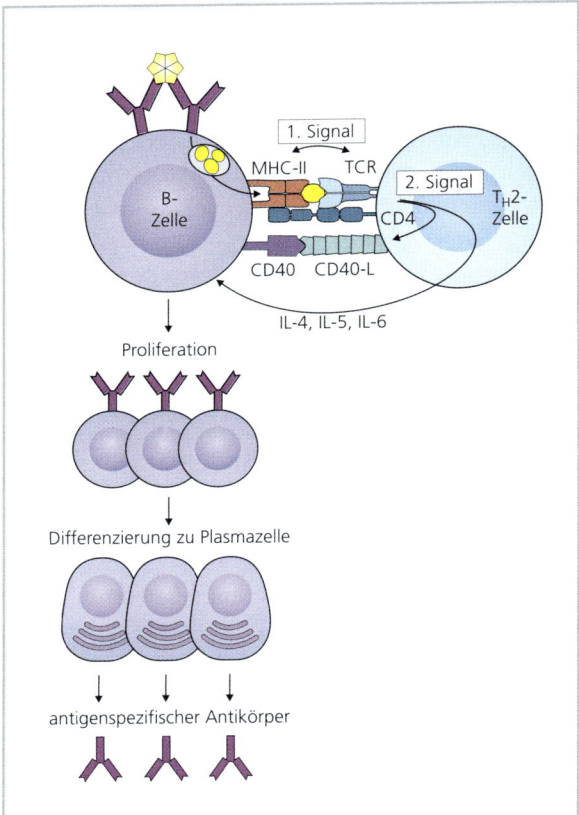

Abb. 8.12 Aktivierung der B-Zellen. Die spezifische Interaktion zwischen Antigen-präsentierender B-Zelle und T_{H2}-Zelle führt über die Synthese von B-Zellen aktivierenden Molekülen wie CD40L, IL-4, IL-5 und IL-6 zur Proliferation von B-Zellen, Differenzierung zu Plasmazellen und schließlich zur Antikörpersynthese. Zur Aktivierung von B-Zellen durch T_{H2}-Zellen sind zwei Signale notwendig: zunächst kommt es durch Bindung zwischen MHC-II-Kom-plex und TCR-Rezeptor zur Cytokinfreisetzung (1. Signal). Die Cytokine mediieren das zweite Signal, es kommt durch Bindung an Cytokinrezeptoren der B-Zelle zu deren Proliferation und Differenzierung in eine Antikörper-bildende Plasmazelle.

Die Cytokine, die von der entsprechenden T_{H2}-Zelle freigesetzt werden, können während der Differenzierung der B-Zellen einen Wechsel des **Antikörperisotyps** der B-Zelle bedingen. IL-4 verursacht einen Wechsel von IgM/IgD zu IgG bzw. IgE. IL-5 bewirkt den Wechsel zur IgA-Produktion. Außerdem kann sich die antigenbindende Eigenschaft durch somatische Hypermutation verändern. Die B-Zellen mit der höchsten Avidität werden für weitere Differenzierungschritte, wie insbesondere zu Gedächtniszellen, selektiert.

Es gibt auch Antigene, die keine Proteinstruktur besitzen und ohne Hilfe von T-Zellen B-Zellen aktivieren können. Diese Antigene werden Thymus-unabhängige Antigene bzw. **TI-Antigene (Thymus Independent Antigen)** genannt. TI-Antigene besitzen meist Polysaccharidstrukturen und bedingen die Synthese von **IgM-Isotyp-Antikörper**. Diese Antikörper sorgen für den ersten Immunschutz. Die entsprechenden B-Zellen können aber nicht zu Gedächtniszellen differenzieren. (s. Kap. Impfstoffe).

Man kann drei wesentliche **Mechanismen** unterscheiden wie Antikörper vor Krankheiterreger schützen (s. Abb. 8.13):

1. Die von antigenspezifischen B-Zellen/Plasmazellen freigesetzten spezifischen Antikörper schützen den Organismus vor dem entsprechenden Krankheitserreger, indem sie die Fähigkeit haben, diesen bzw. seine Produkte abzufangen, bevor Wirtszellen infiziert oder beschädigt sind. Diese einfache und direkteste Reaktion bezeichnet man als **Neutralisation**. Die Neutralisation ist vor allem für die Bekämpfung von **Toxinen** und **Viren** wichtig. Insbesondere **hochaffine IgA-** und **IgG-Antikörper** spielen für den Vorgang der Neutralisation eine wichtige Rolle.

2. Die reine Bindung bzw. Neutralisation reicht bei Bakterien in der Regel nicht aus, sie an ihrer Vermehrung im extrazellulären Raum zu hindern. Eine Bindung der Antikörper an das Bakterium sorgt in dieser Situation dafür, dass ein Makrophage über die Erkennung des Fc-Teils des Antikörpers den Pathogen/Antikörper-Komplex erkennt und aufnimmt. Diese Markierung des Pathogens durch den Antikörper nennt man **Opsonisierung.**

3. Eine weitere wichtige Funktion von Antikörpern ist die **Aktivierung von Komplement**. Aktiviertes Komplement opsonisiert Bakterien und verstärkt (komplementiert) so ihre Aufnahme und Zerstörung in Makrophagen. Aktiviertes Komplement kann durch seine porenbildenden Eigenschaften auch zur direkten **Lyse** des Bakteriums führen.

Neben diesen drei Haupteffekten sind Antikörper wichtig für die spezifische Markierung einer Zelle als Zielzelle für eine **NK-Aktivität.** Die Zerstörung von mit Antikörpern bedeckten Zielzellen durch natürliche Killerzellen nennt man **antikörperabhängige zellvermittelte Zytotoxizität (ADCC).** NK-Zellen exprimieren Fc-Rezeptoren für IgG1- und

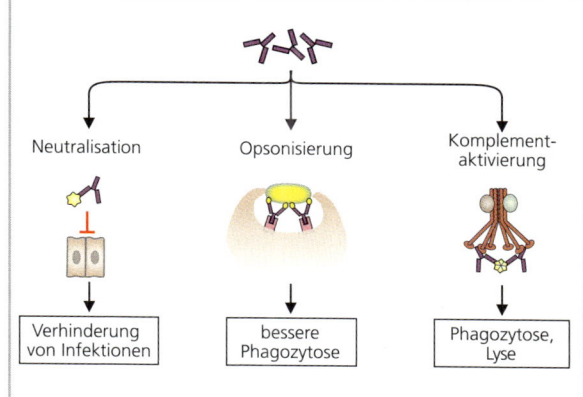

Abb. 8.13 Effektormechanismen zirkulierender Antikörper. Antikörper schützen einen Wirt im Wesentlichen auf drei Arten:
- durch Bindung wird ein Eindringen des Pathogens verhindert (Neutralisation),
- durch Bindung bzw. Umhüllung wird ein Pathogen für Phagozyten markiert und effektiv aufgenommen (Opsonisierung),
- durch Bindung von Komplement an Pathogen/ Antikörperkomplexe wird dieses aktiviert, was eine Opsonisierung verstärkt oder zur Lyse des Pathogens führen kann.

IgG3-Subklassen. Dieser Mechanismus kann bei der Therapie von Tumoren durch tumorspezifische Antikörper nutzbar gemacht werden (s. Kap. 6.16)

Der **Isotyp-IgE**-Antikörper spielt eine besondere Rolle in der Aktivierung von eosinophilen und basophilen Granulozyten bzw. Mastzellen. Eine antigenbedingte Quervernetzung von IgE, das an Mastzellen gebunden vorliegt, führt zur Freisetzung von entzündungsfördernden Substanzen (z. B. Histamin). Dies ist ein wichtiger Abwehrmechanismus gegen Parasiten, kann aber auch zu pathologischen Immunreaktionen führen (s. Kap. 8.5.1).

Zelluläre Antwort

Für Antikörper sind Krankheitserreger nur im Blut oder in Extrazellularräumen zu erreichen. Zur Beseitigung von **intrazellulären Pathogenen** sind die Effektormechanismen der T-Lymphozyten verantwortlich, man nennt sie auch **zellvermittelte** oder **zelluläre Immunantwort.**

Nachdem die Entwicklung der T-Zellen im Thymus abgeschlossen ist, kommen die sog. naiven T-Zellen (T-Zellen, die noch kein Antigen gesehen haben) in den Kreislauf und in das periphere

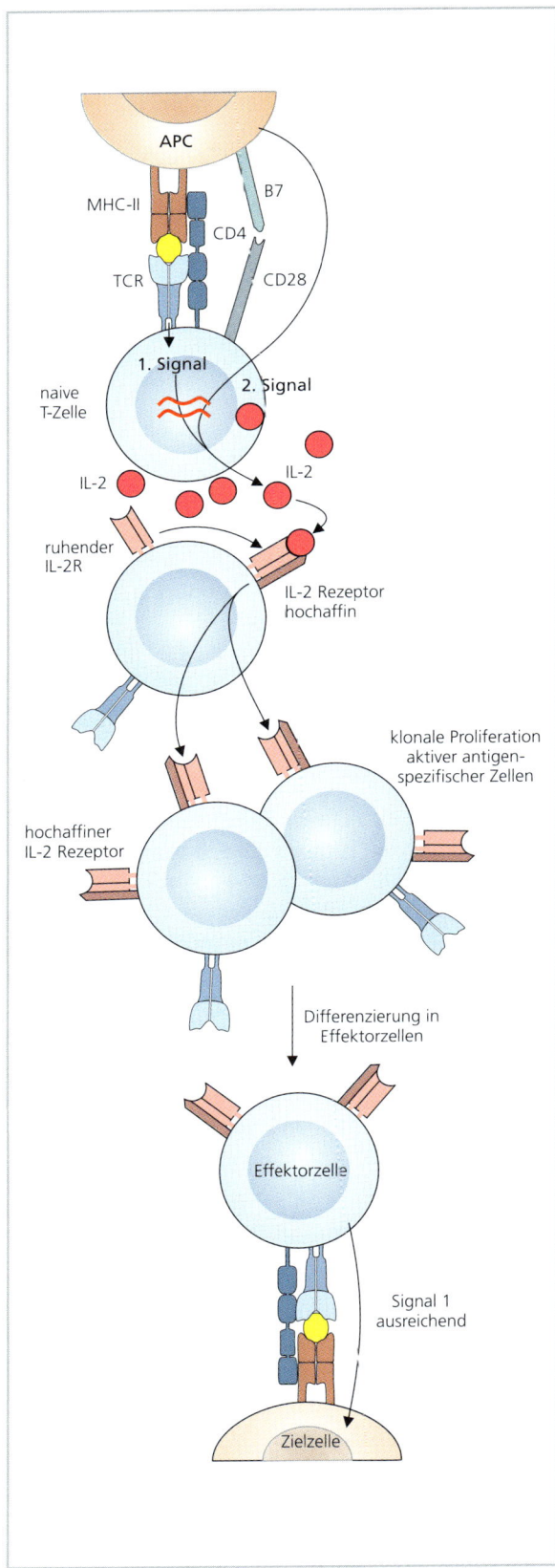

naive
T-Zelle

Abb. 8.14 Aktivierung von T-Zellen.
Zur Aktivierung von T-Zellen sind ebenfalls zwei Signale notwendig. Eine naive T-Zelle erhält durch Bindung ihres TCR-Rezeptors an den MHC-Antigenkomplex das 1. Signal.
Das 2. Signal besteht aus der Bindung der costimulatorischen Moleküle B7 auf der Antigen-präsentierenden Zelle (APC) an die costimulatorischen CD28-Proteine auf der T-Zelle. Eine Kombination aus 1. und 2. Signal führt zur Synthese von IL-2 und in der Folge zur Expression von hochaffinem IL-2-Rezeptoren. IL-2 bedingt eine klonale Expansion dieser Zellen und weitere Differenzierungsprozesse, die zur Entstehung von T-Effektorzellen führen, die Effektorfunktionen an Zielzellen ausführen können ohne dass an diesen Zielzellen ein costimulatorisches Signal vorhanden ist.

Lymphgewebe. Um an der adaptiven Immunantwort teilzunehmen, muss die naive T-Zelle auf ein Antigen auf der Oberfläche einer anderen Zelle treffen (Antigen-präsentierende Zelle, APC). Je nach Antigen und Präsentation werden die naiven T-Zellen zu unterschiedlichen **T-Effektorzellen** ausdifferenziert. Die Aktivierung naiver T-Zellen erfordert ebenfalls **zwei** voneinander unabhängige **Signale** (vgl. B-Zellaktivierung). Durch die **spezifische Bindung** eines MHC-Peptid Komplexes an den entsprechenden TCR mit entweder CD4- oder CD8-Corezeptor erhält die naive Zelle ein erstes Signal, nämlich dass ein Antigen erkannt wurde. Die Aktivierung der naiven T-Zelle erfordert jedoch noch ein **zweites Signal**, was von der Antigen-präsentierenden Zelle über ihre **costimulierenden** B7-Moleküle vermittelt wird. Wenn das B7-Molekül der APC an das CD28 der T-Zelle bindet, wird ein sog. costimulierendes Signal erzeugt. Durch diese Costimulation kommt es dann zur klonalen Proliferation von T-Effektorzellen (s. Abb. 8.14).

Diese klonale Proliferation ist dadurch bedingt, dass ein stimulierter naiver T-Lymphozyt **Interleukin-2** sezerniert und autokrin auf dieses Cytokin reagiert, indem auf der selben T-Zelle aus einem **IL-2-Rezeptor** mit geringer Affinität ein hochaffiner Rezeptor entsteht. Durch Bindung von IL-2 an den hochaffinen IL-2-Rezeptor kommt es zur **Teilung** der Zelle. Für die Synthese von IL-2 ist das costimulierende Signal der Bindung von B7 der APC an das CD28 des T-Lymphozyten notwendig.

Das Cytokin IL-2 spielt eine zentrale Rolle bei der Auslösung einer zellulären adaptiven Immunantwort. Unterstrichen wird dies durch die Tatsache, dass Substanzen, die die IL-2-Produktion hemmen, indem sie entweder den TCR-Signalweg unterbinden, wie Ciclosporin und FK 506, oder am IL-2-Rezeptor Signalweg angreifen, wie Rapamcyin und Basiliximab, potente Immunsuppressiva darstellen (s. Kap. 5.6.).

Nach der von IL-2 stimulierten klonalen Vermehrung entwickeln sich die T-Zellen durch **Differenzierungsvorgänge** zu unterschiedlichen **Effektorzellen**. Diese T-Zellen können ihre weitere Effektorfunktion dann ohne die Notwendigkeit einer Costimulation durch B7-Moleküle, die klassischerweise Antigen-präsentierende Zellen besitzen, ausführen. Das heißt, eine Effektorzelle kann mit jeder Zielzelle interagieren, die das entsprechend spezifische Antigen trägt.

Es gibt **drei** wesentliche **Typen zellulärer Abwehrmechanismen**, die durch drei Effektorzelltypen (CD8-positive-T-Zellen, CD4-T_{H1}-Zellen und CD4-T_{H2}-Zellen) und ihre unterschiedlichen Zielzellen vermittelt werden (s. Abb. 8.15). Wechselwirkungen zwischen T-Effektorzellen und ihren Zielzellen beginnen mit einem vorübergehenden unspezifischen Kontakt der beiden Zelltypen über Adhäsionsmoleküle. T-Zelleffektorfunktionen werden aber erst dann ausgelöst, wenn der TCR einer T-Effektorzelle auf der Oberfläche von Zielzellen den entsprechenden MHC-Peptidantigen-Komplex erkennt. Daraufhin bindet die T-Effektorzelle dichter an die Zielzelle und setzt ihre Effektormoleküle direkt an der Kontaktstelle beider Zellen frei.

CD8-positive T-Zellen sind überwiegend zytotoxische Zellen, die Fragmente von Pathogenen erkennen, wenn diese an MHC- I-Moleküle gebunden sind, also von intrazellulären Erregern, hauptsächlich von Viren, stammen. Nach der Bindung der CD8-T-Zelle an die infizierte Zelle über den TCR-CD8/MHC-I-Peptidkomplex kommt es zur Synthese und Freisetzung sog. **Cytotoxine**. Diese Faktoren wie z. B. Perforin, Granzyme oder FasL, sowie bestimmte Cytokine der TNF-Familie, wie TNF-α und -β und IFN-γ, lösen in der infizierten Zelle **Apoptose** aus.

CD4-positive T-Zellen erkennen Peptide, die MHC-II-Molekül restriktiert sind und entweder von intrazellulär in Phagolysosomen aufgenommenen Krankheitserregern oder von in B-Zellen aufgenommenen löslichen Antigenen stammen.

Dabei suchen **CD4-T_{H1}-Zellen** klassischerweise Kontakt zu **Makrophagen**, die das Pathogen in ihre Granula aufgenommen haben. Nach spezifischer Bindung über den TCR/MHC-II-Antigen-Komplex setzen T_{H1}-Zellen makrophagenstimulierende Effektormoleküle wie IFN-γ, GM-CSF, TNF-α, CD40-L sowie IL-3 frei. Diese Faktoren haben die Aufgabe, den infizierten Makrophagen zu stimulieren, keimtötende Mechanismen auszulösen sowie weitere Effektorzellen anzulocken. Über die Freisetzung von Apoptose induzierenden Faktoren wie FasL und TNF kann es auch zu einer T_{H1}-Zell-vermittelten Tötung des Makrophagen kommen. Dies ist dann sehr sinnvoll, wenn die Gefahr einer chronisch werdenden Infektion des Makrophagen besteht. Der abgetötete infizierte Makrophage gibt die Erreger zur Abwehr durch neue aktivierbare Makrophagen frei. Dieser Mechanismus ist insbesondere zur Abwehr von Infektionen mit Mykobakterien (Tuberkulose und Lepraerreger) von Bedeutung.

CD4-T_{H2}-Zellen sind dagegen auf die **B-Zellen** spezialisiert, die lösliches Antigen aufgenommen haben. Durch Sekretion von B-Zellen aktivierenden Cytokinen (IL-4, IL-5 und CD40-L) kommt es zur Produktion spezifischer Antikörper, die dann eine humorale Abwehr vermitteln**.** Es wird dabei klar, dass die humorale Antwort letztlich von T-Effektorzellen abhängig ist. Die **zelluläre Immunantwort** reguliert also sämtliche bekannte Effektormechanismen der **erworbenen Immunantwort** und ist daher von zentraler Bedeutung.

Bedeutung der Apoptose in Gesundheit und Krankheit

Als Apoptose bezeichnet man einen gerichteten und streng regulierten Zelltod, der entscheidende Bedeutung für das Überleben eines Organismus besitzt. Apoptotische Prozesse spielen eine grundlegende Rolle in der Entwicklung aber auch Homöostase von Organen. Eine Dysregulation von apoptotischen Vorgängen ist Grundlage unterschiedlichster Erkrankungen. Überschießende Apoptose ist bei der Entstehung von Erkrankungen wie Alzheimer, Schlaganfall oder Aids involviert. Apoptose-Resistenz zeigt sich bei Tumorerkrankungen als eine wichtige Komponente und ist auch bei Therapiemisserfolgen von großer Bedeutung. Apoptose kann grundsätzlich durch sog. Todesrezeptoren und deren Liganden (z. B. Fas, Fas-L) oder über stressaktivierte intrinsische Wege induziert werden. Apoptose zu verhindern bzw. sie zu induzieren stellen wichtige therapeutische Strategien dar.

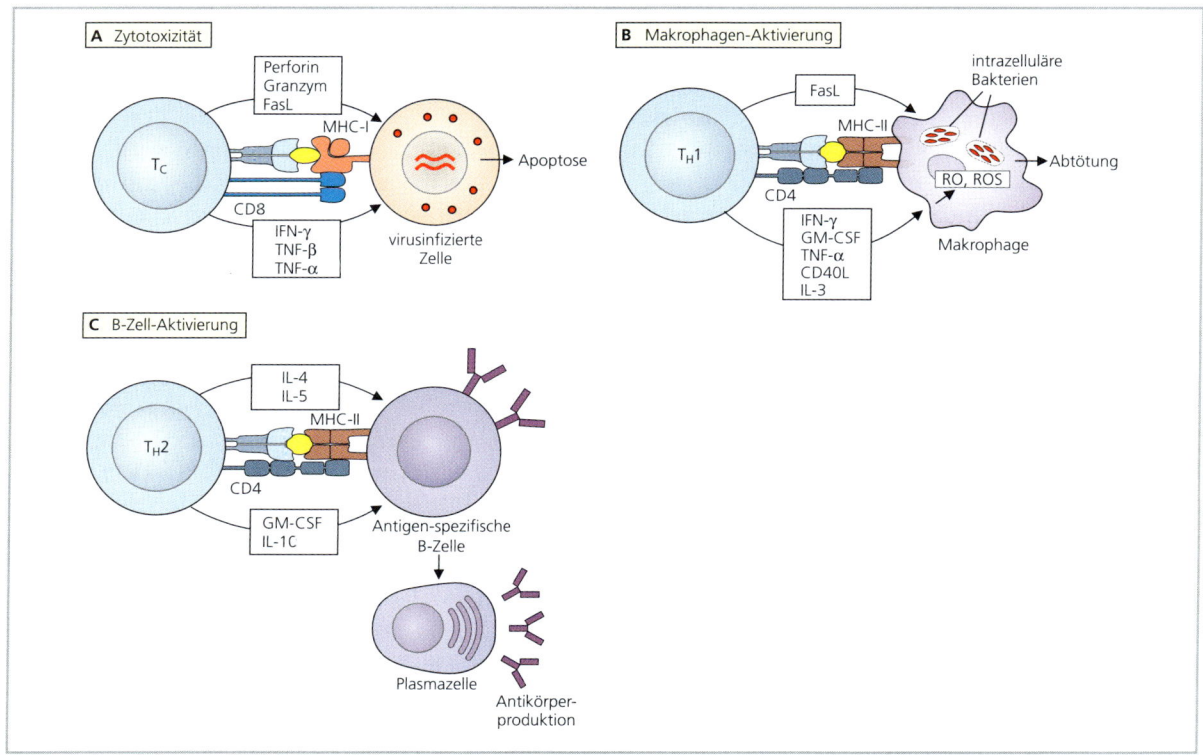

Abb. 8.15 Typen einer T-Zellantwort. **A** CD8-Zellen erkennen Peptide, die an MHC-I-Moleküle gebunden sind und damit beispielsweise eine virusinfizierte Zelle, da diese einen MHC-I-Antigen-Komplex an ihrer Oberfläche trägt. Nach Bindung setzen sie zytotoxische Effektormoleküle wie Perforin, Granzym oder Fas-Ligand bzw. Cytokine wie IFN-γ und TNF frei. Diese bedingen den apoptotischen Zelltod der gebundenen Zelle. **B** CD4-T-Zellen erkennen Peptide, die an MHC-II-Moleküle gebunden sind. T_{H1}-Zellen spezialisieren sich auf die Bindung von Makrophagen, die intrazelluläre Pathogene aufgenommen haben. Durch Freisetzung von Makrophagen aktivierenden Effektormolekülen wie IFNγ, TNF-α, GM-CSF, CD40L, IL-3 setzen Makrophagen intrazellulär mikrobizide Substanzen frei (z. B. NO, ROS). **C** CD4-T_{H2}-Zellen sind auf die Bindung von MHC-II-Antigen-Komplexen an B-Zellen spezialisiert und sezernieren in der Folge IL-4, IL-5 und andere Cytokine (GM-CSF, Il-10), welche die klonale Expansion und Differenzierung zu Antigen-spezifischen Plasmazellen bedingen. Es kommt zur Produktion Antigen-spezifischer Antikörper.

Anzumerken ist, dass sich die T_{H1}-Antwort und die T_{H2}-Antwort gegenseitig regulieren. Durch von T_{H1}-Zellen freigesetztes IFN-γ kann die T_{H2}-Zell-mediierte B-Zellaktivierung inhibiert werden. Auf der anderen Seite kann durch T_{H2}-Zell-produziertes IL-10 die T_{H1}-Antwort gehemmt werden.

8.5 Immunpathologie

8.5.1 Überempfindlichkeitsreaktionen

Eine überschießende bzw. nicht richtige Immunantwort auf ein Antigen, die die Schädigung von körpereigenem Gewebe zur Folge hat, wird als Überempfindlichkeitsreaktion bezeichnet. Eine solche

Hypersensibilität tritt nach einer Sensibilisierungsphase (erster Antigenkontakt) immer erst nach einem zweiten Kontakt mit dem Antigen auf und ist individuell sehr unterschiedlich. Die Antigene können exogenen Ursprungs sein, wie sie beispielsweise in Staub, Pollen, Nahrung oder Arzneimitteln vorkommen, aber auch endogene Substanzen darstellen (Autoantigene).

Aufgrund immunologischer Mechanismen lassen sich **vier Typen** von Überempfindlichkeitsreaktionen unterscheiden. **Typ I–III** sind über **Antikörper** mediert. Die **Typ-IV-**Überempfindlichkeitsreaktion wird von **T-Zellen vermittelt**.

Beim Typ I oder Überempfindlichkeit vom Soforttyp, die auch als Allergie bezeichnet wird, ist die Aktivierung von Mastzellen durch IgE das zentrale Ergebnis. Typ II ist durch Bindung von Antikörpern (IgG, IgM) an Antigene auf körpereigenen Zellen und nachfolgende Lyse charakterisiert. Beim Typ III kommt es zur Ausbildung von Immunkomplexen, die Entzündungsreaktionen nach sich ziehen. Eine Typ-IV-Reaktion tritt auf, wenn durch Antigen aktivierte T-Zellen ihre Zielzellen dazu bewegen, übermäßige Mengen an Cytokinen und Entzündungsmediatoren freizusetzen, die das Gewebe schädigen. Diese wird auch als verzögerte Überempfindlichkeit bezeichnet.

Überempfindlichkeit vom Soforttyp, Allergie

Allergie wird heute als eine Krankheit definiert, die durch eine Immunantwort gegen ein harmloses, nicht pathogenes Antigen ausgelöst wird. Allergische Reaktionen entstehen durch die Produktion spezifischer **IgE**-Antikörper gegen an sich unbedenkliche und meist weit verbreitete Antigene. Als **Allergen** wird ein Antigen bezeichnet, das eine IgE-Antikörperantwort auslöst. Allergene sind in der Regel kleine, lösliche Proteine, die in geringen Dosen über die Luft oder durch Verzehr in Kontakt mit der Schleimhaut der Lunge oder des Darms kommen. Viele Allergene stellen Enzyme dar und können dadurch beispielsweise die festen Zellbindungen zwischen Epithelzellen der Lungenschleimhäute zerstören und so ins Gewebe gelangen, wo sie auf dendritische Zellen treffen.

Nach diesem ersten Kontakt und der Aufnahme von Antigen wandern die dendritischen Zellen zu regionalen Lymphknoten wo sie in Wechselwirkung mit naiven CD4–T-Zellen treten, die sich daraufhin zu T_{H2}-Zellen ausdifferenzieren, die IL-4 und IL-10 sezernieren. IL-4 bedingt über IL-4-Rezeptoren auf allergen-spezifischen B-Zellen den Isotypenwechsel zu IgE. Diese Vorgänge werden als **Sensibilisierungsphase** zusammengefasst (s. Abb. 8.16).

IgE unterscheidet sich von den meisten anderen Isotypen von Antikörpern dadurch, dass es zum größten Teil an Zellen gebunden vorliegt ohne dass aber Antigen gebunden ist. Ein essenzieller Zelltyp an den sich allergenspezifische IgE-Antikörper binden, sind **Mastzellen.** Mastzellen, wie auch basophile und aktivierte eosinophile Granulozyten, besitzen hochaffine Bindungsstellen für IgE (Fcɛ-Rezeptor Typ I) und sind die zentralen Effektorzellen bei einer allergischen Reaktion. Sie enthalten zytoplasmatische Granula in denen eine Vielzahl

von Enzymen und toxische Mediatoren gespeichert sind. Mastzellen sind hochspezialisierte Zellen, die nur im Gewebe und zwar bevorzugt in Schleimhäuten, Epithelien und im subendothelialen Bindegewebe nahe kleiner Blutgefäße vorkommen.

Kommt es nun zu einem **zweiten Kontakt** mit dem Allergen, wird die eigentliche allergische Reaktion ausgelöst (s. Abb. 8.16). Das Allergen bindet dabei an Mastzellen befindliche IgE-Rezeptoren und vernetzt diese. Die Quervernetzung führt zur Freisetzung der in vorgeformten Granula gespeicherten chemischen Mediatoren. Zu diesen **primären** allergischen Mediatoren zählt vor allem das Histamin, ein kurzlebiges, vasoaktives Amin, das zu einer sofortigen Erhöhung der lokalen Durchblutung und Gefäßdurchlässigkeit führt. Eine Reihe von Enzymen, die Bindegewebe abbauen und so zu Zellschäden führen, gehören ebenfalls zu den primären allergischen Mediatoren. Etwas länger dauert es, bis die sog. **sekundären** Mediatoren, wie Leukotriene (C4, D4 und E4) oder PAF (**P**lättchenaktivierender **F**aktor), produziert und freigesetzt werden. Diese Lipidmediatoren bedingen dann erst nach etwa einer Stunde eine typische Entzündungsreaktion mit Leukozyteninfiltration und Ödembildung. Die Summe dieser Reaktionen wird als allergische **Sofortreaktion** bezeichnet. Sie wird von der allergischen **Spätreaktion** unterschieden. Letztere wird vor allem durch die Cytokine IL-4, IL-5 und IL-13, die ebenfalls von Mastzellen freigesetzt werden, eingeleitet. Die Mastzell-Cytokine halten zum einen die T_{H2}-Reaktion aufrecht und damit die Synthese von IgE und locken zum anderen eosinophile Granulozyten an. Eine starke Ansammlung von **Eosinophilen** und ihr anhaltendes Vorliegen sind charakteristisch für das Vorliegen einer chronischen allergischen Entzündung und verantwortlich für die auftretenden Gewebeschädigungen. Eosinophile Granulozyten erfüllen ähnlich wie Mastzellen zwei Arten von Effektorfunktionen. Erstens setzen sie nach Aktivierung hochtoxische Proteine und Radikale aus den Granula frei, die beträchtliche Zellschäden hervorrufen. Zweitens synthetisieren sie nach Aktivierung Entzündungsmediatoren (Prostaglandine, Leukotriene, PAF u. a.), die weitere Eosinophile und andere Entzündungszellen anlocken.

Klinisches Erscheinungsbild einer Allergie: Das Atemsystem ist der häufigste Eintrittsweg für Allergene. Eine schwache Reaktion auf ein Allergen äußert sich als **Heuschnupfen** oder **allergische Rhi-**

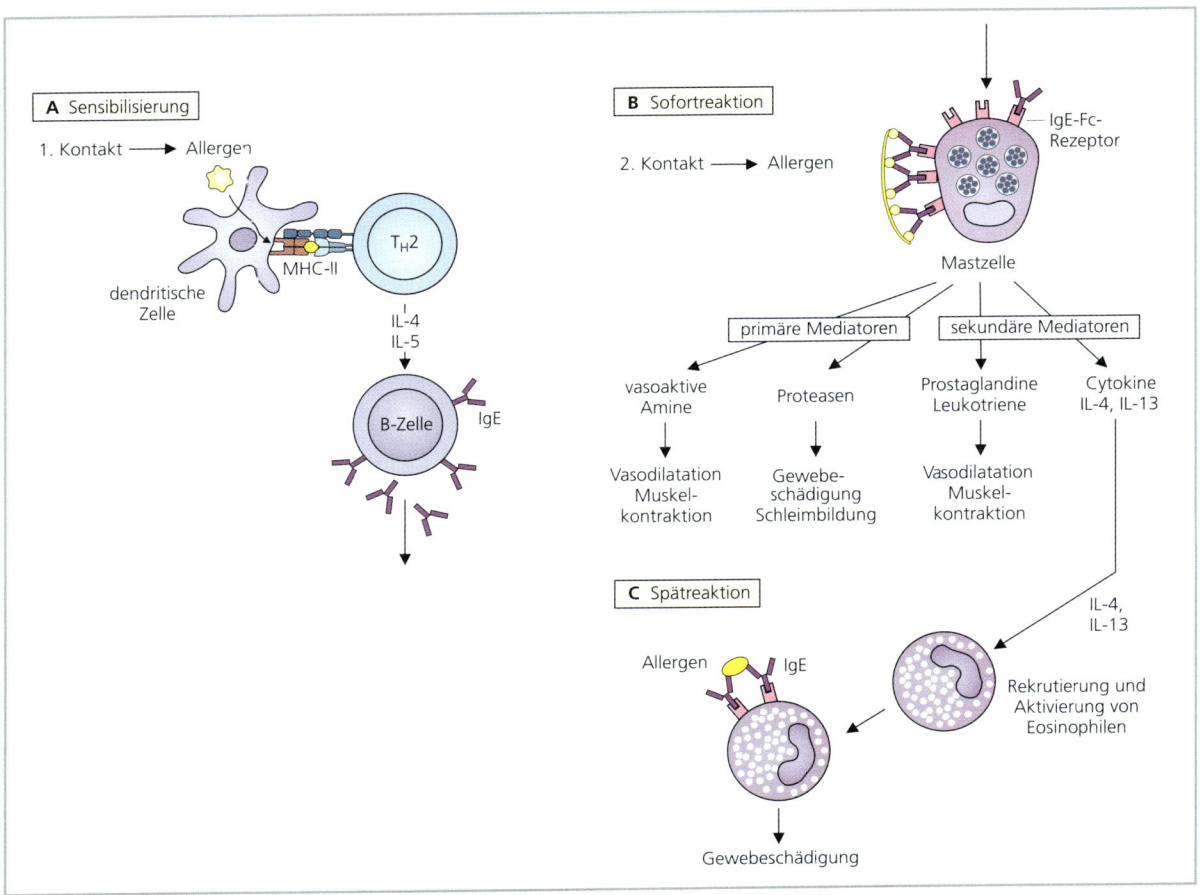

Abb. 8.16 Pathogenese einer Typ-I-Überempfindlichkeitsreaktion. **A** Sensibilisierungsphase: Der erste Kontakt mit Allergen führt zur Aktivierung von spezifischen $T_{H}2$-Zellen. Nachfolgend werden B-Zellen zur Produktion von Allergen-spezifischen IgE stimuliert. **B** Sofortreaktion: sie tritt nach einem zweiten Allergenkontakt auf und äußert sich in der Aktivierung der Mastzellen nach Bindung von Allergen an die Mastzellgebundenen IgE Moleküle. **C** Allergische Spätreaktion: sie wird verursacht durch Cytokine (IL-4, IL-13), die in der Sofortreaktion freigesetzt werden und zur Aktivierung und Rekrutierung von Eosinophilen führen.

nitis. Häufiges Niesen und lästiges „Laufen der Nase" sind die gängigen Symptome. Diese Reaktion wird durch Mastzellen in der Schleimhaut des Riechepithels hervorgerufen. Eine ähnliche Reaktion wird ausgelöst, wenn sich Allergene aus der Luft an Mastzellen-IgE im Bereich der Augenbindehaut bindet. Es kommt zur **Konjunktivitis**.

Eine wesentlich schwerwiegendere Reaktion ist das **allergische Asthma**, welches durch Mastzellen der Submukosa der unteren Atemwege verursacht wird. Dies führt in Sekunden zur Konstriktion der **Bronchien**, verbunden mit einer Erhöhung von Flüssigkeit und Schleim, und kann lebensbedrohlich sein.

Asthma kann einen **chronischen** Verlauf nehmen, der dann häufig vom eigentlich verursachenden Allergen unabhängig ist.

Allergene sind in vielen Nahrungsmitteln zu finden (Erdnüsse, Schalentiere, Gewürze). Die Aktivierung der Mastzellen in der Schleimhaut des Verdauungstraktes führt durch Flüssigkeitsverlust und Kontraktion zu Durchfall und Erbrechen.

Kontaktallergene nennt man Allergene, die eine lokale allergische Reaktion in der Haut auslösen können. Mastzellaktivierung führt zur sog. erythematösen Quaddelbildung. Ist das Ödem nicht begrenzt sondern zerstreut, bezeichnet man dies als **Urticaria (Nesselsucht)**. Diese Form kommt meist bei durch die Nahrung in den Blutkreislauf aufgenommenen Allergenen vor. Bei einer systemischen Exposition von Allergen kann es zu einem sehr gefährlichen Syndrom, der sog. **systemischen Anaphylaxie** kommen. Eine Aktivierung von Mastzellen überall im Körper hat lebensbedrohliche Auswirkungen. Es kann zu einem extremen Blutdruckabfall und Konstriktion der Atemwege mit Anschwellen des Kehlkopfdeckels und damit Ersticken kommen. Dies wird auch als anaphylaktischer Schock bezeichnet.

Insektenstiche, Aufnahme bestimmter Nahrungsmittel oder i. v.-Verabreichung von Medikamenten, für die ein Patient IgE-Antikörper entwickelt hat, können einen solchen anaphylaktischen Schock auslösen.

Häufig kommen solche allergischen Reaktionen bei der Verabreichung von **Penicillin** und ähnlichen Substanzen vor. Man geht davon aus, dass das kleine Molekül Penicillin durch seine hochreaktive β-Lactamstruktur mit körpereigenen Proteinen reagiert (Haptenfunktion) und die entstandenen Konjugate T_{H2}-Zellen aktivieren können.

Bei fast der Hälfte der Menschen in unseren entwickelten Industrieländern scheint eine Veranlagung vorhanden zu sein, auf eine Reihe von Umweltantigenen mit einer erhöhten Menge an IgE zu reagieren. Die damit assoziierten Erkrankungen werden unter dem Begriff **Atopie** zusammengefasst. Bei sog. atopischen Personen findet man einen erhöhten Gesamtspiegel von IgE (s. Kap. Techniken der Immunologie) und eine erhöhte Konzentration von eosinophilen Granulozyten im Blut. Hierbei sind genetische Faktoren, wie wahrscheinlich auch Umweltfaktoren von Bedeutung.

Therapie von Allergien: Meist behandelt man die Symptome der Allergie. **Adrenalin** ist das Mittel der Wahl beim anaphylaktischen Schock. Es regt die Herztätigkeit an, dilatiert die Bronchialgefäße und regeneriert das Endothel. Bei akuten Asthmaanfällen sind Substanzen mit **β-adrenerger Wirkung** in Inhalationsform für eine sofortige Erweiterung der Bronchien von großer Bedeutung. Die Folgen der Histaminfreisetzung werden durch Gabe von **Antihistaminika vom H1-Typ** verhindert, ebenso wie man durch Verabreichung von **Corticosteroiden** die generellen Auswirkungen einer chronischen Entzündung verhindern will. **Inhibitoren der Lipoxygenase** werden insbesondere bei Asthma zur Beseitigung der Bronchokonstriktion eingesetzt. Es gibt aber auch neue Ansätze, die z. B. Cytokin-Inhibitoren oder Kinasen und Phosphodiesterase-4-Hemmer umfassen (s. Kasten).

Ein kausaler therapeutischer Ansatz wird bei der allergenspezifischen Immuntherapie oder **Hypo-** sensibilisierung verfolgt. Hierbei versucht man durch Gabe steigender Mengen von Allergen den Patienten zu desensibilisieren. Das Ziel besteht darin, dadurch die Antikörperantwort von IgE zu IgG zu verschieben, bzw. das Gleichgewicht von der Seite der T_{H2}-Reaktion auf die T_{H1}-Immunantwort zu verlegen.

Eine weitere kausale Therapie ist seit kurzem durch einen monoklonalen, humanisierten Antikörper, der an IgE bindet, möglich. **Omalizumab** bindet spezifisch an den Fc-Teil von IgE und verhindert so seine Bindung an die Mastzelle (s. Kap. 6).

Neue therapeutische Strategien zur Asthmabehandlung

Die **Phosphodiesterase-4-Inhibitoren** Cilomilast und Roflumilat hemmen die Einwanderung und Aktivierung von Entzündungszellen, insbesondere von Mastzellen und Eosinophilen, ebenso wie eine Hyperplasie und Hypertrophie von glatten Muskelzellen der Atemwege.

Die sog. **Zelladhäsionsblocker** unterbinden die Einwanderung von Entzündungszellen in die Lunge und zeigen Potenzial in der Behandlung von Asthma. Natalizumab beispielsweise ist ein therapeutischer Antikörper, der gegen Alpha4-Integrine (VLA4) gerichtet ist und damit die Einwanderung von Eosinophilen verhindert und sich in klinischer Erprobung befindet.

Hemmer des p38-MAPK-Pathways (z. B. SB 203580) scheinen ebenfalls hoffnungsvolle Kandidaten zu sein, da diese bevorzugt die Synthese von T_{H2}-Cytokinen (z. B. IL-5, IL-4) unterdrücken.

Zur weiteren Übersicht: Barnes, Nature Reviews Drug Discovery 2004; 3: 831–844.

Überempfindlichkeitsreaktion Typ II

Bei der Typ-II-Reaktion interagieren IgG-Antikörper mit Antigenen auf der Zelloberfläche der Zielzelle. Das Antigen kann ein intrinsischer Bestandteil der Zellmembran sein. Hierbei sprechen wir von einer Autoimmunreaktion vom Typ II. Häufig handelt es sich aber auch um ein exogenes Antigen, z. B. ein Medikament, das an die Zellmembran adsorbiert ist. Ziele der Typ-II-Reaktion sind sehr häufig Blutzellen. Antikörper können aber auch gegen extrazelluläre Matrixbestandteile wie die glomeruläre Basalmembran gerichtet sein.

Ein klassisches Beispiel einer Typ-II-Überempfindlichkeitsreaktion sind die so genannten Transfusionszwischenfälle, wenn der Empfänger Antikörper gegen Erythrozyten des Spenders besitzt. Es kommt bei der Transfusion dann zur Komplement bedingten Lyse der roten Blutkörperchen (**hämolytische Anämie**). Wesentliche Antigene sind hierbei die **Blutgruppenantigene**. Es gibt beim Menschen mindestens 20 verschiedene Blutgruppensysteme. Das **AB0-System** mit den vier verschiedenen Blutgruppen A, B, AB und 0 ist für die Transfusionsmedizin von besonderer Bedeutung. Ein Individuum einer bestimmten Blutgruppe kann Erythrozyten erkennen, die Antigene einer anderen Blutgruppe tragen und Antikörper gegen diese bilden. Beim AB0-System können solche Antikörper ohne früheren Kontakt mit den fremden Erythrozyten vorhanden sein. Daher ist eine Übereinstimmung zwischen Blutspender und Empfänger bei diesem Blutgruppensystem besonders wichtig, um eine Typ-II-Reaktion und damit eine Erythrozytenlyse auszuschließen.

Von Bedeutung ist auch das **Rhesussystem**, ein weiteres Blutgruppensystem, das eine Erythroblastosis fetalis, eine hämolytische Anämie beim Neugeborenen, hervorrufen kann.

Eine Lyse von Erythrozyten kann auch durch sogenannte **Autoantikörper** gegen Erythrozytenantigene bedingt sein (autoimmunhämolytische Reaktion). Es gibt Personen, die gegen körpereigene Erythrozyten, neutrophile Granulozyten und Thrombozyten Antikörper bilden können (Autoantikörper, s. Kap. 8.5.2).

Die Einnahme bestimmter **Medikamente**, z. B. Penicillin oder Methyldopa, führt in seltenen Fällen ebenfalls zu einer **hämolytischen Anämie**. Dies ist durch die Bildung von Antikörpern gegen entsprechende Medikamente bedingt. Der Antikörper lagert sich dann an das entsprechende Arzneimittel an der Zelloberfläche von Erythrozyten an. Es kommt zu Komplementaktivierung und nachfolgender Lyse der Erythrozyten (s. Abb. 8.17). Neben Erythrozyten können auch Granulozyten und Thrombozyten in gleicher Weise betroffen sein.

Typ-II-Reaktionen führen nicht immer zur Zerstörung der Zielzelle, sondern können auch die **Funktion** eines entsprechenden Oberflächenantigens, an das der Antikörper bindet, inhibieren. Dies kann der Grund unterschiedlicher **Autoimmunerkrankungen** sein (s. Kap. 8.5.2). Ein Beispiel ist die Störung der Neurotransmission in Myasthenia

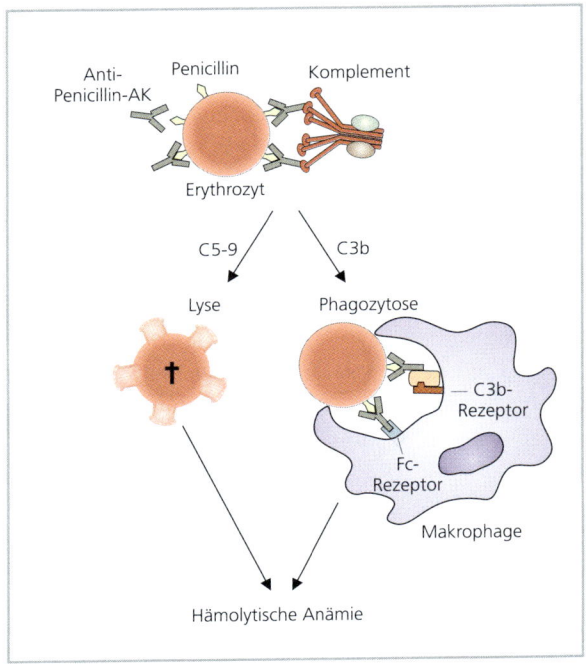

Abb. 8.17 Beispiel einer Typ-II-Überempfindlichkeitsreaktion. Anti-Penicillin-IgG bindet an Penicillin, das sich an der Erythrozytenoberfläche befindet. Komplement wird aktiviert und führt entweder zur Lyse der roten Blutkörperchen oder zur Phagozytose der Erythrozyten. Beides führt zu einer hämolytischen Anämie.

gravis durch Blockade des Acetylcholin-Rezeptors durch Autoantikörper. Die Acetylcholin-Rezeptoren befinden sich an der motorischen Endplatte, wo das Neuron mit der Muskelzelle Kontakt aufnimmt. Durch Blockade des Acetylcholin-Rezeptors können die Impulse, die durch Freisetzung von Acetylcholin aus den Nervenendigungen in den neuromuskulären Spalt mediiert sind, die Muskelfibrillen nicht erreichen. Des Weiteren kommt es zu einer Herunterregulation des Rezeptors. Zusammen führt dies zu einer fortschreitenden Muskelschwäche der betroffenen Patienten.

Überempfindlichkeitsreaktion Typ III

Eine Typ-III-Überempfindlichkeitreaktion wird auch als **Immunkomplexerkrankung** bezeichnet und ist durch die Aktivierung von Komplement durch lösliche Antigen-Antikörperkomplexe bedingt (s. Abb. 8.18).

Immunkomplex-mediierte Erkrankungen können von generalisiertem Charakter sein, dann wenn die Immunkomplexe in der **Zirkulation** entstehen,

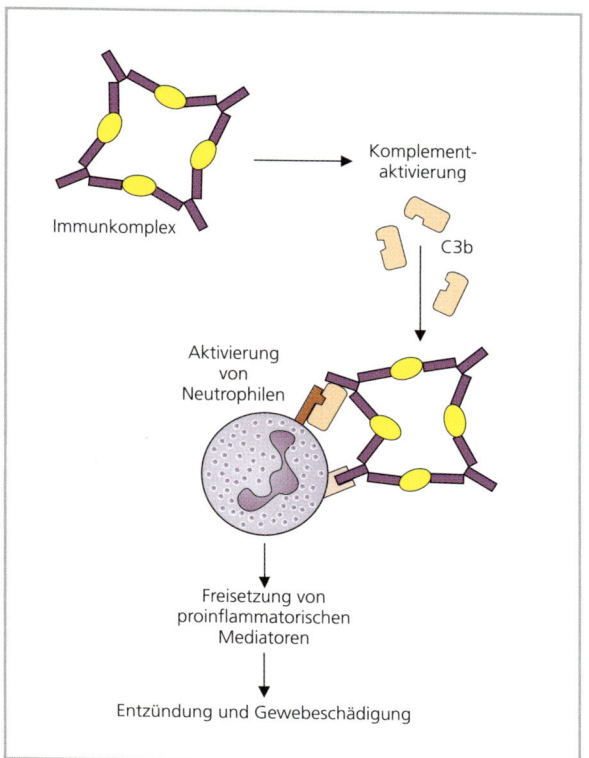

Abb. 8.18 Typ-III-Überempfindlichkeitsreaktion – Pathogenese der Immunkomplexerkrankung. Immunkomplexe führen zur Aktivierung von Komplement. Des Weiteren binden die Immunkomplexe über Fc-Rezeptoren und/oder Komplementrezeptoren an Neutrophile, die aktiviert werden und proinflammatorische Mediatoren freisetzen. Dies führt zur Gewebeentzündung und Schädigung.

oder in bestimmten Organen lokalisiert sind, wie beispielsweise in der Niere (Glomerulonephritis), den Gelenken (Arthritis) oder in den kleinen Blutgefäßen der Haut (Arthus-Erkrankung). Die Bildung von Antigen-Antikörperkomplexen bedingt an sich keine pathophysiologische Reaktion, im Gegenteil, sie stellt im Rahmen unterschiedlicher Immunantworten einen normalen Mechanismus zur Entfernung von Antigen dar. Ob es zu einer pathophysiologischen Ablagerung der Komplexe oder zu einer physiologischen Eliminierung durch das retikuloendotheliale System kommt, scheint erstens von der Größe der Immunkomplexe und zweitens vom Funktionsstatus des mononukleären phagozytären Systems abzuhängen. Große Antigen-Antikörperkomplexe bilden sich immer dann wenn ein Antikörperüberschuss besteht, d. h. wenn große Mengen Antikörper gegen ein Antigen produziert

wurden. Diese Komplexe binden zunächst über Komplement an Erythrozyten und werden effizient in der Leber oder Milz von Makrophagen entfernt und bewirken keine unerwünschten Reaktionen.

Kleine Komplexe bilden sich dann wenn das Antigen im Überschuss vorhanden ist, d. h. eine ungenügend hohe Menge an Antikörper zur Verfügung steht. Die kleineren Komplexe binden weniger gut an Erythrozyten, zirkulieren länger und haben geringere Affinitäten zu Phagozyten. Eine übermäßige Bildung solcher Komplexe im Blut führt zu einer Überforderung des phagozytären Systems und es kommt so zur Persistenz dieser Komplexe im Gefäßsystem.

Auch die Art von **Antigen** kann die Entstehung von Immunkomplexerkrankungen beeinflussen. Grundsätzlich können es **exogene** Antigene sein, wie Fremdproteine (z. B. Arzneimittel) oder Pathogene. Unter Umständen sind es aber auch **endogene** Antigene, gegen die ein Individuum Antikörper und damit Immunkomplexe bildet. Diese Erkrankungen werden im Detail im Kapitel **Autoimmunerkrankungen** (s. Kap. 8.5.2) besprochen.

Bei den exogenen Antigenen stehen Krankheitserreger, die eine **persistierende Infektion** und gleichzeitig eine nur schwache humorale Antwort und damit eine chronische Bildung von Immunkomplexen verursachen, im Blickpunkt des Interesses. Hier sind Krankheitserreger wie Streptokokken und Staphylokokken zu nennen, deren Persistenz zu einer **Glomerulonephritis** bzw. einer **subakuten Endocarditis** durch Ablagerung von Immunkomplexen führt. Eine **chronische Hepatitis** ist ebenfalls charakterisiert durch eine konstante Produktion von viralen Hepatitis-B-Antigenen, die fortwährend mit den entsprechenden Antikörpern reagieren. Die Folge sind Ablagerungen in Gefäßen und bestimmten Organen und deren Schädigung. Immunkomplexe können nicht nur in der Zirkulation entstehen sondern auch auf Körperoberflächen, insbesondere in der Lunge. Hier sind es Antigene die von **Schimmelpilzen** stammen, die interessanterweise keine IgE-Reaktion bewirken, sondern die Bildung von zirkulierenden IgG bewirken. Bei kontinuierlicher Exposition von Aktinomyzetenantigen, wie es bei Landwirten häufig der Fall ist, kommt es zu einer Alveolitis, die maßgeblich durch die Formierung von Immunkompexen bedingt ist. Man bezeichnet diese Krankheit, die berufsbedingt durch wiederholten Kontakt mit Heustaub und Pilzsporen auftritt, **Farmerlunge** oder **Dreschfieber**.

Immunkomplexe rufen Schäden hervor, die im Wesentlichen durch eine Aktivierung des **Komplementsystems** charakterisiert sind. Des Weiteren bedingen Immunkomplexe über Bindung an Fc-Rezeptoren eine Aktivierung von **Makrophagen** und **Neutrophilen** (s. Abb. 8.18)

Komplementaktivierung führt über die Freisetzung von chemotaktischen Faktoren (C5-Fragmente) zur Einwanderung inflammatorischer Zellen, die wiederum komplementunabhängig durch Immunkomplexe aktiviert werden und eine Reihe von Entzündungsmediatoren freisetzen, die gewebeschädigende Effekte besitzen. Komplementaktivierung kann über die Freisetzung von Anaphylatoxinen, wie C3a und C5a, zur Erhöhung der Gefäßpermeabilität führen und damit eine weitere Ablagerung von Komplexen im Gewebe unterstützen. Die Ausbildung von C5-C9-Komplementkomplexen mit membranangreifenden Eigenschaften kann zur direkten Membranschädigung durch Lyse führen. Anzumerken ist weiterhin, dass Immunkomplexe eine Aggregation von Blutplättchen bewirken und so die Bildung von Mikrothromben initiieren.

Je nach der **Lokalisation** der Immunkomplexe kann es bevorzugt zu einer Vaskulitis (Gefäße), Glomerulonephritis (Niere) oder Arthritis (Gelenke) kommen. Man spricht hierbei von lokalen Immunkomplexerkrankungen. Die so genannte **Arthus-Reaktion** dient als Nachweis von gegen ein bestimmtes Antigen gerichteten IgG-Antikörpern. Die Arthus-Reaktion ist lokal begrenzt auf die Wände und das perivaskuläre Gewebe der kleinen Blutgefäße der Haut. Entsprechendes Antigen wird subcutan in die Haut gespritzt. Zirkulierende Antikörper diffundieren ins Gewebe und bilden an dieser Stelle Immunkomplexe. Diese Immunkomplexe binden an Fc-Rezeptoren von Mastzellen und anderen Leukozyten und lösen eine lokale Entzündungsreaktion mit erhöhter Gefäßdurchlässigkeit aus. An der Einstichstelle entsteht nach einigen Stunden ein hämorrhagisches Ödem, welches als Nachweis zirkulierender Antikörper dient.

Ein Beispiel für eine systemische (generalisierte) Immunkomplexerkrankung ist die so genannte **Serumkrankheit**. Wird ein therapeutisches Immunserum verabreicht, z.B. Pferdeserum gegen bestimmte Gifte, werden dabei fremde Antigene mit in die Zirkulation gebracht. Nach 6–7 Tagen kann die so genannte Serumkrankheit auftreten (vgl. Kap. 6 Impfstoffe bzw. Seren). Es haben sich IgG-Antikörper gegen die Antigene gebildet, es kommt

zur Ausbildung und Ablagerungen von Immunkomplexen in Gefäßwänden und Geweben. Dies führt über die Aktivierung von Komplement und Phagozyten zu den typischen entzündlichen Erkrankungen beispielsweise der Niere, der Gefäße oder der Gelenke. Durch den Abfall der Komplementkonzentration im Serum sowie der Antikörperproduktion sind die Symptome reversibel.

Überempfindlichkeitsreaktionen Typ IV

Typ-IV-Überempfindlichkeitsreaktionen sind T-zellabhängig. Da **T-zellvermittelt**, benötigen die Mechanismen der Typ-IV-Reaktion immer einige Zeit sich zu entwickeln und werden deshalb als Hypersensibilität vom **verzögerten Typ** bezeichnet. Eine Überempfindlichkeitsreaktion vom verzögerten Typ kann sich in drei verschiedenen Formen äußern: als Kontaktdermatitis, als sog. Tuberkulinreaktion oder in Form einer granulomatösen Überempfindlichkeitsreaktion.

Das auslösende Agens einer **Kontaktdermatitis** ist ein die intakte Haut durchdringendes, meist kleines hochreaktives Molekül. Es kommt zur Reaktion mit körpereigenen Proteinen und zur Entstehung sog. Protein-Hapten-Komplexe. Diese werden von Antigen-präsentierenden Zellen der Haut, die man Langerhans-Zellen nennt, aufgenommen und als MHC-II-Komplexe T_{H1}-Zellen präsentiert. Dabei entstehen auch T-Gedächtniszellen, die sich in der Dermis ansiedeln. Die Sensibilisierungsphase ist nach etwa 14 Tagen abgeschlossen. Ein weiterer Kontakt führt zur Auslösephase der Reaktion. Es kommt zu einer raschen Aktivierung von spezifischen T_{H1}-Zellen in der Dermis, die Cytokine freisetzen, wobei hier vor allem IFN-γ und IL-17 eine wichtige Rolle spielen. Diese Cytokine aktivieren dann die **Keratinozyten** der Epidermis proinflammatorische Cytokine, wie IL-1, TNF-α, IL-8 etc., freizusetzen. Diese wiederum locken Monozyten in die Haut und induzieren deren Reifung zu aktivierten Gewebemakrophagen, die starke Entzündungsreaktionen hervorrufen können. Nickel und Chromat, unterschiedlichste Chemikalien und eine Reihe von **Pflanzeninhaltstoffe** (Sesquiterpenlactone aus Asteraceen) lösen häufig Kontaktdermatitis aus.

Der sog. **Tuberkulin-Test** dient der Feststellung einer vorangegangenen Infektion mit *Mycobacterium tuberculosis* und stellt eine typische Typ-IV-Reaktion dar. Dabei wird ein gereinigtes Proteinderivat aus Mykobakterien intradermal oder intrakutan appliziert und die lokale Reaktion 24 bis 48 Stunden später abgelesen. Eine positive Hautreaktion zeigt sich in einem Erythem und einer typischen Schwellung im Bereich der Einstichstelle. Diese Reaktion beweist das Vorhandensein eines Immunschutzes gegenüber Tuberkulosebakterien. Die örtliche Reaktion wird durch T$_{H1}$-Zellen vermittelt. Die freigesetzten Cytokine insbesondere IL-12, IFN-γ, IL-2 und TNF-α sind maßgeblich an der für die Tuberkulin-Reaktion typischen Ansammlung von Lymphozyten und Monozyten um kleine venöse Gefäße verantwortlich.

Bei Überempfindlichkeitsreaktionen vom **granulomatösen Typ** ist die Ursache in der Persistenz von Mikroorganismen in Makrophagen, die diese nicht beseitigen können, zu suchen. Die Granulombildung ist dadurch bedingt, dass durch lokale aktivierte T$_{H1}$-Zellen Cytokine freigesetzt werden, die Makrophagen anlocken und aktivieren. Hier ist insbesondere IFN-γ und TNF-α, IL-3 und IL-6 von Bedeutung. Die sich ansammelnden Makrophagen werden zu einer Hauptquelle für TNF. Makrophagen können sich unter diesen Bedingungen zu epitheloiden Zellen ausdifferenzieren, die weiter TNFα freisetzen, was letztlich zur Ausbildung der für diese Granulome charakteristischen Riesenzellen führt (Abb. 8.19). Solche Granulome treten bei verschiedenen Erkrankungen auf, bei denen der Erreger (zumeist Mykobakterien) persistiert, wie z.B. der Tuberkulose, Lepra, Leishmanniose oder Wurminfektionen (Nematoden).

Gewebeschädigung eines **chronischen Asthmas** bzw. einer chronischen allergischen Rhinitis sind ebenfalls Typ-IV-Reaktionen, weil sie im Gegensatz zur allergischen Sofortreaktion sehr verzögert eintreffen. Der Mechanismus beruht auf einer T$_{H2}$-Zellaktivierung, wobei hier weniger die Mastzellen, sondern die Aktivierung der Eosinophilen von großer pathogener Bedeutung sind.

8.5.2 Autoimmunität

Das Immunsystem reagiert normalerweise nicht auf Antigene körpereigenen Gewebes. Man bezeichnet diesen Zustand als **Selbsttoleranz** oder **Autotoleranz**. Wird der Zustand der Selbsttoleranz aufgehoben, so kann Autoimmunität die Folge sein. Unter **Autoimmunität** versteht man Immunreaktionen, die gegen körpereigene Gewebeantigene gerichtet sind und charakteristische Gewebeschäden hervorrufen können. Der Begriff **Immuntoleranz** be-

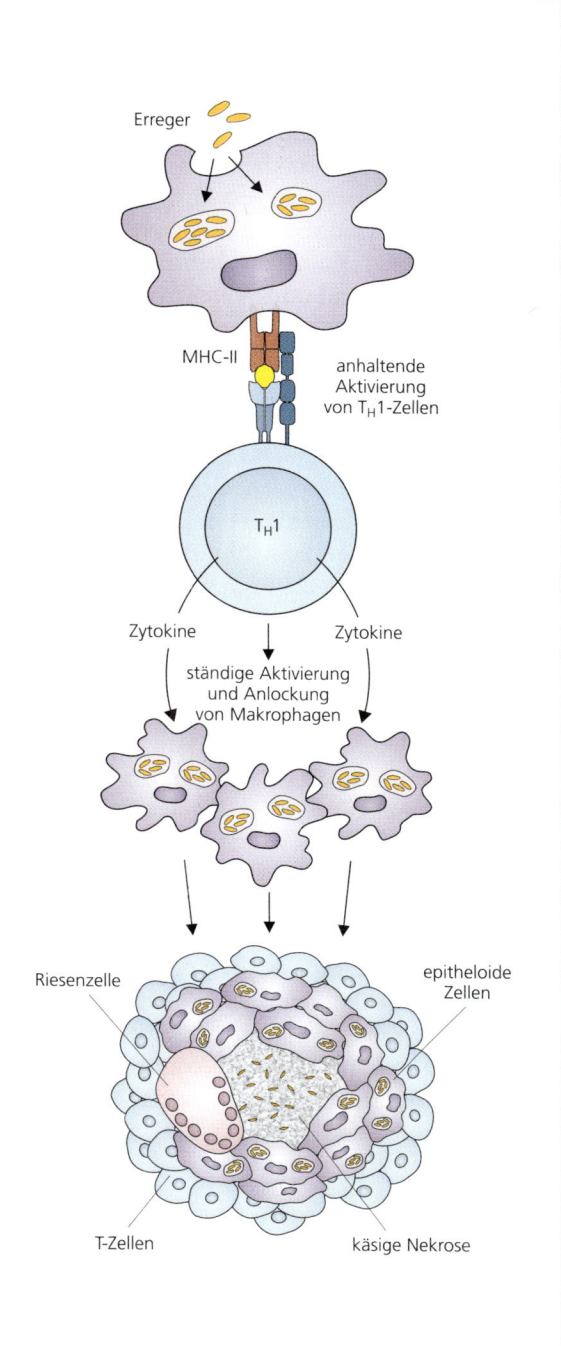

Abb. 8.19 Entstehung eines Granuloms bei einer Typ-IV-Überempfindlichkeitsreaktion. Bei Persistenz eines Erregers in Makrophagen kann es durch aktivierte lokale T$_{H1}$-Zellen zu einer ständigen Aktivierung und Anlockung von Makrophagen kommen. Diese differenzieren unter dem Einfluss von T-Zell-Cytokinen zu epitheloiden Zellen aus und können sich zum Teil auch in so genannte Riesenzellen umwandeln.

schreibt den Zustand der Unfähigkeit eines Individuums gegen ein spezifisches Antigen eine Immunreaktion auszulösen. Dies kann ebenso wie die Autoimmunität pathophysiologische Folgen haben, wie beispielsweise bei der Entstehung von Tumoren.

Die Autotoleranz entwickelt sich während der Embryogenese indem autoreaktive Lymphozyten während ihrer Reifung in den primären Immunorganen Thymus und Knochenmark entfernt werden. Dies wird als **zentrale Toleranz** bezeichnet. Dennoch entwischen autoreaktive T-Zellen dieser Kontrolle und gelangen in die Peripherie. Sie können hier jedoch durch Mechanismen der **peripheren Toleranz** beseitigt werden.

Die unterschiedlichen Mechanismen der peripheren Toleranz zu besprechen sprengt diesen Rahmen. Es wird auf Fachliteratur verwiesen (siehe auch Vollmar, Dingermann 2005).

Versagen diese Mechanismen kommt es zu **Autoimmunerkrankungen.** Bei Erkrankungen, wie Diabetes mellitus Typ I, Morbus Basedow oder Multipler Sklerose sind die autoimmunen Effekte auf ein Organ bzw. spezifische Zellen beschränkt. Bei systemischen Autoimmunerkrankungen wie der rheumatischen Arthritis oder Lupus erythematodes ist die Immunreaktion auf Antigene gerichtet, die ubiquitär vorkommen, wie z. B. Immunglobulin oder Bestandteile des Chromatins. Autoimmunerkrankungen können daher als organspezifische oder nicht organspezifische, systemische Erkrankungen klassifiziert werden (s. Tab. 8.4).

Autoimmunreaktionen können Antikörper und/ oder T-Zell, vermittelt sein, d. h. Typ-II/III- bzw. Typ-IV-Überempfindlichkeitsreaktionen darstellen.

Die Zerstörung von Blutzellen durch **Autoantikörper** gegen Bestandteile von Blutzellen sind typische Autoimmunerkrankungen vom Typ II. Ein Beispiel ist die autoimmune hämolytische Anämie, dabei werden Erythrozyten durch Komplement, das durch IgM/IgG an der Oberfläche der Erythrozyten aktiviert wird, lysiert. Bei der autoimmunen thrombozytopenischen Purpura bindet ein Autoantikörper an den GPIIb/IIIa-Fibrinogenrezeptor und bedingt durch Komplementaktivierung eine Lyse. Kernhaltige Zellen sind vor komplementinduzierter Lyse besser geschützt. Allerdings werden diese Zellen, wenn Autoantikörper binden, durch nichtlytische Mengen an Komplement in der Regel stark aktiviert. Dies kann zur Freisetzung von Cytokinen oder Eicosanoiden führen. Durch Komplementbestandteile wie C5a und andere freigesetzte Chemokine, wie dem Leukotrien B4, werden dann Entzündungszellen angelockt, die zur Gewebeschädigung führen können. Die Bindung von Autoantikörper kann weiterhin eine antikörperabhängige Zytotoxizität von NK bewirken und damit zum Zellschaden beitragen. Die Hashimoto-Thyroiditis ist ein Beispiel für eine Art von Typ-II-Überempfindlichkeit, die durch Antikörper gegen Thyreoglobulin und nachfolgende Entzündungsreaktion ausgelöst wird.

Durch Bindung von Autoantikörpern an Rezeptormoleküle einer Zelle kann nicht nur eine Entzündungsreaktion ausgelöst werden, sondern auch u. U. die Funktion dieses Rezeptors inhibiert oder aktiviert (vgl. Kap. 8.5.1) werden. Beides kann pathologische Folgen haben. Als Beispiele seien die Basedow-Erkrankung genannt, bei der es durch Autoantikörper gegen den Rezeptor des TSH, es zu einer Überproduktion von Schilddrüsenhormonen kommt, da der normale Rückkopplungsmechanismus an die Hypophyse nicht funktioniert. Ein weiteres Beispiel, die Myasthenia gravis, wurde schon

Tab. 8.4 Einteilung von häufigen Autoimmunerkrankungen

Organspezifische Autoimmunerkrankungen	Überempfindlichkeits-reaktion	Systemische Autoimmunerkrankungen	Überempfindlichkeits-reaktion
Basedow Erkrankung, Hashimoto Thyreoiditis etc.	Typ II, Auto Ig Typ III, Auto Ig	Autoimmunhämolytische Anämie, Autoimmun-thrombozytopenische Purpura	Typ II, Auto Ig
Multiple Sklerose	Typ IV, T-Zellen, Auto Ig	Lupus erythematodes	Typ III, Auto Ig, Immunkomplex
Diabetes mellitus Typ I	Typ IV, T-Zellen	Rheumatoide Arthritis	Typ III, IV, Auto Ig, T-Zellen
Myasthenia gravis	Typ II, Auto Ig	Sjögren-Syndrom I	Typ IV, Auto Ig
Goodpasture Syndrome	Typ II, Auto Ig	Sklerodermie	Typ II/III, Auto Ig

in Kap. 8.5.1 erwähnt. Lupus erythematodes ist eine Typ-III-Autoimmunerkrankung. Eine Typ-III-Immunreaktion entsteht wie besprochen, dann, wenn nach Antigen-Antikörperreaktion so viele Immunkomplexe entstehen, dass sie nicht mehr adäquat von mononukleären Phagozyten beseitigt werden können. Es gibt eine chronische Produktion von IgG gegen ubiquitäre körpereigene Antigene, die vor allem im Zellkern vorkommen. Wenn die Antigene beim Absterben von Zellen nach außen treten, werden viele kleine Immunkomplexe gebildet, die sich überall in Wänden kleiner Blutgefäße ablagern. Die Autoantikörper werden in diesem Fall auch **antinukleäre Antikörper** genannt. Die Immunkomplexe führen zu einer Fc-Rezeptor-mediierten Aktivierung von Phagozyten. Durch die Freisetzung toxischer Faktoren kommt es zur Gewebeschädigung, die wiederum die Freisetzung nukleärer Antigene aus sterbenden Zellen bedingt. Dieser Circulus vitiosus bedingt die Bildung weiterer Immunkomplexe bzw. Entzündungsreaktionen, die großen Schaden anrichten können.

Neben Autoantikörpern können auch **autoreaktive T-Zellen** maßgebliche Effektoren bei einer Autoimmunerkrankung sein. Wichtige Krankheiten, die durch eine Typ-IV-Reaktion bedingt sind, sind Diabetes mellitus Typ I, die rheumatoide Arthritis und die Multiple Sklerose. Im Gegensatz zum Nachweis von Autoantikörpern lassen sich autoreaktive T-Zellen sehr schwierig nachweisen. Allerdings weiß man, dass Insulin-spezifische CD8-T-Zellen für das Abtöten von B-Zellen des Pankreas verantwortlich sind (s. Abb. 8.20). Bei Patienten mit Multipler Sklerose hat man beispielsweise aktivierte T-Zellen identifizieren können, die auf Myelinkomponenten der Nervenscheiden gerichtet sind. Bei der rheumatoiden Arthritis erweist sich beispielsweise eine experimentelle Anti-CD4-Zell-Antikörper-Therapie als erfolgreich. Für diese entzündliche Autoimmunerkrankungen scheinen T_{H1}-Zellen verantwortlich zu sein. Das verursachende Antigen, das T_{H1}-Zellen MHC-II-abhängig präsentiert wird, ist jedoch nicht identifiziert. Neben T_{H1}-Zellen scheinen an der komplexen Erkrankung auch Antikörper beteiligt zu sein, häufig wird ein IgM-Anti-IgG-Autoantikörper gefunden, den man als **Rheumafaktor** bezeichnet.

Pathogenese von Autoimmunerkrankungen: Diese ist sehr komplex und lässt sich nicht auf einen verantwortlichen Mechanismus zurückführen. Auch

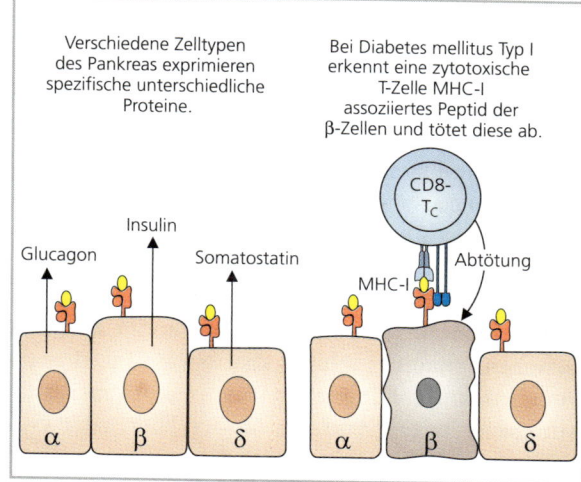

Abb. 8.20 Pathogenese des Diabetes mellitus Typ I – Beispiel einer Autoimmunerkrankung durch autoreaktive T-Zellen

die Defekte variieren von einer Autoimmunerkrankungen zur anderen und machen generelle Mechanismen für die Entstehung einer Autoimmunerkrankung wenig wahrscheinlich. Man nimmt an, dass es ein kompliziertes, bisher sehr wenig verstandenes Zusammenspiel von **immunologischen, mikrobiellen** und **genetischen Faktoren** ist, das für das Entstehen einer Autoimmunerkrankung verantwortlich ist.

Beispielsweise kann ein Versagen der peripheren Toleranz zur Autoimmunität führen. Autoreaktive Zellen, die einer klonalen Deletion in primären Lymphorganen entwischt sind, können durch das Ausbleiben von costimulatorischen Signalen autoantigenpräsentierender Zellen in einen anergen, unreaktiven Zustand übergehen. Diese T-Zellanergie kann aber durchbrochen werden, wenn es durch unterschiedliche Umstände wie z. B. durch eine Infektion bzw. Entzündungsreaktion zur Expression solcher costimulatorischen Moleküle kommt, was eine Freisetzung von IL-12 und die Aktivierung von T_{H1}-Zellen zur Folge hat. Eine erhöhte Expression von B7.1-Molekülen wurde beispielsweise im Zentralen Nervensystem von Patienten mit Multipler Sklerose, in den Gelenken von Patienten mit rheumatischer Arthritis oder in der Haut von Patienten mit Psoriasis gefunden. In einem experimentellen Tiermodell wurde weiterhin gezeigt, dass die Expression von B7.1 in β-Zellen des Pankreas für die Zerstörung von Inselzellen durch autoreaktive T-Zellen und der Entstehung von Diabetes mellitus Typ I verantwortlich gemacht werden kann.

Es gibt eine Reihe von Evidenzen, die darauf hinweisen, dass **mikrobielle Faktoren** wie Infektionen in vorbelasteten Personen Autoimmunerkrankungen auslösen können. Infektiöse Organismen können die Selbsttoleranz auf verschiedene Weise durchbrechen. Manche Krankheitserreger weisen beispielsweise gleiche Epitope wie Selbstantigene aus. Dies wird als **molekulare Mimikry** bezeichnet. Daraus folgt, dass eine Immunantwort auf den Erreger gleichzeitig eine Reaktion gegen körpereigene Proteine auslöst und somit zu einer Gewebeschädigung führt. Es ist bekannt dass nach einer Infektion mit einigen Streptokokken-Arten, Antikörper gegen Antigene in der Niere, der Gelenke und vor allem auch des Herzens entwickelt werden. Es folgt eine Überempfindlichkeitsreaktion vom Typ II, welche **rheumatisches Fieber** genannt wird.

Es besteht wenig Zweifel, dass auch **genetische Faktoren** die Häufigkeit und die Art von Autoimmunerkrankungen beeinflussen. Hierfür gibt es verschiedenste Evidenzen. Erstens treten bestimmte Autoimmunerkrankungen gehäuft auf, wie z.B. Systemischer Lupus Erythematodes (SLE), eine Autoimmunthyroiditis oder eine autoimmun hämolytische Anämie. Zweitens sind nahezu alle untersuchten Autoimmunerkrankungen mit einer HLA-Spezifität (**H**uman **L**eukocyte **A**ntigen) assoziiert. Beispielsweise exprimieren fast alle Diabetes mellitus Patienten HLA-DR-3 und DR-4, wogegen HLA-DR-2, welches vor Diabetes mellitus schützen kann, bei den Patienten nicht vorkommt.

Weiterhin zeigen Autoimmunerkrankungen eine Abhängigkeit vom Geschlecht, sind also auch abhängig vom **Hormonstatus** des Individuums.

Therapieansätze für Autoimmunerkrankungen: In der Regel werden bisher routinemäßig nur **Symptome** behandelt, wie die Wiederherstellung des metabolischen Gleichgewichts bei Diabetes mellitus Typ I, durch Gabe z.B. von Insulin die Entzündung (rheumatoide Arthritis, Lupus erythematodes) durch entzündungshemmende Medikamente (Corticosteroide) und die T-Zell mediierte Überempfindlichkeit durch Immunsuppressiva, wie Ciclosporin (s. Kap. 5.6).

Des Weiteren werden Immunseren zum Abfangen von autoreaktiven Antikörpern eingesetzt. In neuerer Zeit werden **Anti-TNF-α-Antikörper** oder lösliche **rekombinante TNF-α Rezeptoren** (s. Kap. 6.6) zur Unterdrückung der chronischen Entzündungsreaktionen bei rheumatoider Arthritis eingesetzt (siehe unten). Eine T-Zellaktivierung kann man durch Gabe von rekombinanten **IL-2-Rezeptorantagonisten** unterdrücken oder durch anti-CD4-T-Zellantikörper reduzieren. Wichtig für kausale und individuelle Therapieansätze wäre es, die von T-Zellen erkannten Autoantigene zu identifizieren, um dann die Aktivität der autoreaktiven T-Zellen regulieren bzw. verhindern zu können. Die Idee einer **Vakzinierung** mit autoreaktiven T-Zell-Klonen ist attraktiv.

Anti-TNF-alpha-Therapien: Die nächste Generation

Die Idee überschüssiges TNF-α mittels Antikörpern oder löslichen Rezeptoren zu dezimieren (s. Kap. 6) hat sich als Erfolg versprechend in der Therapie von chronisch entzündlichen Erkrankungen wie schwerer rheumatoider Arthritis oder Morbus Crohn gezeigt. Allerdings zeigten sich auch Limitationen und Risiken in der Behandlung mit Anti-TNF-Biologicals wie z.B. ein erhöhtes Lymphoma-Risiko und eine erhöhte Inzidenz von Ausbrüchen latenter Tuberkulose, sowie eine Verschlechterung bei congestivem Herzversagen. Vor dem Hintergrund dieser unerwünschten Effekte der auf dem Markt befindlichen Arzneistoffe erhofft man sich von der Entwicklung kleiner Moleküle, die ganz spezifisch die TNF-induzierten Signalwege oder auch seine Synthese inhibieren Fortschritte für die Sicherheit der Anti-TNF-Therapie. Thalidomid das aufgrund seiner Teratogenität für Schlagzeilen gesorgt hat, zeigt potente inhibitorische Effekte auf die TNF-Synthese und befindet sich in Phase III der klinischen Studien. Sesquiterpenlactone wie sie in der Familie der Asteraceae bevorzugt vorkommen (z.B. Parthenolid) werden als Hemmer des NF-κB-Pathways und damit der TNF-Produktion ebenfalls als erfolgversprechende Substanzen angesehen. Für weiterführende Informationen: Palladino et al., Nature Reviews Drug Discovery 2003; 2: 736–746.

8.5.3 Transplantatabstoßung

Unter Transplantation versteht man die Verpflanzung von Zellen, Gewebe oder Organen in eine andere Region des Körpers (**Autotransplantation**) oder in einen fremden Organismus (**Iso-, Allo-, oder Xenotransplantation**). Von einem Isotransplantat spricht man, wenn das Organ von einem genetisch identischen Individuum stammt (z. B. Zwilling), von einem Xenotransplantat, wenn es von einem Individuum einer anderen Art (z. B. Schwein) kommt. Allotransplantate, das heißt Organe von einem genetisch differenten Individuum derselben Art (Mensch), sind die Regel in der Transplantationsmedizin. Die größte Herausforderung bei einer Transplantation ist es die **Abstoßungsreaktion** in Schach zu halten bzw. zu verhindern. Eine Transplantatabstoßung ist die Folge einer adaptiven Immunantwort gegen das transplantierte Gewebe, das als fremd erkannt wird. Die Antigene, die für eine Abstoßungsreaktion verantwortlich sind, nennt man **Alloantigene.**

Alloantigene sind also Proteine, die sich bei den einzelnen Individuen einer Spezies unterscheiden. Die stärksten Alloantigene stellen die Produkte des **M**ajor-**H**istokompatibilitäts-**K**omplexes (MHC) dar. Diese Antigene sind nicht gleichmäßig auf allen Zellen des Körpers verteilt. MHC-I-Moleküle werden eigentlich auf allen kernhaltigen Zellen exprimiert, wogegen MHC-II Moleküle auf Antigen-präsentierende Zellen beschränkt sind. Bei der Auswahl eines geeigneten Spenderorgans muss sehr sorgfältig auf eine größtmögliche Übereinstimmung der MHC- bzw. HLA-Antigene geachtet werden. Allerdings ist eine genaue Übereinstimmung nur in seltenen Fällen zu erreichen und eine Behandlung mit Immunsuppressiva ist immer angezeigt.

Erkennung von Alloantigenen

Alloantigene eines Transplantates können vom Empfänger auf **zweierlei Arten** erkannt werden:
1. Die APC-Zellen des Spenders gelangen aus dem Transplantat in den Blutkreislauf und in die Lymphknoten, wo sie von entsprechenden T-Zellen des Empfängers als fremd erkannt werden. Es kommt zur Aktivierung der T-Zellen. Hierbei werden sowohl CD8- als auch CD4-T-Zellen aktiviert. Diese wandern zum Transplantat und **zerstören** es im Fall von aktivierten Tc-Zellen. CD4-T-Zellen setzen Cytokine frei, die die Proliferation von Tc-Zellen fördern (IL-2), aber auch typische Entzündungsreaktionen induzieren (IFN-γ, TNF-α). Diese so genannte direkte Erkennung, die über T-Zellen läuft, dürfte maßgeblich für eine **akute Abstoßung** verantwortlich sein.
2. Der zweite sog. indirekte Weg läuft so ab, dass allogene MHC-Proteine durch APC des Emp-

fängers verarbeitet werden, und sowohl von MHC-I- oder MHC-II-Molekülen angeboten werden. T-Zellen des Empfängers werden dann durch körpereigene Allogen-präsentierende APC aktiviert. Der indirekte Weg führt in der Regel nicht zum direkten zytotoxischen Angriff von T-Zellen, kann aber trotzdem zur Gewebeabstoßung, insbesondere zu deren **chronischen Verlauf** beitragen, indem Makrophagen aktiviert werden, die bei der Entstehung von allogenen Antikörperreaktionen beteiligt sind.

Beide Erkennungswege verstärken sich gegenseitig durch die Freisetzung von Cytokinen. Die wichtigsten Cytokine bei einer Abstoßungsreaktion sind IL-2 und IFN-γ.

Mechanismen, die zur Abstoßung führen

Die zelluläre, T-Zell-vermittelte Immunreaktion ist bei der Abstoßung von zentraler Bedeutung. Humorale Immunreaktionen spielen eine untergeordnete Rolle.

Sowohl die Aktivierung von CD8-Tc-Zellen, wie auch aktivierte CD4-T-Zellen sind bei einer Transplantatabstoßung involviert. Man unterscheidet verschiedene Formen der Abstoßungsreaktion, die nach der Geschwindigkeit mit der es zu einer Abstoßung kommt, benannt sind (s. Abb. 8.21).

Eine **hyperakute Transplantatabstoßung** kann innerhalb von Minuten auftreten und beruht auf dem Vorhandensein von präformierten Antikörpern gegenüber dem Transplantat. Diese Reaktion kann verhindert werden, wenn das Serum des Empfängers auf die Anwesenheit von Antispenderantikörper untersucht wird (sog. Kreuzprobe). Die Hauptzielzellen einer hyperakuten Abstoßung sind die Endothelzellen.

Eine **akute Abstoßung** benötigt Tage bis Wochen und ist auf eine primäre Aktivierung von T-Lymphozyten und die folgenden Effektormechanismen zurückzuführen.

Eine **chronische Abstoßungsreaktion** kann sich über Monate und Jahre hinziehen und ist von charakteristischen, atherosklerotischen Ablagerungen und einer Verengung der Blutgefäße begleitet. Man nimmt an, dass diese Lumenverdichtung über IL-1 mediiert ist, das PDGF (**P**latelet **D**erived **G**rowth **F**actor) freisetzt, welches dann zur Proliferation der glatten Muskelzellen der Gefäße führt. Die Ursachen der chronischen Abstoßung können vielfältiger Art sein. Entzündungsbedingte Gefäß-

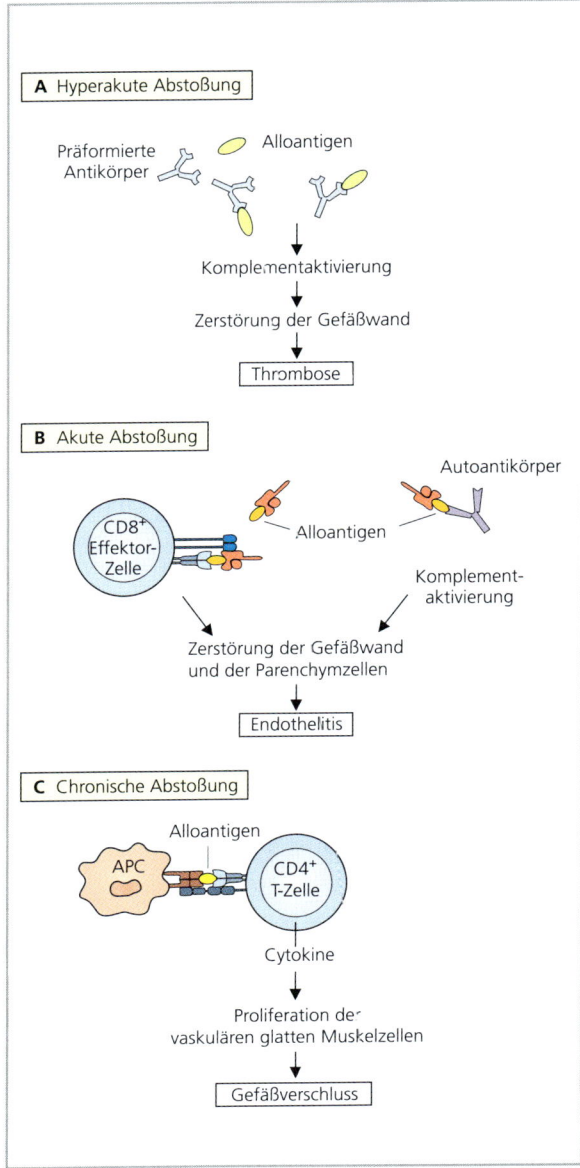

Abb. 8.21 Mechanismen der Transplantatabstoßung. **Hyperakute Abstoßung:** Diese ist durch präformierte Antikörper bedingt und richtet sich im Wesentlichen gegen das Endothel des Empfängers. Es kommt zur Thrombosenbildung und Zerstörung der Gefäßwand. **Akute Abstoßung:** Sowohl CD8-positive zytotoxische T-Zellen als auch Autoantikörper tragen zur Zerstörung des Endothels und der Parenchymzellen bei. Es kommt zur einer charakteristischen Endothelitis. **Chronische Abstoßung:** Diese ist durch Alloantigen-spezifische CD4-positive T-Zellen charakterisiert. Durch die von ihnen freigesetzten Cytokine kommt es zur Proliferation insbesondere der vaskulären glatten Muskelzellen, die zum Gefäßverschluss und Absterben des Transplantats führt.

schädigungen, die als Folge alloreaktiver Mechanismen auftreten, können zur chronischen Abstoßung führen. Ischämie-Reperfusionsschäden, die bei der Transplantationsoperation auftreten, können ebenfalls späte Abstoßung verursachen. Schließlich kann eine Ciclosporintoxizität oder eine virale Infektion zur chronischen Abstoßung führen. Inflammatorische Cytokine wie IL-1, TNF-α und unterschiedliche Chemokine spielen hierbei entscheidende Mediatorfunktionen.

In der Regel richten sich Abstoßungsreaktionen gegen das Transplantat (Host Versus Graft). Es gibt aber auch die umgekehrte Abstoßungsreaktion, die man **Graft-Versus-Host-Reaktion (GVH)** nennt. Diese ist vor allem bei **Knochenmarktransplantationen** von Bedeutung.

Zur Therapie bestimmter Formen von Leukämie oder Lymphomen und bei einigen primären Immunschwächeerkrankungen werden allogene Knochenmarktransplantationen durchgeführt. Dazu wird in der Regel zunächst das Knochenmark des Empfängers zerstört (durch aggressive Chemotherapie). Falls im Spenderknochenmark reife T-Zellen vorkommen, können diese Gewebe des Empfängers als fremd erkennen und schwere Entzündungsreaktionen auslösen. Das Vorhandensein alloreaktiver T-Zellen kann aber relativ leicht durch die so genannte „mixed lymphocyte reaction" getestet werden (s. Kap. 9.3). Die reaktiven T-Zellen lassen sich aus dem Knochenmark in vitro entfernen.

Verhinderung der Abstoßung durch Immunsuppressiva

Die Behandlung bzw. Vorbeugung einer Transplantatabstoßung erfolgt heute durch Einsatz von Immunsuppressiva. Hierbei werden im Wesentlichen die Makrolide, wie Ciclosporin, FK 506 und Rapamycin eingesetzt (s. Kap. 5.6.3). Steroide und antimitotische Substanzen, wie Azathioprin kommen seltener zum Einsatz. Neuere Ansätze um eine Transplantatabstoßung zu verhindern, umfassen monoklonale Antikörper gegen reife bzw. aktivierte T-Zellen sowie den Einsatz von Cytokin-Inhibitoren wie II-1RA- oder TNF-α-Inhibitoren.

8.5.4 Immunschwäche

Unter einer Immunschwäche (Immundefekte oder Immundefizienzen) versteht man eine durch Ausfall einer oder mehrerer Komponenten des Immunsystems bedingte Verminderung der immunologischen Abwehrbereitschaft. Man unterscheidet zwischen den primären oder erblich bedingten, **angeborenen** Immundefekten und den sekundären oder **erworbenen** Immundefizienzen. Je nach betroffenen Komponenten des Immunsystems lassen sich spezifische Immundefekte, die T- und/oder B-Zell-Antworten beinhalten, trennen von Ursachen für unspezifische Immundefizienz, die in Defekten von Phagozyten oder Komplement liegen.

Angeborene Immunschwäche

Defekte der adaptiven Antwort: Defekte der **T-Zellfunktionen** verursachen die schwerwiegendsten Immundefekte. Solche Erkrankungen fasst man unter dem Begriff schwere kombinierte Immundefekte oder **SCID** (**S**evere **C**ombined **I**mmune **D**eficiency) zusammen. Es gibt mehrere genetische Defekte die zum SCID-Phänotyp führen. Beispielsweise führt ein Defekt in den Enzymen Adenosindesaminase (ADA) oder Purinnucleotidphosphorylase (PNP) zur Akkumulation von Nukleotidmetaboliten, die besonders toxisch für T-Zellen sind. B-Zellen sind jedoch ebenfalls beeinträchtigt. Des Weiteren gibt es einen Gendefekt, der in der γ-Kette des IL-2-Rezeptors liegt, und als X-gekoppelter schwerer kombinierter Immundefekt **(X-gekoppelter SCID)** bezeichnet wird. Eine T-Zellentwicklung kann in diesen männlichen Patienten nicht stattfinden. Bei diesem Gendefekt können auch B-Zellen im Rahmen der T-Zell-abhängigen Antikörperreaktion nicht mehr proliferieren. SCID ist eine so schwerwiegende Erkrankung, dass die betroffenen Kinder nur in völlig keimfreier Umgebung oder durch Gabe von Antikörpern und nach erfolgreicher Knochenmarktransplantation überleben können.

Bei Patienten mit **Di-George-Syndrom** können T-Zellen im Thymus nicht reifen, da kein normal entwickeltes Epithelgewebe im Thymus vorhanden ist, das die Reifung von Thymozyten in T-Lymphozyten reguliert.

Das Unvermögen MHC-II-Klasse-Moleküle auf Makrophagen und B-Zellen sowie auf Thymusepithel zu exprimieren, führt dazu, dass ein Mangel an CD4-T-Lymphozyten vorliegt. Dieser Mangel bedingt dann gleichzeitig einen Antikörpermangel **(nacktes Lymphozytensyndrom).**

Hinsichtlich Defekten, die **B-Zellen** betreffen, ist die X-gekoppelte Agammaglobulinämie **(XLA, X-Linked Agammaglobulinaemie)** zu nennen. Sie äußert sich durch das komplette Fehlen von Antikörpern in männlichen Kindern. Man weiß inzwischen, dass XLA auf ein fehlerhaftes Gen einer Tyrosinkinase zurückzuführen ist. Die so genannnte **Bruton-Tyrosinkinase (Btk)** ist wahrscheinlich an Ereignissen der Differenzierung von Prä-B-Zellen in B-Zellen beteiligt.

Häufig vorkommende B-Zell Immundefekte sind **IgA-**und **IgG-Subklassen-Mangel**. IgA-Mangelsyndrom ist vor allem bei Kaukasiern verbreitet (1 aus 700 ist betroffen) und liegt in einem Defekt in der Differenzierung von IgA-produzierenden B-Lymphozyten begründet. Die Patienten besitzen normale Anzahl von IgA-B-Zellen aber keine IgA-produzierende Plasmazellen. Diese Personen sind in der Regel symptomfrei, können aber häufiger an pulmonalen Infektionen oder Durchfällen leiden. Dies steht mit der Rolle von IgA bei der Abwehr von Fremdorganismen an Schleimhäuten in Einklang. Es gibt Personen, die neben IgA-Mangel auch zusätzlich kein IgG (insbesondere IgG_2 und IgG_4) produzieren. Die Individuen mit IgA- bzw. IgG-Mangel produzieren häufig vermehrt IgM **(Hyper-IgM-Syndrome)**. Der Fehler liegt in der Mutation des CD40-Liganden auf aktivierten T-Zellen, die deshalb das CD40-Molekül auf B-Zellen nicht binden können. Dieser Kontakt mit T-Zellen und entsprechende Cytokine sind notwendig um eine IgM-produzierende B-Zelle zur Produktion anderer Isotypimmunglobuline anzuregen (Isotype Switching, s. u. Kap. 8.4.2). Der Defekt in der CD40-L-Interaktion beschränkt sich nicht nur auf die B-Zellendifferenzierung, sondern spielt auch eine wesentliche Rolle bei der Entwicklung zytotoxischer T-Zellen und der Aktivierung von Makrophagen.

Generell lässt sich jedoch sagen, dass Patienten mit solch reinen B-Zellen-Defekten die meisten Krankheitserreger dennoch erfolgreich bekämpfen können. Anfälligkeiten bestehen gegenüber pyogenen Bakterien, die eine Opsonierung mit spezifischen Antikörpern zu deren Elimination durch Phagozytose benötigen. Dies unterstreicht wiederum die vorherrschende Rolle der zellulären Immunantwort.

Ein vorübergehender Mangel an Immunglobulinen während der ersten sechs bis zwölf Lebensmonate kann ebenfalls als Immunschwäche betrachtet werden. Das Neugeborene besitzt nach der Geburt IgG-Immunglobuline durch die Übertragung von der Mutter. Dieses IgG wird abgebaut und der Antikörperspiegel nimmt kontinuierlich ab. Mit den

Antikörpern in der Muttermilch (IgG und IgA) kann durch Stillen der Mangel etwas verbessert werden. Erst im Alter von etwa sechs Monaten beginnt das Baby selbst IgG-Antikörper zu bilden. Die Synthese von IgM-Antikörper setzt allerdings schon kurz nach der Geburt ein. Durch die sehr niedrigen IgG-Konzentrationen sind humorale Antworten also zwischen dem 3. und 12. Lebensmonat besonders schwach. Es kann sich als erhöhte Infektanfälligkeit bemerkbar machen.

Defekte der angeborenen Antwort: Es gibt auch angeborene Defekte von Komponenten des angeborenen Immunsystems, insbesondere des **Komplementsystems** und der Phagozyten. Eine Defizienz des Komplementfaktors C2 kommt am häufigsten vor. Das Fehlen von C2 oder anderer Faktoren des klassischen Aktivierungsweges führt zu einer erhöhten Infektanfälligkeit, aber besonders auch zu einer krankhaften Anhäufung von Immunkomplexen, da diese offensichtlich nicht mehr adäquat durch Makrophagen entfernt werden. Defekte in frühen Komponenten des alternativen Weges (Faktor D bzw. P) führen ebenso wie Defekte von C3 zu einer erhöhten Anfälligkeit gegenüber extrazellulären Bakterien, insbesondere pyogener Bakterien und Neisseria-Stämmen, die Erreger von Meningitis und Gonorrhöe.

Eine überschießende Reaktion des Komplementsystems ist bei einem **Defekt im C1-Inhibitorprotein** zu verzeichnen. Dieser autosomal dominante Gendefekt tritt deutlich häufiger auf als Defizienzen in Komplementfaktoren. Die ungeregelte Aktivität von Komplement führt zur übermäßigen Produktion von gefäßaktiven Mediatoren (z. B. C5a und Bradykinin), die zu lebensbedrohlichen Ödemen führen können. Man nennt dieses Syndrom das erbliche **angioneurotische Ödem.**

Defekte des phagozytären Systems können ebenfalls Immunschwäche hervorrufen. Meist ist die Fähigkeit phagozytierte Bakterien abzutöten, betroffen. Die **septische (chronische) Granulomatose** zeichnet sich durch einen Defekt von Granulozyten aus, Superoxidradikale zu bilden und damit bakterizid zu wirken. Der Defekt befindet sich in einem Protein des NADPH-Oxidase-Systems. Diese Patienten leiden unter chronischen bakteriellen Infektionen, die zur Ausbildung von Granulomen führen können.

Das sehr komplexe **Chediak-Higashi-Syndrom** ist durch einen Gendefekt gekennzeichnet, der verhindert, dass Lysosomen mit Phagosomen fusionie-

ren. Damit können die Phagozyten dieser Patienten aufgenommene Krankheitserreger nur wenig effizient abtöten. Das Syndrom der **Leukozytenadhäsionsdefizienz** (Ursache: Gendefekt des Leukozytenintegrin CD18) äußert sich als Unfähigkeit von Makrophagen und Neutrophilen ins infizierte Gewebe einzuwandern.

Therapiemöglichkeiten von angeborenen Immunschwächeerkrankungen: Die Defekte, die zum SCID-Phänotyp führen, lassen sich im Allgemeinen durch Knochenmarktransplantation beheben. Dabei besteht auch die Gefahr, dass reife T-Zellen im Transplantat den Empfänger als fremd erkennen, angreifen und es zu einer Graft-Versus-Host-Reaktion kommt (s. Kap. 8.5.3). Dies wird dadurch behoben, dass reife T-Zellen aus dem Transplantat entfernt werden. Eine Gefahr einer Wirt-gegen-Transplantat-Reaktion ist weniger gegeben, da T-Zellen des Wirtes im Falle der SCID-Patienten nicht vorhanden sind.

Bei solchen Erkrankungen, die durch einen spezifischen Defekt in einem Gen hervorgerufen werden, ist die **Gentherapie** ein neuer Ansatz. Die Idee ist, Knochenmarkstammzellen beispielsweise aus dem Nabelschnurblut entnommen, das intakte Gen z. B. für ADA zu induzieren und dem Patienten zurückzuübertragen. Die Herausforderung hierbei ist immer noch, effiziente und unbedenkliche Vektoren zu finden, die eine ausreichende Menge an Gen in die Zellen einschleust. Essenziell ist weiterhin dass die Integration des Genes keine unerwünschten Effekte, wie z. B. Tumorentstehung auslöst.

Erworbene Immunschwäche

Medikamente wie beispielsweise Chemotherapeutika oder Bestrahlung, die auf T-Lymphozyten toxisch wirken, können der Grund für erworbene Immunschwächen sein. **Mangelernährung** in der dritten Welt führt zu ausgeprägten T-Zell-Defekten und schließlich kann eine Infektion mit **Human Immunodeficiency Virus** zu der bis heute schwerwiegendsten erworbenen Immunschwäche führen, nämlich zu AIDS (Acquired Immune Deficiency Syndrome). HIV ist ein Retrovirus mit Hülle der zur Gruppe der **Lentiviren** zählt (Bezeichnung kommt von *lentus,* langsam). Es infiziert insbesondere CD4-T-Zellen, aber auch dendritische Zellen und Makrophagen. Das Virus dringt mit Hilfe von zwei Glykoproteinen in der Virushülle (gp 120 und gp 41) in die Zelle ein. Gp 120 bindet hoch affin an

CD4. Vor dem Eindringen muss gp 120 aber auch an weitere Corezeptoren in der Membran der Wirtszelle binden. Es handelt sich dabei um die Chemokinrezeptoren CCR5 und CCR4. Nach der Bindung von gp 120 an Rezeptor (CD4) und Corezeptor (CCR4 bzw. CCR5) verursacht gp 41 die Fusion von Virushülle und Plasmamembran der Wirtszelle. Personen, die eine nicht funktionelle Variante von CCR5 besitzen, scheinen gegenüber der HIV-Infektion resistent zu sein.

Die derzeitige **Therapie von AIDS** umfasst eine Kombination aus **Proteaseinhibitoren** (Saquinavir, Ritonavir, Indinavir, Nelfinavir, Amprenavir, Lopinavir) und **Nukleosidanaloga** (AZT, d4T, 3Tc). Die Nukleosidanaloga sollen die Reverse-Transkriptase-Reaktion, die für die Synthese der Provirus-DNA verantwortlich ist, hemmen. Es gibt auch die Klasse der **Nicht-Nukleosid-Hemmstoffe** (Nevirapin, Efavirenz, Delavirdin) der Reversen-Transkriptase. **Proteaseinhibitoren** hemmen eine virale Protease, die aus Polyproteinen des Virus funktionsfähige Proteine des Virus spaltet. Die neue Klasse von **Fusioninhibitoren** (Enfurvitide) verhindert durch Bindung an gp 41 die Fusion des Virus mit der Wirtszellmembran.

8.5.5 *Tumorimmunität*

Unter Tumorimmunität versteht man den Zustand einer erworbenen, spezifischen Abwehrbereitschaft des Organismus gegenüber neoplastisch transformierten Zellen. Voraussetzung dafür ist eine mit der Umwandlung der Zelle einhergehende Änderung des Phänotyps **(Tumorantigene)** und deren Erkennung durch immunkompetente Zellen. Einer der Pioniere, die eine Aktivierung des Immunsystems schon vor dem zweiten Weltkrieg gezielt zur Bekämpfung von Krebs einsetzen wollten war William B. Coley. Er impfte Tumorpatienten mit bakteriellen Impfstoffen und konnte Erfolge erzielen.

Für die Hypothese einer Immunüberwachung oder **Immune Surveillance** als eine der grundlegenden Funktionen des Immunsystems gibt es sowohl unterstützende wie auch negierende Hinweise. Ein schlagendes Argumente gegen eine bedeutende Rolle des Immunsystems bei der Tumorentstehung und Bekämpfung ist insbesondere die Tatsache, dass bei allen Beispielen von Immundefizienzen nur ein limitiertes Spektrum an Tumorarten auftritt. Diese Beobachtung lässt eher auf die entscheidende Bedeutung von Viren an der Entstehung dieser Tu-

moren schließen. Das Immunsystem kann dabei wohl eher die Ausbreitung der potenziell onkogen wirkenden Viren reduzieren, als die entstandenen Tumorzellen eliminieren.

Auf der anderen Seite kommen von Tierexperimenten Hinweise, dass einige Tumoren spezifische Immunreaktionen auslösen, durch die ihr Wachstum unterdrückt wird, also eine schützende Immunantwort gegen Tumoren möglich ist. Durch Injektion von bestrahlten Tumorzellen ist es möglich bis zu einem bestimmten Grad eine schützende Immunität gegen eine zweite Injektion mit lebensfähigen Tumorzellen zu erwirken. Die eintretende Tumorabstoßung ist ein T-zellabhängiger Prozess (s. Abb. 8.22). In diesem Zusammenhang ist es interessant, dass man mitunter in Tumoren **lymphatische Infiltrate**, die man auch TIL (**T**umor **I**nfiltrating **L**ymphocytes) nennt, finden kann.

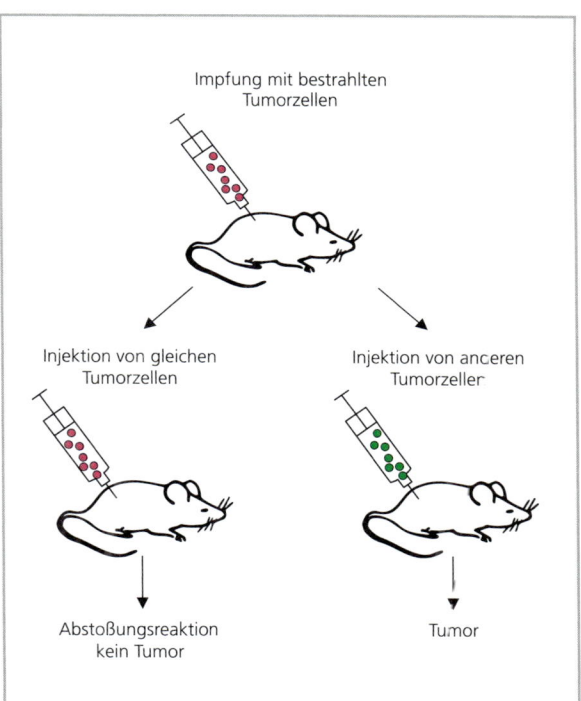

Impfung mit bestrahlten Tumorzellen

Injektion von gleichen Tumorzellen

Injektion von anderen Tumorzellen

Abstoßungsreaktion kein Tumor

Tumor

Abb. 8.22 Abstoßung von Tumorantigenen. Werden einer Maus Tumorzellen, die durch Bestrahlung gehindert sind sich zu vermehren, injiziert, kommt es offensichtlich zur Ausbildung einer Immunantwort, die bei einer zweiten Injektion vermehrungsfähiger Tumorzellen des gleichen Typs verhindert, dass ein Tumor entsteht. Ein Tumor entsteht aber, wenn andere Tumorzellen, als die, gegen die geimpft wurde, verwendet werden.

Die Antigene, die im Tiermodell T-Zellen aktivieren und zur Tumorabstoßung führen, nennt man tumorspezifische Transplantationsantigene (**TSTA**), häufig auch einfach Tumor-assoziierte Antigene (**TAA**) bzw. Tumor-spezifische-Antigene (**TSA**). Unter Tumorantigenen versteht man in Verbindung mit einer neoplastischen Transformation einer Zelle neu oder vermehrt auftretende Strukturen, die mit Hilfe immunchemischer Methoden erfasst und als Tumormarker genutzt werden können. Tumorantigene können spezifisch für einen einzelnen Tumor sein (Klasse-1-TSA). Sie können für eine Art von Tumor z.B. ein bestimmtes Karzinom charakteristisch sein (Klasse-2-TSA). Sie können aber auch auf normalen Zellen vorkommen, jedoch in Tumorzellen deutlich erhöht sein (Klasse-3-TSA).

Die Tatsachen, dass bei Menschen mit einem T-Zellen-Mangel keine signifikante Tumorhäufigkeit auftritt und Menschen mit Immunschwäche nur für virusassoziierte Tumoren empfänglich sind, lassen vermuten, dass die meisten Tumoren jedoch nicht einer Überwachung des Immunsystems unterliegen oder dieser entgehen können. Letzteres bezeichnet man als **Immune Escape**. Tumoren verfügen also über Methoden, trotz der Präsenz von Antigenen einen Zustand der Immuntoleranz zu entwickeln. Dafür könnten mehrere Mechanismen verantwortlich gemacht werden. Zum Beispiel können Tumore im Verlauf ihrer Entwicklung MHC-I-Klasse-Moleküle verlieren und damit ihre Immunogenität verlieren. Tumorzellen können immunsuppressive Cytokine produzieren, die noch nicht exakt definiert sind. IL-10 und TGF-β sind hoffnungsvolle Kandidaten. Tumorzellen sind weiterhin generell **genetisch instabil** und können auch dadurch der Immunüberwachung entkommen, indem sie immunogene Antigene einfach verändern.

Da Krebs eine der drei häufigsten Todesursachen in den industrialisierten Ländern ist, stellt die Tumortherapie ein zentrales Thema der biomedizinischen Wissenschaften dar. Es gibt hierbei auch **immuntherapeutische** Strategien, die kurz erläutert werden sollen. Die unterschiedlichen Ansätze haben alle ein gemeinsames Ziel: die Aktivierung des Immunsystems, um gezielt maligne Zellen zu zerstören. Im Gegensatz zu Pathogenen, die in den Körper eindringen, induzieren tumorassoziierte Antigene (TAA) meistens nur eine schwache Immunantwort. Ziel ist es, die immunologische Toleranzschwelle der Tumorantigene zu durchbrechen. Gegen den Tu-

mor aktiv zu immunisieren, d.h. eine aktive Immunantwort gegen Tumorzellen zu induzieren, ist in diesem Zusammenhang eine attraktive Strategie (s. Abb. 8.23). Man hat in der Vergangenheit versucht (als Antigenquelle) Tumorzellen, die chirurgisch entfernt wurden als Grundlage einer **Vakzine** in Kombination mit Adjuvantien, die die Immunogenität erhöhen sollten, zu verwenden. Bei Melanomen wurde diese Methode versucht, brachte allerdings nicht den erwünschten Erfolg. Der Grund hierfür liegt vermutlich an einer zu geringen Immunogenität der Tumoren. Um die Immunogenität von Tumorzellen zu erhöhen, werden gentherapeutische Maßnahmen ergriffen. Es werden Gene, die für bestimmte Cytokine oder costimulatorische Gene codieren, in Tumorzellen eingeschleust. Ein Tumor, der keine costimulatorische Moleküle exprimiert, kann keine Immunantwort induzieren, selbst wenn er Tumorantigene exprimiert, die von CD8-Zellen erkannt werden. Eine Aktivierung der CD8-Zelle zu Effektorzellen geschieht erst aufgrund eines zweiten costimulierenden Signals. Werden Tumorzellen beispielsweise mit B7-Gen transfiziert, können

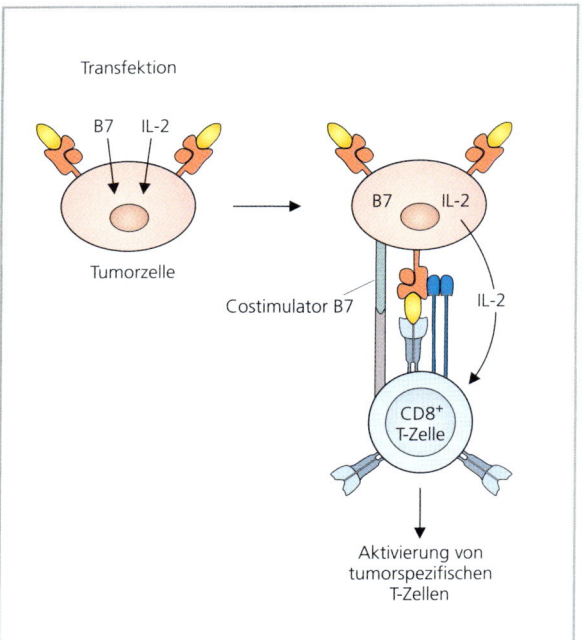

Abb. 8.23 Strategien die Immunantwort gegen Tumoren zu erhöhen (ein Beispiel der Tumorvakzinierung). Tumorzellen können mit costimulatorisch wirkenden Molekülen (B7) oder IL-2 transfiziert und so effektiver vom Immunsystem als fremd erkannt werden.

diese Zellen tumorspezifische CD8-T-Zellen aktivieren, sich in toxische Effektorzellen umzuwandeln.

Neben Tumorzellen lassen sich auch dendritische Zellen zur Tumorvakzinierung einsetzen. Die Vorstellung ist, dass diese dendritischen Zellen vermehrt Tumorantigene aufnehmen und im Lymphknoten T-Zellen präsentieren und so als Antigenitätsverstärker fungieren. Dendritische Zellen können ex vivo mit Tumorantigenen behandelt bzw. transfiziert werden und dann dem Patienten reinfundiert werden.

Eine andere Möglichkeit besteht darin, nicht nur die Tumorzellen immunogener, sondern auch die entsprechenden T-Zellen aktiver zu machen. Dazu gibt es Ansätze die sog. tumorinfiltrierenden Lymphozyten (TILs) zu isolieren und ihnen das Gen für **IL-2** zu transfizieren (vgl. Kap. 6.1). Dies soll bewirken, dass es zu einer starken klonalen Expansion der möglicherweise tumorspezifischen T-Zellen kommt. Diese Zellen werden dem Patienten reinfundiert.

Bisher ist allerdings noch nicht klar, ob die unterschiedlichen Strategien der Tumorimpfung klinisch wirklich wirksam sind. Die wichtige Frage bleibt, ob Patienten mit bereits etablierten Tumoren eine ausreichend starke Immunantwort aufbauen können um Tumorzellen zu beseitigen.

Eine andere Strategie, Tumorzellen durch **immunologische Mechanismen** zu bekämpfen, ist der Einsatz von Antikörpern, sozusagen eine **passive Immunisierung**. Antikörper gegen Tumorantigene sind nicht nur für die Therapie Erfolg versprechend, sondern haben sich natürlich in der Diagnose, Prognose und Verlaufskontrolle von Tumorerkrankungen unersetzlich gemacht (vgl. Kap. 6).

In der Vergangenheit hat der therapeutische Einsatz von monoklonalen Antikörpern nur begrenzten Erfolg gebracht, was im Wesentlichen daran liegt, dass erstens keine Antikörper gegen Tumorantigene verfügbar sind, die sich spezifisch nur gegen die Tumorzelle richten und zweitens eine effiziente Eliminierung der Tumorzellen wohl nicht gewährleistet ist. Weitere Gründe sind in der schlechten Bioverfügbarkeit von Antikörpern zu suchen. Sie sind zu groß um gewebegängig zu sein. Dieses Problem könnte durch Herstellung von Fab- oder Fv-Fragmenten überwunden werden, allerdings kommt es dann zum Ausbleiben einer Antikörper-Komplement-induzierten Zellabtötung. Das Problem einer effizienten Abtötung von Tumorzellen, die Antikörper gefunden haben, lässt sich jedoch auch elegant durch Kopplung an Wirkstoffe (Chemotherapeutika, Radionukleotide) oder Toxine (Immunotoxine) bewerkstelligen. Zwei solcher Antikörper gibt es bereits auf dem Markt (s. Kap. 6.16).

Viele der Antikörper-Strategien im Kampf gegen Tumoren sind noch in der experimentellen Phase. Es gibt aber auch Beispiele, dass der Einsatz von Antikörpern zumindest als **Zusatztherapie** durchaus Erfolge bringt: **Herceptin** ist ein humanisierter monoklonaler Antikörper gegen das Tumorantigen HER-2, das einen Rezeptor für den epidermalen Wachstumsfaktor (EGF) darstellt, und auch auf gesundem Gewebe vorkommt, allerdings in wesentlich geringerem Ausmaß als auf Tumorzellen, insbesondere der Brust. Die Wirkung des Antikörpers ist wahrscheinlich auf eine Blockade des Rezeptors und damit eine Hemmung der Proliferation zurückzuführen. **Rituximab** ist ein Antikörper, der sich an **CD20** von B-Zellen bindet und durch Clusterbildung Apoptose auslöst.

Neben Tumorvakzinierung und Antikörper werden auch **Cytokine** zur Tumortherapie verwendet (s. Kap. 6.16). IFN-α wird erfolgreich bei viral induzierten Leukämieformen eingesetzt. IL-2 wird als T-Zell- und NK-Aktivator zur Behandlung von Melanomen und Nierenkarzinomen eingesetzt.

Lokal verabreichtes IFN-γ soll sich über eine Erhöhung von MHC-Molekülen und Tc-Aktivierung positiv bei Ovarialkarzinom auswirken. Auch TNF-α soll, wenn lokal verabreicht, u.U. zur Reduktion von malignem Ascites bei Ovarialkarzinom führen. Einige andere Cytokine, insbesondere die hämatopoetischen Wachstumsfaktoren, sind für die Unterstützung einer Chemotherapie von großer Bedeutung, um die therapiebedingte Aplasie von Blutzellen möglichst zeitlich kurz zu halten (s. Kap. 6.10).

Literatur

BARNES, P.J. (2004): New Drugs For Asthma. Nature Reviews Drug Discovery. 3: 831–844

BREKKE, O.H., SANDLIE, I (2002): Therapeutic Antibodies for Human Diseases at the Dawn of the Twenty-first Century. Nature Reviews Drug Discovery. 2: 52–62

CERWENKA, A., LANIER, L.L. (2001): Natural Killer Cells, Viruses and Cancer. Nature Reviews Immunology 1, 41–49

CHAPEL, H., GEHA, R., ROSEN, F. (2003): Primary Immundeficiency Diseases: an Update. Clin Exp Immunol 132: 9–15

GALLI, S.J. (2000): Allergy. Curr. Biol. 10: 93–95

GERMAIN, R. N. (2002): T-Cell Development AND The CD4-CD8 Lineage Decision. Nature Reviews Immunology 309–322

GOLDSBY, R. A., KINDT, T. J., OSBORNE, B. A., KUBY, J. 2003: Immunology 5th edition, WH Freeman and Company

JANEWAY, C. A., MEDZHITOV, R. (2002): Innate Immune Recognition Annu. Rev. Immunol. 20: 197–216

JANEWAY, C. A., TRAVERS, P., WALPORT, M., SHOMCHIK, M. (2002): Immunologie 5. Auflage, Spektrum Akademischer Verlag. Gustav Fischer

KAY, A. B. (1997): Allergy and Allergic Diseases. Blackwell Science Oxford

MEDZHITOV, R. (2001): Toll-Like Receptors and Innate Immunity. Nature Reviews Immunology 1: 135–145

MOLLER, G. (1995): Chronic Autoimmune Disease. Immunol Rev 144: 1–314

OPELZ, G. (2005): Factors influencing long-term graft loss. The Collaborative Transplant Study. Transplant Proc.; 32: 647–649

PALLADINO, M. A., BAHJAT, F. R., THEODORAKIS, E. A., MOLAWER, L. L. (2003): Anti-TNF-α Therapies: The Next Generation. Nature Reviews Drug Discovery. 2: 736–746

PARDOLL, D. M (2002): Spinning Molecular Immunology Into Succesful Immunotherpy. Nature Reviews Immunology. 2: 227–238

PARDOLL, D. T. (2001): Cells and Tumors. Nature. 411: 1010–1012

PROUDFOOT, A.E.I (2002): Chemokine Receptors: Multifaceted Therapeutic Targets. Nature Reviews Immunology; 2: 106–115

RAJEWSKY, K. (1996): Clonal selection and learning in the antibody system. Nature 381: 751–758

SCHWARZ, M. K., WELLS, T. N. C. (2002): New therapeutics That Modulate Chemokine Networks. Nature Reviews Drug Discovery. 1: 347–358

SMOLEN, J. S., STEINER, G. (2003): Therapeutic Strategies For Rheumatoid Arthritis. Nature Reviews Drug Discovery. 2: 473–488

TORTORELLA, D., GEWURZ, B. E., FURMAN, M. H., SCHUST, D. J., PLOEGH, H. L. (2000): Viral Subversion of the Immune System. Annu. Rev. Immunol. 18: 861–926

TSEN SY DUSTIN, M. L. (2002): T-cell activation: a multidimensional signaling network. Curr Opin Cell Biol 14: 575–580

ULEVITCH, R. J. (2004): Therapeutics Targeting The Innate Immune System. Nature Reviews Immunology 4: 512–520

VOLLMAR, A. M., DINGERMANN, T. (2005): Immunologie – Grundlagen und Wirkstoffe, Wissenschaftliche Verlagsgesellschaft mbH Stuttgart

ZUANY-AMORIM C. Toll-like receptors as potential therapeutical targets for multiple diseases (2002): Nature Reviews Drug Discovery 1: 797–807

9

Methoden und Techniken der Immunologie

9.1 Herstellung von monoklonalen Antikörpern

9.1.1 Hybridoma-Technik

Mäuse werden mit einem Antigen X immunisiert und ihre Milzzellen nach mehrmaligem Boostern gewonnen (Abb. 9.1). Um die Milzzellen zu immortalisieren werden diese mit unsterblichen Myeloma-Zellen mittels Polyethylenglykol (PEG) fusioniert. Es entstehen so genannte Hybridomazellen. Diese werden mit Hilfe von HAT-Medium selektiert, welche für nicht fusionierte Myelomzellen tödlich sind. Nicht fusionierte Milzzellen sind ebenfalls nicht lange lebensfähig, sodass nur die hybriden Myelomzellen in Kultur zu halten sind. Diese werden auf ihre Fähigkeit Antikörper zu produzieren getestet und in der Folge kloniert. Das heißt, man lässt sie aus nur einer Zelle anwachsen. Ein solcher Klon produziert nur einen ganz spezifischen Antikörper, der gegen ein spezifisches Epitop des Antigens X gerichtet ist. Daher werden diese Antikörper monoklonale Antikörper genannt.

9.1.2 Gentechnische Herstellung von Antikörpern durch Phage-Display-Technik

Zunächst müssen Gensegmente, die für die antigenbindende variable Domäne von Antikörpern kodieren, isoliert werden. Dazu werden in der Regel Milzzellen oder periphere B-Zellen auch humanen Ursprungs verwendet. Diese Gensegmente werden mit dem Gen für ein Hüllprotein eines Bakteriophagen fusioniert. In der Folge werden Bakterien mit diesen Phagen infiziert. Die entstandenen Phagenpartikel exprimieren an ihrer Oberfläche ein **Antikörper-Fusionsprotein**. Eine Sammlung unterschiedlicher solcher Phagen wird als **Phagen-Display-Bibliothek** bezeichnet. Ein Antigen-spezi-

fischer Phagenpartikel kann durch **Antigenkontakt** selektioniert werden und zur erneuten Infektion von Bakterien verwendet werden. Nach einigen Runden der **Selektion** erhält man selektive hochaffine Phagen. Diese können als Antikörper verwendet werden. Die Phagen-DNA, die für die antigenbindenden Regionen kodiert, kann isoliert werden und mit Genen der konstanten Teile von Antikörpern kombiniert werden. Transfiziert man Nicht-Antikörper produzierende Zellen wie z. B. die oben genannten Myeloma-Zellen mit diesen rekonstruierten Antikörpergenen, so sezernieren diese Zellen Antikörper, die die gleichen Charakteristika wie monoklonale Antikörper besitzen. Mit dieser Methode lassen sich humane Antikörper produzieren (vgl. Abb. 7.21 und Kap. 7.3.5).

9.2 Antikörper-Antigen-Reaktionen – Verwendung in Forschung und Diagnostik

Die sehr spezifische Bindung von Antikörpern an Antigene macht eine spezifische und sensitive Identifizierung und Quantifizierung der beiden Komponenten möglich. Die Techniken, die auf einer Interaktion von Antikörper und Antigen beruhen, sind vielfältig und haben Eingang in viele biologische Disziplinen gefunden (vgl. Kap. 6). Im Folgenden werden einige wichtige Methoden vorgestellt.

9.2.1 Affinitätschromatographie

Die Affinitätschromatographie stellt eine Methode dar, sowohl Antikörper als auch Antigene aufzureinigen, und beruht auf einer Antikörper-Antigen-Bindung. Zur Aufreinigung eines spezifischen Antikörpers wird das Antigen an eine unlösliche Matrix gebunden (Gel, Kügelchen) und das Antiserum durch diese Matrix geschickt. Die für das Antigen

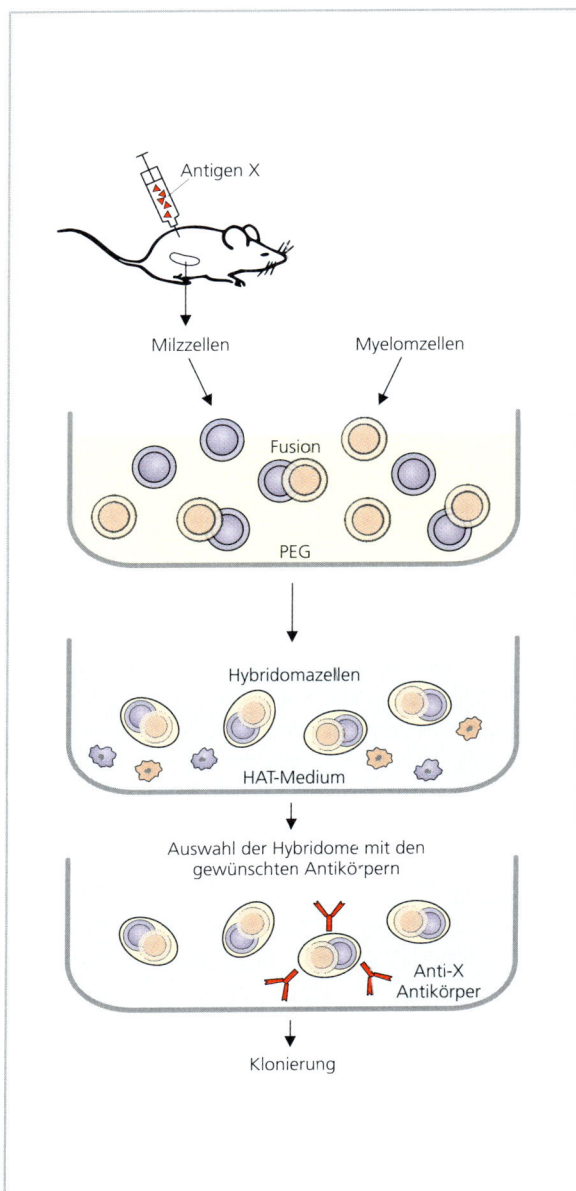

Antigen X

Milzzellen Myelomzellen

Fusion

PEG

Hybridomazellen

HAT-Medium

Auswahl der Hybridome mit den
gewünschten Antikörpern

Anti-X
Antikörper

Klonierung

Abb. 9.1 Hybridoma-Technik zur Herstellung monoklonaler Antikörper. Milzlymphozyten einer vorhergehend immunisierten Maus werden isoliert und zusammen mit Myelomzellen in Gegenwart von Polyethylenglykol (PEG) zur Fusion gebracht. Zur Selektionierung der dabei entstandenen Hybridome wird die Zellsuspension mit einem HAT-Medium kultiviert, das **H**ypoxanthin, **A**minopterin und **T**hymidin enthält. Die Myelomzellen und nicht fusionierte Milzzellen sterben nach wenigen Tagen ab und es bleiben nur die HAT-resistenten Hybridomazellen übrig. Aus ihnen werden dann solche ausgewählt, die Antikörper mit gewünschter Spezifität sezernieren. Die weitere klonale Vermehrung der Hybridome erfolgt in der In-vitro-Zellkultur.

spezifischen Antikörper binden an das Antigen, nicht bindende und unerwünschte Bestandteile können ausgewaschen werden. Durch pH-Wert-Änderungen können dann beispielsweise die aufgereinigten Antikörper eluiert werden. Antigene kann man entsprechend aufreinigen, indem man den Antikörper an eine Matrix bindet und wie oben verfährt.

9.2.2 Radioimmunassay, enzymgekoppelter Immunadsorptionstest, kompetitive Bindungsassays

Radioimmunassay (RIA) und enzymgekoppelter Immunadsorptionstest (ELISA) machen die Detektion von Antikörper bzw. Antigen in sehr geringen Konzentrationen möglich. Daher werden sie beispielsweise zur Bestimmung von Hormonen oder auch Viren im Blut verwendet. Auch Antikörper wie z. B. Gesamt-IgE im Serum lassen sich mit diesen Methoden bestimmen. RIA und ELISA beruhen auf demselben Prinzip, unterscheiden sich aber in der Art der Detektion des Ag-AK-Komplexes. Im Fall des RIA wird beispielsweise der gebundene Antikörper radioaktiv markiert, beim ELISA wird er mit einem Enzym markiert, das nach Chromogenzugabe eine Farbreaktion hervorruft. Kompetitive RIAs oder ELISAs werden eingesetzt, wenn man Antigen oder Antikörpermengen in zu untersuchenden Proben berechnen will. In Abb. 9.2 ist ein Beispiel eines ELISA aufgezeigt.

9.2.3 Western-Blot oder Immunoblot

Dies ist eine Methode, die das Antigen mit Hilfe von markierten Antikörpern sichtbar macht, nachdem es über Gelelektrophorese nach Größe aufgetrennt und auf eine Membran fixiert wurde (vgl. Kap. 7). Der Vorteil dieser Methode ist, dass durch die Möglichkeit das exakte Molekulargewicht des immunreaktiven Antigens zu bestimmen, die Spezifität der Analyse erhöht ist. Western-Blot wird beispielsweise als bestätigender Test für HIV-Antikörper nach einem ELISA-Screening-Assay durchgeführt (Abb. 9.3).

9.2.4 Immunhistochemie

Mit dieser Methode lassen sich Antigene im Gewebe detektieren. Es werden dazu entweder enzymgekoppelte oder fluoreszenzmarkierte Antikörper

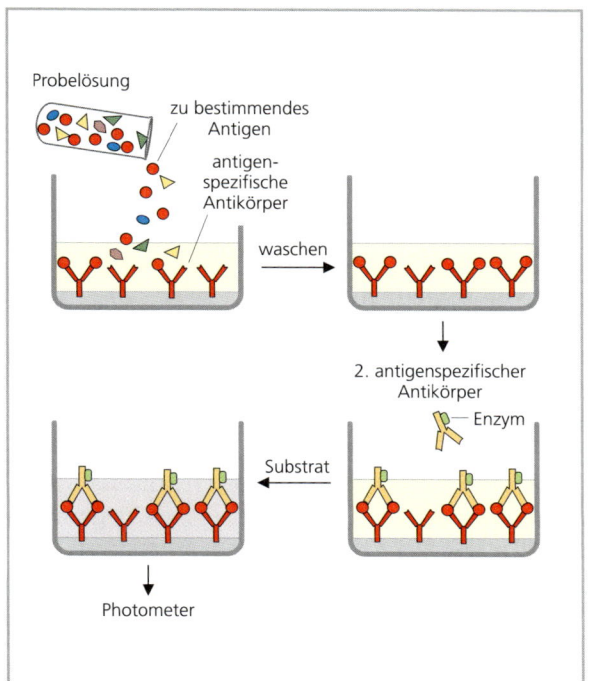

III

Gentechnik und Immunologie

Abb. 9.2 Prinzip eines ELISA. Die Probelösung mit dem zu bestimmenden Antigen wird in Vertiefungen, die mit spezifischen Antikörpern beschichtet sind, gegeben. Nach Bindung von Antigen wird ein zweiter antigenspezifischer Antikörper hinzugefügt, der an ein Enzym gekoppelt ist. Dieser bindet an den Antigen-Antikörperkomplex. Durch Zugabe von Substratlösung kann die Menge an gebundenem Antikörper photometrisch bestimmt werden und dient zur Quantifizierung der Antigenkonzentration durch Vergleich mit einer Standardkurve.

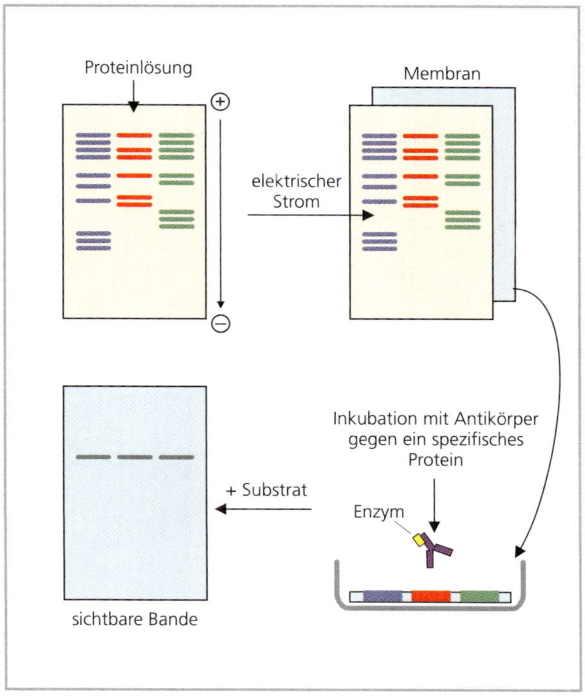

Abb. 9.3 Prinzip eines Immunoblots (Western-Blot). Durch Elektrophorese (SDS-Polyacrylamid) wird eine Proteinlösung nach Molekülgröße aufgetrennt. Im Gel aufgetrennte Proteine werden durch elektrischen Strom auf eine Membran transferiert. Durch Inkubation der Membran mit einem Antikörper, der ein spezifisches Protein erkennt, kann dieses sichtbar gemacht werden. Der Antikörper ist in der Regel mit einem Enzym gekoppelt, das nach Substratgabe die entsprechende Bande sichtbar werden lässt.

verwendet. Im Falle von **enzymgekoppelten Antikörpern** wird ein farbloses Substrat in ein unlösliches farbiges Substrat umgewandelt, das dort ausfällt, wo sich der an Antigen gebundene Antikörper befindet. Hier gibt es unterschiedliche Detektionsmethoden, die sich in ihrer Sensitivität unterscheiden. Die so genannte **ABC-Methode** verwendet beispielsweise biotinylierte Antikörper und Avidin, das mit biotinylierter Peroxidase im sog. ABC-Komplex vorliegt. Bindet der biotinylierte Antikörper an ein Antigen, so führt diese Reaktion durch Gabe von ABC-Komplex zur Ausbildung von makromolekularen Komplexen, da Avidin vier Bindungsseiten für Biotin besitzt.

Immer häufiger finden **fluoreszenzmarkierte Antikörper** Verwendung. Es werden unterschiedliche Fluoreszenzfarbstoffe angewandt. Häufig sind

dies Fluorescein (FITC), das grünes Licht aussendet, Texas Red, das rotes Licht emittiert oder Rhodamin und Phycoerythrin (PE), die beide orangefarbenes Licht abstrahlen. Die Verwendung von Fluoreszenzmarkierung bringt eine höhere Sensitivität, benötigt jedoch ein Fluoreszenzmikroskop zur Detektion.

Die neu entwickelte **konfokale Mikroskopie** gewährleistet eine hohe Auflösung und erzeugt ultradünne optische Schnitte durch Zellen und Gewebe. Mit einer Lochblende und einer speziellen Scaneinrichtung wird Streulicht von außerhalb der Bildebene ausgeblendet.

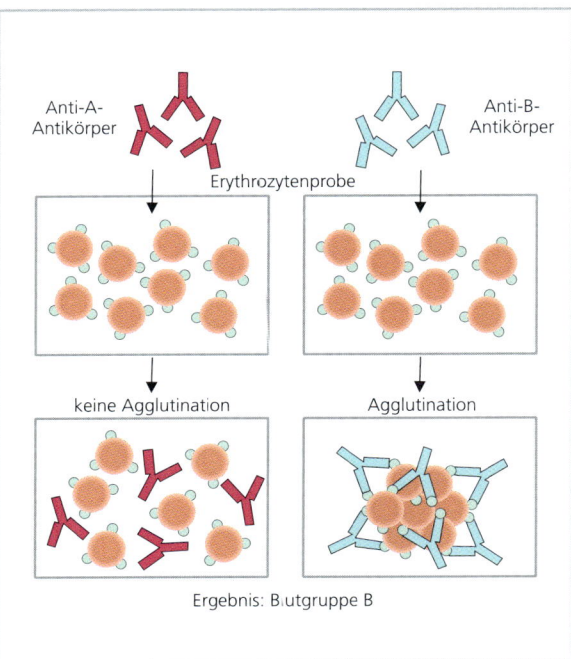

Abb. 9.4 Agglutinationsreaktionen – Beispiel Blutgruppenbestimmung. Erythrozyten werden auf einem Objektträger sowohl mit Anti-A- als auch Anti-B-Antikörpern vermischt. Anhand der Agglutination lässt sich die Blutgruppe dieser Person bestimmen.

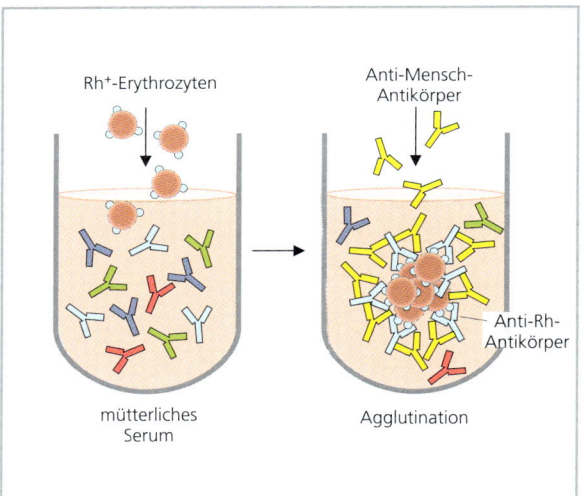

Abb. 9.5 Coombs-Test (indirekt) zum Nachweis von Anti-Rh-Antikörper im Serum der Mutter. Das Serum der Mutter wird gewonnen und mit Rh+-Erythrozyten inkubiert. Falls Anti-Rh-Antikörper vorhanden sind, kommt es nach Zugabe von Anti-Mensch-Antikörper zur Agglutination.

9.2.5 Agglutinationsreaktionen

Eine Antigen-Antikörperreaktion kann mittels Verklumpung (Agglutination) von Partikeln sichtbar gemacht werden. Als Partikel werden häufig Erythrozyten oder Latex-Partikel verwendet an die entweder Antigene oder Antikörper adsorbiert sind. Werden **rote Blutkörperchen** als Carrier verwendet spricht man auch von **Hämagglutinationsreaktionen**. Die Agglutination kommt durch Quervernetzung der Antigen-Antikörperbindung zustande. In der Klinik machen Agglutinationsreaktionen einen Großteil der serologischen Tests aus. Die **ABO-Blutgruppenbestimmung** (Abb. 9.4) stellt beispielsweise eine Hämagglutinationsreaktion dar. Agglutinationsreaktionen werden routinemäßig zur Typisierung von roten Blutkörperchen herangezogen. Um Blutgruppenantigene zu bestimmen werden Erythrozyten auf einem Objektträger mit Antikörpern gegen die A- oder B-Gruppe von Antigenen inkubiert. Falls das Antigen präsent ist, kommt es zur Agglutination und es bildet sich ein Klumpen auf dem Objektträger. Die Identifizierung von Autoantikörpern wie beispielsweise Rheumafaktoren (IgM-anti-IgG-Antikörper) oder Rhesusfaktoren (IgG-anti-Rh-Antigen) in Patientenserum basiert auf Agglutination. Beim so genannten **RA-Test** (**r**heumatoide **A**rthritis) werden Latex-Partikel verwendet, an die gepoolte IgG-Moleküle adsorbiert sind, und mit Patientenserum inkubiert. Anti-IgG-IgM vernetzt die Partikel. Es kommt zur Agglutination. Anti-Rh-Antikörper haben dagegen nicht die Fähigkeit Erythrozyten oder andere Partikel zu agglutinieren. Daher wird im so genannten **Coombs-Test**, der Rhesus-Inkompatibilität nachweist, die Agglutination durch Zugabe von Anti-IgG-Antikörpern herbeigeführt. Es gibt den direkten und indirekten Coombs-Test, dessen Prinzip in Abb. 9.5 dargestellt ist. Der Coombs-Test wird auch häufig zum Nachweis von Antikörpern gegen Medikamente verwendet, die an rote Blutkörperchen binden und eine hämolytische Anämie hervorrufen (vgl. Kap. 8.5.1).

9.2.6 Präzipitationstechniken

Ausreichende Mengen an Antikörper können mit löslichen Antigenen in wässriger Lösung Komplexe bilden, die sich zu einem sichtbaren Präzipitat aus Aggregaten quervernetzter Antigen-Antikörper-Komplexe entwickeln kann. Solche Aggregate bilden sich nur, wenn es sich um einen bivalenten Antikörper und ein Antigen handelt, das bivalent oder polyvalent ist. Die Menge an gebildetem Präzipitat hängt von den Konzentrationen der Reaktionspartner und von deren Verhältnis zueinander ab. Eine maximale Präzipitation, die am so genannter **Äquivalenzpunkt** erreicht wird, ist durch ein optimales Verhältnis von Antikörper zu Antigen bestimmt (Abb. 9.6).

Präzipitate können in Lösung durch Zentrifugation oder durch Nephelometrie quantifiziert werden. Präzipitationsreaktionen können auch in einer Agarmatrix als Präzipitationszonen identifiziert werden (s. **Immundiffusion**). Die **Nephelometrie** ist eine Technik, die auf einer Präzipitationsreaktion beruht. Sie erlaubt es Substanzen, zumeist Proteine in Lösung, durch Zugabe von Antikörper und der Ausbildung von Ausfällungen quantitativ zu bestimmen. Es wird die Trübung der Lösung durch das Ausmaß der Streuung eines Laserstrahles (Neon-Helium) im Nephelometer bestimmt. Als Standard dienen bekannte Konzentrationen von Antigen. Diese Methode wird in der klinischen Immunologie zur Quantifizierung von Komplement-Faktoren und Immunglobulinen verwendet.

Unter **Turbidimetrie** versteht man ganz allgemein die Quantifizierung von Substanzen in Suspension aufgrund der Tatsache, dass die Suspension die Lichttransmission reduziert.

9.2.7 Immundiffusiontechniken

Hierbei wird der Antikörper gleichmäßig in Agar eingebracht. Das Antigen wird in ein ausgestanztes Reservoir eingebracht und diffundiert in den Agar. An der Stelle, wo Antigen und Antikörper äquivalente Konzentrationen erreichen, kommt es zur Ausbildung von Präzipitaten und eines sichtbaren Rings. Der Durchmesser des Ringes kann nach Vergleich mit Standardverdünnungen von Antigenen als Grundlage einer Quantifizierung von Antigenen herangezogen werden. Diese Technik wird **Radiale Immundiffusion** oder **Mancini-Methode** genannt. Es gibt Abwandlungen dieses Assays. Beispielsweise werden beim so genannten **Ouchterlony-Test** Antikörper- und Antigenlösungen in zwei getrennte Ausbuchtungen in Agar gebracht (**doppelte Immundiffusion**). Antigen und Antikörper diffundieren und bilden am Äquivalenzpunkt eine Präzipitationslinie aus.

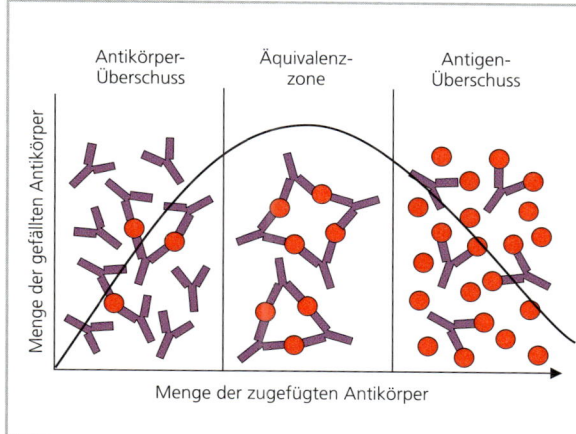

Abb. 9.6 Präzipitationsreaktion. Es gibt drei Zonen in einer Präzipitationsreaktion: Eine Zone in der der Antikörper im Überschuss vorliegt. Hier läuft die Präzipitation nicht optimal ab; in der sog. Äquivalenzzone hat man maximale Präzipitation von Antigen und Antikörper und keine freien Antikörper oder Antigene. Schließlich gibt es die Zone des Antigenüberschusses, wo Antigen im Überstand nachweisbar ist.

9.2.8 Diagnostische Assays

Der so genannte **Prick-Test** stellt ein Diagnose Verfahren für Typ-I-Überempfindlichkeitsreaktionen dar. Man verabreicht kleinste Dosen an Allergen auf die Haut. Es kommt bei einer **Typ-I-Überempfindlichkeitsreaktion** (Vgl. Kap. 8.5.1) dann innerhalb von Minuten zur Histaminfreisetzung aus Mastzellen und zu einer typischen Rötung und Schwellung (erythematöse Quaddelbildung) an der Auftragsstelle. Der Prick-Test ist einfach, schnell und ist angenehmer als ein intradermaler Test und damit auch bei Kindern anwendbar. (Abb. 9.7).

Eine Typ-I-Überempfindlichkeitsreaktion lässt sich auch durch Messung der Serum-IgE-Konzentration diagnostizieren. Hierzu gibt es den sog. **Radioimmunosorbent-Test (RIST),** dies ist ein Solid-Phase-Radioimmunoassay. Dextran gekoppelte Antikörper gegen IgE werden mit Patientenserum inkubiert. Radioaktives IgE wird zur Kompetition zugegeben. Radioaktives IgE, gebunden an die Beads, wird gemessen und stellt invers ein Maß für im Serum vorhandenes IgE dar.

Mittels des **Radioallergosorbent-Test (RAST)** lassen sich Allergen spezifische IgE-Antikörper im Patientenserum nachweisen. Hierbei werden spezifische Allergene, die an feste Phasen gekoppelt sind,

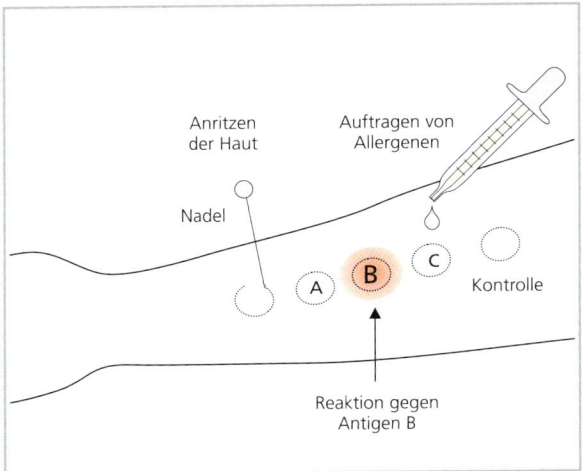

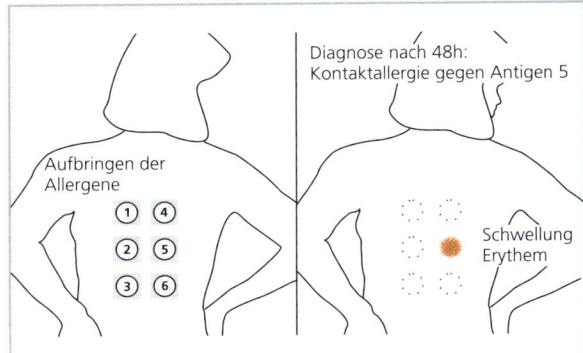

Abb. 9.9 Patch-Test zum Nachweis einer Kontakt-dermatitis. Auf ein Stück Baumwolle oder Papier werden unter Verdacht stehende Antigene aufgebracht und auf die Rückenhaut für 24 bis 48 Stunden aufgetragen. Die Entwicklung eines Erythems mit einer Schwellung und Bläschenbildung zeigt nach 48 Stunden ein positives Testergebnis an.

Abb. 9.7 Prick-Test zum Nachweis einer Typ-I-Allergie. Mit einer sterilen Nadel wird die Haut, dort wo die zu testenden Allergene aufgebracht werden sollen, etwas angeraut. Nach Auftropfen eines Allergens kommt es zu einer typischen von Histamin verursachten Reaktion. Der Test ist zur Detektion von Typ-I-Reaktionen geeignet.

verwendet. Das Serum der Patienten wird mit diesen Allergen-Komplexen inkubiert. Nach Waschschritten wird dann gebundenes IgE mittels radioaktiv markiertem Anti-IgE quantifiziert (Abb. 9.8).

Der **Patch-Test** ist ein Assay zur Diagnose von Hautüberempfindlichkeitsreaktionen insbesondere

von Kontaktallergien **(Typ IV)** (vgl. Kap. 8.5.1). Hierbei wird ein Stück Baumwollstoff oder Papier mit unterschiedlichen Kontaktallergenen imprägniert und auf den Rücken des Patienten für 24 bzw. 48 Stunden aufgebracht. Nach weiteren 24 bzw. 48 Stunden wird die entsprechende Hautstelle examiniert. Die Entwicklung eines geröteten Ödems mit Bläschenbildung stellt ein positives Testergebnis dar (Abb. 9.9).

Der **Tuberkulin-Test** zeigt eine zellvermittelte Immunität gegen *Mycobacterium tuberculosis* an. Dabei wird Tuberkulin intradermal gespritzt. Es kommt nach 24 bis 48 Stunden zu einer Rötung der Haut. Diese Reaktion zeigt an, dass der Patient in der Vergangenheit mit diesem Krankeiterreger Kontakt hatte, ist aber für die Diagnose einer akuten Tuberkulose nicht brauchbar (vgl. Kap. 8.5.1).

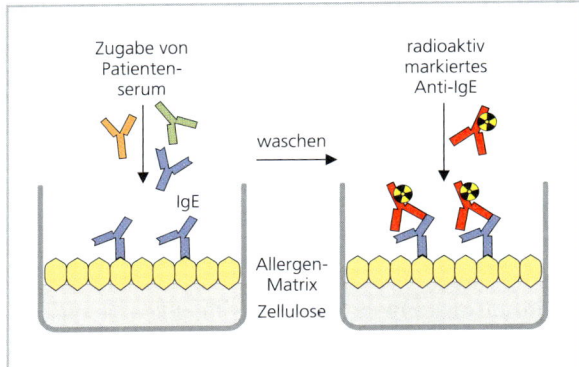

Abb. 9.8 RAST-Test zum Nachweis von Allergenspezifischem IgE im Serum. Allergen ist auf einem unlöslichen Material aufgebracht (Cellulose, Dextran-Partikel etc.). Das Serum des Patienten wird auf diese Allergen-Matrix aufgebracht, dabei werden Antigen-spezifische IgE-Moleküle gebunden. Nach einem Waschschritt werden radioaktiv markierte Anti-IgE-Antikörper dazugegeben, durch die sich gebundenes IgE quantifizieren lässt.

9.3 Isolierung und Charakterisierung von Immunzellen

9.3.1 Isolierungsmethoden

Traditionelle Trennmethoden basieren auf Unterschieden der Zellen in Größe und Dichte. Menschliche Lymphozyten werden zumeist aus peripherem Blut durch Dichtezentrifugation über einen Ficoll-Hypaque-Gradienten erhalten. Ficoll-Hypaque besteht aus dem Kohlehydrat-Polymer Ficoll™ und der iodhaltigen Verbindung Metrizamid. Nach der Zentrifugation erhält man eine Population von mononukleären Zellen, die von Erythrozyten und polymorphnukleären Granulozyten gereinigt ist. Diese Population nennt man periphere **m**ononukleäre **B**lutzellen (**PMBC**) und setzt sich hauptsächlich aus Lymphozyten und Monozyten zusammen.

Mit der Verfügbarkeit von monoklonalen Antikörpern lassen sich Zellen anhand unterschiedlicher Oberflächenmarker trennen. Die Antikörper können ganz einfach auf Petrischalen fixiert sein, in die die zu trennende Zellpopulationen transferiert werden. Diese Technik wird **Panning** genannt. Häufig sind heute die Antikörper an **Magnetbeads** gekoppelt, die ein einfaches Trennen der gebundenen Zellen zulässt (Abb. 9.10). Sehr reine Zellpopulationen lassen sich durch die Technik des so genannten **Fluorescence Activated Cell Sorting (FACS)** erhalten (s. u.).

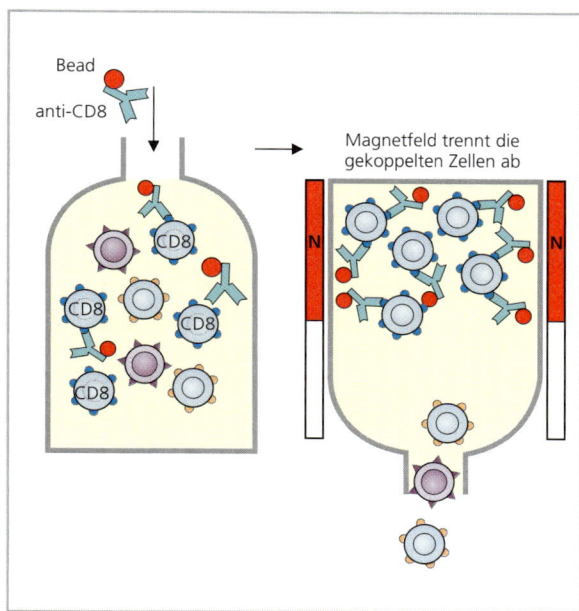

Abb. 9.10 Verwendung von an Magnetkügelchen gebundene Antikörper gegen Markerproteine von Immunzellen zu deren Isolierung. Lymphozytensubtypen-spezifische Antikörper (z. B. CD8) können auf paramagnetische Partikel aufgebracht werden. Werden diese mit einer heterogenen Lymphozytenpopulation inkubiert, bindet die entsprechende Subpopulation. Durch Anlegen eines Magnetfeldes lassen sich die gekoppelten Zellen von den restlichen Lymphozyten abtrennen.

9.3.2 Charakterisierung von Immunzellen

Die wichtigste und potenteste Technik zur Charakterisierung von Immunzellen stellt die **Durchflusszytometrie** dar. Dies ist eine analytische Technik um Zellpopulationen zu phenotypisieren, die einen speziellen Apparat benötigt (Durchflusszytometer oder FACS). Ein Durchflusszytometer kann Fluoreszenz an einer einzelnen Zelle detektieren und dabei die Anzahl der entsprechenden Zellen in einer Population bestimmen. Zellsuspensionen werden dazu mit fluoreszenzmarkierten Antikörpern bzw. anderen Proben inkubiert und damit werden bestimmte Zellen für die Analyse gekennzeichnet. Das Gemisch an Zellen wird durch eine Düse gedrückt. Dadurch entsteht ein feiner Flüssigkeitsstrahl mit vereinzelten Zellen. Dieser passiert einen Laserstrahl, wobei es an den Zellen zu einer Lichtstreuung kommt. Sind Fluoreszenzfarbstoffe an den Zellen vorhanden, kommt es weiterhin zur Anregung von Fluoreszenz. Photodetektoren messen sowohl das gestreute wie auch das emittierte Licht. Im ersten Fall können dadurch Aussagen zur Größe und Granularität von Zellen gemacht werden. Die Fluoreszenz macht Aussagen über die Menge an gebundenen Antikörper, d. h. über die Expression bestimmter Antigene auf der Zelle möglich (Abb. 9.11).

In einer **Zellsorter-Apparatur** wird eine **elektrische Ladung** erzeugt, die genau dann von der Düse durch den Flüssigkeitsstrahl geschickt wird, wenn sich darin eine Zelle befindet. Geladene Zellen werden abgelenkt und können isoliert werden. Durch unterschiedlich markierte monoklonale Antikörper lassen sich spezifische Subpopulationen von Zellen auf diese Art und Weise abtrennen.

Für die Diagnostik von Spender/Empfänger-Unverträglichkeiten auf Grund von HLA-Antigenen bei Transplantationen sind die folgenden zwei Tests wichtig (vgl. Kap. 8.5.3). Eine Technik zur Typisierung von HLA-Antigenen auf Lymphozyten ist die Bestimmung der sog. **Mikrolymphozyten-Toxizität.** Dabei werden Lymphozyten isoliert und in Mikrotiterplatten mit Antikörpern gegen spezifische HLA-Moleküle inkubiert. Danach wird Komplement zugegeben und die Anzahl der toten Zellen ist ein Maß für das Vorhandensein eines bestimmten HLA-Moleküls (Abb. 9.12).

Inzwischen werden immer häufiger monoklonale Antikörper gegen HLA-Moleküle verwendet.

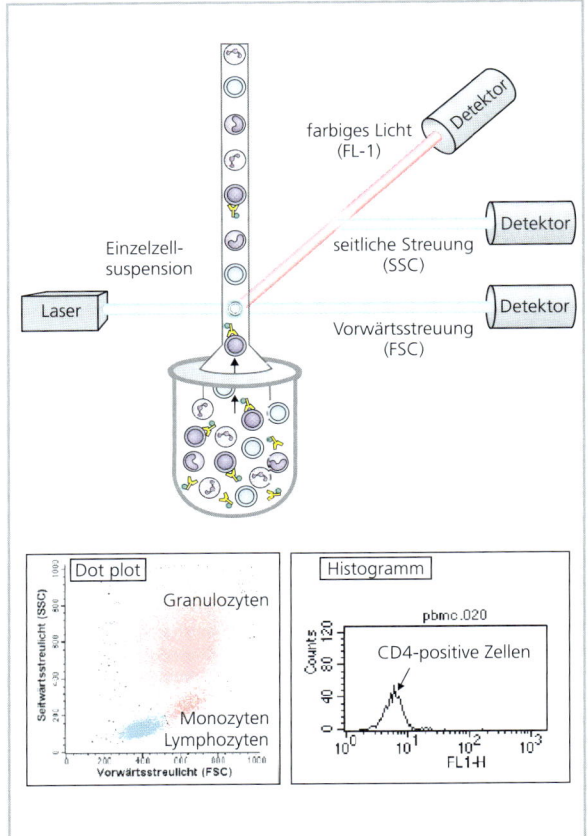

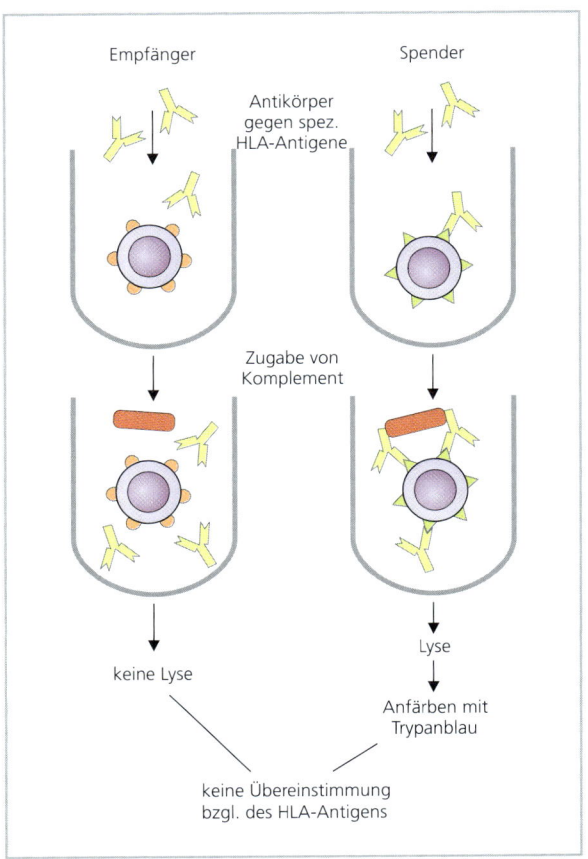

Abb. 9.11 Durchflusszytometrie zur Charakterisierung von Immunzellen. Zellen, die mit Fluoreszenzfarbstoffen markiert wurden, werden durch eine enge Düse gedrückt. Dabei entsteht ein Strahl von Flüssigkeit in dem sich einzelne Zellen befinden. Photodetektoren messen Lichtstreuung, die ein Maß für die Größe und die Granularität einer Zelle darstellt. In einem Punktdiagramm (dot plot, links unten) in dem jeder Punkt eine Zelle darstellt, können beipielsweise Blutzellen aufgrund ihrer Größe und Granularität getrennt gezeigt und quantifiziert werden. Photodetektoren messen aber auch die Emissionen der verschiedenen Fluoreszenzfarbstoffe. Damit lässt sich eine Aussage über die Menge an verschiedenen Proteinen an der Zelloberfläche machen. Hierzu wird meist die Darstellung als Histogramm (rechts unten) gewählt.

Abb. 9.12 Bestimmung bestimmter HLA-Moleküle im Spender durch Mikrolymphozyten-Toxizitätsassay. Leukozyten von Spender und Empfänger werden in unterschiedlichen Mikrotiterplatten Antikörper gegen HLA-Antigene zugefügt. Wenn das entsprechende Antigen auf der Oberfläche der Leukozyten vorhanden ist, kommt es nach Zugabe von Komplement zu dessen Lyse. Die lysierten Zellen lassen sich mit einem Trypanfarbstoff anfärben und quantifizieren. Tritt diese Reaktion ein, ist klar dass keine Übereinstimmung in den HLA-Antigenen vorhanden ist.

HLA-A-, HLA-B- und HLA-C-Identifizierung wird durchflusszytometrisch ausgeführt. Durch Verwendung von Antikörpern gegen spezifische B-Zellantigene können diese mittels Durchflusszytometrie identifiziert werden und auf HLA-DR und HLA-DQ untersucht werden.

Die **Mixed Lymphocyte Reaction** (MLR) wird zur Untersuchung der Verträglichkeit zwischen Spender und Empfängerlymphozyten herangezogen (Abb. 9.13). Lymphozyten eines Spenders werden durch Bestrahlung oder Mitomycin-C-Behandlung inaktiviert, bleiben aber als stimulierende Zellen aufgrund der Histoinkompatibilität wirksam. Die Proliferation der Empfängerlymphoyzten ist Maß der MHC-Unverträglichkeit.

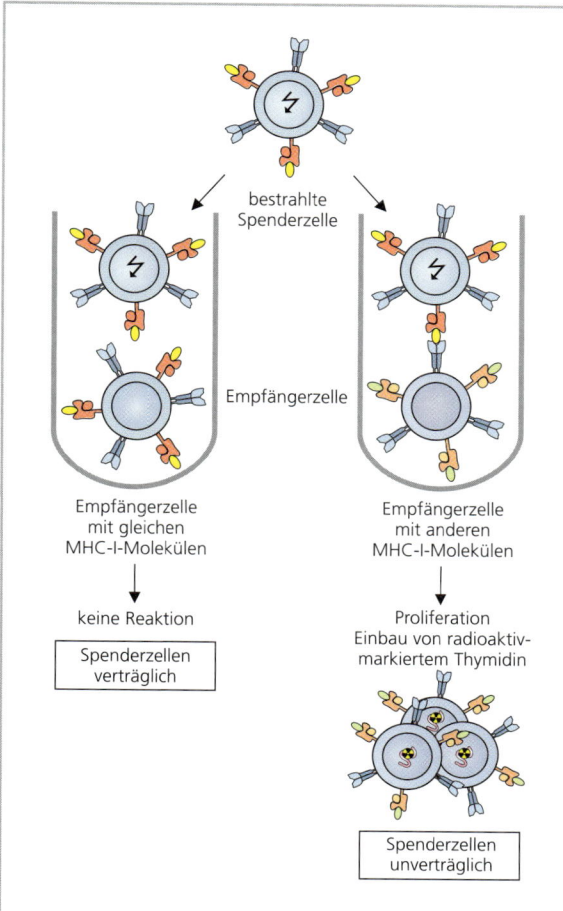

bestrahlte
Spenderzelle

Empfängerzelle

Empfängerzelle
mit gleichen
MHC-I-Molekülen

Empfängerzelle
mit anderen
MHC-I-Molekülen

keine Reaktion

Proliferation
Einbau von radioaktiv-
markiertem Thymidin

Spenderzellen
verträglich

Spenderzellen
unverträglich

Abb. 9.13 Mixed Lymphocyte Reaction (MLR) zur Bestimmung der Verträglichkeit von Spender- und Empfänger-Lymphozyten. Bestrahlte Lymphozyten des Spenders werden mit intakten Empfänger-Lymphozyten inkubiert. Wenn sich die MHC-Moleküle der Zellen unterscheiden, werden sich die Empfängerzellen schnell teilen und radioaktiv markiertes Thymidin in ihre DNA einbauen. Die Menge an eingebauter Radioaktivität stellt ein Maß für die Unterschiede in den MHC-Molekülen von Spender- und Empfängerzellen dar.

9.3.3 Bestimmung der Funktionsfähigkeit von Lymphozyten

Die Bestimmung der Funktionsfähigkeit von Lymphozyten und Phagozyten ist insbesondere bei der Diagnose und Überwachung von Patienten mit angeborener oder erworbener Immunschwäche, bei Tumorpatienten und bei Patienten mit Autoimmunerkrankungen von Bedeutung (vgl. Kap. 8.5.4).

B-Zellen kann man einfach hinsichtlich ihrer Funktionalität charakterisieren, da sie als essenzielle Funktion Antikörper produzieren, die man nachweisen kann.

T-Zell-Funktionen sind vielfältig und daher ist ihre funktionelle Charakterisierung schwieriger. Es wird beispielsweise ihre Eigenschaft bestimmte Cytokine zu produzieren herangezogen, ihre zytotoxischen Eigenschaften bestimmt oder ihr Proliferationsvermögen auf bestimmte Stimuli evaluiert (vgl. Kap. 8.4.2).

Mittels des **ELISPOT-Tests** lässt sich die Häufigkeit von **cytokinsezernierenden Zellen** in Zellkulturen bestimmen (Abb. 9.14). Dazu werden Kulturplatten verwendet, die mit Antikörper gegen ein spezifisches Antigen beschichtet sind. T-Zellen werden mit einem ausgesuchten Antigen stimuliert und in Platten gegeben. Wenn eine aktivierte T-Zelle das entsprechende Cytokin freisetzt wird dies auf der Kunststoffplatte von dem spezifischen Antikörper festgehalten. Nach Entfernung der Zellen kann durch Zugabe eines markierten zweiten Antikörpers gegen das Cytokin ein Fleck an Stelle der entsprechenden T-Zelle sichtbar gemacht werden. Mit demselben Prinzip lassen sich von B-Zellen sezernierte spezifische Antikörper nachweisen und sichtbar machen.

Die Zytotoxizität von T-Zellen lässt sich durch einen Test nachweisen, der darauf beruht dass die Zielzellen mit einem Radioisotop und zwar Natriumchromat gefüttert werden ($Na_2{}^{51}CrO_4$). Werden die markierten Zellen durch T-Zellen abgetötet kann man das radioaktive Natriumchromat im Überstand messen und das Ausmaß der zytotoxischen Aktivität bestimmen.

Ein In-vitro-Test zur Evaluierung der Lymphozytenfunktion in Patienten ist der **Lymphozyten-Transformationsassay**. Lymphozyten werden mit unterschiedlichen Faktoren, wie Mitogenen, Superantigenen oder Antikörpern gegen Oberflächenmarker (anti-CD3) aktiviert. Wendet man dabei spezifische T-Lymphozyten-Aktivatoren (Con-A, Phythämagglutinin, anti-CD3) und B-Lymphozyten-Aktivatoren (Antiimmunglobuline, LPS, oder *Staphylococcus aureus*-Protein-A) an, kann man die Funktionsfähigkeit von B- bzw. T-Lymphozyten differenziert betrachten. Ähnliche Tests mit dem gleichen Ziel sind der sog. **Lymphozyten-Antigen-Stimulationstest** oder **Lymphozyten-Mitogen-Stimulationstest**. Gemessen wird in der Regel die Proliferation der Lymphozyten durch Einbau von

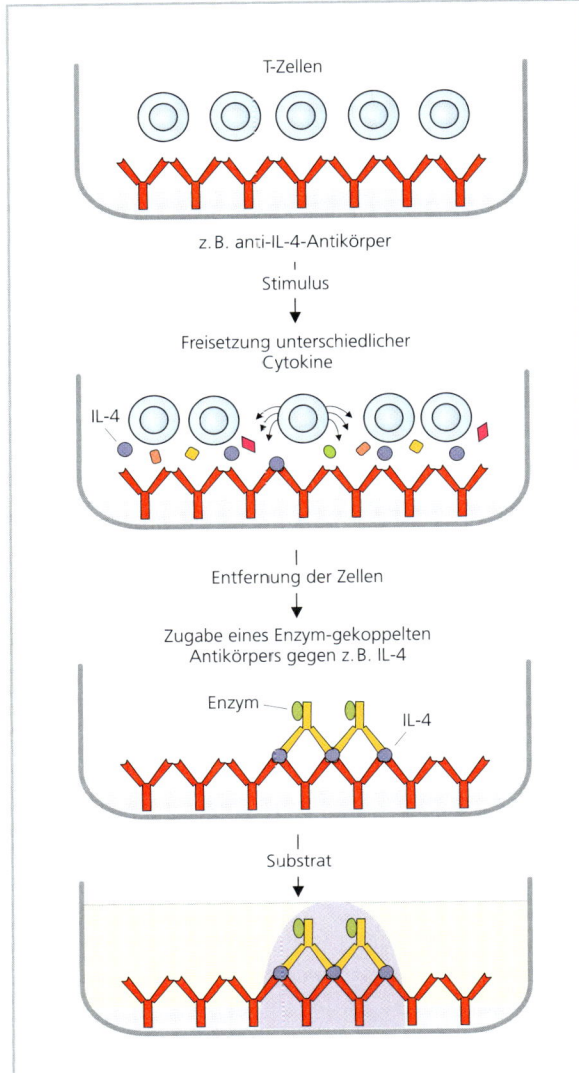

Thymidin in die DNA oder die Expression von CD69, welches einen Aktivierungsmarker für Lymphozyten darstellt, sowie die Sekretion von Cytokinen (EIA).

Als **Funktionstest für Phagozyten** werden im Wesentlichen drei verschiedene Funktionen von Phagozyten herangezogen. 1. Chemotaxis: Makrophagen werden in einer Boyden-Kammer ausgesäht. Ein Chemokin wird auf der anderen Seite der Kammer verabreicht. Gemessen wird die Migrationsfähigkeit der Makrophagen. 2. Lyse: Makrophagen werden mit radioaktiv markierten Tumorzellen oder Bakterienzellen inkubiert (s. o. Zytotoxizitätsassay für T-Zellen). Die Fähigkeit der Makrophagen die Zellen zu töten, wird durch Bestimmung von Radioaktivität im Überstand bestimmt. 3. Phagozytose: Die Aufnahme von markierten Partikeln (Bakterien, Latex beads, Zymosan) kann durchflusszytometrisch bestimmt werden.

Literatur

CRUSE, J. M., LEWIS, R. E. (2000): Atlas of Immunology second edition CRC Press

DRÖßLER, K., GEMSA, D. (2000): Wörterbuch der Immunologie 3. Auflage Spektrum Akademischer Verlag Gustav Fischer

GOLDSBY, R. A., KINDT, T. J., OSBORNE, B. A., KUBY, J. (2003): Immunology 5th edition, WH Freeman and Company

JANEWAY, C. A., TRAVERS, P., WALPORT, M., SHOMCHIK, M. (2002): Immunologie 5.Auflage, Spektrum Akademischer Verlag. Gustav Fischer

VOLLMAR, A. M., DINGERMANN, T. (2005): Immunologie – Grundlagen und Wirkstoffe, Wissenschaftliche Verlagsgesellschaft mbH Stuttgart

Abb. 9.14 ELISPOT-Test als Nachweis der Häufigkeit von Cytokin sezernierenden Zellen. Es werden Kulturschalen verwendet, die mit Antikörper gegen ein spezifisches Cytokin beschichten sind. Eine definierte Anzahl von T-Zellen wird ausgesät. Die Zellen werden dann durch einen Stimulus aktiviert und setzen Cytokine in den Kulturüberstand frei. Die nahe gelegenen Antikörper binden die von einer Zelle freigesetzten Cytokine. Durch einen zweiten Antikörper gegen das Cytokin, der z. B. an ein Enzym gebunden ist, können diese durch Zugabe von Substrat als farbiger Hof (Fleck) sichtbar gemacht werden. Durch Auszählen der Flecken pro Schale lässt sich die Anzahl der T-Zellen, die dieses Cytokin sezerniert, bestimmen.

Sachregister